# 基本化学药品和生物制品用药指导

主 编 宋金春 宋杨一嫣 王丽萍 李昌海 李 文

副主编 吴 飞

U0232526

科学出版社

北 京

# 内 容 简 介

本书专门为医疗工作者设计，详细介绍了基本化学药品和生物制品的各项特性和使用方法。内容包括基本化学药品的分类、适应证、药理作用、药物相互作用、禁忌证及不良反应。涵盖了从常见的解热镇痛药到复杂的抗癌药物等各类化学药品。每一部分都说明了用法、剂量和注意事项，帮助医疗工作者在实践中更好地运用这些药品，提高治疗效果，减少不良反应。

无论是新入行的医护人员还是经验丰富的医疗专家，都可以从本书中获得有用的信息和建议。希望本书能成为医疗工作者的得力助手，从而为患者提供更安全、更有效的治疗方案。

图书在版编目（CIP）数据

基本化学药品和生物制品用药指导 / 宋金春等主编. —北京：科学出版社，2024.4
ISBN　978-7-03-078326-4

Ⅰ. ①基… Ⅱ. ①宋… Ⅲ. ①用药法 Ⅳ. ①R452

中国国家版本馆 CIP 数据核字（2024）第 061792 号

责任编辑：李　杰　郭海燕 / 责任校对：刘　芳
责任印制：徐晓晨 / 封面设计：北京十样花文化有限公司

科 学 出 版 社 出版
北京东黄城根北街 16 号
邮政编码：100717
http://www.sciencep.com

涿州市般润文化传播有限公司印刷
科学出版社发行　各地新华书店经销
*
2024 年 4 月第 一 版　开本：787×1092　1/16
2024 年 4 月第一次印刷　印张：29 1/2
字数：800 000
定价：268.00 元
（如有印装质量问题，我社负责调换）

# 前　言

随着医学科技的飞速发展，化学药品和生物制品在临床治疗中扮演了越来越重要的角色。这些药品为我们提供了治疗各种疾病的新方法，但同时也带来了使用上的挑战。正确、安全地使用这些药品对于确保患者安全和提高治疗效果至关重要。

本书旨在为医疗工作者提供关于基本化学药品和生物制品的详细信息，包括其作用机制、适应证、副作用、相互作用以及使用建议等。我们希望本书能够帮助医疗工作者更好地理解和运用这些药品，为患者提供最佳的治疗方案。

在实际应用中，医疗工作者在参考本书的同时，应结合患者的具体情况进行判断和调整。希望本书能为医疗工作者提供有价值的参考，并为患者的健康和安全作出贡献。

编　者

2023 年 10 月

# 目　录

# 抗微生物药

## 青霉素类

### 青霉素 Benzylpenicillin

**【适应证】**

（1）适用于敏感细菌所致的各种感染，如脓肿、菌血症、肺炎和心内膜炎等。

（2）青霉素为以下感染的首选药物：①溶血性链球菌感染，如咽炎、扁桃体炎、猩红热、丹毒、蜂窝织炎和产褥感染等；②肺炎链球菌感染，如肺炎、中耳炎、脑膜炎和菌血症等；③不产青霉素酶葡萄球菌感染；④炭疽；⑤破伤风、气性坏疽等梭状芽孢杆菌感染；⑥梅毒（包括先天性梅毒）；⑦钩端螺旋体病；⑧回归热；⑨白喉；⑩青霉素与氨基糖苷类药物联合用于治疗草绿色链球菌心内膜炎。

（3）青霉素亦可用于治疗：①流行性脑脊髓膜炎；②放线菌病；③淋病；④樊尚咽峡炎；⑤莱姆病；⑥多杀巴斯德菌感染；⑦鼠咬热；⑧李斯特菌感染；⑨除脆弱拟杆菌以外的许多厌氧菌感染；⑩风湿性心脏病或先天性心脏病患者进行口腔、牙科、胃肠道或泌尿生殖道手术和操作前；⑪可用青霉素预防感染性心内膜炎发生。

**【药理作用】**

（1）药效学　青霉素对上述适应证的病原微生物，包括多数革兰氏阳性菌、革兰氏阴性球菌、个别革兰氏阴性杆菌（如嗜血杆菌属）、螺旋体和放线菌均有抗菌活性，但多数葡萄球菌菌株（>90%）包括金黄色葡萄球菌和凝固酶阴性葡萄球菌均可产生青霉素酶水解青霉素使之灭活。本品为杀菌药。青霉素、其他青霉素类和头孢菌素类等$\beta$-内酰胺类抗生素系通过干扰细菌细胞壁的合成而产生抗菌作用。近年来的研究结果证实青霉素结合蛋白（penicillin-binding protein，PBP）是青霉素等$\beta$-内酰胺类抗生素的作用靶位；由于青霉素等和 PBP 的紧密结合，使前者对细菌细胞壁合成的早期阶段也发生抑制作用。PBP 为存在于细菌细胞膜上的蛋白，其数目、分子大小和青霉素等抗生素的结合量因不同菌种而异。大肠埃希菌共有 7 个 PBP。PBP 包括转肽酶、羧肽酶、内肽酶等参与细菌细胞壁装配的最后阶段，以及细菌生长、分裂时细胞壁的成形。PBP-1B 和 PBP-1A 为使细菌延长的最重要蛋白，经青霉素等抗生素作用后可使细菌迅速溶解。PBP-2 与控制细菌形态有关，受青霉素作用后，细菌可形成渗透压稳定的球形体。PBP-3 对细菌细胞中隔形成和细菌分裂有重要作用，PBP-4、PBP-5、PBP-6 则重要性较差。青霉素类药物与 PBP 结合后作用，导致细胞壁破坏，细菌溶解。

（2）药动学　青霉素钾盐或钠盐口服吸收很差，肌内注射后达峰时间（$t_{max}$）为 0.5 小时，肌内注射 100 万 U（600mg）的血药峰浓度（$C_{max}$）为 20 000U/L（12mg/L），对多数敏感菌的有效血药浓度可维持 5 小时。新生儿按体重肌内注射青霉素 2.5 万 U/kg 后，0.5～1 小时的平均 $C_{max}$

约为 35 000U/L（21mg/L），12 小时后即降至 1600～3200U/L。每 2 小时静脉注射本品 200 万 U 或每 3 小时注射 300 万 U，平均血药浓度约 32 000U/L。于 5 分钟内静脉注射 3g（500 万 U）青霉素，给药后 5 分钟和 10 分钟的平均血药浓度为 400mg/L 和 273mg/L，1 小时即降至 45mg/L，4 小时仅有 3.0mg/L。同样剂量的青霉素于 6 小时内做静脉滴注时，则 2 小时后血药浓度才达 12～20mg/L。

本品吸收后广泛分布于组织、体液中。胸、腹腔和关节腔液中浓度约为血药浓度的 50%。本品易透入眼、骨组织、无血供区域和腹腔中，易透入有炎症的组织。青霉素可通过胎盘屏障，除在妊娠前 3 个月羊水中青霉素浓度较低外，一般在胎儿和羊水中皆可达到有效治疗浓度。本品难以透过血-脑屏障，在无炎症脑脊液中的浓度仅为血药浓度的 1%～3%。在有炎症的脑脊液中浓度可达同时期血药浓度的 5%～30%。乳汁中可含有青霉素，其浓度为同时期血药浓度的 5%～20%。青霉素可进入红细胞。如以青霉素做静脉注射，继以恒速静脉滴注。2 小时后红细胞中青霉素含量则与血清浓度相等或超过后者。停止给药后，红细胞中青霉素浓度于 50～60 分钟减少一半。

本品血浆蛋白结合率为 45%～65%。消除相半衰期（$t_{1/2\beta}$）约为 30 分钟，肾功能减退者可延长至 2.5～10 小时，老年人和新生儿的 $t_{1/2}$ 也较长。新生儿的 $t_{1/2}$ 与体重、日龄有关，体重低于 2kg 者，7 日内和 8～14 日 $t_{1/2}$ 分别为 4.9 小时和 2.6 小时；体重高于 2kg 者，7 日内和 8～14 日 $t_{1/2}$ 则分别为 2.6 小时和 2.1 小时。

本品约 19% 在肝内代谢，在肾功能正常的情况下，约 75% 的注射量于 6 小时内自肾脏排出。青霉素主要通过肾小管分泌排泄，在健康成人经肾小球滤过排泄者仅占 10% 左右；但在新生儿，青霉素则主要经肾小球滤过。肌内注射青霉素 300mg（50 万 U）后，平均 19% 的给药量自尿中以青霉噻唑酸排出。经胆汁排泄的青霉素量不多，但胆汁中浓度不低，肌内注射 100 万 U（600mg）青霉素后 2～4 小时胆汁中浓度达峰值，为 10～20mg/L。由于青霉素在肠道中被产青霉素酶的肠道菌所破坏，因此粪便中不含或含很少量青霉素。青霉素可在血液中为血液透析所清除，使 $t_{1/2\beta}$ 缩短，但腹膜透析无此效果。

【注意事项】①应用前询问药物过敏史并进行青霉素皮肤试验。皮试液为每毫升含 500U 青霉素，皮内注射 0.05～0.1ml，经 20 分钟后，观察皮试结果，呈阳性反应者禁用。必须使用者经脱敏后应用，应随时做好过敏反应的急救准备。②对一种青霉素过敏者可能对其他青霉素类药物、青霉胺过敏，有哮喘、湿疹、花粉症、荨麻疹等过敏性疾病患者应慎用。③青霉素水溶液在室温不稳定，20U/ml 青霉素溶液 30℃放置 24 小时效价下降 56%，青霉烯酸含量增加 200 倍，因此应用本品须新鲜配制。④大剂量使用时应定期检测电解质。⑤妊娠期及哺乳期妇女用药：动物生殖试验未发现本品引起胎儿损害。但尚未在妊娠期妇女中进行严格的对照试验以排除这类药物对胎儿的不良影响，所以妊娠期妇女应仅在确有必要时使用。少量本品从乳汁中分泌，哺乳期妇女用药时宜暂停哺乳。

【药物相互作用】①氯霉素、红霉素、四环素类、磺胺类等抑菌药可干扰青霉素的杀菌活性，故不宜与青霉素类药物合用，尤其是在治疗细菌性脑膜炎或需迅速杀菌的严重感染时。②丙磺舒、阿司匹林、吲哚美辛、保泰松、磺胺类药物可减少青霉素类药物在肾小管的排泄，从而使青霉素类药物的血药浓度增高，而且维持较久，半衰期（$t_{1/2}$）延长，不良反应也可能增加。③青霉素钾或钠与重金属，特别是铜、锌和汞呈配伍禁忌，因后者可破坏青霉素的氧化噻唑环。由锌化合物制造的橡胶管或瓶塞也可影响青霉素活性。呈酸性的葡萄糖注射液或四环素注射液皆可破坏青霉素的活性。青霉素也可被氧化剂、还原剂或羟基化合物灭活。④青霉素静脉输液加入头孢噻吩、林可霉素、四环素、万古霉素、琥乙红霉素、两性霉素 B、去甲肾上腺素、间羟胺、苯妥英钠、盐酸羟嗪、丙氯拉嗪、异丙嗪、维生素 B 族、维生素 C 等后将出现浑浊。故本品不宜与其他药物同瓶滴注。⑤青霉素可增强华法林的作用。⑥本品与氨基糖苷类抗生素混合后，两者的抗菌活性明显减弱，因此两药不能置同一容器内给药。

【禁忌证】有青霉素类药物过敏史或青霉素皮肤试验阳性患者禁用。

【不良反应】①过敏反应：青霉素过敏反应较常见，包括荨麻疹等各类皮疹、白细胞减少、间质性肾炎、哮喘发作等，以及血清病型反应；过敏性休克偶见，一旦发生，必须就地抢救，予以保持气道畅通、吸氧及使用肾上腺素、糖皮质激素等治疗措施。②毒性反应：少见，但静脉滴注大剂量本品或鞘内给药时，可因脑脊液药物浓度过高导致抽搐、肌肉阵挛、昏迷及严重精神症状等（青霉素脑病）。此种反应多见于婴儿、老年人和肾功能不全患者。③赫氏反应和治疗矛盾：用青霉素治疗梅毒、钩端螺旋体病等疾病时可由于病原体死亡致症状加剧，称为赫氏反应；治疗矛盾也见于梅毒患者，系治疗后梅毒病灶消失过快，而组织修补相对较慢或病灶部位纤维组织收缩，妨碍器官功能所致。④二重感染：可出现耐青霉素金黄色葡萄球菌、革兰氏阴性杆菌或念珠菌等二重感染。⑤应用大剂量青霉素钠可因摄入大量钠盐而导致心力衰竭。

【用法和剂量】肌内注射：每 50 万 U 青霉素钠溶解于 1ml 灭菌注射用水，超过 50 万 U 则需加灭菌注射用水 2ml，不应以氯化钠注射液为溶剂。成人，一日 80 万～200 万 U，分 3～4 次给药；小儿，肌内注射，2.5 万 U/kg，每 12 小时给药 1 次。静脉滴注：成人，一日 200 万～2000 万 U，分 2～4 次给药。小儿，5 万～20 万 U/（kg·d），分 2～4 次给药。新生儿（足月产）：一次 5 万 U/kg，肌内注射或静脉滴注给药；出生第一周每 12 小时 1 次，一周以上者每 8 小时 1 次，严重感染者每 6 小时 1 次。早产儿：一次 3 万 U/kg，出生第一周每 12 小时 1 次，2～4 周者每 8 小时 1 次，以后每 6 小时 1 次。肾功能减退者：轻、中度肾功能损害者使用常规剂量不需减量，严重肾功能损害者应延长给药间隔或调整剂量。当内生肌酐清除率为 10～50ml/min 时，给药间期自 8 小时延长至 8～12 小时或给药间期不变、剂量减少 25%；内生肌酐清除率小于 10ml/min 时，给药间期延长至 12～18 小时或一次剂量减至正常剂量的 25%～50% 而给药间期不变。静脉滴注时给药速度不能超过每分钟 50 万 U，以免发生中枢神经系统毒性反应。

【制剂与规格】（钾盐）注射用无菌粉末：0.25g（40 万 U）、0.5g（80 万 U；（钠盐）注射用无菌粉末：0.24g（40 万 U）、0.48g（80 万 U）、0.96g（160 万 U）。

### 苄星青霉素 Benzathine Benzylpenicillin

【适应证】主要用于预防风湿热复发，也可用于控制链球菌感染的流行。

【药理作用】参见青霉素。

【注意事项】应用本品前需详细询问药物过敏史并进行青霉素皮肤试验。对头孢菌素类药物交叉过敏。有哮喘、湿疹、花粉症、荨麻疹等过敏性疾病患者应慎用本品。

【药物相互作用】参见青霉素。

【禁忌证】有青霉素类药物过敏史者或青霉素皮肤试验阳性患者禁用。

【不良反应】过敏反应；二重感染。

【用法和剂量】肌内注射，成人一次 60 万～120 万 U，2～4 周 1 次；小儿一次 30 万～60 万 U，2～4 周 1 次。

【制剂与规格】苄星青霉素注射液：30 万 U、60 万 U、120 万 U。

### 苯唑西林 Oxacillin

【适应证】主要用于耐青霉素葡萄球菌所致的各种感染，如血流感染、呼吸道感染、脑膜炎、软组织感染等，也可用于化脓性链球菌或肺炎链球菌与耐青霉素葡萄球菌所致的混合感染。肺炎链球菌、化脓性链球菌、链球菌属其他细菌或对青霉素敏感的葡萄球菌感染则不应采用本品治疗。本品不适用于治疗甲氧西林耐药葡萄球菌感染。

【药理作用】

（1）药效学　参阅青霉素。苯唑西林为耐青霉素酶青霉素，其抗菌作用机制与青霉素相仿。本品对革兰氏阳性菌和奈瑟菌属有抗菌活性，对耐青霉素金黄色葡萄球菌的最低抑菌浓度为 0.4mg/L，但对青霉素敏感葡萄球菌和各种链球菌属细菌的抗菌作用则较青霉素为弱。

（2）药动学　肌内注射苯唑西林 0.5g，$t_{max}$ 为 0.5 小时，$C_{max}$ 为 16.7mg/L。剂量加倍，血药浓度亦倍增。本品耐酸稳定，口服可吸收，30%～33%可在肠道吸收；空腹口服本品 1g，$t_{max}$ 为 0.5～1 小时，$C_{max}$ 为 11.7mg/L。食物可影响本品在胃肠道的吸收。3 小时内静脉滴注苯唑西林钠 250mg，滴注结束时的平均血药浓度为 9.7mg/L，2 小时后为 0.16mg/L。出生 8～15 天和 20～21 天新生儿每日肌内注射本品 20mg/kg 后，$C_{max}$ 分别为 51.5mg/L 和 47.0mg/L。

苯唑西林在肝、肾、肠、脾、胸腔积液和关节腔液中均可达有效治疗浓度，腹水中浓度低，痰中药物浓度为 0.3～14.5μg/ml（平均为 2.1μg/ml）。本品难以透过血脑屏障。本品血浆蛋白结合率很高，为 90%～94%。正常健康人 $t_{1/2}$ 为 0.4～0.7 小时；出生 8～15 天、20～21 天新生儿的 $t_{1/2}$ 分别为 1.6 天和 1.2 天。本品约 49%由肝脏代谢，原型药物及代谢产物通过肾小球滤过和肾小管分泌，自肾脏排出体外。肌内注射和口服给药在尿中排出量分别为 40%和 23%～30%，尿中排出药物中的 10%～23%为代谢产物。

肺囊性纤维化患者的肾小管分泌功能增强，其清除药物的速度较正常人快 3 倍，因此以苯唑西林等异噁唑组青霉素治疗此种患者时，剂量应加大，而且需监测血药浓度。苯唑西林经胆汁排泄约占 10%，本品的胆汁排泄量较其他异噁唑组青霉素者为多。血液透析和腹膜透析皆不能消除苯唑西林。

【注意事项】①应用本品前需详细询问药物过敏史并进行青霉素皮肤试验。②对一种青霉素过敏者可能对其他青霉素类药物、青霉胺过敏。有青霉素过敏性休克史者 5%～7%可能存在对头孢菌素类药物的交叉过敏。③有哮喘、湿疹、枯草热、荨麻疹等过敏性疾病及肝病患者应慎用本品。④孕妇及哺乳期妇女用药：目前缺乏本品对孕妇影响的充分研究，所以孕妇应仅在确有必要时使用本品。乳汁中可见少量本品分泌，哺乳期妇女用药时宜暂停哺乳。⑤新生儿尤其是早产儿应慎用。

【药物相互作用】①本品与氨基糖苷类、去甲肾上腺素、间羟胺、苯巴比妥、维生素 B 族、维生素 C 等药物存在配伍禁忌，不宜同瓶滴注。②丙磺舒可减少苯唑西林的肾小管分泌，延长本品的血清半衰期。③阿司匹林、磺胺药可抑制本品对血清蛋白的结合，提高本品的游离血药浓度。

【禁忌证】参见青霉素。

【不良反应】参见青霉素。

【用法和剂量】肌内注射或静脉滴注。成人，一次 0.5～1g，每 4～6 小时 1 次，病情严重者剂量可增加，血流感染和脑膜炎患者的每日剂量可增至 12g。儿童体重在 40kg 以下者，每 6 小时

12.5～25mg/kg。体重超过 40kg 者，给予成人剂量。新生儿体重低于 2kg 者，出生 1～14 天时，每 12 小时 25mg/kg；出生 15～30 天时，每 8 小时 25mg/kg。新生儿体重超过 2kg 者，出生 1～14 天时，每 8 小时 25mg/kg；出生 15～30 天时，每 6 小时 25mg/kg。早产儿的每日剂量为 25mg/kg，分次给予，但需谨慎使用。

【制剂与规格】苯唑西林片剂、胶囊：0.25g；注射用苯唑西林：0.5g、1.0g。

### 氨苄西林 Ampicillin

【适应证】敏感菌所致的呼吸道感染、胃肠道感染、尿路感染、软组织感染、心内膜炎、脑膜炎、败血症等。

【药理作用】

（1）药效学　参阅青霉素。氨苄西林对革兰氏阳性球菌和杆菌（包括厌氧菌）的抗菌作用基本与青霉素相同，但对粪肠球菌的作用较后者为强。革兰氏阴性菌中脑膜炎奈瑟菌、淋病奈瑟菌、流感嗜血杆菌、百日咳鲍特菌、布鲁菌属、奇异变形杆菌、沙门菌属等皆对本品敏感。部分大肠埃希菌对本品敏感，但多数耐药，其余肠杆菌科细菌、铜绿假单胞菌、脆弱拟杆菌等对本品耐药。

（2）药动学　肌内注射 0.5g 氨苄西林，$t_{max}$ 为 0.5～1 小时，$C_{max}$ 为 12（7～14）mg/L；6 小时的血药浓度为 0.5mg/L。静脉注射 0.5g 后 15 分钟和 4 小时的血药浓度分别为 17mg/L 和 0.6mg/L。本品口服后吸收约 40%，但受食物影响。空腹口服 1g，$t_{max}$ 为 2 小时，$C_{max}$ 为 7.6mg/L，6 小时的血药浓度为 1.1mg/L，$t_{1/2}$ 为 1.5 小时。新生儿和早产儿肌内注射后 $t_{max}$ 为 1 小时，肌内注射 10mg/kg 和 25mg/kg，$C_{max}$ 分别为 20mg/L 和 60mg/L，$t_{1/2}$ 为 1.0～1.2 小时。妊娠期血药浓度明显较非妊娠期低。

氨苄西林的体内分布良好。细菌性脑膜炎患者每日静脉注射 150mg/kg，前 3 天脑脊液中浓度可达 2.9mg/L，以后浓度将随炎症减轻而降低。正常脑脊液中仅含少量氨苄西林。本品可通过胎盘屏障到达胎儿循环，在羊水中达到一定浓度。肺部感染患者的支气管分泌液中浓度为同期血药浓度的 1/50。胸腔积液、腹水、关节腔积液、房水、乳汁中皆含相当量的本品。伤寒带菌者胆囊液（B 管）浓度平均为血药浓度的 3 倍多，最高可达 17.8 倍。本品分布容积为 0.28L/kg。血浆蛋白结合率为 20%～25%。12%～50% 的本品在肝内代谢。氨苄西林的肾清除较青霉素略缓，部分通过肾小球滤过，部分通过肾小管分泌。口服后 24 小时尿中排出的氨苄西林为给药量的 20%～60%，肌内注射后为 50%，静脉注射后为 70%。胆汁中的药物浓度甚高。丙磺舒可使本品经肾清除变缓。氨苄西林可被血液透析清除，但腹膜透析对本品的清除无影响。

【注意事项】①应用本品前需详细询问药物过敏史并进行青霉素皮肤试验。②传染性单核细胞增多症、巨细胞病毒感染、淋巴细胞白血病、淋巴瘤患者应用本品时易发生皮疹，宜避免使用。③本品须新鲜配制。氨苄西林钠溶液浓度越高，稳定性越差。在 5℃ 时 1% 氨苄西林钠溶液能保持其生物效价 7 天，但 5% 的溶液则为 24 小时。浓度为 30mg/ml 的氨苄西林钠静脉滴注液在室温放置 2～8 小时仍能至少保持其 90% 的效价，放置冰箱内则可保持其 90% 的效价至 72 小时。其稳定性可因葡萄糖、果糖和乳酸的存在而降低，亦随温度升高而降低。④妊娠期及哺乳期妇女用药：尚无本品在妊娠期妇女应用的严格对照试验，所以妊娠期妇女应仅在确有必要时使用本品。少量本品从乳汁中分泌，哺乳期妇女用药时宜暂停哺乳。

【药物相互作用】参阅青霉素。①氨苄西林与氯霉素联合应用后，氯霉素在高浓度（5～10mg/L）时对本品无拮抗现象；在低浓度（1～2mg/L）时可使氨苄西林的杀菌作用减弱，但氨苄西林对氯霉素的抗菌作用无影响。氨苄西林与氯霉素联合后在体外对脑膜炎奈瑟菌抗菌活性多数呈拮抗作用；对肺炎链球菌大都呈现累加作用或协同作用。②本品与下列药品有配伍禁忌：硫酸阿米卡星、卡那霉素、庆大霉素、链霉素、磷酸克林霉素、盐酸林可霉素、乳菌素甲磺酸钠、多黏菌素 B、琥珀氯霉素、红霉素乙基琥珀酸盐和乳糖酸盐、四环素类注射剂、新生霉素、肾上腺素、间羟胺、多巴胺、阿托品、盐酸肼屈嗪、水解蛋白、氧化钙、葡萄糖酸钙、维生素 B 族、维生素 C、含有氨基酸的营养注射剂、多糖（如右旋糖酐 40）和氢化可的松琥珀酸钠，这些药物可使氨苄西林的活性降低。③别嘌醇与氨苄西林合用后皮疹发生率增加。④氨苄西林能刺激雌激素代谢或减少其肝肠循环，因而可降低口服避孕药的效果。

【禁忌证】有青霉素类药物过敏史或青霉素皮肤试验阳性患者禁用。

【不良反应】不良反应与青霉素相仿，以过敏反应较为常见。①皮疹是最常见的反应，多发生于用药后 5 天，呈荨麻疹或斑丘疹；②亦可发生间质性肾炎；③过敏性休克偶见，一旦发生，必须就地抢救，予以保持气道畅通、吸氧及给用肾上腺素、糖皮质激素等治疗措施；④偶见粒细胞和血小板减少；⑤少见抗生素相关性肠炎；⑥少数患者出现谷草转氨酶（AST）及谷丙转氨酶（ALT）升高；⑦大剂量氨苄西林静脉给药可发生抽搐等神经系统毒性症状；⑧婴儿应用氨苄西林后可出现颅内压增高，表现为前囟隆起。

【用法和剂量】口服：宜空腹口服。成人，一次 0.5g，一日 3 次。儿童，6～12 岁一次 0.25g，2～6 岁一次 0.17g，一日 3 次。1 岁以下儿童按 0.05～0.15g/（kg·d），分 3～4 次服用。或遵医嘱。

肌内注射：注射时将氨苄西林钠 125mg、500mg 和 1g 分别溶解于 0.9～1.2ml、1.2～1.8ml 和 2.4～7.4ml 灭菌注射用水。成人，一日 2～4g，分 4 次给药。儿童，一日 50～100mg/kg，分 4 次给药。

静脉滴注或注射：氨苄西林钠静脉滴注液的浓度不宜超过 30mg/ml。成人，一日 4～8g，分 2～4 次给药。重症感染患者一日剂量可以增加至 12g，一日最高剂量为 14g。儿童，100～200mg/（kg·d），分 2～4 次给药。最高剂量为 300mg/（kg·d）。足月新生儿，一次 12.5～25mg/kg，出生第 1、2 日每 12 小时 1 次，第 3 至 2 周每 8 小时 1 次，以后每 6 小时 1 次。早产儿，出生第 1 周、1～4 周和 4 周以上一次 12.5～50mg/kg，分别为每 12 小时、8 小时和 6 小时 1 次，静脉滴注给药。肾功能不全者，内生肌酐清除率为 10～50ml/min 或小于 10ml/min 者，给药间期应分别延长至 6～12 小时和 12～24 小时。

【制剂与规格】注射用氨苄西林钠：0.5g、1.0g。

### 哌拉西林 Piperacillin

【适应证】敏感肠杆菌科细菌、铜绿假单胞菌、不动杆菌属所致的败血症，上尿路及复杂性尿路感染，呼吸道感染，胆道感染，腹腔感染，盆腔感染及皮肤、软组织感染等。哌拉西林与氨基糖苷类药物联合应用亦可用于有粒细胞减少症免疫缺陷患者的感染。

【药理作用】

（1）药效学　哌拉西林为广谱青霉素，对大肠埃希菌、变形杆菌属、肺炎克雷伯菌、铜绿假单胞菌、淋病奈瑟菌（不产 $\beta$ 内酰胺酶株）等皆有较好的抗菌作用，不产 $\beta$ 内酰胺酶的沙门菌属和志贺菌属也对本品敏感。产气肠杆菌、柠檬酸杆菌、普鲁威登菌和不动杆菌属对本品的敏感性较差，沙雷菌属和产酶流感嗜血杆菌多耐药。除耐青霉素金黄色葡萄球菌外，本品对革兰氏阳性菌也有较好作用。对肠球菌属的抗菌活性较氨苄西林为低。脆弱拟杆菌对本品也比较敏感。本品对青霉素结合蛋白-3（PBP-3）有高度亲和力，对 PBP-2 有中度亲和力，仅高浓度时才对 PBP-1 有作用。

（2）药动学　口服本品不吸收。正常人肌内注射本品 2g 后 30 分钟 $C_{max}$ 为 36mg/L，6 小时血药浓度为 1.3mg/L。静脉滴注和静脉注射本品 1g 后血药浓度分别可达 58.0mg/L 和 142.1mg/L，6 小时的血药浓度分别为 0.5mg/L 和 0.6mg/L。严重肾功能损害患者（肌酐清除率≤5ml/min）于 30 分钟内静脉滴注 70mg/kg，1 小时后的血药浓度约为 350mg/L。

肺炎链球菌脑膜炎患儿每 6 小时静脉滴注 69mg/kg 或 103mg/kg 后，次日至第 17 日的脑脊液药物浓度为 2.3～24.5mg/L，脑脊液中的药物浓度与血药浓度之比为 0.36～3.65。静脉滴注 1g 后 30～90 分钟，胆总管和胆囊中胆汁的药物浓度为血清中的一半，皮下渗出液的药峰浓度与血清中相同。给前列腺肥大患者于 4 分钟内静脉注射本品 4g，前列腺组织中的药峰浓度于给药后 45 分钟到达，为 71.5μg/g。本品的血浆蛋白结合率为 17%～22%。$t_{1/2}$ 为 1 小时左右。本品在肝内不被代谢，仅有少量药物在肠道内通过细菌水解成为无活性药物。本品系通过肾（肾小球滤过和肾小管分泌）和非肾（主要经胆汁排泄）途径清除。静脉注射给药 1g，12 小时后由尿中排出，原型药量为给药量的 49%～68%，也有报道尿中 24 小时排出量高达 90%者。肝功能正常者 10%～20% 的药物经胆汁排泄。少量药物也可经乳汁排出。血液透析 4 小时可清除本品给药量的 30%～50%。肌内注射前 1 小时口服丙磺舒 1g，可使 $C_{max}$ 增高 30%，$t_{1/2}$ 延长 30%。

【注意事项】使用本品前需详细询问药物过敏史并进行青霉素皮肤试验，呈阳性反应者禁用。对一种青霉素过敏者可能对其他青霉素类药物过敏；对头孢菌素类药物、头霉素类药物、灰黄霉素或青霉胺过敏者，对本品也可能过敏。本品在少数患者尤其是肾功能不全患者可导致出血，发生后应及时停药并予适当治疗；肾功能减退者应适当减量。对诊断的干扰：应用本品可引起直接抗球蛋白（Coombs）试验呈阳性，也可出现血尿素氮和血清肌酐升高、高钠血症、低钾血症、血清氨基转移酶和血清乳酸脱氢酶（LDH）升高、血清胆红素增多。有过敏史、出血史、溃疡性结肠炎、克罗恩病或抗生素相关肠炎者皆慎用本品。本品不可加入碳酸氢钠溶液中静脉滴注。

【药物相互作用】①哌拉西林与氨基糖苷类药物（阿米卡星、庆大霉素或妥布霉素）联合可对铜绿假单胞菌、沙雷菌属、克雷伯菌属、吲哚阳性变形杆菌、普鲁威登菌、其他肠杆菌科细菌和葡萄球菌属的敏感菌株发生协同作用。本品与庆大霉素联合应用对粪肠球菌无协同作用。②本品和某些头孢菌素联合应用也可对大肠埃希菌、铜绿假单胞菌、克雷伯菌属和变形杆菌属的某些敏感菌株发生协同作用。哌拉西林与头孢西丁联合应用，因后者可诱导细菌产生 $\beta$ 内酰胺酶，因而对铜绿假单胞菌、沙雷菌属、变形杆菌属和肠杆菌属可能出现拮抗作用。③哌拉西林和羧苄西林、阿洛西林、美洛西林、替卡西林能抑制血小板的聚集，所以与肝素、香豆素类、茚满二酮等抗凝药合用时可使出血危险性增加。上述青霉素类药物与溶栓药合用时可发生严重出血，因此不宜使用。非甾体抗炎药，尤其是阿司匹林、二氟尼柳及其他水杨酸制剂，其他血小板聚集抑制药或磺吡酮哌拉与哌拉西林等青霉素类药物合用时也将增加出血的危险性，因为这些药物的合用可发生血小板功能的累加抑制作用。

【禁忌证】有青霉素类药物过敏史或青霉素皮肤试验阳性患者禁用。

【不良反应】①过敏反应：青霉素类药物过敏反应较常见，包括荨麻疹等各类皮疹、白细胞减少、间质性肾炎、哮喘发作和血清病型反应，严重者如过敏性休克偶见；过敏性休克一旦发生，必须就地抢救，予以保持气道畅通、吸氧及给用肾上腺素、糖皮质激素等治疗措施。②局部症状：局部注射部位疼痛、血栓性静脉炎等。③消化道症状：腹泻、稀便、恶心、呕吐等；假膜性肠炎罕见。个别患者可出现胆汁淤积性黄疸。④中枢神经系统症状：头痛、头晕和疲倦等。肾功能减退者应用大剂量时，因脑脊液浓度增高，出现青霉素脑病，故此时应按肾功能进行剂量调整。⑤其他：念珠菌二重感染、出血等。个别患者可有血清氨基转移酶、血尿素氮和肌酐升高。

【用法和剂量】本品可供静脉滴注和静脉注射。成人中度感染一日 8g，分 2 次静脉滴注；严重感染一次 3～4g，每 4～6 小时静脉滴注或注射。一日总剂量不超过 24g。婴幼儿和 12 岁以下儿童的剂量为 100～200mg/（kg·d）。新生儿体重低于 2kg 者，出生后第 1 周每 12 小时 50mg/kg，静脉滴注；第 2 周起 50mg/kg，每 8 小时 1 次。新生儿体重 2kg 以上者出生后第 1 周每 8 小时 50mg/kg，静脉滴注；1 周以上者每 6 小时 50mg/kg。

【制剂与规格】注射用哌拉西林钠：0.5g、1.0g、2.0g。

### 阿莫西林 Amoxicillin

【适应证】敏感菌（不产 $\beta$ 内酰胺酶菌株）所致的下列感染：①溶血性链球菌、肺炎链球菌、葡萄球菌或流感嗜血杆菌所致中耳炎，以及鼻窦炎、咽炎、扁桃体炎等上呼吸道感染。②大肠埃希菌、奇异变形杆菌或粪肠球菌所致的泌尿生殖道感染。③溶血性链球菌、葡萄球菌或大肠埃希菌所致的皮肤软组织感染。④溶血性链球菌、肺炎链球菌、葡萄球菌或流感嗜血杆菌所致的急性支气管炎、肺炎等下呼吸道感染。⑤急性单纯性淋病。⑥伤寒、伤寒带菌者或钩端螺旋体病；亦可与克拉霉素、兰索拉唑三联口服用药根除胃、十二指肠幽门螺杆菌，降低消化道溃疡复发率。

【药理作用】

（1）药效学　参阅氨苄西林。本品能抑制细菌的细胞壁合成，使之迅速成为球形体而破裂、溶解，而氨苄西林主要干扰细菌中隔细胞壁，使细菌形成丝状体，故本品的杀菌作用优于氨苄西林。对某些链球菌属和沙门菌属的作用较氨苄西林为强，但志贺菌属对本品多数耐药。

（2）药动学　口服后迅速吸收。75%～90%可自胃肠道吸收。口服 0.2g、0.5g 和 1g 后的 $C_{max}$ 分别为 5.1mg/L、10.8mg/L 和 20.6mg/L。$t_{max}$ 为 2 小时。食物对药物吸收的影响不显著。肌内注射阿莫西林 500mg 的 $C_{max}$ 为 14mg/L，与口服同剂量的药峰浓度相仿，$t_{max}$ 为 1 小时。静脉注射阿莫西林 500mg 后 5 分钟的血药浓度为 42.6mg/L，5 小时后为 1mg/L。肺炎或慢性支气管炎急性发作患者口服本品 500mg 后 2～3 小时和 6 小时的痰中平均药物浓度分别为 0.52mg/L 和 0.53mg/L，同期的血药浓度分别为 11mg/L 和 3.5mg/L。口服本品后 2 小时的唾液中浓度为 0.32mg/L。慢性中耳炎儿童口服本品 1g 后 1 小时，中耳液中的药物浓度为 6.2mg/L。静脉注射本品 2g，1.5 小时在脑脊液中的浓度达 2.9～40.0mg/L，为同时期血药浓度的 8%～93%。本品可通过胎盘屏障，脐带血中浓度为母体血药浓度的 1/4～1/3。乳汁、汗液和泪液中含有微量。本品的分布容积为 0.41L/kg。血浆蛋白结合率为 17%～20%。$t_{1/2}$ 为 11.3 小时。单次口服本品 250mg 和 500mg 后，分别有 24% 和 33% 的给药量在肝内代谢。约 60% 的口服药量于 6 小时内以原型药经肾小球滤过和肾小管分泌，自尿中排出，20% 的口服量则以青霉噻唑酸自尿中排泄。尿中阿莫西林浓度很高，口服 250mg 后尿中浓度为 300～1300mg/ml。部分药物经胆汁排泄。丙磺舒可延缓本品经肾排泄，血液透析能消除本品，腹膜透析无清除本品的作用。

【注意事项】①青霉素类药物偶可致过敏性休克，尤多见于有青霉素或头孢菌素过敏史的患者。用药前必须详细询问药物过敏史并作青霉素皮肤试验。如发生过敏性休克，应就地抢救，予以保持气道畅通、吸氧及应用肾上腺素、糖皮质激素等治疗措施。②传染性单核细胞增多症患者应用本品易发生皮疹，应避免使用。③疗程较长的患者应检查肝、肾功能和血常规。④对诊断的干扰：导致采用 Benedict 或 Fehling 试剂的尿糖试验出现假阳性。⑤下列情况应慎用：有哮喘、湿疹、花粉症、荨麻疹等过敏性疾病史者；老年人和肾功能严重损害时可能需调整剂量。⑥妊娠期及哺乳期妇女用药：动物生殖试验显示，10 倍于人类剂量的阿莫西林未损害大鼠和小鼠的生育力和胎仔。但在人类尚缺乏足够的对照研究，鉴于动物生殖试验不能完全预测人体反应，妊娠期妇女应仅在确有必要时应用本品。由于乳汁中可分泌少量阿莫西林，哺乳期妇女服用后可能导致婴儿过敏。⑦类似其他广谱抗生素，有可能发生由白念珠菌等非敏感微生物引起的二重感染，尤其是慢性病患者和自身免疫功能失调者。

【药物相互作用】参见氨苄西林。

【禁忌证】青霉素过敏及青霉素皮肤试验阳性患者禁用。

【不良反应】①恶心、呕吐、腹泻及抗生素相关性肠炎等胃肠道反应。②皮疹、药物热和哮喘等过敏反应。③贫血、血小板减少、嗜酸粒细胞增多等。④AST 及 ALT 可轻度增高。⑤由念珠菌或耐药菌引起的二重感染。⑥偶见兴奋、焦虑、失眠、头晕及行为异常等中枢神经系统症状。

【用法和剂量】口服：成人一次 0.5g，每 6～8 小时 1 次，一日剂量不超过 4g。小儿 20～40mg/（kg·d），每 8 小时 1 次服用。3 个月以下婴儿 30mg/（kg·d），每 12 小时 1 次。

肌内注射或稀释后静脉滴注给药：成人一次 0.5～1g，每 6～8 小时 1 次。小儿 50～100mg/（kg·d），分 3～4 次给药。肾功能严重损害患者需调整给药剂量：内生肌酐清除率为 10～30ml/min 者每 12 小时 0.25～0.5g；内生肌酐清除率小于 10ml/min 者每 24 小时 0.25～0.5g。血液透析可清除本品，一次血液透析后应给予 1g。

【制剂与规格】阿莫西林片剂、胶囊、颗粒剂、干混悬剂：0.125g；0.25g。

## 阿莫西林克拉维酸钾 Amoxicillin and Clavulanate Potassium

【适应证】①上呼吸道感染：鼻窦炎、扁桃体炎、咽炎。②下呼吸道感染：急性支气管炎、慢性支气管炎急性发作、肺炎、肺脓肿和支气管扩张合并感染。③泌尿系统感染：膀胱炎、尿道炎、肾盂肾炎、前列腺炎、盆腔炎、淋病奈瑟菌尿路感染。④皮肤和软组织感染：疖、脓肿、蜂窝织炎、伤口感染、腹内脓毒症等。⑤其他感染：中耳炎、骨髓炎、败血症、腹膜炎和术后感染。⑥还可用于预防大手术感染，如胃肠、盆腔、头、颈、心脏、肾、关节移植和胆道手术。

【药理作用】参见阿莫西林。

【注意事项】①一次开始使用前，必须先进行青霉素皮肤试验。②对头孢菌素类药物过敏者、严重肝功能障碍者、中度或严重肾功能障碍者及有哮喘、湿疹、花粉症、荨麻疹等过敏性疾病史者慎用。③与其他青霉素类和头孢菌素类药物之间有交叉过敏性。若有过敏反应产生，则应立即停用本品，并采取相应措施。④和氨苄西林有完全交叉耐药性，与其他青霉素类和头孢菌素类药物有交叉耐药性。⑤肾功能减退者应根据血清肌酐清除率调整剂量或给药间期；血液透析可影响阿莫西林克拉维酸钾中阿莫西林的血药浓度，因此在血液透析过程中及结束时应加用本品 1 次。⑥对怀疑为伴梅毒损害之淋病患者，在使用本品前应进行暗视野检查，并至少在 4 个月内，每月接受血清试验一次。⑦长期或大剂量使用阿莫西林克拉维酸钾者，应定期检查肝、肾、造血系统功能和检测血清钾或钠。⑧对诊断的干扰：见阿莫西林，糖酶试验法不受影响；可使血清 AST 及 ALT 升高。⑨溶解后应立即给药，剩余药液应废弃，不可再用。制备好的本品溶液不能冷冻保存。⑩不能与含有葡萄糖、葡聚糖或酸性碳酸盐的溶液混合。也不可与血液制品、含蛋白质的液体（如水解蛋白等）、静脉脂质乳化液混合。也不能与氨基糖苷类抗生素混合。⑪哺乳期妇女用药：

哺乳期妇女慎用或用药期间暂停哺乳。⑫老年患者用药：老年患者应根据肾功能情况调整用药剂量或用药间期。

【药物相互作用】参见阿莫西林。

【禁忌证】青霉素皮肤试验阳性反应者、对本品及其他青霉素类药物过敏者、传染性单核细胞增多症患者禁用。妊娠期妇女禁用。

【不良反应】①少数患者可见恶心、呕吐、腹泻等胃肠道反应，对症治疗后可继续给药。②偶见荨麻疹和皮疹（尤易发生于传染性单核细胞增多症者），若发生，应停药，并对症治疗。③可见过敏性休克、药物热和哮喘等。④偶见 AST 及 ALT 升高、嗜酸粒细胞增多、白细胞减少及念珠菌或耐药菌引起的二重感染。⑤个别患者注射部位出现静脉炎。

【用法和剂量】口服。①片剂：成人和 12 岁以上小儿，一次 1.0g，一日 3 次。严重感染时剂量可加倍。未经重新检查，连续治疗期不超过 14 日。②干混悬剂、颗粒剂、咀嚼片、分散片：成人，肺炎及其他中重度感染：一次 625mg，每 8 小时 1 次，疗程 7～10 日。其他感染：一次 375mg，每 8 小时 1 次，疗程 7～10 日。新生儿及 3 个月以内婴儿，按阿莫西林计算（下同），一次 15mg/kg，每 12 小时 1 次。体重≤40kg 的小儿，一般感染，一次 25mg/kg，每 12 小时 1 次；或一次 20mg/kg，每 8 小时 1 次。较重感染，一次 45mg/kg，每 12 小时 1 次；或一次 40mg/kg，每 8 小时 1 次。疗程 7～10 日。其他感染剂量减半。40kg 以上的儿童可按成人剂量给药。肾功能减退者，肌酐清除率＞30ml/min 时不需减量；肌酐清除率 10～30ml/min 时每 12 小时口服本品 250～500mg（以阿莫西林计，下同）；肌酐清除率＜10ml/min 时每 24 小时口服本品 250～500mg。血液透析患者，根据病情轻重，每 24 小时口服本品 250～500mg；在血液透析过程中及结束时各加服 1 次。

静脉注射或静脉滴注：成人或 12 岁以上儿童，一次 1.2g，每 8 小时 1 次，严重感染可每 6 小时 1 次。3 个月至 12 岁小儿，一次 30mg/kg，每 8 小时 1 次，严重感染时可每 6 小时 1 次。新生儿与 3 个月以内的婴儿，一次 30mg/kg，每 12 小时一次，随后每 8 小时 1 次。肾功能不全患者，肌酐清除率大于 30ml/min 时不需减量；肌酐清除率为 10～30ml/min 时，静脉滴注首剂 1.2g，随后每 12 小时 0.6g；肌酐清除率小于 10ml/min 时，静脉滴注首剂 1.2g，继以每 24 小时 0.6g。血液透析患者在血液透析结束后补充 0.6g。成人预防手术感染用量：于诱导麻醉时静脉给予本品 1.2g。对于有高感染危险性的手术，如结肠手术，可在 24 小时内给予本品 3～4 次，一次 1.2g，可于 0、8、16、24 小时给药。如果术中感染的危险性增加，可继续按此方案给药数日。如果术中有明显的感染迹象，术后需继续静脉注射或口服给予本品一个疗程。

【制剂与规格】片剂：阿莫西林：克拉维酸=2：1、4：1、7：1；颗粒剂：125mg：31.25mg（4：1）、200mg：28.5mg（7：1）（阿莫西林：克拉维酸）；干混悬剂：250mg：62.5mg（4：1）、200mg：28.5mg（7：1）（阿莫西林：克拉维酸）；注射用阿莫西林克拉维酸钾：250mg：50mg（5：1）、500mg：100mg（5：1）、1000mg：200mg（5：1）（阿莫西林：克拉维酸）。

## 哌拉西林钠-他唑巴坦钠 Piperacillin Sodium and Tazobactam Sodium

【适应证】①对哌拉西林耐药，但对哌拉西林他唑巴坦敏感的产 $\beta$ 内酰胺酶的细菌引起的中、重度感染。如大肠埃希菌和拟杆菌属（脆弱拟杆菌、卵形拟杆菌、多形拟杆菌或普通拟杆菌）所致的阑尾炎（伴发穿孔或脓肿）和腹膜炎；金黄色葡萄球菌所致的中、重度医院获得性肺炎，非复杂性和复杂性皮肤及软组织感染，包括蜂窝织炎、皮肤脓肿、缺血性或糖尿病性足部感染；大肠埃希菌所致的产后子宫内膜炎或盆腔炎性疾病；流感嗜血杆菌所致的社区获得性肺炎（仅限中度）。②敏感细菌所致的全身和（或）局部细菌感染。

【药理作用】参见哌拉西林。

【注意事项】①见哌拉西林。用药前须做青霉素皮肤试验，阳性者禁用。②哌拉西林钠-他唑巴坦钠含钠，需要控制盐摄入量的患者使用时，应定期检查血清电解质水平；对于同时接受细胞毒性药物或利尿药治疗的患者，要警惕发生低钾血症的可能。③发生抗生素相关性肠炎者应进行粪便检查、艰难梭菌培养及此菌的细胞毒素分析。④用药期间应定期检查造血功能，特别是对疗程≥21日的患者。⑤现有的临床研究资料表明哌拉西林钠-他唑巴坦钠对于医院内下呼吸道感染及复杂性尿路感染的疗效不佳。

【药物相互作用】参见哌拉西林。

【禁忌证】对青霉素类、头孢菌素类抗生素或β内酰胺酶抑制药过敏者禁用。

【不良反应】①皮肤反应：皮疹、瘙痒等。②消化道反应：如腹泻、恶心、呕吐等。③过敏反应。④局部反应：如注射局部刺激反应、疼痛、静脉炎、血栓性静脉炎和水肿等。⑤其他反应：如血小板减少、胰腺炎、发热、发热伴嗜酸粒细胞增多、AST 及 ALT 升高等，但这些反应常发生在本品与氨基糖苷类药物联合治疗时。

【用法和剂量】用法：用 20ml 稀释液（氯化钠注射液或灭菌注射用水）充分溶解后，立即加入 250ml 液体（5%葡萄糖注射液或氯化钠注射液）中，静脉滴注，至少 30 分钟，疗程为 7～10 日。医院获得性肺炎疗程为 7～14 日。并可根据病情及细菌学检查结果进行调整。

剂量：成人及 12 岁以上儿童，静脉滴注，一次 4.5g，每 8 小时 1 次；或一次 3.375g，每 6 小时 1 次。治疗获得性肺炎时，起始剂量为一次 3.375g，每 4 小时 1 次，同时合并使用氨基糖苷类药物；如果未分离出铜绿假单胞菌，可根据感染程度及病情考虑停用氨基糖苷类药物。对于肾功能不全患者，用量见表 1。对于血液透析患者，一次最大剂量为 2.25g，每 8 小时 1 次，并在一次血液透析后追加 0.75g。

表 1　肾功能不全患者哌拉西林钠-他唑巴坦钠用量

| 肌酐清除率（ml/min） | 推荐用量 | | |
| --- | --- | --- | --- |
| | 一次 | 间隔时间（小时） | 一日总量（哌拉西林钠-他唑巴坦钠） |
| 40～90 | 3.375g | 6 | 12g/1.5g |
| 20～40 | 2.25g | 6 | 8g/1.0g |
| <20 | 2.25g | 8 | 6g/0.75g |

【制剂与规格】注射用哌拉西林钠-他唑巴坦钠：4.5g（哌拉西林钠 4g，他唑巴坦钠 0.5g）；2.25g（哌拉西林钠 2g，他唑巴坦钠 0.25g）。

# 头孢菌素类

### 头孢唑林 Cefazolin

【适应证】①敏感细菌所致的中耳炎，支气管炎、肺炎等呼吸道感染，尿路感染，皮肤软组织感染，骨和关节感染，败血症，感染性心内膜炎，肝胆系统感染，眼、耳、鼻、喉科等感染。②外科手术前的预防用药。

**【药理作用】**

（1）药效学　头孢唑林的抗菌谱与头孢噻吩相仿，对金黄色葡萄球菌的抗菌活性较头孢噻吩略差，对葡萄球菌产生的青霉素酶的稳定性亦逊于头孢噻吩。对表皮葡萄球菌、草绿色链球菌、化脓性链球菌和肺炎链球菌的抗菌活性均较青霉素为差。甲氧西林耐药葡萄球菌、肠球菌属对本品耐药。白喉棒状杆菌、炭疽芽孢杆菌和梭状芽孢杆菌对本品也很敏感。本品对大肠埃希菌、奇异变形杆菌和肺炎克雷伯菌的抗菌活性较头孢噻吩为强。伤寒沙门菌、志贺菌属对本品敏感，其他肠杆菌科细菌、不动杆菌属和铜绿假单胞菌及脆弱拟杆菌均对本品耐药。奈瑟菌属对本品相当敏感，流感嗜血杆菌仅中度敏感。李斯特菌属、衣原体、艰难梭菌等对本品耐药。

（2）药动学　临床上用其钠盐肌内注射或静脉给药。肌内注射 500mg 后 $t_{max}$ 为 1～2 小时，$C_{max}$ 为 38mg/L（32～42mg/L），8 小时后为 3mg/L。肌内注射 14.9mg/kg 后，2 小时到达的 $C_{max}$ 为 52.2mg/L。同样剂量加入葡萄糖注射液 100ml 中于 30 分钟内静脉滴注，$C_{max}$ 可达 143.6mg/L。本品分布容积为 0.12L/kg，在体内不代谢，原型药主要通过肾小球滤过，部分通过肾小管分泌自尿中排出。血液透析清除头孢唑林比较缓慢，6 小时后血药浓度减少 40%～45%，腹膜透析一般不能清除本品。

**【注意事项】**①对青霉素过敏或过敏体质者慎用。②交叉过敏反应：患者对一种头孢菌素或头霉素（cephamycin）过敏者对其他头孢菌素或头霉素也可能过敏。患者对青霉素类药物、青霉素衍生物或青霉胺过敏者也可能对头孢菌素或头霉素过敏。对青霉素过敏的患者应用头孢菌素时临床发生过敏反应者达 5%～7%；如作免疫反应测定时，则青霉素过敏患者对头孢菌素过敏达 20%。③对诊断的干扰：约 1% 的用药患者可出现直接和间接 Coombs 试验阳性；尿糖假阳性反应（硫酸铜法），用葡萄糖酶法者则不受影响；可使血清 AST 及 ALT、碱性磷酸酶（AKP）和血尿素氮升高。如采用 Jaffe 反应进行血清和尿肌酐值测定时可有假性增高。④患者有胃肠道疾病史，特别是溃疡性结肠炎、局限性肠炎或抗生素相关性结肠炎（头孢菌素类很少产生抗生素相关性肠炎），以及有肾功能减退时应慎用头孢菌素类药物。⑤头孢唑林与庆大霉素或其他肾毒性抗生素合用有增加肾损害的危险性；对肾功能减退患者应在减少剂量的情况下谨慎使用；因头孢唑林部分在肝脏代谢，因此肝功能损害患者也应慎用。⑥静脉滴注：将本品用灭菌注射用水、氯化钠注射液或葡萄糖注射液溶解后使用，当静脉滴注体积超过 100ml 时不要用注射用水。⑦配制后的药液应避光保存。室温保存不得超过 48 小时。⑧按照处方或遵医嘱使用。⑨常温不溶时，可微热至 37℃使其溶解。⑩妊娠期及哺乳期妇女用药：头孢菌素类药物可经乳汁排出，哺乳期妇女应用本品虽尚无发生问题的报告，但其应用仍须权衡利弊后决定。⑪儿童用药：早产儿及 1 个月以下的新生儿不推荐应用本品。⑫老年患者用药：头孢唑林在老年人中 $t_{1/2\beta}$ 较年轻人明显延长，应按肾功能适当减量或延长给药间期。

**【药物相互作用】**参见头孢噻吩。

**【禁忌证】**对头孢菌素过敏者及有青霉素过敏性休克或即刻反应者禁用。

**【不良反应】**①静脉注射发生的血栓性静脉炎和肌内注射区疼痛均较头孢噻吩少而轻。②药疹发生率为 1.1%，嗜酸粒细胞增高的发生率为 1.7%，偶有药物热。③个别患者可出现暂时性 AST 及 ALT、碱性磷酸酶升高。④肾功能减退患者应用高剂量（一日 12g）的本品时可出现脑病反应。⑤白念珠菌二重感染偶见。

**【用法和剂量】**用法：可静脉缓慢注射、静脉滴注或肌内注射。①肌内注射：临用前加灭菌注射用水或氯化钠注射液溶解后使用。②静脉注射：临用前加适量注射用水完全溶解后于 3～5

分钟缓慢静脉注射。③静脉滴注：加适量注射用水溶解后，再加入氯化钠或葡萄糖注射液 100ml 稀释后静脉滴注。用量：成人常用剂量，一次 0.5~1g，一日 2~4 次，严重感染可增加至一日 6g，分 2~4 次静脉给予。儿童常用剂量，一日 50~100mg/kg，分 2~3 次缓慢静脉注射、静脉滴注或肌内注射。肾功能减退者，按其肌酐清除率调节用量，大于 50ml/min 时，可按正常剂量给药；20~50ml/min 时，每 8 小时 0.5g；11~19ml/min 时，每 12 小时 0.25g；小于 10ml/min 时，每 18~24 小时 0.25g。所有不同程度肾功能减退者的首次剂量为 0.5g。小儿肾功能减退应用头孢唑林时，先给予 12.5mg/kg，继而按其肌酐清除率调节维持量，大于 70ml/min 时，可按正常剂量给予；40~70ml/min 时，每 12 小时 12.5~30mg/kg；20~40ml/min 时，每 12 小时 3.1~12.5mg/kg；5~20ml/min 时，每 24 小时 2.5~10mg/kg。用于预防外科手术后感染时，一般为术前 0.5~1 小时肌内注射或静脉给药 1g，手术时间超过 6 小时者术中加用 0.5~1g，术后每 6~8 小时 0.5~1g，至术后 24 小时止。

【制剂与规格】注射用头孢唑林钠：0.5g、1.0g。

**头孢拉定 Cefradine**

【适应证】敏感菌所致的中耳炎，急性咽炎、扁桃体炎、支气管炎和肺炎等呼吸道感染，泌尿生殖道感染及皮肤软组织感染等。

【药理作用】

（1）药效学　头孢拉定的体外抗菌活性与头孢氨苄相仿，低于头孢噻吩和头孢唑林。本品对甲氧西林敏感金黄色葡萄球菌、表皮葡萄球菌、化脓性链球菌、肺炎链球菌和草绿色链球菌均有良好的抗菌作用，耐甲氧西林葡萄球菌、肠球菌属对本品耐药。本品对革兰氏阳性菌和革兰氏阴性菌的作用与头孢氨苄相似，但对大肠埃希菌、变形杆菌属和克雷伯菌属的活性略差。本品对淋病奈瑟菌有一定作用，对产酶淋病奈瑟菌也具有活性。对流感嗜血杆菌的活性较差。除脆弱拟杆菌外，其余厌氧菌大多对本品敏感。

（2）药动学　口服本品后吸收迅速，生物利用度为 90%。空腹口服 0.5g，$t_{max}$ 为 1 小时，$C_{max}$ 为 11~18mg/L；食物可延缓本品的吸收，但不影响吸收总量。本品可通过胎盘屏障进入胎儿循环，少量经乳汁排出。血浆蛋白结合率为 6%~10%。本品在体内很少代谢。静脉注射后 6 小时内尿中排出量可达给药量的 90% 以上。肌内注射后 6 小时内尿中排出量为给药量的 66%。

【注意事项】在应用本品前须详细询问患者对头孢菌素类药物、青霉素类药物及其他药物过敏史，有青霉素类药物过敏性休克史者不可应用本品，其他患者应用本品时必须注意头孢菌素类药物与青霉素类药物存在交叉过敏反应的机会有 5%~7%，需在严密观察下慎用。一旦发生过敏反应，立即停用药物。如发生过敏性休克，须立即就地抢救，包括保持气道通畅，吸氧，肾上腺素、糖皮质激素的应用等措施。

本品主要经肾排出，肾功能减退者须减少剂量或延长给药间期。国内上市后据不良反应报道，使用本品可能导致血尿，儿童是发病的易感人群，故肾功能减退和儿童患者应用本品应谨慎并在监测下用药。

应用本品的患者以硫酸铜法测定尿糖时可出现假阳性反应。

【药物相互作用】①本品与氨基糖苷类抗生素可相互灭活，当前述药物同时给予时，应在不同部位给药，两类药物不能混入同一容器内。②本品不能与其他抗生素相混给药。③呋塞米、依他尼酸、布美他尼等强利尿药，卡莫司汀、链佐星等抗肿瘤药，以及糖肽类和氨基糖苷类抗生素等与本品合用有增加肾毒性的可能。④丙磺舒可延迟本品肾排泄。

【禁忌证】对头孢菌素过敏者及有青霉素过敏性休克或即刻反应史者禁用本品。

【不良反应】本品不良反应较轻，发生率也较低，约为6%。恶心、呕吐、腹泻、上腹部不适等胃肠道反应较为常见。药疹发生率为1%～3%，个别患者可见假膜性小肠结肠炎、嗜酸粒细胞增多、直接Coombs试验阳性反应、周围血象白细胞及中性粒细胞减少等。少数患者可出现暂时性血尿素氮升高，血清氨基转移酶、血清碱性磷酸酶一过性升高。本品肌内注射疼痛明显，静脉注射后有发生静脉炎的报道。国内上市后据不良反应报道，使用本品可能导致血尿，另曾有极少数病例使用本品出现精神异常、听力减退、迟发性变态反应、过敏性休克、排尿困难、药物性溶血、心律失常等罕见不良反应。

【用法和剂量】静脉滴注、静脉注射或肌内注射，成人，一次0.5～1.0g，每6小时1次，一日最高剂量为8g。儿童（1周岁以上）一次12.5～25mg/kg，每6小时1次。肌酐清除率大于20ml/min、5～20ml/min或小于5ml/min时，剂量宜调整为每6小时0.5g、0.25g和每12小时0.25g。配制肌内注射用药时，将2ml注射用水加入本品0.5g装瓶内，须作深部肌内注射。配制静脉注射液时，将至少10ml注射用水或5%葡萄糖注射液分别注入0.5g装瓶内。于5分钟内注射完毕。配制静脉滴注液时，将适宜的稀释液10ml注入0.5g装瓶内，然后再以氯化钠注射液或5%葡萄糖注射液作进一步稀释。

【制剂与规格】头孢拉定片剂、胶囊：0.25g、0.5g。

## 头孢氨苄 Cefalexin

【适应证】敏感细菌所致的中耳炎，急性扁桃体炎、咽峡炎、鼻窦炎、支气管炎、肺炎等呼吸道感染，尿路感染及皮肤软组织感染等。本品为口服制剂，不宜用于严重感染。

【药理作用】

（1）药效学　头孢氨苄的抗菌谱与头孢噻吩相仿，但其抗菌活性较后者为弱。除肠球菌属、甲氧西林耐药葡萄球菌外，革兰氏阳性球菌大多对本品敏感。本品对奈瑟菌属有良好的抗菌作用，流感嗜血杆菌的敏感性较差，对部分大肠埃希菌、奇异变形杆菌、肺炎克雷伯菌、沙门菌属有抗菌作用，其他肠杆菌科细菌、不动杆菌属细菌、铜绿假单胞菌及脆弱拟杆菌均对本品耐药。

（2）药动学　本品口服吸收完全，生物利用度为90%，空腹口服本品500mg，$t_{max}$为1小时，$C_{max}$为18mg/L。食物可延缓本品的吸收，但不影响吸收总量。头孢氨苄的吸收在幼儿乳糜泻和小肠憩室患者增加，在克罗恩病和肺囊性纤维化患者的吸收可延缓和减少。老年人胃肠道吸收无减少。本品在体内不代谢，以原型药物经肾小球滤过和肾小管分泌排出。6小时经尿排出给药量的80%。

【注意事项】①在应用本品前须详细询问患者对头孢菌素类药物、青霉素类药物及其他药物过敏史，有青霉素类药物过敏性休克史者不可应用本品，其他患者应用本品时必须注意头孢菌素类药物与青霉素类药物存在交叉过敏反应的机会有5%～7%，需在严密观察下慎用。一旦发生过敏反应，立即停用药物。如发生过敏性休克，须立即就地抢救，包括保持气道通畅，吸氧，肾上腺素、糖皮质激素的应用等措施。②有胃肠道疾病史的患者，尤其有溃疡性结肠炎、局限性肠炎或抗菌药物相关性结肠炎（头孢菌素很少产生假膜性小肠结肠炎），以及肾功能减退者应慎用本品。③对诊断的干扰：应用本品时可出现直接Coombs试验阳性反应和尿糖假阳性反应（硫酸铜法）；少数患者的碱性磷酸酶、血清ALT和AST皆可升高。④当每日口服剂量超过4g（无水头孢氨苄）时，应考虑改注射用头孢菌素类药物。⑤头孢氨苄主要经肾排出，肾功能减退患者应用本品须减量。

【药物相互作用】①与考来烯胺（消胆胺）合用时，可使头孢氨苄的平均血药峰浓度降低。②丙磺舒可延迟本品的肾排泄，也有报告认为丙磺舒可增加本品在胆汁中的排泄。③本品与二甲双胍合用，二甲双胍在肾小管的排泌被抑制，二甲双胍的血药浓度上升，出现不良反应的风险增加。

【禁忌证】对头孢菌素过敏者及有青霉素过敏性休克或即刻反应史者禁用。

【不良反应】①恶心、呕吐、腹泻和腹部不适较为多见。②皮疹、药物热等过敏反应。③头晕、复视、耳鸣、抽搐等神经系统反应。④应用本品期间偶可出现一过性肾损害。⑤偶有患者出现血清氨基转移酶升高、Coombs 试验阳性。⑥溶血性贫血罕见，中性粒细胞减少和假膜性小肠结肠炎也有报道。

【用法和剂量】成人剂量：口服，一次 0.25～0.5g（1～2 片），一日 4 次，最高剂量一日 4g（16 片）。肾功能减退的患者，应根据肾功能减退的程度，减量用药。单纯性膀胱炎、皮肤软组织感染及链球菌咽峡炎患者每 12 小时 0.5g（2 片）。儿童剂量：口服，一日 25～50mg/kg，分 4 次。皮肤软组织感染及链球菌咽峡炎患者，一次 12.5～50mg/kg，一日 2 次。

【制剂与规格】头孢氨苄片剂、胶囊：0.125g、0.25g；颗粒剂：0.05g、0.125g。

### 头孢呋辛 Cefuroxime

【适应证】头孢呋辛是一种杀菌性的头孢菌素类抗生素，可抵抗大多数的 $\beta$-内酰胺酶，并对多种革兰氏阳性和革兰氏阴性菌有效。在感染的细菌仍未明确或由敏感细菌引起感染时，适合用本品进行治疗。另外，本品可以有效预防许多手术的术后感染。一般而言，单独使用头孢呋辛即可奏效，但在适当情况下，可与氨基糖苷类抗生素合用，或者与甲硝唑（口服、栓剂或注射剂）合用（参见注意事项）。当感染是（或）怀疑为需氧菌与厌氧菌的混合感染时（如腹膜炎，吸入性肺炎，肺部、骨盆和脑部脓肿），或可能发生上述混合感染时（如在结肠或妇科术中），可将头孢呋辛与甲硝唑联合使用。对于大多数感染，使用头孢呋辛（750mg）与甲硝唑（500mg/100ml），每 8 小时注射 1 次，即可奏效。对于更严重或明确的混合性感染，建议将 1.5g 头孢呋辛与甲硝唑（500mg/100ml）联合使用，每 8 小时注射 1 次。用于预防术中感染（如结肠和妇科手术），可给予单剂量 1.5g 头孢呋辛联合甲硝唑注射液（500mg/100ml）治疗，或者再给予两次 750mg 头孢呋辛与甲硝唑治疗。本品适应证：①呼吸道感染，如急性和慢性支气管炎、感染性支气管扩张、细菌性肺炎、肺囊肿和术后的胸部感染。②耳、鼻、喉感染，如鼻窦炎、扁桃体炎和咽炎。③泌尿系统感染，如急性和慢性肾盂肾炎、膀胱炎和无症状的菌尿。④软组织感染，如蜂窝织炎、丹毒、腹膜炎和伤口感染。⑤骨骼和关节感染，如骨髓炎和脓毒性关节炎。⑥产科感染，如盆腔炎。⑦淋病，特别是不适宜使用青霉素治疗者。⑧其他感染，包括败血症和脑膜炎。⑨用于有术后感染危险的腹部、骨盆、心脏、肺、耳鼻喉和血管外科手术及矫形外科的感染和预防。口服制剂中，头孢呋辛以头孢呋辛酯的形式存在。当临床需要由注射治疗改为口服治疗时，可采取同一种抗生素的序贯疗法。在治疗肺炎和慢性支气管炎急性发作时，使用头孢呋辛酯口服制剂前使用适当的头孢呋辛钠注射剂，疗效会更显著。

【药理作用】

（1）药效学　本品对革兰氏阳性球菌的活性与第一代头孢菌素相似或略差，但对葡萄球菌和革兰氏阴性杆菌产生的 $\beta$ 内酰胺酶相当稳定。耐甲氧西林葡萄球菌、肠球菌属和李斯特菌属耐药，其他阳性球菌（包括厌氧球菌）对本品均敏感。对金黄色葡萄球菌的抗菌活性较头孢唑林为差。本品对流感嗜血杆菌有较强的抗菌活性，部分大肠埃希菌、奇异变形杆菌等可对本品敏感。吲哚阳性变形杆菌、柠檬酸杆菌属和不动杆菌属对本品敏感性差，沙雷菌属、铜绿假单胞菌、弯曲杆菌属和脆弱拟杆菌对本品耐药。

（2）药动学　静脉注射本品 1g 后的 $C_{max}$ 为 144mg/L；肌内注射 750mg 后的 $C_{max}$ 为 27mg/L；$t_{max}$ 为 45 分钟；静脉注射和肌内注射相同剂量后的曲线下面积（AUC）相似。本品在各种体液、组织中分布良好，能进入炎性脑脊液。血浆蛋白结合率为 31%～41%。本品大部分于给药后 24 小时内经肾小球滤过和肾小管分泌排泄，尿药浓度甚高。$t_{1/2}$ 为 1.2 小时，新生儿和肾功能减退者 $t_{1/2}$ 延长。

【注意事项】虽曾有交叉反应的报道，头孢菌素类抗生素一般均可安全用于对青霉素过敏的患者。但对有青霉素或 $\beta$ 内酰胺酶过敏史的患者应特别注意。虽然与肾功能相关的生化实验结果会发生改变，但并不具有临床意义。但对于肾功能已有损害的患者，作为预防，应对其肾功能进行监测。在流感嗜血杆菌性脑膜炎患者的脑脊液中，如果未及时达到治疗浓度，可能会导致耳聋和（或）神经系统疾病等后遗症。与其他治疗脑膜炎用药方案一样，一些使用注射用头孢呋辛钠治疗的患者，曾有脑脊液中流感嗜血杆菌阳性持续 18～36 小时的报道。曾有儿童失聪的报道。和其他抗生素一样，使用本品会引起念珠菌的过度生长，长期使用会引起其他非敏感性细菌（如肠球菌和艰难梭菌）的过度生长，此时需要中断治疗。进行序贯疗法治疗时，将注射剂型改为口服剂型的时间取决于感染的严重程度、患者的临床状况及病原菌的敏感性。只有在患者的临床状况明显好转时，才可改为口服用药。如果在注射治疗 72 小时之后，患者临床状况无好转，则应重新确定治疗方案。在开始序贯疗法治疗前请先参考头孢呋辛口服制剂的使用说明。

【药物相互作用】①本品与利尿药联合应用可引起肾毒性。②曾经抗凝治疗稳定者使用本品后凝血酶原活性下降的风险增加。

【禁忌证】对头孢菌素类抗生素过敏者禁用。

【不良反应】药物不良反应罕见（1/10 000），多数程度较轻，呈一过性。由于大多数不良反应没有适用于计算发生频率的数据，故不良反应发生频率分级是估算得出的。另外，与本品相关的不良反应发生频率可能会因适应证的不同而有所不同。用以确定发生频率从非常常见到罕见的各类不良反应的数据是从大规模临床研究中获得的。对于其他不良事件的发生频率（即发生频率 <1/1000 的不良反应等），主要使用上市后监测数据且通常参照报告率而不是实际发生频率。①感染和侵袭性疾病，见念珠菌过度生长。②血液和淋巴系统紊乱。③免疫系统紊乱、胃肠道紊乱、肝胆功能失调、皮肤及皮下组织紊乱、肾脏和尿道紊乱、一般性紊乱及注射部位反应。

【用法和剂量】肌内注射：将本品加入注射用水 3ml，轻轻摇匀，可配成不透明的混悬液。

静脉注射：将本品溶解于注射用水中。至少需加入注射用水 6ml。短时间的静脉滴注（如 30 分钟），则将本品 1.5g 溶于 50ml 注射用水中。配成的溶液可直接用于静脉注射；若患者正在接受输液治疗时，可将本品配成的溶液加入输注管内。

一般推荐剂量：成人，大多数感染可肌内注射或静脉注射本品治疗，一次 750mg，一日 3 次；对于较严重的感染，剂量应增至一次 1.5g，一日 3 次，静脉注射给药；如果需要，肌内注射或静脉注射的间隔时间可增至每 6 小时 1 次，一日总剂量为 3～6g。患有肺炎和慢性支气管炎急性发作的成人，可注射本品治疗，一日 2 次，一次 750mg 或 1.5g，然后继续以头孢呋辛酯口服片剂治疗（参见序贯疗法）。婴儿与儿童，一日剂量为 30～100mg/kg，分 3 次或 4 次给药。对于大多数感染，一日剂量 60mg/kg 较为适合。新生儿，剂量为 30～100mg/（kg·d），分 2 次或 3 次给药。出生数周的新生儿，其血清中头孢呋辛的 $t_{1/2}$ 可以是成人的 3～5 倍。老年人，参见成人的剂量。

其他推荐剂量：淋病，应单剂量给予本品 1.5g，还可分为 2×750mg 剂量，于不同部位肌内注射，如臀部两边。脑膜炎，本品适用于单独治疗由敏感菌引起的细菌性脑膜炎。推荐采用下列剂量。

婴儿与儿童，一日 200～240mg/kg，分 3～4 次，静脉注射。治疗 3 日后，如有临床症状改善，可将剂量减至一日 100mg/kg。新生儿，静脉注射，起始剂量为一日 100mg/kg。根据临床需要剂量可减至一日 50mg/kg。成人，每 8 小时静脉注射本品 3g。对鞘内注射无足够资料推荐剂量。

预防治疗：一般剂量为静脉注射本品 1.5g，随麻醉剂的引入而用于腹部、骨盆和矫形外科手术，附加剂量为术后 8 小时和 16 小时再分别肌内注射给予本品 750mg 各 2 次。在心、肺、食管和血管手术中，随麻醉剂的引入，一般静脉注射本品 1.5g，以后的 24～48 小时，再继续肌内注射本品 750mg，一日 3 次。在全关节置换手术中，可先将 1.5g 头孢呋辛粉末与一袋异丁烯酸甲脂黏固粉进行干混，然后才加入液体单体。

序贯疗法：用于肺炎患者，静脉或肌内注射本品 48～72 小时，一日 2 次，一次 1.5g；随后口服头孢呋辛酯片 7 日，一日 2 次，一次 500mg。慢性支气管炎急性发作，静脉或肌内注射本品 48～72 小时，一日 2 次，一次 1.5g；随后口服头孢呋辛酯片 5～7 日，一日 2 次，一次 500mg。注射和口服治疗，其疗程均取决于感染的严重程度及患者的临床状况。肾功能损害时剂量：头孢呋辛经由肾脏排泄，所以与同类抗生素的处置方法相同，对于肾功能受损患者，建议相应减少本品的使用剂量，以代偿较慢的排泄作用。但是，仅在肌酐清除率降至 20ml/min 或以下时，才需减少剂量。对于有较明显肾功能损害的成人（肌酐清除率 10～20ml/min），推荐剂量为一次 750mg，一日 2 次。而对于肾功能严重损害的患者（肌酐清除率小于 10ml/min），适宜用量为一日 1 次，一次 750mg。对于接受透析的患者，在每次透析结束时再给予本品 750mg。对于连续腹膜透析，适宜的剂量为一日 2 次，一次 750mg。在监护室进行连续动静脉血液透析或高流量血液透析的肾衰竭患者，适宜剂量为一日 2 次，一次 750mg。对于低流量血液透析患者，用药剂量参见"肾功能损害时剂量"。

头孢呋辛以酯的形式被制成口服制剂。这使得当临床需要时，注射治疗后可继续进行口服治疗。

【制剂与规格】头孢呋辛酯片剂、胶囊、分散片：头孢呋辛 0.125g、0.25g；注射用头孢呋辛钠：0.25g、0.5g、0.75g、1.5g。

### 头孢曲松 Ceftriaxone

【适应证】对头孢曲松敏感的致病菌引起的感染，如脓毒血症，脑膜炎，播散性莱姆病（早、晚），腹部感染（腹膜炎、胆道及胃肠道感染），骨、关节、软组织、皮肤及伤口、免疫机制低下者的感染，肾脏及尿道感染，呼吸道感染，尤其是肺炎、耳鼻喉感染，生殖系统感染，包括淋病，术前预防感染。

【药理作用】

（1）药效学　本品对革兰氏阳性菌、革兰氏阴性杆菌及部分厌氧菌具有广谱抗菌作用。本品对金黄色葡萄球菌青霉素敏感株及甲氧西林敏感菌株均具有抗菌活性，其 90% 最低抑菌浓度（$MIC_{90}$）为 2～8mg/L。甲氧西林耐药葡萄球菌对本品耐药。本品 0.1mg/L、0.2mg/L 的浓度可分别抑制肺炎链球菌及化脓性链球菌。头孢曲松对青霉素中介及耐药肺炎链球菌亦具有抗菌活性，其最低抑菌浓度（MIC）值较青霉素敏感株者为高。本品对无乳链球菌及草绿色链球菌的 $MIC_{90}$ 分别为 $\leq 0.1mg/L$ 和 $0.8mg/L$。肠球菌属、单核细胞增多性李斯特菌、星形诺卡菌通常对本品耐药。本品对卡他莫拉菌、脑膜炎奈瑟菌及淋病奈瑟菌，$MIC_{90}$ 为 $0.025mg/L$。绝大多数肠杆菌科细菌如大肠埃希菌、克雷伯菌属、变形杆菌属、普鲁威登菌属、沙雷菌属、柠檬酸杆菌属、沙门菌属、志贺菌属对本品极为敏感（$MIC_{90} \leq 1mg/L$），但阴沟肠杆菌敏感性较差。流感嗜血杆菌对本品高度敏感，绝大部分菌株可被本品 $\leq 0.02mg/L$ 的浓度抑制，氯霉素、氨苄西林耐药菌株对本品依然敏感。绝大多数铜绿假单胞菌对本品耐药。嗜酸假单胞菌、施氏假单胞菌对本品敏感，$MIC_{90}$ 为 $2mg/L$，其他假单胞菌对本品耐药。洋葱伯克霍尔德菌及嗜麦芽窄食单胞菌对本品高度耐药。本品对消化球菌、消化链球菌、产气荚膜杆菌具有抗菌活性，但艰难梭菌通常耐药，对脆弱拟杆菌作用差。

（2）药动学　肌内注射本品 $0.5g$ 和 $1g$，$t_{max}$ 为 2 小时，$C_{max}$ 分别为 $43mg/L$ 和 $80mg/L$。肌内注射 $0.5g$ 后 24 小时的血药浓度为 $6.0mg/L$。血浆蛋白结合率为 85%～95%。本品在体内不被代谢，约 40% 的药物以原型自胆道经肠道排出，60% 的原型药物主要通过肾小球滤过自尿中排出。丙磺舒不能增高本品血药浓度。$t_{1/2}$ 为 6～9 小时。

【注意事项】①警惕：与其他头孢类抗生素一样，尽管已获得患者的全部病史，但亦不排除过敏性休克之可能性，过敏性休克需要紧急处理。包括头孢曲松在内的几乎所有抗生素都曾有发生假膜性小肠结肠炎的报道，所以，对使用抗生素的腹泻患者考虑到这一诊断是非常重要的。与其他抗生素一样，也可能会遇到头孢曲松钠不敏感的严重感染。通常继发于使用超过所推荐的标准剂量之后，胆囊超声图会误诊为胆囊结石之阴影。这些会随着头孢曲松钠治疗的结束或中止用药而消失，阴影是由于头孢曲松钙盐沉积所致。极少的情况下以上检查所见会伴有症状，对这些伴有症状的患者，建议进行保守的非手术治疗。对伴有症状的患者，应由临床医师判定是否停用头孢曲松钠。头孢曲松钠对新生儿、婴儿及儿童的安全性和有效性会在"用法和剂量"一节中阐明。研究表明，同其他头孢类抗生素一样，头孢曲松也会从血清白蛋白中置换出胆红素。头孢曲松钠慎用于治疗高胆红素血症的新生儿。头孢曲松钠不应用于可能发展为脑黄疸的新生儿（尤其是早产儿）。长期使用头孢曲松钠时，应定期测定血象。用头孢曲松钠进行治疗时，可能对诊断性试验有影响，Coombs 试验极少会呈假阳性表现。如同其他抗生素一样，头孢曲松钠也可能使血半乳糖试验出现假阳性结果；同样的，无酶法测定尿糖也可能出现假阳性结果。因此，在使用头孢曲松钠期间，应以酶法测定尿糖。②不相容性：头孢曲松钠不能加入哈特曼氏及林格氏等含有钙的溶液中使用。据论著报道，头孢曲松钠与氨苯蝶啶、万古霉素、氟康唑及氨基糖苷类抗生素具有不相容性。③稳定性：配制之头孢曲松钠溶液可在室温下保持其理化稳定性 6 小时，或在 2～8℃条件下保持 24 小时。

【药物相互作用】①本品静脉输液中加入红霉素、四环素、两性霉素 B、血管活性药（间羟胺、去甲肾上腺素等）、苯妥英钠、氯丙嗪、异丙嗪、维生素 B 族、维生素 C 等时将出现浑浊。由于本品的配伍禁忌药物甚多，故应单独给药。②应用本品期间，饮酒或应用含乙醇的药物时个别患者可出现双硫仑样反应。

【禁忌证】对头孢菌素类抗生素过敏者禁用。对青霉素过敏者也可能对头孢曲松钠过敏。头孢曲松不得用于高胆红素血症的新生儿和早产儿的治疗。体外研究表明头孢曲松能取代胆红素与血清白蛋白结合，导致这些患者有可能发生胆红素脑病的风险。如果新生儿（≤28 日）需要（或预期需要）使用含钙的静脉输液包括静脉输注营养液治疗，则禁止使用头孢曲松钠，因为有产生头孢曲松-钙沉淀物的风险。

【不良反应】使用头孢曲松期间，发现一些可自行逆转的或停药后即消失的副作用。不良反应与治疗的剂量、疗程有关。①消化道反应（占3.45%）：稀便或腹泻、恶心、呕吐、腹痛、结肠炎、黄疸、胀气、味觉障碍、消化不良、口腔炎和舌炎等。②实验室检查异常约占19%，其中血液学检查异常（14%）包括嗜酸粒细胞增多，白细胞减少，中性粒细胞减少，溶血性贫血，血小板减少等。曾经报道过粒细胞缺乏（<0.5×10⁹/L）的独立病例，其中多数都发生在治疗10日后，且总剂量为20g以上。③肝肾功能异常者分别为5%和1.4%。④皮肤反应（约占1%）：皮疹、过敏性皮炎、瘙痒、荨麻疹、水肿等。曾经报道过严重皮肤反应［多形性红斑、史-约综合征（Stevens-Johnson syndrome）或中毒性表皮坏死松解症］的独立病例。⑤其他罕见副作用：头痛或头晕（占0.27%）、静脉炎（占1.86%）、症状性头孢曲松钙盐之胆囊沉积、肝脏氨基转移酶增高、少尿、血肌酐增加、生殖道霉菌病、发热、寒战及过敏性或过敏样反应（支气管痉挛和血清病等过敏反应）（占2.77%）。⑥与钙的相互作用：可能有头孢曲松-钙沉淀物产生。有报道在对少数死亡病例进行尸检时，在使用头孢曲松钠和含钙输液的新生儿的肺和肾脏中观察到一种晶体状物质。⑦假膜性小肠结肠炎及凝血障碍是罕见的副作用。⑧罕见的肾脏沉积病例，多见于3岁以上儿童，他们曾接受每日大剂量（如一日≥80mg/kg）治疗，或总剂量超过10g，并有其他威胁因素（如限制液体、卧床等）。这一事件可以是有症状的或无症状的，会导致肾功能不全，但停药后可以逆转。在极少数情况下，静脉用药后发生静脉炎，可通过减慢静脉注射速度（2～4分钟）以减少此现象的发生。肌内注射时，如不加用利多卡因会导致疼痛。

【用法和剂量】成人，肌内或静脉给药，每24小时1～2g或每12小时0.5～1g，一日最大剂量4g。治疗单纯性淋病及软下疳均为250mg，单剂肌内注射。

儿童静脉给药：①新生儿（出生体重>2kg者）日龄7日者，一日25mg/kg。②新生儿（出生体重>2kg者）日龄>7日者，一日50mg/kg。③1个月至12岁儿童，一日50mg/kg，脑膜炎患者可增至一日100mg/kg，分2次给予，但一日总量不超过4g。④12岁以上儿童用成人剂量。

【制剂与规格】注射用头孢曲松：0.25g、0.5g、1.0g、2.0g。

### 头孢他啶　Ceftazidime

【适应证】①敏感细菌所引起的单一感染及由两种或两种以上的敏感菌引起的混合感染。全身性的严重感染；呼吸道感染；耳鼻喉感染；尿路感染；皮肤及软组织感染；胃肠、胆及腹部感染；骨骼及关节感染；与血液透析、腹膜透析及持续不卧床腹膜透析（CAPD）有关的感染。②脑膜炎。仅在得到敏感试验结果后，才能应用单一的头孢他啶治疗。③耐其他抗生素（包括氨基糖苷类药物和多数头孢菌素）的感染。如果合适，可连同氨基糖苷类或其他$\beta$-内酰胺类抗生素使用，例如，在严重中性粒细胞减少时，或在怀疑是脆弱拟杆菌感染时，与另一种抗厌氧菌抗生素合用。④经尿道前列腺切除手术的预防治疗。

【药理作用】

（1）药效学　头孢他啶对甲氧西林敏感葡萄球菌具有中度活性（MIC₉₀为8～16mg/L）。绝大部分链球菌属细菌、肺炎链球菌对头孢他啶敏感，但日渐增多的青霉素不敏感菌肺炎链球菌亦对头孢他啶耐药。甲氧西林耐药葡萄球菌、肠球菌属及单核细胞增多性李斯特菌对本品耐药。

本品对卡他莫拉菌、淋病奈瑟菌、脑膜炎奈瑟菌具有良好的抗菌作用，MIC₉₀分别为≤2mg/L、0.12mg/L和0.03mg/L。头孢他啶对绝大部分肠杆菌科细菌如大肠埃希菌、肺炎克雷伯菌、奇异变形杆菌、普通变形杆菌、斯氏普鲁威登菌、沙门菌属、志贺菌属等具有高抗菌活性，$MIC_{90} \leqslant 1mg/L$。对肠杆菌属、沙雷菌属、柠檬酸杆菌属及不动杆菌属的抗菌作用较差。本品对铜绿假单胞菌的抗菌作用为第三代头孢菌素中最强者。近期资料显示头孢他啶对铜绿假单胞菌的$MIC_{90}$变异较大，70%～80%的菌株仍对头孢他啶敏感。本品对脆弱拟杆菌的活性差。革兰氏阳性厌氧球菌、梭形杆菌属和韦容球菌属均对本品敏感。本品对革兰氏阴性杆菌产生的多数广谱$\beta$内酰胺酶稳定，但可被质粒介导的超广谱$\beta$内酰胺酶、头孢菌素酶、$\beta$内酰胺酶水解。近年来铜绿假单胞菌、肠杆菌属及克雷伯菌属等肠杆菌科细菌对本品的耐药性明显增加。

（2）药动学　肌内注射头孢他啶 0.5g 和 1g，$t_{max}$ 为 1～1.2 小时，$C_{max}$ 分别为 22.6mg/L 和 38.3mg/L。静脉注射和静脉滴注本品 1.0g 后的 $C_{max}$ 分别为 120.5mg/L 和 105.7mg/L，$t_{1/2}$ 为 1.65～2.05 小时，脑脊液中可达有效浓度。本品能通过胎盘屏障，亦能分布至房水、乳汁中。血浆蛋白结合率为 10%～17%。本品主要经肾小球滤过排泄，24 小时尿中以原型排出给药量的 82.8%～86.7%。尿药峰浓度可达 4000～6000mg/L。本品可由血液透析和腹膜透析清除。

【注意事项】①过敏反应：在应用头孢他啶治疗前应仔细询问对头孢菌素类药物、青霉素类药物或其他药物的过敏反应史。对青霉素或$\beta$内酰胺类抗生素曾有过敏反应的患者应给予特别关注。只在备有特别谨慎措施时才可在对青霉素有Ⅰ型或即发过敏反应的患者应用头孢他啶，如果对头孢他啶发生过敏反应，应停止用药，严重的过敏反应可能需要采用肾上腺素、氢化可的松、抗组胺药或其他紧急措施。②肾功能：正在接受肾毒性药物（如氨基糖苷类抗生素，或强效利尿剂如呋塞米）的患者，同时使用高剂量头孢菌素类抗生素时应谨慎，因这些药合用会影响肾功能。头孢他啶的临床应用经验证明推荐的剂量一般不会发生这些问题。肾功能不全的患者使用时，剂量需根据肾功能的降低程度而相应地减少。当剂量没有得到适当降低时，偶有神经性后遗症报道。③非敏感菌的过度生长：长期使用头孢他啶可能会引起非敏感菌过度生长（如念珠菌属、肠球菌），可能需要终止治疗或采取适当的措施。必须反复判断患者的病情。④敏感菌耐药：在使用头孢他啶治疗的过程中，一些原本对本品敏感的菌属如埃希菌属和沙雷菌属可能会产生耐药。因此使用本品对上述菌属感染治疗的过程中，应定期进行敏感性测试。⑤配伍禁忌：头孢他啶在碳酸氢钠注射液内的稳定性较次于其他静脉注射液；头孢他啶与氨基糖苷类抗生素不应混合在同一给药系统或注射器内；万古霉素加入已制成的头孢他啶注射液后，会出现沉淀，因此在先后给予两种药物的过程中，必须谨慎冲洗给药系统和静脉系统。⑥妊娠初期和妊娠前 3 个月应慎用。对于妊娠期妇女，应权衡预期的益处大于可能的危险时，才可使用。⑦低浓度的头孢他啶可经乳腺排入乳汁中，哺乳期妇女应用头孢他啶时应谨慎。

【药物相互作用】①本品与氨基糖苷类药物及袢利尿药合用，可增强上述药物的肾毒性。②氯霉素与$\beta$内酰胺酶类药物联合应用有拮抗作用，应避免联合应用。③头孢他啶与氨基糖苷类抗生素联用对部分铜绿假单胞菌和大肠埃希菌有累加作用；与妥布霉素和阿米卡星联用对多重耐药的铜绿假单胞菌则出现明显协同抗菌作用。④本品与氨基糖苷类抗生素不能同瓶滴注。本品遇碳酸氢钠不稳定，两者不可配伍。

【禁忌证】禁用于对本品及其他头孢菌素过敏的患者。

【不良反应】①感染和侵袭性疾病：不常见念珠菌病（包括阴道炎和鹅口疮）。②血液和淋巴系统紊乱：常见嗜酸粒细胞增多和血小板增多；不常见白细胞减少、中性粒细胞减少和血小板减少；罕见淋巴细胞增多、溶血性贫血和粒细胞缺。③免疫系统紊乱：罕见过敏反应（包括支气管痉挛或低血压）。④神经系统紊乱：不常见头痛、眩晕；罕见皮肤感觉异常。当有肾脏损害的患者使用头孢他啶没有适当减量时，曾有神经后遗症的报道，包括震颤、肌阵挛、惊厥、脑病和昏迷。⑤血管系统紊乱：常见因静脉给药引起的静脉炎或血栓性静脉炎。⑥胃肠道紊乱：常见腹泻；偶见恶心、呕吐、腹痛和结肠炎；罕见味觉障碍。与其他头孢菌素一样，结肠炎可能与艰难梭菌有关，并可能会表现为抗生素相关性肠炎。⑦肝胆紊乱：常见一项或多项肝酶短暂升高，包括 ALT、AST、LDH、谷氨酰转肽酶（GGT）和碱性磷酸酶；罕见黄疸。⑧皮肤及皮下组织紊乱：常见斑丘疹或荨麻疹；不常见瘙痒症；罕见血管性水肿、多形性红斑、史-约综合征和中毒性表皮坏死松解症的报道。⑨全身性紊乱和注射部位反应：常见在肌内注射后注射部位疼痛和（或）发炎；不常见发热。⑩实验室检查：常见 Coombs 试验阳性；不常见与其他的头孢菌素类药物一样，观察到血尿素氮和（或）血清肌酐的短暂升高。

【用法和剂量】用法：①静脉给药或深部肌内注射给药。②最好使用新配制的注射液。如果不能实现，存放在 2～8℃冰箱中保存 24 小时可保持药效。③肌内注射用时可用 0.5%或 1%盐酸利多卡因注射液配制。

用量：剂量依感染的严重程度、微生物敏感性及患者年龄、体重和肾功能而定。成人：①一日 1～6g，分每 8 小时或每 12 小时作静脉注射或肌内注射给药。对于大多数感染，每 8 小时 1g或每 12 小时 2g。②尿路感染及许多较轻的感染，一般每 12 小时 500mg 或 1g。③非常严重的感染，特别是免疫抑制的患者，包括患有中性粒细胞减少症者，每 8 小时或 12 小时 2g 或每 12 小时 3g。④当用作前列腺手术预防治疗时，第一次 1g（从 1.0g 瓶中取）用于诱导麻醉期间，第二次用于撤除导管时。⑤肾功能正常且患有假单胞菌类肺部感染的纤维囊性改变的成年患者，一日 100～150mg/kg，分 3 次给药。肾功能正常的成人，一日剂量可达 9g。儿童：①2 个月以上的儿童，一般的剂量范围是一日 30～100mg/kg，分 2 次或 3 次给药。②对于免疫受抑制或患有纤维化囊肿的感染或患有脑膜炎的儿童，一日 150mg/kg（最高剂量一日 6g），分 3 次给药。③新生儿至 2 月龄的婴儿，一日 25～60mg/kg，分 2 次给药。新生婴儿的头孢他啶 $t_{1/2}$ 是成人的 3～4 倍。老年患者的头孢他啶的清除率有所减低，尤其在年龄大于 80 岁的患者，一日不超过 3g。肾功能损害者：①首次给予 1g，然后，根据肾小球滤过率（GFR）来决定合适的维持剂量。②对于严重感染的患者，特别是中性粒细胞减少症的患者，可依据肾功能不全推荐的剂量的一次剂量增加 50%或适当增加给药频率。用药过程中一定要监测头孢他啶的血清浓度，谷浓度（$C_{min}$）不应超过 40mg/L。③正在监护室接受连续动静脉或高流量血液透析的肾衰竭患者，推荐剂量为一日 1g，分次给药。④对于低流量血液透析的患者，应参照肾功能不全推荐的剂量。⑤在血液透析过程中，头孢他啶的 $t_{1/2}$ 为 3～5 小时。一次血液透析结束后，应重复给予适当的维持剂量。

肾功能不全者用量见表 2。

**表 2 肾功能不全者头孢他啶用量**

| 肌酐清除率 | 用量 |
| --- | --- |
| 31～50ml/min | 一次 1g，每 12 小时 1 次 |
| 16～30ml/min | 一次 1g，每 24 小时 1 次 |
| 6～15ml/min | 一次 0.5g，每 24 小时 1 次 |
| ≤5ml/min | 一次 0.5g，每 48 小时 1 次 |

【制剂与规格】注射用头孢他啶：0.5g、1.0g。

# 氨基糖苷类

## 阿米卡星 Amikacin

【适应证】铜绿假单胞菌及部分其他假单胞菌、大肠埃希菌、变形杆菌属、克雷伯菌属、肠杆菌属、沙雷菌属、不动杆菌属等敏感革兰氏阴性杆菌与葡萄球菌属（甲氧西林敏感株）所致严重感染，如菌血症或败血症、细菌性心内膜炎、下呼吸道感染、骨关节感染、胆道感染、腹腔感染、复杂性尿路感染、皮肤软组织感染等。由于本品对多数氨基糖苷类钝化酶稳定，故尤其适用于治疗革兰氏阴性杆菌对卡那霉素、庆大霉素或妥布霉素耐药菌株所致的严重感染。

【药理作用】

（1）药效学　对需氧革兰氏阴性杆菌有强大抗菌活性，如大肠埃希菌、克雷伯菌属、肠杆菌属、变形杆菌属、志贺菌属、沙雷菌属、沙门菌属等。对产碱杆菌属、莫拉菌属、柠檬酸杆菌属、不动杆菌属、布鲁菌属、嗜血杆菌属及分枝杆菌属等亦有一定抗菌活性。氨基糖苷类药物对淋病奈瑟菌、脑膜炎奈瑟菌等革兰氏阴性球菌的作用较差。对各组链球菌（如 A 组链球菌、草绿色链球菌）和肺炎链球菌的作用弱，肠球菌属对本品耐药，结核分枝杆菌对链霉素较敏感。氨基糖苷类在碱性环境中抗菌作用较强，$Ca^{2+}$、$Mg^{2+}$、$Na^+$、$NH_4^+$、$K^+$等阳离子可抑制其抗菌活性，在药敏试验中应注意培养基中阳离子的浓度。

（2）药动学　肌内注射后迅速被吸收。主要分布于细胞外液，正常婴儿脑脊液中浓度可达同时期血药浓度的 10%～20%，当脑膜有炎症时，则可达同期血药浓度的 50%，本品在体内不代谢。主要经肾小球滤过排出，9 小时内排出 84%～92%，一次肌内注射 0.5g，尿药浓度可高达 800mg/L 以上，24 小时内排出 94%～98%，10～20 日完全排泄。

【注意事项】①交叉过敏，对一种氨基糖苷类药物过敏的患者可能对其他氨基糖苷类药物也过敏。②在用药过程中应注意进行下列检查：尿常规和肾功能测定，以防止出现严重肾毒性反应。③听力检查或听电图检查，尤其注意高频听力损害，这对老年患者尤为重要。④疗程中有条件时应监测血药浓度，尤其新生儿、老年和肾功能减退患者。⑤每 12 小时给药 7.5mg/kg 者 $C_{max}$ 应保持在 15～30μg/ml，$C_{min}$ 在 5～10μg/ml；一日 1 次给药 15mg/kg 者 $C_{max}$ 应维持在 56～64μg/ml，$C_{min}$ 应＜1μg/ml。⑥下列情况应慎用本品：失水，可使血药浓度增高，易产生毒性反应。⑦第八对脑神经损害，因本品可导致前庭神经和听神经损害。⑧重症肌无力或帕金森病，因本病可引起神经肌肉阻滞作用，导致骨骼肌软弱。⑨肾功能损害者慎用，因本品具有肾毒性。⑩对诊断的干扰：本品可使 ALT、AST、血清胆红素浓度及 LDH 浓度的测定值增高；血 $Ca^{2+}$、$Mg^{2+}$、$K^+$、$Na^+$ 浓度的测定值可能降低。⑪氨基糖苷类药物与 $\beta$ 内酰胺类药物（头孢菌素类药物与青霉素类药物）混合时可导致相互失活。本品与上述抗生素联合应用时必须分瓶滴注。⑫阿米卡星亦不宜与其他药物同瓶滴注。⑬应给予患者足够的水分，以减少肾小管损害。⑭配制静脉用药时，每 500mg 加入氯化钠注射液或 50%葡萄糖注射液或其他灭菌稀释液 100～200ml 中。成人应在 30～60 分钟内缓慢滴注，婴儿患者稀释的液量相应减少。

【药物相互作用】本品与其他氨基糖苷类药物合用或先后连续局部或全身应用，可增加耳毒性、肾毒性及神经肌肉阻滞作用。本品与神经肌肉阻滞剂合用可加重神经肌肉阻滞作用，导致肌肉软弱、呼吸抑制等症状。本品与卷曲霉素、顺铂、依他尼酸、呋塞米或万古霉素（或去甲万古霉素）等合用，或先后连续局部或全身应用，可能增加耳毒性与肾毒性。本品与头孢噻吩或头孢唑林局部或全身合用可能增加肾毒性。本品不宜与两性霉素 B、头孢噻吩、磺胺嘧啶和四环素等注射剂配伍，不在同一瓶中滴注。本品与多黏菌素类注射剂合用或先后连续局部或全身应用，可增加肾毒性和神经肌肉阻滞作用。其他肾毒性药物及耳毒性药物均不宜与本品合用或先后应用，以免加重肾毒性或耳毒性。

【禁忌证】对阿米卡星或其他氨基糖苷类药物过敏的患者禁用。

【不良反应】患者可发生听力减退、耳鸣或耳部饱满感；少数患者亦可发生眩晕、步履不稳等症状。听力减退一般于停药后症状不再加重，但个别在停药后可能继续发展至耳聋。本品有一定肾毒性，患者可出现血尿，排尿次数减少或尿量减少，血尿素氮、血肌酐值增高等。大多系可逆性，停药后即见减轻，但亦有个别报道出现肾衰竭。软弱无力、嗜睡、呼吸困难等神经肌肉阻滞作用少见。其他不良反应有头痛、麻木、针刺感染、震颤、抽搐、关节痛、药物热、嗜酸粒细胞增多、肝功能异常、视物模糊等。

【用法和剂量】成人用量：肌内注射或静脉滴注。①单纯性尿路感染病原菌对常用抗感染药物耐药者，每 12 小时 0.2g。②用于其他全身感染，每 8 小时 5mg/kg，或每 12 小时 7.5mg/kg，也可采用一日剂量 1 次给药的治疗方案。成人一日量不超过 1.5g，疗程不超过 10 日。儿童常用量：肌内注射或静脉滴注，首剂 10mg/kg，继以每 12 小时 7.5mg/kg。

【制剂与规格】阿米卡星注射液：1ml∶0.1g（10 万 U）、2ml∶0.2g（20 万 U）。

## 庆大霉素 Gentamicin

【适应证】敏感革兰氏阴性杆菌，如大肠埃希菌、克雷伯菌属、肠杆菌属、变形杆菌属、沙雷菌属、铜绿假单胞菌及葡萄球菌甲氧西林敏感株所致的严重感染，如败血症、下呼吸道感染、肠道感染、盆腔感染、腹腔感染、皮肤软组织感染、复杂尿路感染等。治疗腹腔感染及盆腔感染时应与抗厌氧菌药物合用。与青霉素（或氨苄西林）合用可治疗肠球菌属感染。敏感细菌所致中枢神经系统感染，如脑膜炎、脑室炎时，可同时用本品鞘内注射作为辅助治疗。

【药理作用】

（1）药效学　参见阿米卡星。

（2）药动学　肌内注射后迅速被吸收。主要分布于细胞外液，本品在体内不代谢。主要经肾小球滤过排出，尿药浓度可高达 100mg/L 以上，24 小时内排出 50%～93%。

【注意事项】①～⑦见链霉素的"注意事项"之①～⑦。⑧有条件时疗程中应监测血药浓度，并据以调整剂量，尤其对新生儿、老年和肾功能减退患者。每 8 小时 1 次给药者有效血药浓度应保持在 4～10μg/ml，避免血药峰浓度超过 12μg/ml，$C_{min}$ 保持在 1～2μg/ml；每 24 小时 1 次给药者血药峰浓度应保持在 16～24μg/ml，$C_{min}$ 应＜1μg/ml。接受鞘内注射者应同时监测脑脊液内药物浓度。不能测定血药浓度时，应根据测得的肌酐清除率调整剂量。⑨给予首次饱和剂量（1～2mg/kg）后，有肾功能不全、前庭功能或听力减退的患者所用维持量应酌减。⑩长期应用可能导致耐药菌过度生长。⑪不宜用于皮下注射。⑫本品有抑制呼吸作用，不得静脉注射。

【药物相互作用】与其他氨基糖苷类药物合用或先后连续局部或全身应用，可能增加其产生耳毒性、肾毒性及神经肌肉阻滞作用的可能性。与神经肌肉阻滞剂合用，可加重神经肌肉阻滞作用，导致肌肉软弱、呼吸抑制等症状。与卷曲霉素、顺铂、依他尼酸、呋塞米或万古霉素（或去甲万古霉素）等合用，或先后连续局部或全身应用，可能增加耳毒性与肾毒性。与头孢噻吩、头孢唑林局部或全身合用可能增加肾毒性。与多黏菌素类注射剂合用或先后连续局部或全身应用，可增加肾毒性和神经肌肉阻滞作用。其他肾毒性及耳毒性药物均不宜与本品合用或先后连续应用，以免加重肾毒性或耳毒性。氨基糖苷类药物与 $\beta$ 内酰胺类药物（头孢菌素类药物与青霉素类药物）混合时可导致相互失活。本品与上述抗生素联合应用时必须分瓶滴注。本品不宜与其他药物同瓶滴注。

【禁忌证】对本品或其他氨基糖苷类药物过敏者禁用。

【不良反应】①用药过程中可能引起听力减退、耳鸣或耳部饱满感等耳毒性反应，影响前庭功能时可发生步履不稳、眩晕。也可能发生血尿、排尿次数显著减少或尿量减少、食欲减退、极度口渴等肾毒性反应。发生率较低者有因神经肌肉阻滞或肾毒性引起的呼吸困难、嗜睡、软弱无力等。偶有皮疹、恶心、呕吐、肝功能减退、白细胞减少、粒细胞减少、贫血、低血压等。②少数患者停药后可发生听力减退、耳鸣或耳部饱满感等耳毒性症状，应引起注意。③全身给药合并鞘内注射可能引起腿部抽搐、皮疹、发热和全身痉挛等。

【用法和剂量】口服：成人，一日 240～640mg，分 4 次服用；儿童，一日 5～10mg/kg，分 4 次服用。肌内注射或稀释后静脉滴注：成人，一次 80mg（8 万 U），或一次 1～1.7mg/kg，每 8 小时 1 次；或一次 5mg/kg，每 24 小时 1 次，疗程为 7～14 日。滴注时将一次剂量加入 50～200ml 氯化钠注射液或 5% 葡萄糖注射液中，一日 1 次滴注时加入的液体量应不少于 300ml，使药液浓度不超过 0.1%，该溶液应在 30～60 分钟内缓慢滴入，以免发生神经肌肉阻滞作用。儿童，肌内注射或稀释后静脉滴注，一次 2.5mg/kg，每 12 小时 1 次；或一次 1.7mg/kg，每 8 小时 1 次，疗程为 7～14 日，其间应尽可能监测血药浓度，尤其是新生儿或婴儿。鞘内及脑室内给药：成人，一次 4～8mg，小儿（3 个月以上），一次 1～2mg，每 2～3 日 1 次。注射时将药液稀释至不超过 0.2% 的浓度，抽入 5ml 或 10ml 的无菌针筒内，进行腰椎穿刺后先使相当量的脑脊液流入针筒内，边抽边推，将全部药液于 3～5 分钟内缓缓注入。肾功能减退患者的用量：肾功能正常者每 8 小时 1 次，一次的正常剂量为 1～1.7mg/kg；肌酐清除率为 10～50ml/min 时，每 12 小时 1 次，一次为正常剂量的 30%～70%；肌酐清除率 <10ml/min 时，每 24～48 小时给予正常剂量的 20%～30%。血液透析后可按感染严重程度，成人按体重一次补给剂量 1～1.7mg/kg，小儿（3 个月以上）一次补给 2～2.5mg/kg。

【制剂与规格】硫酸庆大霉素注射液（按庆大霉素计）：1ml：40mg（4 万 U）、2ml：80mg（8 万 U）。

# 四 环 素 类

## 多西环素 Doxycycline

【适应证】本品作为选用药物之一可用于治疗下列疾病：①立克次体病，如流行性斑疹伤寒、地方性斑疹伤寒、落矶山热、恙虫病和 Q 热。②支原体属感染。③衣原体属感染，包括鹦鹉热、性病、淋巴肉芽肿、非特异性尿道炎、输卵管炎、宫颈炎及沙眼。④回归热。⑤布鲁菌病。⑥霍乱。⑦土拉菌病。⑧鼠疫。⑨软下疳。治疗布鲁菌病和鼠疫时需与氨基糖苷类联合应用。由于目前常见致病菌对四环素类药物耐药现象严重，仅在病原菌对本品敏感时，方有应用指征。葡萄球菌属大多对本品耐药。本品可用于对青霉素类药物过敏患者的破伤风、气性坏疽、雅司病、梅毒、淋病、钩端螺旋体病，以及放线菌属、李斯特菌感染。可用于中、重度痤疮患者的辅助治疗。

【药理作用】

（1）药效学 四环素类药物具有广谱抗病原微生物作用，为抑菌药物，高浓度时具有杀菌作用。其作用机制在于能特异性地与核糖体 30S 亚基的 A 位置结合，阻止氨基酸 tRNA 在该位置上的联结从而抑制肽链的延长和影响细菌或其他病原微生物的蛋白质合成。

（2）药动学 口服吸收完全，可吸收给药量的 93%，进食对本品的吸收影响小。口服 100mg 后，$C_{max}$ 为 1.8～2.9mg/L。吸收后广泛分布于全身组织和体液中，多西环素有较高的脂溶性，对组织穿透力较强，在胸导管淋巴液、腹水、肠组织、眼和前列腺组织中均有较高浓度，为血药浓度的 60%～75%。多西环素部分在肝内代谢灭活，主要自肾小球滤过排泄，给药 24 小时内可排出给药量的 35%～40%。肾功能损害患者应用多西环素时，药物自胃肠道的排泄量增加，成为主要排出途径。

【注意事项】应用本品时可能发生耐药菌的过度繁殖。一旦发生二重感染，即停用本品并予以相应治疗。治疗性病时，如怀疑同时合并梅毒螺旋体感染，用药前须行暗视野显微镜检查及血清学检查，后者每个月 1 次，至少 4 次。长期用药时应定期随访检查血常规及肝功能。肾功能减退患者可应用本品，不必调整剂量，应用本品时通常不引起血尿素氮的升高。本品可与食品如牛奶或含碳酸盐饮料同服。

【药物相互作用】本品可抑制血浆凝血酶原的活性，所以接受抗凝治疗的患者需要调整抗凝药的剂量。巴比妥类药物、苯妥英或卡马西平与本品同用时，上述药物可由于诱导微粒体酶的活性致多西环素血药浓度降低，因此须调整多西环素的剂量。

【禁忌证】有四环素类药物过敏史者禁用。

【不良反应】①消化系统：本品口服可引起恶心、呕吐、腹痛、腹泻等胃肠道反应。偶有食管炎和食管溃疡的报道，多发生于服药后立即卧床的患者。肝毒性：脂肪肝变性患者和妊娠期妇女容易发生，亦可发生于并无上述情况的患者。偶可发生胰腺炎，本品所致胰腺炎可与肝毒性同时发生，患者并不伴有原发肝病。②过敏反应：多为斑丘疹和红斑，少数患者可有荨麻疹、血管神经性水肿、过敏性紫癜、心包炎及系统性红斑狼疮皮损加重，表皮剥脱性皮炎并不常见。偶有过敏性休克和哮喘发生。某些用本品的患者日晒可有光敏现象。所以，建议患者服用本品期间不要直接暴露于阳光或紫外线下，一旦皮肤有红斑应立即停药。③血液系统：偶可引起溶血性贫血、血小板减少、中性粒细胞减少和嗜酸粒细胞减少。④中枢神经系统：偶可致良性颅内压增高，可表现为头痛、呕吐、视神经盘水肿等，停药后可缓解。⑤二重感染：长期应用本品可发生耐药金黄色葡萄球菌、革兰氏阴性菌和真菌等引起的消化道、呼吸道和尿路感染，严重者可致败血症。⑥四环素类药物的应用可使人体内正常菌群减少，并致维生素缺乏、真菌繁殖，出现口干、咽炎、口角炎和舌炎等。

【用法和剂量】抗菌及抗寄生虫感染：成人，第一日 100mg（1 片），每 12 小时 1 次，继以 100～200mg（1～2 片），一日 1 次，或 50～100mg（0.5～1 片），每 12 小时 1 次。淋病奈瑟菌性尿道炎和宫颈炎：一次 100mg（1 片），每 12 小时 1 次，共 7 日。非淋病奈瑟菌性尿道炎，由沙眼衣原体或解脲支原体引起者，以及沙眼衣原体所致的单纯性尿道炎、子宫颈炎或直肠感染，均为一次 100mg（1 片），一日 2 次，疗程至少 7 日。梅毒：一次 150mg（1.5 片），每 12 小时 1 次，疗程至少 10 日。8 岁以上小儿第一日 2.2mg/kg，每 12 小时 1 次，继以 2.2～4.4mg/kg，一日 1 次，或 2.2mg/kg，每 12 小时 1 次。体重超过 45kg 的小儿用量同成人。

【制剂与规格】多西环素片剂：50mg、100mg。

### 米诺环素 Minocycline

【适应证】对本品敏感的葡萄球菌、链球菌、肺炎球菌、淋病奈瑟菌、痢疾杆菌、大肠埃希菌、克雷伯菌、变形杆菌、铜绿假单胞菌、梅毒螺旋体及衣原体等引起的感染。①败血症、菌血症。②浅表性化脓性感染：毛囊炎、脓皮病、扁桃体炎、肩周炎、泪囊炎、牙龈炎、外阴炎、创伤感染、疖、疖肿症、痤疮、术后感染等。③深部化脓性疾病：乳腺炎、淋巴管（结）炎、颌下腺炎、骨髓炎、骨炎。④急慢性支气管炎、喘息性支气管炎、支气管扩张、支气管肺炎、细菌性肺炎、异型肺炎、肺部化脓性炎症。⑤痢疾、肠炎、感染性食物中毒、胆管炎、胆囊炎。⑥腹膜炎。⑦肾盂肾炎、肾炎、肾盂膀胱炎、尿道炎、膀胱炎、前列腺炎、附睾炎、宫内感染、淋病、男性非淋菌性尿道炎。⑧中耳炎、鼻旁窦炎、颌下腺炎。⑨梅毒。

【药理作用】

（1）药效学　参阅多西环素。

（2）药动学　本品口服后在胃肠道吸收完全，可吸收给药量的95%。单剂口服米诺环素200mg后 $t_{max}$ 为2.1小时，$C_{max}$ 为3.5mg/L，进食对米诺环素吸收影响小；单剂米诺环素200mg静脉给药后 $C_{max}$ 为4.2mg/L，给药12小时后血药浓度仍可达1.4mg/L。本品脂溶性较多西环素和其他四环素高，能分布到大多数组织和体液中，且能进入细胞内。无论脑膜有无炎症，本品不易透过血脑屏障进入脑脊液。血浆蛋白结合率为55%～75%。4%～9%的药物由肾脏排泄，相当部分药物由粪便排出。米诺环素有相当量在体内代谢，$t_{1/2\beta}$ 为15.5小时，肝功能不全患者用药后的 $t_{1/2}$ 显著延长。

【注意事项】①肝肾功能不全者、食管通过障碍者、老年人、口服吸收不良或不能进食者及全身状态恶化患者（因易引发维生素K缺乏症）慎用。②由于具有前庭毒性，米诺环素已不作为脑膜炎奈瑟菌带菌者和脑膜炎奈瑟菌感染的治疗药物。③对米诺环素过敏者有可能对其他四环素类药物也过敏。④由于可致头晕、倦怠等，汽车驾驶员、从事危险性较大的机器操作及高空作业者应避免服用。⑤米诺环素滞留于食管并崩解时，会引起食管溃疡，故应多饮水，尤其临睡前服用时。⑥急性淋病奈瑟菌性尿道炎患者疑有初期或二期梅毒时，通常应进行暗视野检查，疑有其他类型梅毒时，每月应进行血清学检查，并至少进行4个月。⑦严重肾功能不全患者的剂量应低于常用剂量，如需长期治疗，应监测血药浓度。⑧用药期间应定期检查肝、肾功能。⑨较易引起光敏性皮炎，故用药后应避免日晒。⑩可与食品如牛奶或含碳酸盐饮料同服。⑪可透过胎盘屏障进入胎儿体内，沉积在牙齿和骨的钙质区中，引起胎儿牙釉质发育不良，并抑制胎儿骨骼生长；在动物实验中有致畸胎作用。故妊娠期和准备受孕的妇女禁用。⑫在乳汁中浓度较高，虽然可与乳汁中的钙形成不溶性络合物，吸收甚少，但由于本品可引起牙齿永久性变色，牙釉质发育不良，并抑制婴幼儿骨骼的发育生长，故哺乳期妇女用药期间应暂停哺乳。⑬可引起牙齿永久性变色，牙釉质发育不良，并抑制骨骼的发育生长，8岁以下小儿禁用。

【药物相互作用】本品可抑制血浆凝血酶原的活性，所以接受抗凝治疗的患者需要调整抗凝药的剂量。巴比妥类药物、苯妥英或卡马西平与本品同用时，上述药物可由于诱导微粒体酶的活性致多西环素血药浓度降低，因此须调整多西环素的剂量。

【禁忌证】对本品及其他四环素类药物过敏者禁用。

【不良反应】①菌群失调：米诺环素引起菌群失调较为多见。轻者引起维生素缺乏，也常可见到由于白念珠菌和其他耐药菌所引起的二重感染。亦可发生艰难梭菌性抗生素相关性肠炎。

②消化道反应：食欲减退、恶心、呕吐、腹痛、腹泻、口腔炎、舌炎、肛门周围炎等；偶可发生食管溃疡。③肝损害：偶见恶心、呕吐、黄疸、脂肪肝、AST 及 ALT 升高、呕血和便血等，严重者可昏迷而死亡。④肾损害：可加重肾功能不全者的肾损害，导致血尿素氮和肌酐值升高。⑤影响牙齿和骨发育：本品可沉积于牙齿和骨中，造成牙齿黄染，并影响胎儿、新生儿和婴幼儿骨骼的正常发育。⑥过敏反应：主要表现为皮疹、荨麻疹、药物热、光敏性皮炎和哮喘等。罕见全身性红斑狼疮，若出现，应立即停药并作适当处理。⑦可见眩晕、耳鸣、共济失调伴恶心、呕吐等前庭功能紊乱（呈剂量依赖性，女性比男性多见），常发生于最初几次给药时，一般停药 24～48 小时后可恢复。⑧血液系统反应：偶有溶血性贫血、血小板减少、中性粒细胞减少、嗜酸粒细胞增多等。⑨维生素缺乏症：偶有维生素 K 缺乏症状（低凝血酶原血症、出血倾向等）、维生素 B 族缺乏症状（舌炎、口腔炎、食欲减退、神经炎等）等。⑩颅内压升高：偶见呕吐、头痛、复视、视神经盘水肿、前囟膨隆等颅内压升高症状，应立即停药。⑪休克：偶有休克现象发生，须注意观察，如发现有不适感、口内异常感、哮喘、便意、耳鸣等症状时，应立即停药，并作适当处理。⑫皮肤：斑丘疹、红斑样皮疹等；偶见剥脱性皮炎、混合性药疹、多形性红斑和 Steven-Johnson 综合征。长期服用本品，偶有指甲、皮肤、黏膜处色素沉着现象发生。⑬其他：偶有头晕、倦怠感等。长期服用本品，可使甲状腺变为棕黑色，甲状腺功能异常少见。罕见听力受损。

【用法和剂量】口服：成人首次 0.2g，以后每 12 小时 0.1g，或每 6 小时 50mg。

【制剂与规格】米诺环素片剂：50mg；胶囊：50mg、100mg。

# 大环内酯类

### 红霉素 Erythromycin

【适应证】①作为青霉素过敏患者治疗下列感染的替代用药：溶血性链球菌、肺炎链球菌等所致的急性扁桃体炎、急性咽炎、鼻窦炎；溶血性链球菌所致的猩红热、蜂窝织炎；白喉及白喉带菌者；气性坏疽、炭疽、破伤风；放线菌病；梅毒；李斯特菌病等。②军团菌病。③肺炎支原体肺炎。④肺炎衣原体肺炎。⑤其他衣原体属、支原体属所致泌尿生殖系统感染。⑥沙眼衣原体结膜炎。⑦淋球菌感染。⑧厌氧菌所致口腔感染。⑨空肠弯曲菌肠炎。⑩百日咳。

【药理作用】

（1）药效学　本品可透过细菌细胞膜，与细菌核糖体的 50S 亚基呈可逆性结合，阻断转肽作用和信使核糖核酸（mRNA）的位移，抑制细菌蛋白质的合成。

（2）药动学　口服红霉素不同盐类的生物利用度为 30%～65%。口服 200～250mg，$t_{max}$ 为 2～3 小时，药峰浓度一般低于 1mg/L。红霉素口服吸收后除脑脊液和脑组织外，广泛分布于各组织和体液中，尤以肝脏、胆汁和脾脏中血药浓度高。表观分布容积为 0.9L/kg。血浆蛋白结合率为 70%～90%。本品主要在肝脏中代谢灭活，经胆汁排出，并进行肝肠循环。口服及静脉给药后，分别有 2%～5% 和 10%～15% 的药物以原型经肾小球滤过排出，尿药浓度可达 10～100mg/L。口服 250mg 后粪便中药物含量可达 50～600μg/g。

【注意事项】①溶血性链球菌感染用本品治疗时，至少需持续 10 日，以防止急性风湿热的发生。②肾功能减退患者一般无须减少用量。③用药期间定期随访肝功能。肝病患者和严重肾功能损害者红霉素的剂量应适当减少。④患者对一种红霉素制剂与规格过敏或不能耐受时，对其他红霉素制剂与规格也可过敏或不能耐受。⑤因不同细菌对红霉素的敏感性存在一定差异，故应做药敏测定。⑥可通过胎盘屏障而进入胎儿循环，浓度一般不高，文献中也无对胎儿影响方面的报道，但妊娠妇女应用时仍宜权衡利弊。⑦红霉素有相当量进入母乳中，哺乳期妇女应用时应暂停哺乳。

【药物相互作用】本品可抑制卡马西平和丙戊酸等抗癫痫药物的代谢，导致其血药浓度增高而发生毒性反应。与芬太尼合用可抑制后者的代谢，延长其作用时间。与阿司咪唑或特非那定等抗组胺药合用可增加心脏毒性，与环孢素合用可使后者血药浓度增加而产生肾毒性。对氯霉素和林可霉素类药物有拮抗作用，不推荐同时使用。本品为抑菌剂，可干扰青霉素的杀菌效能，故当需要快速杀菌作用如治疗脑膜炎时，两者不宜同时使用。长期服用华法林的患者应用本品时可导致凝血酶原时间（PT）延长，从而增加出血的危险性，老年患者尤应注意。两者必须同时使用时，华法林的剂量宜适当调整，并严密观察 PT。除二羟丙茶碱外，与黄嘌呤类药物同时使用可使氨茶碱的肝清除减少，导致血清氨茶碱浓度升高和（或）毒性反应增加。这一现象在合用 6 日后较易发生，氨茶碱清除的减少幅度与本品血药峰浓度成正比。因此在两者合用疗程中和疗程后，黄嘌呤类药物的剂量应予调整。与其他肝毒性药物合用可能增强肝毒性。大剂量本品与耳毒性药物合用，尤其肾功能减退患者可能增加耳毒性。与洛伐他汀合用时可抑制其代谢而使血浓度上升，可能引起横纹肌溶解；与咪达唑仑或三唑仑合用时可减少两者的清除而增强其作用。本品可阻挠性激素类药物的肝肠循环，与口服避孕药合用可使之降效。

【禁忌证】对红霉素类药物过敏者禁用。

【不良反应】①胃肠道反应多见，有腹泻、恶心、呕吐、中上腹痛、口舌疼痛、胃纳减退等，其发生率与剂量大小有关。②肝毒性少见，患者可有乏力、恶心、呕吐、腹痛、发热及肝功能异常，偶见黄疸等。③大剂量（≥4g/d）应用时，尤其肝、肾疾病患者或老年患者，可能引起听力减退，主要与血药浓度过高（>12mg/L）有关，停药后大多可恢复。④过敏反应表现为药物热、皮疹、嗜酸粒细胞增多等，发生率为 0.5%～1%。⑤其他：偶有心律失常、口腔或阴道念珠菌感染。

【用法和剂量】口服：成人，一日 0.75～2g，分 3～4 次。军团菌病，成人，一次 0.5～1.0g，一日 4 次。预防风湿热复发，一次 0.25g，一日 2 次。预防感染性心内膜炎，术前 1 小时口服 1g，术后 6 小时再服用 0.5g。儿童：一日 20～40mg/kg，分 3～4 次。静脉滴注：成人，一次 0.5～1.0g，一日 2～3 次。军团菌病，一日 3～4g，分 4 次。一日不超过 4g。儿童，一日 20～30mg/kg，分 2～3 次。乳糖酸红霉素滴注液的配制：先加灭菌注射用水 10ml 至 0.5g 乳糖酸红霉素粉针瓶中或加 20ml 至 1g 乳糖酸红霉素粉针瓶中，用力震摇至溶解。然后加入氯化钠注射液或其他电解质溶液中稀释，缓慢静脉滴注，注意红霉素浓度在 1%～5%。溶解后也可加入含葡萄糖的溶液稀释，但因葡萄糖溶液偏酸性，必须每 100ml 溶液中加入 4%碳酸氢钠注射液 1ml。红霉素栓剂直肠给药：成人，一次 0.1g，一日 2 次，用送药器将药栓塞入肛门 2cm 深处为宜。儿童，一日 20～30mg/kg。软膏剂：取本品适量，涂于患处，一日 2～3 次。眼膏剂：涂于下眼睑内，一次适量，一日 2～3 次，其中 1 次于睡前用。

【制剂与规格】红霉素肠溶（片剂、胶囊）、（琥珀酸乙酯）片剂、胶囊：0.125g（12.5 万 U）、0.25g（25 万 U）；注射用无菌粉末：0.25g（25 万 U）、0.3g（30 万 U）；软膏剂：1%。眼膏剂：0.5%。

### 阿奇霉素　Azithromycin

【适应证】①化脓性链球菌引起的急性咽炎、急性扁桃体炎。②敏感细菌引起的鼻窦炎、中耳炎、急性支气管炎、慢性支气管炎急性发作。③肺炎链球菌、流感嗜血杆菌及肺炎支原体所致的肺炎。④沙眼衣原体及非多种耐药淋病奈瑟菌所致的尿道炎和宫颈炎。⑤敏感细菌引起的皮肤软组织感染。

【药理作用】

（1）药效学　本品为 15 元环大环内酯类，即氮内酯类的第一个品种。其作用机制与红霉素相同，主要与细菌核糖体的 50S 亚单位结合，抑制细菌蛋白质合成。

（2）药动学　口服后迅速吸收，生物利用度为 37%。单次口服 500mg 后，$t_{max}$ 为 2.5～2.6 小时，$C_{max}$ 为 0.4～0.45mg/L。在体内分布广泛，各种组织内药物浓度可达同期血药浓度的 10～100 倍。在巨噬细胞及成纤维细胞内浓度高，巨噬细胞能将阿奇霉素转运至炎症部位。单次给药后的 $t_{1/2}$ 为 35～48 小时，给药量的 50% 以上以原型经胆道排出，给药后 72 小时内约 4.5% 以原型经尿排出。

【注意事项】①轻度肾功能不全患者（肌酐清除率＞40ml/min）不需作剂量调整，但阿奇霉素在较严重肾功能不全患者中的使用尚无资料记载，给这些患者使用阿奇霉素时应慎重。②肝功能不全者慎用，严重肝病患者不应使用。用药期间定期随访肝功能。③用药期间如果发生过敏反应（如血管神经性水肿、皮肤反应、史-约综合征及毒性表皮坏死等），应立即停药，并采取适当措施。④治疗期间，可能出现抗生素相关性肠炎。⑤一次静脉滴注时间不得少于 60 分钟，滴注液浓度不得高于 2.0mg/ml。⑥治疗盆腔炎时若怀疑合并厌氧菌感染，应合用抗厌氧菌药物。⑦进食可影响阿奇霉素的吸收，口服用药需在饭前 1 小时或餐后 2 小时。⑧妊娠期和哺乳期妇女慎用。⑨用于小于 6 个月小儿中耳炎、社区获得性肺炎及小于 2 岁小儿咽炎或扁桃体炎的疗效及安全性尚未确定。

【药物相互作用】含铝和镁的制酸剂会降低阿奇霉素的血药峰浓度（即吸收速率），但不影响口服阿奇霉素后的药时曲线下面积（AUC，即吸收程度）。服用西咪替丁（800mg）2 小时后服用阿奇霉素，对后者的吸收无影响。口服阿奇霉素不影响单剂茶碱静脉给药后的血药浓度和药动学参数。茶碱多剂给药并达到稳态浓度后，阿奇霉素对其血浆浓度和药动学参数的影响尚不清楚。然而，已知大环内酯类与茶碱合用可使茶碱的血浓度升高。所以，为慎重起见，阿奇霉素与茶碱合用时应注意监测茶碱的血浆浓度。口服阿奇霉素后对华法林单剂给药后所致的 PT 变化无影响。但为慎重起见，阿奇霉素与华法林合用时，须注意监测 PT。临床上阿奇霉素与华法林合用可增强后者的抗凝作用。临床试验中未发现阿奇霉素有以下药物相互作用。然而迄今未进行专门的研究来评价阿奇霉素与这些药物之间的相互作用。但应用其他大环内酯类药物时曾出现这些情况。因此，在尚无新的研究数据时，阿奇霉素与以下药物合用时宜对患者进行严密观察：使地高辛的血浓度升高；麦角胺或二氢麦角胺-急性麦角中毒，表现为严重外周血管痉挛和感觉迟钝。通过减少三唑仑的清除而增强药理作用；由细胞色素 P450（CYP450）系统代谢的药物可引起卡马西平、特非那定、环孢霉素、海索比妥和苯妥英的血清浓度升高。

【禁忌证】对阿奇霉素、红霉素或其他任何一种大环内酯类药物过敏者禁用。

【不良反应】常见：①胃肠道反应，腹泻、腹痛、稀便、恶心、呕吐等。②局部反应，注射部位疼痛、局部炎症等。③皮肤反应，皮疹、瘙痒。④其他反应，如畏食、头晕或呼吸困难等。

也可引起下列反应：①消化系统反应，消化不良、胃肠胀气、黏膜炎、口腔念珠菌病、胃炎等。②神经系统反应，头痛、嗜睡等。③过敏反应，发热、皮疹、关节痛、支气管痉挛、过敏性休克和血管神经性水肿等。④其他反应，味觉异常，实验室检查：AST 及 ALT、肌酐、LDH、胆红素及碱性磷酸酶升高，白细胞、中性粒细胞及血小板计数减少。

【用法和剂量】口服：饭前 1 小时或餐后 2 小时服用。成人用量，①沙眼衣原体或敏感淋病奈瑟菌所致性传播疾病，仅需单次口服本品 1.0g；②对其他感染的治疗，第 1 日，0.5g 顿服，第 2～5 日，0.25g 顿服；或 0.5g 顿服，连服 3 日。儿童：①中耳炎、肺炎，第 1 日，10mg/kg 顿服（一日最大量不超过 0.5g），第 2～5 日，5mg/kg 顿服（一日最大量不超过 0.25g）；②咽炎、扁桃体炎，12mg/kg 顿服（一日最大量不超过 0.5g），连用 5 日。静脉滴注，①社区获得性肺炎，一次 0.5g，一日 1 次，至少连续用药 2 日，继之换用口服制剂与规格，一日 0.5g，7～10 日为一个疗程。②盆腔炎，一次 0.5g，一日 1 次，用药 1 日或 2 日后，改用口服制剂与规格，一日 0.25g，7 日为一个疗程。静脉滴注液的配制：将 0.5g 用适量注射用水充分溶解，配制成 0.1g/ml 后，再加入至 250ml 或 500ml 的氯化钠注射液或 5%葡萄糖注射液中，最终阿奇霉素浓度为 1.0～2.0mg/ml，然后静脉滴注。浓度为 1.0mg/ml 者，滴注时间 3 小时；浓度为 2.0mg/ml 者，滴注时间 1 小时。

【制剂与规格】阿奇霉素片剂、胶囊、肠溶（片剂、胶囊）：0.25g（25 万 U）；颗粒剂：0.1g（10 万 U）。

## 克拉霉素 Clarithromycin

【适应证】①敏感菌所引起的感染：鼻咽感染、扁桃体炎、咽炎、鼻窦炎。②下呼吸道感染：急性支气管炎、慢性支气管炎急性发作和肺炎。③皮肤软组织感染：脓疱病、丹毒、毛囊炎、疖和伤口感染。④急性中耳炎、肺炎支原体肺炎、沙眼衣原体引起的尿道炎及子宫颈炎等。⑤与其他药物联合用于鸟分枝杆菌感染、幽门螺杆菌感染的治疗。

【药理作用】

（1）药效学　参见红霉素。

（2）药动学　本品对胃酸较稳定，口服后生物利用度为 55%。单次口服 400mg 后 $t_{max}$ 为 2.7 小时，$C_{max}$ 为 2.2mg/L；每 12 小时口服 250mg 后的稳态血药浓度约为 1mg/L。克拉霉素及其主要代谢产物在体内分布广泛。血浆蛋白结合率为 65%～75%。本品在肝脏中广泛代谢，代谢产物主要通过胆汁从粪便排泄；10%～15%以代谢产物从尿排泄。

【注意事项】肝功能损害、中度至严重肾功能损害者慎用。肾功能严重损害（肌酐清除率＜30ml/min）者，须作剂量调整：一次 0.25g，一日 1 次；重症感染者首剂 0.5g，以后一次 0.25g，一日 2 次。与红霉素及其他大环内酯类药物之间有交叉过敏和交叉耐药性。可能出现真菌或耐药细菌导致的严重感染。可空腹口服，也可与食物如牛奶同服，与食物同服不影响其吸收。血液或腹膜透析不能降低克拉霉素的血药浓度。6 个月以下儿童的疗效和安全性尚未确定。

【药物相互作用】①与细胞色素 P450 代谢的药物的相互作用：克拉霉素主要由肝细胞色素 P450 3A（CYP3A）同工酶代谢，这是决定许多药物相互作用的重要机制。该机制下，与克拉霉素同时使用的其他药物的代谢受到抑制，从而其血清中的药物浓度升高。下列一些或一类药物已知或有可能是通过肝 CYP3A 同工酶代谢途径：阿普唑仑、阿司咪唑、卡马西平、西洛他唑、西沙必利、环孢菌素、丙吡胺、麦角生物碱、洛伐他汀、甲泼尼龙、咪达唑仑、奥美拉唑、口服抗凝药（如华法林）、匹莫齐特、奎尼丁、利福布汀、西地那非、辛伐他汀、他克莫司、特非那丁、三唑仑和长春碱。通过细胞色素 P450 系统中其他同工酶代谢的、机制相似的药物还有苯妥英、茶碱及丙戊酸钠类抗癫痫药。②克拉霉素与地高辛会引起地高辛血药浓度升高，故应进行血药浓度监测。③与抗逆转录病毒药物的相互作用。

【禁忌证】对克拉霉素或大环内酯类药物过敏者禁用。妊娠期、哺乳期妇女禁用。严重肝功能损害者、水电解质紊乱患者、服用特非那丁者禁用。某些心脏病［包括心律失常、心动过缓、QT 间期延长、缺血性心脏病、充血性心力衰竭（CHF）等］患者禁用。

【不良反应】主要有口腔异味，腹痛、腹泻、恶心、呕吐等胃肠道反应，头痛，AST 及 ALT 短暂升高。可能发生过敏反应，轻者为药疹、荨麻疹，重者为过敏及史-约综合征。偶见肝毒性、艰难梭菌引起的抗生素相关性肠炎。可能发生短暂性中枢神经系统不良反应，包括焦虑、头昏、失眠、幻觉、噩梦或意识模糊。

【用法和剂量】口服：成人，一次 0.25g，每 12 小时 1 次；重症感染者一次 0.5g，每 12 小时 1 次。根据感染的严重程度应连续服用 6～14 日。儿童，6 个月以上者一次 7.5mg/kg，每 12 小时 1 次。根据感染的严重程度应连续服用 5～10 日。

【制剂与规格】克拉霉素片剂、胶囊、颗粒剂：0.125g、0.25g。

# 其他抗生素

## 克林霉素 Clrihromyc

【适应证】链球菌属、葡萄球菌属及厌氧菌（包括脆弱拟杆菌、产气荚膜杆菌、放线菌等）所致的中、重度感染，如吸入性肺炎、脓胸、肺脓肿、骨髓炎、腹腔感染、盆腔感染及败血症等。

【药理作用】

（1）药效学　林可霉素作用于敏感菌核糖体的 50S 亚基，抑制细菌细胞的蛋白质合成。林可霉素为抑菌药物，但在高浓度时，对某些细菌也具有杀菌作用。

（2）药动学　口服吸收快且完全（90%），可被胃酸破坏，生物利用度为 90%，进食不影响其吸收。血浆蛋白结合率为 85%～94%。本品在肝脏代谢，部分代谢物具有抗菌活性。约 10%给药量以活性成分由尿排出。3.6%以活性成分由粪便排出，其余以失活代谢产物排出。

【注意事项】下列情况应慎用：胃肠道疾病或有既往史者，特别是患溃疡性结肠炎、局限性肠炎或抗生素相关性肠炎（本品可引起假膜性肠炎）；肝功能减退；肾功能严重减退；有哮喘或其他过敏史者。对本品过敏时有可能对其他克林霉素类药物也过敏。对实验室检查指标的干扰：服药后血清 ALT 和 AST 可有增高。用药期间需密切注意大便次数，如出现排便次数增多，应注意假膜性肠炎的可能，需及时停药并作适当处理。轻症患者停药后即可能恢复；中等至重症患者需补充水、电解质和蛋白质。如经上述处理无效，则应口服甲硝唑 250～500mg，一日 3 次。如复发，可再次口服甲硝唑，仍无效时可改用万古霉素（或者去甲万古霉素）口服，一次 125～500mg，每 6 小时 1 次，疗程 5～10 日。为防止急性风湿热的发生，用本品治疗溶血性链球菌感染时，疗程至少为 10 日。本品偶尔会导致不敏感微生物的过度繁殖或引起二重感染，一旦发生二重感染，应立即停药并采取相应措施。疗程长者，需定期检测肝、肾功能和血常规。严重肾功能减退和（或）严重肝功能减退，伴严重代谢异常者，采用高剂量时需进行血药浓度监测。本品不能透过血-脑脊液屏障，故不能用于脑膜炎。不同细菌对本品的敏感性可有相当大的差异，故药敏试验有重要意义。美国食品药品监督管理局（FDA）妊娠药物分级：尚未进行妊娠期妇女的研究，但在动物繁殖性研究中，未见到对胎儿的影响，并且妊娠期妇女使用本品的治疗获益可能胜于其潜在危害。或者，本品尚未进行动物实验，也没有对妊娠期妇女进行充分严格的对照研究。

【药物相互作用】本品可增强吸入性麻醉药的神经肌肉阻滞现象，导致骨骼肌软弱和呼吸抑制或麻痹（呼吸暂停），在术中或术后合用时应注意。以抗胆碱酯酶药物或钙盐治疗可望有效。本品与抗蠕动止泻药、含白陶土止泻药合用，在疗程中甚至在疗程后数周有引起伴严重水样腹泻的假膜性肠炎的可能。因可使结肠内毒素延迟排出，从而导致腹泻延长和加剧，故本品不宜与抗蠕动止泻药合用。与含白陶土止泻药合用时，本品的吸收将显著减少，故两者不宜同时服用，需间隔一定时间（至少 2 小时）。本品具有神经肌肉阻滞作用，可增强神经肌肉阻滞剂的作用，两者应避免合用。本品与抗肌无力药合用时将导致后者对骨骼肌的效果减弱，为控制重症肌无力的症状，在合用时抗肌无力药的剂量应予调整。氯霉素或红霉素在靶位上均可置换本品，或阻抑本品与细菌核糖体 50S 亚基的结合，体外试验显示本品与红霉素具有拮抗作用，故本品不宜与氯霉素或红霉素合用。与阿片类镇痛药合用时，本品的呼吸抑制作用与阿片类镇痛药的中枢呼吸抑制作用可因相加而有导致呼吸抑制延长或引起呼吸麻痹（呼吸暂停）的可能，故必须对患者进行密切观察或监护。本品不宜加入组分复杂的液体中，以免发生配伍禁忌。

【禁忌证】对本品和林可霉素类药物过敏者禁用。

【不良反应】①胃肠道反应：常见恶心、呕吐、腹痛、腹泻等；严重者有腹绞痛、腹部压痛、严重腹泻（水样或脓血样），伴发热、异常口渴和疲乏（假膜性肠炎）。腹泻、肠炎和假膜性肠炎可发生在用药初期，也可发生在停药后数周。②血液系统反应：偶可发生白细胞减少、中性粒细胞减少、嗜酸粒细胞增多和血小板减少等；罕见再生障碍性贫血。③过敏反应：可见皮疹、瘙痒等，偶见荨麻疹、血管神经性水肿和血清病反应等；罕见剥脱性皮炎、大疱性皮炎、多形性红斑和 Steven-Johnson 综合征。④肝、肾功能异常，如血清氨基转移酶升高、黄疸等。⑤静脉滴注可能引起静脉炎；肌内注射局部可能出现疼痛、硬结和无菌性脓肿。⑥其他：耳鸣、眩晕、念珠菌感染等。

【用法和剂量】肌内注射或静脉滴注。成人，一日 0.6～1.2g，分 2～4 次应用；严重感染，一日 1.2～2.4g，分 2～4 次静脉滴注。4 周及以上小儿，一日 15～25mg/kg，分 3～4 次应用；严重感染，一日 25～40mg/kg，分 3～4 次应用。本品肌内注射的用量一次不能超过 600mg，超过此剂量应改为静脉给药。静脉给药速度不宜过快，600mg 的本品应加入不少于 100ml 的液体中，至少滴注 20 分钟。1 小时输入的药量不能超过 1200mg。

【制剂与规格】（盐酸盐）片剂、胶囊：0.075g、0.15g；（盐酸盐棕榈酸酯）分散片：0.075g、0.15g；（盐酸盐）注射液：2ml：0.15g；（盐酸盐）注射用无菌粉末：0.15g。

## 磷霉素 Fosfomycin

【适应证】①敏感菌所致的呼吸道感染、尿路感染、皮肤软组织感染等。②与其他抗生素合用于由敏感菌所致重症感染如败血症、腹膜炎、骨髓炎等。

【药理作用】

（1）药效学 磷霉素对革兰氏阳性和革兰氏阴性需氧菌具有广谱抗菌作用。本品在体外及体内对细菌具有良好的抗菌作用。

（2）药动学 本品的口服生物利用度低，仅为 37%。血浆蛋白结合率低，在体内各组织、体液中广泛分布，表观分布容积为 2.4L/kg。组织中浓度以肾为最高，其次为心、肺、肝等。在胎儿循环和乳汁中的药物浓度分别约为同时期母体血药浓度的 70% 和 7%。在胆汁、骨髓和脓液中的药物浓度约为血药浓度的 20%、7%～28% 和 11%。本品也可分布至胸腔积液、腹水、淋巴液、支气管分泌液和眼房水中。磷霉素静脉给药后 24 小时内自尿中排出药物原型约 90%，口服给药后自尿中排出给药量的 30%～38%。$t_{1/2\beta}$ 为 2～5 小时。血液透析后 70%～80% 的药物可被清除。

【注意事项】静脉滴注速度宜缓慢，静脉滴注时间 1～2 小时。肝、肾功能减退者慎用。应用较大剂量时应监测肝功能。5 岁以上儿童应减量及慎用。老年人应酌减剂量并慎用。

【药物相互作用】与 $\beta$ 内酰胺类抗生素合用对金黄色葡萄球菌（包括甲氧西林耐药的金黄色葡萄球菌）、铜绿假单胞菌具有协同作用。与氨基糖苷类抗生素合用时具有协同作用。本品的体外抗菌活性易受培养基中葡萄糖和（或）磷酸盐的干扰而减弱，加入少量葡萄糖-6-磷酸盐则可增强本品的作用。

【禁忌证】对磷霉素过敏者、妊娠期及哺乳期妇女、5 岁以下儿童禁用。

【不良反应】主要有恶心、食欲减退、腹部不适、稀便或轻度腹泻。偶见皮疹，嗜酸粒细胞增多，红细胞、血小板、白细胞降低，AST 及 ALT 一过性升高，头晕、头痛等反应。注射部位静脉炎。极个别患者可能出现休克。

【用法和剂量】口服：成人，一日 2～4g，分 3～4 次。如服用磷霉素氨丁三醇散，一日单剂量空腹服药 1 次。一次 6g（相当于磷霉素 3g），以适量水溶解后服用。儿童，一日 50～100mg/kg，分 3～4 次。静脉滴注：成人，一日 4～12g，严重感染可增至一日 16g，分 2～3 次。儿童，一日 0.1～0.3g/kg，分 2～3 次。

【制剂与规格】（钠盐）注射用无菌粉末：1.0g（100 万 U）、2.0g（200 万 U）、4.0g（400 万 U）。（氨丁三醇）散剂：3.0g。

# 磺 胺 类

## 复方磺胺甲噁唑 Compound Sulfamethoxazole

【适应证】本品的主要适应证为敏感菌株所致的下列感染：大肠埃希菌、克雷伯菌属、肠杆菌属、奇异变形杆菌、普通变形杆菌和摩根菌属敏感菌株所致的尿路感染。肺炎链球菌或流感嗜血杆菌所致 2 岁以上小儿急性中耳炎。肺炎链球菌或流感嗜血杆菌所致的成人慢性支气管炎急性发作。由福氏或宋氏志贺菌敏感菌株所致的肠道感染、志贺菌感染。治疗卡氏肺孢菌肺炎，本品系首选。卡氏肺孢菌肺炎的预防，可用已有卡氏肺孢菌肺炎至少一次发作史的患者，或人类免疫缺陷病毒（HIV）成人感染者，其 CD4 淋巴细胞计数 $\leqslant 0.2 \times 10^9$/L 或少于总淋巴细胞数的 20%。治疗由产肠毒素大肠埃希菌（ETEC）所致旅游者腹泻。

【药理作用】

（1）药效学　磺胺甲噁唑（SMZ）与甲氧苄啶（TMP）有协同抑菌或杀菌作用，因为磺胺药作用于二氢叶酸合成酶，干扰叶酸合成的第一步，而甲氧苄啶作用于叶酸合成的第二步，选择性抑制二氢叶酸还原酶的作用，因此两者合用，可使细菌的叶酸合成受到双重阻断。两者的协同抗菌作用较单药增强，耐药菌株减少。

（2）药动学　分别参阅 SMZ 及 TMP。当应用 TMP 与 SMZ 复合制剂时，此两药的血药浓度比例为 1：20，尿药浓度差异较大，为 1：（1～5），24 小时内 SMZ 及 TMP 分别约有给药量的 50%自尿中排泄

【注意事项】①因不易清除细菌，下列疾病不宜选用本品作治疗或预防用药：中耳炎的预防或长程治疗。②A 组溶血性链球菌性扁桃体炎和咽炎。③交叉过敏反应，对一种磺胺药呈现过敏的患者对其他磺胺药也可能过敏。④肝脏损害，可发生黄疸、肝功能减退，严重者可发生暴发性肝衰竭，故有肝功能损害患者宜避免应用。⑤肾脏损害，可发生结晶尿、血尿和管型尿，故服用本品期间应多饮水，保持高尿流量，如应用本品疗程长、剂量大时，除多饮水外，宜同服碳酸氢钠，以防止此不良反应。⑥失水、休克和老年患者应用本品易致肾损害，应慎用或避免应用本品。⑦肾功能减退患者不宜应用本品。对呋塞米、砜类药物、噻嗪类利尿药、磺脲类药物、碳酸酐酶抑制药呈现过敏的患者，对磺胺药亦可过敏。⑧下列情况应慎用：缺乏葡萄糖-6-磷酸脱氢酶、血卟啉病、叶酸缺乏性血液系统疾病、失水、艾滋病、休克和老年患者。⑨用药期间须注意检查：全血象检查，对疗程长、服用剂量大、老年、营养不良及服用抗癫痫药的患者尤为重要。⑩治疗中应定期尿液检查（每 2～3 日查尿常规一次）以发现长疗程或高剂量治疗时可能发生的结晶尿。⑪肝、肾功能检查。⑫严重感染者应测定血药浓度，对大多数感染疾病者游离磺胺浓度达 50～150μg/ml（严重感染时 120～150μg/ml）可有效。⑬总磺胺血药浓度不应超过 200μg/ml，如超过此浓度，不良反应发生率增高。⑭不可任意加大剂量、增加用药次数或延长疗程，以防蓄积中毒。⑮由于本品能抑制大肠埃希菌的生长，妨碍维生素 B 族在肠内的合成，故使用本品超过 1 周者，应同时给予维生素 B 以预防其缺乏。⑯如因服用本品引起叶酸缺乏时，可同时服用叶酸制剂，后者并不干扰 TMP 的抗菌活性，因细菌并不能利用已合成的叶酸。⑰如有骨髓抑制征象发生，应立即停用本品，并给予叶酸 3～6mg 肌内注射，一日 1 次，使用 2 日或根据需要用药至造血功能恢复正常，对长期、过量使用本品者可给予高剂量叶酸并延长疗程。

【药物相互作用】合用尿碱化药可增加本品在碱性尿中的溶解度，使排泄增多。不能与对氨基苯甲酸合用，对氨基苯甲酸可代替本品被细菌摄取，两者相互拮抗。下列药物与本品同用时，本品可取代这些药物的蛋白结合部位，或抑制其代谢，以致药物作用时间延长或发生毒性反应，因此当这些药物与本品同时应用，或在应用本品之后使用时需调整其剂量。此类药物包括口服抗凝药、口服降血糖药、甲氨蝶呤、苯妥英钠和硫喷妥钠。与骨髓抑制药合用可能增强此类药物对造血系统的不良反应，如白细胞、血小板减少等，如确有指征需两药同用时，应严密观察可能发生的毒性反应。与避孕药（雌激素类药物）长时间合用可导致避孕的可靠性减小，并增加经期外出血的机会。与溶栓药物合用时，可能增大其潜在的毒性作用。与肝毒性药物合用时，可能引起肝毒性发生率的增高。对此类患者尤其是用药时间较长及以往有肝病史者应监测肝功能。与光敏药物合用时，可能发生光敏作用的相加。接受本品治疗者对维生素 K 的需要量增加。不宜与乌洛托品合用，因乌洛托品在酸性尿中可分解产生甲醛，后者可与本品形成不溶性沉淀物，使发生结晶尿的危险性增加。本品可取代保泰松的血浆蛋白结合部位，当两者同用时可增强保泰松的作用。磺吡酮与本品合用时可减少后者自肾小管的分泌，其血药浓度持久升高易产生毒性反应，因此在应用磺吡酮期间或在应用其治疗后可能需要调整本品的剂量。当磺吡酮疗程较长时，对本品的血药浓度宜进行监测，有助于剂量的调整，保证安全用药。本品中的 TMP 可抑制华法林的代谢而增强其抗凝作用。本品中的 TMP 与环孢素合用可增加肾毒性。利福平与本品合用时，可明显使本品中的 TMP 清除增加和 $t_{1/2}$ 缩短。不宜与抗肿瘤药、2,4-二氨基嘧啶类药物合用，也不宜在应用其他叶酸拮抗药治疗的疗程之间应用本品，因为有产生骨髓再生不良或巨幼红细胞贫血的可

能。不宜与氨苯砜合用，因氨苯砜与本品中的 TMP 合用两者血药浓度均可升高，氨苯砜浓度的升高使不良反应增多且加重，尤其是高铁血红蛋白血症的发生。避免与青霉素类药物合用，因为本品有可能干扰此类药物的杀菌作用。

【禁忌证】对 SMZ 和 TMP 过敏者禁用；由于本品阻止叶酸的代谢，加重巨幼红细胞贫血患者叶酸盐的缺乏，所以该病患者禁用本品。妊娠期及哺乳期妇女禁用本品。小于 2 个月的婴儿禁用本品。重度肝肾功能损害者禁用本品。

【不良反应】①过敏反应较为常见，可表现为药疹，严重者可发生渗出性多形性红斑、剥脱性皮炎和大疱性表皮松解萎缩性皮炎等；也有表现为光敏反应、药物热、关节及肌肉疼痛、发热等血清病样反应。②偶见过敏性休克。③中性粒细胞减少或缺乏症、血小板减少症及再生障碍性贫血。④患者可表现为咽痛、发热、苍白和出血倾向。⑤溶血性贫血及血红蛋白尿。这在缺乏葡萄糖-6-磷酸脱氢酶的患者应用磺胺药后易于发生，在新生儿和小儿中较成人为多见。⑥高胆红素血症和新生儿胆红素脑病。由于本品与胆红素竞争蛋白结合部位，可致游离胆红素增高。新生儿肝功能不完善，对胆红素处理差，故较易发生高胆红素血症和新生儿黄疸，偶可发生胆红素脑病。⑦肝脏损害，可发生黄疸、肝功能减退，严重者可发生暴发性肝衰竭。⑧肾脏损害，可发生结晶尿、血尿和管型尿；偶有患者发生间质性肾炎或肾小管坏死的严重不良反应。⑨恶心、呕吐、胃纳减退、腹泻、头痛、乏力等，一般症状轻微。⑩偶有患者发生艰难梭菌肠炎，此时需停药。⑪甲状腺肿大及功能减退偶有发生。⑫中枢神经系统毒性反应偶可发生，表现为精神错乱、定向力障碍、幻觉、欣快感或抑郁感。⑬偶可发生无菌性脑膜炎，有头痛、颈项强直、恶心等表现。⑭本品所致的严重不良反应虽少见，但常累及各器官并可致命，如渗出性多形性红斑、剥脱性皮炎、大疱表皮松解萎缩性皮炎、暴发性肝坏死、粒细胞缺乏症、再生障碍性贫血等。⑮艾滋病患者的上述不良反应较非艾滋病患者为多见。

【用法和剂量】成人常用量：治疗细菌性感染，甲氧苄啶一次 0.16g 和磺胺甲噁唑一次 0.8g，每 12 小时服用 1 次。治疗卡氏肺孢菌肺炎，甲氧苄啶一次 3.75～5mg/kg，磺胺甲噁唑一次 18.75～25mg/kg，每 6 小时服用 1 次。成人预防用药：初予甲氧苄啶 0.16g 和磺胺甲噁唑 0.8g，一日 2 次，继以相同剂量一日服 1 次，或一周服 3 次。小儿常用量：2 个月以下婴儿禁用。治疗细菌感染，2 个月以上体重 40kg 以下的婴幼儿按体重口服，磺胺甲噁唑一次 20～30mg/kg 及甲氧苄啶一次 4～6mg/kg，每 12 小时 1 次；体重 ≥40kg 的小儿剂量同成人常用量。治疗寄生虫感染如卡氏肺孢菌肺炎，按体重口服，磺胺甲噁唑一次 18.75～25mg/kg 及甲氧苄啶一次 3.75～5mg/kg，每 6 小时 1 次。慢性支气管炎急性发作的疗程至少 10～14 日；尿路感染的疗程为 7～10 日；细菌性痢疾的疗程为 5～7 日；儿童急性中耳炎的疗程为 10 日；卡氏肺孢菌肺炎的疗程为 14～21 日。

【制剂与规格】片剂：100mg：20mg、400mg：80mg（磺胺甲噁唑：甲氧苄啶）。

### 磺胺嘧啶 Sulfadiazine

【适应证】磺胺嘧啶（不包括该类药与甲氧苄啶的复方制剂）的适应证：①敏感脑膜炎球菌所致的流行性脑脊髓膜炎的治疗和预防。②与甲氧苄啶合用可治疗对其敏感的流感嗜血杆菌、肺炎链球菌和其他链球菌所致的中耳炎及皮肤软组织等感染。③星形诺卡菌病。④对氯喹耐药的恶性疟疾治疗的辅助用药。⑤治疗由沙眼衣原体所致子宫颈炎和尿道炎的次选药物。⑥治疗由沙眼衣原体所致的新生儿包涵体结膜炎的次选药物。

**【药理作用】**

（1）药效学　对革兰氏阳性菌和革兰氏阴性菌均具有抗菌作用，但目前细菌对本品普遍耐药，尤其葡萄球菌属、淋病奈瑟菌、脑膜炎奈瑟菌、肠杆菌科细菌中耐药菌株均增多。磺胺药体外对下列微生物亦具有活性：沙眼衣原体、星形诺卡菌、恶性疟原虫和鼠弓形虫。

（2）药动学　口服易吸收，约可吸收给药量的 70% 以上，但吸收较缓慢，$t_{max}$ 为 3～6 小时，单次口服 2g 后 $C_{max}$ 为 30～60mg/L。血浆蛋白结合率为 38%～48%，可透过血脑屏障，脑膜无炎症时，脑脊液中药物浓度为血药浓度的 50%；脑膜有炎症时，脑脊液中药物浓度可达血药浓度的 50%～80%。给药后 48～72 小时以原型药物自尿中排出给药量的 60%～85%。药物在尿中溶解度低，易发生结晶尿。$t_{1/2}$ 在肾功能正常者约为 10 小时，在肾衰竭者可达 34 小时。

**【注意事项】**下列情况应慎用：缺乏葡萄糖-6-磷酸脱氢酶、血卟啉病、失水、休克和老年患者。交叉过敏反应，对一种磺胺药呈现过敏的患者对其他磺胺药可能过敏。对呋塞米、砜类药物、噻嗪类利尿药、磺脲类药物、碳酸酐酶抑制药呈现过敏的患者，对磺胺药亦可过敏。每次服用本品时应饮用足量水分。服用期间也应保持充足进水量，使成人每日尿量维持在 1200ml 以上。如应用本品疗程长，剂量大时除多饮水外宜同服碳酸氢钠。治疗中须注意检查：①全血象检查，对接受较长疗程的患者尤为重要。②治疗中定期尿液检查（每 2～3 日查尿常规一次）以发现长疗程或高剂量治疗时可能发生的结晶尿。③肝、肾功能检查，严重感染者应测定血药浓度，对大多数感染性疾病者游离磺胺浓度达 50～150μg/ml（严重感染时 120～150μg/ml）可有效。总磺胺血浓度不应超过 200μg/ml，如超过此浓度，不良反应发生率增高。由于本品在尿中溶解度低，出现结晶尿机会增多，故一般不推荐用于尿路感染的治疗。不可任意加大剂量、增加用药次数或延长疗程，以防蓄积中毒。由于本品能抑制大肠埃希菌的生长，妨碍维生素 B 族在肠内的合成，故使用本品超过 1 周者，应同时给予维生素 B 以预防其缺乏。

**【药物相互作用】**合用尿碱化药可增加本品在碱性尿中的溶解度，使排泄增多。不能与对氨基苯甲酸同用，对氨基苯甲酸可代替本品被细菌摄取，两者相互拮抗。也不宜与含对氨苯甲酰基的局部麻醉药如普鲁卡因、苯佐卡因、丁卡因等合用。与口服抗凝药、口服降血糖药、甲氨蝶呤、苯妥英钠和硫喷妥钠同用时，上述药物需调整剂量，因本品可取代这些药物的蛋白结合部位，或抑制其代谢，以致药物作用时间延长或毒性发生。与骨髓抑制药同用时可能增强此类药物潜在的不良反应。如有指征需两类药物同用时，应严密观察可能发生的毒性反应。与避孕药（口服含雌激素者）长时间合用可导致避孕的可靠性减小，并增加经期外出血的机会。与溶栓药合用时可能增大其潜在的毒性作用。与肝毒性药物合用时可能引起肝毒性发生率的增高。对此类患者尤其是用药时间较长及以往有肝病史者应进行严密的监测。与光敏药物合用时可能发生光敏感的相加作用。接受本品治疗者对维生素 K 的需要量增加。不宜与乌洛托品合用，因乌洛托品在酸性尿中可分解产生甲醛，后者可与本品形成不溶性沉淀物，使发生结晶尿的危险性增加。本品可取代保泰松的血浆蛋白结合部位，两者合用时可增加保泰松的作用。因本品有可能干扰青霉素类药物的杀菌作用，最好避免与此类药物同时应用。磺吡酮与本品合用时可减少本品自肾小管的分泌，导致血药浓度升高而持久或产生毒性，因此在应用磺吡酮期间或应用其治疗后可能需要调整本品的剂量。

**【禁忌证】**对磺胺类药物过敏者禁用。妊娠期、哺乳期妇女禁用。2 个月以下婴儿禁用。肝、肾功能不良者禁用。

**【不良反应】**①过敏反应较为常见，可表现为药疹，严重者可发生渗出性多形性红斑、剥脱性皮炎和大疱性表皮松解萎缩性皮炎等；也有表现为光敏反应、药物热、关节及肌肉疼痛、发热等血清病样反应。②中性粒细胞减少或缺乏症、血小板减少症及再生障碍性贫血。③患者可表现为咽痛、发热、苍白和出血倾向。④溶血性贫血及血红蛋白尿。⑤缺乏葡萄糖-6-磷酸脱氢酶患者应用磺胺药后易发生，在新生儿和小儿中较成人为多见。⑥高胆红素血症和新生儿胆红素脑病。由于磺胺药与胆红素竞争蛋白结合部位。可致游离胆红素增高。新生儿肝功能不完善，故较易发生高胆红素血症和新生儿黄疸，偶可发生胆红素脑病。⑦肝脏损害，可发生黄疸、肝功能减退，严重者可发生暴发性肝衰竭。⑧肾脏损害，可发生结晶尿、血尿和管型尿。⑨偶有患者发生间质性肾炎或肾小管坏死等严重不良反应。⑩恶心、呕吐、胃纳减退、腹泻、头痛、乏力等，一般症状轻微，不影响继续用药。⑪偶有患者发生艰难梭菌肠炎，此时需停药。⑫甲状腺肿大及功能减退偶有发生。⑬中枢神经系统毒性反应偶可发生，表现为精神错乱、定向力障碍、幻觉、欣快感或抑郁感。⑭一旦出现均需立即停药。⑮本品所致的严重不良反应虽少见，但可致命，如渗出性多形性红斑、剥脱性皮炎、大疱表皮松解萎缩性皮炎、暴发性肝坏死、粒细胞缺乏症、再生障碍性贫血等。⑯治疗时应严密观察，当皮疹或其他反应早期征兆出现时即应立即停药。

【用法和剂量】①治疗一般感染：成人常用量为口服，一次 1g，一日 2 次，首次剂量加倍。2个月以上婴儿及小儿常用量：口服，一次 25～30mg/kg，一日 2 次，首次剂量加倍（总量不超过2g）。②预防流行性脑脊髓膜炎：成人常用量为口服，一次 1g，一日 2 次，疗程 2 日。2 个月以上婴儿及小儿常用量：口服，一日 0.5g，疗程 2～3 日。

【制剂与规格】片剂：0.2g、0.5g；注射液：2ml∶0.4g、5ml∶1g。

# 喹 诺 酮 类

## 诺氟沙星 Norfloxacin

【适应证】敏感菌所致的尿路感染、淋病、前列腺炎、肠道感染和伤寒及其他沙门菌感染。

【药理作用】

（1）药效学　用于敏感菌感染所引起的泌尿生殖系统感染，包括单纯性、复杂性尿路感染，细菌性前列腺炎，淋病奈瑟菌尿道炎或宫颈炎（包括产酶株所致者）；呼吸道感染，包括敏感革兰氏阴性杆菌所致的支气管感染急性发作及肺部感染；胃肠道感染，由志贺菌属、沙门菌属、产肠毒素大肠埃希菌、嗜水气单胞菌、副溶血弧菌等所致；伤寒；骨和关节感染；皮肤软组织感染；败血症等全身感染。

（2）药动学　口服吸收迅速但不完全，吸收给药量的 30%～40%；单次口服 400mg 和 800mg，$t_{max}$ 为 1～2 小时，$C_{max}$ 分别为 1.4～1.6mg/L 和 2.5mg/L。吸收后广泛分布于全身组织和体液中，如肝、肾、肺、前列腺、睾丸、子宫及胆汁、痰液、水疱液、血液、尿液等，但中枢神经系统少见。本品可通过胎盘屏障，进入胎儿血液循环。血浆蛋白结合率为 10%～15%。肾脏（肾小球滤过和肾小管分泌）和肝胆系统为主要排泄途径，26%～40%以原型和<10%以代谢物形式自尿中排出，自胆汁和（或）粪便排出占 28%～30%。$t_{1/2\beta}$ 为 3～4 小时，肾功能减退时可延长为 6～9 小时。

【注意事项】本品宜空腹服用，并同时饮水 250ml。由于目前大肠埃希菌对诺氟沙星耐药者多见，应在给药前留取尿标本培养，参考细菌药敏结果调整用药。本品大剂量应用或尿 pH 在 7 以上时可发生结晶尿。为避免结晶尿的发生，宜多饮水，保持 24 小时排尿量在 1200ml 以上。肾功能减退者，需根据肾功能调整给药剂量。应用氟喹诺酮类药物可发生中、重度光敏反应。应用本品时应避免过度暴露于阳光下，如发生光敏反应需停药。葡萄糖-6-磷酸脱氢酶缺乏患者服用本品，极个别可能发生溶血反应。喹诺酮类药物包括本品可致重症肌无力症状加重，呼吸肌无力而危及生命。重症肌无力患者应用喹诺酮类药物包括本品应特别谨慎。肝功能减退时，如属重度（肝硬化腹水）可减少药物清除，使血药浓度增高，肝、肾功能均减退者尤为明显，均需权衡利弊后应用，并调整剂量。原有中枢神经系统疾病患者，如癫痫及有癫痫病史者均应避免应用，有指征时需仔细权衡利弊后应用。

【药物相互作用】尿碱化剂可减少本品在尿液中的溶解度，导致结晶尿和肾毒性。本品与茶碱类药物合用时可能由于与细胞色素 P450 结合部位的竞争性抑制，导致茶碱类药物的肝清除明显减少，$t_{1/2}$ 延长，血药浓度升高，出现茶碱中毒症状，如恶心、呕吐、震颤、不安、激动、抽搐、心悸等，故合用时应测定茶碱类药物的血药浓度并调整剂量。环孢素与本品合用，可使前者的血药浓度升高，必须监测环孢素血药浓度，并调整剂量。本品与抗凝药华法林同用时可增强后者的抗凝作用，合用时应严密监测患者的 PT。

丙磺舒可减少本品自肾小管分泌约 50%，合用时可因本品血药浓度增高而产生毒性。本品与呋喃妥因有拮抗作用，不推荐联合应用。多种维生素，或其他含铁、锌离子的制剂及含铝或镁的制酸药可减少本品的吸收，建议避免合用，不能避免时在本品服药前 2 小时，或服药后 6 小时服用。去羟肌苷（didanosine，DDI）可减少本品的口服吸收，因其制剂中含铝及镁，可与氟喹诺酮类药物螯合，故不宜合用。本品干扰咖啡因的代谢，从而导致咖啡因清除减少，$t_{1/2}$ 延长，并可能产生中枢神经系统毒性。

【禁忌证】对本品及氟喹诺酮类药物过敏的患者禁用。

【不良反应】①胃肠道反应，较为常见，可表现为腹部不适或疼痛、腹泻、恶心或呕吐。②中枢神经系统反应，可有头昏、头痛、嗜睡或失眠。③过敏反应：皮疹、皮肤瘙痒，偶可发生渗出性多形性红斑及血管神经性水肿。④少数患者有光敏反应。⑤偶可发生：癫痫发作、精神异常、烦躁不安、意识障碍、幻觉、震颤；血尿、发热、皮疹等间质性肾炎表现；静脉炎；结晶尿，多见于高剂量应用时；关节疼痛；少数患者可发生血清氨基转移酶升高、血尿素氮增高及周围血象白细胞降低，多属轻度，并呈一过性。

【用法和剂量】口服。大肠埃希菌、肺炎克雷伯菌及奇异变形菌所致的急性单纯性下尿路感染，一次 0.4g（4 粒），一日 2 次，疗程 3 日。其他病原菌所致的单纯性尿路感染，剂量同上，疗程 7～10 日。复杂性尿路感染，剂量同上，疗程 10～21 日。单纯性淋球菌性尿道炎，单次 0.8～1.2g（8～12 粒）。急性及慢性前列腺炎，一次 0.4g（4 粒），一日 2 次，疗程 28 日。肠道感染，一次 0.3～0.4g（3～4 粒），一日 2 次，疗程 5～7 日。伤寒沙门菌感染，一日 0.8～1.2g（8～12 粒），分 2～3 次服用，疗程 14～21 日。

【制剂与规格】片剂、胶囊：0.1g。

## 环丙沙星 Ciprofloxacin

【适应证】敏感菌感染所引起的：①泌尿生殖系统感染，包括单纯性、复杂性尿路感染，细菌性前列腺炎，淋病奈瑟菌尿道炎或子宫颈炎（包括产酶株所致者）。②呼吸道感染，包括敏感革兰氏阴性杆菌所致支气管感染急性发作及肺部感染。③胃肠道感染，由志贺菌属、沙门菌属、产肠毒素大肠埃希菌、嗜水气单胞菌、副溶血弧菌等所致。④伤寒。⑤骨和关节感染。⑥皮肤软组织感染。⑦败血症等全身感染。

【药理作用】

（1）药效学 参见诺氟沙星。

（2）药动学 空腹口服后吸收迅速，生物利用度为49%～70%，食物可延缓本品吸收。本品吸收后广泛分布至全身组织和体液中，组织中的浓度常超过血药浓度。脑膜没有炎症时脑脊液中药物的浓度仅为血药浓度的10%。本品可通过胎盘屏障，从乳汁分泌；分布容积为2～3L/kg，血浆蛋白结合率为20%～40%。口服给药后24小时内以原型经肾排出占给药量的40%～50%（主要为肾小管分泌），静脉给药后排出给药量的50%～70%，以代谢产物形式（仍具有抗菌活性，但较弱）排出约占15%；经胆汁及粪便5日内排出20%～35%，虽仅少量经胆汁排出，但胆汁中药物浓度高，可达同期血药浓度的10倍以上。$t_{1/2\beta}$为4小时，肾功能减退时稍延长（6小时）。仅少量环丙沙星可被血液透析和腹膜透析清除。

【注意事项】①宜空腹服用，食物虽可延迟其吸收，但其总吸收量（生物利用度）未见减少，故也可于餐后服用，以减少胃肠道反应；服用时宜同时饮水250ml。②见诺氟沙星。

【药物相互作用】尿碱化药可减少本品在尿中的溶解度，导致结晶尿和肾毒性。含铝或镁的制酸药可减少本品经口服吸收，建议避免合用。不能避免时应在服本品前2小时，或服药后6小时再服用。本品与茶碱类药物合用时可能由于与细胞色素P450结合部位的竞争性抑制，导致茶碱类药物的肝消除明显减少，$t_{1/2\beta}$延长，血药浓度升高，出现茶碱中毒症状，如恶心、呕吐、震颤、不安、激动、抽搐、心悸等，故合用时应测定茶碱类药物的血药浓度并调整剂量。环孢素与本品合用时，其血药浓度升高，必须监测环孢素的血药浓度，并调整剂量。本品与抗凝药华法林同用时可增强后者的抗凝作用，合用时应严密监测患者的PT。丙磺舒可减少本品自肾小管分泌约50%，合用时可因本品血药浓度增高而产生毒性。

本品干扰咖啡因的代谢，从而导致咖啡因消除减少，$t_{1/2\beta}$延长，并可能产生中枢神经系统毒性。去羟肌苷（DDI）可减少本品的口服吸收，因其制剂所含的铝及镁可与本品螯合，故不宜合用。

【禁忌证】对环丙沙星及任何一种氟喹诺酮类药物过敏的患者禁用。妊娠期、哺乳期妇女及18岁以下者禁用。

【不良反应】见诺氟沙星。

【用法和剂量】口服：成人常用量为一日0.5～1.5g，分2～3次。用于骨和关节感染，一日1～1.5g，分2～3次，疗程4～6周或更长。肺炎和皮肤软组织感染，一日1～1.5g，分2～3次，疗程7～14日。肠道感染，一日1g，分2次，疗程5～7日。伤寒，一日1.5g，分2～3次，疗程7～14日。尿路感染：①急性单纯性下尿路感染，一日0.5g，分2次，疗程5～7日；②复杂性尿路感染，一日1g，分2次，疗程7～14日。静脉滴注：成人常用量为一日0.2g，每12小时静脉滴注1次，滴注时间不少于30分钟。严重感染或铜绿假单胞菌感染可加大剂量至一日0.8g，分2次静脉滴注。注射用环丙沙星使用时，将其于无菌操作下溶于5%葡萄糖注射液200ml或0.9%氯化钠注射液200ml中。

疗程：①尿路感染，急性单纯性下尿路感染5～7日，复杂性尿路感染7～14日。②肺炎和皮肤软组织感染、伤寒，7～14日。③肠道感染：5～7日。④骨和关节感染，4～6周或更长。⑤单纯性淋病，单次口服0.5g。阴道给药时，患者清洁外阴部后，取仰卧位，垫高臀部，将栓剂或膜剂（0.1g）塞入阴道深部，保留5～10分钟。每晚1次，一次1枚，疗程7日。

【制剂与规格】（盐酸盐）片剂、胶囊：0.25g、0.5g；栓剂或膜剂 0.1g、0.2g；（乳酸盐）注射液：2ml：0.1g；（乳酸盐）氯化钠注射液：100ml：0.2g。

**左氧氟沙星　Levofloxacin**

【适应证】敏感细菌感染所引起的中、重度感染：①呼吸系统感染，包括敏感革兰氏阴性杆菌所致急性支气管炎、慢性支气管炎急性发作、弥漫性支气管炎、支气管扩张合并感染、肺炎、扁桃体炎（扁桃体周围脓肿）。②泌尿系统感染：肾盂肾炎、复杂性尿路感染等。③生殖系统感染：急性前列腺炎、急性附睾炎、宫腔感染、子宫附件炎、盆腔炎（疑有厌氧菌感染时可合用甲硝唑）、淋病奈瑟菌尿道炎或子宫颈炎（包括产酶株所致者）。④皮肤软组织感染：传染性脓疱病、蜂窝织炎、淋巴管（结）炎、皮下脓肿、肛脓肿等。⑤肠道感染：细菌性痢疾、感染性肠炎、沙门菌属肠炎、伤寒及副伤寒。⑥败血症、粒细胞减少及免疫功能低下患者的各种感染。⑦其他感染：乳腺炎、外伤、烧伤及术后伤口感染、腹腔感染（必要时合用甲硝唑）、胆囊炎、胆管炎、骨与关节感染及五官科感染等。

【药理作用】

（1）药效学　参见环丙沙星。

（2）药动学　口服吸收完全，可吸收给药量近 100%。$t_{max}$ 为 1 小时左右。食物对本品的吸收有影响。吸收后在体内分布广泛，全身组织和体液中均可达有效浓度。本品以原型自肾中排出，$t_{1/2\beta}$ 为 6～8 小时。

【注意事项】静脉滴注时间为每 100ml 至少 60 分钟。本制剂不宜与其他药物同瓶混合滴注，或在同一根静脉输液管内进行滴注。肾功能不全者按肌酐清除率应减量或延长给药间隔时间：20～49ml/min 者，首剂 0.4g，以后每 24 小时 0.2g；10～19ml/min 者，首剂 0.4g，以后每 48 小时 0.2g。偶见用药后发生跟腱炎或跟腱断裂的报道，故如有上述症状发生时须立即停药并休息，严禁运动，直到症状消失。其他注意事项见诺氟沙星。

【药物相互作用】本品不能与多价金属离子如镁、钙等的溶液在同一输液管中使用。避免与茶碱同时使用。如需同时应用，应监测茶碱的血药浓度，据以调整剂量。与华法林或其衍生物同时应用时，应监测 PT 或其他凝血试验。与非甾体抗炎药同时应用，有引发抽搐的可能。与口服降血糖药同时使用时可能引起低血糖，因此用药过程中应注意监测血糖浓度，一旦发生低血糖时应立即停用本品，并给予适当处理。

【禁忌证】对左氧氟沙星及氟喹诺酮类药物过敏者；妊娠期及哺乳期妇女、18 岁以下儿童禁用。

【不良反应】见诺氟沙星。

【用法和剂量】口服：成人常用量为一日 0.3～0.4g，分 2～3 次服。用于支气管感染、肺部感染：一次 0.2g，一日 2 次，或一次 0.1g，一日 3 次，疗程 7～14 日。用于急性单纯性下尿路感染：一次 0.1g，一日 2 次，疗程 5～7 日；复杂性尿路感染：一次 0.2g，一日 2 次，或一次 0.1g，一日 3 次，疗程 10～14 日。用于细菌性前列腺炎：一次 0.2g，一日 2 次，疗程为 6 周。感染较重或感染病原体敏感性较差者，如铜绿假单胞菌等假单胞菌属细菌感染的治疗剂量也可增至一日 0.6g，分 3 次服。静脉滴注：成人一日 0.4g，分 2 次滴注。重度感染患者及病原菌对本品敏感性较差者（如铜绿假单胞菌），一日最大剂量可增至 0.6g，分 2 次滴注。

外用：一般一次 1 滴，一日 3 次滴眼，根据症状可适当增减。对角膜炎的治疗在急性期每 15～30 分钟滴眼 1 次，对严重的病例在开始 30 分钟内每 5 分钟滴眼 1 次，病情控制后逐渐减少滴眼次数。治疗细菌性角膜溃疡推荐使用高浓度的抗生素滴眼制剂。

【制剂与规格】（盐酸盐、乳酸盐）片剂、胶囊：0.2g、0.5g；（盐酸盐、乳酸盐）注射液：2ml∶0.2g、5ml∶0.5g；（盐酸盐、乳酸盐）氯化钠注射液：100ml∶0.2g、250ml∶0.5g；滴眼剂：0.3%（5ml、8ml）。

### 莫西沙星 Moxifloxacin

【适应证】上呼吸道和下呼吸道感染，如急性鼻窦炎、慢性支气管炎急性发作、社区获得性肺炎及皮肤和软组织感染。

【药理作用】

（1）药效学　对需氧革兰氏阳性球菌、厌氧菌、衣原体、支原体等非典型病原体的作用较沿用氟喹诺酮类药物增强。该药系通过对细菌的Ⅱ型 DNA 拓扑异构酶（DNA 旋转酶）和Ⅳ型 DNA 拓扑异构酶的抑制作用阻断细菌 DNA 复制而起抗菌作用。

（2）药动学　口服后吸收良好，生物利用度约为90%。高脂肪餐亦不影响本品的吸收。莫西沙星在肝内通过与葡糖苷酸和硫酸酯结合而代谢，不经细胞色素酶 P450 系统。本品的代谢物 M1 硫酸酯结合物占给药量的38%，主要由粪中排出；口服或静脉给药量的14%转化为葡糖苷酸结合物（M2），主要自尿中排出。

【注意事项】可延长一些患者心电图的 QT 间期。其 QT 间期延长的程度随着药物浓度的增加而增加。①应避免用于 QT 间期延长的患者。患有无法纠正的低钾血症及接受Ⅰa类（如奎宁丁、普鲁卡因）或Ⅲ类（如胺碘酮、索托洛尔）抗心律失常药物者。②慎与可能延长 QT 间期的药物（西沙必利、红霉素、抗精神病药和三环类抗抑郁药）合用。③慎用于有致心律失常的因素存在时（如严重的心动过缓或急性心肌缺血）。喹诺酮类药物使用可诱发癫痫，慎用于已知或怀疑有能导致癫痫发作或降低癫痫发作阈值的中枢神经系统疾病的患者。严重肝功能损伤患者慎用。可能出现肌腱炎和肌腱断裂，特别是在老年患者和使用激素治疗的患者。可能出现假膜性肠炎。建议患者避免在紫外线及日光下过度暴露。首次服用后就可能发生过敏反应和变态反应，应立即告知医生。治疗复杂盆腔感染患者（如伴有输卵管-卵巢或盆腔脓肿）时，需考虑经静脉给药进行治疗，不推荐口服。

【药物相互作用】参见左氧氟沙星。

【禁忌证】对莫西沙星任何成分或其他喹诺酮类药物或任何辅料过敏者；妊娠期和哺乳期妇女；18 岁以下儿童禁用。

【不良反应】常见腹痛、头痛、恶心、腹泻、呕吐、消化不良、肝功能化验异常、眩晕等。少见乏力、念珠菌病、不适心动过速、QT 间期延长、口干、便秘、胃肠失调、白细胞减少、凝血酶原减少、嗜酸粒细胞增多、肌肉痛、失眠、感觉异常、皮疹等。偶见过敏反应、外周水肿、胃炎、腹泻（艰难梭菌）、血小板减少、肝功能异常、肌腱异常、紧张、情绪不稳定、耳鸣、弱视、肾功能异常等。

【用法和剂量】口服：成人，一次 400mg，一日 1 次。疗程：慢性气管炎急性发作 5 日；社区获得性肺炎 10 日；急性鼻窦炎 7 日；皮肤和软组织感染 7 日。静脉滴注：一次 0.4g，一日 1 次，滴注 90 分钟。

【制剂与规格】片剂：0.4g；氯化钠注射液：250ml（莫西沙星 0.4g，氯化钠 2.0g）。

# 硝基咪唑类

### 甲硝唑 Metronidazole

【适应证】①肠道和肠外阿米巴病（如阿米巴肝脓肿、胸膜阿米巴病等）；②阴道滴虫病、小袋虫病和皮肤利什曼病、麦地那龙线虫感染等；③厌氧菌感染。

【药理作用】

（1）药效学　甲硝唑的杀菌机制尚未完全阐明，厌氧菌的硝基还原酶在敏感菌株的能量代谢中起重要作用。本品硝基被还原后的代谢物可抑制细菌的 DNA 代谢过程，促使细菌死亡。耐药菌往往缺乏硝基还原酶因而对本品耐药。本品抗阿米巴原虫的机制为抑制其氧化还原反应，使原虫的氨链发生断裂。

（2）药代学　口服吸收完全，血浆蛋白结合率低于 20%。表观分布容积为 0.6～0.8L/kg。本品在肝脏中代谢，其代谢产物具有抗菌活性。本品及其代谢产物 60%～80% 经尿中排出，其中约 20% 以原型排出；6%～15% 随粪便排泄。

【注意事项】①本品的代谢产物可使尿液呈深红色。②原有肝脏疾病者剂量应减少。出现运动失调或其他中枢神经系统症状时应停药。重复一个疗程之前，应做白细胞计数。厌氧菌感染合并肾衰竭者，给药间隔时间应由 8 小时延长至 12 小时。③用药期间应戒酒，饮酒后可能出现腹痛、呕吐、头痛等症状。

【药物相互作用】本品能抑制华法林和其他口服抗凝药的代谢，加强它们的作用，引起 PT 延长。同时应用苯妥英钠、苯巴妥等诱导肝微粒体酶的药物，可加强本品代谢，使血药浓度下降，而苯妥英钠排泄减慢。同时应用西咪替丁等抑制肝微粒体酶活性的药物，可减缓本品在肝内的代谢及其排泄，延长本品的 $t_{1/2}$，应根据血药浓度测定的结果调整剂量。本品干扰双硫仑代谢，两者合用患者饮酒后可出现精神症状，故 2 周内应用双硫仑者不宜再用本品。本品可干扰氨基转移酶和 LDH 测定结果，可使胆固醇、三酰甘油水平下降。

【禁忌证】有活动性中枢神经系统疾病者、血液病者、妊娠期及哺乳期妇女禁用。

【不良反应】①消化系统反应：恶心、呕吐、食欲不振、腹部绞痛，一般不影响治疗。②神经系统反应：头痛、眩晕，偶有感觉异常、肢体麻木、共济失调、多发性神经炎等，大剂量可致抽搐。③少数病例发生荨麻疹、皮肤潮红或瘙痒、膀胱炎、排尿困难、口中金属味及白细胞减少等，均属可逆性，停药后自行恢复。

【用法和剂量】口服。成人：①用于肠道阿米巴病，一次 0.4～0.6g，一日 3 次，疗程 7 日；用于肠道外阿米巴病，一次 0.6～0.8g，一日 3 次，疗程 20 日。②用于贾第虫病，一次 0.4g，一日 3 次，疗程 5～10 日。③用于麦地那龙线虫病，一次 0.2g，一日 3 次，疗程 7 日。④用于小袋虫病，一次 0.2g，一日 2 次，疗程 5 日。⑤用于皮肤利什曼病，一次 0.2g，一日 4 次，疗程 10 日。间隔 10 日后重复 1 个疗程。⑥用于滴虫病，一次 0.2g，一日 4 次，疗程 7 日；可同时用阴道栓剂，每晚 0.5g，连用 7～10 日。⑦用于厌氧菌感染，一日 0.6～1.2g，分 3 次服，疗程 7～10 日。儿童：①用于阿米巴病，一日 35～50mg/kg，分 3 次服，疗程 10 日。②用于贾第虫病、麦地那龙线虫病、小袋虫病、滴虫病，一日 15～25mg/kg，分 3 次服，连服 10 日。③用于厌氧菌感染，一日 20～50mg/kg。

　　静脉滴注：用于厌氧菌感染，成人或儿童，首次 15mg/kg（70kg 成人为 1g），维持量 7.5mg/kg，每 6～8 小时静脉滴注 1 次。

　　局部用药：月经后睡前将 0.2g 本品放入阴道后穹隆处，一日 1 次，7 次为 1 个疗程。

　　【制剂与规格】片剂、胶囊：0.2g；氯化钠注射液：100ml∶0.5g；栓剂：0.5g；阴道泡腾片：0.2g。

### 替硝唑 Tinidazole

　　【适应证】男女泌尿生殖道毛滴虫病；敏感厌氧菌（如脆弱拟杆菌和其他拟杆菌、消化球菌属、梭状芽孢杆菌属、梭形杆菌等）所致的感染，如肺炎、肺脓肿等呼吸道感染，腹膜内感染，子宫内膜炎，输卵管脓肿等妇科感染，牙周炎、冠周炎等口腔感染等。

　　【药理作用】参见甲硝唑。

　　【注意事项】致癌、致突变作用：动物实验或体外测定发现本品具有致癌、致突变作用，但在人体尚缺乏研究资料。如疗程中发生中枢神经系统不良反应，应及时停药。本品可干扰 ALT、LDH、三酰甘油、己糖激酶等的检验结果，使其测定值降至零。用药期间不应饮用含乙醇的饮料，因可引起体内乙醛蓄积，干扰乙醇的氧化过程，导致双硫仑样反应，患者可出现腹部痉挛、恶心、呕吐、头痛、面部潮红等。肝功能减退者本品代谢减慢，药物及其代谢物易在体内蓄积，应予减量，并做血药浓度监测。本品可自胃液持续清除，某些放置胃管作吸引减压者，可引起血药浓度下降。血液透析时，本品及代谢物迅速被清除，故应用本品不需减量。念珠菌感染者应用本品，其症状会加重，需同时给抗真菌治疗。本品对阿米巴包囊作用不大，宜加用杀包囊药物。治疗阴道滴虫病时，需同时治疗其性伴侣。药物不要放在儿童可触及的地方。废弃药品包装不应随意丢弃。

　　【药物相互作用】本品能抑制华法林和其他口服抗凝药的代谢，加强它们的作用，引起 PT 延长。与苯妥英钠、苯巴比妥等诱导肝微粒体酶的药物合用时，可加强本品代谢，使血药浓度下降，并使苯妥英钠排泄减慢。与西咪替丁等抑制肝微粒体酶活性的药物合用时，可减慢本品在肝内的代谢及其排泄，延长本品的 $t_{1/2\beta}$，应根据血药浓度测定的结果调整剂量。本品干扰双硫仑代谢，两者合用时，患者饮酒后可出现精神症状，故 2 周内应用双硫仑者不宜再用本品。本品可干扰血清氨基转移酶和 LDH 的测定结果，可使胆固醇、三酰甘油水平下降。与土霉素合用时，土霉素可干扰本品清除阴道滴虫的作用。

　　【禁忌证】对本品或甲硝唑等硝基咪唑类、吡咯类药物过敏者禁用。有活动性中枢神经系统疾病和血液病者禁用。妊娠期及哺乳期妇女禁用。

　　【不良反应】不良反应少见而轻微，主要为恶心、呕吐、上腹痛、食欲下降及口腔金属味，可有头痛、眩晕、皮肤瘙痒、皮疹、便秘及全身不适。此外还可有中性粒细胞减少、双硫仑样反应及黑尿。高剂量时也可引起癫痫发作和周围神经病变。

　　【用法和剂量】泌尿生殖道毛滴虫病的治疗：①单次疗法，成人单次顿服 2g，其配偶应同时服用；12 岁以上儿童单次顿服 2g；6 岁以上儿童单次顿服 1g；个别病例需重复用药 1 次。或遵医嘱。②多次疗法，成人每日服用 1 次，每次 1g，首次加倍，连服 3 日。或遵医嘱。厌氧菌感染的治疗：成人及 12 岁以上儿童，第 1 日口服 2g，以后每 24 小时服 1g。一般用药 5～6 日，或根据病情决定。或遵医嘱。口腔感染的治疗：成人每日服用 1 次，每次 1g，首次加倍，连服 3 日。或遵医嘱。

　　【制剂与规格】片剂、胶囊：0.5g。

# 硝基呋喃类

### 呋喃妥因 Nitofurantoin

【适应证】对其敏感的大肠埃希菌、肠球菌属、葡萄球菌属、克雷伯菌属、肠杆菌属等细菌所致的急性单纯性下尿路感染，也可用于尿路感染的预防。

【药理作用】

（1）药效学　可能干扰细菌体内氧化还原酶系统，导致细菌代谢紊乱并损伤其 DNA。

（2）药动学　本品在小肠内吸收快且完全，$t_{max}$ 为 1～2 小时，生物利用度在空腹时为 87%，进食时为 94%。部分药物在体内被各种组织（包括脏器）迅速代谢灭活。肾小球滤过为主要排泄途径，少量自肾小管分泌和重吸收。30%～40%迅速以原型经尿中排出，部分药物亦可经胆汁排泄。透析可清除本品。肾功能不全者、新生儿和婴儿的药物排泄率低，易产生严重毒性反应。

【注意事项】呋喃妥因宜与食物同服，以减少胃肠道刺激。疗程应至少 7 日，或继续用药至尿中细菌清除 3 日以上。长期应用本品 6 个月以上者，有发生弥漫性间质性肺炎或肺纤维化的可能，应严密观察，及早发现，及时停药。因此将本品作长期预防应用者需权衡利弊。葡萄糖-6-磷酸脱氢酶缺乏症、周围神经病变、肺部疾病患者慎用。对实验室检查指标的干扰：本品可干扰尿糖测定，因其尿中代谢产物可使硫酸铜试剂发生假阳性反应。

【药物相互作用】可导致溶血的药物与呋喃妥因合用时，有增加溶血反应的可能。与肝毒性药物合用有增加肝毒性反应的可能；与神经毒性药物合用，有增加神经毒性的可能。丙磺舒和磺吡酮均可抑制呋喃妥因的肾小管分泌，导致后者的血药浓度增高和（或）$t_{1/2}$ 延长，而尿液浓度则见降低，疗效亦减弱，丙磺舒等的剂量应予调整。

【禁忌证】新生儿、足月妊娠妇女、肾功能减退者及对呋喃类药物过敏者禁用。

【不良反应】恶心、呕吐、纳差和腹泻等胃肠道反应较常见。皮疹、药物热、粒细胞减少、肝炎等变态反应亦可发生，有葡萄糖-6-磷酸脱氢酶缺乏者尚可发生溶血性贫血。头痛、头昏、嗜睡、肌痛、眼球震颤等神经系统不良反应偶可发生，严重者可发生周围神经炎，原有肾功能减退或长期服用本品的患者易于发生。呋喃妥因偶可引起发热、咳嗽、胸痛、肺部浸润和嗜酸粒细胞增多等急性肺炎表现，停药后可迅速消失，重症患者采用皮质激素可能减轻症状；长期服用 6 个月以上的患者，偶可引起间质性肺炎或肺纤维化，应及早停药并采取相应治疗措施。

【用法和剂量】口服，成人一次 50～100mg（1～2 片），一日 3～4 次。单纯性下尿路感染用低剂量；1 个月以上小儿一日 5～7mg/kg，分 4 次服。疗程至少 1 周，或用至尿培养转阴后至少 3 日。对尿路感染反复发作予本品预防者，成人一日 50～100mg（1～2）片，睡前服，儿童一日 1mg/kg。

【制剂与规格】肠溶片：50mg。

# 抗结核病药

### 异烟肼 Isoniazid

【适应证】与其他抗结核药联合，用于各种类型结核病及部分非结核分枝杆菌病。

【药理作用】

（1）药效学　异烟肼是一种具有杀菌作用的合成抗感染药，只对分枝杆菌，主要是生长繁殖期的细菌有效。其作用机制尚未阐明，可能抑制敏感细菌分枝菌酸的合成而使细胞壁破裂。

（2）药动学　口服后吸收快，$t_{max}$ 为 1～2 小时，口服 300mg，$C_{max}$ 为 3～7mg/L。吸收后分布于全组织和体液中。可穿过胎盘屏障，进入胎儿血液循环。血浆蛋白结合率仅 0～10%。口服 4～6 小时后血药浓度因患者的乙酰化快慢而异，主要在肝脏经乙酰化代谢成无活性代谢产物，其中有的具有肝毒性。乙酰化的速率由遗传所决定。慢乙酰化者常有肝脏 $N$-乙酰转移酶缺乏，未乙酰化的异烟肼可被部分结合。$t_{1/2}$ 在快乙酰化者为 0.5～1.6 小时，慢乙酰化者为 2～5 小时，肝、肾功能损害者可能延长。本品主要经肾排泄（约 70%），在 24 小时内排出，大部分为无活性代谢物，本品亦可从乳汁排出。

【注意事项】精神病、癫痫、肝功能损害及严重肾功能损害者应慎用本品或剂量酌减。异烟肼与乙硫异烟胺、吡嗪酰胺、烟酸或其他化学结构有关药物存在交叉过敏。大剂量应用时，可使维生素 $B_6$ 大量随尿排出，抑制脑内谷氨酸脱羧变成 γ-氨酪酸而导致惊厥，也可引起周围神经系统的多发性病变。因此成人一日同时口服维生素 $B_6$ 50～100mg 有助于防止或减轻周围神经炎和（或）维生素 $B_6$ 缺乏症状。如出现轻度手脚发麻、头晕，可服用维生素 $B_1$ 或 $B_6$，若重度者或有呕血现象，应立即停药。肾功能减退但血肌酐值＜6mg/100ml 者，异烟肼的用量无须减少。如肾功能减退严重或患者系慢乙酰化者则需减量，以异烟肼服用后 24 小时的血药浓度不超过 1mg/L 为宜。对于无尿患者，异烟肼的剂量可减为常用量的一半。肝功能减退者剂量应酌减。用药前、疗程中应定期检查肝功能，包括血清胆红素、AST、ALT，疗程中密切注意有无肝炎的前驱症状，一旦出现肝毒性的症状及体征时应即停药，必须待肝炎的症状、体征完全消失后方可重新用药，此时必须从小剂量开始，逐步增加剂量，如有任何肝毒性表现应立即停药。如疗程中出现视神经炎症状，需立即进行眼部检查，并定期复查。慢乙酰化患者较易产生不良反应，故宜用较低剂量。异烟肼可透过胎盘屏障，导致胎儿血药浓度高于母体血药浓度。妊娠期妇女应避免应用，如确有指征应用时，必须充分权衡利弊。异烟肼在乳汁中浓度可达 12mg/L，与血药浓度相近；如哺乳期间充分权衡利弊后决定用药，则宜停止哺乳。新生儿肝脏乙酰化能力较差，以致 $t_{1/2\beta}$ 延长，新生儿用药时应密切观察不良反应。50 岁以上患者用药引起肝炎的发生率较高，治疗时更需密切注意肝功能的变化，必要时减少剂量或同时酌情使用保护肝功能的制剂。

【药物相互作用】服用异烟肼时每日饮酒，易诱发肝脏毒性反应，并加速异烟肼的代谢，因此需调整异烟肼的剂量，并密切观察肝毒性征象。应劝告患者服药期间避免服用含乙醇的饮料。含铝制酸药可延缓并减少异烟肼口服后的吸收，使血药浓度减低，故应避免两者同时服用，或在口服制酸剂前至少 1 小时服用异烟肼。抗凝血药（如香豆素或茚满双酮衍生物）与异烟肼同时应用时，由于抑制了抗凝药的酶代谢，使抗凝作用增强。与环丝氨酸同时服用时可增加中枢神经系统不良反应（如头昏或嗜睡），需调整剂量，并密切观察中枢神经系统毒性征象，尤其对于从事需要灵敏度较高的工作的患者。利福平与异烟肼合用时可增加肝毒性的危险性，尤其是已有肝功能损害者或为异烟肼快乙酰化者，因此在疗程的头 3 个月应密切随访有无肝毒性征象出现。异烟肼为维生素 $B_6$ 的拮抗剂，可增加维生素 $B_6$ 经肾排出量，因而可能导致周围神经炎，服用异烟肼时维生素 $B_6$ 的需要量增加。与肾上腺皮质激素（尤其是泼尼松龙）合用时，可增加异烟肼在肝内的代谢及排泄，导致后者的血药浓度减低而影响疗效，在快乙酰化者更为显著，应适当调整剂量。与阿芬太尼（alfentanil）合用时，由于异烟肼为肝药酶抑制剂，可延长阿芬太尼的作用；与双硫仑（disulfiram）合用可增强其中枢神经系统作用，产生眩晕、动作不协调、易激惹、失眠等；与恩氟烷合用可增加具有肾毒性的无机氟代谢物的形成。与乙硫异烟胺或其他抗结核药合用，可加重两者的不良反应，与其他肝毒性药合用可增加本品的肝毒性，因此宜尽量避免。异烟肼不宜与酮康唑或咪康唑合用，因其可使后两者的血药浓度降低。与苯妥英钠或氨茶碱合用时可抑制两者在肝脏中的代谢，而导致苯妥英钠或氨茶碱的血药浓度增高，故异烟肼与两者先后应用或合用时，苯妥英钠或氨茶碱的剂量应适当调整。与对乙酰氨基酚合用时，由于异烟肼可诱导肝细胞色素 P450，使前者形成毒性代谢物的量增加，可增加肝毒性及肾毒性。与卡马西平同时应用时，异烟肼可抑制其代谢，使卡马西平的血药浓度增高，而引起毒性反应；卡马西平可诱导异烟肼的微粒体代谢，使具有肝毒性的中间代谢物增加。本品不宜与其他神经毒药物合用，以免增加神经毒性。

【禁忌证】对本品过敏的患者禁用。

【不良反应】常用剂量的不良反应发生率较低。剂量加大至 6mg/kg 时，不良反应发生率显著增加，主要为周围神经炎及肝脏毒性，加用维生素 $B_6$ 虽可减少毒性反应，但也可影响疗效。①肝脏：可引起轻度一过性肝损害如 AST 及 ALT 升高及黄疸等，发生率为 10%～20%。肝脏毒性与本品的代谢产物乙酰肼有关，快乙酰化者乙酰肼在肝脏积聚增多，故易引起肝损害。服药期间饮酒可使肝损害加重。毒性反应表现为食欲不佳、异常乏力或软弱、恶心或呕吐（肝毒性的前驱症状）及深色尿、眼或皮肤黄染（肝毒性）。②神经系统：周围神经炎多见于慢乙酰化者，并与剂量有明显关系。较多患者表现为步态不稳、麻木针刺感、烧灼感或手脚疼痛。此种反应在铅中毒、动脉硬化、甲亢、糖尿病、乙醇中毒、营养不良及妊娠期妇女等较易发生。其他毒性反应如兴奋、欣快感、失眠、丧失自主力、中毒性脑病或中毒性精神病则均属少见，视神经炎及萎缩等严重毒性反应偶有报道。③变态反应：包括发热、多形性皮疹、淋巴结病、脉管炎等。一旦发生，应立即停药，如需再用，应从小剂量开始，逐渐增加剂量。④血液系统：可有粒细胞减少、嗜酸粒细胞增多、血小板减少、高铁血红蛋白血症等。⑤其他：口干、维生素 $B_6$ 缺乏症、高血糖症、代谢性酸中毒、内分泌功能障碍等偶有报道。

【用法和剂量】口服。成人：①预防：一日 0.3g，顿服；②治疗：与其他抗结核药合用，一日 5mg/kg，最高 0.3g；或一日 15mg/kg，最高 900mg，一周服用 2～3 次。儿童：①预防：一日 10mg/kg，最高 0.3g，顿服。②治疗：一日 10～20mg/kg，最高 0.3g，顿服。某些严重结核病（如结核性脑膜炎），一日可高达 30mg/kg（最高 500mg），但要注意肝功能损害和周围神经炎的发生。

肌内注射、静脉注射或静脉滴注：极少肌内注射。一般在强化期或对于重症或不能口服用药的患者可用静脉滴注的方法，用 0.9%氯化钠注射液或 5%葡萄糖注射液稀释后使用。成人常用量，一日 0.3～0.4g，或 5～10mg/kg；急性粟粒性肺结核或结核性脑膜炎患者，一日 10～15mg/kg，最高 0.9g。③间歇疗法一次 0.6～0.8g，一周应用 2～3 次。儿童一日 10～15mg/kg，最高 0.3g。

局部用药：①雾化吸入，一次 0.1～0.2g，一日 2 次。②局部注射（胸膜腔、腹腔或椎管内），一次 50～200mg。

【制剂与规格】片剂：50mg、100mg、300mg；注射液：2ml：50mg、2ml：100mg。

### 利福平 Rifampicin

【适应证】与其他抗结核药联合用于各种结核病的初治与复治（包括结核性脑膜炎）。与其他药物联合用于麻风病、非结核分枝杆菌感染。与万古霉素（静脉）可联合用于甲氧西林耐药葡萄球菌所致的严重感染。利福平与红霉素联合方案用于军团菌属严重感染。无症状脑膜炎奈瑟菌带菌者，以消除鼻咽部脑膜炎奈瑟菌（但不适用于脑膜炎奈瑟菌感染）。

【药理作用】

（1）药效学　本品为半合成广谱杀菌药。与 DNA 依赖性 RNA 多聚酶的 R 亚单位牢固结合，防止该酶与 DNA 模板的结合，抑制细菌 RNA 的合成，阻断转录过程。本品对结核分枝杆菌具有高度抗菌活性；部分非结核分枝杆菌对利福平敏感。本品对葡萄球菌包括甲氧西林耐药菌株具有很强的抗菌活性。

（2）药动学　口服吸收良好，$t_{max}$ 为 1.5～4 小时。成人一次口服 600mg 后 $C_{max}$ 可达 7～9mg/L；进食服药可使达峰时间延迟和药峰浓度减低。吸收后可分布至全身大部分组织和体液中，包括脑脊液，当脑膜有炎症时脑脊液内药物浓度增加；在唾液中亦可达有效治疗浓度；本品可通过胎盘屏障，进入胎儿血液循环。利福平为脂溶性，故易进入细胞内杀灭其中的敏感细菌和分枝杆菌。分布容积为 1.6L/kg。血浆蛋白结合率为 80%～91%。本品在肝脏中可被自身诱导微粒体氧化酶的作用而迅速去乙酰化，成为具有抗菌活性的代谢物 25-O-去乙酰利福平，水解后形成无活性的代谢物由尿排出。本品主要经胆汁从肠道排泄，有肝肠循环，但去乙酰利福平则无肝肠循环。60%～65%的给药量经粪便排出，6%～15%的药物以原型、15%为活性代谢物经尿排出；7%则以无活性的衍生物排出。亦可经乳汁分泌。在肾功能减退患者中本品无蓄积，不能经血液透析及腹膜透析清除。

【注意事项】乙醇中毒、肝功能损害者慎用。可致肝功能不全，在原有肝病患者或本品与其他肝毒性药物同服时有伴发黄疸死亡病例的报道，因此原有肝病患者，仅在有明确指征的情况下方可慎用。高胆红素血症：系肝细胞性和胆汁潴留的混合型，轻症患者用药中自行消退，重者需停药观察。血胆红素升高也可能是利福平与胆红素竞争排泄的结果。治疗初期 2～3 个月应严密监测肝功能变化。单用利福平治疗结核病或其他细菌性感染时病原菌可迅速产生耐药性，故必须与其他药物合用。治疗可能需持续 6 个月至 2 年，甚至数年。可能引起白细胞和血小板减少，并导致齿龈出血和感染、伤口愈合延迟等。用药期间应避免拔牙等手术，并注意口腔卫生、刷牙及剔牙。用药期间应定期检查周围血象。应于餐前 1 小时或餐后 2 小时服用，最好清晨空腹一次服用，因进食影响药物吸收。肝功能减退的患者常需减少剂量，一日剂量≤8mg/kg。老年患者肝功能有所减退，用药量应酌减。肾功能减退者不需减量。在肾小球滤过率减低或无尿患者利福平的血药浓度无显著改变。服药后便尿、唾液、汗液、痰液、泪液等排泄物均可显橘红色。有发生间质性肾炎的可能。可透过胎盘屏障，妊娠初始 3 个月内禁用，3 个月以上慎用。哺乳期妇女用药应充分权衡利弊后决定是否用药。5 岁以下小儿慎用。

【药物相互作用】饮酒可致利福平性肝毒性发生率增加，并增加利福平的代谢，需调整利福平剂量，并密切观察患者有无肝毒性出现。对氨基水杨酸盐可影响本品的吸收，导致其血药浓度减低；如必须联合应用时，两者服用间隔至少 6 小时。本品与异烟肼合用肝毒性发生危险增加，尤其是原有肝功能损害者和异烟肼快乙酰化患者。利福平与乙硫异烟胺合用可加重其不良反应。氯法齐明可减少利福平的吸收，达峰时间延迟且 $t_{1/2}$ 延长。利福平与咪康唑或酮康唑合用，可使后两者的血药浓度减低，故本品不宜与咪唑类合用。

肾上腺皮质激素（糖皮质激素、盐皮质激素）、抗凝药、氨茶碱、茶碱、氯霉素、氯贝丁酯、环孢素、维拉帕米（异搏定）、妥卡胺、普罗帕酮、甲氧苄啶、香豆素或茚满二酮衍生物、口服降血糖药、促皮质素、氨苯砜、洋地黄苷类、丙吡胺、奎尼丁等与利福平合用时，由于后者诱导肝微粒体酶活性，可使上述药物的药效减弱，因此除地高辛和氨苯砜外，在用利福平前和疗程中上述药物需调整剂量。本品与香豆素或茚满二酮类药物合用时应每日或定期测定 PT，据以调整剂量。本品可促进雌激素的代谢或减少其肝肠循环，降低口服避孕药的作用，导致月经不规则，月经间期出血和计划外妊娠。所以，患者服用利福平时，应改用其他避孕方法。本品可诱导肝微粒体酶，增加抗肿瘤药达卡巴嗪（dacarbazine）、环磷酰胺的代谢，形成烷化代谢物，促使白细胞减低，因此需调整剂量。本品与地西泮（安定）合用可增加后者的消除，使其血药浓度减低，故需调整剂量。本品可增加苯妥英在肝脏中的代谢，故两者合用时应测定苯妥英的血药浓度并调整用量。本品可增加左甲状腺素在肝脏中的降解，因此两者合用时左甲状腺素剂量应增加。本品亦可增加美沙酮、美西律在肝脏中的代谢，引起美沙酮撤药症状和美西律血药浓度减低，故合用时后两者需调整剂量。丙磺舒可与本品竞争被肝细胞摄入，使本品血药浓度增高并产生毒性反应。但该作用不稳定，故通常不宜加用丙磺舒以避免增高本品的血药浓度。

【禁忌证】①对利福平或利福霉素类抗菌药物过敏者禁用。②肝功能严重不全者、胆道阻塞者和 3 个月以内妊娠妇女禁用。

【不良反应】多见消化道反应：厌食、恶心、呕吐、上腹部不适、腹泻等胃肠道反应，但均能耐受。肝毒性为主要不良反应：在疗程最初数周内，少数患者可出现 AST 及 ALT 升高、肝肿大和黄疸，大多为无症状的 AST 及 ALT 一过性升高，在疗程中可自行恢复，老年人、酗酒者、营养不良者、原有肝病或其他因素造成肝功能异常者较易发生。变态反应：大剂量间歇疗法后偶可出现"流感样综合征"，表现为畏寒、寒战、发热、不适、呼吸困难、头昏、嗜睡及肌肉疼痛等，发生频率与剂量大小及间歇时间有明显关系。偶可发生急性溶血或肾衰竭，目前认为其产生机制属过敏反应。其他：偶见白细胞减少、PT 缩短、头痛、眩晕、视力障碍等。

【用法和剂量】口服。成人：抗结核治疗，一日 0.45～0.6g，空腹顿服，一日不超过 1.2g；脑膜炎奈瑟菌带菌者，5mg/kg，每 12 小时 1 次，连续 2 日。儿童：抗结核治疗，1 个月以上者一日 10～20mg/kg，空腹顿服，一日量不超过 0.6g；脑膜炎奈瑟菌带菌 1 个月以上者，一日 10mg/kg，每 12 小时 1 次，连服 4 次。老年患者：一日 10mg/kg，空腹顿服。

静脉滴注：以无菌操作法用 5%葡萄糖注射液或氯化钠注射液 500ml 稀释后静脉滴注，建议滴注时间超过 2 小时。

外用：取利福平滴眼剂滴入结膜囊内，一次 1～2 滴，一日 4～6 次。

【制剂与规格】片剂：0.15g；胶囊：0.15g、0.3g；滴眼剂：10ml∶5mg、10ml∶10mg。

### 吡嗪酰胺 Pyrazinamide

【适应证】联合用于治疗结核病。

【药理作用】

（1）药效学　本品为烟酰胺的衍生物，仅对结核分枝杆菌有效，对其他分枝杆菌及其他微生物无效。对结核分枝杆菌具有抑菌或杀菌作用，取决于药物浓度和细菌敏感度。本品仅在 pH 偏酸时（pH≤5.6）有抗菌活性。单独应用时结核分枝杆菌对其迅速产生耐药性，故需与其他抗结核药联合应用。

（2）药动学　口服后吸收快且完全，$t_{max}$ 为 2 小时，口服 1.5g 和 3g 后，$C_{max}$ 分别为 33mg/L 和 59mg/L。广泛分布于全身组织和体液中，包括肺、脑脊液、肾、肝及胆汁，脑脊液内药物浓度可达同期血药浓度的 87%～105%。血浆蛋白结合率为 10%～20%。主要在肝中代谢，水解生成活性代谢产物吡嗪酸，继而羟化成为无活性的代谢物。经肾小球滤过排泄，24 小时内用药量的 70%

主要以代谢物从尿中排出（其中吡嗪酸约33%），3%以原型排出。$t_{1/2}$为9～10小时，肝、肾功能减退时可能延长。

【注意事项】①交叉过敏：对乙硫异烟胺、异烟肼、烟酸或其他化学结构相似的药物过敏者可能对吡嗪酰胺也过敏。②对诊断的干扰：可与硝基氰化钠作用产生红棕色，影响尿酮测定结果；可使 AST 及 ALT、血尿酸浓度测定值增高。③糖尿病、痛风或严重肝功能减退者慎用。④使血尿酸增高，可引起急性痛风发作，须定时测定血尿酸。⑤妊娠结核病患者可先用异烟肼、利福平和乙胺丁醇治疗9个月，如对上述药物中任一种耐药或对吡嗪酰胺可能敏感者可考虑采用。

【药物相互作用】本品与别嘌醇、秋水仙碱、丙磺舒、磺吡酮合用，可增加血尿酸浓度而降低上述药物对痛风的疗效。因此合用时应调整剂量以便控制高尿酸血症和痛风。与乙硫异烟胺合用时可增强不良反应。

环孢素与吡嗪酰胺同用时前者的血药浓度可能减低，因此需监测血药浓度，据以调整剂量。

【禁忌证】对本品有过敏史者及儿童禁用。

【不良反应】常见肝损害、关节痛；偶见过敏反应。

【用法和剂量】口服。成人：与其他抗结核药联合。一日15～30mg/kg 顿服，最高一日2g；或一次50～70mg/kg，一周2～3次；一日服用者最高一次3g，一周服2次者最高一次4g。亦可采用间歇给药法，一周用药2次，一次50mg/kg。

【制剂与规格】片剂、胶囊：0.25g。

### 乙胺丁醇 Ethambutol

【适应证】①联合治疗结核分枝杆菌所致的肺结核。②结核性脑膜炎及非典型分枝杆菌感染的治疗。

【药理作用】

（1）药效学　本品为合成抑菌抗结核药。其作用机制尚未完全阐明。本品可渗入分枝杆菌体内干扰 RNA 的合成从而抑制细菌的繁殖，本品只对生长繁殖期的分枝杆菌有效。单独应用时结核分枝杆菌易对本品产生耐药性；迄今未发现本品与其他抗结核药物有交叉耐药性。

（2）药动学　口服给药量的75%～80%从胃肠道吸收，$t_{max}$为24小时，单次口服25mg/kg，$C_{max}$为5mg/L。广泛分布于全身各组织和体液中（除脑脊液外）。可通过胎盘屏障进入胎儿血液循环，可从乳汁分泌，乳汁中的药物浓度约相当于母体血药浓度。其分布容积为1.6L/kg。血浆蛋白结合率为20%～30%。主要经肝脏代谢，约15%的给药量代谢成为无活性代谢物。经肾小球滤过和肾小管分泌排出，给药后约80%在24小时内排出，至少50%以原型排泄，约15%为无活性代谢物。在粪便中以原型排出约20%。$t_{1/2}$为3～4小时，肾功能减退者可延长至8小时。

【注意事项】痛风、视神经炎、肾功能减退者慎用。治疗期间应检查：①眼部视野、视力、红绿鉴别力等，在用药前、疗程中一日检查一次，尤其是疗程长，一日剂量超过15mg/kg 的患者。②乙胺丁醇可使血清尿酸浓度增高，引起痛风发作，应定期测定血清尿酸。可与食物同服，一日剂量宜一次顿服。单用时可迅速产生耐药性，必须与其他抗结核药联合应用。剂量应根据患者体重计算。肾功能减退或老年患者应用时需减量。可透过胎盘屏障，胎儿血药浓度约为母亲血药浓度的30%。妊娠期妇女应慎用。可在乳汁中分布，哺乳期妇女慎用。

【药物相互作用】与乙硫异烟胺合用可增加不良反应；与氢氧化铝同用能减少本品的吸收；与神经毒性药物合用可增加本品的神经毒性，如视神经炎或周围神经炎。

【禁忌证】对本品过敏者、已知视神经炎患者、乙醇中毒者、年龄＜13 岁者禁用。

【不良反应】常见视物模糊、眼痛、红绿色盲或视力减退、视野缩小（视神经炎者一日 25mg/kg 以上时易发生）。视力变化可为单侧或双侧。少见畏寒、关节肿痛（趾、踝、膝关节）、病变关节表面皮肤发热发紧感（急性痛风、高尿酸血症）。罕见皮疹、发热、关节痛等过敏反应；或麻木，针刺感、烧灼痛或手足软弱无力（周围神经炎）。

【用法和剂量】口服：成人及 13 岁以上儿童，与其他抗结核药合用。①结核病初治，15mg/kg，一日 1 次顿服；或一次 25～30mg/kg，最高 2.5g，一周 3 次；或 50mg/kg，最高 2.5g，一周 2 次。②结核病复治，25mg/kg，一日 1 次顿服，连续 60 日，继以 15mg/kg，一日 1 次顿服。③非典型分枝杆菌感染，一日 15～25mg/kg，一次顿服。

【制剂与规格】片剂、胶囊：0.25g。

## 链霉素 Streptomycin

【适应证】与其他抗结核药联合用于结核分枝杆菌所致各种结核病的初治病例，或其他敏感分枝杆菌感染。本品可单用于治疗土拉菌病，或与其他抗菌药物联合用于鼠疫、腹股沟肉芽肿、布鲁菌病、鼠咬热等的治疗。亦可与青霉素或氨苄西林联合治疗草绿色链球菌或肠球菌所致的心内膜炎。

【药理作用】

（1）药效学　链霉素对结核分枝杆菌有强大的抗菌作用，其最低抑菌浓度（MIC）一般为 0.5mg/L。非典型分枝杆菌对本品大多耐药。链霉素对许多革兰氏阴性杆菌具有抗菌作用，脑膜炎奈瑟菌和淋病奈瑟菌对本品亦敏感。链霉素对金黄色葡萄球菌等多数革兰氏阳性球菌的抗菌活性差。在常用剂量时链霉素对肠球菌属无抗菌作用，但本品与青霉素或氨苄西林合用可呈协同作用而具有杀菌作用。

（2）药动学　肌内注射后吸收良好。主要分布于细胞外液，并可分布于除脑以外的所有器官、组织。本品到达脑脊液和支气管分泌液中的量很少。本品在尿液中浓度高，可穿过胎盘组织。分布容积为 0.26L/kg。血浆蛋白结合率低至中度（20%～30%）。肌内注射 1g $t_{max}$ 为 11.5 小时，$C_{max}$ 为 25～50mg/L。$t_{1/2}$ 为 2.4～2.7 小时，肾衰竭时可达 50～110 小时。本品在体内不代谢，主要经肾小球过滤排出，80%～98%在 24 小时内排出，约 1%从胆汁排出。本品有相当量可经血液透析清除。

【注意事项】交叉过敏，对一种氨基糖苷类药物过敏的患者可能对其他氨基糖苷类药物也过敏。下列情况应慎用链霉素：①失水，可使血药浓度增高，易产生毒性反应。②第八对脑神经损害，因本品可导致前庭神经和听神经损害。③重症肌无力或帕金森病。④肾功能损害，因本品具有肾毒性。疗程中应注意定期进行下列检查：①尿常规和肾功能测定，以防止出现严重肾毒性反应。②听力检查或听电图（尤其高频听力）测定。对诊断的干扰：本品可使 ALT、AST、血清胆红素浓度及乳酸脱氢酶浓度的测定值增高；血钙、镁、钾、钠浓度的测定值可能降低。本品属孕妇用药 D 类，即对人类有危害，但用药后可能利大于弊。本品可穿过胎盘屏障进入胎儿组织。据报道孕妇应用本品后曾引起胎儿听力损害。因此妊娠期妇女在使用本品前必须充分权衡利弊。哺乳期妇女用药期间宜暂停哺乳。在儿科中应慎用，尤其早产儿及新生儿的肾脏组织尚未发育完全，使本类药物的 $t_{1/2}$ 延长，药物易在体内积蓄而产生毒性反应。老年患者的肾功能有一定程度生理性减退，即使肾功能测定值在正常范围内仍应采用较小治疗量。老年患者应用氨基糖苷类药物后易产生各种毒性反应，应尽可能在疗程中监测血药浓度。

【药物相互作用】本品与其他氨基糖苷类药物合用或先后连续局部或全身应用，可增加其产生耳毒性、肾毒性及神经肌肉阻滞作用的可能性。本品与神经肌肉阻滞剂合用，可加重神经肌肉阻滞作用。本品与卷曲霉素、顺铂、依他尼酸、呋塞米或万古霉素（或去甲万古霉素）等合用，或先后连续局部或全身应用，可能增加耳毒性与肾毒性。本品与头孢噻吩或头孢唑林局部或全身合用，可能增加肾毒性。本品与多黏菌素类注射剂合用，或先后连续局部或全身应用，可增加肾毒性和神经肌肉阻滞作用。其他肾毒性药物及耳毒性药物均不宜与本品合用或先后应用，以免加重肾毒性或耳毒性。

【禁忌证】对链霉素或其他氨基糖苷类药物过敏的患者禁用。

【不良反应】血尿、排尿次数减少或尿量减少、食欲减退、口渴等肾毒性症状，少数可产生血液中尿素氮及肌酐值增高。影响前庭功能时可有步履不稳、眩晕等症状；影响听神经出现听力减退、耳鸣、耳部饱满感。部分患者可出现面部或四肢麻木、针刺感等周围神经炎症状。偶可发生视力减退（视神经炎）、嗜睡、软弱无力、呼吸困难等神经肌肉阻滞症状。偶可出现皮疹、瘙痒、红肿。少数患者停药后仍可发生听力减退、耳鸣、耳部饱满感等耳毒性症状，应引起注意。

【用法和剂量】肌内注射，一次 0.5g（以链霉素计，下同），每 12 小时 1 次，与其他抗菌药物合用。用于细菌性（草绿色链球菌）心内膜炎，肌内注射，每 12 小时 1g，与青霉素合用，连续 1 周，继以每 12 小时 0.5g，连续 1 周；60 岁以上的患者应减为每 12 小时 0.5g，连续 2 周。用于肠球菌性心内膜炎，肌内注射，与青霉素合用，每 12 小时 1g，连续 2 周，继以每 12 小时 0.5g，连续 4 周。用于鼠疫，肌内注射，一次 0.5～1g，每 12 小时 1 次，与四环素合用，疗程 10 日。用于土拉菌病，肌内注射，每 12 小时 0.5～1g，连续 7～14 日。用于结核病，肌内注射，每 12 小时 0.5g，或一次 0.75g，一日 1 次，与其他抗结核药合用；如采用间歇疗法，即一周给药 2～3 次，一次 1g；老年患者肌内注射，一次 0.5～0.75g，一日 1 次。用于布鲁菌病，一日 1～2g，分 2 次肌内注射，与四环素合用，疗程 3 周或 3 周以上。小儿常用量：肌内注射，一日 15～25mg/kg，分 2 次给药；治疗结核病，20mg/kg，一日 1 次，一日最大剂量不超过 1g，与其他抗结核药合用。

【制剂与规格】注射用无菌粉末：0.75g（75 万 U）、1.0g（100 万 U）。

### 对氨基水杨酸钠 Sodium Aminosalicylate

【适应证】结核分枝杆菌所致的肺及肺外结核病。本品仅对分枝杆菌有效，单独应用时结核分枝杆菌对本品能迅速产生耐药性，因此必须与其他抗结核药合用。链霉素和异烟肼与本品合用时能延缓结核分枝杆菌对前两者耐药性的产生。本品对不典型分枝杆菌无效。主要用作二线抗结核药物。

【药理作用】

（1）药效学　只对结核分枝杆菌有抑菌作用。本品与对氨基苯甲酸（PABA）的结构类似；通过对叶酸合成的竞争性抑制作用而抑制结核分枝杆菌的生长繁殖。

（2）药动学　口服吸收良好。血浆蛋白结合率低（15%）。口服后 $t_{max}$ 为 1～2 小时，有效浓度持续时间约 4 小时。$t_{1/2}$ 为 45～60 分钟，肾功能损害可达 23 小时。本品在肝中代谢，50% 以上经乙酰化成为无活性代谢物。给药量的 85% 在 7～10 小时经肾小球滤过和肾小管分泌迅速排出；14%～33% 为原型，50% 为代谢物。本品亦可经乳汁分泌。血液透析能否清除本品不明。

【注意事项】①交叉过敏反应：对其他水杨酸类药物包括水杨酸甲酯（冬青油）或其他含对

氨基苯基团（如某些磺胺药和染料）过敏的患者对本品亦可过敏。②对诊断的干扰：使硫酸铜法测定尿糖出现假阳性；使尿液中尿胆原测定呈假阳性反应（氨基水杨酸类药物与 EhrlIch 试剂发生反应，产生橘红色浑浊或黄色，某些根据上述原理做成的市售试验纸条的结果也可受影响）；使 ALT 和 AST 的正常值增高。③下列情况应慎用：充血性心力衰竭、胃溃疡、葡萄糖-6-磷酸脱氢酶（G-6-PD）缺乏症、严重肝功能损害、严重肾功能损害。

【药物相互作用】①对氨基苯甲酸与本品有拮抗作用，两者不宜合用。②本品可增强抗凝药（香豆素或茚满二酮衍生物）的作用，因此在用对氨基水杨酸类药物时或用后，口服抗凝药的剂量应适当调整。③与乙硫异烟胺合用时可增加不良反应。④丙磺舒或磺吡酮与氨基水杨酸类药物合用可减少后者从肾小管的分泌量，导致血药浓度增高和持续时间延长及毒性反应发生。因此，氨基水杨酸类药物与丙磺舒或磺吡酮合用时或合用后，前者的剂量应予适当调整，并密切随访患者。但目前多数不用丙磺舒作为氨基水杨酸类药物治疗时的辅助用药。⑤氨基水杨酸类药物可能影响利福平的吸收，导致利福平的血药浓度降低，必须告知患者在服用上述两药时，至少相隔 6 小时。⑥氨基水杨酸盐和维生素 $B_{12}$ 同服时可影响后者从胃肠道的吸收，因此服用氨基水杨酸类药物的患者其维生素 $B_{12}$ 的需要量可能增加。

【禁忌证】对本品过敏者、肾病终末期患者禁用。

【不良反应】①发生率较多者：胃肠道反应有食欲缺乏、恶心、呕吐、腹痛、腹泻；过敏反应有瘙痒、皮疹、药物热、哮喘、嗜酸粒细胞增多。②发生率较少者：引起胃溃疡及其出血、血尿、蛋白尿、肝功能损害及粒细胞减少。

【用法和剂量】口服，一次 2~3g，一日 8~12g；小儿一日 200~300mg/kg，分 4 次服用。

【制剂与规格】肠溶片：0.5g；注射用无菌粉末：2.0g。

# 耐多药肺结核用药

耐多药肺结核用药注意联合、规律用药，目前建议以氟喹诺酮类，如氧氟沙星，左氧氟沙星，或硫胺类、吡嗪酰胺，阿米卡星或卷曲霉素，环丝氨酸或对氨基水杨酸为核心，加其他二线药物组成新的治疗方案，总疗程为 24 个月。

# 抗麻风病药

## 氨苯砜 Dapsone

【适应证】本品与其他抑制麻风病药联合用于由麻风杆菌引起的各种类型麻风病和疱疹样皮炎的治疗。也用于脓疱性皮肤病、类天疱疮、坏死性脓皮病、复发性多软骨炎、环形肉芽肿、系统性红斑狼疮的某些皮肤病变、放线菌性足菌肿、聚合性痤疮、银屑病、带状疱疹的治疗。可与甲氧苄啶联合用于治疗卡氏肺孢菌感染。与乙胺嘧啶联合用于预防氯喹耐药性疟疾；亦可与乙胺嘧啶和氯喹三者联合用于预防间日疟。

【药理作用】

（1）药效学　本品为砜类抑菌药，对麻风杆菌有较强的抑制作用。作用于细菌的二氢叶酸合成酶，干扰叶酸的合成，其作用可为氨基苯甲酸所拮抗。本品亦可用作二氢叶酸还原酶抑制药。

（2）药动学　口服吸收快且完全。血浆蛋白结合率为 50%~90%。口服吸收后广泛分布于全身组织（如肝、肾、皮肤、肌肉等）和体液中。在肝脏中经 *N*-乙酰转移酶代谢。慢乙酰化者服药后易产生不良反应，尤其血液系统的不良反应，其血药峰浓度亦较高，但临床疗效未见增加。快乙酰化者用药时可能需调整剂量。口服后，$t_{1/2}$ 为 10～50 小时（平均 28 小时）。给药量的 70%～85% 以原型和代谢产物由尿中逐渐排泄。本品有肝肠循环，因此停药数周后在血中仍可持续存在。

【注意事项】下列情况应慎用本品：严重贫血、葡萄糖-6-磷酸脱氢酶（G-6-PD）缺乏、变性血红蛋白还原酶缺乏症、肝肾功能减退、胃与十二指肠溃疡及有精神病史者。交叉过敏：砜类药物之间存在交叉过敏现象。此外，对磺胺类药物、呋塞米类药物、噻嗪类药物、磺酰脲类药物及碳酸酐酶抑制药过敏的患者亦可能对本品过敏。随访检查：血常规计数，用药前和治疗第一个月中每周 1 次，以后每个月 1 次，连续 6 个月，以后每半年 1 次。G-6-PD 测定，如为 G-6-PD 缺乏者则本品应慎用。肝功能试验（如尿胆红素和 AST 测定），治疗中患者发生食欲减退、恶心或呕吐时应作测定，如有肝脏损害，应停用本品。肾功能测定，有肾功能减退者在治疗中应定期测定肾功能，适当调整剂量。原发性和继发性耐氨苯砜麻风杆菌菌株日渐增多，本品不宜单独用于治疗麻风病，应与利福平、氯法齐明、乙硫异烟胺、丙硫异烟胺、氧氟沙星、米诺环素、克拉霉素等联合应用。皮损查菌阴性者疗程 6 个月，阳性者至少 2 年或用药至细菌转阴。对未定型和结核样麻风病的治疗需持续 3 年，二型麻风病需 2～10 年，瘤型麻风病需终身服药。快乙酰化型患者本品的血药浓度可能很低，需调整剂量。慢乙酰化型患者本品的血药浓度可能较高，亦需调整剂量。肾功能减退患者用药时需减量，如肌酐清除率低于 4ml/min 时需测定血药浓度，无尿患者应停用本品。用药过程中如出现新的或中毒性皮肤反应，应迅速停用本品。但出现麻风反应状态时不需停药。治疗中如出现严重"可逆性"反应（Ⅰ型）或神经炎时，应合用大剂量肾上腺皮质激素。G-6-PD 缺乏之患者应用本品时需减量。治疗疱疹样皮炎时，应服用无麸质饮食，连续 6 个月，氨苯砜的剂量可减少 50% 或停用。

【药物相互作用】与丙磺舒合用可减少肾小管分泌砜类药物，使砜类药物血药浓度高而持久，易发生毒性反应。因此在应用丙磺舒的同时或以后需调整砜类药物的剂量。利福平可刺激肝微粒体酶的活性，使本品血药浓度降低 1/10～1/7，故服用利福平的同时或以后应用氨苯砜时需调整后者的剂量。本品不宜与骨髓抑制药物合用，因可加重白细胞和血小板减少的程度，必须合用时应密切观察对骨髓的毒性。本品与其他溶血药物合用时可加剧溶血反应。与甲氧苄啶合用时，两者的血药浓度均可增高，其机制可能为抑制氨苯砜在肝脏的代谢。两者竞争在肾脏中的排泄，本品血药浓度增高可加重其不良反应。与去羟肌苷合用时可减少本品的吸收，因为口服去羟肌苷需同时服用缓冲液以中和胃酸，而本品则需在酸性环境中增加吸收，因此如两者必须同用时应至少间隔 2 小时。

【禁忌证】对本品及磺胺类药物过敏者、严重肝功能损害者和精神障碍者禁用。

【不良反应】发生率较高的有背、腿痛，胃痛，食欲减退；皮肤苍白、发热、溶血性贫血；皮疹；异常乏力或软弱；变性血红蛋白血症。发生率较低的有皮肤瘙痒、剥脱性皮炎、精神紊乱、周围神经炎；咽痛、粒细胞减低或缺乏；砜类药物综合征或肝脏损害等。下列症状如持续存在需引起注意：眩晕、头痛、恶心、呕吐。

【用法和剂量】口服：抑制麻风病与一种或多种其他抗麻风病药合用。成人，一次 50～100mg，一日 1 次；或一次 0.9～1.4mg/kg，一日 1 次，最高剂量一日 200mg。开始可一日口服 12.5～25mg，以后逐渐加量到一日 100mg。小儿一次 0.9～1.4mg/kg，一日 1 次。由于本品有蓄积作用，故每服药 6 日停药 1 日，每服药 10 周停药 2 周。治疗疱疹样皮炎，成人起始一日 50mg，如症状未完抑制，一日剂量可增加至 300mg，成人最高剂量为一日 500mg，待病情控制后减至最低有效维持量。小儿开始一次 2mg/kg，一日 1 次，如症状未完全控制，可逐渐增加剂量，待病情控制后减至最小有效量。预防疟疾，本品 100mg 与乙胺嘧啶 12.5mg 联合，1 次顿服，每 7 日服药 1 次。

【制剂与规格】片剂：50mg、100mg。

# 抗 真 菌 药

## 氟康唑 Fluconazole

【适应证】①念珠菌病：口咽部和食管念珠菌感染；播散性念珠菌病，包括腹膜炎、肺炎、尿路感染等；念珠菌外阴阴道炎。骨髓移植患者接受细胞毒类药物或放射治疗时，预防念珠菌感染的发生。②隐球菌病：治疗脑膜炎以外的新型隐球菌病或治疗隐球菌性脑膜炎时，作为两性霉素 B 联合氟胞嘧啶初治后的维持治疗药物。③球孢子菌病。④接受化疗、放疗和免疫抑制治疗患者的预防治疗。⑤可替代伊曲康唑用于芽生菌病和组织胞浆菌病的治疗。

【药理作用】

（1）药效学　本品有抑制真菌作用，高浓度时也可具有杀菌作用。可干扰细胞色素 P450 的活性，从而抑制真菌细胞膜主要成分——麦角固醇的生物合成，损伤真菌细胞膜，改变其通透性，导致重要的细胞内物质外漏。本品也可抑制真菌的三酰甘油和磷脂的生物合成，抑制氧化酶和过氧化酶的活性，引起真菌细胞内过氧化氢积聚导致细胞亚微结构的变性和细胞坏死，并可抑制白念珠菌自芽孢转变为具有侵袭性的菌丝的过程。

（2）药动学　本品口服吸收完全，$t_{max}$ 为 1～2 小时，生物利用度超过 90%。单次口服或静脉给药 100mg 后，$C_{max}$ 为 4.5～8mg/L。口服量在 50～400mg，$C_{max}$ 呈比例增加。多次给药后，$C_{max}$ 升高，5～10 日达稳态血药浓度。血浆蛋白结合率低，仅 11%～12%。在体内广泛分布于组织、体液中。脑膜有炎症时，脑脊液中药物浓度可达同期血药浓度的 54%～85%。主要自肾排泄，以药物原型自尿中排出给药量的 80% 以上。少量在肝脏代谢。$t_{1/2}$ 为 27～37 小时，肾功能减退时明显延长。

【注意事项】①与其他吡咯类药物可发生交叉过敏反应，因此对任何一种吡咯类药物过敏者都应禁用氟康唑。②需定期监测肝、肾功能，用于肝肾功能减退者需减量应用。③在免疫缺陷者中的长期预防用药，已导致念珠菌属等对氟康唑等吡咯类抗真菌药耐药性的增加，应避免无指征预防用药。④治疗过程中可发生轻度一过性 AST 及 ALT 升高，偶可出现肝毒性症状。治疗前后均应定期检查肝功能，如出现持续异常或肝毒性临床症状时均需立即停用。⑤与肝毒性药物合用、需服用氟康唑 2 周以上或接受多倍于常用剂量的本品时，可使肝毒性的发生率增高，需严密观察。⑥疗程应视感染部位及个体治疗反应而定。一般治疗应持续至真菌感染的临床表现及实验室检查指标显示真菌感染消失为止。隐球菌性脑膜炎或反复发作口咽部念珠菌病的艾滋病患者需用氟康唑长期维持治疗以防止复发。⑦接受骨髓移植者，如严重粒细胞减少已先期发生，则应预防性使用，直至中性粒细胞计数上升至 $1.0×10^9$/L 以上后 7 日。⑧哺乳期妇女慎用或服用时暂停哺乳。⑨对小儿的影响缺乏充足的研究资料，小儿不宜应用。⑩老年患者须根据肌酐清除率调整剂量。

【药物相互作用】①本品禁忌与下列药物联合使用：西沙比利、特非那定、奎尼丁、红霉素。②不推荐本品与以下药物联合使用：卤泛曲林。③应当谨慎联合用药：胺碘酮。④与下列药物联合使用时应慎重并调整剂量：利福平、氢氯噻嗪、阿芬太尼、阿米替林、去甲替林、两性霉素 B、抗凝血药、苯二氮䓬类药物（短效）即咪达唑仑或三唑仑、卡马西平、钙通道阻滞剂、塞来昔布、环磷酰胺、芬太尼、$\beta$ 羟基-$\beta$ 甲戊二酸单酰辅酶 A（HMG-CoA）还原酶抑制剂、免疫抑制剂（即环孢素、依维莫司、西罗莫司、他克莫司）。氯沙坦、美沙酮、非甾体抗炎药、苯妥英、泼尼松、沙奎那韦、磺脲类药物、茶碱、长春碱类药物、维生素 A、伏立康唑、齐多夫定、口服避孕药、依伐卡托。

【禁忌证】对氟康唑或其他吡咯类药物有过敏史者和妊娠期妇女禁用。

【不良反应】①常见恶心、呕吐、腹痛或腹泻等。②过敏反应，可表现为皮疹，偶可发生严重的剥脱性皮炎（常伴随肝功能损害）、渗出性多形性红斑。③肝毒性，治疗过程中可发生轻度一过性 AST 及 ALT 升高，偶可出现肝毒性症状，尤其易发生于有严重基础疾病（如艾滋病和癌症）的患者。④可见头晕、头痛。⑤某些患者，尤其有严重基础疾病（如艾滋病和癌症）的患者，可能出现肾功能异常。⑥偶可发生周围血象一过性中性粒细胞减少和血小板减少等血液学检查指标改变，尤其易发生于有严重基础疾病（如艾滋病和癌症）的患者。

【用法和剂量】口服或静脉滴注：静脉滴注时，最大速率为 200mg/h，且容量不超过 10ml/min。成人：①用于播散性念珠菌病，首次剂量 0.4g，以后一次 0.2g，一日 1 次，持续 4 周，症状缓解后至少持续 2 周。②用于食管念珠菌病，首次剂量 0.2g，以后一次 0.1g，一日 1 次，持续至少 3 周，症状缓解后至少持续 2 周。根据治疗反应，也可加大剂量至一次 0.4g，一日 1 次。③用于口咽部念珠菌病，首次剂量 0.2g，以后一次 0.1g，一日 1 次，疗程至少 2 周。④用于念珠菌外阴阴道炎，单剂量 0.15g。⑤用于隐球菌性脑膜炎，一次 0.4g，一日 1 次，直至病情明显好转，然后一次 0.2～0.4g，一日 1 次，用至脑脊液病毒培养转阴后至少 10～12 周。或一次 0.4g，一日 2 次，连续 2 日，然后一次 0.4g，一日 1 次，疗程同前述。肾功能不全者：若只需给药 1 次，不用调节剂量；需多次给药时，第 1、2 日应给常规剂量，此后按肌酐清除率来调节给药剂量：肌酐清除率＞50ml/min 者，按常规剂量的 100% 用药；11～50ml/min（未透析）者，按常规剂量的 50% 用药；定期透析患者，一次透析后应按常规剂量的 100% 用药。

【制剂与规格】片剂、胶囊、分散片：50mg、100mg；氯化钠注射液：100ml∶0.2g。

## 伊曲康唑 Itraconazole

【适应证】①妇科：外阴及阴道念珠菌病。②皮肤科/眼科：花斑癣、皮肤真菌病、真菌性角膜炎和口腔念珠菌病。③皮肤癣菌和（或）酵母菌引起的甲真菌病。④系统性真菌感染：系统性曲霉病及念珠菌病、隐球菌病（包括隐球菌性脑膜炎）、组织胞浆菌病、孢子丝菌病、巴西副球孢子菌病、芽生菌病和其他各种少见的系统性或热带真菌病。

【药理作用】

（1）药效学 本品系通过干扰细胞色素 P450 的活性，从而抑制真菌细胞膜主要成分麦角固醇的合成，从而损伤真菌细胞膜和改变其通透性，致细胞内重要物质外漏而使真菌死亡。

（2）药动学 本品胶囊剂口服吸收甚差，在酸性环境中吸收增加；与食物同时服用，吸收量增多。单次空腹或餐后口服 100mg 后，$C_{max}$ 分别为 0.038mg/L 和 0.13mg/L，AUC 分别为 0.722（mg·h）/L 和 1.899（mg·h）/L。血浆蛋白结合率为 99.8%。本品在肺、肾、肝、胃、脾和肌肉中的浓度为血药浓度的 2～3 倍。本品在脑脊液中浓度甚低。在体内主要通过肝 CYP3A4 酶代谢为多种代谢物，本品以原型自粪便中排泄给药量的 3%～18%，给药量的 40% 自尿中以无活性的代谢物形式排出。单次给药后本品的 $t_{1/2}$ 为 15～20 小时，多次给药后可延长至 30～40 小时。

【注意事项】对持续用药超过 1 个月者，以及治疗过程中如出现厌食、恶心、呕吐、疲劳、腹痛或尿色加深的患者，建议检查肝功能。如果出现异常，应停止用药。肝功能异常患者慎用（除非治疗的必要性超过肝损伤的危险性）。肝硬化患者，使用时应考虑调整剂量，并监测肝酶。当发生神经系统症状时应终止治疗。对肾功能不全患者，患者肌酐清除率<30ml/min 时，不得使用静脉给药。对有充血性心力衰竭危险因素的患者，应谨慎用药，并严密监测。对患有充血性心力衰竭或有充血性心力衰竭病史的患者，应权衡利弊使用。易致脏病；严重的肺部疾病，如慢性阻塞性肺疾病（COPD）；肾衰竭和其他水肿性疾病。钙通道阻滞剂具有负性肌力作用，合并使用时需加注意。如果发生可能与伊曲康唑注射液有关的神经病变时，应当停药。对其他唑类药物过敏的患者使用伊曲康唑注射液时应慎重。伊曲康唑注射液只能用随包装提供的 50ml 0.9%氯化钠注射液稀释。妊娠期妇女禁用（除非用于系统性真菌病的治疗，但仍应权衡利弊）。哺乳期妇女不宜使用。育龄期妇女使用时应采取适当的避孕措施，直至停止伊曲康唑治疗后的下一个月经周期。用于儿童的临床资料有限，不用于儿童患者，除非潜在利益优于可能出现的危害。用于老年人的临床资料有限，用于老年人时需权衡利弊。

【药物相互作用】影响伊曲康唑吸收的药物：降低胃酸度的药物会影响伊曲康唑的吸收。影响伊曲康唑代谢，伊曲康唑主要通过 CYP3A4 代谢。对本品与 CYP3A4 强诱导剂利福平、利福布汀和苯妥英进行相互作用的研究表明，伊曲康唑和羟基伊曲康唑的生物利用度会降低，其程度足以使疗效明显降低。因此，不建议本品与这些强诱导剂合用。尚无对其他诱导剂（如卡马西平、苯巴比妥和异烟肼）的正式研究资料，但预期会有相似的作用。CYP3A4 的抑制剂可以增加伊曲康唑的生物利用度，如利托那韦、茚地那韦、甲基红霉素和红霉素。在使用本品治疗期间不应使用的药物：阿司咪唑、苄普地尔、西沙必利、多非利特、左醋美沙朵（左美沙酮）、咪唑斯汀、匹莫齐特、奎尼丁、舍吲哚、特非那丁。上述药物与本品合用时，可能导致这些底物的血浆浓度升高，导致 QT 间期延长及尖端扭转型室性心动过速的罕见发生。

经 CYP3A4 代谢的 HMG-CoA 还原酶抑制剂，如洛伐他汀或辛伐他汀；三唑仑和口服咪达唑仑，麦角生物碱，如二氢麦角胺、麦角新碱、麦角胺、甲麦角新碱；尼索地平；伊曲康唑可抑制钙通道阻滞剂的代谢，当合并使用伊曲康唑和钙通道阻滞剂时发生充血性心力衰竭的风险升高，需加注意。除了可能的与药物代谢酶 CYP3A4 有关的药动学相互作用之外，钙通道阻滞剂还具有负性肌力作用，从而会加强伊曲康唑的这一潜在作用。在使用本品治疗期间需监测血浆浓度、药物作用及副作用的药物，当与伊曲康唑合用时，必要时应当减量：①口服抗凝剂。②抗 HIV 蛋白酶抑制剂，如利托那韦、茚地那韦和沙奎那韦。③某些抗肿瘤药物，如长春生物碱、白消安、多烯紫杉醇和三甲曲沙。④经 CYP3A4 代谢的钙通道阻滞剂，如二氢吡啶和维拉帕米。⑤某些免疫抑制剂，如环孢菌素、他克莫司、西罗莫司。⑥某些经 CYP3A4 代谢的 HMG-CoA 还原酶抑制剂，如阿托伐他汀。⑦某些糖皮质激素，如布地奈德、地塞米松、氟地松、甲泼尼龙。⑧地高辛（抑制 P-糖蛋白）。⑨其他：阿芬太尼、阿普唑仑、溴替唑仑、丁螺环酮、卡马西平、西洛他唑、双异丙吡胺、依巴斯汀、依立曲坦、芬太尼、卤泛群、咪达唑仑、瑞波西汀、瑞格列奈、利福布汀。尚未观察到伊曲康唑与齐多夫定和氟伐他汀的相互作用。尚未观察到伊曲康唑对炔雌醇和炔诺酮代谢的诱导效应。体外试验显示在蛋白结合方面，伊曲康唑和丙咪嗪、普萘洛尔、地西泮、西咪替丁、吲哚美辛、甲苯磺丁脲和磺胺甲噁唑之间无相互作用。

【禁忌证】禁用于已知对伊曲康唑及辅料过敏的患者。注射液禁用于不能注射 0.9%氯化钠注射液的患者。注射液禁用于肾功能损伤肌酐清除率＜30ml/min 者。禁止与特非那定、阿司咪唑、咪唑斯汀、西沙必利、多非利特、奎尼丁、匹莫齐特、口服咪达唑仑、经 CYP3A4 代谢的 HMG-COA 还原酶抑制剂如洛伐他汀或辛伐他汀等合用。

【不良反应】①常见厌食、恶心、腹痛和便秘。较少见的副作用包括头痛、可逆性氨基转移酶升高、月经紊乱、头晕和过敏反应（如瘙痒、红斑、风团和血管性水肿）。有个例报道出现史-约综合征（重症多形性红斑）。②已有潜在病理改变并同时接受多种药物治疗的大多数患者，长疗程治疗时可见低钾血症、水肿、肝炎和脱发等。

【用法和剂量】口服：用餐后立即给药。胶囊必须整粒吞服。局部感染：①用于念珠菌性阴道炎，一次 200mg，一日 2 次，疗程 1 日。或一次 200mg，一日 1 次，疗程 3 日。②用于花斑癣，一次 200mg，一日 1 次，疗程 7 日。③用于皮肤癣菌病，一次 100mg，一日 1 次，疗程 15 日。高度角化区，如足底部癣、手掌部癣需延长治疗 15 日，一日 100mg。④用于口腔念珠菌病，一次 100mg，一日 1 次，疗程 15 日。一些免疫缺陷病患者如白血病、艾滋病患者或器官移植者，伊曲康唑的口服生物利用度可能会降低，因此剂量可加倍。⑤用于真菌性角膜炎，一次 200mg，一日 1 次，疗程 21 日。⑥用于甲真菌病，一次 200mg，一日 1 次，疗程 3 个月。本品从皮肤和甲组织中清除比血浆慢，因此，对皮肤感染来说，停药后 2～4 周达到最理想的临床和真菌学疗效，对甲真菌病来说，在停药后 6～9 个月达到最理想的临床和真菌学疗效。系统性真菌病：①用于曲霉病，一次 200mg，一日 1 次，疗程 2～5 个月。对侵袭性或播散性感染的患者增加剂量至一次 200mg，一日 2 次。②用于念珠菌病，一次 100～200mg，一日 1 次，疗程 3 周至 7 个月。③用于非隐球菌性脑膜炎，一次 200mg，一日 1 次，疗程 2 个月至 1 年。④用于隐球菌性脑膜炎，一次 200mg，一日 2 次，疗程 2 个月至 1 年。⑤用于组织胞浆菌病，一次 200mg，一日 1 次；或一次 200mg，一日 2 次，疗程 8 个月。⑥用于孢子丝菌病，一次 100mg，一日 1 次，疗程 3 个月。⑦用于副球孢子菌病，一次 100mg，一日 1 次，疗程 6 个月。⑧用于着色芽生菌病，一次 100～200mg，一日 1 次，疗程 6 个月。⑨用于芽生菌病，一次 100mg，一日 1 次；或一次 200mg，一日 2 次，疗程 6 个月。危及生命的感染可静脉滴注：先滴注一次 200mg，一日 2 次，共 4 次；以后一次 200mg，一日 1 次。应尽快将静脉滴注改为口服用药。用随包装提供的 50ml 0.9%氯化钠注射液稀释，稀释后的伊曲康唑注射液应立即使用，并且避免阳光直接照射：将滴速调节到 1ml/min（大约 25 滴/分）。在大约 1 小时的时间里将 60ml 溶液滴入患者体内。静脉滴注后应用 15～20ml 0.9%氯化钠注射液冲洗输注管道，以避免残留的伊曲康唑和以后可能用这根导管来输注的其他药物之间发生反应。冲洗过程应进行 30 秒到 15 分钟。

【制剂与规格】分散片：0.1g；颗粒剂：0.1g；胶囊：0.1g；注射液：25ml∶0.25g；口服溶液剂：150ml∶1.5g。

### 两性霉素 B Amphotericin B

【适应证】敏感真菌所致的深部真菌感染且病情呈进行性发展，如败血症、心内膜炎、脑膜炎（隐球菌及其他真菌）、腹腔感染（包括与透析相关者）、肺部感染、尿路感染和眼内炎等。

【药理作用】

（1）药效学　本品为多烯类抗真菌药，可与敏感真菌细胞膜上的甾醇结合，损伤细胞膜的通透性，导致细胞内重要物质如钾离子、核苷酸和氨基酸等外漏，从而破坏了细胞的正常代谢，抑制其生长，导致真菌死亡。常用剂量通常对真菌仅具有抑菌作用，加大剂量（治疗剂量范围内）

可能对某些真菌起杀菌作用。

（2）药动学 口服吸收少且不稳定。静脉滴注起始剂量一日 1～5mg 并逐渐递增至一日 0.4～0.6mg/kg 时，本品与组织结合量大，与组织结合后可逐渐释放，故有双相半衰期，$t_{1/2\alpha}$ 为 24 小时，$t_{1/2\beta}$ 为 15 日。血浆蛋白结合率＞90%。体内分布广，但脑脊液中药物浓度很低，很少超过同期血药浓度的 2.5%。仅微量可进入玻璃体液和正常的羊水中。本品在人体组织中的分布尚缺乏完整临床资料。本品经肾脏排泄。

【注意事项】本品毒性大，不良反应多见，但它又是治疗危重深部真菌感染的唯一有效药物，选用本品时必须权衡利弊后作出决定。下列情况应慎用：肾功能损害、肝功能损害。治疗期间定期严密随访血尿常规、肝肾功能、血钾、心电图等，如血尿素氮或血肌酐明显升高时，则需减量或暂停治疗，直至肾功能恢复。为减少本品的不良反应，给药前可给解热镇痛药和抗组胺药，如吲哚美辛和异丙嗪等，同时给予琥珀酸氢化可的松 25～50mg 或地塞米松 2～5mg 一同静脉滴注。本品治疗如中断 7 日以上者，需重新自小剂量（0.25mg/kg）开始逐渐增加至所需量。本品宜缓慢避光滴注，每剂滴注时间至少 6 小时。药液静脉滴注时应避免外漏，因本品可致局部刺激。仅 5mg 规格用于鞘内注射。

【药物相互作用】肾上腺皮质激素，此类药物在控制两性霉素 B 的药物不良反应时可合用，但一般不推荐两者同时应用，因可加重两性霉素 B 诱发的低钾血症。如需同用时则肾上腺皮质激素宜用最小剂量和最短疗程，并需监测患者的血钾浓度和心脏功能。洋地黄苷，本品所致的低钾血症可增强潜在的洋地黄毒性。两者同用时应严密监测血钾浓度和心脏功能。氟胞嘧啶与两性霉素 B 具有协同作用，但本品可增加细胞对前者的摄取并损害其经肾排泄，从而增强氟胞嘧啶的毒性反应。本品与吡咯类抗真菌药如酮康唑、氟康唑、伊曲康唑等在体外具有拮抗作用。氨基糖苷类药物、抗肿瘤药物、卷曲霉素、多黏菌素类药物、万古霉素等肾毒性药物与本品同用时可增强其肾毒性。骨髓抑制剂、放射治疗等可加重患者贫血，与两性霉素 B 合用时宜减少其剂量。本品诱发的低钾血症可加强神经肌肉阻滞剂的作用，两者同用时需监测血钾浓度。应用尿液碱化药可增强本品的排泄，并防止或减少肾小管酸中毒发生的可能。

【禁忌证】对本品过敏及严重肝病的患者禁用。

【不良反应】静脉滴注过程中或静脉滴注后发生寒战、高热、严重头痛、食欲不振、恶心、呕吐，有时可出现血压下降、眩晕等。几乎所有患者在疗程中均可出现不同程度的肾功能损害，尿中可出现红细胞、白细胞、蛋白，也可发现管型尿、血尿素氮和肌酐增高，肌酐清除率降低，也可引起肾小管性酸中毒。低钾血症，由于尿中排出大量钾离子所致。血液系统毒性反应有正常红细胞性贫血，偶可有白细胞或血小板减少。肝毒性，较少见，可致肝细胞坏死，急性肝衰竭亦有发生。心血管系统反应如滴速过快时可引起心室颤动或心搏骤停。此外本品所致的电解质紊乱亦可导致心律失常的发生。本品静脉滴注时易发生血栓性静脉炎。神经系统毒性反应，鞘内注射本品可引起严重头痛、发热、呕吐、颈项强直、下肢疼痛及尿潴留等，严重者可发生下肢截瘫等。过敏性休克、皮疹等变态反应偶有发生。

【用法和剂量】静脉用药：开始静脉滴注时先试以 1～5mg 或一次 0.02～0.1mg/kg 给药，以后根据患者耐受情况每日或隔日增加 5mg，当增至一次 0.6～0.7mg/kg 时即可暂停增加剂量，此为一般治疗量。成人最高一日剂量不超过 1mg/kg，每日或隔 1～2 日给药 1 次，累积总量 1.5～3.0g，疗程 1～3 个月，也可长至 6 个月，视病情及疾病种类而定。对敏感真菌感染宜采用较小剂量，即成人一次 20～30mg，疗程仍宜长。

鞘内给药：首次 0.05～0.1mg，以后渐增至一次 0.5mg，最大量一次不超过 1mg，每周给药 2～3 次，总量 15mg 左右。鞘内给药时宜与小剂量地塞米松或琥珀酸氢化可的松同时给予，并需用脑脊液反复稀释药液，边稀释边缓慢注入以减少不良反应。

局部用药：气溶吸入时成人一次 5～10mg，用灭菌注射用水溶解成 0.2%～0.3%溶液应用；超声雾化吸入时浓度为 0.01%～0.02%，一日吸入 2～3 次，一次吸入 5～10ml；持续膀胱冲洗时每日以两性霉素 B 5mg 加入 1000ml 灭菌注射用水中，按 40ml/h 速度进行冲洗，共用 5～10 日。

静脉滴注或鞘内给药时，均先以灭菌注射用水 10ml 配制本品 50mg，或 5ml 配制 25mg，然后用 5%葡萄糖注射液稀释（不可用氯化钠注射液，因可产生沉淀），滴注液的药物浓度不超过 10mg/100ml，避光缓慢静脉滴注，每次滴注时间需 6 小时以上，稀释用葡萄糖注射液的 pH 应在 4.2 以上。

鞘内注射时可取 5mg/ml 浓度的药液 1ml，加 5%葡萄糖注射液 19ml 稀释，使最终浓度为 250μg/ml。注射时取所需药液量以脑脊液 5～30ml 反复稀释，并缓慢注入。鞘内注射液的药物浓度不可高于 25mg/100ml，pH 应在 4.2 以上。

【制剂与规格】注射用无菌粉末：5mg（5000U）、25mg（2.5 万 U）、50mg（5 万 U）。

### 卡泊芬净 Caspofungin

【适应证】成人和儿童（3 个月及以上）中性粒细胞减少、伴发热的可疑真菌感染；治疗对其他治疗无效或不能耐受的侵袭性曲霉菌病。

【药理作用】

（1）药效学　葡萄糖多聚物$\beta$-（1,3）-$D$-葡聚糖是念珠菌属和曲霉细胞壁的基本组分，使其细胞壁结构完整，药物不易渗入。本品属半合成棘白菌素类，通过非竞争性抑制$\beta$-（1,3）-$D$-糖苷合成酶，破坏真菌细胞壁糖苷的合成。哺乳动物无类似的细胞壁合成过程，因而此类药物毒性减少。

（2）药动学　血浆蛋白结合率可高达 97%。肝、肾和大肠的 $AUC_{24h}$ 组织-血浆比分别为 16、2.9 和 2。小肠、肺和脾的药物浓度与血浆相似，而心、脑和大腿的浓度低于血药浓度。健康成人静脉应用本品 70mg，也有自发的化学降解过程。$t_{1/2\beta}$ 为 9～10 小时。血浆总清除率为 0.72L/h。

本品主要在肝脏经水解和 $N$-乙酰化代谢，代谢速度缓慢。约 35%的给药量及其代谢产物经粪便排泄；41%经尿液排泄。

【注意事项】①本品不宜与环孢素合用，除非利大于弊。②妊娠期妇女注射给药属美国 FDA 妊娠风险 C 级。哺乳期妇女应用本品时应停止授乳。③不推荐本品用于 18 岁以下的患者。

【药物相互作用】①本品可致他克莫司血药浓度减低。两者合用时应监测他克莫司的血药浓度，并调整他克莫司的剂量。②环孢素可使本品的 AUC 增加 35%，但本品不影响环孢素的血药浓度。两者合用时可发生血清氨基转移酶水平升高，故应避免两者合用。③应用利福平可使本品 $C_{min}$ 降低 30%。应用利福平的患者，应予以本品 70mg。合用依非韦伦、奈韦拉平、苯妥英、地塞米松或卡马西平等药酶诱导药可使本品血药浓度降低。应用上述药物的患者，应予以本品一日 70mg。

【禁忌证】对本品中任何成分过敏的患者禁用。

【不良反应】本品临床相关及输注相关不良反应发生率分别为 28.9%和 20.2%，显著低于两性霉素 B 的 58.4%和 48.8%。药物相关的实验室检查异常发生率为 24.3%，显著低于两性霉素 B 的

54.0%。常见临床不良反应有发热、寒战、头痛、恶心、呕吐、皮疹及静脉炎。常见的实验室检查异常有血清氨基转移酶、胆红素、碱性磷酸酶、血肌酐、血尿素氮升高，血钾、血细胞比容和血红蛋白降低。

【用法和剂量】①念珠菌血流感染及其他念珠菌感染：成人剂量为首日负荷剂量70mg，继以一日50mg，疗程为血培养阴性后14日。中性粒细胞减少患者的疗程宜持续至中性粒细胞恢复正常。②食管念珠菌病：一日50mg，缓慢静脉滴注1小时。③侵袭性曲霉病：首日负荷剂量70mg，继以一日50mg，疗程依据患者基础疾病的严重程度、免疫缺陷恢复情况及患者治疗后的反应而定。④肾功能损害及轻度肝功能损害患者不需调整剂量；中度肝功能损害患者，首日负荷剂量为70mg，继以一日35mg；严重肝功能损害者无临床资料。

【制剂与规格】注射用无菌粉末：50mg、70mg。

# 其他抗菌药物

【药品名称】小檗碱。

【汉语拼音】Xiao Bo Jian。

【主要成分】盐酸小檗碱。

【功能主治】用于肠道感染，如胃肠炎。

【规　　格】片剂：50mg、100mg。

【用法用量】一次1～3片，一日3次。

【不良反应】口服不良反应较少，偶有恶心、呕吐、皮疹和药物热，停药后即消失。

【禁　　忌】溶血性贫血患者及葡萄糖-6-磷酸脱氢酶缺乏患者禁用。

【注意事项】妊娠期头3个月慎用。

【药物相互作用】含鞣质的中药与本品合用后，由于鞣质是生物碱沉淀剂，两者结合，生成难溶性鞣酸盐沉淀，降低疗效。

# 抗 病 毒 药

## 阿昔洛韦 Aciclovir

【适应证】①单纯疱疹病毒感染：免疫缺陷者初发和复发性黏膜皮肤感染的治疗，以及反复发作病例的预防；单纯疱疹性脑炎治疗。②带状疱疹：治疗免疫缺陷者严重带状疱疹或免疫功能正常者弥散型带状疱疹。③免疫缺陷者水痘。④急性视网膜坏死。

【药理作用】

（1）药效学　阿昔洛韦易被病毒摄取，与病毒编码的特异性胸苷激酶结合，迅速转化为无环鸟苷单磷酸，由细胞鸟苷激酶使之转化为无环鸟苷二磷酸，再经其他细胞酶转化为无环鸟苷三磷酸而抑制病毒DNA多聚酶。本品不仅有高度的抗病毒活性和低毒性，而且具有良好的眼内穿透力。

（2）药动学　口服吸收差，吸收给药量的15%～30%。进食对血药浓度影响不明显。广泛分布至各组织与体液中，浓度为10mg/L。血浆蛋白结合率低（9%～33%）。本品主要经肾由肾小球滤过和肾小管分泌而排泄。$t_{1/2}$约为2.5小时。

【注意事项】①对更昔洛韦过敏者也可能对阿昔洛韦过敏。②宜缓慢静脉滴注，以避免本品在肾小管内沉积，导致肾功能损害（据报道发生率可达 10%）。应防止药液漏至血管外，以免引起疼痛及静脉炎。③以下情况需考虑用药利弊：脱水患者，剂量应减少。严重肝功能不全者、对阿昔洛韦不能耐受者、精神异常或以往对细胞毒性药物出现精神反应者，应用时易产生精神症状，需慎用。④严重免疫功能缺陷者长期或多次应用治疗后可能引起单纯疱疹病毒和带状疱疹病毒对阿昔洛韦耐药。如单纯疱疹病毒感染者应用后皮损不见改善应测试对阿昔洛韦的敏感性。⑤随访检查：由于生殖器疱疹患者大多易患子宫颈癌，因此患者至少一年检查一次，以早期发现。静脉用药可能引起肾毒性，用药前或用药期间应检查肾功能。⑥静脉滴注后 2 小时，尿药浓度最高，此时应给患者充足的水，防止药物沉积于肾小管内。⑦一次血液透析可使血药浓度降低 60%，故一次血液透析 6 小时应重复给一次剂量。⑧肥胖患者的剂量应按标准体重计算。⑨阿昔洛韦对单纯疱疹病毒的潜伏感染和复发无明显效果，不能根除病毒。⑩本品呈碱性，与其他药物混合容易引起 pH 改变，应尽量避免配伍使用。⑪孕妇用药仍需权衡利弊。哺乳期妇女和儿童应慎用。⑫新生儿不宜以含苯甲醇的稀释液配制滴注液，否则易引起致命性的综合征，包括酸中毒、中枢抑制、呼吸困难、肾衰竭、低血压、癫痫和颅内出血等。⑬急性或慢性肾功能不全者不宜用本品静脉滴注，滴速过快时可引起肾衰竭，监测尿糖和肾功能，避免滴速过快。

【药物相互作用】与齐多夫定（zidovudine）合用可引起肾毒性，表现为深度昏睡和疲劳。与丙磺舒竞争性抑制有机酸分泌，合并用丙磺舒可使本品的排泄减慢，$t_{1/2}$ 延长，体内药物易蓄积。

【禁忌证】对阿昔洛韦过敏者禁用。

【不良反应】常见注射部位的炎症或静脉炎、皮肤瘙痒或荨麻疹、皮疹、发热，轻度头痛，恶心，呕吐，腹泻，蛋白尿，血液尿素氮和血清肌酐值升高，肝功能异常如 AST、ALT、碱性磷酸酶、LDH、总胆红素轻度升高等。少见急性肾功能不全，白细胞和红细胞计数下降，血红蛋白减少，胆固醇、三酰甘油升高，血尿，低血压，多汗，心悸，呼吸困难，胸闷等。罕见昏迷、意识模糊、幻觉、癫痫、下肢抽搐、舌及手足麻木感、震颤、全身倦怠感等中枢神经系统症状。

【用法和剂量】静脉滴注：一次滴注时间在 1 小时以上。成人一日最高剂量 30mg/kg，或 1.5g/m²。①重症生殖器疱疹初治，一次 5mg/kg，一日 3 次，每 8 小时 1 次，共 5 日。②用于免疫缺陷者皮肤黏膜单纯疱疹或严重带状疱疹，一次 5～10mg/kg，一日 3 次，每 8 小时 1 次，共 7～10 日。③用于单纯疱疹性脑炎，一次 10mg/kg，一日 3 次，每 8 小时 1 次，共 10 日。④用于急性视网膜坏死，一次 5～10mg/kg，一日 3 次，每 8 小时 1 次，共 7～10 日。以后一次口服 0.8g，一日 5 次，连续 6～14 周。小儿最高剂量每 8 小时 500mg/m²。①重症生殖器疱疹初治，婴儿与 12 岁以下小儿，一次 250mg/m²，一日 3 次，每 8 小时 1 次，共 5 日。②用于免疫缺陷者皮肤黏膜单纯疱疹，婴儿与 12 岁以下小儿，一次 250mg/m²，一日 3 次，每 8 小时 1 次，共 7 日，12 岁以上按成人量。③用于单纯疱疹性脑炎，一次 10mg/kg，一日 3 次，每 8 小时 1 次，共 10 日。④用于免疫缺陷合并水痘者，一次 10mg/kg，或一次 500mg/m²，一日 3 次，每 8 小时 1 次，共 10 日。

药液的配制：取本品 0.5g 加入 10ml 注射用水中（浓度为 50g/L），充分摇匀成溶液后，再用 0.9%氯化钠注射液或 5%葡萄糖注射液稀释至至少 100ml，使最后药物浓度不超过 7g/L，否则易引起静脉炎。

口服。①用于成人生殖器疱疹初治和免疫缺陷者皮肤黏膜单纯疱疹，一次 200mg，一日 5 次，10 日为 1 个疗程；或一次 400mg，一日 3 次，5 日为 1 个疗程。用于复发性感染，一次 200mg，一日 5 次，5 日为 1 个疗程。复发性感染的慢性抑制疗法，一次 200mg，一日 3 次，6 个月为 1

个疗程；必要时剂量可加至一日5次，6~12个月为1个疗程。②用于成人带状疱疹，一次800mg，一日5次，7~10日为1个疗程。③用于水痘，40kg以上儿童和成人常用量为一次800mg，一日4次，5日1个疗程。其他儿童一次20mg/kg，一日4次，5日为1个疗程。2岁以下小儿剂量尚未确立。④肾功能不全的成人患者，按表3调整剂量。

**表3　肾功能不全患者阿昔洛韦的用法和剂量**

| 疾病 | 疗法 | 肌酐清除率（ml/min） | 剂量（mg） | 给药间隔（小时） |
|---|---|---|---|---|
| 生殖器疱疹 | 起始或间歇治疗 | >10 | 200 | 4（一日5次） |
| | | 0~10 | 200 | 12 |
| | 慢性抑制疗法 | >10 | 400 | 12 |
| | | 0~10 | 200 | 12 |
| 带状疱疹 | | >25 | 800 | 4（一日5次） |
| | | 10~25 | 800 | 8 |
| | | 0~10 | 800 | 12 |

局部外用。乳膏剂：取适量本品涂患处，成人与小儿均为白天每2小时1次，一日4~6次，共7日。阿昔洛韦滴眼液：滴入结膜囊，一次1~2滴，每1~2小时1次，或一日4~6滴。

【制剂与规格】片剂、胶囊：0.2g；乳膏剂：3%；滴眼剂：8ml∶8mg。

**更昔洛韦 Ganciclovir**

【适应证】①免疫缺陷患者（包括艾滋病患者）并发巨细胞病毒视网膜炎的诱导期和维持期治疗。②接受器官移植的患者预防巨细胞病毒感染及用于巨细胞病毒血清试验阳性的艾滋病患者预防发生巨细胞病毒疾病。

【药理作用】

（1）药效学　本品进入细胞内后迅速被磷酸化形成单磷酸化合物，然后经细胞激酶的作用成为三磷酸化合物，本品在已感染巨细胞病毒的细胞内，其磷酸化的过程较正常细胞中更快。更昔洛韦三磷酸盐可竞争性抑制DNA多聚酶，并掺入病毒及宿主细胞的DNA中，从而抑制DNA合成。本品对病毒DNA多聚酶的抑制作用较宿主细胞DNA多聚酶为强。

（2）药动学　口服吸收差，生物利用度仅为5%，进食后为6%~9%。在体内广泛分布于各种组织中，可透过胎盘屏障进入胎儿血液循环。脑脊液内药物浓度为同期血药浓度的7%~67%；亦可进入眼内组织。分布容积为0.74L/kg。血浆蛋白结合率低，为1%~2%；在体内不代谢，原型经过肾脏排泄。

【注意事项】对阿昔洛韦过敏者也可能对本品过敏。并不能治愈巨细胞病毒感染，用于艾滋病患者合并感染时往往需长期维持用药，防止复发。用静脉滴注给药，一次至少滴注1小时，患者须给予充足水分，以免增加毒性。本品配制需充分溶解，浓度不能超过10mg/ml。本品溶液呈强碱性（pH=11）。避免药液与皮肤或黏膜接触或吸入，如不慎溅及，应立即用肥皂和清水冲洗，眼睛应用清水冲洗，避免药液渗漏到血管外组织。本品可引起中性粒细胞减少、血小板减少，并易引起出血和感染，用药期间应注意口腔卫生。用药期间应经常检查血细胞数，初始治疗期间应每2日测定血细胞计数，以后每一周测定一次。对有血细胞减少病史的患者（包括因药物、化学品或射线所致者）或粒细胞计数低于 $1.0 \times 10^9$/L 患者，应每日检测血细胞计数。如中性粒细胞计数在 $0.5 \times 10^9$/L 以下，或血小板计数低于 $25 \times 10^9$/L 时应暂时停药，直至中性粒细胞数增加至 $0.75 \times 10^9$/L 以上方可重新给药。少数患者同时采用粒细胞-巨噬细胞集落刺激因子（GM-CSF）治疗粒细胞减少有效。用药期间应每 2 周进行血清肌酐或肌酐清除率的测定。肾功能减退者剂量应酌减，血液透析患者用量为每 24 小时不超过 1.25mg/kg，一次透析后血药浓度约可减低 50%，故宜在透析后给药。艾滋病合并巨细胞病毒视网膜炎患者，在治疗期间应每 6 周进行一次眼科检查。对正在接受齐多夫定治疗的上述患者，常不能耐受联合使用本品，合用时甚至可出现严重白细胞减少。器官移植者用药期间可能出现肾功能损害，尤其是与环孢素或两性霉素 B 联合用药的患者。妊娠期妇女及 12 岁以下小儿患者用药应充分权衡利弊。哺乳期妇女用药期间应暂停哺乳。育龄期妇女应用时应注意采取有效避孕措施，育龄期男性应采用避孕工具至停药后至少 3 个月。

【药物相互作用】①影响造血系统的药物、可引起骨髓抑制的药物及放射治疗等与本品合用时，可增强对骨髓的抑制作用。②本品与具有肾毒性的药物合用时可能加重肾功能损害，使本品经肾排出量减少而引起不良反应。③与齐多夫定合用时，可增强对造血系统的毒性，故两者不宜合用。④与去羟基苷合用或先后使用，可使后者 AUC 显著增加（增加 72%～111%），但本品的药动学不受影响。如口服更昔洛韦 2 小时前服用去羟基苷时可使本品的 AUC 减少 21%，两者经肾清除量不变。⑤本品与亚胺培南西司他丁合用可发生全身抽搐，故两者不宜合用。⑥与丙磺舒合用，可抑制肾小管分泌，使本品的肾清除量减少约 22%，其 AUC 增加约 53%；因而易产生不良反应。⑦与氨苯砜、长春新碱、多柔比星、SMZ-TMP 或核苷类似物合用前应充分权衡利弊，因可能增加不良反应。

【禁忌证】对本品或阿昔洛韦过敏者禁用。

【不良反应】常见的为骨髓抑制，用药后约 40% 的患者中性粒细胞数减低至 $1.0 \times 10^9$/L 以下，约 20% 的患者血小板计数减低至 $50 \times 10^9$/L 以下，此外可有贫血。可出现中枢神经系统症状，如精神异常、紧张、震颤等。偶有昏迷、抽搐等。可出现皮疹、瘙痒、药物热、头痛、头昏、呼吸困难、恶心、呕吐、腹痛、食欲减退、肝功能异常、消化道出血、心律失常、血压升高或降低、血尿、血尿素氮增加、脱发、血糖降低、水肿、周身不适、血肌酐增加、嗜酸粒细胞增多症、注射局部疼痛、静脉炎等；有巨细胞病毒感染性视网膜炎的艾滋病患者可出现视网膜剥离。

【用法和剂量】口服。用于巨细胞病毒（CMV）视网膜炎的维持治疗，在诱导治疗后，维持量为一次 1g，一日 3 次，与食物同服。也可在非睡眠时一次服 0.5g，每 3 小时 1 次，一日 6 次，与食物同服。若 CMV 视网膜炎有发展，则应重新进行诱导治疗。晚期 HIV 感染患者 CMV 感染的预防：一次 1g，一日 3 次，与食物同服。器官移植受者 CMV 感染的预防：预防剂量为一次 1g，一日 3 次，与食物同服。用药疗程根据免疫抑制时间和程度确定。老年患者及肾功能减退者，则应根据肌酐清除率酌情调整用量。

静脉滴注，一次 1 小时以上。

诱导期：一次 5mg/kg，每 12 小时 1 次，疗程 14～21 日。一次最大剂量 6mg/kg。

肾功能减退者：按肌酐清除率调整剂量。①50～69ml/min 者，每 12 小时静脉滴注 2.5mg/kg。②25～49ml/min 者，每 24 小时静脉滴注 2.5mg/kg。③10～24ml/min 者，每 24 小时静脉滴注 1.25mg/kg。④<10ml/min 者，一周给药 3 次，一次 1.25mg/kg，于血液透析后给予。

维持期：一次 5mg/kg，一日 1 次。

肾功能减退者：按肌酐清除率调整剂量。①50～69ml/min 者，每 24 小时静脉滴注 2.5mg/kg。

②25～49ml/min 者，每 24 小时静脉滴注 1.25mg/kg。③10～24ml/min 者，每 24 小时静脉滴注 0.625mg/kg。④<10ml/min 者，一周给药 3 次，一次 0.625mg/kg，于血液透析后给予。

预防用药：一次 5mg/kg，每 12 小时 1 次，连续 7～14 日；继以 5mg/kg，一日 1 次，共 7 日。

静脉滴注液配制方法：将使用剂量用适量注射用水或 0.9%氯化钠注射液溶解，使浓度达 50mg/ml，再注入 0.9%氯化钠注射液、5%葡萄糖注射液、复方 0.9%氯化钠注射液或复方乳酸钠注射液 100ml 中，滴注液浓度不得大于 10mg/ml。

【制剂与规格】注射用无菌粉末：0.05g、0.15g、0.25g。

### 奥司他韦 Oseltamivir

【适应证】①成人和 1 岁及以上儿童的甲型和乙型流感治疗。②成人和 13 岁及以上青少年的甲型和乙型流感的预防。

【药理作用】

（1）药效学　本品为一种神经氨酸酶（涎酶）抑制药的乙酯前体药，口服后在体内经酯酶的作用转变成活性型的羧基奥司他韦，后者与流感病毒表面的神经氨酸酶结合，抑制该酶切断受感染细胞表面唾液酸的作用，因而抑制了新生的流感病毒颗粒从受染细胞释出。

（2）药动学　口服本品后大部分经肝脏酯酶转变为活性代谢物羧基奥司他韦。口服奥司他韦与静脉滴注羧基奥司他韦相比，其绝对生物利用度约 80%。本品的 $t_{1/2\beta}$ 为 1～3 小时。其活性代谢物的血药峰浓度在给药后 2～3 小时到达，其 $t_{1/2\beta}$ 约 8.2 小时（6～10 小时）。与高脂肪食物同服不影响其生物利用度。活性代谢物在体内各种组织分布广。本品的血浆蛋白结合率约为 42%。但其活性代谢物的蛋白结合率则<3%。本品及其活性代谢物均不影响肝脏细胞色素 P450 同工酶或葡萄糖醛酸转移酶。尿中排出原型药约 5%，其中 60%～70%为活性代谢物。口服约 20%由粪便排出，其中约 50%为活性代谢物。

【注意事项】尚无证据显示对甲型和乙型流感以外的其他疾病有效。在 1 岁以下儿童流感治疗、在 13 岁以下儿童流感预防、在健康状况差或不稳定必须入院的患者、在免疫抑制的患者及合并有慢性心脏和（或）呼吸道疾病的患者流感治疗时，安全性和有效性尚不确定。奥司他韦不能取代流感疫苗；其使用不应影响每年接种流感疫苗；只有在可靠的流行病学资料显示社区出现了流感病毒感染后才考虑用于治疗和预防。对肌酐清除率在 10～30ml/min 的患者，用于治疗和预防的推荐剂量应做调整。不推荐用于肌酐清除率<10ml/min 的患者和严重肾衰竭需定期进行血液透析、持续腹膜透析的患者。妊娠期和哺乳期妇女只有在对母体（哺乳母亲）的预期利益大于对胎儿（婴儿）的潜在危险时才可服用。应对患者自我伤害和谵妄事件进行密切监测。

【药物相互作用】尚不明确。

【禁忌证】对奥司他韦及制剂中任何成分过敏者禁用。

【不良反应】极少见发红、皮疹、皮炎和大疱疹、肝炎和 AST 及 ALT 升高、胰腺炎、血管性水肿、喉部水肿、支气管痉挛、面部水肿、嗜酸粒细胞升高、白细胞下降和血尿。

【用法和剂量】口服：在流感症状开始的第 1 日或第 2 日开始治疗。成人和青少年（13 岁以上）一次 75mg，一日 2 次，共 5 日。儿童（1 岁以上）：①体重<15kg，一次 30mg，一日 2 次，共 5 日；②体重 15～23kg，一次 45mg，一日 2 次，共 5 日；③体重 23～40kg，一次 60mg，一日 2 次，共 5 日；④体重>40kg，一次 75mg，一日 2 次，共 5 日。预防需在密切接触后 2 日内开始用药；或流感季节时预防流感，一次 75mg，一日 1 次，至少 7 日。有数据表明连用药物 6

周安全有效。服药期间一直具有预防作用。

肾功能不全患者剂量的调整：①用于治疗时，肌酐清除率为 10～30ml/min 者，一次 75mg，一日 1 次，共 5 日。用于肌酐清除率<10ml/min 者和严重肾衰竭、需定期进行血液透析或持续腹膜透析的患者。无肾衰竭儿童的用药剂量资料。②用于预防时，肌酐清除率为 10～30ml/min 者，一次 75mg，隔日 1 次；或一日 30mg。不推荐用于终末期肾衰竭的患者，包括慢性定期血液透析、持续腹膜透析或肌酐清除率小于 10ml/min 的患者。

【制剂与规格】胶囊：30mg、45mg、75mg；颗粒剂：15mg、25mg。

### 恩替卡韦 Entecavir

【适应证】病毒复制活跃、血清 ALT 持续升高或肝脏组织学显示有活动性病变的慢性成人乙型肝炎。

【药理作用】

（1）药效学　本品对 HBV 多聚酶具有抑制作用。它能够通过磷酸化成为具有活性的三磷酸盐，三磷酸盐在细胞内的 $t_{1/2}$ 为 15 小时。通过与乙型肝炎病毒（HBV）多聚酶的天然底物三磷酸脱氧鸟嘌呤核苷酸竞争，恩替卡韦三磷酸盐能抑制病毒逆转录酶的所有活性。

（2）药动学　健康受试者口服用药后，迅速吸收，$t_{max}$ 为 0.5～1.5 小时，进食可延缓吸收并减少吸收量。片剂和溶液的生物利用度相等，两种剂型可交换使用。每日给药 1 次，6～10 日后可达稳态，累积量约为 2 倍。本品不经细胞色素 P450 代谢，主要经肾小球滤过和肾小管主动分泌而排泄，$t_{1/2}$ 为 128～149 小时。

【注意事项】有慢性乙型肝炎患者停止治疗后，出现重度急性肝炎发作的报道，应在医生的指导下改变治疗方法。核苷类药物在单独或与其他抗逆转录病毒药物联合使用时，已经有乳酸性酸中毒和重度脂肪性肝肿大病例，包括死亡病例的报道。使用恩替卡韦治疗并不能降低经性接触或污染血源传播 HBV 的危险性。对妊娠妇女应用时，应当对胎儿潜在的风险利益做出充分的权衡。应采取适当的干预措施以防止新生儿感染 HBV。哺乳期妇女慎用。16 岁以下儿童患者使用的安全性和有效性数据尚未建立。恩替卡韦主要由肾脏排泄，在肾功能损伤的患者中，可能发生毒性反应的危险性更高。老年患者多数肾功能有所下降，因此应注意药物剂量的选择，并且监测肾功能。

【禁忌证】对恩替卡韦或制剂中任何成分过敏者禁用。

【不良反应】①常见 ALT 升高、疲乏、眩晕、恶心、腹痛、腹部不适、肝区不适、肌痛、失眠和皮疹。②使用恩替卡韦的患者在治疗过程中发生 ALT 增高至 10 倍的正常值上限和基线值的 2 倍时，通常继续用药一段时间，ALT 可恢复正常；在此之前或同时伴随有病毒载量 2 个对数值的下降。故在用药期间，需定期检测肝功能。

【用法和剂量】口服：应空腹服用（餐前或餐后至少 2 小时）。成人一次 0.5mg，一日 1 次。拉米夫定治疗时发生病毒血症或出现拉米夫定耐药突变的患者为一次 1mg，一日 1 次。治疗肾功能不全，肌酐清除率<50ml/min（包括接受血液透析或 CAPD 治疗的患者）应根据肌酐清除率的值调整用药剂量。30～50ml/min 者，一次 0.25mg，一日 1 次；拉米夫定治疗失效（1.0mg）者，一次 0.5mg，一日 1 次。10～30ml/min 者，一次 0.15mg，一日 1 次；拉米夫定治疗失效（1.0mg）者，一次 0.3mg，一日 1 次。血液透析或 CAPD 者，一次 0.15mg，一日 1 次；拉米夫定治疗失效（1.0mg）者，一次 0.3mg，一日 1 次。血液透析后用药。

【制剂与规格】片剂：0.5mg、1.0mg；分散片：0.5mg、1.0mg；胶囊：0.5mg。

### 利巴韦林　Ribavirin

【适应证】呼吸道合胞病毒引起的病毒性肺炎与支气管炎，肝功能代偿期的慢性丙型肝炎。

【药理作用】

（1）药效学　体外具有抑制呼吸道合胞病毒、流感病毒、甲型肝炎病毒、腺病毒等多种病毒生长的作用，其机制不完全清楚。本品并不改变病毒吸附、侵入和脱壳，也不诱导干扰素的产生。药物进入被病毒感染的细胞后迅速磷酸化，其产物作为病毒合成酶的竞争性抑制药，抑制肌酐单磷酸脱氢酶、流感病毒 RNA 多聚酶和 mRNA 鸟苷转移酶，从而引起细胞内鸟苷三磷酸的减少，损害病毒 RNA 和蛋白质合成，使病毒的复制与传播受抑。对呼吸道合胞病毒也可能具有免疫作用及中和抗体作用。

（2）药动学　口服吸收快，$t_{max}$ 为 1.5 小时。生物利用度为 45%～65%。单次口服 600mg 后 $C_{max}$ 为 1～2mg/L。本品与血浆蛋白几乎不结合。呼吸道分泌物中药物浓度大多高于血药浓度。药物能进入红细胞内，且蓄积量大。长期用药后脑脊液内药物浓度可达同期血药浓度的 67%。可透过胎盘屏障进入胎儿血液循环，也能通过乳汁分泌。在肝内代谢。口服和静脉给药时 $t_{1/2}$ 为 0.5～2 小时，吸入给药时为 9.5 小时。本品主要经肾排泄，72～80 小时尿药排泄量为给药量的 30%～55%。72 小时粪便内药物排泄量约占 15%。

【注意事项】①长期或大剂量服用对肝功能、血象有不良影响。有严重贫血、肝功能异常者慎用。②对诊断的干扰：口服后引起血胆红素增高者可高达 25%。大剂量可引起血红蛋白含量下降。③哺乳期妇女在用药期间需暂停哺乳。④不推荐老年人应用。

【药物相互作用】本品与齐多夫定同用时有拮抗作用，因本品可抑制齐多夫定转变成活性型的磷酸齐多夫定。

【禁忌证】①对利巴韦林过敏者、妊娠期妇女禁用。②治疗前 6 个月内不稳定和未控制的心脏病、血红蛋白异常、重度虚弱、重度肝功能异常或失代偿期肝硬化、自身免疫病（包括自身免疫性肝炎）、不能控制的严重精神失常及儿童期有严重精神病史者禁用。

【不良反应】常见贫血、乏力等，停药后即消失。少见疲倦、头痛、失眠、食欲减退、恶心、呕吐、轻度腹泻、便秘等，并可致红细胞、白细胞及血红蛋白下降。

【用法和剂量】口服。成人：①体重＜65kg 者，一次 400mg，一日 2 次；②体重 65～85kg 者，早 400mg，晚 600mg；③体重＞85kg 者，一次 600mg，一日 2 次。

【制剂与规格】片剂、胶囊：0.1g。

### 索磷布韦维帕他韦　Sofosbuvir and Velpatasvir

【适应证】基因 1、2、3、4、5 或 6 型慢性丙型肝炎病毒（HCV）感染。

【药理作用】

（1）药效学　索磷布韦为直接抗 HCV 药，可抑制 HCV NS5B RNA 依赖的 RNA 聚合酶。索磷布韦为核苷酸前体，通过细胞内代谢形成有药理学活性的尿苷类似物三磷酸盐（GS-461203），GS-461203 经 NS5B 聚合酶整合入 HCV RNA，从而终止 RNA 链形成。GS-461203 可抑制基因 1b、2a、3a 和 4a 型 HCV 重组 NS5B 聚合酶活性，不抑制人类 DNA 或 RNA（包括线粒体 RNA）聚合酶。维帕他韦为直接抗 HCV 药，通过抑制 HCV NS5A 蛋白而发挥作用。

②药动学　成年 HCV 感染患者多剂给予本药后，索磷布韦、GS-331007 和维帕他韦的 $C_{max}$ 分别为 567ng/ml、898ng/ml、259ng/ml，$AUC_{tau}$ 分别为 1268（ng·h）/ml、14 372（ng·h）/ml、2980（ng·h）/ml，维帕他韦的 $C_{min}$ 为 42ng/ml。HCV 感染者用药后，索磷布韦和 GS-331007 的 $AUC_{0\sim24}$、$C_{max}$ 与健康成年受试者的 $AUC_{0\sim24}$、$C_{max}$ 相似；维帕他韦的 $AUC_{0\sim24}$、$C_{max}$ 则分别较健康成年受试者的 $AUC_{0\sim24}$、$C_{max}$ 低 37% 和 42%。剂量范围为 200～1200mg 时，索磷布韦和 GS-331007 的 AUC 以近似于与剂量成正比的方式增加。在健康受试者中，维帕他韦剂量范围为 5～50mg 时，其 AUC 以高于与剂量成正比的方式增加；剂量范围为 50～450mg 时，其 AUC 以低于与剂量成正比的方式增加。给予 HCV 感染者维帕他韦 25～150mg，同时与索磷布韦联用，维帕他韦的暴露量以高于或近似于与剂量成正比的方式增加。索磷布韦和维帕他韦的部分药动学特征见表 4。

**表 4　索磷布韦和维帕他韦的部分药动学特征表**

| 项目 | 索磷布韦 | 维帕他韦 |
| --- | --- | --- |
| 吸收 | | |
| $t_{max}$（小时） | 0.5～1 | 3 |
| 分布 | | |
| 人血浆蛋白结合率（%） | 61～65 | ＞99.5 |
| 药物的血液-血浆浓度比 | 0.7 | 0.52～0.67 |
| 代谢 | | |
| 代谢途径 | 组织蛋白酶 A、羧酸酯酶 1、组氨酸三聚体核苷结合蛋白 1 | CYP2B6、CYP2C8、CYP3A4 |
| 排泄 | | |
| 主要排泄途径 | 索磷布韦转化为代谢物；GS-331007 经肾小球滤过、肾小管主动分泌 | 以原型随胆汁排泄（77%） |
| $t_{1/2}$（小时） | 索磷布韦为 0.5；GS-331007 为 25 | 15 |
| 尿液中的排泄量（%） | 80（主要为 GS-331007） | 0.4 |
| 粪便中的排泄量（%） | 14 | 94 |

单剂给予未感染 HCV 的轻度肾功能损害者［估计肾小球滤过率（eGFR）为 50～80（不包括 80）ml/（min·1.73m²）］、中度肾功能损害者［eGFR 为 30～50（不包括 50）ml/（min·1.73m²）］、重度肾功能损害者［eGFR＜30ml/（min·1.73m²）］和需血液透析的终末期肾病（ESRD）患者索磷布韦 400mg。与肾功能正常的受试者［eGFR＞80ml/（min·1.73m²）］相比，轻、中、重度肾功能损害者索磷布韦的 $AUC_{0\sim inf}$ 分别升高 61%、107% 和 171%，GS-331007 的 $AUC_{0\sim inf}$ 分别升高 55%、88% 和 451%。与肾功能正常的受试者相比，于血液透析前 1 小时给予索磷布韦，ESRD 患者索磷布韦和 GS-331007 的 $AUC_{0\sim inf}$ 分别升高 28% 和 1280%；于血液透析后 1 小时给予索磷布韦，ESRD 患者索磷布韦和 GS-331007 的 $AUC_{0\sim inf}$ 分别升高 60% 和 2070%。经过 4 小时的血液透析可清除约 18% 的给药量。

单剂给予未感染 HCV 的重度肾功能损害者（eGFR＜30ml/min·1.73m²）维帕他韦 100mg，与肾功能正常的健康受试者相比，未见维帕他韦的药动学有临床相关的差异。

连续 7 日给予感染 HCV 的中度和重度肝功能损害者［蔡-皮评分（Child-Pugh score）分级为 B 级和 C 级］索磷布韦 400mg，与肝功能正常的受试者相比，中、重度肝功能损害者索磷布韦的

$AUC_{0\sim24}$分别升高 126%和 143%，GS-331007 的 $AUC_{0\sim24}$分别升高 18%和 9%。HCV 感染者的群体药动学分析表明，肝硬化（包括失代偿性肝硬化）对索磷布韦和 GS-331007 的暴露量无临床相关影响。

单剂给予未感染 HCV 的中度和重度肝功能损害者（蔡-皮评分分级为 B 级和 C 级）维帕他韦 100mg，维帕他韦的血浆暴露量（$AUC_{inf}$）均与肝功能正常的受试者相似。HCV 感染者的群体药动学分析表明，肝硬化（包括失代偿性肝硬化）对维帕他韦的暴露量无临床相关影响。

HCV 感染者的群体药动学分析表明，年龄对索磷布韦、GS-331007 和维帕他韦的暴露量无临床相关影响。

【注意事项】用药前后及用药时应当检查或监测碱性磷酸酶、ALT、AST 和酸碱平衡。推荐伴失代偿性肝硬化的 HCV 感染患者根据临床指征用药。

【药物相互作用】①胺碘酮：索磷布韦与其他直接抗 HCV 药（如达卡他韦、司普瑞韦）联用时，再合用胺碘酮可导致症状性心动过缓（包括需心脏起搏器介入的情况）。其中正合用β受体阻滞剂、伴有潜在心脏并发症和（或）晚期肝病患者，合用胺碘酮可增加出现症状性心动过缓的风险。处理：不推荐合用。若必须合用，则开始合用后的 48 小时应进行心电监护，并至少于治疗的最初 2 周每日监测心率。因胺碘酮的 $t_{1/2}$ 较长，若停用胺碘酮后立即使用本药，亦应进行心电监护。若出现心动过缓的症状或体征（可能包括昏厥、濒临昏厥、头晕、眩晕、不适、虚弱、过度疲劳、呼吸急促、胸痛、意识模糊、记忆障碍），应立即进行医学评估。②P-糖蛋白（P-gp）底物、乳腺癌耐药蛋白（BCRP）底物、有机阴离子转运多肽 1B1（OATP1B1）底物、OATP1B3 底物、OATP2B1 底物，与维帕他韦合用可增加上述药物的暴露量。机制：维帕他韦为上述转运蛋白的抑制药。③地高辛：与本品合用可升高地高辛的血药浓度。处理：推荐合用时监测地高辛的治疗浓度。④拓扑替康：与本品合用可升高拓扑替康的血药浓度。处理：不推荐合用。⑤富马酸替诺福韦二吡呋酯：与本品合用可升高富马酸替诺福韦二吡呋酯的血药浓度。处理：合用时监测替诺福韦相关的不良反应。⑥瑞舒伐他汀：与本品合用可显著升高瑞舒伐他汀的血药浓度，导致肌病（包括横纹肌溶解）的发生风险增加。处理：合用时瑞舒伐他汀的剂量不超过 10mg。⑦阿托伐他汀：与本品合用可升高阿托伐他汀的血药浓度，导致肌病（包括横纹肌溶解）的发生风险增加。处理：合用时密切监测阿托伐他汀相关的不良反应。⑧P-gp 诱导药，中效或强效 CYP2B6、CYP2C8、CYP3A4 诱导剂（如利福平、圣约翰草、卡马西平），与本品合用可能显著降低索磷布韦和（或）维帕他韦的血药浓度，可能导致本品疗效减弱。机制：索磷布韦和维帕他韦均为 P-gp 底物。此外，维帕他韦还是 CYP2B6、CYP2C8 和 CYP3A4 的底物。处理：不推荐合用。⑨替拉那韦/利托那韦：与本品合用可降低索磷布韦和维帕他韦的血药浓度。处理：不推荐合用。⑩抗酸药（如氢氧化铝、氢氧化镁）：与本品合用可降低维帕他韦的血药浓度。机制：维帕他韦的溶解度随 pH 升高而降低。处理：本品与抗酸药应间隔 4 小时使用。⑪$H_2$ 受体拮抗剂（如法莫替丁）：合用可降低维帕他韦的血药浓度。机制：维帕他韦的溶解度随 pH 升高而降低。处理：$H_2$ 受体拮抗剂的剂量相当于法莫替丁一次 40mg、一日 2 次的剂量或更低时，可与本品同时或间隔 12 小时使用。⑫质子泵抑制剂（如奥美拉唑）：与本品合用可降低维帕他韦的血药浓度。机制：维帕他韦的溶解度随 pH 升高而降低。处理：不推荐合用。若必须合用，本品应与食物同服，且于给予 20mg 剂量的奥美拉唑前 4 小时使用。⑬依非韦伦：与本品合用可降低维帕他韦的血药浓度。处理：不推荐本品与含依非韦伦的治疗方案合用。⑭阿扎那韦/利托那韦、环孢素、达芦那韦/利托那韦、多替拉韦、埃替拉韦-可比司他-恩曲他滨-替诺福韦艾拉酚胺、恩曲他滨、拉替拉韦、利匹韦林，与本品合用无临床显著相互作用。⑮炔雌醇/诺孕酯、酮康唑、普伐他汀，与维帕他韦合用无临床显著相互作用。⑯食物：与空腹给药相比，与含适当脂肪的饮食（约 2512kJ，30%脂肪）同服，索磷布韦的平均系统暴露量增加 60%，维帕他韦的平均系统暴露量增加 34%；与高脂肪饮食（约 3349kJ，50%脂肪）同服，索磷布韦的平均系统暴露量增加 78%，维帕他韦的平均系统暴露量增加 21%。处理：本品可与或不与食物同服。

【禁忌证】尚不明确。

【不良反应】①肌肉骨骼系统：单药治疗或与利巴韦林联合治疗可导致无症状性肌酸激酶升高。②神经系统：单药治疗或与利巴韦林联合治疗可导致头痛、失眠。③精神：单药治疗可导致易激惹、抑郁。④肝脏：接受本品和含阿扎那韦或利托那韦的抗逆转录病毒方案治疗的 HCV 和 1 型人类免疫缺陷病毒（HIV-1）共感染患者出现间接胆红素升高。⑤胃肠道：单药治疗可导致恶心、无症状性脂肪酶升高。与利巴韦林联合治疗可导致恶心、腹泻、淀粉酶升高、无症状性脂肪酶升高。⑥血液：与利巴韦林联合治疗可导致贫血、血红蛋白减少。⑦皮肤：单药治疗或与利巴韦林联合治疗可导致皮疹。⑧其他：单药治疗可导致疲乏、无力。与利巴韦林联合治疗可导致疲乏。

【用法和剂量】成人常规剂量：口服给药，推荐剂量为一次 1 片，一日 1 次。对不伴肝硬化或伴代偿性肝硬化（蔡-皮评分分级为 A 级）的患者，疗程 12 周。对伴失代偿性肝硬化（蔡-皮评分分级为 B 级或 C 级）的患者，疗程 12 周，同时与利巴韦林联用，利巴韦林的用法用量如下：与食物同服，体重<75kg 者一日 1000mg，体重≥75kg 者一日 1200mg，均为一日 2 次，可根据血红蛋白和肌酐清除率降低利巴韦林的起始剂量和治疗剂量。肾功能不全时剂量：轻至中度肾功能损害者无须调整剂量。肝功能不全时，轻度、中度、重度肝功能损害者（蔡-皮评分分级为 A 级、B 级或 C 级）无须调整剂量。老年人无须调整剂量。

【制剂与规格】片剂：每片含 400mg 索磷布韦和 100mg 维帕他韦。

### 替诺福韦二吡呋酯 Tenofovir Disoproxil Fumarate

【适应证】成人 HIV-1 感染，慢性乙型肝炎。

【药理作用】

（1）药效学　雷马酸替诺福韦二吡呋酯首先水解为替诺福韦，继而形成替诺福韦二磷酸。后者竞争抑制脱氧腺苷 5′-三磷酸，使 DNA 链延伸终止，阻止 HIV-1 逆转录酶及 HBV 多聚酶。

（2）药动学　在 HIV 感染者与健康对照者中本品药动学参数相似。本品为其有效成分替诺福韦的水溶性双酯前体。空腹口服生物利用度约 25%。体外血浆蛋白结合率、血清蛋白结合率分别小于 0.7%、7.2%。本品通过肾小球滤过及肾小管主动分泌排泄。静脉给予替诺福韦后 72 小时内 70%～80%原型经尿排泄。饮食后口服较空腹时药动学参数并无显著差异，食物仅使药物达峰时间延长 1 小时。

【注意事项】本品主要通过肾脏清除，能够导致肾功能减低或与肾小管主动清除竞争的药物合用，能够使替诺福韦的血清浓度升高和（或）使其他经肾脏清除的药物浓度增高。此类药物包括但不限于阿德福韦酯、西多福韦、阿昔洛韦、万乃洛韦、更昔洛韦和缬更昔洛韦。

【药物相互作用】①本品与去羟肌酐同用时会增加去羟肌酐的血药浓度，去羟肌酐的不良反应（如胰腺炎、周围神经病变、腹泻、严重的乳酸性酸中毒）出现的风险增加。此外初始治疗时两药合用可迅速出现耐药变异选择，导致治疗无应答，从而早期抗病毒失败。②阿扎那韦与本品同时使用时会降低阿扎那韦的血药浓度，增高本品的血药浓度。因此以上两药合用时需同时联合利托那韦，注意监测本品的不良反应。③本品与洛匹那韦、利托那韦片合用时，会增加本品的血药浓度，需监测本品的不良反应。④与阿德福韦酯合用，由于肾小管排泌竞争，两药的肾清除率均降低，血药浓度均升高，且可导致肾毒性，不推荐本品用于乙型肝炎患者的治疗。⑤本品应避免与拉米夫定和阿巴卡韦合用，因治疗失败率高，并可出现耐药。

【禁忌证】禁用于先前对本品中任何一种成分过敏的患者。

【不良反应】胃肠道反应，头晕、腹泻和恶心。

【用法和剂量】一次 300mg，一日 1 次，口服，可空腹或与食物同时服用。

【制剂与规格】片剂：0.3g；胶囊：0.3g。

### 重组人干扰素（Recombinant Human Interferon）

【适应证】①病毒性感染：如成人慢性乙型肝炎或丙型肝炎、带状疱疹、尖锐湿疣等。②肿瘤：如毛细胞白血病、慢性髓细胞性白血病、多发性骨髓瘤、非霍奇金淋巴瘤、恶性黑色素瘤、肾细胞癌等。

【药理作用】

（1）药效学　干扰素具有广谱的抗病毒、抗肿瘤及免疫调节功能。

（2）药动学　健康志愿者单次皮下注射本品 60 周，注射后 3.99 小时血药浓度达高峰，吸收 $t_{1/2}$ 为 1.86 小时，$t_{1/2\beta}$ 为 4.53 小时。本品吸收后分布于各脏器，于注射局部含量最高，其次为肾、脾、肺、肝、心脏、脑及脂肪组织，然后在体内降解。尿、粪、胆汁中排泄较少。

【注意事项】①过敏体质，特别是对抗生素过敏者，应慎用。在使用过程中如发生过敏反应应立即停药，并给予相应治疗。②对所有接受治疗的患者定期进行仔细的神经、精神监测。极少数接受治疗的患者可发生自杀行为，应停止治疗。如发生轻到中度肾脏、肝脏或骨髓功能低下时，需要密切监测。③用于治疗已有严重骨髓抑制患者时，应极为谨慎，因为本品有骨髓抑制作用，使白细胞减少，特别是粒细胞和血小板减少，其次是血红蛋白降低，从而增加感染及出血的危险性。故在治疗前及治疗中的适当时期应对这些项目进行密切监测，并定期进行全血计数检查。④由于能增强免疫功能，所以接受移植（如肾或骨髓移植等）的患者，其免疫抑制治疗的作用可能会变弱。⑤对儿童的安全及疗效尚未定论，故不推荐儿童使用。⑥使用干扰素的男性与女性患者必须采取有效避孕措施。⑦在妊娠期，只有当其对母体的益处大于对胎儿的潜在危险时方可使用。⑧对哺乳期妇女，应根据对母体的重要程度决定是否中止哺乳或中止用药。⑨注射液含有赋形剂苯甲醇，在分娩或剖宫产前给予时可能对胎儿有不良反应。使用时，可能会影响患者的反应速度，而使驾车、操作机器等能力减退。⑩对于有心脏病或癌症晚期的老年患者，用药前及治疗期间应作心电图检查，根据需要作剂量调整或停止用药。⑪注射用干扰素为白色疏松体冻干制剂，溶解后为无色透明液体，如遇有浑浊、沉淀等异常现象，则不得使用。⑫注射用干扰素以注射用水溶解时应沿瓶壁注入，以免产生气泡，溶解后宜于当日用完，不得放置保存。

【药物相互作用】使用本品时应慎用安眠药及镇静药。

【禁忌证】对重组人干扰素的各种制剂及其所含的任何成分有过敏史者，患有严重心脏疾病、严重的肝肾或骨髓功能不正常、癫痫或中枢神经系统功能损伤者，其他严重疾病不能耐受的患者禁用。

【不良反应】①常见发热、疲乏、头痛、肌痛、关节痛等，常出现在用药后第 1 周，不良反应多在注射 48 小时后消失。②少见粒细胞减少、血小板减少等，停药后可恢复。③偶见厌食、恶心、腹泻、呕吐、脱发、血压升高或降低、神经系统功能紊乱等。④极少数患者使用后出现高血糖。有症状者应经常检查和随访血糖。⑤极少数患者使用 α-干扰素后有严重的肝功能障碍和肝衰竭。⑥极少数出现自身免疫现象（如脉管炎、关节炎、溶血性贫血、甲状腺功能障碍和系统性红斑狼疮）。

**【用法和剂量】**

重组人干扰素 α1b：一次 30～50μg，一日 1 次，皮下或肌内注射。①慢性乙型肝炎，连用 4 周后改为隔日 1 次，疗程 4～6 个月，可根据病情延长疗程至 1 年。②慢性丙型肝炎，连用 4 周后改为隔日 1 次，疗程 4～6 个月，无效者停用，有效者可继续治疗至 12 个月。根据病情需要，可延长至 18 个月。疗程结束后随访 6～12 个月。③急性丙型肝炎应早期使用，可减少慢性化。④慢性粒细胞白血病，连续用药 6 个月以上，缓解后可改为隔日 1 次。⑤毛细胞白血病一次 30～50μg，皮下或肌内注射，或一次 10μg，疣体下局部注射，隔日 1 次，连续 3 周为 1 个疗程。

重组人干扰素α2a：①慢性活动性乙型肝炎（适合治疗伴有 HBV-DNA、HBeAg 及 DNA 多聚酶阳性等病毒复制标志的成年患者），一次 450 万 U，一周 3 次，皮下注射，共用 6 个月。如用药 1 个月后病毒复制标志或 HBeAg 无下降，则可逐渐加大剂量并可进一步将剂量调整至患者能够耐受的水平，如治疗 3～4 个月后没有改善，则应考虑停止治疗。②慢性丙型肝炎，适合治疗 HCV 抗体阳性，ALT 增高和不伴肝脏失代偿（Child 分类的 A 级）的成年慢性丙型肝炎（非甲、非乙型）患者。但没有临床和组织学方面长期好转的依据。起始剂量，一次 600 万 U，一周 3 次，皮下或肌内注射 3 个月作为诱导治疗。维持剂量：ALT 正常的患者需要再以一次 300 万 U，一周 3 次，注射 3 个月作为完全缓解的巩固治疗；ALT 不正常者必须停止治疗。③尖锐湿疣，一次 100 万～300 万 U，皮下或肌内注射，一周 3 次，疗程 1～2 个月。④毛细胞白血病，起始一日 300 万 U，皮下或肌内注射，共 16～24 周。耐受性差者可减量或减少周用药次数。维持剂量：按上述剂量一周 3 次，共 6～20 个月。⑤多发性骨髓瘤，一次 300 万 U，皮下或肌内注射，一周 3 次，可逐周增量至最大耐受量 900 万～1800 万 U。⑥非霍奇金淋巴瘤，一次 300 万 U，皮下注射，一周 3 次，至少 12 周。⑦慢性髓细胞性白血病，18 岁以上患者，第 1～3 日，一日 300 万 U，第 4～6 日，一日 600 万 U，第 7～84 日，一日 900 万 U，可一直用药 18 个月。⑧肾细胞癌，起始阶段，第 1～3 日，一日 300 万 U，第 4～6 日，一日 900 万 U，第 7～9 日，一日 1800 万 U，第 10～84 日，一日 3600 万 U；维持阶段，一次最大剂量 3600 万 U，一周 3 次，8～12 周或更长。⑨黑色素瘤，起始阶段，一次 1800 万 U，皮下或肌内注射，一周 3 次，8～12 周；维持阶段，一次 1800 万 U 或最大耐受量，一周 3 次，至少 8 周，可延长至 12～24 周。

重组人干扰素 α2b：①慢性乙型肝炎和急、慢性丙型肝炎，皮下或肌内注射，一日 300 万～600 万 U，连用 4 周后改为一周 3 次，连用 16 周以上。②丁型肝炎，皮下或肌内注射，一日 400 万～500 万 U，连用 4 周后改为一周 3 次，连用 16 周以上。③带状疱疹，肌内注射，一次 100 万 U，共 6 日。④尖锐湿疣，肌内注射，一日 100 万～300 万 U，共 4 周，也可疣体基底部注射，一次 100 万 U。⑤毛细胞白血病，一日 200 万～800 万 $U/m^2$，肌内注射。⑥多发性骨髓瘤和非霍奇金淋巴瘤维持治疗，300 万～500 万 $U/m^2$，肌内注射，一周 3 次。⑦黑色素瘤和肾细胞癌，600 万 U 肌内注射，一周 3 次。

**【制剂与规格】**重组人干扰素α1b 注射液：10μg：0.5ml、30μg：1ml；注射用重组人干扰素α1b：10μg、30μg；重组人干扰素α2a 注射液、注射用重组人干扰素α2a：300 万 U、500 万 U；重组人干扰素α2b 注射液、重组人干扰素α2b 注射液（假单细胞）、注射用重组人干扰素α2b、注射用重组人干扰素α2b（假单细胞）：300 万 U、500 万 U。

# 抗寄生虫病药

## 抗 疟 药

### 氯喹 Chloroquine

【适应证】对潜在严重副作用小的药物应答不满意的以下疾病：类风湿关节炎、青少年慢性关节炎、盘状红斑狼疮和系统性红斑狼疮及由阳光引发或加剧的皮肤病变。

【药理作用】

（1）药效学　其作用机制在于本品与核蛋白有较强的结合力，插入 DNA 的双螺旋两股之间，可与 DNA 形成复合物，从而阻止 DNA 的复制与 RNA 的转录。氯喹还能抑制磷酸掺入疟原虫的 DNA 与 RNA 而干扰疟原虫的繁殖。

（2）药动学　氯喹口服后，肠道吸收快且充分，服药后 1～2 小时血中浓度最高。约 55% 的药物在血中与血浆成分结合，血药浓度维持较久，$t_{1/2}$ 为 2.5～10 日，氯喹在红细胞中的浓度为血浆中的 10～20 倍，而被疟原虫侵入的红细胞内的氯喹浓度又比正常者高约 25 倍。氯喹与组织蛋白结合更多，在肝、脾、肾、肺中的浓度高于血浆浓度达 200 倍，在脑组织及脊髓组织中的浓度为血浆浓度的 10～30 倍。氯喹在体内的代谢转化是在肝脏进行的，其主要代谢产物是去乙基氯喹，此物仍有抗疟作用。小部分（10%～15%）氯喹以原型经肾排泄，其排泄速度可因尿液酸化而加快、碱化而降低。约 8% 随粪便排泄。氯喹也可从乳汁中排出。

【注意事项】在开始使用本品治疗前，所有患者均应进行眼科学检查，包括视力灵敏度、眼科镜检、中心视野和色觉等。此后，应每年至少检查一次。视网膜病变与药物剂量有很大相关性，在每日最大剂量不超过 6.5mg/kg 的情况下，发生视网膜损伤的风险低。但超过推荐的每日剂量将会大大增加视网膜损伤的风险。有下列情况的患者，眼科检查的频次应该增加：每日剂量超过 6.5mg/kg；按照绝对体重作为给药指导会导致肥胖患者药物过量；肾功能不全；累积用药量超过 200g；老年人；视觉灵敏度受损。如果出现视力障碍（视觉灵敏度、色觉等），应立即停药，并密切观察患者异常情况的进展。甚至在停止治疗后，视网膜病变（和视力障碍）仍可能进一步发展。正在服用可能引起眼或皮肤不良反应药物的患者应谨慎使用本品。肝脏或肾脏疾病的患者，或那些正在服用已知可影响这些器官的药物的患者，以及严重胃肠、神经和血液异常的患者也应谨慎使用本品。对肝肾功能严重受损的患者应进行血浆羟氯喹水平的估测以便调节所用剂量。尽管骨髓抑制的风险很低，因为贫血、再生障碍性贫血、中性粒细胞减少症、白细胞减少症和血小板减少症都曾有报道，建议进行定期的血细胞计数检测，如出现异常应停用本品。对奎宁敏感的患者、葡萄糖-6-磷酸脱氢酶有缺陷的患者、服用羟氯喹能加剧迟发性皮肤卟啉病的患者、银屑病患者由于本品似乎能增加皮肤不良反应风险，也应谨慎使用本品。患有半乳糖不耐受、Lapp 乳糖酶缺陷或葡萄糖-半乳糖吸收不良的罕见的遗传疾病的患者不应服用本品。儿童对 4-氨基喹啉的毒性作用特别敏感，因此应将本品置于儿童不能触及的地方。

所有进行长期治疗的患者都应定期检查骨骼肌功能和腱反射。如果出现骨骼肌功能和腱反射降低，应该停药。有开始治疗后不久发生视力调节受损的报道。应提醒有关的驾驶和操作机器的人员。如果症状不能自限，应减少剂量或停止治疗。对氯喹有抗药性的恶性疟原虫使用羟氯喹治疗无效，对红细胞外的间日疟原虫、蛋形疟原虫和三日疟原虫也无效，因此不能预防其感染，也不能防止复发。

【药物相互作用】有硫酸羟氯喹增加血浆地高辛水平的报道；接受联合治疗的患者应严密监测血清地高辛水平。尽管还没有特别的报道，硫酸羟氯喹也可能有氯喹已知的与几种药物的相互作用，包括氨基糖苷类抗生素可增强其直接阻滞神经肌肉接头的作用；西咪替丁抑制它的代谢从而增加抗疟药物血浆浓度；拮抗新斯的明和吡啶斯的明的效应；减弱机体对皮内注射人二倍体细胞狂犬疫苗的初次免疫抗体反应。与联合氯喹治疗相似，抗酸药可能减少羟氯喹的吸收，因此建议本品和抗酸药使用间隔 4 小时。羟氯喹可能增强降血糖药物的作用，因而联合用药时可能需要减少胰岛素和降糖药物的剂量。

【禁忌证】存在因任何 4-氨基喹啉成分导致的视网膜或视野改变的患者禁用；已知对 4-氨基喹啉化合物过敏的患者禁用。儿童禁用。

【不良反应】视网膜变化：可发生视网膜色素沉着变化和视野缺损，但罕见。早期停用本品后这些病变是可逆的。如果进一步发展，即使停用本品后仍有加重的危险。视网膜病变的患者早期可能没有症状，或者伴有旁中心暗点、中心周围环形缺损、颞侧缺损和异常色觉。角膜的变化：有角膜变化的报道包括角膜水肿和浑浊。可以无自觉症状或可引起诸如光晕、视物模糊或畏光。这些症状可能是暂时的或停药后会逆转。

由于调节功能异常导致的视物模糊是剂量依赖的，也可能是可逆的。对皮肤的影响：有时可发生皮疹、瘙痒症，皮肤黏膜色素变化、头发变白和脱发也有报道发生。这些症状通常停药后容易恢复。有大疱疹包括罕见的多形性红斑和史-约综合征，光敏感和剥脱性皮炎个案的报道。罕见的急性泛发性发疹性脓疱病（AGEP）病例，须与银屑病进行区别，虽然羟氯喹可能促进银屑病的发作。发热和白细胞增多可能与羟氯喹有关。停药后通常结果好转。对胃肠道的影响：可出现胃肠道功能紊乱，如恶心、腹泻、厌食、腹痛和罕见的呕吐。在减小剂量或停止治疗后，这些症状通常会立刻消失。

对中枢神经系统的影响：使用此类药物较少见的不良反应如头晕、眩晕、耳鸣、听觉缺失、头痛、神经过敏和情绪不稳、精神病、惊厥，但均有报道。对神经肌肉的影响：有进行性虚弱和近端肌群萎缩的骨骼肌肌病或神经肌病的报道。停药后肌病可能恢复，但需多个月。可能观察到伴有轻微的感觉变化，腱反射抑制和异常神经传导。对心血管系统的影响：心肌病罕有报道。当发现有心脏传导异常（束支传导阻滞/房室传导阻滞）及双侧心室肥大时，应怀疑到药物的慢性毒性。停药后可能恢复。血液学影响：骨髓抑制的报道比较罕见。血液学的异常如贫血、再生障碍性贫血、粒性白细胞缺乏症、白细胞减少症和血小板减少症都曾有报道。羟氯喹可能会促使或加重卟啉症。肝脏影响：有肝功能检测异常的个例报道，并有一些暴发性肝衰竭的病例报道。过敏反应：荨麻疹、血管性水肿和支气管痉挛均有报道。

【用法和剂量】片剂为口服给予。成人（包括老年人）首次剂量为一日 400mg，分次服用。当疗效不再进一步改善时，剂量可减至 200mg 维持。如果治疗反应有所减弱，维持剂量应增加至一日 400mg。应使用最小有效剂量，不应超过 6.5mg/（kg·d）（根据理想体重而非实际体重算得）

或 400mg/d，甚至更小量。

儿童应使用最小有效剂量，不应超过 6.5mg/（kg·d）（根据理想体重算得）或 400mg/d，甚至更小量。年龄低于 6 岁的儿童禁用，250mg 片剂不适合用于体重低于 35kg 的儿童。

每次服药应同时进食或饮用牛奶。

氯喹具有累积作用，需要几周才能发挥它有益的作用，而轻微的不良反应可能发生相对较早。如果风湿性疾病治疗 6 个月没有改善，应终止治疗。对于光敏感疾病，治疗应仅在最大程度暴露于日光下给予。

【制剂与规格】片剂：75mg、250mg；注射液：2ml∶80mg、5ml∶322mg。

### 羟氯喹 Hydroxychloroquine

【适应证】预防疟疾发作，治疗疟疾急性发作、盘状红斑狼疮及系统性红斑狼疮。

【药理作用】

（1）药效学　本药化学结构与氯喹相似，是氯喹 4 位氮原子上的乙基被羟乙基取代的衍生物。其抗疟作用与氯喹相同，但毒性仅为氯喹的一半。

（2）药动学　本药口服生物利用度约为 74%。给药 2～4.5 小时达血药浓度峰值。药物吸收后在眼、肝、肾、肺和肾上腺等组织、器官中广泛分布，红细胞中药物浓度高于血药浓度 2～5 倍。本药可透过胎盘屏障，少量药物可进入乳汁中。

本药血浆蛋白结合率约为 50%。药物部分在肝脏代谢为具有活性的脱乙基代谢物。主要经肾缓慢排泄，其中 23%～25% 为原型药物，酸化尿液可增加药物随尿液排泄。$t_{1/2\beta}$ 为 32～40 日。

【注意事项】①牛皮癣患者及卟啉症患者使用后均可使原病症加重。故不应用于这些患者，除非根据医师判断，患者的得益将超过其可能的风险。②接受长期或高剂量治疗的某些患者，已观察到有不可逆视网膜损伤，据报道视网膜病变具有剂量相关性。③服用羟氯喹应进行初次（基线）及定期（每 3 个月 1 次）的眼科检查（包括视敏度、输出裂隙灯、眼底及视野检查）。④如果视敏度、视野或视网膜黄斑区出现任何异常迹象（如色素变化、失去中央凹反射）或出现任何视觉症状（如闪光和划线），且不能用调节困难或角膜混浊完全解释时，应当立即停药，并密切观察其可能的进展。即使在停止治疗之后，视网膜改变（及视觉障碍）仍可能进展。⑤长期治疗的所有患者应定期随访和检查，包括检查膝和踝反射，以及发现肌肉软弱的任何迹象。如发现肌肉软弱，应当停药。⑥肝病或乙醇中毒患者，或者与已知有肝毒性的药物合用时，应慎用。⑦对长期接受本品治疗的患者应定期作血细胞计数。如出现不能归因于所治疾病的任何严重血液障碍，应当考虑停药。缺乏葡萄糖-6-磷酸脱氢酶的患者应慎用本品。⑧服用羟氯喹可出现皮肤反应，因此对接受有产生皮炎的明显倾向的药物的任何患者给予羟氯喹时，应适当注意。⑨早期诊断"硫酸羟氯喹视网膜病变"的推荐方法，包括用检眼镜检查黄斑是否出现细微的色素紊乱或失去中央凹反射，以及用小的红色视标检查中心，视野是否有中心周围或中心房的盲点，或者确定对于红色的视网膜阈。任何不能解释的视觉症状如闪光或划线，也应当怀疑是视网膜病变的可能表现。⑩因过量或过敏而出现严重中毒症状时，建议给予氯化铵口服（成人一日 8g，分次服用），一周 3 或 4 日，在停止治疗后使用数月，因为尿液酸化可使 4-氨基喹啉化合物的肾排泄增加 20%～90%，然而对肾功能损伤的患者和（或）代谢性酸中毒患者应当谨慎。

【药物相互作用】有羟氯喹增加血浆地高辛水平的报道，接受联合治疗的患者应严密监测血清地高辛水平。尽管还没有特别的报道，羟氯喹也可能有氯喹与已知的几种药物相互作用，包括氨基糖苷类抗生素可增强其直接阻滞神经肌肉接头的作用；西咪替丁抑制它的代谢从而增加抗疟药血浆浓度；拮抗新斯的明和吡啶斯的明的效应；减弱机体对皮内注射人二倍体细胞狂犬疫苗的初次免疫抗体反应。抗酸药可能减少羟氯喹的吸收，因此建议本品和抗酸药使用应间隔 4 小时。羟氯喹可能增强降血糖药物的作用，因而联合用药时可以考虑减少胰岛素和降糖药物的剂量。

【禁忌证】对任何 4-氨基喹啉化合物治疗可引起的视网膜或视野改变者、已知对 4-氨基喹啉化合物过敏的患者、妊娠期及哺乳期妇女禁用。

【不良反应】4-氨基喹啉化合物在长期治疗时可能发生下列反应，但不同化合物的不良反应及其类型和发生率可能有所不同。中枢神经系统：兴奋、神经过敏、情绪改变、梦魇、精神病、头痛、头昏、眩晕、耳鸣、眼球震颤、神经性耳聋、惊厥、共济失调。神经肌肉系统：眼外肌麻痹、骨骼肌软弱、深肌腱反射消失或减退。眼：①睫状体调节障碍，伴视物模糊的症状。该反应具有剂量相关性，停药后可逆转。②角膜一过性水肿、点状至线状混浊、角膜敏感度减小。常见可逆性伴或不伴症状（视物模糊，在光线周围出现光晕、畏光）的角膜改变。角膜沉着可能早在开始治疗后 3 周即已出现。羟氯喹引起角膜改变及视觉不良反应的发生率似比氯喹低得多。③视网膜黄斑水肿、萎缩，异常色素沉着［轻度色素小点出现"牛眼"（bull's-eye）外观］，中央凹反射消失，在暴露于明亮光线（光应激试验）之后黄斑恢复时间增加，在黄斑、黄斑旁及周围视网膜区对红光的视网膜阈提高。④其他眼底改变，包括视神经乳头苍白和萎缩，视网膜小动脉变细，视网膜周围细颗粒状色素紊乱及晚期出现凸出型脉络膜。⑤视野缺损，中心周围或中心旁盲点、中心盲点伴视敏度下降，罕见视野狭窄。归因于视网膜病变的最常见的视觉症状是阅读及视物困难（遗漏词、字母或部分物体），畏光，远距视物模糊，中心或周围视野有区域消失或变黑，闪光及划线。视网膜病变似具有剂量相关性，在一日 1 次治疗数月（罕见）至数年时出现；少数病例在抗疟药治疗停止后数年报道。用 4-氨基喹啉化合物治疗疟疾一周给药 1 次，长期应用未见视网膜病变。视网膜改变患者可能有视觉症状或者没有症状（伴或不伴视野改变），罕见不伴视网膜明显改变的视觉盲点或视野缺损。视网膜病变即使停药后仍会进展。有许多患者早期的视网膜病变（黄斑色素沉着，有时伴中心、视野缺损）在治疗终止后完全消失或缓解。对红色视标出现中心、旁盲点（有时称前黄斑病变）是早期视网膜功能障碍的征兆，停药后通常是可逆的。少数视网膜改变的病例，包括在定期眼科检查中发现的视网膜色素沉着改变，某些病例也存在视野缺损，发生在停用羟氯喹后。皮肤：头发变白、脱发、瘙痒、皮肤及黏膜色素沉着、皮疹（荨麻疹、麻疹样、苔藓样、斑丘疹、紫癜、离心性环状红斑和剥脱性皮炎）。血液系统：如再生障碍性贫血、粒细胞缺乏、白细胞减少、血小板减少、葡萄糖-6-磷酸脱氢酶缺乏的个体发生溶血。胃肠道：食欲减退、恶心、呕吐、腹泻及腹部痛性痉挛。其他：体重减轻，倦怠，卟啉症恶化或加速及非光敏性牛皮癣。局部：罕见心肌病变，其与羟氯喹的关系尚不明确。

【用法和剂量】口服：用于预防疟疾发作，一周 1 次，于一周相同日服用，成人 400mg，儿童 5mg/kg，但不得超过成人用量，一般在进入疫区 2 周前开始服用或当时服用，成人当日用 800mg，儿童 5mg/kg，分为 2 次给药，相隔 6 小时服用，预防用量须一直持续至离开疫区后 8 周。用于治疗疟疾急性发作，成人和儿童首次 10mg/kg，第 2 次 5mg/kg（间隔 6 小时），第 3 次 5mg/kg（距离上次 18 小时），第 4 次 5mg/kg（距离上次 24 小时）。用于治疗盘状红斑狼疮及系统性红斑狼疮，成人一日 0.4g，分 1～2 次服用，根据患者的反应，该剂量可持续数周或数月。长期维持治疗，可用较小的剂量，一日 0.2～0.4g 即可。

【制剂与规格】片剂：0.1g、0.2g。

### 伯氨喹 Primaquine

【适应证】根治间日疟。

【药理作用】

（1）药效学 伯氨喹的作用机制可能与干扰 DNA 的合成有关，将疟原虫红细胞外期虫株与组织细胞一起置伯氨喹溶液中培养 48 小时，电镜下观察可见疟原虫线粒体形态发生改变，表现为线粒体肿胀，并出现胞质空泡。本品能抑制线粒体的氧化作用，使疟原虫摄氧量减少。伯氨喹在体内经过代谢，转变为具有较强氧化性能的喹啉醌衍生物，能将红细胞内的还原型谷胱甘肽转变为氧化型谷胱甘肽，当后者被还原时，需要消耗还原型辅酶。由于在疟原虫组织期在肝实质细胞内发育本已消耗辅酶Ⅱ，而伯氨喹的作用又干扰辅酶Ⅱ的还原过程，致使辅酶Ⅱ减少，严重破坏了疟原虫的糖代谢及氧化过程。

（2）药动学 口服后在肠腔内吸收快且完全，生物利用度约为 96%，口服 22.5mg（基质），在 1 小时内血浆中浓度可达峰值（250μg/L）。主要分布在肝组织内，其次为肺、脑和心等组织。$t_{1/2}$ 为 5.8 小时（3.7～7.4 小时），大部分在体内代谢，仅 1%由尿中排出，一般于 24 小时内完成。因血中浓度维持不久，故须反复多次服药才能收效。

【注意事项】①妊娠期及哺乳期妇女、糖尿病患者慎用。②应定期检查红细胞及血红蛋白量。③美国 FDA 妊娠期药物安全性分级：口服给药 C 级。

【药物相互作用】①本品作用于间日疟原虫的红细胞外期，与作用于红细胞内期的抗疟药合用，可根治间日疟。②米帕林（阿的平）及氯胍可抑制伯氨喹的代谢，故伯氨喹与此两药同用后，其血药浓度大大提高，维持时间也延长，毒性增加，但疗效未见增加。

【禁忌证】①有蚕豆病及其他溶血性贫血病史及家族史、有葡萄糖-6-磷酸脱氢酶缺乏及烟酰胺腺嘌呤二核苷酸还原酶缺乏者禁用。②有粒细胞减少倾向的急性全身性疾病，如系统性红斑狼疮及活动性类风湿关节炎患者禁用。

【不良反应】①本品毒性反应较其他抗疟药更高。当一日用量超过 30mg 时，易发生疲倦、头晕、恶心、呕吐、腹痛等不良反应，少数患者可出现药物热、粒细胞缺乏等，停药后即可恢复。②葡萄糖-6-磷酸脱氢酶缺乏者服用本品可发生急性溶血性贫血，这种溶血反应仅限于衰老的红细胞，并能自行停止，一般不严重，一旦发生应停药做对症治疗。当葡萄糖-6-磷酸脱氢酶缺乏时，会引起高铁血红蛋白血症，出现发绀、胸闷等症状，应用亚甲蓝 1～2mg/kg 做静脉注射，能迅速改善症状。

【用法和剂量】口服。①根治间日疟，一次 13.2mg，一日 3 次，连服 7 日。②消灭恶性疟原虫配子体（以阻断传播），一日 26.4mg，连服 3 日。

【制剂与规格】片剂：13.2mg。

### 乙胺嘧啶

【适应证】主要用于疟疾的预防，也可用于治疗弓形虫病。

【药理作用】

（1）药效学 乙胺嘧啶对疟原虫的红细胞外期有抑制作用，对红细胞内期的抑制作用仅限于未成熟的裂殖体阶段，能抑制滋养体的分裂。疟原虫红细胞内期不能利用环境中出现的叶酸，而必须自行合成，乙胺嘧啶是二氢叶酸还原酶的抑制药，使二氢叶酸不能还原为四氢叶酸，进而影响嘌呤及嘧啶核苷酸的生物合成，最后使核酸合成减少，使细胞核的分裂和疟原虫的裂殖受到抑制。乙胺嘧啶主要作用于进行裂殖体增殖的疟原虫，对已发育完成的裂殖体则无效。

（2）药动学　口服后在肠道吸收较慢但完全，6小时内血浆浓度达高峰，它的抗叶酸作用可持续48小时以上。主要分布于红细胞、白细胞及肺、肝、肾、脾等器官中。本品能通过胎盘屏障，经肾脏缓慢排出。服药后5～7日有10%～20%的原型物自尿中排出，可持续30日以上。本品也可由乳汁排出，从粪便仅排出少量。$t_{1/2}$为80～100小时。血浆浓度为10～100μg/L时，能抑制恶性疟原虫敏感株的血内裂殖体。

【注意事项】下列情况应慎用：意识障碍，大剂量治疗弓形虫病时可引起中枢神经系统毒性反应并可干扰叶酸代谢；葡萄糖-6-磷酸脱氢酶缺乏者，服用本品可能引起溶血性贫血；巨细胞性贫血患者，服用本品可影响叶酸代谢。大剂量治疗时每周应检测白细胞及血小板2次。

【药物相互作用】尚不明确。

【禁忌证】妊娠期妇女禁用，动物实验证明本品可引起胎仔畸形。哺乳期妇女亦禁用，因本品可由乳汁排出，干扰婴儿的叶酸代谢，若婴儿有缺乏，则可引起溶血性贫血。

【不良反应】口服一般抗疟治疗量时，毒性很低，较为安全。大剂量应用时，如每日用25mg，连服1个月以上，就会出现叶酸缺乏现象。主要影响生长特别迅速的组织，如骨髓、消化道黏膜，引起造血功能及消化道症状，如味觉的改变或丧失，舌头疼痛、红肿、烧灼感及针刺感，口腔溃疡、白斑等，食管炎所致的吞咽困难、恶心、呕吐、腹痛、腹泻等。较严重的是巨细胞性贫血、白细胞减少症等，如及早停药，能自行恢复。甲酰四氢叶酸可改善骨髓功能。由于过敏所致的皮肤红斑则较少见。

【用法和剂量】成人常用量：口服。预防用药，应于进入疫区前1～2周开始服用，一般宜服至离开疫区后6～8周，一周服4片；用于耐氯喹虫株所致的恶性疟，一日2片，分2次服，疗程3日；用于弓形虫病，一日50～100mg顿服，共1～3日（视耐受力而定），然后一日服25mg，疗程4～6周。

小儿常用量：口服。预防用药，一次0.9mg/kg，一周服1次，最高剂量以成人量为限；用于耐氯喹虫株所致的恶性疟，一次0.3mg/kg，一日3次，疗程3日；用于弓形虫病，一日1mg/kg，分2次服，服用1～3日后改为一日0.5mg/kg，分2次服，疗程4～6周。

【制剂与规格】片剂：6.25mg。

### 青蒿素 Artemisinin

【适应证】间日疟、恶性疟等各型疟疾，以及耐氯喹虫株疟疾的治疗。

【药理作用】

（1）药效学　青蒿素是从中药黄花蒿中提取的有过氧基团的倍半萜内酯药物。青蒿素及其衍生物是高效杀灭疟原虫红细胞内期裂殖体的药物，对未成熟的配子体也有杀灭作用，是高效、速效、低毒的抗疟药。青蒿素的作用方式主要是干扰表膜-线粒体的功能。

（2）药动学　青蒿素及其衍生物在体内首先转化为双氢青蒿素，其抗疟作用主要由双氢青蒿素产生。口服青蒿素片剂15mg/kg后，血药浓度达峰时间为1.5小时，药峰浓度为0.09μg/ml，4小时后下降一半，72小时血中仅含微量。经直肠给药后，药物吸收良好。它在红细胞内的浓度低于血浆的浓度。吸收后分布于组织内，以肠、肝、肾的含量较多。本品为脂溶性物质，故可透过血-脑脊液屏障进入脑组织。在体内代谢很快，主要从肾及肠道排出，24小时可排出84%，72小时仅少量残留。由于代谢与排泄均快，有效血药浓度维持时间短，$t_{1/2}$ 为 2.27 小时，不利于彻底杀灭疟原虫，故复燃率较高。

【注意事项】采用栓剂时，如肛门塞入后 2 小时内排便，应补用 1 次。

【药物相互作用】①本品与伯氨喹合用可根治间日疟。②与甲氧苄啶合用有增效作用，并可减少近期复燃或复发。

【禁忌证】①对本药过敏者禁用。②不推荐用于妊娠早期。

【不良反应】青蒿素毒性低，使用安全，一般无明显不良反应。少数病例出现食欲减退、恶心、呕吐、腹泻等胃肠道反应，但不严重。出现轻度皮疹及外周血网织红细胞减少。

【用法和剂量】口服，首次 1g，6 小时后 0.5g，第 2、3 日各 0.5g。直肠给药，首次 0.6g，4 小时后 0.6g，第 2、3 日各 0.4g。

【制剂与规格】片剂：50mg、100mg；栓剂：400mg、600mg。

### 青蒿琥酯　Artesunate

【适应证】脑型疟疾及各种危重疟疾的抢救。

【药理作用】

（1）药效学　参见青蒿素。

（2）药动学　静脉注射后血药浓度很快下降，$t_{1/2}$ 为 30 分钟左右。体内分布甚广，以肠、肝、肾较高。主要在体内代谢转化。仅有少量由尿、粪便排泄。

【注意事项】动物毒理实验表明，本品有胚胎毒作用，妊娠期妇女应慎用。

【药物相互作用】尚不明确。

【禁忌证】①对本药过敏者禁用。②不推荐用于妊娠早期。

【不良反应】推荐剂量未见不良反应。如使用过量（＞2.75mg/kg），可能出现外周网织红细胞一过性降低。

【用法和剂量】口服：首剂 100mg，第 2 日起一日 2 次，一次 50mg，连服 5 日。静脉注射：临用前，加入所附的 5%碳酸氢钠注射液 0.6ml，振摇 2 分钟，待完全溶解后，加 5%葡萄糖注射液或葡萄糖氯化钠注射液 5.4ml 稀释，使每毫升溶液含青蒿琥酯 10mg，缓慢静脉注射。成人首次 60mg（或 1.2mg/kg），7 岁以下 1.5mg/kg，首次注射后 4 小时、24 小时、48 小时各重复注射 1 次。病情危重者，首次剂量可加至 120mg，总剂量为 240～300mg。

【制剂与规格】青蒿琥酯片：50mg；注射用青蒿琥酯：60mg。

### 蒿甲醚 Artemether

【适应证】各型疟疾，但主要用于抗氯喹恶性疟治疗和凶险型恶性疟的急救。

【药理作用】

（1）药效学　作用机制同青蒿素。

（2）药动学　肌内注射后吸收快且完全。肌内注射 1mg/kg 后，血药浓度达峰时间为 7 小时，药峰浓度可达到 0.8mg/L 左右，$t_{1/2}$ 约为 13 小时。在体内分布甚广，以脑组织最多，肝、肾次之。主要通过肠道排泄，其次为尿排泄。

【注意事项】本品遇冷如有凝固现象，可微温溶解后使用。

【药物相互作用】尚不明确。

【禁忌证】参见青蒿琥酯。

【不良反应】本品不良反应轻微，个别患者有 AST、ALT 轻度升高，网织红细胞可能有一过性减少。

【用法和剂量】成人常用量，肌内注射，首剂 160mg（2 支），第 2 日起一日 1 次，一次 80mg（1 支），连用 5 日。小儿常用量，肌内注射，首剂 3.2mg/kg，第 2～5 日，一次 1.6mg/kg，一日 1 次。口服首剂 160mg，第 2 日起每日 1 次，每次 80mg，连服 5～7 日。

【制剂与规格】胶囊：40mg、100mg；片：40mg；注射液：1ml∶80mg。

### 双氢青蒿素 Dihydroarteannu

【适应证】见青蒿素。

【药理作用】

（1）药效学　见青蒿素。

（2）药动学　口服吸收良好，起效迅速。口服双氢青蒿素 2mg/kg 后，1.33 小时后血药浓度达峰值，药峰浓度为 0.71μg/L。$t_{1/2}$ 为 1.57 小时。体内分布广，排泄和代谢迅速。

【注意事项】以存放冰箱为宜。

【药物相互作用】尚不明确。

【禁忌证】参见青蒿琥酯。

【不良反应】推荐剂量未见不良反应，少数病例有轻度网织红细胞一过性减少。

【用法和剂量】口服，一日 1 次，连用 5 日或 7 日，成人一日 60mg，首次加倍。儿童按年龄递减。

【制剂与规格】双氢青蒿素片剂：20mg。双氢青蒿素哌喹片：双氢青蒿素 40mg，磷酸哌喹 320mg。

# 抗阿米巴病药及抗滴虫病药

### 甲硝唑

见抗微生物药。

# 抗利什曼病药

### 葡萄糖酸锑钠　Sodium Stibogluconate

【适应证】黑热病。

【药理作用】

（1）药效学　本品为五价锑化合物，其必须在体内还原成三价锑才能发挥作用。其作用机制尚不十分清楚。已知锑剂可通过与巯基结合而起作用。药物通过选择性胞饮作用摄入，进入巨噬细胞的吞噬溶酶体，利什曼原虫无鞭毛体接触本药后，其生物能量的产生受到损害，糖酵解及脂肪酸代谢受到抑制，也减少了其腺苷三磷酸（ATP）及鸟苷三磷酸（GTP）的产生，进而被杀灭。

（2）药动学　肌内注射吸收良好，注射后肝、脾中含量最高，五价锑的血浆浓度则远较三价锑化合物为高，但维持时间较短，较快由肾脏排出，80%的药物于 6 小时内由尿中排出，静脉注射相同量后 95%以上由尿中排出，表明本药在体内无明显代谢，无明显蓄积现象；但如肾功能受损，则可妨碍锑的排泄。少量在肝内还原成三价锑。本药的清除呈双相，分布相半衰期（$t_{1/2\alpha}$）为 2 小时，$t_{1/2\beta}$比较缓慢，为 33～76 小时，其延长的终末排泄相可能反映五价锑转化为毒性较大的三价锑，后者集中在组织的血管外腔隙，在该处给药 5 日后即呈饱和状态，由此锑剂缓慢释放。

【注意事项】①肝、肾功能异常者，用药过程须加强监测。②用药过程中，出血倾向加重、体温突然升高或末梢血中性粒细胞突然下降时应暂停治疗。

【药物相互作用】尚不明确。

【禁忌证】活动性肺结核，严重心、肝、肾疾病患者禁用。

【不良反应】①可出现恶心、呕吐、腹泻等消化道反应，一般患者多能耐受。②特殊反应包括肌内注射局部痛、肌痛、关节僵直和消化道症状。③后期出现心电图改变（如 T 波低平或倒置、QT 间期延长等），为可逆性，但也可能为严重心律失常的前奏。④罕见休克和突然死亡。

【用法和剂量】肌内或静脉注射：成人，一日 1 次，一次 1.9g（6ml），连用 6 日；或总剂量 90～130mg/kg（以 50kg 为限），等分 6 次，一日 1 次。对被敏感性较差的虫株感染者，可重复 1～2 个疗程，间隔 10～14 日。对全身情况较差者，可每周注射 2 次，疗程 3 周或更长。对新近曾接受锑剂治疗者，可减少剂量。世界卫生组织推荐一次 20mg/kg，一日 1 次，至少 20 日，直至骨髓或脾穿刺涂片利什曼原虫转阴。

【制剂与规格】注射液：6ml（按锑计 0.6g，相当于葡萄糖酸锑钠约 1.9g）。

# 抗血吸虫病药

## 吡喹酮 Praziquantel

【适应证】本品为广谱抗血吸虫和绦虫药物。适用于各种血吸虫病、华支睾吸虫病、肺吸虫病、姜片虫病、绦虫病和囊虫病。

【药理作用】

（1）药效学　在体外，血吸虫与绦虫接触吡喹酮后发生两种原发性变化：①虫体肌肉发生强直性收缩与瘫痪。血吸虫接触低浓度吡喹酮后 20 秒虫体张力即增高，血药浓度达 1mg/L 以上时，虫体瞬即强烈挛缩。虫体肌肉收缩可能与吡喹酮增加虫体细胞膜的通透性，使细胞内钙离子丧失有关。②虫体皮层损害，吡喹酮对虫体皮层有迅速而明显的损害作用，引起合胞体外皮肿胀，出现空泡，形成大疱，突出体表，最终表皮糜烂溃破，分泌体几乎全部消失，环肌与纵肌亦迅速先后溶解。在宿主体内，服药 15 分钟即可见虫体外皮空泡变性。皮层破坏后，影响虫体吸收与排泄功能，更重要的是其体表抗原暴露，从而易遭受宿主的免疫攻击，大量嗜酸粒细胞附着皮损处并侵入，促使虫体死亡。

（2）药动学　口服后吸收迅速，80%以上的药物可从肠道吸收。血药峰值于 1 小时左右到达，口服 10～15mg/kg 后的 $C_{max}$ 约为 1mg/L。80%的药物与血浆蛋白结合，药物进入肝脏后很快代谢，主要形成羟基代谢物，极少量未代谢的原药进入体循环。门静脉血药浓度可较周围静脉血药浓度高 10 倍以上。脑脊液中的药物浓度为血药浓度的 15%～20%，哺乳期患者服药后，其乳汁中药物浓度相当于血清中药物浓度的 25%。药物主要分布于肝，其次为肾、肺、肾上腺、脑垂体、唾液腺等，很少通过胎盘屏障，无器官特异性蓄积现象。$t_{1/2}$ 为 0.8～1.5 小时，其代谢物的 $t_{1/2}$ 为 4～5

小时。主要由肾以代谢物形式排出。72%于 24 小时内排出。80%于 4 日内排出。

【注意事项】治疗寄生于组织内的寄生虫如血吸虫、肺吸虫、囊虫等，由于虫体被杀死后释放出大量的抗原物质，可引起发热、嗜酸粒细胞增多、皮疹等，偶可引起过敏性休克，必须注意观察。脑囊虫病患者需住院治疗，并辅以防治脑水肿和降低高颅压（应用地塞米松和脱水剂）或防治癫痫持续状态的治疗措施，以防发生意外。合并眼囊虫病时，须先手术摘除虫体，而后进行药物治疗。严重心、肝、肾病及有精神病病史者慎用。有明显头昏、嗜睡等神经系统反应者，治疗期间与停药后 24 小时内勿进行驾驶、机械操作等工作。在为囊虫病患者驱除带绦虫时，需将隐性脑囊虫病除外，以免发生意外。

【药物相互作用】尚不明确。

【禁忌证】眼囊虫病患者禁用。

【不良反应】常见的副作用有头昏、头痛、恶心、腹痛、腹泻、乏力、四肢酸痛等，一般程度较轻，持续时间较短，不影响治疗，不需处理。少数病例出现心悸、胸闷等症状，心电图显示 T 波改变和期外收缩，偶见室上性心动过速、心房颤动。少数病例可出现一过性氨基转移酶升高。偶可诱发精神失常或出现消化道出血。

【用法和剂量】治疗血吸虫病：各种慢性血吸虫病采用总剂量 60mg/kg 的 1～2 日疗法，一日量分 2～3 次餐间服。治疗急性血吸虫病总剂量为 120mg/kg，一日量分 2～3 次服，连服 4 日。体重超过 60kg 者按 60kg 计算。治疗华支睾吸虫病：总剂量为 210mg/kg，分 3 次服，连服 3 日。治疗肺吸虫病：一次 25mg/kg，一日 3 次，连服 3 日。治疗姜片虫病：15mg/kg，顿服。治疗牛带绦虫病和猪带绦虫病：10mg/kg，清晨顿服，1 小时后服用硫酸镁。治疗缩小膜壳绦虫病和阔节裂头绦虫病：25mg/kg，顿服。治疗囊虫病：总剂量 120～180mg/kg，分 3～5 日服，一日量分 2～3 次服。

【制剂与规格】片剂：0.2g。

# 驱 肠 虫 药

## 阿苯达唑

【适应证】蛔虫病、蛲虫病。

【药理作用】

（1）药效学 ①本品在体内迅速代谢为亚砜、砜醇和 2-胺砜醇。选择性及不可逆性地抑制肠道线虫的葡萄糖摄取，使虫体内糖原耗竭，并抑制延胡索酸还原酶系统，从而阻止 ATP 的合成，导致虫体死亡。②本药引起虫体肠细胞胞质微变性，与其微管蛋白结合，造成细胞内运输堵塞，致使高尔基体内分泌颗粒积聚，胞质逐渐溶解、吸收，细胞完全变性，引起虫体死亡。

（2）药动学 本品不溶于水，故在肠道内吸收缓慢。原药在肝脏内转化为阿苯达唑-亚砜与阿苯达唑-砜，前者为杀虫成分，约 70%的阿苯达唑-亚砜与血浆蛋白结合，具有可变的 $t_{1/2}$（4～15 小时）。本品体内分布在肝、肾、肌肉，可透过血-脑脊液屏障，脑组织内也有一定浓度，也可到达棘球蚴囊内，其浓度可达血药浓度的 1/5。口服 2.5～3 小时血药浓度达峰值。$t_{1/2}$ 为 8.5～10.5 小时。本品及其代谢产物在 24 小时内 87%从尿中排出，13%从粪便排出，在体内无蓄积作用。

【注意事项】蛲虫病易自身重复感染，故在治疗 2 周后应重复治疗一次。蛋白尿、化脓性或弥漫性皮炎、各种急性传染病及癫痫患者不宜使用本品。如服用过量或出现严重不良反应，应立即就医。对本品过敏者禁用，过敏体质者慎用。本品性状发生改变时禁止使用。请将本品放在儿童不能触及的地方。儿童必须在成人监护下使用。如正在使用其他药品，使用本品前请咨询医师或药师。

【药物相互作用】尚不明确。

【禁忌证】妊娠期或哺乳期妇女及 2 岁以下小儿禁用。严重肝、肾、心功能不全及活动性溃疡病患者禁用。

【不良反应】可见恶心、呕吐、腹泻、口干、乏力、发热、皮疹或头痛，停药后可自行消失。治疗蛔虫病时，偶见口吐蛔虫的现象。

【用法和剂量】口服。2 岁以上儿童及成人 2 片，2 岁以上儿童单纯蛲虫、单纯轻度蛔虫感染 1 片，顿服。

【制剂与规格】片剂、胶囊：0.1g、0.2g。

# 麻 醉 药

## 局部麻醉药

### 利多卡因　Lidocaine

【适应证】本品为局部麻醉药及抗心律失常药，主要用于浸润麻醉、硬膜外麻醉、表面麻醉（包括在胸腔镜检查或腹腔手术时作黏膜麻醉用）及神经传导阻滞。

本品可用于急性心肌梗死后室性期前收缩和室性心动过速，亦可用于洋地黄类药物中毒、心脏外科手术及心导管引起的室性心律失常。本品对室上性心律失常通常无效。

【药理作用】本品为中效酰胺类局部麻醉药和Ⅰb类抗心律失常药。作为局部麻醉药时，其对外周神经的作用机制与其他局部麻醉药一样。可参阅盐酸普鲁卡因。局部麻醉作用较普鲁卡因强，维持时间较其长1倍，毒性也相应加大。穿透性、弥散性强，且具有抗心律失常作用。

【注意事项】①防止误入血管，注意局部麻醉药中毒症状的诊治。②肝肾功能障碍、肝血流量减低、充血性心力衰竭、严重心肌受损、低血容量及休克等患者慎用。③对其他局部麻醉药过敏者，可能对本品也过敏，但利多卡因与普鲁卡因胺、奎尼丁间尚无交叉过敏反应的报道。④严格掌握浓度和用药总量，超量可引起惊厥及心搏骤停。⑤用药期间应注意检查血压、监测心电图，并备有抢救设备。

【药物相互作用】与西咪替丁成与β受体阻滞剂，如普萘洛尔、美托洛尔、纳多洛尔合用，使本药经肝脏代谢受抑制，血药浓度增加，可发生心脏和神经系统不良反应，应调整剂量，并应监护心电图及监测血药浓度。巴比妥类药物可促进利多卡因代谢，两药合用可引起心动过缓、窦性停搏。与普鲁卡因胺合用，可产生一过性谵妄及幻觉，但不影响本品血药浓度。异丙肾上腺素因增加肝血流量，可使本品的总清除率升高；去甲肾上腺素因减少肝血流量，可使本品总清除率下降。与下列药品有配伍禁忌：苯巴比妥、硫喷妥钠、硝普钠、甘露醇、两性霉素B、氨苄西林、美索比妥、磺胺嘧啶钠。

【禁忌证】对局部麻醉药过敏者禁用；阿-斯综合征（急性心源性脑缺血综合征）、预激综合征、严重心脏传导阻滞（包括窦房、房室及心室内传导阻滞）患者静脉禁用。

【不良反应】本品可作用于中枢神经系统，引起嗜睡、感觉异常、肌肉震颤、惊厥昏迷及呼吸抑制等不良反应。可引起低血压及心动过缓。血药浓度过高，可引起心房传导速度减慢、房室传导阻滞，抑制心肌收缩力，使心排血量下降。

【用法和剂量】麻醉用。成人常用量：①表面麻醉：2%～4%溶液一次不超过100mg。注射给药时一次量不超过4.5mg/kg（不用肾上腺素）或7mg/kg（用1∶200 000浓度的肾上腺素）。②骶管阻滞用于分娩镇痛：用1.0%溶液，以200mg为限。③硬脊膜外阻滞：胸腰段用1.5%～2.0%溶液，250～300mg。④浸润麻醉或静脉注射区域阻滞：用0.25%～0.5%溶液，50～300mg。⑤外周神经阻滞：臂丛（单侧）用1.5%溶液，250～300mg；牙科用2%溶液，20～100mg；肋间神经（每支）用1%溶液，30～300mg；宫颈旁浸润用0.5%～1.0%溶液，左右侧各100mg；椎旁脊神经阻滞（每支）用1.0%溶液，30～50mg，300mg为限；阴部神经用0.5%～1.0%溶液，左右侧各100mg。⑥交感神经节阻滞：颈星状神经用1.0%溶液，50mg；脊椎麻醉用1.0%溶液，50～100mg。⑦一次限量，不加肾上腺素为200mg（4mg/kg），加肾上腺素为300～350mg（6mg/kg）；静脉注射区域阻滞，极量4mg/kg；治疗用静脉注射，第一次初量1～2mg/kg，极量4mg/kg，成人静脉滴注每分钟以1mg为限；反复多次给药，间隔时间不得短于45分钟。儿童常用量：随个体而异，一次给药总量不得超过4.5mg/kg，常用0.25%～0.5%溶液，特殊情况才用1%溶液。

心律失常用。静脉注射：首次50～100mg，缓慢静脉注射2～3分钟，必要时每5分钟重复，共1～2次，但1小时之内的总量不得超过300mg。最大维持量为每分钟4mg。静脉滴注：一般以5%葡萄糖注射液配成1～4mg/ml药液滴注或用输液泵给药。在用负荷量后可继续以每分钟1～4mg速度静脉滴注。老年人、心力衰竭者、心源性休克者、肝血流量减少者、肝或肾功能障碍者，以每分钟0.5～1mg静脉滴注，每小时不超过100mg。

【制剂与规格】（碳酸盐）注射液：5ml：86.5mg、10ml：0.173g；（盐酸盐）注射液：2ml：4mg、5ml：0.1g、10ml：0.2g；胶浆剂：10g、0.2g。

### 布比卡因 Bupivacaine

【适应证】局部浸润麻醉、外周神经阻滞和椎管内阻滞。

【药理作用】

（1）药效学　①布比卡因化学结构与利多卡因相似，局部麻醉作用较利多卡因强4～5倍，作用持续时间长，可达5～10小时。弥散度与盐酸利多卡因相仿。对循环和呼吸的影响较小，对组织无刺激性，不产生高铁血红蛋白，常用量对心血管功能无影响，用量大时可致血压下降，心率减慢。其特点是通过改变药液浓度而产生感觉与运动神经阻滞的分离。②对β受体有明显的拮抗作用。无明显的快速耐受性。母体的药物浓度为胎儿的4倍。

（2）药动学　一般在给药5～10分钟作用开始，15～20分钟达高峰，维持3～6小时或更长时间。本品血浆蛋白结合率约95%。大部分经肝脏代谢后经肾脏排泄，仅约5%以原型随尿排出。

【注意事项】①12岁以下儿童慎用。②本品毒性较利多卡因大4倍，心脏毒性尤应注意，其引起循环衰竭和惊厥比值较小（CC/CNS=3.7±0.5），心脏毒性症状出现较早，往往循环衰竭与惊厥同时发生，一旦心搏骤停，复苏甚为困难。③局部浸润麻醉儿童用0.1%浓度。

【药物相互作用】①与碱性药物配伍会产生沉淀，失去作用。②与普萘洛尔合用时，本药清除率降低，引起毒性的危险性增加。③与抗心律失常药合用时，心脏抑制的危险性增加。④参阅利多卡因。

【禁忌证】对本品过敏者、肝肾功能不全者禁用。

【不良反应】①少数患者可出现头痛、恶心、呕吐、尿潴留及心率减慢等。如果出现严重不良反应，可静脉注射麻黄碱或阿托品。②过量或误入血管可产生严重的毒性反应，一旦发生心肌毒性而无复苏希望。

【用法和剂量】①臂丛神经阻滞：0.25%溶液20～30ml或0.375%溶液20ml（50～70mg）。②骶管阻滞：0.25%溶液15～30ml（37.5～75mg），或0.5%溶液15～20ml（75～100mg）。③硬脊膜外

间隙阻滞：0.25%～0.375%溶液可以镇痛，0.5%可用于一般的腹部手术等。④局部浸润：总用量一般以175～200mg（0.25%，70～80ml）为限，24小时内分次给药，一日极量400mg。⑤交感神经节阻滞的总用量：50～125mg（0.25%，20～50ml）。⑥蛛网膜下腔阻滞常用量：5～15mg，并加10%葡萄糖注射液成高密度液或用脑脊液稀释成近似等密度液。

【制剂与规格】注射液：5ml：25mg、5ml：37.5mg。

### 罗哌卡因 Ropivacaine

【适应证】外科手术麻醉：①硬膜外麻醉，包括剖宫产术；②区域阻滞。急性疼痛控制：持续硬膜外输注或间歇性单次用药，如术后或分娩疼痛；区域阻滞。

【药理作用】罗哌卡因为新的长效局部麻醉药，化学结构介于甲哌卡因与布比卡因之间，只是在其氮己环的侧链被丙基所取代。与多数酰胺类局部麻醉药有所不同，它不是左旋混合物而是单一对映结构体（S型）。脂溶性及神经阻滞效能：利多卡因＜罗哌卡因＜布比卡因；心脏毒性：布比卡因＞左旋布比卡因＞罗哌卡因。

【注意事项】①由于盐酸罗哌卡因在肝脏代谢，所以严重肝病患者应慎用，因药物排泄延迟，重复用药时需减少剂量。②通常情况下肾功能不全患者如用单一剂量或短期治疗不需调整用药剂量，慢性肾功能不全患者伴有酸中毒及低蛋白血症，发生全身性中毒的可能性增大，故慎用。③妊娠期妇女慎用。④本品不用于12岁以下的儿童。⑤对于高龄或伴有其他严重疾病诸如心脏传导部分或全部阻滞、严重肝病或严重肾功能不全等疾病而需施用区域麻醉的患者，在实施麻醉前，应尽力改善患者的状况，药物剂量也应随之调整。Ⅲ类抗心律失常药（如胺碘酮）可能与罗哌卡因存在对心脏的相加作用，故应进行严密监护。⑥本品用于硬膜外麻醉或外周神经阻滞，特别是老年患者和伴有心脏病的患者发生局部麻醉药误入血管时，曾有致心搏骤停的报道。发生心搏骤停时，为了提高复苏成功率，应该延长复苏时间。⑦硬膜外麻醉会产生低血压和心动过缓。如预先输注扩容剂或使用血管性增压药物，可减少这一副作用的发生。⑧神经系统的疾病及脊柱功能不良和区域麻醉有关，而和局部麻醉药几乎无关。

【药物相互作用】参见利多卡因。

【禁忌证】对本品或同类药物过敏者禁用。

【不良反应】最常见的不良反应为低血压和恶心。除此之外，临床报道常见的不良反应（＞1%）是心动过缓、呕吐、感觉异常、体温升高、头痛、尿潴留、头晕、高血压、寒战、心动过速、焦虑、感觉减退。总的来说，本品严重不良反应几乎是少见的。只有在过大剂量或意外将药物注入血管内而使药物血浆浓度骤然上升或者是药物过量的情况下，本品才会造成急性毒性反应。

【用法和剂量】用氯化钠注射液按所需给药浓度溶解后使用。常用麻醉的参考剂量见表5，或遵医嘱。一般情况，外科麻醉（如硬膜外用药）需要较高的浓度和剂量。对于镇痛用药（如硬膜外用药控制急性疼痛），建议使用较低的浓度和剂量。

表5中的剂量对提供有效的麻醉是必要的，可以作为用于成人的指导剂量。起效时间和持续时间会有个体差异。表中数据反映了所需平均剂量的预计范围。有关其他局部麻醉技术，应参考标准教科书。

表5 注射用盐酸罗哌卡因的推荐剂量

| 给药方式 | 浓度<br>（mg/ml） | 容量<br>（ml） | 总剂量<br>（mg） | 起效时间<br>（分） | 持续时间<br>（小时） |
|---|---|---|---|---|---|
| 外科手术麻醉 | | | | | |
| 腰椎硬膜外给药 | | | | | |
| 外科手术 | 7.5 | 15～25 | 113～188 | 10～20 | 3～5 |
| | 10.0 | 15～20 | 150～200 | 10～20 | 4～6 |
| 剖宫产术 | 7.5 | 15～20 | 113～150 | 10～20 | 3～5 |
| 胸椎硬膜外给药 | | | | | |
| 术后镇痛 | 7.5 | 5～15 | 38～113 | 10～20 | n/a |
| 区域阻滞（如末梢神经阻滞和浸润麻醉） | 7.5 | 1～30 | 7.5～225 | 1～15 | 2～6 |
| 急性疼痛控制 | | | | | |
| 腰椎硬膜外给药 | | | | | |
| 单次给药量 | 2.0 | 10～20 | 20～40 | 10～15 | 0.5～1.5 |
| 追加剂量（足量） | 2.0 | 10～15 | 20～30 | | |
| （如分娩镇痛） | （最小间隔30分钟） | | | | |
| 腰椎硬膜外给药 | | | | | |
| 持续滴注（如分娩镇痛和术后镇痛） | 2.0 | 6～14ml/h | 12～28mg/h | n/a | n/a |
| 胸椎硬膜外给药 | | | | | |
| 持续滴注（如术后镇痛） | 2.0 | 4～8ml/h | 8～16mg/h | n/a | n/a |
| 区域阻滞（如末梢神经阻滞和浸润麻醉） | 2.0 | 1～100 | 2～200 | 1～5 | 2～6 |

注：n/a 表示尚缺乏资料。

在注射前及注射期间，应仔细回吸以防止血管内注射。当需要大剂量注射时，如硬膜外麻醉，建议使用3～5ml 试验剂量的含有肾上腺素的利多卡因（2%利多卡因）。如误静脉内注射可引起短暂的心率加快，或误蛛网膜下腔注射可出现脊髓麻醉。在注入标准剂量前及注入中需反复回吸并注意缓慢注射或逐渐增加注射速度（25～50mg/min），同时密切观察患者的生命指征并持续与患者交谈。如出现中毒症状，应立即停止注射。硬膜外阻滞中，罗哌卡因单次最高250mg 的剂量曾被使用过，且耐受良好。当需要延长麻醉时，无论持续注入或重复单次注射都应考虑达血浆中毒浓度或诱发局部神经损伤的危险，手术麻醉当累积剂量达到800mg 时，或术后24 小时用于镇痛时，对于成人来说都可以耐受。

对术后疼痛的治疗，建议采用以下技术：如果术前已经放置硬膜外导管，可经此管给予本品7.5mg/ml 实施硬膜外注射。术后用 2mg/ml 盐酸罗哌卡因维持镇痛。对大多数中度至重度的术后疼痛，临床研究表明每小时 6～10ml（12～20mg）的输液速度，能够提供有效镇痛，只伴有轻微而非进行性的运动神经阻滞。采用这一技术后，对阿片类药物的需求量明显下降。临床研究还表明，对于需用较高剂量的患者，每小时 12～14ml（24～28mg）的输液速度也能较好耐受。7.5mg/ml 以上的浓度未曾有用于剖宫产术的记录。临床经验表明盐酸罗哌卡因注射液硬膜外输入长达 24 小时是可行的。

【制剂与规格】（盐酸盐）注射液：10ml：75mg、10ml：100mg。

# 全身麻醉药

### 氯胺酮　Ketamine

【适应证】各种表浅、短小手术麻醉，不合作小儿的诊断性检查麻醉，全身复合麻醉。

【药理作用】

（1）药效学　氯胺酮具有高度亲脂性，脂溶性比硫喷妥钠大 5～10 倍。静脉注射后（1～2mg/kg）迅速进入中枢神经，25～30 秒，患者意识消失，作用维持 10～15 分钟。静脉注射适量进入浅全身麻醉后，眼球震颤频繁，角膜反射和对光反射依然灵活，遇有强刺激，肌张力增强，似乎会做有意识的动作，提示丘脑与皮质之间通路阻断，同时丘脑和边缘系统的活动有增无减，癫痫样波仍能传至皮质。镇痛作用主要是由于丘脑内侧核有选择性地受到抑制，脊髓网状结构束的上行传导受阻，但脊髓丘脑束的传导并未完全阻断，为此表现情感淡漠，躯体痛可有所减轻，但内脏疼痛的改善有限。氯胺酮能使交感活性增加，血浆儿茶酚胺升高，心率、血压、周围血管阻力、肺动脉压和肺血管阻力均增高，心脏每搏量、心排血量、冠状动脉血流量有不同程度上升，心肌耗氧量亦增多。对呼吸影响很小，如用量过大、速度过快，或配合麻醉性镇痛药，则可抑制呼吸，甚至使呼吸停止。氯胺酮不抑制咽喉反射，使支气管平滑肌松弛，呼吸道阻力下降，唾液和支气管分泌增多，眼压升高，不影响子宫收缩力，但易透过胎盘屏障，能使代谢和内分泌处于亢进状态。

（2）药动学　氯胺酮 $t_{1/2\alpha}$ 为 7～17 分钟，稳态分布容积为 3L/kg，血浆蛋白结合率为 45%～50%。静脉注射后首先进入脑组织，脑内浓度可高于血浆浓度的 6.5 倍。肝、肺和脂肪内的浓度也较高，重分布明显。$t_{1/2\beta}$ 为 2～3 小时。主要经肝脏生物转化成去甲氯胺酮，再继续代谢成无活性化合物，去甲氯胺酮仍有镇痛作用，效力相当于氯胺酮的 1/3 左右，约 5% 以原型从尿液排出。

【注意事项】①本品可使妊娠子宫的压力及收缩强度与频率增加；同时本品可迅速通过胎盘屏障，使胎儿肌张力增加。妊娠期妇女慎用。②本品是唯一具有镇痛作用的静脉全身麻醉药。颅内压增高、脑出血、青光眼患者不宜单独使用。③静脉注射速度切忌过快，否则易致一过性呼吸暂停。④苏醒期间可出现噩梦、幻觉，预先应用镇静药，如苯二氮䓬类药物，可减少此反应。⑤完全清醒后心理恢复正常需一定时间，24 小时内不得驾车和从事精密性工作。⑥失代偿的休克患者或心功能不全者可引起血压剧降，甚至心搏骤停。

【药物相互作用】氯胺酮配合麻醉性镇痛药，则可抑制呼吸，甚至使呼吸停止。

【禁忌证】顽固、难治性高血压、严重的心血管疾病及甲亢患者禁用。

【不良反应】①麻醉恢复期可出现幻觉、躁动不安、噩梦及谵语等，一般青壮年多见且严重。②术中常有泪液、唾液分泌增多，血压、颅内压及眼压升高。不能自控的肌肉收缩偶见。③偶有呼吸抑制或暂停、喉痉挛及气管痉挛，多半是在用量较大、分泌物增多时发生。

【用法和剂量】①全身麻醉诱导：成人，静脉注射，1～2mg/kg，维持可采用连续静脉滴注，每分钟不超过 2mg，加用苯二氮䓬类药物，可减少其用量。②镇痛：成人，先静脉注射 0.2～0.75mg/kg，2～3 分钟注完，而后连续静脉滴注，每分钟 5～20μg/kg。③基础麻醉：临床个体间差异大，儿童肌内注射 4～5mg/kg，必要时追加 1/3～1/2 量。

【制剂与规格】注射液：2ml∶0.1g、10ml∶0.1g。

### 丙泊酚 Propofol

【适应证】全身麻醉诱导和维持。重症监护患者辅助通气治疗时的镇静。

【药理作用】

（1）药效学　丙泊酚对中枢神经系统的作用机制系通过激活γ-氨基丁酸（GABA）受体-氯离子复合物而起作用。临床使用时，丙泊酚增加氯离子传导，大剂量时使 GABA 受体脱敏感，从而抑制中枢神经系统。丙泊酚的麻醉效价为硫喷妥钠的 1.8 倍。起效快，维持时间短，以 2.5mg/kg 静脉注射时，起效时间为 30～60 秒，维持时间约 10 分钟，苏醒较硫喷妥钠快，醒后无头晕、嗜睡感。作全身麻醉诱导时，可引起血压下降，心率增快。其降低血压的机制系使外周血管阻力下降、心肌抑制、心排血量减少及抑制压力感受器对低血压的反应，心率轻度增快系对低血压的代偿反应，其对心脏的直接作用使心率减慢。丙泊酚对呼吸也有明显的抑制作用，可抑制对二氧化碳的通气反应，表现为潮气量减少，清醒状态时可使呼吸频率增加，静脉注射丙泊酚常见呼吸暂停发生，对支气管平滑肌及喉痉挛无明显影响。丙泊酚能降低脑血流量、脑代谢率和颅内压，使术后恶心呕吐少见。应用丙泊酚可使血浆皮质激素浓度下降，但肾上腺皮质对外源性皮质激素反应正常。

（2）药动学　人体研究表明，静脉注射 2.5mg/kg，98%与血浆蛋白结合，2 分钟后血药浓度达峰值。$t_{1/2\alpha}$为 2.5 分钟。本品代谢迅速，静脉注射放射性标记的丙泊酚，2 分钟血药浓度为峰值的 94%，10 分钟后降至 39%，1 小时为 14%，8 小时仅剩 5%。由于此药消除快、分布广，因此只有连续静脉输注才能达到预计的稳态血药浓度，且通过调节注射速度达到不同的血药浓度，从而取得不同程度的镇静、睡眠效果。丙泊酚主要在肝脏代谢，88%以羟化或螯合物的形式从尿中排出。

【注意事项】①本品含大豆油，极少数患者可能出现严重的过敏反应。②本品可少量通过乳汁分泌，故哺乳期妇女应在使用本品后 24 小时内停止哺乳。③脂肪代谢紊乱者，心脏、呼吸系统、肝肾疾病患者，癫痫及癫痫发作者慎用。④心血管或呼吸功能不全及低血容量患者应于使用本品前予以纠正。⑤可考虑在诱导前或麻醉维持期间静脉注射抗胆碱药，尤其是迷走神经张力有可能占优势或本品与其他可能引起心动过缓的药物合用时。⑥有脂肪代谢障碍及在 ICU 治疗 3 日后的患者应监测脂质情况。⑦只有在特别注意且严密监护下，本品才可用于进展性心力衰竭患者和其他严重心肌疾病的患者。⑧病态肥胖患者应特别注意因剂量偏大导致的血流动力学方面的剧烈变化。⑨伴有高颅压和低平均动脉压的患者，使用本品时有降低脑灌注压的危险，应特别小心。⑩为减轻注射位点的疼痛，可在用本品前注射利多卡因。⑪持续用药超过 1 日时，丙泊酚的用量不宜超过每小时 4mg/kg。

【药物相互作用】动物实验和临床试验表明，丙泊酚和吸入麻醉药、肌松药配伍时，相互间无相关作用；和其他精神类药物，如地西泮、咪达唑仑合用时，有协同作用，可延长睡眠时间；阿片类药物增强其呼吸抑制作用。

【禁忌证】对丙泊酚及其赋形剂过敏者、妊娠期妇女及产科患者（流产者除外）禁用。不用于 1 个月以下小儿的全身麻醉及 16 岁以下重症监护儿童的镇静。

【不良反应】多见诱导期局部疼痛；常见低血压、面部潮红、心动过缓、诱导期一过性呼吸暂停；少见血栓形成及静脉炎；偶见诱导过程中肌阵挛，发生率为 1%左右；罕见惊厥和角弓反张的癫痫样运动；极罕见横纹肌溶解、胰腺炎、术后发热、延长给药后尿液变色、血管水肿及支气管痉挛等过敏症状、性欲亢进、肺水肿、术后意识不清。

【用法和剂量】连续应用不得超过 7 日。

用法：①静脉输注本品可以不用稀释，也可用 5%葡萄糖或 0.9%氯化钠注射液稀释后滴注。②严格无菌操作，12 小时内用完。③原液使用时必须使用输液泵等设备，以控制输液速度。稀释本品的输注亦应采用适当的控制技术，避免用量过大。

用量：①成人麻醉：麻醉诱导，缓慢滴注每 10 秒 20~40mg 直到起效。大多数小于 55 岁的成人诱导剂量为 1.5~2.5mg/kg。55 岁以上者需要量一般下降，为 2mg/kg。美国麻醉师协会Ⅲ~Ⅳ级患者，特别是心功能不全的患者、重症患者，应严格控制给药剂量和速度，每 10 秒不超过 20mg。麻醉维持，静脉输注每小时 4~12mg/kg，在应激小的手术过程中，如创伤的小手术，可将剂量减至每小时 4mg/kg，或依据反应重复单次静脉注射 25~50mg。对于老年人、一般状态不稳定或低血容量及美国标准协会（ASA）分级Ⅲ~Ⅳ级患者，建议维持剂量减至每小时 4mg/kg。②儿童麻醉：由于缺乏经验，1 个月以下的小儿不应使用本品。麻醉诱导，8 岁以上的儿童麻醉诱导时，通常剂量约为 2.5mg/kg。8 岁以下者需要量可以更大，初始剂量为 3mg/kg，必要时可按 1mg/kg 的剂量追加。由于缺少临床经验，对于高危（ASA Ⅲ~Ⅳ）年幼患者，建议应用更低的剂量。麻醉维持，建议每小时 9~15mg/kg。小于 3 岁的儿童可采用略高的用药剂量，但剂量范围应在上述建议范围内。麻醉的最长时间一般不超过 60 分钟。③重症监护成人患者的镇静：连续静脉输注，按每小时 0.3~4.0mg/kg 的剂量给药，给药速度不能超过每小时 4mg/kg。根据镇静的深度需要调整剂量。

【制剂与规格】丙泊酚注射液：20ml∶0.2g、50ml∶0.5g。

### 瑞芬太尼 Remifentanil

【适应证】全身麻醉诱导和全身麻醉中维持镇痛。

【药理作用】瑞芬太尼是纯粹的μ受体激动药。临床上其效价与芬太尼相似，为阿芬太尼的 15~30 倍。注射后起效迅速，药效消失快，是真正的短效阿片类药。可增强异氟烷的麻醉效能，降低其最小肺泡浓度（MAC），其程度与年龄相关。稳态分布容积为 0.39L/kg，清除率为 41.2ml/（kg·min），终末半衰期（$t_{1/2\gamma}$）为 9.5 分钟。其作用消失快主要是由于代谢清除快，而与再分布无关。即使输注 4 小时，也无蓄积作用，其 $t_{1/2\gamma}$ 为 3.7 分钟。

瑞芬太尼在体内的代谢途径是被组织和血浆中非特异性酯酶迅速水解。代谢物经肾排出，清除率不受体重、性别或年龄的影响，也不依赖于肝肾功能。即使在严重肝硬化患者，其药动学与健康人相比无显著差别，只是对通气抑制效应更敏感，可能与血浆蛋白含量低、游离部分增加有关。

【注意事项】①肝肾功能受损的患者不需调整剂量。肝肾功能严重受损的患者对瑞芬太尼呼吸抑制的敏感性增强，使用时应监测。②本品可通过胎盘屏障，产妇应用时有引起新生儿呼吸抑制的危险；妊娠期用药，医生应权衡利弊。③本品能经母乳排泄，因而哺乳期妇女不推荐使用；

在必须使用时，医生应权衡利弊。④下列情况慎用：运动员以及心律失常、慢性阻塞性肺疾病、呼吸储备力降低及脑外伤昏迷、颅内压增高、脑肿瘤等易陷入呼吸抑制的患者慎用。⑤2～12岁儿童用药与成人一致。2岁以下儿童不推荐使用。⑥65岁以上老年患者用药时，初始剂量为成人剂量的一半，持续静脉滴注给药剂量应酌减。⑦按照麻醉药品管理。⑧在推荐剂量下，本品能引起肌肉强直。肌肉强直的发生与给药剂量和给药速率有关。⑨本品务必在单胺氧化酶抑制药停用14天以上方可给药，而且应先试用小剂量。⑩使用本品出现呼吸抑制时应妥善处理，包括减小输注速率或暂时中断输注。⑪本品能引起剂量依赖性低血压和心动过缓，可以预先给予适量的抗胆碱能药抑制这些反应。⑫本品停止给药后，5～10分钟镇痛作用消失，对于预知需术后镇痛的患者，在停止本品前需给予适宜的替代镇痛药。⑬在非麻醉诱导情况下，不得以患者的意识消失为药效目标而使用本品。⑭本品不能单独用于全身麻醉诱导，即使大剂量使用也不能保证使意识消失。⑮本品不含任何抗菌剂及防腐剂，因此在稀释的过程中应保持无菌状态，稀释后的溶液应及时使用。⑯本品处方中含有甘氨酸，因而不能于硬膜外和鞘内给药。⑰禁与单胺氧化酶抑制药合用。⑱禁与血、血清、血浆等血制品经同一路径给药。

【药物相互作用】在动物体内，瑞芬太尼不延长丁二酰胆碱肌肉麻痹持续时间。麻醉过程中本品与硫喷妥钠、异氟烷、丙泊酚或替马西泮等联合用药，不改变瑞芬太尼的清除率。体外研究表明，阿曲库铵、米库氯胺、艾司洛尔、二乙氧磷酰硫胆碱、新斯的明、毒扁豆碱和咪达唑仑等药物不抑制瑞芬太尼在人体血液中的水解。本品与其他麻醉药有协同作用，硫喷妥钠、异氟烷、丙泊酚及咪达唑仑与本品同时给药时，剂量减至75%。中枢神经系统抑制药物与本品也有协同作用，合用时应慎重，并酌情减量；如果同时给药不减少剂量，在患者身上会增加与这些药物有关的不良反应发生率。

【禁忌证】①已知对本品中各种组分或其他芬太尼类药物过敏的患者禁用。②重症肌无力及易致呼吸抑制的患者禁用。③支气管哮喘患者禁用。

【不良反应】①常见恶心、呕吐、呼吸抑制、心动过缓、低血压和肌肉强直，上述不良反应在停药或降低输注速度后几分钟内即可消失。②临床中还发现有寒战、发热、晕眩、视觉障碍、头痛、呼吸暂停、瘙痒、心动过速、高血压、激动、低氧血症、癫痫、皮肤潮红与过敏。③较少见便秘、腹部不适、口干、胃食管反流、吞咽困难、肠梗阻、心肌缺血、晕厥、胸痛、咳嗽、呼吸困难、支气管痉挛、喉痉挛、喘鸣、鼻充血、胸腔积液、肺水肿、焦虑、不自主运动、震颤、皮疹、荨麻疹、尿潴留、少尿、贫血、淋巴细胞减少、白细胞减少、血小板减少等。

【用法和剂量】肥胖患者应避免过量用药，应根据理想体重的标准计算用量。本品只能用于静脉给药，特别适用于采用定量输注装置静脉持续滴注给药。给药前须用以下注射液之一溶解并定量稀释成25μg/ml、50μg/ml或250μg/ml浓度的溶液：①灭菌注射用水；②5%葡萄糖注射液；③0.9%氯化钠注射液；④5%葡萄糖氯化钠注射液；⑤0.45%氯化钠注射液。本品用上述注射液稀释后可以与乳酸复方氯化钠注射液或5%葡萄糖乳酸复方氯化钠注射液共行一个快速静脉输液通路。可能情况下，应采用专用静脉输液通路。应根据同时使用的其他麻醉药物和患者的体征，及时调整给药速度和剂量。临床推荐剂量见表6。

麻醉诱导：本品应与麻醉、催眠药（如丙泊酚、硫喷妥钠、咪达唑仑、氧化亚氮、七氟烷或氟烷）一并给药，用于诱导麻醉。成人按0.5～1μg/kg的剂量持续静脉滴注。也可在静脉滴注前给予0.5～1μg/kg的初始剂量静脉注射，静脉注射时间应大于60秒。

表6 瑞芬太尼成人给药剂量表

| 用法 | | 单剂量注射量（μg/kg） | 持续输注速率（分） | |
| --- | --- | --- | --- | --- |
| | | | 起始速率 [min/（μg·kg）] | 持续速率（μg/kg） |
| 麻醉诱导 | | 1* | 0.5~1 | — |
| 麻醉维持 | 氧化亚氮（66%） | 0.5~1 | 0.4 | 0.1~2 |
| | 异氟烷（0.4~1.5 MAC#） | 0.5~1 | 0.25 | 0.05~2 |
| | 丙泊酚 每分钟100~200μg/kg | 0.5~1 | 0.25 | 0.05~2 |

注：# MAC为最小肺泡浓度；* 诱导中单剂量注射时，本品给药时间应大于60秒。

气管插管患者的麻醉维持：在气管插管后，应根据其他麻醉用药，依照上表指示减少本品输注速率。由于本品起效快，作用时间短，麻醉中的给药速率可以在2~5分钟增加25%~100%或减少25%~50%，以获得满意的μ阿片受体的药理反应。患者反应麻醉过浅时，每隔2~5分钟给予0.5~1μg/kg剂量静脉注射给药，以加深麻醉深度。

在上述推荐剂量下，本品显著减少维持麻醉所需的催眠药剂量，因此，异氟烷和丙泊酚应按上述推荐剂量给药以避免麻醉过深。

【制剂与规格】注射用无菌粉末：1mg、2mg、5mg。

## 七氟烷 Sevoflurane

【适应证】成人和儿科患者的院内手术及门诊手术的全身麻醉的诱导和维持。

【药理作用】

（1）药效学 ①血气分配系数较低，对呼吸道无刺激性，麻醉时间<2 小时，苏醒迅速；②麻醉诱导迅速平稳，维持平稳，麻醉深度易调控，尤适合小儿全身麻醉诱导与维持；③合用肾上腺素不诱发心律失常；④肌松作用大于恩氟烷、异氟烷；⑤对循环影响小；⑥对脑血流量、颅内压的影响与异氟烷相似；⑦本品不引起过敏反应，对眼黏膜刺激轻微。

（2）药动学 以 2%~4%浓度进行诱导麻醉，持续吸入 10~15 分钟，血药浓度达稳态，约360μmol/L；停药 5 分钟后则约为 90μmol/L。

【注意事项】①本品与二氧化碳吸收剂直接接触可产生少量的化合物 A（五氟异丙烯甲氟醚），该物质对胃有损害。②肝胆疾病及肾功能低下者慎用。③妊娠期妇女，只有明确需要才可使用本品；哺乳期妇女慎用。④本品可引起子宫肌松弛，产科麻醉时慎用。⑤对于有颅内压升高危险的患者应慎用，并联合应用降低颅内压的方法，如过度换气。⑥本品麻醉的苏醒期通常较短，需较早给药以减轻手术疼痛。

【药物相互作用】本品可增强肌松药的作用，合用时宜减少后者的用量。

【禁忌证】已知对七氟烷过敏的患者、已知或怀疑有恶性高热遗传史的患者禁用。

【不良反应】①常见恶心和呕吐；成人常见低血压；老年人常见低血压和心动过缓；儿童常见激动不安和咳嗽加重。②可见兴奋、嗜睡、寒战、心动过缓、头晕、睡液增多、呼吸紊乱、高血压、心动过速、喉痉挛、发热、头痛、体温降低、ALT 增高。③偶见心律不齐、LDH 增高、

AST 增高、低氧血症、呼吸暂停、白细胞增多、室性期前收缩、室上性期前收缩、哮喘、精神错乱、肌酐增高、尿潴留、糖尿、心房颤动、完全性房室传导阻滞、二联律、白细胞减少。④极少见恶性高热、急性肾衰竭、肺水肿。

【用法和剂量】①七氟烷应通过经特殊校准过的挥发器来使用，以便能准确地控制其浓度。②年龄对七氟烷的 MAC 的影响见表 7。③诱导：剂量需个体化，并须依据患者的年龄和临床状况的要求来调整。吸入七氟烷后可立即给予巴比妥类药物或其他静脉诱导剂。七氟烷可与纯氧或氧-氧化亚氮同时使用以达到麻醉诱导作用。成人，七氟烷吸入浓度至 5%，2 分钟内通常可达到外科麻醉效果；儿童，七氟烷吸入浓度至 7%，2 分钟内即可达到外科麻醉效果。作为术前没有用药的患者的麻醉诱导，七氟烷吸入浓度为 8%。④维持：七氟烷伴或不伴氧化亚氮维持外科水平麻醉的浓度为 0.5%～3%。老年患者通常用较低的七氟烷浓度即可维持外科麻醉。⑤苏醒：七氟烷麻醉的苏醒期通常较短。因此，患者会较早要求减轻手术疼痛。

**表 7    年龄对七氟烷的 MAC 的影响**

| 患者年龄（岁） | 七氟烷在氧气中的 MAC | 七氟烷在 65% $N_2O$/35% $O_2$ 中的 MAC |
| --- | --- | --- |
| <3 | 3.3%～2.6% | 2.0% |
| 3～5 | 2.5% | / |
| 6～12 | 2.4% | / |
| 13～25 | 2.5% | 1.4% |
| 26～35 | 2.2% | 1.2% |
| 36～40 | 2.05% | 1.1% |
| 41～50 | 1.8% | 0.98% |
| 51～60 | 1.6% | 0.87% |
| 61～80 | 1.4% | 0.70% |

注：儿科患者使用 60%$N_2O$/40%$O_2$。

【制剂与规格】吸入溶液剂：100ml、120ml、250ml。

### 罗库溴铵 Rocuronium Bromide

【适应证】罗库溴铵为全身麻醉辅助用药，用于常规诱导麻醉期间气管插管，以及维持术中肌松。

【药理作用】

（1）药效学   ①本品为中时效甾体类非去极化型肌松药；②本品是目前临床上起效最快的非去极化型肌松药，其作用强度为维库溴铵的 1/8～1/6，时效为维库溴铵的 2/3；95%有效药物浓度（$ED_{95}$）为 0.3mg/kg，插管剂量为 0.6～1.0mg/kg，起效时间为 50～90 秒，临床作用时间为 45～60 分钟，维持剂量为 0.1～0.15mg/kg。

（2）药动学   稳态分布容积为 235～320ml/kg，清除率为 2.4～3.0ml/（kg•min），$t_{1/2\beta}$为 100～170 分钟。25%的罗库溴铵可与白蛋白结合。罗库溴铵主要经肝脏代谢（主要代谢产物是 17-羟罗库溴铵），胆道排出。部分原型经胆道排出，9%的罗库溴铵原型经肾脏排出。临床剂量的罗库溴铵不引起组胺释放，对心率和血压无明显影响。罗库溴铵虽然起效时间短，但作用时间过长，难以替代琥珀胆碱用于困难插管。以原型从尿及胆汁中排出，严重肝、肾功能不全时其时效可能会延长。

【注意事项】①本品可引起呼吸肌麻痹，故使用此药的患者必须采用人工呼吸支持，直至患者的自主呼吸充分恢复。②罗库溴铵剂量超过 0.9mg/kg 时，可增加心率。③在重症监护病房（ICU）中长期应用肌松药，为了避免本品可能引起的肌松延长和（或）过量，应全程监测神经肌肉传递功能。④低血钾、高镁血症、低钙血症、低蛋白血症、脱水、酸中毒、高碳酸血症及恶病质等情况可增强罗库溴铵的作用，用药时应适当减量。⑤重症肌无力、严重肝肾功能不全者慎用。⑥其余同维库溴铵"注意事项"①、②、④、⑥、⑨、⑩。

【药物相互作用】以下药物能够影响非去极化型肌松药的作用强度和作用时间。①增强作用：卤化挥发性麻醉剂和乙醚、其他非去极化型肌松药、大剂量硫喷妥钠、甲乙炔巴比妥钠、氯胺酮、芬太尼、γ-羟基丁酸钠、依托醚酯、丙泊酚、抗生素（如氨基糖苷类、林可酰胺类抗生素和多肽类抗生素、酰胺-青霉素族抗生素、四环素和大剂量甲硝唑等）利尿药、维生素 $B_1$、单胺氧化酶抑制剂、奎尼丁、鱼精蛋白、α 受体阻滞剂、镁盐、钙通道阻滞剂和锂盐等。②减弱作用：新斯的明、依酚氯铵、吡啶斯的明、氨基吡啶衍生物；长期应用类固醇激素、苯妥英钠或卡马西平；去甲肾上腺素、硫唑嘌呤（仅短暂和有限的作用）、茶碱、氯化钙等。③配伍禁忌：当罗库溴铵加入含有下列药物的液体时，存在着物理学上的配伍禁忌，包括两性霉素、硫唑嘌呤、头孢唑啉、氯唑西林钠、地塞米松、地西泮、依诺昔酮、红霉素、法莫替丁、呋塞米、加拉碘铵、琥珀酸钠氢化可的松、胰岛素、甲乙炔巴比妥、甲泼尼龙、琥珀酸钠泼尼松龙、硫喷妥钠、甲氧苄啶及万古霉素。罗库溴铵也与英脱利匹特有配伍禁忌。

【禁忌证】对罗库溴铵或溴离子有过敏反应者禁用。

【不良反应】有轻微组胺释放作用，但临床无心率及血压变化；但应注意可能在注射部位发生瘙痒和红斑和（或）发生全身类组胺（类过敏）反应。大剂量时有对抗迷走神经的作用，可能引起心率加快。

【用法和剂量】①气管插管：常规麻醉中本品的标准插管剂量为 0.6mg/kg，60 秒内在几乎所有患者中可提供满意的插管条件。②维持剂量：0.15mg/kg，在长时间吸入麻醉患者可适当减少至 0.075～0.1mg/kg，最好在肌肉颤搐恢复至对照值的 25% 或对四个成串刺激具有 2～3 个反应时给予维持剂量。③连续输注推荐：0.6mg/kg，当肌松开始恢复时再行连续输注。适当调整输注速率，使肌肉颤搐高度维持在对照的 10% 或维持于对四个成串刺激保持 1～2 个反应。④在成人静脉麻醉下维持该水平肌松时的滴注速率范围为每分钟 5～10μg/kg，吸入麻醉下每分钟 5～6μg/kg。⑤老年患者、肝脏和（或）胆道疾病和（或）肾衰竭患者在常规麻醉期间气管插管的标准剂量为 0.6mg/kg；无论采取何种麻醉方法，推荐用于这些患者的维持剂量均为 0.075～0.1mg/kg，滴注速率为每分钟 5～6μg/kg。⑥超重和肥胖患者（指患者体重超过标准体重 30% 或更重者），应适当减少剂量。⑦氟烷麻醉下，儿童（1～14 岁）和婴儿（1～12 个月）对罗库溴铵的敏感性与成人相似，但起效较快，其临床作用时间儿童较成人短。

【制剂与规格】注射液：2.5ml：25mg、5ml：50mg。

# 麻醉辅助药

### 氯化琥珀胆碱 Suxamethonium Chloride

【适应证】去极化型肌松药。可用于全身麻醉时气管插管和术中维持肌松。

【药理作用】①与烟碱样受体结合后，产生稳定的去极化作用，引起骨骼肌松弛。进入体内能迅速被血中假性胆碱酯酶水解，其中间代谢物琥珀酰单胆碱的肌松作用很弱。静脉注射后先引起短暂的肌束震颤，从眉际和上眼睑等小肌开始，经肩胛和胸大肌，至上、下肢，肌松作用 60～90 秒起效，维持 10 分钟左右。重复静脉注射或持续滴注可使作用延长。大剂量可致心率减慢，也可出现如结性心律和期前收缩等心律失常，组胺释放出现支气管痉挛或过敏性休克。剂量超过 1g，易发生脱敏感阻滞，使肌张力恢复迟延。②静脉注射后，即被血液和肝中的丁酰胆碱酯酶（假性胆碱酯酶）水解，先分解成琥珀酰单胆碱，再缓慢分解为琥珀酸和胆碱，成为无肌松作用的代谢物，只有 10%～15% 的药量到达作用部位。约 2% 以原型，其余以代谢物的形式从尿液中排泄。$t_{1/2}$ 为 2～4 分钟。

【注意事项】①妊娠期妇女慎用。②下列情况慎用：严重肝功能不全、营养不良、晚期癌症、严重贫血、年老体弱、严重电解质紊乱、使用抗胆碱酯酶药者。③不具备控制或辅助呼吸条件时，严禁使用。④忌在患者清醒下给药。⑤接触有机农药患者，已证明无血浆胆碱酯酶减少或抑制者，方能使用至足量。⑥为解除本品肌松作用引起的短暂纤维颤动，可预先静脉注射小剂量非去极化型肌松药（维库溴铵 0.5mg）。⑦预先给予阿托品可防止本品对心脏的作用。⑧出现长时间呼吸停止，必须用人工呼吸，亦可输血，注射干血浆或其他拟胆碱酯酶药，但不可用新斯的明。

【药物相互作用】①本品在碱性溶液中分解，故不宜与硫喷妥钠混合注射。②下列药物可降低假性胆碱酯酶活性，而增强本品的作用：抗胆碱酯酶药，环磷酰胺、氮芥、塞替哌等抗肿瘤药，普鲁卡因等局部麻醉药，单胺氧化酶抑制药，雌激素等。③吩噻嗪类药物、普鲁卡因胺、奎尼丁、卡那霉素、多黏菌素 B、新霉素等有去极化型肌松作用，能增强本品的作用，与这些药物合用时须谨慎。

【禁忌证】恶性高热、脑出血、青光眼、视网膜剥离、白内障摘除术、低血浆胆碱酯酶、严重创伤、大面积烧伤、上运动神经元损伤的患者及高钾血症患者禁用。

【不良反应】①高钾血症：本品引起肌肉纤维去极化时使细胞内 $K^+$ 迅速流至细胞外，致正常人血钾上升 0.2～0.5mmol/L；而严重烧伤、软组织损伤、腹腔内感染、破伤风、截瘫及偏瘫等，在本品作用下引起异常的大量 $K^+$ 外流致高钾血症，产生严重室性心律失常甚至心搏骤停。②心脏作用：本品的拟乙酰胆碱作用可引起心动过缓、结性心律失常和心搏骤停，尤其是重复大剂量给药最易发生。③眼压升高：本品对眼外肌引起痉挛性收缩以致眼压升高。④胃内压升高：最高可达 40cmH$_2$O，并可引起饱胃患者胃内容物反流误吸。⑤恶性高热：多见于本品与氟烷合用的患者，也多发生于儿童。⑥术后肌痛：给药后卧床休息者，肌痛少而轻；而 1～2 日即起床活动者，肌痛多而剧烈。⑦肌张力增强：以胸大肌最为明显，其次是腹肌，严重时波及肱二头肌和股四头肌等。这时不仅机体总的氧耗量加大，足以引起胃内压甚至颅内压升高。

【用法和剂量】①气管插管：成人，1～1.5mg/kg，最高 2mg/kg；儿童，1～2mg/kg，用氯化钠注射液稀释到 10mg/ml，静脉或深部肌内注射，肌内注射一次不可超过 150mg。②维持肌松：一次 150～300mg 溶于 500ml 5%～10%葡萄糖注射液中或 1%盐酸普鲁卡因注射液混合溶液中，静脉滴注。

【制剂与规格】注射液：1ml∶50mg、2ml∶100mg。

**维库溴铵 Vecuronium Bromide**

【适应证】主要作为全身麻醉辅助用药，用于全身麻醉时的气管插管及术中松弛肌肉。

【药理作用】

（1）药效学　本品为中等时效的单季胺类固醇类非去极化型肌松药；结构与泮库溴铵相似，保留的季铵基经去甲基变成叔铵基，从而使起效增快，其起效时间仅比阿曲库铵略长，比泮库溴铵及氯化筒箭毒碱缩短；无组胺释放及解迷走神经作用，适用于心肌缺血及心脏病患者。肌松效能较氯化筒箭毒碱强 3 倍之多。属短中时效肌松药。

（2）药动学　主要经肝脏代谢和排泄，15%～30%经肾排泄。肾衰竭时可通过肝脏消除来代偿。静脉注射后的药动学符合二室开放模型、$t_{1/2\alpha}$约为 4 分钟，$t_{1/2\beta}$为 31 分钟。恢复速度快、颤搐阻断率为 50%，稳态平均血药浓度为 0.118～0.176μg/ml。

【注意事项】①肝硬化、胆汁淤积或严重肾功能不全者可延长肌松持续时间和恢复时间，应慎用。②妊娠期妇女使用本品尚无足够资料证明对胎儿有潜在的危害，但应慎用。③研究证明在剖宫产手术中使用临床剂量的本品，对胎儿并未显示副作用。④因妊娠毒血症使用硫酸镁的患者，能增加维库溴铵神经肌肉阻滞效应，应减少维库溴铵用量，并应根据颤搐反应慎重滴注。⑤维库溴铵能否进入乳汁中，尚不清楚。⑥老年患者可延长起效时间。⑦与吸入麻醉药同用时，本品应减量15%。⑧在可能发生迷走神经反射的手术中（如使用刺激迷走神经的麻醉药、眼科手术、腹部手术、肛门直肠手术等），麻醉前或诱导时，应用迷走神经阻滞药，如阿托品等有一定意义。⑨本品在低温下手术时，其神经肌肉阻滞作用会延长。⑩使用本品完全恢复后的 24 小时内，不可进行有潜在危险的机器操作或驾驶车辆。

【药物相互作用】①使本品作用增强的药物：麻醉药，如氟烷、乙醚、恩氟烷、异氟烷、甲氧氟烷、环丙烷、大剂量硫喷妥钠、甲乙炔巴比妥、氯胺酮、芬太尼、γ-羟基丁酸、乙醚酯、丙泊酚；其他非去极化型肌肉松弛药；其他药物，如氨基糖苷类抗生素和多肽类抗生素、酰胺青霉素类、四环素、大剂量的甲硝唑；利尿剂、β受体阻滞剂、硫胺素、单胺氧化酶抑制剂、奎尼丁、鱼精蛋白、α受体阻滞剂、镁盐、钙通道阻滞剂、锂盐等。②使本品作用减弱的药物：新斯的明、依酚氯铵、吡啶斯的明、氨基吡啶衍生物、长期使用皮质甾体类药物、苯胺类或卡马西平、去甲肾上腺素、硫唑嘌呤（仅有短暂、有限的作用）、茶碱、氯化钙。③使本品作用改变的药物：使用本品后，再给予去极化型肌肉松弛药，如琥珀酰胆碱，可能加强或减弱本品的神经肌肉阻滞作用。

【禁忌证】对本品或溴离子有过敏史者禁用。

【不良反应】不良反应较轻微，常用剂量时没有使心率增加的迷走神经阻滞作用或拟交感神经药作用。

【用法和剂量】本品仅供静脉注射或静脉滴注使用。插管剂量为 0.08～0.1mg/kg。用琥珀酰胆碱行气管插管后所需的首次剂量为 0.03～0.05mg/kg。如果应用琥珀酰胆碱插管时，应待患者临床作用消退后再使用本品。维持剂量为 0.02～0.03mg/kg。最好在颤搐高度恢复到对照值的 25%时再追加维持剂量。

如其他神经肌肉阻滞剂一样，其用量应随患者而异。另外，麻醉方法、手术时间、术前或麻醉术中使用其他药物的影响和患者的状况都需加以考虑。应使用末梢神经刺激器监测神经肌肉阻滞及恢复程度，或遵医嘱。

【制剂与规格】注射用无菌粉末：4mg。

# 镇痛、解热、抗炎、抗风湿、抗痛风药

## 镇 痛 药

### 芬太尼 Fentanyl

【适应证】本品为强效镇痛药，适用于麻醉前、中、后的镇静与镇痛，是目前复合全身麻醉中常用的药物。①用于麻醉前给药及诱导麻醉，并作为辅助用药与全身麻醉及局部麻醉药合用于各种手术。氟哌利多 2.5mg 和本品 0.05mg 的混合液，麻醉前给药，能使患者安静，对外界环境漠不关心，但仍能合作。②用于术前、术后及术中等各种剧烈疼痛。

【药理作用】

（1）药效学 芬太尼是强效阿片受体拮抗剂。镇痛作用是吗啡的 75～125 倍。起效快、作用时间短。呈剂量依赖性抑制通气。具有稳定的心血管效应。芬太尼可以制成经黏膜给药或经皮肤给药（芬太尼贴片）的剂型，由于药物不经过胃肠道吸收，便秘的不良反应得以减轻。芬太尼贴片的生物利用度为 92%，首次使用后在 6～12 小时后血清中可测到芬太尼的有效浓度，12～24 小时达到相对稳态，一旦达峰值即可维持 72 小时。当皮肤温度升至 40℃时，血清芬太尼浓度可能提高 1/3。

（2）药动学 口服经胃肠道吸收，但临床一般采用静脉注射给药。静脉注射 1 分钟即起效，4 分钟达高峰，维持 30～60 分钟。肌内注射时 7～8 分钟发生镇痛作用，可维持 1～2 小时。肌内注射生物利用度为 67%，血浆蛋白结合率为 80%，消除 $t_{1/2}$ 约 3.7 小时。芬太尼主要在肝脏代谢，代谢产物与约 10% 的原型药由肾脏排出。

【注意事项】①肝、肾功能不良者慎用。②妊娠期妇女慎用。③心律失常、慢性阻塞性肺疾病，呼吸储备力降低及脑外伤昏迷、颅内压增高、脑肿瘤等易陷入呼吸抑制的患者及运动员慎用。④老年人首次剂量应适当减量。⑤按麻醉药品管理。⑥本品务必在单胺氧化酶抑制药停用 14 日以上方可给药，而且应先试用小剂量（1/4 常用量），否则会发生严重不良反应甚至死亡。⑦硬膜外注入本品镇痛时，可有全身瘙痒，而且仍有呼吸频率减慢和潮气量减小的可能，处理应及时。⑧本品不是静脉全身麻醉药，大量快速静脉注射时，患者意识依然存在，常伴有术中知晓。⑨快速注射本品可引起胸壁、腹壁肌肉僵硬而影响通气。⑩本品有一定刺激性，不得误入气管、支气管及涂敷于皮肤上。

【药物相互作用】同时应用其他中枢神经系统抑制剂，包括阿片类药物、镇静剂、催眠药、全身麻醉剂、吩噻嗪类药物、地西泮类药物、肌肉松弛药、镇静性抗组胺药及含乙醇饮料，可产生附加的抑制作用。可能发生肺通气不足、低血压及深度镇静或昏迷。因此，在合并使用上述药物时，应对患者进行特别护理和观察。

一些接受单胺氧化酶抑制剂治疗的患者，静脉注射麻醉剂时发生严重的不良反应。一些报道指出，同时使用单胺氧化酶抑制剂和静脉注射芬太尼没有问题。但是，由于患者数量很有限，还无法定论。因此，所有使用单胺氧化酶抑制剂治疗的患者都被视为使用麻醉剂（包括芬太尼）的高危人群。本品不推荐用于需要使用单胺氧化酶抑制剂的患者。有与单胺氧化酶抑制剂合用发生严重的药物相互作用的报告，包括加重阿片作用和5-羟色胺作用。

芬太尼是一种高清除率的药物，主要由 CYP3A4 迅速和广泛代谢。将芬太尼透皮贴剂与 CYP3A4 抑制剂合用，会使芬太尼血浆浓度升高，从而加强或延长芬太尼的治疗效果和不良反应，也可能引起严重的呼吸抑制。此种情况下，应对患者进行特别护理和观察。只有在严密监测下，芬太尼透皮贴剂才可与 CYP3A4 抑制剂合用。

【禁忌证】支气管哮喘、呼吸抑制、对本品特别敏感的患者及重症肌无力患者禁用。

【不良反应】严重不良反应为呼吸抑制、窒息、肌肉僵直及心动过缓，如不及时治疗，可发生呼吸停止、循环抑制及心搏骤停等。一般不良反应为眩晕、视物模糊、恶心、呕吐、低血压、胆道括约肌痉挛、喉痉挛及出汗等。偶有肌肉抽搐。本品有成瘾性。

【用法和剂量】肥胖患者应避免过量用药，应根据理想体重的标准计算用量：成人静脉注射，全身麻醉时初量，小手术 1～2μg/kg（以芬太尼计，下同）；大手术 2～4μg/kg；体外循环心脏手术时按 20～30μg/kg 计算全量，维持量可每隔 30～60 分钟给予初量的一半或连续静脉滴注，一般每小时 1～2μg/kg；全身麻醉同时吸入氧化亚氮，1～2μg/kg；局部麻醉镇痛不全，作为辅助用药，1.5～2μg/kg。成人麻醉前用药或术后镇痛，0.7～1.5μg/kg。成人麻醉前或术后镇痛，肌内或静脉注射 0.7～1.5μg/kg。儿童镇痛，2 岁以下无规定，2～12 岁 2～3μg/kg。成人术后镇痛，硬膜外给药，初量 0.1mg，加 0.9%氯化钠注射液稀释到 8ml，每 2～4 小时可重复，维持量一次为初量的一半。

【制剂与规格】注射液：2ml∶0.1mg。

## 哌替啶 Pethidine

【适应证】本品为强效镇痛药，适用于各种剧痛，如创伤性疼痛、术后疼痛、麻醉前用药，或局部麻醉与静脉-吸入复合麻醉辅助用药等。对内脏绞痛应与阿托品配伍应用。用于分娩止痛时，须监护本品对新生儿的呼吸抑制作用。麻醉前给药、人工冬眠时，常与氯丙嗪、异丙嗪组成人工冬眠合剂应用。用于心源性哮喘，有利于肺水肿的消除。慢性重度疼痛的晚期癌症患者不宜长期使用本品。

【药理作用】

（1）药效学　哌替啶是人工合成的阿片受体激动药。镇痛效能是吗啡的 1/10。起效快，作用时间短。有轻度抗迷走神经作用与解痉作用。

（2）药动学　口服可吸收，生物利用度仅为注射用药的 1/20，血浆蛋白结合率为 60%。能迅速分布至各器官和肌肉组织；可通过血脑屏障，也可通过胎盘屏障。主要在肝代谢，少量以原型从尿排出。$t_{1/2}$ 为 2.4～4.4 小时。

【注意事项】①本品与芬太尼的化学结构有相似之处，两药可有交叉过敏。②本品能通过胎盘屏障及分泌入乳汁，因此产妇分娩镇痛时及哺乳期使用时剂量酌减。③以下情况慎用：老年人、肝功能损伤者、甲状腺功能不全者、运动员。④本品为国家特殊管理的麻醉药品，务必严格遵守国家对麻醉药品的管理条例，医院和病室的贮药处均须加锁。处方颜色应与其他药处方区别开。各级负责保管人员均应遵守交接班制度，不可疏忽。⑤未明确诊断的疼痛，尽可能不用本品，以免掩盖病情贻误诊治。⑥静脉注射后可出现外周血管扩张，血压下降，尤其与吩噻嗪类药物（如氯丙嗪等）及中枢抑制药并用时。⑦本品务必在单胺氧化酶抑制药（如呋喃唑酮、丙卡巴肼等）停用 14 日以上方可给药，而且应先试用小剂量（1/4 常用量），否则会发生难以预料的、严重的并发症，临床表现为多汗、肌肉僵直、血压先升高后剧降、呼吸抑制、发绀、昏迷、高热、惊厥，终致循环虚脱而死亡。⑧注意勿将药液注射到外周神经干附近，否则产生局部麻醉或神经阻滞。⑨不宜用于自控镇痛（PCA），特别不能做皮下 PCA。⑩本品过量中毒时可静脉注射纳洛酮 0.005～0.01mg/kg，成人 0.4mg，亦可用烯丙吗啡作为拮抗剂。但本品中毒出现的兴奋惊厥等症状，拮抗剂可使其症状加重，此时只能用地西泮或巴比妥类药物解除。当血内本品及其代谢产物浓度过高时，血液透析能促进排泄毒物。

【药物相互作用】本品与芬太尼因化学结构有相似之处，两药可有交叉敏感。本品能促进双香豆素、茚满二酮等抗凝药物增效，并用时后者应按 PT 而酌减用量。注射液不能与氨茶碱、巴比妥类药钠盐、肝素钠、碘化物、碳酸氢钠、苯妥英钠、磺胺嘧啶、磺胺甲噁唑、甲氧西林配伍，否则发生浑浊。

【禁忌证】室上性心动过速、颅脑损伤、颅内占位性病变、慢性阻塞性肺疾病、支气管哮喘、严重肺功能不全等禁用。严禁与单胺氧化酶抑制剂同用。

【不良反应】本品的耐受性和成瘾性程度介于吗啡与可待因之间，一般不应连续使用。治疗剂量时可出现轻度的眩晕、出汗、口干、恶心、呕吐、心动过速及直立性低血压等。

【用法和剂量】注射剂：①镇痛，成人肌内注射，一次 25～100mg，一日 100～400mg；极量，一次 150mg，一日 600mg。成人静脉注射一次以 0.3mg/kg 为限。②分娩镇痛，阵痛开始时肌内注射，一次 25～50mg，每 4～6 小时按需重复；极量，一次量以 50～100mg 为限。③麻醉前用药，麻醉前 30～60 分钟肌内注射，1.0～2.0mg/kg。麻醉维持中，按 1.2mg/kg 计算 60～90 分钟总用量，配成稀释液，成人一般每分钟静脉滴注 1mg，小儿滴速相应减慢。④术后镇痛，硬膜外间隙注药，24 小时总用量以 2.1～2.5mg/kg 为限。⑤晚期癌症患者解除中重度疼痛，应个体化给药，剂量可较常规为大，应逐渐增加剂量，直至疼痛满意缓解，但不提倡使用。⑥小儿基础麻醉，硫喷妥钠 3～5mg/kg，10～15 分钟后，追加哌替啶 1mg/kg 加异丙嗪 0.5mg/kg 稀释至 10ml 缓慢静脉注射。

口服：成人，一次 50～100mg，一日 200～400mg；极量，一次 150mg，一日 600mg。小儿一次 1.0～1.5mg/kg。

【制剂与规格】注射液：1ml：50mg、2ml：100mg。

## 吗啡 Morphine

【适应证】本品为强效镇痛药。吗啡注射液及普通片剂用于其他镇痛药无效的急性锐痛，如严重创伤、战伤、烧伤、晚期癌症等疼痛；用于心肌梗死而血压尚正常者，可使患者镇静，并减轻心脏负担；用于心源性哮喘可使肺水肿症状暂时有所缓解；麻醉和术前给药可保持患者宁静进入嗜睡；不能单独用于内脏绞痛（如胆绞痛等），而应与阿托品等有效的解痉药合用。吗啡缓、控释片则主要适用于重度癌痛患者镇痛。

【药理作用】

（1）药效学　吗啡主要作用于中枢神经系统，产生镇痛、嗜睡、欣快、剂量相关的呼吸抑制等。抑制咳嗽中枢，可以镇咳。可激活中枢极后区引起恶心、呕吐。也可使动脉、静脉舒张，周围血管阻力下降；影响消化道运动引起便秘；释放组胺引起皮肤瘙痒与支气管痉挛。

（2）药动学　吗啡起效时间因给药途径而不同：静脉注射即刻，肌内注射 1～5 分钟，口服

60 分钟，椎管内给药 15～60 分钟。峰作用时间：静脉注射 5～20 分钟，肌内注射 30～60 分钟，皮下注射 50～90 分钟，口服 60 分钟，硬膜外腔单次注射 30 分钟。作用维持时间：静脉注射、肌内注射、皮下注射为 2～7 小时，椎管内给药 6～24 小时。

【注意事项】以下情况慎用：①有药物滥用史；②颅内压升高；③低血容量性低血压；④胆道疾病或胰腺炎；⑤老年人；⑥严重肾衰竭；⑦严重慢性阻塞性肺疾病；⑧严重肺源性心脏病；⑨严重支气管哮喘或呼吸抑制；⑩婴幼儿（普通片剂及注射液）。未明确诊断的疼痛，尽可能不用本品，以免掩盖病情，贻误诊断。可干扰对脑脊液压升高的病因诊断。本品可能引起胆管系的内压上升，可升高血浆淀粉酶和脂肪酶。对血清碱性磷酸酶、ALT、AST、胆红素、LDH 等测定有一定影响，可能出现假阳性。对有癫痫病史的患者，吗啡可降低癫痫发作的阈值。吗啡可削弱驾驶和操作机械的能力。缓、控释片必须整片吞服。不经胃肠途径滥用口服药物有可能导致严重的不良反应，甚至致死。本品使用 3～5 日会产生对药物的耐受性，长期应用可成瘾，治疗突然停止时会发生戒断综合征。本品按麻醉药品严格管理和使用。对于重度癌痛患者，吗啡使用量不受药典中吗啡极量的限制。中毒解救：除一般中毒处理外，还可静脉注射纳洛酮 0.005～0.01mg/kg，成人 0.4mg。亦可用烯丙吗啡作为拮抗药。

【药物相互作用】与吩噻嗪类药物、镇静催眠药、单胺氧化酶抑制剂、三环类抗抑郁药、抗组胺药等合用，可加剧及延长吗啡的抑制作用。本品可增强香豆素类药物的抗凝血作用。与西咪替丁合用，可能引起呼吸暂停、精神错乱、肌肉抽搐等。

【禁忌证】已知对吗啡过敏者、婴幼儿（缓、控释片）、早产儿、妊娠期妇女、临盆产妇、哺乳期妇女及呼吸抑制已显示发绀、颅内压增高和颅脑损伤、支气管哮喘、肺源性心脏病代偿失调、甲状腺功能减退、皮质功能不全、前列腺肥大、排尿困难及严重肝功能不全、休克尚未纠正控制前、麻痹性肠梗阻等患者禁用。

【不良反应】①注射剂连续使用 3～5 日即产生耐受性，1 周以上可成瘾；但对于晚期中重度癌痛患者，如果治疗适当，少见依赖及成瘾现象。②常见腹痛、食欲减退、便秘、口干、消化不良、恶心、呕吐、思维混乱、头痛失眠、肌肉不自主收缩、嗜睡、支气管痉挛、咳嗽减少、皮疹、寒战、瘙痒、出汗。③不常见肝酶升高、胆部疼痛、胃肠功能紊乱、肠梗阻、味觉反常、兴奋、烦躁不安、欣快、幻觉、不适、情绪改变、感觉异常、呼吸抑制、癫痫发作、眩晕、视觉异常、戒断综合征、绝经、性欲减退、阳痿、尿潴留、低血压、晕厥、外周性水肿、肺水肿、荨麻疹和过敏反应、药物依赖、面部潮红、瞳孔缩小、药物耐受。

【用法和剂量】注射：①皮下注射，成人常用量一次 5～15mg，一日 15～40mg；极量一次 20mg，一日 60mg。②成人镇痛时常用静脉注射量 5～10mg；用作静脉全身麻醉不得超过 1mg/kg，不够时加用作用时效短的本类镇痛药，以免苏醒迟延、术后发生血压下降和长时间呼吸抑制。③术后镇痛注入硬膜外间隙，成人自腰脊部位注入，一次极限 5mg，胸脊部位应减为 2～3mg，按一定的间隔可重复给药多次。注入蛛网膜下腔，一次 0.1～0.3mg。原则上不再重复给药。④对于重度癌痛患者，首次剂量范围较大，一日 3～6 次，以预防癌痛发生及充分缓解癌痛。

口服：①普通片剂常用量一次 5～15mg，一日 15～60mg；极量一次 30mg，一日 100mg。对于重度癌痛患者，首次剂量范围可较大，一日 3～6 次，临睡前一次剂量可加倍。②缓、控释片，成人常用量，个体差异较大，宜从每 12 小时服用 10mg 或 20mg 开始，视止痛效果调整剂量或先用速效吗啡滴定剂量后转换为等效控释片剂量。

【制剂与规格】片剂、缓释片、注射液。片剂：5mg、10mg、20mg、30mg；缓释片：10mg、

30mg；注射液：1ml：10mg、1ml：20mg、1ml：30mg。

### 普瑞巴林 Pregabalin

【适应证】治疗带状疱疹后遗神经痛。

【药理作用】普瑞巴林为 GABA 类似物，结构和作用与加巴喷丁相似，具有抗癫痫、镇痛和抗焦虑活性。普瑞巴林的抗癫痫作用机制尚不明确。在实验室研究中，普瑞巴林对各种癫痫模型均有抗惊厥活性；动物模型的活性谱与加巴喷丁的活性谱相似，但普瑞巴林的活性为加巴喷丁的 3～10 倍。

普瑞巴林口服后，用于急性牙痛时 30 分钟内起效，持续时间约 5 小时，用于糖尿病性神经病变时 1 周起效。达峰时间约 1 小时，生物利用度为 90%。较少在肝脏代谢，92%～99%以原型经肾排泄，低于口服量的 0.1%随粪便排泄，$t_{1/2}$ 为 5～6.5 小时。

【注意事项】患者同时服用普瑞巴林和噻唑烷二酮类抗糖尿病药出现体重增加和外周水肿的频率高于单独服用两药中的任一药物。

【药物相互作用】由于普瑞巴林主要以原型药物的形式经尿液排泄，可忽略本品在人体内的代谢（尿液中仅发现不到给药剂量 2%的药物代谢产物）。离体研究显示，普瑞巴林不抑制药物代谢，也不与血浆蛋白结合，普瑞巴林几乎不与其他药物发生药动学的相互作用。同样，在动物研究中没有观察到普瑞巴林与苯妥英、卡马西平、丙戊酸、拉莫三嗪、加巴喷丁、劳拉西泮、羟考酮或乙醇之间发生临床相关药动学的相互作用。人群药动学分析显示口服抗糖尿病药、利尿剂、胰岛素、苯巴比妥、噻加宾及托吡酯对普瑞巴林的清除无显著临床影响。普瑞巴林与口服避孕药炔诺酮和（或）炔雌醇一起服用时，两种物质的稳态药动学均不受影响。普瑞巴林可能加强乙醇及劳拉西泮的作用。在临床对照研究中，当多剂口服普瑞巴林与羟考酮、劳拉西泮或乙醇合用时，未对患者的呼吸造成有临床意义的影响。上市后有普瑞巴林和中枢性抗抑郁药合用引起呼吸衰竭及昏迷的报道。普瑞巴林可增强羟考酮所致的认知功能障碍和总体运动功能障碍。药物相互作用的研究仅在成人中进行，而没有特别在老年志愿者中进行。

【禁忌证】对本品所含活性成分或任何辅料过敏者禁用。

【不良反应】①腹痛、过敏反应、发热；②少见脓肿、蜂窝织炎、寒战、颈强直、药物过量、骨盆痛、光敏反应、自杀企图；③过敏样反应、腹水、肉芽肿、宿醉效应、故意伤害、腹膜后纤维变性、休克、自杀。

【用法和剂量】本品推荐剂量为一次 75 或 150mg，一日 2 次；或者一次 50mg 或 100mg，一日 3 次。起始剂量可为一次 75mg，一日 2 次；或者一次 50mg，一日 3 次。可在 1 周内根据疗效及耐受性增加至一次 150mg，一日 2 次。

【制剂与规格】胶囊：75mg、150mg。

## 解热镇痛、抗炎、抗风湿药

### 对乙酰氨基酚 Paracetamol

【适应证】中重度发热。缓解轻度至中度疼痛，如头痛、肌痛、关节痛等的对症治疗。为轻中度骨性关节炎的首选药物。

**【药理作用】**

（1）药效学　本品镇痛作用可能是通过抑制中枢神经系统中前列腺素的合成及阻断痛觉神经末梢的冲动而产生的。解热作用则可能是通过下视丘体温调节中枢产生周围血管扩张、出汗与散热而起作用。本品能缓解疼痛和发热症状，与非甾体抗炎药相比其抗炎作用弱。

（2）药动学　口服后自胃肠道吸收迅速且完全（在高糖饮食后服药可能降低吸收），吸收后在体液中分布均匀，约有 25%与血浆蛋白结合。小量时（血药浓度<60μg/ml）与蛋白结合不明显，大量或中毒量则结合率较高，可达 43%。90%～95%在肝脏代谢，主要与葡糖醛酸、硫酸及半胱氨酸结合。中间代谢产物对肝脏有毒性作用。$t_{1/2}$ 一般为 1～4 小时（平均 2 小时），肾功能不全时不变，但在某些肝病患者可能延长，老年人和新生儿可有所延长，而小儿则有所缩短。口服后 0.5～2 小时血药浓度可达峰值，剂量在 650mg 以下时血药浓度为 5～20μg/ml，作用持续时间为 3～4 小时。哺乳期妇女服用本品 650mg，1～2 小时后乳汁中浓度为 10～15μg/ml；$t_{1/2}$ 为 1.35～3.5 小时。本品主要以与葡糖醛酸结合的形式从肾脏排泄，24 小时内约有 3%以原型随尿排出。

**【注意事项】** ①对阿司匹林过敏者，一般对本品不发生过敏反应，但有报道在因阿司匹林过敏发生哮喘的患者中，少数（<5%）可于服用本品后发生轻度支气管痉挛性反应。②肝病者尽量避免长期使用。③肾功能不全者长期大量使用本品有增加肾毒性的危险，故建议减量使用。④妊娠期及哺乳期慎用。⑤3 岁以下儿童因其肝、肾功能发育不全慎用。⑥长期大剂量用药应定期进行肝肾功能和血象检查。⑦不宜大量或长期用药以防引起造血系统和肝肾功能损害。

**【药物相互作用】** 应用巴比妥类（如苯巴比妥）或解痉药（如颠茄）的患者，长期应用本品可致肝损害。

本品与氯霉素同服，可增强后者的毒性。如与其他药物同时使用可能会发生药物相互作用，详情请咨询医师或药师。

**【禁忌证】** 严重肝肾功能不全患者及对本品过敏者禁用。

**【不良反应】** 常规剂量下的不良反应很少，少见恶心、呕吐、出汗、腹痛、皮肤苍白等；罕见过敏性皮炎（皮疹、皮肤瘙痒等）、粒细胞缺乏、血小板减少、高铁血红蛋白血症、贫血、肝肾功能损害和胃肠道出血等。

**【用法和剂量】** ①退热镇痛：口服，成人一次 0.3～0.6g，一日 3～4 次；一日量不超过 2g，退热疗程一般不超过 3 日，镇痛不宜超过 10 日。儿童一次 10～15mg/kg，每 4～6 小时 1 次。或按一日 1.5g/m²，分次服，每 4～6 小时 1 次；12 岁以下的小儿每 24 小时不超过 5 次量。解热用药一般不超过 3 日，镇痛遵医嘱。②骨性关节炎：成人常用量，口服缓释片，一次 0.65～1.3g，每 8 小时 1 次。一日最大量不超过 4g，疗程按医嘱。

**【制剂与规格】** 干混悬剂：0.1g、0.3g；混悬液：100ml：3.2g；混悬滴剂：15ml：1.5g；片剂：0.5g、0.65g。

## 阿司匹林 Aspirin

**【适应证】** 抑制下列情况下的血小板黏附和聚集：不稳定型心绞痛，急性心肌梗死，动脉血管术后，预防大脑一过性血流减少。也用于解热镇痛（常用于感冒及各种原因所致的发热、头痛、牙痛、月经痛、神经痛、肌肉痛、术后钝痛等）、抗炎、抗风湿（急性风湿热、风湿性关节炎和类风湿关节炎）。

**【药理作用】**

（1）药效学 ①镇痛作用：主要是通过抑制前列腺素及其他能使痛觉对机械性或化学性刺激敏感的物质（如缓激肽、组胺）的合成，属于外周性镇痛药。但不能排除中枢镇痛（可能作用于下视丘）的可能性。②抗炎作用：确切的机制尚不清楚，可能由于本品作用于炎症组织，通过抑制前列腺素或其他能引起炎性反应的物质（如组胺）的合成而起抗炎作用。抑制溶酶体酶的释放及白细胞趋化性等也可能与其有关。③解热作用：可能通过作用于下视丘体温调节中枢引起外周血管扩张，皮肤血流增加，出汗，使散热增加而起解热作用。此种中枢性作用可能与前列腺素在下视丘的合成受到抑制有关。④抗风湿作用：本品抗风湿的机制，除解热、镇痛作用外，主要在于抗炎作用。⑤抑制血小板聚集的作用：是通过抑制血小板的环氧酶，减少前列腺素的生成而起作用。

（2）药动学 口服后吸收迅速、完全。在胃内已开始吸收，在小肠上部可吸收大部分。吸收率和溶解度与胃肠道 pH 有关。食物可降低吸收速率，但不影响吸收量。肠溶片剂吸收慢。本品与碳酸氢钠同服吸收较快。吸收后分布于各组织，也能渗入关节腔和脑脊液中。阿司匹林的血浆蛋白结合率低，但水解后的水杨酸盐血浆蛋白结合率为 65%～90%。血浓度高时结合率相应地降低。肾功能不全及妊娠时结合率也低。$t_{1/2}$ 为 15～20 分钟。水杨酸盐的 $t_{1/2}$ 长短取决于剂量的大小和尿 pH，一次服小剂量时为 2～3 小时；大剂量时可达 20 小时以上，反复用药时可达 5～18 小时。一次口服阿司匹林 0.65g 后，在乳汁中的水杨酸盐 $t_{1/2}$ 为 3.8～12.5 小时。本品在胃肠道、肝及血液内大部分很快水解为水杨酸盐，然后在肝脏代谢。代谢物主要为水杨尿酸及葡糖醛酸结合物，小部分氧化为龙胆酸。一次服药后 1～2 小时达血药峰值。镇痛、解热时血药浓度为 25～50μg/ml；抗风湿、抗炎时为 150～300μg/ml。血药浓度达稳定状态所需的时间随每日剂量而增加，在大剂量用药（如抗风湿）时一般需 7 日，但需 2～3 周或更长时间以达到最佳疗效。长期大剂量用药的患者，因药物主要代谢途径已经饱和，剂量微增即可导致血药浓度较大的改变。本品以结合的代谢物和游离的水杨酸从肾脏排泄。服用量较大时，未经代谢的水杨酸的排泄量增多。个体间可有很大的差别。尿的 pH 对排泄速度有影响，在碱性尿中排泄速度加快，而且游离的水杨酸量增多，在酸性尿中则相反。

**【注意事项】**①交叉过敏，对本药过敏也可能对其他非甾体抗炎药过敏。②严重的肝功能障碍者慎用，肝功能减退时可加重肝毒性反应，加重出血倾向，肝功能不全和肝硬化患者易出现肾脏不良反应。③肾损害时慎用，肾衰竭时可有加重肾毒性的危险。④本品易于通过胎盘屏障。动物实验显示在妊娠头 3 个月应用本品可致畸胎，在妊娠后 3 个月长期大量应用本品可使妊娠期延长，有增加过期产综合征及产前出血的危险。在妊娠的最后 2 周应用，可增加胎儿出血或新生儿出血的危险，在妊娠晚期长期用药也有可能使胎儿动脉导管收缩或早期闭锁，导致新生儿持续性肺动脉高压及心力衰竭。⑤本品可在乳汁中排泄，长期大剂量用药时婴儿有可能产生不良反应。⑥下列情况慎用：对其他镇痛剂、抗炎药或抗风湿药过敏；花粉性鼻炎、鼻息肉或慢性呼吸道感染（特别是过敏性症状）者；同时使用抗凝药物（低剂量肝素治疗除外）；支气管哮喘；慢性或复发性胃或十二指肠病变；肾损害；严重的肝功能障碍；葡萄糖-6-磷酸脱氢酶缺陷者（偶见引起溶血性贫血）；痛风（可影响排尿酸药的作用，小剂量时可能引起尿酸滞留）。⑦儿童或青少年服用可能发生少见但致命的瑞氏综合征（Reye syndrome）。⑧老年患者肾功能下降时容易出现不良反应。

**【药物相互作用】**①禁用：甲氨蝶呤（剂量为 15mg/w 或更多），增加甲氨蝶呤的血液毒性（水杨酸和甲氨蝶呤与血浆蛋白竞争结合，减少甲氨蝶呤的肾清除）（见禁忌证）。②合用时应慎重：甲氨蝶呤（剂量<15mg/w），增加甲氨蝶呤的血液毒性（水杨酸和甲氨蝶呤与血浆蛋白竞争结合，减少甲氨蝶呤的肾清除）；布洛芬，合用布洛芬会干扰阿司匹林对血小板的不可逆抑制作用。具有心血管风险的患者使用布洛芬可使阿司匹林的心血管保护作用受限（见注意事项）。抗凝血药，如香豆素衍生物、肝素，可增加出血的风险。高剂量的其他含水杨酸盐的非甾体抗炎药。由于协同作用，增加溃疡和胃肠道出血的风险。促尿酸排泄的抗痛风药，如丙磺舒、磺吡酮，降低促尿酸排泄的作用（竞争肾小管尿酸的消除）。地高辛：由于减少肾清除而增加地高辛的血浆浓度。抗糖尿病药，如胰岛素、磺酰脲类，高剂量阿司匹林具有降血糖作用而增强降糖效果，并且能与磺酰脲类竞争结合血浆蛋白。利尿药与高剂量的阿司匹林合用，能减少肾前列腺素的合成而降低肾小球滤过。糖皮质激素，除用于艾迪生病（Addison disease）替代治疗的氢化可的松外，皮质类固醇治疗过程中减少血液中水杨酸的浓度，并且由于皮质类固醇增加水杨酸的消除，在停止使用皮质类固醇治疗后会增加水杨酸过量的风险。血管紧张素转换酶抑制剂（ACEI）与高剂量阿司匹林合用，通过抑制前列腺素而减少肾小球滤过。此外，降低抗高血压的作用。丙戊酸：与血浆蛋白竞争结合而增加丙戊酸的毒性。乙醇：由于阿司匹林和乙醇的累加效应，增加对胃十二指肠黏膜的损害，并延长出血时间。

【禁忌证】对本品或含水杨酸的物质过敏，胃十二指肠溃疡，有出血倾向（出血体质）者禁用。

【不良反应】①消化系统：恶心、呕吐、上腹部不适、疼痛、溃疡、胃肠出血、ALT 及 AST 升高；②血液系统：凝血酶原减少、凝血时间延长、贫血、粒细胞减少、血小板减少、出血倾向；③中枢神经系统：头晕、头痛、耳鸣、听力下降、精神障碍等；④呼吸系统：呼吸困难（阿司匹林哮喘）、鼻息肉、肺水肿；⑤内分泌系统：血尿酸增高；⑥皮肤：过敏、味觉异常、脱发、皮疹；⑦水杨酸中毒。

【用法和剂量】心脑血管疾病一级预防：一次 75～100mg，一日 1 次。心脑血管疾病二级预防：一次 75～150mg，一日 1 次。急性心肌梗死、冠状动脉内药物洗脱支架植入术后：1 个月内，建议一次 300mg，一日 1 次。以上肠溶片不可掰开或嚼服。急性冠状动脉综合征急诊经皮冠状动脉介入（PCI）术前：顿服 300mg，应使用非肠溶片或嚼服肠溶片。用于解热、镇痛，一次 0.3～0.6g，一日 3 次，必要时每 4 小时 1 次；用于抗炎、抗风湿，一日 3～6g，分 4 次服用。

【制剂与规格】片剂：0.3g、0.5g；肠溶片：25mg、50mg、0.1g、0.3g。

### 布洛芬　Ibuprofen

【适应证】各种慢性关节炎的关节肿痛，各种软组织风湿性疼痛如肩痛、腱鞘炎、滑囊炎、肌痛及运动后损伤性疼痛等，急性疼痛如术后、创伤后、劳损后、原发性痛经、牙痛、头痛等。

【药理作用】

（1）药效学　本品具有镇痛、抗炎、解热作用。其作用机制通过对环氧酶的抑制而减少前列腺素的合成，由此减轻因前列腺素引起的组织充血、肿胀，降低周围神经痛觉的敏感性。它通过下丘脑体温调节中枢而起解热作用。

（2）药动学　口服易吸收，与食物同服时吸收减慢，但吸收量不减少。与含铝和镁的抗酸药同服不影响吸收。血浆蛋白结合率为 99%。服药后 1.2～2.1 小时血药浓度达峰值，用量 200mg 时血药浓度为 22～27μg/ml，用量 400mg 时为 23～45μg/ml，用量 600mg 时为 43～57μg/ml。一次给药后 $t_{1/2}$ 一般为 1.8～2 小时。服药 5 小时后关节液浓度与血药浓度相等，以后的 12 小时内关节液浓度高于血浆浓度。本品在肝内代谢，60%～90%经肾由尿排出，100%于 24 小时内排出，其中约 1%为原型物，一部分随粪便排出。

【注意事项】①对阿司匹林或其他非甾体抗炎药过敏者对本品可有交叉过敏反应。②本品可能增加胃肠道出血的风险并导致水钠潴留。③轻度肾功能不全者可使用最小有效剂量并密切监测肾功能和水钠潴留情况。④妊娠期及哺乳期妇女尽量避免使用。⑤避免本品与小剂量阿司匹林同用以防后者减效。⑥有消化道溃疡、支气管哮喘、心功能不全、高血压、血友病或其他出血性疾病、骨髓功能减退病史的患者慎用。⑦长期用药时应定期检查血象及肝、肾功能。

【药物相互作用】本品与其他解热、镇痛、抗炎药物同用时可增加胃肠道不良反应，并可能导致溃疡。本品与肝素、双香豆素等抗凝药同用时，可导致 PT 延长，增加出血倾向。本品与地高辛、甲氨蝶呤、口服降血糖药物同用时，能使这些药物的血药浓度增高，不宜同用。本品与呋塞米（呋喃苯胺酸）同用时，后者的排钠和降压作用减弱；与抗高血压药同用时，也降低后者的降压效果。

【禁忌证】①活动性消化性溃疡；②对阿司匹林或其他非甾体抗炎药过敏者；③服用此类药物诱发哮喘、鼻炎或荨麻疹患者；④严重肝病患者及中重度肾功能不全者禁用。

【不良反应】消化道症状包括消化不良、胃烧灼感、胃痛、恶心、呕吐。少见的为胃溃疡和消化道出血，以及头痛、嗜睡、晕眩、耳鸣、皮疹、支气管哮喘发作、肝酶升高、血压升高、白细胞计数减少、水肿等。罕见的为肾功能不全。

【用法和剂量】布洛芬片（胶囊）：成人，用于抗风湿，一次 0.4～0.6g，一日 3～4 次，类风湿关节炎比骨关节炎用量大些；用于轻中度疼痛，一次 0.2～0.4g，每 4～6 小时 1 次。一日最大剂量为 2.4g。缓释剂型一次 0.3g，一日 2 次。软膏：一日 3 次，外用。

儿童用量：一次 5～10mg/kg，一日 3 次。口服。儿童日最大剂量为 2.0g。

【制剂与规格】片剂、颗粒剂：0.1g、0.2g；胶囊：0.2g；缓释（片剂、胶囊）：0.3g；混悬液：60ml∶1.2g、100ml∶2g。

### 双氯芬酸钠 Diclofenac Sodium

【适应证】各种急慢性关节炎和软组织风湿所致的疼痛，以及创伤后、术后的急性疼痛、牙痛、头痛等。对成人和儿童的发热有解热作用。双氯芬酸钠起效迅速，可用于痛经及拔牙后止痛用。

【药理作用】

（1）药效学　本品为异丁芬酸类的衍生物，不易溶于水。其镇痛、抗炎及解热作用比吲哚美辛强 2～2.5 倍，比阿司匹林强 26～50 倍。本品的镇痛、消炎作用除通过对环氧酶有抑制作用而减少前列腺素合成外，尚有一定抑制脂氧酶而减少白三烯、缓激肽等产物的作用。在动物实验和人体临床实践中都证实本品有解热作用。

（2）药动学　口服吸收快且完全。与食物同服能降低吸收率。空腹服药血药浓度平均 1～2 小时达峰值，与食物同服时 6 小时达峰值，缓释口服药在约 4 小时后达峰值，直肠给药时 0.5～2 小时达峰值。与食物同服时血浆浓度降低。$t_{1/2}$ 约 2 小时。血浆蛋白结合率为 99%。在乳汁中浓度极低而可忽略，在关节滑液中，服药 4 小时，其水平高于当时血清水平并可维持 12 小时。大约 50%在肝脏代谢，40%～65%从肾排出，35%从胆汁、粪便排出。用药后 12 小时总的排出量约为给药剂量的 90%。长期应用无蓄积作用。

【注意事项】①本品可增加胃肠道出血的风险并导致水钠潴留，血压上升。②轻度肾功能不全者可使用最小有效剂量并密切监测肾功能和水钠潴留情况。③本品有使肝酶升高倾向，故使用期间宜监测肝功能。④妊娠期及哺乳期妇女尽量避免使用。⑤有胃肠道溃疡史者避免使用。有心功能不全病史，肝、肾功能损害和老年患者及服用利尿剂或任何原因致细胞外液丢失的患者慎用。⑥有眩晕史或其他中枢神经疾病史的患者服用本品期间应禁止驾车或操纵机器。⑦长期用药应定期进行肝肾功能、血象、血压监测。

【药物相互作用】①锂制剂：与锂制剂同时使用时双氯芬酸可提高血浆锂剂浓度。应当检测血浆锂剂水平。②地高辛：与地高辛同时使用时双氯芬酸可提高血浆地高辛浓度。应当检测血浆地高辛水平。③利尿剂和抗高血压药物：与其他非甾体抗炎药一样，双氯芬酸与利尿剂和抗高血压药物（如β受体阻滞剂、ACEI）联合使用时，抗高血压效果可能会降低。因此联合使用时，应当谨慎给药，并定期检查血压，尤其是老年患者。患者应予以充分的补水，考虑初始联合治疗开始后对肾功能进行监测并在此后定期检查，尤其对联合使用利尿剂和ACEI的患者应进行上述处置，因为以上两种药物可增加肾毒性发生的风险。当与保钾利尿剂合用时，可能会产生血清钾水平升高，引起高钾血症，因此有必要监测血清钾浓度。与呋塞米同用时，后者的排钠和降压作用减弱。④其他非甾体抗炎药及皮质激素：双氯芬酸与其他非甾体抗炎药或皮质激素联合使用时，可能增加胃肠道不良反应的频率。⑤抗凝剂及抗血小板药物：在联合用药时有可能增加出血风险，因此使用时需小心。虽然临床研究没有发现双氯芬酸对抗凝药物作用有影响，但有个别报道指出，当双氯芬酸与抗凝药物合用时，可增加出血危险性。因此，应该密切监护这类患者。⑥选择性5-羟色胺再摄取抑制剂（SSRI）：与非甾体抗炎药（包括双氯芬酸）合用可能增加胃肠道出血危险性。⑦抗糖尿病药物：临床研究已表明，双氯芬酸可以与口服降糖药合用而不影响它们的临床疗效。然而，有个案病例报道，在使用双氯芬酸期间，由于低血糖和高血糖反应，需调整口服降糖药的剂量。因此作为联合用药的预防措施，有必要监测血糖水平。⑧甲氨蝶呤：用甲氨蝶呤治疗前后24小时内，应慎用非甾体抗炎药（包括双氯芬酸），因为甲氨蝶呤的血药浓度可能被提高，其毒性也可能增加。⑨环孢菌素：双氯芬酸，与其他非甾体抗炎药一样，由于对肾脏前列腺素的影响，可能会增加环孢菌素的肾毒性。因此对接受环孢菌素治疗的患者的使用量应低于非使用者。⑩喹诺酮类抗生素：有个例报道，喹诺酮类抗生素与非甾体抗炎药合用可能产生惊厥。

饮酒或与某些非甾体抗炎药合并用药时，可能会增加副作用的发生率，并有致溃疡的危险。长期与对乙酰氨基酚同用时可增加对肾脏的不良反应。与维拉帕米、硝苯地平同用时，本品的血药浓度增高。丙磺舒可降低本品的排泄，增加血药浓度，从而增加毒性，故同用时宜减少本品剂量。应谨慎注意双氯芬酸和强效CYP2C9抑制剂（如磺吡酮和伏立康唑）的联合处方。由于强效CYP2C9抑制剂对双氯芬酸代谢的抑制作用，可能引起双氯芬酸血浆浓度峰值及暴露量的显著升高。当本品与苯妥英合用时，由于苯妥英的暴露量可能会升高，因此建议监控苯妥英的血浆浓度。

【禁忌证】对本品或同类药品有过敏史者、活动性消化性溃疡患者、中重度心血管病变者禁用。

【不良反应】常见上腹部疼痛、恶心、呕吐、腹泻、腹部痉挛、消化不良、腹部胀气、厌食。少见头痛、头晕、眩晕、皮疹、血清AST及ALT升高、血压升高。罕见过敏反应、水肿、胃肠道溃疡、出血、穿孔和出血性腹泻。

【用法和剂量】肠溶片：成人，用于关节炎，一次25～50mg，一日3次。用于急性疼痛，首次50mg，以后25～50mg，每6～8小时1次。缓释胶囊：成人，用于关节炎，一次75～100mg，一日1～2次。一日最大剂量为150mg。小儿常用量：肠溶片，一日0.5～2mg/kg，一日最大量为3mg/kg，分3次服。栓剂直肠给药：成人，一次50mg，一日50～100mg，肛门塞入。乳胶剂：

外用，一日 3 次。

【制剂与规格】肠溶片：25mg；缓释（片剂、胶囊）：50mg、100mg。栓剂：50mg、100mg；乳胶剂：0.15g：15g、20g：0.2g。（以双氯芬酸钠计）

### 吲哚美辛 Indometacin

【适应证】轻、中、重度风湿病的炎症疼痛，以及急性骨骼肌肉损伤、急性痛风性关节炎、痛经等的疼痛，以及高热的对症解热。

【药理作用】

（1）药效学　本品具有抗炎、解热及镇痛作用，其作用机制为通过对环氧酶的抑制而减少前列腺素的合成。制止炎症组织痛觉神经冲动的形成，抑制炎性反应，包括抑制白细胞的趋化性及溶酶体酶的释放等。至于退热作用，由于作用于下视丘体温调节中枢，引起外周血管扩张及出汗，使散热增加。这种中枢性退热作用也可能与下视丘的前列腺素合成受到抑制有关。

（2）药动学　口服吸收迅速而完全，4 小时可达给药量的 90%。食物或服用含铝及镁的制酸药可使本品吸收稍延缓，直肠给药较口服更易吸收，吸收入血后，约有 99% 与血浆蛋白结合。口服 1～4 小时血药浓度达峰值，用量 25mg 时血药浓度为 1.4μg/ml，50mg 时为 2.8μg/ml；$t_{1/2}$ 平均为 4.5 小时，早产儿明显延长。本品在肝脏代谢为去甲基化物和去氯苯甲酰化物，又可水解为吲哚美辛重新吸收再循环。60% 从肾脏排泄，其中 10%～20% 以原型排出；33% 从胆汁排泄，其中 1.5% 为原型药；在乳汁中也有排出。

【注意事项】①有消化性溃疡、溃疡性结肠炎及其他上消化道疾病病史者慎用。②癫痫、帕金森病和精神病患者，使用后可使病情加重。③本品能导致水钠潴留，心功能不全及高血压患者应慎用。④本品经肝脏代谢，肾脏排泄，对肝肾均有一定毒性，肝、肾功能不全时应慎用。⑤本品可使出血时间延长，加重出血倾向，故血友病及其他出血性疾病患者应慎用。⑥本品对造血系统有抑制作用，再生障碍性贫血、粒细胞减少等患者慎用。⑦长期用药注意定期检查血压、肝肾功能和血象并定期做眼科检查。⑧有直肠炎和出血的风险，应避免直肠给药。⑨老年人易发生毒性反应，应慎用。

【药物相互作用】与对乙酰氨基酚长期合用可增加肾毒性，与其他非甾体抗炎药同用时消化道溃疡的发病率增高。与阿司匹林或其他水杨酸盐同用时并不能加强疗效，而胃肠道不良反应则明显增多，由于抑制血小板聚集的作用加强，可增加出血倾向。饮酒或与皮质激素、促肾上腺皮质激素（ACTH）同用，可增加胃肠道溃疡或出血的危险。与洋地黄类药物同用时，本品可使洋地黄的血药浓度升高（因抑制从肾脏的清除）而增加毒性，因而需调整洋地黄剂量。与肝素、口服抗凝药及溶栓药合用时，因本品与之竞争性结合蛋白，使抗凝作用加强。同时本品有抑制血小板聚集作用，因此有增加出血的潜在危险。本品与胰岛素或口服降糖药合用，可加强降糖效应，须调整降糖药物的剂量。与呋塞米同用时，可减弱后者排钠及抗高血压作用。其原因可能是由于抑制了肾脏内前列腺素的合成。本品还有阻止呋塞米、布美他尼及吲达帕胺等对血浆肾素活性增强的作用，对高血压患者评议其血浆肾素活性的意义时应注意此点。与氨苯蝶啶合用时可致肾功能减退（肌酐清除率下降、氮质血症）。本品与硝苯地平或维拉帕米同用时，可致后两者血药浓度增高，因而毒性增加。丙磺舒可减少本品自肾及胆汁的清除，增高血药浓度，使毒性增加，合用时须减量。与秋水仙碱、磺吡酮合用时可增加胃肠溃疡及出血的危险。与锂盐同用时，可减少锂自尿排泄，使血药浓度增高，毒性加大。本品可使甲氨蝶呤血药浓度增高，并延长高血浓度时间。正在用本品的患者如需中或大剂量甲氨蝶呤治疗，应于 24～48 小时前停用本品，以免增加其毒性。与抗病毒药齐多夫定同用时，可使后者清除率降低，毒性增加。同时本品的毒性也增加，故应避免合用。

【禁忌证】对阿司匹林及其他非甾体抗炎药过敏者、上消化道出血或活动性消化性溃疡及溃疡性结肠炎患者、妊娠期和哺乳期妇女、有血管性水肿和支气管哮喘者禁用。

【不良反应】常见胃肠道消化不良、腹泻、严重者上消化道出血和溃疡；神经系统：头痛、头晕、焦虑和失眠等。少见血压升高、困倦、意识模糊、失眠、惊厥、精神行为障碍、抑郁、晕厥；影响血三系：白细胞计数或血小板减少，甚至再生障碍性贫血；血尿、水肿、肾功能不全；各型皮疹、过敏反应、哮喘、休克。偶有肠道狭窄。直肠用药有可能导致直肠激惹和出血。

【用法和剂量】成人：①抗风湿，首次剂量一次 25～50mg，一日 2～3 次，饭时或餐后立即服，一日最大量不超过 150mg。关节炎患者如有持续性夜间疼痛或晨起时关节发作，可在睡前给予本品栓剂 50～100mg，塞入肛门。②抗痛风，首次剂量一次 25～50mg，继之 25mg，一日 3 次，口服，直到疼痛缓解，可停药。③痛经，一次 25mg，一日 3 次，口服。④退热：一次 12.5～25mg，一日不超过 3 次，口服。

口服与直肠联合用药，一日最大剂量 150～200mg。

【制剂与规格】栓剂：25mg、50mg、100mg。缓释片：25mg、50mg、75mg。

## 羟氯喹

见抗寄生虫病药。

## 来氟米特 Leflunomide

【适应证】类风湿关节炎。

【药理作用】

（1）药效学　本品的活性代谢产物特立氟胺（A771726）在体内发挥免疫抑制及抗增殖作用，主要作用机制包括以下几方面：①抑制嘧啶的合成途径。本品通过抑制二氢乳清酸脱氢酶的活性，阻断嘧啶的从头合成途径，影响 DNA 和 RNA 的合成。②抑制酰胺酸激酶的活性，阻断细胞信号转导过程，以及抑制 T 细胞的激活和增殖。③抑制核转录因子-κB（NF-κB）的活化及抑制 NF-κB 所调控的基因［如白细胞介素-1（IL-1）和肿瘤坏死因子（TNF）］的表达，而 IL-1 及 TNF 等对类风湿关节炎的发生及发展具有重要影响。④抑制 B 细胞增殖和抗体的产生。B 细胞最为敏感，从而减少抗体生成。⑤抑制细胞黏附分子的表达，阻止炎性细胞的附壁和向毛细血管外的游走。⑥抑制金属蛋白酶的表达，减少骨关节破坏。⑦抗病毒特性。

（2）药动学　本品口服后在肠壁和肝脏内迅速转化为其主要活性代谢物 A771726 及许多微量代谢物。A771726 主要分布在肝、肾和皮肤组织，脑组织中含量低。血浆蛋白结合率达 99.3%，达峰时间为（0.558±0.506）日，$t_{1/2}$ 为（8.79±0.77）日。本品一日 20mg 连服 30 日，A771726 血药浓度接近稳态。在临床上，一日 100mg，连服 3 日的负荷量，可以快速达到稳态浓度。使 A771726 $t_{1/2}$ 较长的主要原因是药物的肝肠循环。本品口服的生物利用度达 80%，高脂饮食对活性成分的血浆浓度不产生大的影响。A771726 在体内进一步代谢，43%经肾从尿排泄，48%经胆汁从粪便排出。在尿中的代谢物是葡糖苷酸和 A771726 的苯胺羧酸衍生物，在粪便的主要代谢物是 A771726。以上 2 个代谢途径中，最初 96 小时主要是经肾排泄，以后以粪便排泄为主。

【注意事项】①本品可抑制骨髓，可出现周围血白细胞计数减少，停药后可恢复。②本品可导致 AST 及 ALT 升高，停药后可恢复。③本品可引起胃肠反应，与药物剂量相关。④本品有致畸作用。⑤应用本品期间不宜使用免疫活疫苗。⑥拟生育者必须停药 3 个月以上。⑦免疫缺陷、未控制感染、活动性胃肠道疾病、肾功能不全、骨髓发育不良者不宜用本品。有高血压患者在用药过程中应监测血压。⑧用药期间检测肝功能、血象，每 1~3 个月 1 次。

【药物相互作用】①国外报道，本品与甲氨蝶呤联合应用治疗 RA，疗效明显高于单用甲氨蝶呤，但不良反应发生率也略高于单独用药组。氨基转移酶升高为主要不良反应。②国内对单用泼尼松而病情仍活动的系统性红斑狼疮患者并用本品，部分患者病情获得改善并可减少泼尼松用量。少数患者出现恶心、呕吐和腹泻，经使用多潘立酮处理可缓解，另见可逆性脱发及白细胞降低。③国外将本品分别与环孢素和他克莫司（FK506）联合应用于肾或肝移植患者，可促进病情控制及减少合用药物用量，大部分患者耐受良好。主要不良反应为贫血（非骨髓抑制）和氨基转移酶增高。

【禁忌证】对本品过敏者、妊娠期及哺乳期妇女、拟在近期内生育者、肝肾功能重度不全者禁用。

【不良反应】①胃肠道：口腔溃疡、消化不良、恶心、呕吐、腹泻，腹泻严重者宜停药。②肝酶升高：AST 及 ALT 升高达正常值 3 倍者宜停药，低于 3 倍则减量。③血白细胞计数下降至 $3.0 \times 10^9$/L 时宜停药，$(3.0 \sim 3.5) \times 10^9$/L 时减量。④其他：脱发、乏力、血压升高、头晕、皮疹、瘙痒、呼吸道感染。

【用法和剂量】口服：成人常用量，一日 20~50mg，一次口服，连续 3 日后，维持量一日 10~20mg，一次口服。儿童常用量：国内产品尚未建立。国外产品如下：体重<20kg，10mg，隔日 1 次；20~40kg，10mg，一日 1 次；>40kg，同成人量。

【制剂与规格】片剂：5mg、10mg、20mg。

### 美沙拉秦 Mesalazine

【适应证】溃疡性结肠炎（UC），包括急性发作和复发、克罗恩病急性发作。

【药理作用】活动性 UC 患者的结肠黏膜中前列腺素 $E_2$（$PGE_2$）和白三烯 $B_4$（$LTB_4$）的含量很高。美沙拉秦可以剂量依赖方式抑制前列腺素的合成，减少 $PGE_2$ 在人结肠黏膜的释放。此外，美沙拉秦还可以抑制中性粒细胞的脂肪氧化酶活性。加入美沙拉秦培养人结肠黏膜细胞可对两种重要的炎症介质——趋化性 $LTB_4$ 和白三烯产生剂量效应抑制。高剂量时美沙拉秦能够抑制人中性粒细胞的某些功能，如迁移、脱粒、吞噬及氧自由基的合成。此外，美沙拉秦还可以抑制在炎症发生中起重要作用的血小板活化因子（PAF）的合成。对有炎症的肠壁的结缔组织效果更佳。用于溃疡性结肠炎、溃疡性直肠炎和克罗恩病。对肠壁的炎症有显著的抑制作用；美沙拉秦可以抑制引起炎症的前列腺素的合成和炎性介质白三烯的形成，从而对肠黏膜的炎症起显著抑制作用。

【注意事项】①妊娠期及哺乳期妇女用药：只有在严格的指征下，妊娠前 3 个月才能使用本品。需要生育的妇女，在开始妊娠前，除非没有其他药物可用，应尽可能少地使用本品；如个体情况允许，妊娠的最后 2~4 周应停用本品。哺乳期妇女如确需服用，在用药期间应停止哺乳。②建议幼儿和儿童不使用本品。③高龄患者用本品应酌减。④治疗期间，在医生的指导下，应注意血细胞计数和尿液检查。一般情况下，在治疗开始 14 日，就应该进行这些检查。此后，每用药 4 周，应进行相应检查，这种检查应进行 2～3 次。如果未见异常，每 3 个月应进行 1 次血浆尿素氮（BUN）、血肌酐和尿沉渣等反映肾功能的检查。⑤治疗期间，注意监测高铁血红蛋白值水平。⑥肺功能障碍的患者，特别是哮喘患者，在治疗期间，应密切进行监测。⑦对包含硫酸酯酶的制剂过敏的患者，只有在医学监测下，才能使用本品。治疗中，如果出现不可耐受的反应，如急性腹痛、痉挛、发热、严重头痛及皮肤红斑等，应立即停用本品。⑧本品过量时，应尽快咨询医生，立即洗胃，并加速排尿。本品无特异拮抗剂。

【药物相互作用】若在服用本品的同时服用氰钴胺片，将影响氰钴胺片的吸收。

【禁忌证】水杨酸过敏者、严重肝肾功能不全者、胃及十二指肠溃疡者、出血体质者（易引起出血）禁用。

【不良反应】偶见腹部不适、腹泻、胃肠胀气、恶心、呕吐、头痛、头晕；极少见过敏性红肿、药物热、支气管痉挛、外周性心包心肌炎、急性胰腺炎和间质性肾炎等；偶有肺泡炎；个别病例出现全肠炎；一些与美沙拉秦有类似结构的药物可引起红斑狼疮样综合征，所以不排除美沙拉秦也有引起这种反应的可能性；偶见肌肉痛和关节痛；可能有正铁血红蛋白水平升高；个别病例出现贫血、粒细胞缺乏症、全血细胞减少、中性粒细胞减少症、白细胞减少和血小板减少等；罕见氨基转移酶升高。

【用法和剂量】口服：常规剂量一日 1.5g，分 3 次服用。溃疡性结肠炎急性发作期一日 1.5～4g，缓解期/长期治疗期一日 1.5g；克罗恩病急性发作期一日 1.5～4.5g，分 3 次服用，应在早、中、晚餐前 1 小时，肠溶片整片用足量水送服。

直肠给药：栓剂一次 250～500mg，一日 2～3 次塞入肛门，或一次 1g，一日 1～2 次塞入肛门。灌肠剂一次 4g，一日 1 次，睡前用药，灌肠。

【制剂与规格】肠溶片：0.5g；缓释片：0.5g；栓剂：0.5g，1g；缓释颗粒：0.5g；灌肠剂：60g：4g。

## 青霉胺 Penicillamine

【适应证】系统性硬化患者的皮肤肿胀和硬化、类风湿关节炎。

【药理作用】

（1）药效学　①通过络合铁和铜，使单胺氧化酶、赖氨酸氧化酶和赖氨酸羟化酶活性降低，抑制胶原纤维的生成。②与胶原分子上的醛基结合，抑制胶原纤维的交联。③抑制淋巴细胞活性和免疫球蛋白的合成。④抑制金属蛋白酶、胶原酶、氧自由基的活性，抑制炎症对组织的破坏作用。⑤诱导关节滑膜细胞凋亡。

（2）药动学　口服吸收快（约 57%），服药后 45 分钟至 2 小时达血药峰浓度，血浆中有少部分以结合形式存在。富含胶原的组织对本品有较大的亲和力，主要聚集在皮肤、肌腱、肝、肾。本品在体内代谢缓慢，有蓄积作用，血浆中青霉胺 $t_{1/2}$ 可长达 90 小时。大部分在肝代谢，代谢产物为二硫化物，从尿和粪便中排出，少数以原型从尿中排出，24 小时排出 80% 的二硫化物。

【注意事项】①对青霉素过敏者，也可能对本品交叉过敏。②本品对肝、肾及血液系统均有不良影响，宜密切观察。③65 岁以上的老年人用药后易出现血液系统毒性反应。④药物对妊娠的影响：本品可影响胚胎发育，动物实验发现可致胎仔骨骼畸形和腭裂等，妊娠期妇女应禁用。⑤药物对哺乳的影响：尚不明确本品是否可分泌入人类乳汁，建议哺乳期妇女服药期间停止哺乳。⑥用药前后及用药时应当检查或监测：在开始服药的 6 个月内，应每 2 周检查血尿常规 1 次，以后每个月检查 1 次；治疗期间应每 1~2 个月检查肝肾功能 1 次，以便早期发现中毒性肝病、胆汁潴留及肾损伤。

【药物相互作用】本品可加重抗疟药、金制剂、免疫抑制剂、保泰松对造血系统和肾脏的不良反应。口服铁剂患者，本品宜在服铁剂前 2 小时口服，以免减弱本品疗效。

【不良反应】①过敏反应：可出现全身瘙痒、皮疹、荨麻疹、发热、关节疼痛和淋巴结肿大等过敏反应。重者可发生狼疮样红斑和剥脱性皮炎。②消化系统：可有恶心、呕吐、食欲减退、腹痛、腹泻、味觉减退、口腔溃疡、舌炎、牙龈炎及溃疡病复发等。少数患者出现肝功能异常（AST及 ALT 升高）。③泌尿生殖系统：部分患者出现蛋白尿，少数患者可出现肾病综合征。④血液系统：可致骨髓抑制，主要表现为血小板和白细胞计数减少、粒细胞缺乏，严重者可出现再生障碍性贫血。也可见嗜酸粒细胞增多、溶血性贫血。⑤神经系统：可有眼睑下垂、斜视、动眼神经麻痹等。少数患者在用药初期可出现周围神经病变。长期服用可引起视神经炎。⑥内分泌代谢系统：本品可与多种金属形成复合物，可能导致铜、铁、锌或其他微量元素的缺乏。⑦呼吸系统：可能加重或诱发哮喘发作。

【用法和剂量】口服：初始剂量一次 0.125g，一日 1 次，逐渐加至一日 0.75~1g，分 3 次服。常规维持量为 0.25g，一日 1 次。

【制剂与规格】片剂：0.125g、0.25g。

# 抗　痛　风　药

### 别嘌醇 Allopurinol

【适应证】具有痛风史的高尿酸血症，预防痛风关节炎的复发。

【药理作用】

（1）药效学　本品为黄嘌呤氧化酶抑制药，是目前唯一能抑制尿酸合成的药物。可控制高尿酸血症。别嘌醇及其代谢产物氧嘌呤醇均能抑制黄嘌呤氧化酶，阻止次黄嘌呤和黄嘌呤代谢为尿酸，从而减少了尿酸的生成。使血和尿中的尿酸含量降低到溶解度以下水平，防止尿酸形成结晶沉积在关节及其他组织内，也有助于痛风患者组织内的尿酸结晶重新溶解。别嘌醇亦通过对次黄嘌呤-鸟嘌呤磷酸核酸转换酶的作用抑制体内新的嘌呤的合成。

（2）药动学　口服本品后在胃肠道内吸收 80%~90%，在肝脏内约 70% 代谢为有活性的氧嘌呤醇，两者都不能和蛋白结合。别嘌醇 1~2 小时血药浓度达峰值，$t_{1/2}$ 为 1~3 小时。其代谢产物氧嘌呤醇 5.2~6.5 小时血药浓度达峰值，$t_{1/2}$ 为 14~28 小时。肾功能损害者 $t_{1/2}$ 大大延长。用药量的 70% 左右以氧嘌呤醇、10% 以别嘌醇由肾脏排泄，其余由肠道排出。并用促尿酸排泄药可促进氧嘌呤醇的排泄。但肝肾功能减退者，排出量减少。24 小时血尿酸浓度就开始下降，而在 2~4 周时下降最为明显。

【注意事项】①同时应用秋水仙碱或非甾体抗炎药（非阿司匹林或水杨酸类药物）预防痛风性关节炎急性发作，直到高尿酸血症被纠正 1 个月后。②确保摄入充足的水分（一日 2~3L），并维持尿液中性或微碱性，以减少尿酸石及肾内尿酸沉积的危险。③对于肿瘤化疗相关的高尿酸血症，别嘌醇的治疗应该在肿瘤化疗前开始。④肝肾功能不全者、老年人应慎用，并减少一日用量。⑤用药前及用药期间要定期检查血尿酸及 24 小时尿酸水平，以此作为调整药物剂量的依据。⑥用药期间应定期检查血象及肝肾功能。⑦无症状的高尿酸血症不宜用本品。

【药物相互作用】饮酒、氯噻酮、依他尼酸、呋塞米、美托拉宗、吡嗪酰胺或噻嗪类利尿剂均可增加血清中尿酸含量。控制痛风和高尿酸血症时，应用本品要注意用量的调整。对高血压或肾功能差的患者，本品与噻嗪类利尿剂同用时，有发生肾衰竭及出现过敏的报道。本品与氨苄西林同用时，皮疹的发生率增高，尤其在高尿酸血症患者。本品与抗凝药如双香豆素、茚满二酮衍生物等同用时，抗凝药的效应可加强，应注意调整剂量。本品与硫唑嘌呤或巯嘌呤同用时，后者的用量一般要减少 1/4～1/3。本品与环磷酰胺同用时，对骨髓的抑制可更明显。本品与尿酸化药同用时，可增加肾结石形成的可能。

【禁忌证】痛风性关节炎急性期禁用；已经应用本品者则继续应用，同时另行治疗关节炎急性发作。

【不良反应】发生率为 2%～5%，其中有些患者需停药，停药后一般能恢复正常，其不良反应表现为：①皮肤反应：皮疹（常为斑丘疹）、皮肤瘙痒或荨麻疹等较常见。重症则可能发生其他过敏反应，如剥脱性皮炎、紫癜性病变、多形性红斑、史-约综合征和中毒性上皮坏死溶解。②胃肠道反应：恶心、呕吐、腹泻、胃痛及阵发性腹痛、胃纳减退、口腔溃疡等。③神经系统反应：周围神经炎，如手足麻木、刺痛或疼痛等，发生率<1%，头痛、眩晕、嗜睡、视觉和味觉障碍等。④血液系统反应：白细胞计数减少、血小板计数减少或贫血，少见。但不论出现一条或几条明显减少，或骨髓抑制都应停药。⑤其他：脱发、发热、淋巴结肿大、男性乳腺发育、高血压、肝毒性、间质性肾炎及过敏性血管炎等。

【用法和剂量】口服：成人，初始剂量一日 100mg 顿服，之后根据血尿酸水平调整剂量，国内常用最大剂量为一日 300mg，分 2 次或 3 次口服，宜餐后服用，国外一日最大剂量 600mg，分 3 次服用，维持剂量通常为一日 100～200mg。

【制剂与规格】片剂：0.1g。

## 秋水仙碱 Colchicine

【适应证】痛风性关节炎急性发作，预防复发性痛风性关节炎急性发作。

【药理作用】

（1）药效学　由于痛风性关节炎的炎症反应是关节液和关节滑膜的中性粒细胞趋化、聚集并吞噬尿酸盐，以及释放一些炎性介质而致，与中性粒细胞微管蛋白的亚单位结合而改变细胞膜功能，包括抑制中性粒细胞的趋化、黏附和吞噬作用；抑制磷脂酶 $A_2$，减少单核细胞和中性粒细胞释放前列腺素和白三烯；抑制局部细胞产生 IL-6 等，从而达到控制关节局部的疼痛、肿胀及炎症反应。秋水仙碱不影响尿酸盐的生成、溶解及排泄，因而无降血尿酸作用。

（2）药动学　口服后在胃肠道迅速吸收，血浆蛋白结合率低，仅为 10%～34%，服药后 0.5～2 小时血药浓度达峰值。口服 2mg 的血药浓度峰值为 2.2ng/ml。静脉注射本品后其浓度可在血清、尿液及外周血的中性粒细胞内测出。在分离出的中性粒细胞内的药物浓度高于血浆浓度并可维持 10 日之久。本品在肝内代谢，从胆汁及肾脏排出，原型及代谢物主要从粪便排出，10%～20%经肾排泄。肝病患者从肾脏排泄增加。停药后药物排泄持续约 10 日。急性痛风于口服后 12～24 小时起效，90%的患者在服药 24～48 小时疼痛消失。

【注意事项】如发生呕吐、腹泻等反应，应减少用量，严重者应立即停药。骨髓造血功能不全，严重心脏病、肾功能不全及胃肠道疾病患者慎用。用药期间应定期检查血象及肝肾功能。女性患者在服药期间及停药以后数周内不得妊娠。

【药物相互作用】本品可导致可逆性的维生素 $B_{12}$ 吸收不良。本品可使中枢神经系统抑制药增效，拟交感神经药的反应性加强。

【禁忌证】骨髓增生低下及肝肾功能不全者禁用。

【不良反应】与剂量大小有明显相关性，口服较静脉注射安全性高。①胃肠道症状：腹痛、腹泻、呕吐及食欲缺乏为常见的早期不良反应，发生率可达 80%，严重者可造成脱水及电解质紊乱等表现。长期服用者可出现严重的出血性胃肠炎或吸收不良综合征。②肌肉、周围神经病变：有近端肌无力和（或）血清肌酸磷酸激酶（CPK）增高。在肌细胞受损的同时可出现周围神经轴突性多神经病变，表现为麻木、刺痛和无力。肌神经病变并不多见，往往在预防痛风而长期服用者和有轻度肾功能不全者出现。③骨髓抑制：出现血小板减少，中性粒细胞下降，甚至再生障碍性贫血，有时可危及生命。④休克：表现为少尿、血尿、抽搐及意识障碍。死亡率高，多见于老年人。⑤致畸：文献报道 2 例 Down 综合征婴儿的父亲均为家族性地中海热而有长期服用秋水仙碱史者。⑥其他：脱发、皮疹、发热及肝损害等。

【用法和剂量】口服。急性期：成人常用量为每 1～2 小时服 0.5～1mg（1～2 片），直至关节症状缓解，或出现腹泻或呕吐，达到治疗量一般为 3～5mg（6～10 片），24 小时内不宜超过 6mg（12 片），停服 72 小时后一日量为 0.5～1.5mg（1～3 片），分次服用，共 7 日。

预防：一日 0.5～1.0mg，分次服用，但疗程酌定，如出现不良反应应随时停药。

【制剂与规格】片剂：0.5mg。

## 苯溴马隆 Benzbromarone

【适应证】具有痛风史的高尿酸血症，慢性痛风性关节炎或痛风石伴有高尿酸血症。

【药理作用】

（1）药效学　其作用机制与丙磺舒相似，即抑制肾小管对尿酸的重吸收而达到降低高尿酸血症和组织中尿酸结晶的沉着，亦促进尿酸结晶的重新溶解。本品促尿酸排出的作用比丙磺舒强，并与丙磺舒有协同作用。

（2）药动学　本品口服吸收好。口服本品 50～100mg，吸收约 50%，其余以原型从粪便中排出。由于在肠内排泄，此药亦可用于血肌酐至 442μmol/L 的肾功能不全者。口服 100mg，6 小时血药浓度达峰值，而在 6～12 小时稍降，其血浆蛋白结合率为 99%。本品在肝脏代谢，其代谢物为有效型。服药 24 小时血中尿酸降为服药前的 66.5%。在肝内去溴离子后以游离型或结合型主要从胆汁排出，其次从粪便排出，少部分从尿液排出。

【注意事项】①同时应用秋水仙碱或非甾体抗炎药（非阿司匹林或水杨酸类药物）预防痛风性关节炎急性发作，直到高尿酸血症被纠正至少 1 个月后。②确保摄入充足的水分（一日 2～3L），碱化尿液，维持尿液是中性或微碱性，防止发生肾结石。③服用者须有正常的肾功能。在用药过程中定期检测肾功能、血和尿中尿酸的变化、血象。④在用药期间，如果痛风发作，建议将所用药量减半，必要时服用秋水仙碱或吲哚美辛等非甾体抗炎药。⑤用药期间出现持续性腹泻，应立即停药。

【药物相互作用】苯溴马隆促进尿酸排泄作用可因水杨酸盐和磺吡酮而减弱。

【禁忌证】痛风性关节炎急性发作期（单独应用）；有中、重度肾功能损害或肾结石；妊娠期及哺乳期妇女；对本品过敏者。

【不良反应】可见恶心、腹部不适、肾结石、肾绞痛、诱发痛风性关节炎急性发作；少见发热、皮疹、肝肾功能损害等。

【用法和剂量】口服：初始剂量一日 25mg，之后根据血或尿尿酸浓度调整剂量，无不良反应可渐增至一日 100mg，宜餐后服用。服药 1～3 周查血及尿尿酸浓度，视病情而定维持量，连用 3～6 个月。根据尿液 pH 决定是否口服碳酸氢钠。

【制剂与规格】片剂：50mg；胶囊：50mg。

# 神经系统用药

## 抗震颤麻痹药

### 金刚烷胺 Amantadine

【适应证】①帕金森病、帕金森综合征、药物诱发的锥体外系反应，一氧化碳中毒后帕金森综合征及老年人合并有脑动脉硬化的帕金森综合征。②防治 A 型流感病毒所引起的呼吸道感染。

【药理作用】

（1）药效学　治疗帕金森病的作用机制可能是促进黑质-纹状体多巴胺能神经元释放多巴胺，并抑制突触前膜对多巴胺的摄取，从而增强多巴胺的效应，此外尚有中枢抗胆碱作用。与左旋多巴合用治疗帕金森病可提高疗效，改善少动、强直等症状，对缓解震颤作用较弱。金刚烷胺可能亦是一种谷氨酸拮抗药，可抑制谷氨酸诱发的神经毒作用，因而可能是一种神经保护剂。另有抗流感病毒作用。

（2）药动学　口服易吸收，达峰时间为 2～4 小时。吸收后分布于唾液、鼻腔分泌液中。在动物组织尤其是肺内的含量高于血清中的含量。血浆蛋白结合率为 67%。本品可通过血-脑脊液屏障，也可通过胎盘屏障进入胎儿血液循环，并可进入乳汁。肾功能正常者 $t_{1/2}$ 为 11～15 小时，肾衰竭者为 24 小时，长期透析的患者可达 7～10 日。每日服药者在 2～3 日可达稳态浓度，稳态血药浓度为 0.2～0.9μg/ml。主要由肾脏排泄，90%以上以原型药物经肾小球滤过和肾小管分泌随尿液排出，部分可被动再吸收，在酸性尿中排泄率可迅速增加。

【注意事项】①下列情况下应在严密监护下使用：有癫痫史、精神错乱、幻觉、充血性心力衰竭、肾功能不全、外周血管性水肿或直立性低血压患者。②治疗帕金森病时不应突然停药。③用药期间不宜驾驶车辆、操纵机械和高空作业。④每日最后一次服药时间应在下午4时前，以避免失眠。⑤妊娠期妇女和老年患者应慎用。

【药物相互作用】本品与乙醇合用，使中枢抑制作用加强。本品与其他抗帕金森病药、抗胆碱药、抗组胺药、吩噻嗪类药物或三环类抗抑郁药合用，可使抗胆碱反应加强。本品与中枢神经兴奋药合用，可加强中枢神经的兴奋性，严重者可引起惊厥或心律失常。

【禁忌证】对金刚烷胺过敏者、新生儿和 1 岁以下婴儿、哺乳期妇女禁用。

【不良反应】常见眩晕、失眠和神经质，恶心、呕吐、厌食、口干、便秘。少见白细胞减少、中性粒细胞减少。偶见抑郁、焦虑、幻觉、精神错乱、共济失调、头痛。罕见惊厥。

【用法和剂量】口服。成人：用于帕金森病、帕金森综合征，一次 100mg，一日 1～2 次，一日最大剂量为 400mg；抗病毒，一次 200mg，一日 1 次；或一次 100mg，每 12 小时 1 次。儿童：抗病毒，1～9 岁，一次 1.5～3mg/kg，每 8 小时 1 次，或一次 2.2～4.4mg/kg，每 12 小时 1 次。9～12 岁，每 12 小时口服 100mg。12 岁及以上，用量同成人。

【制剂与规格】片剂：0.1g。

### 苯海索 Trihexyphenidyl

【适应证】帕金森病、帕金森综合征、药物引起的锥体外系反应。

【药理作用】

（1）药效学　本品可部分阻断中枢（纹状体）胆碱受体，使黑质纹状体胆碱能神经与多巴胺能神经的功能获得平衡。用药后帕金森病症状及药物诱发的锥体外系反应可缓解，流涎可减少，但抗精神病药引起的迟发性运动障碍不会减轻，用抗胆碱药后反而会加重。此外，苯海索对平滑肌有松弛作用，小剂量时有抑制中枢神经系统作用，大剂量时则引起中枢神经系统兴奋。

（2）药动学　口服后胃肠道吸收快且完全，可通过血-脑脊液屏障进入中枢神经系统，口服1小时起效，作用持续6～12小时。口服量的56%随尿液排出。

【注意事项】心血管病者、高血压者、精神病者、发热者、闭角型青光眼者、肝肾功能不全者、妊娠期及哺乳期妇女、儿童及伴有动脉硬化的老年患者慎用。

【药物相互作用】本品与乙醇或其他中枢神经系统抑制药合用时，可使中枢抑制作用加强。本品与金刚烷胺、抗胆碱药、单胺氧化酶抑制剂帕吉林及丙卡巴肼合用时，可加强抗胆碱作用，并可发生麻痹性肠梗阻。本品与单胺氧化酶抑制剂合用，可导致高血压。本品与制酸药或吸附性止泻剂合用时，可减弱本品的效应。本品与氯丙嗪合用时，后者代谢加快，可使其血药浓度降低。本品与强心苷类药物合用可使后者在胃肠道停留时间延长，吸收增加，易于中毒。

【禁忌证】青光眼、尿潴留、前列腺增生患者禁用。

【不良反应】可见便秘、口干、恶心、呕吐、心动过速、头晕、意识模糊、欣快感、幻觉、记忆力缺损、焦虑、多动、尿潴留、视物模糊、皮疹。

【用法和剂量】口服：起始一日1mg，以后每3～5日增加2mg至达到最佳疗效且可耐受，分3～4次服用，一日极量为10mg。老年人应酌减量。治疗药物诱发的锥体外系反应，第1日2～4mg，分2～3次服，视情况加至5～10mg。

【制剂与规格】片剂：2mg。

### 多巴丝肼 Levodopa and Benserazide

【适应证】帕金森病、症状性帕金森综合征（非药物引起的锥体外系反应）。

【药理作用】本品为苄丝肼与左旋多巴的复方制剂，其作用同左旋多巴，但由于苄丝肼为脱羧酶抑制剂，能抑制左旋多巴在脑外脱羧而使脑中的左旋多巴量增加，故可减少左旋多巴的用量，从而减少其引起的不良反应，增强了患者的耐受性。

【注意事项】①有下列情况慎用：肺疾病、消化性溃疡、心脏疾病、糖尿病、骨软化、开角型青光眼、闭角型青光眼易感者、黑色素瘤、精神病（严重者应避免使用）、妊娠期及哺乳期妇女；②警示患者有过度嗜睡；③长期治疗应监测精神状态，心、肝、肾功能及血常规；④提示患者应逐渐开始正常活动，并避免突然停药。

【药物相互作用】抗胆碱药苯海索（安坦）与多巴丝肼标准制剂合用时能够降低左旋多巴的吸收速率，但不会影响其吸收程度。硫酸亚铁能够使左旋多巴的最大血浆浓度和AUC下降达30%～50%。在一些患者中可以观察到与硫酸亚铁合用时，临床药动学发生显著改变，但并非在所有患者中都发生。甲氧氯普胺能提高左旋多巴的吸收速率。左旋多巴与下述化合物之间不存在药动学相互作用：溴隐亭、金刚烷胺、司来吉兰和多潘立酮。神经安定类药物、阿片类药物及含利血平的抗高血压药可抑制多巴丝肼的作用。当要给接受不可逆的非选择性单胺氧化酶抑制剂的患者服用多巴丝肼时，则应在开始用多巴丝肼前停用单胺氧化酶抑制剂至少 2 周，否则可能会发生像高血压危象等不良反应。然而，已接受多巴丝肼治疗的患者可以使用选择性单胺氧化酶 B 抑制剂（如司来吉兰和雷沙吉兰）和选择性单胺氧化酶 A 抑制剂（如吗氯贝胺），这时建议根据每个患者的疗效和耐受情况调节左旋多巴的剂量。合用单胺氧化酶 A 与单胺氧化酶 B 抑制剂相当于服用非选择性单胺氧化酶抑制剂，因而不应与多巴丝肼联合使用。多巴丝肼不可与拟交感神经药（如兴奋交感神经系统的肾上腺素、去甲肾上腺素，异丙肾上腺素或苯丙胺等）同时使用，因为左旋多巴能使这些药物的作用增强。如患者必须同时使用这类药物，则应严密监测心血管系统反应并须减少拟交感神经药的用量。多巴丝肼可与其他抗帕金森病药物（如抗胆碱能药物、金刚烷胺、多巴胺受体拮抗剂等）联合使用，尽管治疗作用和不良反应可能同时增加。在联合使用时应减少多巴丝肼或其他药物的用量。当开始使用儿茶酚胺氧位甲基转换酶（COMT）抑制剂进行辅助治疗时，多巴丝肼的剂量应该适当下调。由于左旋多巴在短时间内尚不能产生疗效，因此不能骤然停用抗胆碱能药物。左旋多巴可影响肌酐、尿酸及血糖的化验结果。使用多巴丝肼的患者，Coombs 试验可能呈假阳性结果。同时进食高蛋白膳食会使药效下降。由于氟烷可能引起血压波动和（或）心律失常，如需采用氟烷进行全身麻醉，应在术前 12～48 小时停用多巴丝肼。

【禁忌证】严重的内分泌疾病、肾脏病、肝脏病、心脏病、精神病、闭角型青光眼、对本品过敏者及与非选择性单胺氧化酶抑制剂类药合用者禁用。

【不良反应】常见厌食、恶心、呕吐、三唑仑样反应、不安、直立性低血压（罕见不稳定性高血压）、眩晕、心动过速、心律不齐、尿或体液红染；罕见过敏、不自主运动、精神症状包括轻症躁狂、抑郁、嗜睡、头痛、潮红、出汗、消化道出血、周围神经病、味觉失常、性欲增高、性欲亢进、瘙痒、皮疹、肝药酶改变、神经阻滞剂恶性综合征；非常罕见闭角型青光眼。

【用法和剂量】首次推荐量为一次 125mg，一日 3 次。以后每周日剂量增加 125mg。有效剂量为一日 500～1000mg，分 3～4 次服用。老年人起始剂量为一次 50mg，一日 1～2 次，根据疗效每 3～4 日增加日剂量 50mg。

【制剂与规格】片剂：0.25g（0.2g∶0.05g）（左旋多巴∶苄丝肼）；胶囊：0.25g（0.2g∶0.05g）、0.125g（0.1g∶0.025g）（左旋多巴∶苄丝肼）。

## 普拉克索 Pramipexole

【适应证】本品被用来治疗特发性帕金森病的体征和症状，单独（无左旋多巴）或与左旋多巴联用，例如，在疾病后期左旋多巴的疗效逐渐减弱或者出现变化和波动时（剂末现象或"开关"波动），需要应用本品。

【药理作用】普拉克索是一种多巴胺受体拮抗剂，与多巴胺受体 $D_2$ 亚家族结合有高度选择性和特异性，并具有完全的内在活性，对其中的 $D_3$ 受体有优先亲和力。普拉克索口服吸收迅速完全。绝对生物利用度高于 90%。最大血浆浓度在服药后 1～3 小时出现。与食物一起服用不会降低普拉克索吸收的程度，但会降低其吸收速率。普拉克索显示出线性动力学特点，患者间血浆水平差异很小。在人体内，普拉克索的血浆蛋白结合度很低（小于 20%），分布容积很大（400L）。可观察到药物在大鼠脑组织中的浓度很高（大约为血浆浓度的 8 倍）。普拉克索在男性体内的代谢程度很低。以原型从肾脏排泄是普拉克索的主要清除途径。[14]C 标记的药物大约有 90% 是通过肾排泄的，粪便中的药物少于 2%。普拉克索的总清除率大约为 500ml/min，肾脏清除率大约为 400ml/min。年轻人和老年人的普拉克索 $t_{1/2\beta}$ 为 8～12 小时。

【注意事项】①当肾功能损害的患者服用本品时，建议减少剂量。②对于晚期帕金森病，联合应用左旋多巴，可能会在本品的初始加量阶段发生运动障碍。应该减少左旋多巴用量。③本品与嗜睡和突然睡眠发作有关，尤其对于帕金森病患者。④应定期或在发生视觉异常时进行眼科检查。⑤应注意伴随严重心血管疾病的患者。

【药物相互作用】普拉克索与血浆蛋白的结合程度很低（低于 20%），在男性体内几乎不发生生物转化。因此，普拉克索不可能与影响血浆蛋白结合的其他药物相互作用，也不可能通过生物转化清除。由于抗胆碱能药物主要通过生物转化清除，所以尽管普拉克索与抗胆碱能药物的相互作用还未被研究，但可推测这种相互作用的可能性非常有限。普拉克索与司来吉兰和左旋多巴没有药动学的相互作用。西咪替丁可以使普拉克索的肾脏清除率降低大约 34%，可能是通过对肾小管阳离子分泌转运系统的抑制实现的。因此，抑制这种主动的肾脏清除途径或通过这种途径清除的药物，如西咪替丁和金刚烷胺，可能与普拉克索发生相互作用并导致任何 1 种或 2 种药物的清除率降低有关。当这些药物与本品同时应用时，应考虑降低普拉克索的剂量。当本品与左旋多巴联用时，建议在增加本品的剂量时降低左旋多巴的剂量，而其他抗帕金森病治疗药物的剂量保持不变。由于可能的累加效应，患者在服用普拉克索的同时要慎用其他镇静药物或乙醇。

普拉克索应避免与抗精神病药物同时应用，如预期会有拮抗作用时。

【禁忌证】对本品活性成分或任何辅料过敏者禁用。

【不良反应】做梦异常，意识模糊，便秘，妄想，头昏，运动障碍，疲劳，幻觉，头痛，运动功能亢进，低血压，食欲增加（暴食，食欲过盛），失眠，性欲障碍，恶心，外周水肿，偏执；病理性赌博，性欲亢进或其他异常行为；嗜睡，体重增加，突然睡眠发作；瘙痒、皮疹和其他过敏症状。

【用法和剂量】口服用药，用水吞服，伴随或不伴随进食均可，1 日 3 次。用量：在开始的第 1 周，一次口服 0.125mg，一日 3 次；第 2 周，一次口服 0.25mg，一日 3 次；以后每周增加 0.75mg，达最高量每日 4.5mg。

【制剂与规格】片剂：0.125mg、0.25mg、1.0mg；缓释片：0.375mg、0.75mg、1.5mg、3.0mg、4.5mg。

### 溴隐亭 Bromocriptine

【适应证】①月经周期紊乱及女性不育症如催乳素依赖性闭经、月经过少、黄体功能不足、药物诱导的高催乳素血症。②垂体催乳素瘤及其所致的女性闭经和（或）溢乳、男性性功能减退。为垂体催乳素微腺瘤及大腺瘤（包括有视力障碍者）的首选治疗，也可作为大腺瘤术前用药及因无法手术而行放疗的大腺瘤的辅助用药。③因高催乳素血症引起男性性功能减退及合并有高催乳素血症的男性不育症。④各期原发性或脑炎后帕金森综合征的单独治疗或与抗帕金森药联合治疗。⑤肢端肥大症。

【药理作用】

（1）药效学　本品为麦角类物质，具有强多巴胺 $D_2$ 受体激动作用和弱 $D_1$ 受体拮抗作用，对治疗帕金森病有较好疗效；单次口服后疗效达峰时间为 2 小时。

（2）药动学　口服后吸收量约为 30%，有首关代谢，生物利用度仅为 6%，达峰时间为 1.5～

3 小时。血浆蛋白结合率为 90%～96%。在肝中代谢，代谢产物约 95% 从粪便排泄，2.5%～5.5% 从尿排泄。排泄呈双相，第一相和第二相的 $t_{1/2}$ 分别为 4～4.5 小时和 15 小时。

【注意事项】①对麦角生物碱过敏者对本品也可能过敏。②用药后如出现肝功能损害，应酌减剂量。③溴隐亭治疗可能会恢复生育能力。④一旦出现血管痉挛或血栓形成的症状，持续头痛或其他中枢神经系统毒性表现，治疗应立即终止。⑤一旦出现胃肠道出血和胃溃疡应终止治疗。对于有活动性溃疡病或溃疡病史的患者，接受溴隐亭治疗过程中，应严密监测。⑥驾驶或操作机器时应特别谨慎。⑦不推荐分娩后和产褥期的妇女联合使用。⑧垂体大腺瘤患者，应严密观察肿瘤大小，如肿瘤进展，应首先考虑外科治疗。⑨治疗期间如受孕，应立即停药，密切观察。在妊娠期间，泌乳素分泌，性腺瘤可能会增长，必要时外科手术。⑩泌乳素大腺瘤可并发视野缺损。对于泌乳素大腺瘤患者，在治疗中应监测视野变化，以便及早发现上述情况并予以调整药物剂量。⑪15 岁以下儿童应限制使用。⑫应在睡前、进食时或餐后服用，以减少胃肠道不良反应。

【药物相互作用】使用本品时，请慎用下列药物：红霉素（甲磺酸溴隐亭片的血清浓度可能升高）；多巴胺拮抗剂，如苯丙甲酮和吩噻嗪（可能降低甲磺酸溴隐亭片的效应）；抗精神病药物（高泌乳素血症拮抗剂）；平滑肌解痉药"异美汀"（增加甲磺酸溴隐亭片的毒性）；大环内酯类抗生素（可能提高甲磺酸溴隐亭片的血浆浓度，从而可能增加其毒性）；生长抑素八肽（提高甲磺酸溴隐亭片的浓度）；苯丙醇胺（增加甲磺酸溴隐亭片的毒性）。避免与其他麦角碱衍生物同时应用。

【禁忌证】①严重心脏疾病、周围血管性疾病、严重精神病、肢端肥大伴有溃疡病或出血史、自发及家族性震颤、未经治疗的高血压、妊娠毒血症者；②对本品过敏者；③妊娠期和哺乳期妇女禁用。

【不良反应】多发生于治疗开始阶段，常见症状性、直立性低血压，恶心。大剂量用药后出现精神障碍、异动症（如面、舌、臂、手、头及身体下部的不自主运动）、幻觉、腹痛、胃肠胀气、水样便、软便、呼吸道感染、流行性感冒、头痛、月经失调、焦虑、疲劳、尿道感染、瘙痒、皮疹、荨麻疹、血管神经性水肿、过敏反应。

【用法和剂量】口服：用于垂体泌乳素瘤及高催乳素血症，起始剂量一次 1.25mg，一日 2～3 次。数周后剂量可逐渐调整至一日 10～15mg，分数次服用。维持剂量为一次 2.5～5mg，一日 2～3 次。一日不宜超过 20mg。用于肢端肥大症，起始剂量一次 1.25～2.5mg，一日 1 次，于睡前或进食时服用。逐渐增至一日 20mg，维持剂量为一日 10～20mg，分数次服用。用于帕金森综合征：起始剂量一次 0.625～1.25mg，一日 1～2 次，若用单剂量，可于睡前进食时服用。以后每隔 14～28 日增加剂量 2.5mg。

【制剂与规格】片剂：2.5mg。

# 抗重症肌无力药

### 新斯的明 Neostigmine

【适应证】手术结束时拮抗非去极化型肌松药的残留肌松作用，重症肌无力、术后功能性肠胀气及尿潴留等。

【药理作用】

（1）药效学　本品通过抑制胆碱酯酶活性而发挥完全拟胆碱作用，此外尚直接激动骨骼肌运动终板上烟碱样受体（$N_2$ 受体）。其作用特点为对腺体、眼、心血管及支气管平滑肌作用较弱，对胃肠道平滑肌能促进胃收缩和增加胃酸分泌，并促进小肠、大肠，尤其是结肠的蠕动，从而防止肠道弛缓、促进肠内容物向下推进。本品对骨骼肌兴奋作用较强，但对中枢作用较弱。

（2）药动学　本品注射后消除迅速，肌内注射给药后平均 $t_{1/2}$ 为 0.89～1.2 小时。在婴儿和儿童 $t_{1/2\beta}$ 明显较成人为短，但其治疗作用持续时间未必明显缩短。肾衰竭患者其 $t_{1/2}$ 明显延长。本品既可被血浆中的胆碱酯酶水解，也可在肝脏中代谢。用药量的 80% 可在 24 小时内经尿液排出。其中原型药物占给药量的 50%，15% 以 3-羟基苯-3-甲基铵的代谢物排出体外。本品血清蛋白结合率为 15%～25%，但进入中枢神经系统的药量很少。

【注意事项】①以下情况慎用：甲状腺功能亢进症和帕金森病等。②拮抗非去极化型肌松药时须与阿托品同时使用。

【药物相互作用】本品不宜与去极化型肌松药合用；某些能干扰肌肉传递的药物如奎尼丁，能使本品作用减弱，不宜合用。

【禁忌证】过敏体质者、癫痫、心绞痛、室性心动过速、机械性肠梗阻或尿道梗阻及哮喘患者，心律失常、窦性心动过缓、血压下降、迷走神经张力升高者禁用。

【不良反应】本品可致药疹，大剂量时可引起恶心、呕吐、腹泻、流泪、流涎等，严重时可出现共济失调、惊厥、昏迷、语言不清、焦虑不安、恐惧甚至心搏骤停。

【用法和剂量】①拮抗肌松残留作用：静脉注射 0.04～0.07mg/kg，同时给予阿托品 0.02～0.035mg/kg。②重症肌无力患者常用量：皮下或肌内注射一次 0.25～1mg，一日 1～3 次。极量，皮下或肌内注射一次 1mg，一日 5mg。③治疗术后逼尿肌无力尿潴留：肌内或皮下注射，成人一次 0.25mg，每 4～6 小时 1 次，持续 2～3 日。④治疗术后腹胀：成人一次量可增至 0.5mg，并定时重复给药，随时准备阿托品 0.5～1mg 静脉或肌内注射，防治心动过缓，阿托品可先用或同用。

【制剂与规格】注射液：1ml：0.5mg、2ml：1mg。

## 溴吡斯的明 Pyridostigmine Bromide

【适应证】重症肌无力，术后功能性肠胀气及尿潴留等。

【药理作用】本品口服吸收差，用量大时吸收不规则，吸收量大则出现毒性现象，临床多用于重症肌无力及术后功能性肠胀气、尿潴留。

【注意事项】心律失常、房室传导阻滞、术后肺不张或肺炎及妊娠期慎用。本品吸收、代谢、排泄存在明显的个体差异，其药量和用药时间应根据服药后效应而定。

【药物相互作用】尚不明确。

【禁忌证】心绞痛、支气管哮喘、机械性肠梗阻及尿路梗阻患者禁用。

【不良反应】常见的有腹泻、恶心、呕吐、胃痉挛、汗液及唾液增多等。较少见的有尿频、缩瞳等。接受大剂量治疗的重症肌无力患者，常出现精神异常。

【用法和剂量】口服。一般成人为 60～120mg（1～2 片），每 3～4 小时口服一次。

【制剂与规格】片剂：60mg。

# 抗 癫 痫 药

### 卡马西平 Carbamazepine

【适应证】癫痫：①复杂部分性发作、简单部分性发作、原发或继发性全身强直-阵挛发作。②混合型发作，可单独或与其他抗惊厥药物合并服用。对失神发作和肌阵挛发作无效。三叉神经痛：由于多发性硬化症引起的三叉神经痛。原发性三叉神经痛。原发性舌咽神经痛。

【药理作用】

（1）药效学 本品化学结构和三环类抗抑郁药相似，有抗胆碱、抗抑郁、抑制神经肌肉接头的传递作用。药理作用类似于苯妥英钠，对单纯或复杂部分性发作、全面强直阵挛性发作疗效好；对失神发作、肌阵挛或失张力发作无效。由于诱导自身代谢的差异，抗癫痫作用起效时间相差很大。成人的有效治疗血药浓度为 $4\sim12\mu g/ml$（$20\sim50\mu mol/L$）。对外周神经病的疗效优于苯妥英钠，用药 $8\sim72$ 小时即可缓解三叉神经痛。其作用机制为：①抗癫痫机制为阻滞电压依赖性钠通道，抑制突触后神经元高频动作电位的发放，以及通过阻断突触前钠通道和动作电位发放，阻断神经递质的释放，从而调节神经兴奋性，达到抗惊厥作用；②抗神经痛的作用机制不太清楚，可能是通过 GABA 受体，与钙通道调节有关；③用于精神疾病，则与抗惊厥机制有关。抗精神病和躁狂症的作用可能是抑制了边缘系统和顶叶的点燃作用。

（2）药动学 口服吸收慢而不规则，因人而异，达峰时间为 48 小时。口服 400mg 后药峰浓度为 $8\sim12\mu g/ml$，但个体差异很大，可在 $0.5\sim25\mu g/ml$。生物利用度为 75%～85%。血浆蛋白结合率为 75%～80%，而其活性代谢产物 10, 11-环氧化卡马西平的血浆蛋白结合率为 48%～53%。体内分布广，表观分布容积为 $0.8\sim2.2L/kg$。在肝脏代谢，主要代谢产物为 10, 11-环氧化卡马西平，72% 从尿液排泄，28% 随粪便排出。单次给药 $t_{1/2}$ 为 $25\sim65$ 小时，长期服用由于对药酶的诱导，加快自身代谢，$t_{1/2}$ 缩短为 $8\sim29$ 小时，平均 $12\sim17$ 小时，10, 11-环氧化卡马西平的 $t_{1/2}$ 为 $5\sim24$ 小时。恒量多次给药，达稳态血药浓度的时间为 40 小时（$8\sim55$ 小时）。

【注意事项】①监测血药浓度。②癫痫患者不能突然停药。

【药物相互作用】CYP3A4 是对活性代谢产物 10, 11-环氧化卡马西平起主要催化作用的酶。同时服用 CYP3A4 抑制剂可导致卡马西平血浆浓度增加，从而诱发不良反应。如果同时服用 CYP3A4 诱导剂则可能增加卡马西平的代谢速率，导致卡马西平血浆水平及疗效的潜在下降。同样，如果停止使用 CYP3A4 诱导剂，则会使卡马西平的代谢速率下降，引起卡马西平血浆水平的增高。卡马西平是 CYP3A4 和肝脏其他Ⅰ相、Ⅱ相酶系统的强效诱导剂，因此可降低主要通过 CYP3A4 代谢的药物的血浆浓度。人微粒体环氧化物水解酶被发现是负责从卡马西平-10, 11 环氧化物形成 10, 11-反式二醇的主要作用酶。联合给药人微粒体环氧化物水解酶可能导致卡马西平-10, 11 环氧化物血浆浓度升高。可增高卡马西平和（或）卡马西平-10, 11 环氧化物血浆水平的制剂，由于增高的卡马西平和（或）卡马西平-10, 11 环氧化物血浆水平可导致不良反应（如头晕、嗜睡、共济失调、复视），因此，当同时使用以下药物时应根据监测的血浆水平相应地调整卡马西平剂量。①止痛剂、抗炎药：右丙氧芬、布洛芬；②雄激素：达那唑；③抗生素：大环内酯类抗生素（如红霉素、醋竹桃霉素、交沙霉素、克拉霉素）；④抗抑郁药：可能包括地昔帕明、氟西汀、氟伏沙明、萘法唑酮、帕罗西汀、曲唑酮、维洛沙秦；⑤抗癫痫制剂：司替戊醇、氨己烯酸；⑥抗真菌药：唑类（如伊曲康唑、酮康唑、氟康唑、伏立康唑）；⑦抗组胺类药物：氯雷他定、特非那定；⑧抗精神病药：奥氮平；⑨抗结核药：异烟肼；⑩抗病毒药物：用于 HIV 治疗的蛋白酶抑制剂（如利托那韦）；⑪碳酸酐酶抑制药：乙酰唑胺；⑫心血管药物：地尔硫草、维拉帕米；⑬胃肠道药物：可能有西咪替丁、奥美拉唑；⑭肌松药：奥昔布宁、丹曲洛林；⑮血小板聚集抑制剂：噻氯匹定；⑯其他相互作用：葡萄柚、尼克酰胺（仅在成人高剂量时）；⑰可增高活性代谢物卡马西平-10, 11-环氧化物血浆水平的制剂：由于增高的卡马西平-10, 11-环氧化物血浆水平可能导致不良反应（如头晕、困倦、共济失调、复视），因此，当同时使用以下药物时应根据监测的血浆水平相应地调整卡马西平剂量：据报道，洛沙平、喹硫平、扑米酮、普罗吩胺、丙戊酸和丙戊酰胺可使活性代谢产物 10, 11 环氧化卡马西平浓度升高。

　　可降低卡马西平血浆水平的制剂，当合并使用以下药物时，必须调整卡马西平的剂量。①抗癫痫制剂：非氨酯、甲琥胺、奥卡西平、苯巴比妥、苯琥胺、苯妥英和磷苯妥英、扑米酮，虽然数据可能有些矛盾，但一般认为也包括氯硝西泮；②抗肿瘤药：顺铂或多柔比星；③抗结核药物：利福平；④支气管扩张药或平喘药：茶碱、氨茶碱；⑤皮肤病治疗药物：异维 A 酸；⑥其他相互作用：含有贯叶连翘（金丝桃属）的中草药制剂，卡马西平对合并应用制剂血浆水平的影响，卡马西平可降低某些特定药物的血浆水平，或减弱甚至消除这些药物的活性作用。必须根据临床要求调整以下药物的剂量。①止痛剂、抗炎药：丁丙诺啡、美沙酮、对乙酰氨基酚、非那宗（安替比林）、曲马多；②抗生素：多西环素；③抗凝血剂：口服抗凝血药（如华法林、苯丙香豆素、双香豆素和醋硝香豆素）；④抗抑郁药：安非他酮、西酞普兰、米安色林、萘法唑酮、舍曲林、曲唑酮、三环类抗抑郁药（如丙米嗪、阿米替林、去甲替林、氯丙咪嗪），不推荐将卡马西平与单胺氧化酶抑制剂（MAOI）联合使用，在服用卡马西平前，如果临床情况允许，应至少提前 2 周或更长时间停止服用 MAOI；⑤抗癫痫制剂：氯巴占、氯硝西泮、乙琥胺、非氨酯、拉莫三嗪、奥卡西平、扑米酮、噻加宾、托吡酯、丙戊酸、唑尼沙胺，据报道，在卡马西平的作用下，血浆苯妥英水平既可升高也可降低，不过很少有病例报道可导致美芬妥英血浆水平增高；⑥抗真菌药：伊曲康唑；⑦驱虫药：吡喹酮；⑧抗肿瘤药：伊马替尼；⑨抗精神病药：氯氮平、氟哌啶醇和溴哌利多、奥氮平、喹硫平、利培酮、齐拉西酮；⑩抗病毒药物：用于 HIV 治疗的蛋白酶抑制剂（如印地那韦、利托那韦、沙奎那韦）；⑪抗焦虑药物：阿普唑仑、咪达唑仑；⑫支气管扩张药或平喘药：茶碱；⑬避孕药：激素类避孕药（应考虑其他可选择的避孕方式）；⑭心血管药物：钙通道阻滞剂（二氢吡啶系列），如非洛地平、地高辛；⑮皮质类固醇：皮质激素（如泼尼松龙、地塞米松）；⑯免疫抑制剂：环孢素、依维莫司；⑰甲状腺素：左甲状腺素；⑱其他药物：含有雌激素和（或）黄体酮的药品。需要特别注意的合并用药：据报道，卡马西平和左乙拉西坦合用可增加卡马西平诱导的毒性。据报道，卡马西平与异烟肼联合使用可增加异烟肼诱导的肝脏毒性的发生率。卡马西平与锂盐或甲氧氯普胺合用，或与精神安定药（如氟哌啶醇、硫利达嗪）合用，能增加神经系统的不良作用（而后一种用药方法即使在"治疗血药浓度下"也会增加神经病学方面的不良反应）。卡马西平与对乙酰氨基酚合用，尤其是单次超量或长期大量，肝脏中毒的危险性增加，有可能使后者疗效降低。与碳酸酐酶抑制药合用，骨质疏松的危险性增加。由于本品的肝药酶诱导作用，与氯磺丙脲、氯贝丁酯（安妥明）、去氨加压素（desmopressin）、赖安加压素（lypressin）、垂体后叶素、加压素等合用，可加强抗利尿作用，合用的各药都需减量。苯巴比妥、苯妥英、扑痫酮、普罗加比、茶碱能降低卡马西平的血药浓度，而且氯硝西泮、丙戊酸、丙戊酰胺也有同样的作用，虽然实验数据有些矛盾。另外，有报道说，丙戊酸、丙戊酰胺和扑痫酮能升高活性代谢物 10, 11-环氧化卡马西平的血药浓度，因此，卡马西平的剂量需相应调节。与一些利尿剂合并使用（如氢氯噻嗪、呋塞米）可能引起低钠血症。锂盐可以降低卡马西平的抗利尿作用。卡马西平对非去极化型肌松药（如泮库溴铵）有拮抗作用；若必要可加大剂量，且应严密监护，因为神经肌肉阻滞的恢复可能比预想要快。

卡马西平以降低诺米芬新（nomifensine）的吸收并加快其消除。有报道说，异维 A 酸改变卡马西平和 10, 11-环氧化卡马西平的生物利用度和（或）清除率，因此应监测卡马西平的血药浓度。与其他影响精神的药物一样，卡马西平会降低乙醇耐受性，因此在治疗期间，劝告患者戒酒。与口服避孕药合用可能出现阴道大出血。卡马西平降低或升高苯妥英的血药浓度均有报道，有极少数报道可升高美芬妥英的血浆浓度。

【禁忌证】①已知对卡马西平和相关结构药物（如三环类抗抑郁药）或制剂的其他成分过敏者；②房室传导阻滞者；③血清铁严重异常者；④有骨髓抑制史的患者；⑤具有肝卟啉病病史的患者（如急性间歇性卟啉病、变异型卟啉症、迟发性皮肤卟啉症），严重肝功能不全等病史者禁用。应避免与 MAOI 合用。

【不良反应】中枢神经系统不良反应（头晕、头痛、共济失调、嗜睡、疲劳、复视）；胃肠道不适（如恶心、呕吐）；皮肤过敏反应。

【用法和剂量】卡马西平应尽可能单药治疗用药。治疗应从小剂量开始，缓慢增加至获得最佳疗效。初始剂量一次 100～200mg，一日 1～2 次；逐渐增加剂量直至最佳疗效（通常为一次 400mg，一日 2～3 次）。某些患者罕有需加至一日 1600mg。儿童：一日 10～20mg/kg；12 个月以下，一日 100～200mg；1～5 岁，一日 200～400mg；6～10 岁，一日 400～600mg；11～15 岁，一日 600～1000mg，分次服用。推荐：4 岁或 4 岁以下儿童，初始剂量在一日 20～60mg，然后隔日增加 20～60mg。4 岁以上儿童，初始剂量可一日 100mg，然后每周增加 100mg。用于三叉神经痛：初始剂量一日 200～400mg，逐渐增加至疼痛缓解（通常一次 200mg，一日 3～4 次），随后剂量逐渐减小至最低可维持剂量。推荐老年患者的初始剂量为一次 100mg，一日 2 次。

【制剂与规格】片剂：0.1g、0.2g。

### 奥卡西平 Oxcarbazepine

【适应证】成人和 5 岁及以上儿童的原发性全面强直-阵挛性发作伴有或不伴继发性全面发作和部分性发作。

【药理作用】

（1）药效学　奥卡西平及其代谢产物单羟基衍生物（MHO）阻滞电压敏感性钠通道。体外实验中，当达到治疗浓度时，两者均能阻滞大鼠神经元钠依赖性动作电位的发放，阻止癫痫灶异常放电活动的扩散。此外，亦作用于钾、钙通道而起作用。

（2）药动学　口服吸收良好，达峰时间为 4～6 小时。生物利用度＞95%，与食物同服生物利用度增加。单次口服 400mg 和 800mg，药峰浓度分别为 17.7mmol/L 和 18.8mmol/L。体内分布广，表观分布容积为 0.3～0.8L/kg。

10-羟基衍生物的血浆蛋白结合率为 40%。奥卡西平和 10-羟基衍生物均可通过胎盘屏障进入胎儿血液循环，也可通过乳汁分泌。在体内几乎立即转化为具有生物活性的 10-羟基衍生物，然后与葡糖醛酸结合而失活。主要以代谢产物（原型药物不到 1%）从尿液排出（94%～97.7%），仅少量（1.9%～4.3%）由粪便排泄。奥卡西平的 $t_{1/2}$ 为 1～2 小时，10-羟基衍生物的 $t_{1/2}$ 为 8～10

小时。有效血药浓度尚未确定，推荐值为 10～35μg/ml（50～130μmol/L）。

【注意事项】①本品与卡马西平可能存在交叉过敏。②肝功能损害者慎用。③妊娠期妇女应权衡利弊后使用，哺乳期妇女使用本品时应暂停哺乳。④老年人用药易发生低钠血症。⑤停用本品治疗时应逐减剂量，以避免诱发癫痫发作（发作加重或癫痫持续状态）。⑥本品可引起眩晕及嗜睡，导致反应能力下降，服药期间应避免驾驶和操纵机器。⑦出现低钠血症时，可减少本品用量、限制液体的摄入量或停药。多在停药几日后，血清钠浓度可恢复正常，无须其他治疗。

【药物相互作用】①酶抑制：在人肝脏的微粒体中，研究了奥卡西平对细胞色素 P450 复合物中大多数与其他药物代谢有关的酶。结果显示，奥卡西平和其活性代谢物 10-羟基卡马西平（MHD）抑制了 CYP2C19。如果在服用大剂量本品的同时也服用了需经过 CYP2C19 代谢的药物（如苯巴比妥、苯妥英钠）就很可能发生药物相互作用。因此，某些患者如果同时服用本品和其他需经过 CYP2C19 代谢的药物需要降低同时服用的这些药物的剂量。奥卡西平或 MHD 对在人肝脏的微粒体中存在的下列细胞色素 P450 复合物有抑制作用，但罕见或轻微：CYP1A2、CYP2A6、CYP2C9、CYP2D6、CYP2E1、CYP4A9 和 CYP4A11。②酶诱导：体内和体外的研究显示，奥卡西平和 MHD 对细胞色素 CYP3A4、CYP3A5 有诱导作用。CYP3A4、CYP3A5 与二氢吡啶类的钙通道阻滞剂、口服激素类避孕药和某些抗癫痫药（如卡马西平）的代谢有关。故能导致这些药物血清浓度的改变（见表 8）。血浆浓度的下降在其他主要通过 CYP3A4 和 CYP3A5 代谢的药物中也可以观察到，如免疫抑制剂（环孢素）。在体外研究中，奥卡西平和 MHD 仅能轻微地诱导尿苷二磷酸（UDP）-葡糖醛酸转移酶（UDPGT），因此 MHD 在体内不可能作用于那些主要通过与 UDPGT 结合而清除的药物（如丙戊酸类拉莫二嗪）。尽管奥卡西平和 MHD 仅有轻微的诱导能力，但当与这些主要由 CYP3A4 或通过与 UDPGT 结合而代谢的药物联合使用时，可能需要增加这些药物的剂量。相应地，当停止本品治疗时，需要降低这些药物的剂量。对人肝脏细胞酶诱导研究显示，奥卡西平和 MHD 对 CYP2B 和 CYP3A4 亚群的同工酶有微弱的诱导作用，奥卡西平和 MHD 是否对其他的 CYP 同工酶也有诱导作用现在还不十分清楚。③其他抗癫痫药：在临床试验中，对奥卡西平与其他的抗癫痫药间可能的相互作用进行了研究。在体内研究中，当给予本品剂量超过 1200mg/d，苯妥英钠的血浆浓度升高 40%以上。因此，如果本品和苯妥英钠联合使用时，当剂量超过 1200mg/d，就需要降低苯妥英钠的剂量。然而，当苯巴比妥与本品联合使用时，其血药浓度仅有轻微的升高（15%）。细胞色素 P450 酶的强诱导剂-卡马西平苯妥英钠和苯巴比妥，能够降低 MHD 的血浆浓度（29%～40%）。没有观察到本品的自身诱导作用。④激素类避孕药：本品对两类口服激素类避孕药有影响，即炔雌醇和左炔诺孕酮。炔雌醇和左炔诺孕酮的平均 AUC 分别降低了 48%～52%和 32%～52%。对其他口服或植入性的避孕药未进行研究。因此，与本品同时使用可能会使激素类避孕药失效。⑤钙通道阻滞剂：反复同时与本品一起服用，非洛地平的 AUC 降低 28%，然而血浆浓度仍保持在推荐的治疗范围内。维拉帕米能够使 MHD 的血浆浓度降低 20%，这种降低被认为和临床不相关。⑥其他药物：西咪替丁、红霉素和镇痛药右旋丙氧酚对 MHD 的药动学没有影响，而乙氧苯氧甲吗啉能够造成 MHD 血浆浓度的轻微变化（反复同时服用大约升高 10%）。在对华法林的研究中，单发或多次的口服没有发现有相互作用的迹象。由于理论上的原因（结构与三环类抗抑郁药相似），不推荐本品与单胺氧化酶抑制剂同时使用。临床试验中有同时用三环类抗抑郁药治疗的患者，没有观察到本品与这些药物间的相互作用。锂剂与奥卡西平联合使用能导致神经毒性反应增加。

**表 8 其他抗癫痫药物与本品间相互作用的总结**

| 联合给药 | 本品对其他抗癫痫药物血药浓度的影响 | 其他抗癫痫药物对MHD血药浓度的影响 |
| --- | --- | --- |
| 卡马西平 | 降低 0~22% | 降低 40% |
| 氯巴占 | 没有研究 | 无影响 |
| 非氨酯 | 没有研究 | 无影响 |
| 苯巴比妥 | 升高 14%~15% | 降低 30%~31% |
| 苯妥英钠 | 升高 0~40% | 降低 29%~35% |
| 丙戊酸 | 无影响 | 降低 0~18% |

【禁忌证】对本品过敏者、房室传导阻滞者禁用。

【不良反应】常见恶心、呕吐、便秘、腹泻、腹痛、头痛、头晕、嗜睡、意识模糊、抑郁、情感淡漠、激动、情感不稳定、健忘、共济失调、注意力不集中、眼球震颤、复视和疲劳。少见白细胞减少、AST 及 ALT 升高、碱性磷酸酶升高。罕见过敏反应、关节肿胀、肌痛、关节痛、呼吸困难、哮喘、肺水肿、支气管痉挛。

【用法和剂量】口服：用于癫痫的辅助治疗，起始量为一日 600mg，分 2 次服。此后根据临床需要，一周增加 1 次剂量，一周最大增量为 600mg，维持剂量为一日 1200mg，分 2 次服用（剂量超过 1200mg 时中枢神经系统不良反应增加）。

癫痫的单独治疗：由其他抗癫痫药物改为单用本品治疗时，起始剂量为一日 600mg，分 2 次给药，同时其他抗癫痫药开始减量。可根据临床指征一周增加 1 次剂量，增量最大为一日 600mg，直至最大剂量一日 2400mg。2~4 周达本品的最大剂量，而其他抗癫痫药应在 3~6 周内逐渐减完。未用过任何抗癫痫药治疗者，本品的起始剂量为一日 600mg，分 2 次给药。每 3 日增加 300mg，直到一日 1200mg。

肾功能不全时，对肌酐清除率<30ml/min 者，起始剂量为一日 300mg，且增加剂量时间间隔不少于 1 周。肝功能不全时剂量：轻至中度肝功能不全患者，无须调整剂量；重度肝功能不全患者用药还需进一步研究。

儿童用于癫痫辅助治疗：起始剂量为 8~10mg/kg，分 2 次服，一日不超过 600mg，在 2 周内达到维持剂量，体重为 20~29kg 时，维持剂量为一日 900mg；体重为 29.1~39kg 时，维持剂量为一日 1200mg；体重>39kg 时，维持剂量为一日 1800mg。

【制剂与规格】片剂：0.15g、0.3g；混悬液：60mg/ml。

### 丙戊酸钠 Sodium Valproate

【适应证】各种类型的癫痫包括失神发作、肌阵挛发作、强直阵挛发作、失张力发作、混合型发作，部分性发作，如局部癫痫发作，尚可用于双相情感障碍相关的躁狂发作。

【药理作用】

（1）药效学 本品的抗癫痫作用机制尚未阐明，可能与脑内抑制性神经递质 GABA 的浓度升高有关。另外丙戊酸钠作用于突触后加强 GABA 的抑制作用，对神经细胞膜的作用则尚未完全阐明，可能直接作用于钾通道。

（2）药动学 口服吸收快且完全，胶囊剂与普通片的达峰时间为 1~4 小时，肠溶片则为 3~

4 小时，饭后服用延缓吸收。缓释片在胃内可有少量释放，在肠道亦缓慢吸收，因此达峰时间较长，药峰浓度较低，可以避免一日内血药浓度的波动过大，其生物利用度与肠溶片相同。各种剂型的生物利用度近 100%。与血浆蛋白结合的程度与血药浓度有关，血药浓度为 50μg/ml 时，血浆蛋白结合率为 90%～95%；血药浓度为 100μg/ml 时，血浆蛋白结合率为 80%～85%。随着血药浓度的增高，游离型药物逐渐增多，从而进入脑组织的量增多。尿毒症和肝硬化时血药浓度降低。可通过血-脑脊液屏障，可通过胎盘屏障进入胎儿血液循环，也可从乳汁分泌，表观分布容积为 0.1～0.4L/kg。在肝中代谢，包括葡糖醛酸化和某些氧化过程。主要以代谢产物从尿中排泄，少量随粪便排出。$t_{1/2}$ 在成人为 12～15 小时，在老年人为 14～17 小时，在新生儿为 30～40 小时。有效血药浓度为 50～100μg/ml（350～700μmol/L）。

【注意事项】①妊娠期妇女用药应权衡利弊；本品可由乳汁分泌，哺乳期妇女慎用。②3 岁以下儿童使用本品发生肝功能损害的危险较大，且本品可蓄积在发育的骨骼内，需引起注意。③用药前、后及用药时应监测全血细胞计数、出凝血时间、肝肾功能，肝功能在最初半年内宜每 1～2 个月复查 1 次，半年后复查间隔酌情延长；必要时监测血浆丙戊酸钠浓度。④服用本品的患者出现腹痛、恶心、呕吐时应及时检查血清淀粉酶。⑤用药期间禁止饮酒。⑥停药时应逐渐减量。

【药物相互作用】在服用本品的同时服用诱导发作的药物，或降低发作阈值的药物时应仔细考量，根据潜在风险的严重程度可确定不使用或禁用。这类药品主要包括大多数抗郁药（丙咪嗪、SSRI）、安定类药物（吩噻嗪和苯丁酮类药物）、美尔奎宁、丁螺环酮、曲马多等。禁止的联合应用：①与美尔奎宁合用。癫痫患者联合服用时，由于美尔奎宁可能导致丙戊酸代谢增加及自身的诱导发作的作用可使其存在癫痫发作的风险。②与圣约翰草合用。具有血药浓度减低和抗惊厥疗效减低的风险。

需注意的联合应用：①氨曲南。具有出现丙戊酸血药浓度减低导致的痉挛性反应的风险。在接受抗感染药物治疗期间应进行临床监测、血药浓度测定并及时调整抗惊厥药物的剂量，停药后仍需进行监测。②碳青霉烯类（帕尼培南、美罗培南、亚胺培南）。已有报道称，当与碳青霉烯类药物共同服用时，可导致丙戊酸在血液中的水平降低，在 2 日内减少 60%～100%，有时可能引发惊厥。由于发生迅速和下降的程度，应当避免对丙戊酸水平稳定的患者联合使用碳青霉烯类药物。如果不能避免使用这些抗生素进行治疗，应严密监测本品的血药浓度。③卡马西平。可使卡马西平的活性代谢物的血药浓度增加，导致药物过量的反应出现。同时，由于卡马西平对肝代谢的诱导作用，可使丙戊酸的血药浓度降低。因而建议进行临床药物监测，对两种抗惊厥药物的血药浓度进行测定并调整其剂量。④拉莫三嗪。产生严重皮肤反应的风险增加（中毒性表皮坏死松解症）。丙戊酸可通过抑制拉莫三嗪的肝脏代谢使其血药浓度增加。如果必须联合服用，则在临床应密切监测。⑤非尔氨酯。可使丙戊酸的血药浓度增加，产生药物过量的风险。在使用非尔氨酯进行治疗期间应进行临床和生化指标的监测，并调整丙戊酸盐的剂量。在停药后仍应采取上述观察措施。⑥苯巴比妥、扑米酮。由于丙戊酸对肝脏代谢的抑制作用，可导致苯巴比妥或扑米酮的血药浓度增加，出现药物过量的现象，在儿童中多发。同时，由于苯巴比妥或扑米酮对肝脏代谢的诱导作用可使丙戊酸的血药浓度降低。在联合治疗的头 15 日内应进行临床监测，任何镇静的症状出现时应迅速降低苯巴比妥或扑米酮的剂量。尤其应对两种抗惊厥药物的血药浓度进行监测。⑦苯妥英（并可外延至磷酰苯妥英）。可导致苯妥英血药浓度的改变。同时，由于苯妥英对肝脏代谢的诱导作用可使丙戊酸的血药浓度存在减低的风险。应进行临床监测和血药浓度测定，并适当调整两种抗惊厥药物的剂量。⑧托吡酯。存在出现高氨血症或脑病的风险，通常由于在服用托吡酯的同时服用丙戊酸盐导致。在治疗初期应增加临床监测和实验室监测，并注意该反应的征兆。⑨西咪替丁和红霉素。同时服用，可能使血清中丙戊酸浓度升高。⑩乙酰水杨酸。体温性功能紊乱的婴儿和幼儿不应同时服用含丙戊酸和乙酰水杨酸的药品。只有在医生指导下，体温功能紊乱的青少年才可服用。⑪苯二氮䓬类药物、巴比妥类药物和安定类药物、单胺氧化酶抑制药和抗抑郁药。联合应用时，丙戊酸可增加这些药物的中枢抑制作用。联合用上述药物时应对患者进行密切监测，必要时对药物进行剂量调整。⑫齐多夫定。丙戊酸可增加齐多夫定的血药浓度，可能会导致齐多夫定毒性的增加。⑬抗凝血药和抗血小板聚集药。与含丙戊酸的药品同时服用，可能会导致出血倾向增加。因此，建议在联合用药期间对凝血情况进行常规监测。⑭地西泮。在健康受试者中的研究结果显示，丙戊酸可将地西泮自其在血浆蛋白结合位点上置换下来，并抑制其代谢。体内游离地西泮的血药浓度可能会升高，游离地西泮的血浆清除率和分布容积可能会降低（分别降低 25% 和 20%）。但是，$t_{1/2}$ 仍维持不变。在健康受试者中的研究结果显示，丙戊酸盐和劳拉西泮同时服用时可使劳拉西泮的血药浓度最高减低 40%。在儿童中，同时服用氯硝西泮和丙戊酸后，血清中苯妥英的水平可能升高。⑮尼莫地平（通过口服及静脉途径给予）。由于丙戊酸对代谢的抑制作用，可能会导致尼莫地平的血药浓度升高，对尼莫地平的低血压反应起到促进作用。⑯利福平：可能降低丙戊酸盐的血液浓度，导致疗效降低。因此，当与利福平联合使用时，有必要调整丙戊酸盐的给药剂量。

其他形式的相互作用：①锂。本品对血清锂水平没有影响。②口服避孕药。由于丙戊酸没有酶诱导活性，因此它不会降低妇女服用的激素类避孕药对雌激素-孕激素的作用。

【禁忌证】对本品过敏者、急慢性肝炎者，有严重肝炎病史及家族史，特别是与药物相关的肝卟啉病患者，尿素循环障碍疾病的患者禁用。

【不良反应】常见恶心、呕吐、腹痛、腹泻、消化不良、胃肠痉挛、月经周期改变；少见脱发、眩晕、疲乏、头痛、共济失调、异常兴奋、不安和烦躁；偶见过敏、听力下降、可逆性听力损坏，长期服用偶见胰腺炎及暴发性肝衰竭。

【用法和剂量】口服：①成人常用量，一日 15mg/kg 或一日 600～1200mg，分 2～3 次服。开始时按 5～10mg/kg，一周后递增，至发作控制为止。当一日用量超过 250mg 时应分次服用，以减少胃肠刺激。一日最大剂量为不超过 30mg/kg 或一日 1.8～2.4g。②儿童常用量按体重计与成人相同，也可一日 20～30mg/kg，分 2～3 次服或一日 15mg/kg，按需每隔一周增加 5～10mg/kg，至有效或不能耐受为止。

静脉滴注：用于临时替代时（如等待手术时）末次口服给药 4～6 小时后静脉给药。本品静脉注射溶于 0.9%氯化钠注射液，或持续静脉滴注超过 24 小时。或在最大剂量范围内［通常平均剂量 20～30mg/（kg·d）］一日分 4 次静脉滴注，一次时间需超过 1 小时。需要快速达到有效血药浓度并维持时：以 15mg/kg 剂量缓慢静脉注射，超过 5 分钟，然后以每小时 1mg/kg 的速度静脉滴注，使血浆丙戊酸浓度达到 75mg/L，并根据临床情况调整静脉滴注速度。一旦停止静脉滴注，需要立即口服给药，以补充有效成分，口服剂量可以用以前的剂量或调整后的剂量。

【制剂与规格】胶囊剂：200mg、250mg；肠溶片：250mg、500mg；缓释片：0.5g、0.2g；片剂：0.1g、0.2g；口服溶液剂：300ml∶12g；注射用无菌粉末：0.4g。

### 苯妥英钠 Phenytoin Sodium

【适应证】全身强直-阵挛性发作、复杂部分性发作（精神运动性发作、颞叶癫痫）、单纯部分性发作（局限性发作）和癫痫持续状态。也可用于治疗三叉神经痛，隐性营养不良性大疱性表皮松解，发作性舞蹈手足徐动症，发作性控制障碍（包括发怒、焦虑、失眠、兴奋过度等行为障碍疾病），肌强直症，三环类抗抑郁药过量时心脏传导障碍等。也适用于洋地黄中毒所致的室性及室上性心律失常，对其他各种原因引起的心律失常疗效较差。

【药理作用】

（1）药效学　①抗癫痫作用：乙内酰脲类药物通过减少钠离子内流而使神经细胞膜稳定，限制钠通道介导的发作性放电的扩散。在神经元水平，当产生神经冲动时，苯妥英钠可延长通道失活时间而减少钠离子和钙离子内流，它阻滞强直后增强（PTP）的形成，抑制神经元持续性高频发放，阻止异常放电向周围的正常脑组织扩散，从而防止发作性电活动的扩散和传播。因此苯妥英钠对局限性发作和全面强直阵挛性发作有效，对失神发作、失张力发作、肌阵挛发作疗效较差。苯妥英钠产生抗癫痫作用时，不引起中枢神经系统的全面抑制。乙内酰脲类药物对小脑有兴奋作用，激活小脑至大脑皮质的抑制通路，并使小脑浦肯野细胞放电增加而使皮质发作性活动减少。在动物实验中尚有增强的抑制及阻滞钙通道作用，但这些机制在治疗浓度范围内并不出现。抗神经痛的机制亦未阐明。可能作用于中枢神经系统降低突触传递或降低引起神经元放电的短暂刺激的综合作用。苯妥英钠可升高面部的痛觉阈和由于降低兴奋性和反复放电的持续性而缩短疼痛发作的时间。乙内酰脲类药能诱导肝脏微粒体酶，因而加速了与这些酶有关的药物代谢。②抗心律失常作用。

（2）药动学　口服吸收较缓慢，达峰时间为 4～12 小时，85%～90%由小肠吸收，肌内注射吸收不完全且不规则，肌内注射后药峰浓度仅为口服的 1/3。口服片剂的生物利用度为 95%，吸收后分布于细胞内、外液，细胞内可能多于细胞外，可通过胎盘屏障，进入胎儿血液循环，少量药物分布在乳汁中。血浆蛋白结合率为 85%～95%，主要与白蛋白结合，在脑组织内蛋白结合可能略高。表观分布容积为 0.5～0.8L/kg。在肝内代谢，主要生成失活对羟基衍生物（占 50%～70%），肾排泄，碱性尿排泄较快。$t_{1/2}$ 为 22 小时，但变异范围很大（7～42 小时）。长期服药者 $t_{1/2}$ 可延长至 15～95 小时，甚至更长。每日口服 300mg，7～10 日可达稳态浓度。有效血药浓度为 10～20μg/ml。在应用一定剂量药物后，肝脏羟化代谢能力达饱和，此时即使增加很小剂量就可造成血药浓度不成比例地升高，出现不良反应，为零级消除动力学的典型药物，所以在有效血药浓度低值时，每次增加剂量以每日 50mg 为宜，当血药浓度达 15μg/ml 时，增加剂量以每日 25mg 为妥。增加剂量后应观察 2～3 周，以达到新的稳态浓度，因为此时的 $t_{1/2}$ 变长，所以达到稳态浓度的时间也延长。

【注意事项】对乙内酰脲类中一种药过敏者，对本品也过敏；有酶诱导作用，可对某些诊断产生干扰，如地塞米松试验，甲状腺功能试验，使血清碱性磷酸酶、ALT、血糖浓度升高；用药期间需检查血常规、肝功能、血钙、口腔、脑电图、甲状腺功能并经常随访血药浓度，防止毒性反应；妊娠期每月测定一次、产后每周测定一次血药浓度以确定是否需要调整剂量。下列情况应慎用：嗜酒，使本品的血药浓度降低；贫血，增加严重感染的危险性；心血管病（尤其老人）；糖尿病，可能升高血糖；肝肾功能损害，改变本药的代谢和排泄；甲状腺功能异常者。FDA 妊娠药物分级：调查或市场经验等研究显示，本药有危害人类胎儿的明确证据；但在某些情况（如妊娠期妇女存在严重的、危及生命的疾病，没有更安全的药物可供使用，或药物虽安全但使用无效），妊娠用药的获益大于危害。

【药物相互作用】长期应用对乙酰氨基酚患者应用本品可增加肝脏中毒的危险，并且疗效降低。

本药为肝酶诱导剂，与皮质激素、洋地黄类药物（包括地高辛）、口服避孕药、环孢素、雌激素、左旋多巴、奎尼丁、土霉素或三环类抗抑郁药合用时，可降低这些药物的效应。长期饮酒可降低本品的浓度和疗效，但服药的同时大量饮酒可增加血药浓度；与氯霉素、异烟肼、保泰松、磺胺类药物合用可能降低本品代谢使血药浓度增加，增加本品的毒性；与抗凝剂合用，开始增加抗凝效应，持续应用则降低，与含镁、铝或碳酸钙等的药物合用时可能降低本品的生物利用度，两者应相隔 2～3 小时服用；与降糖药或胰岛素合用时，因本品可使血糖升高，需调整后两者用量。原则上用多巴胺的患者，不宜用本品。本品与利多卡因或普萘洛尔合用时可能加强心脏的抑制作用。虽然本品消耗体内叶酸，但增加叶酸反可降低本品浓度和作用。

苯巴比妥或扑米酮对本品的影响，变化很大，应经常监测血药浓度；与丙戊酸类药物合用有蛋白结合竞争作用，应经常监测血药浓度，调整本品用量。与卡马西平合用，后者血药浓度降低。如合用大量抗精神病药或三环类抗抑郁药可能诱发癫痫发作，需调整本品用量。

【禁忌证】对乙内酰脲类药物有过敏史或阿斯综合征、二度或三度房室传导阻滞、窦房结阻滞、窦性心动过缓等心功能损害者禁用。

【不良反应】本品副作用小，常见齿龈增生，儿童发生率高，应加强口腔卫生和按摩齿龈。长期服用后或血药浓度达 30μg/ml 可能引起恶心、呕吐甚至胃炎，饭后服用可减轻。神经系统不良反应与剂量相关，常见眩晕、头痛，严重时可引起眼球震颤、共济失调、语言不清和意识模糊，调整剂量或停药可消失。较少见的神经系统不良反应有头晕、失眠、一过性神经质、颤搐、舞蹈症、肌张力不全、震颤等。可影响造血系统，致粒细胞和血小板减少，罕见再生障碍性贫血；常见巨幼红细胞贫血，可用叶酸加维生素 $B_{12}$ 防治。可引起过敏反应，常见皮疹伴高热，罕见严重皮肤反应，如剥脱性皮炎、糜烂性多形性红斑、系统性红斑狼疮和致死性肝坏死、淋巴系统霍奇金病等。一旦出现症状立即停药并采取相应措施。小儿长期服用可加速维生素 D 代谢造成软骨病或骨质异常；妊娠期妇女服用偶致畸胎；可抑制抗利尿激素和胰岛素分泌使血糖升高，有致癌的报道。

【用法和剂量】

口服剂型抗癫痫。成人常用量：一日 250～300mg，开始时 100mg，一日 2 次，1～3 周增加至 250～300mg，分 3 次口服，极量一次 300mg，一日 500mg。由于个体差异及药动学特点，用药需个体化。应用达到控制发作和血药浓度达稳态后，可改用长效（控释）制剂，一次顿服。如发作频繁，可 12～15mg/kg，分 2～3 次服用，每 6 小时 1 次，第 2 日开始给予 100mg（或 1.5～2mg/kg），一日 3 次直到调整至恰当剂量为止。小儿常用量：开始一日 5mg/kg，分 2～3 次服用，按需调整，以一日不超过 250mg 为度。维持量为 4～8mg/kg 或 250mg/m²，分 2～3 次服用，如有条件可进行血药浓度监测。

抗心律失常。成人常用量：100～300mg，一次服或分 2～3 次服用，或第 1 日 10～15mg/kg，第 2～4 日 7.5～10mg/kg，维持量 2～6mg/kg。小儿常用量：开始 5mg/kg，分 2～3 次口服，根据病情调整一日量不超过 300mg，维持量 4～8mg/kg，或 250mg/m²，分 2～3 次口服。

胶原酶合成抑制剂。成人常用量：开始一日 2～3mg/kg，分 2 次服用，在 2～3 周增加到患者能够耐受的用量，血药浓度至少达 8μg/ml。一般一日 100～300mg。

静脉剂型（5%葡萄糖注射液 20～40ml 缓慢静脉注射）。抗惊厥成人常用量：首次 150～250mg，每分钟不超过 50mg，需要时于 30 分钟后再次静脉注射 100～150mg，一日总量不超过 500mg。小儿常用量：静脉注射 5mg/kg 或按体表面积 250mg/m$^2$，1 次或分 2 次注射。

抗心律失常成人常用量：以 100mg 缓慢静脉注射 2～3 分钟，根据需要每 10～15 分钟重复一次直至心律失常中止，或出现不良反应为止，总量不超过 500mg。

【制剂与规格】片剂：50mg、100mg；注射用无菌粉末：0.1g、0.25g。

### 苯巴比妥 Phenobarbital

【适应证】治疗癫痫，对全身性及部分性发作均有效，一般在苯妥英钠、卡马西平、丙戊酸钠无效时选用。也可用于其他疾病引起的惊厥及麻醉前给药。

【药理作用】抗癫痫的作用机制在于通过增强 GABAA 受体活性，抑制谷氨酸兴奋性，抑制中枢神经系统单突触和多突触传递，增加运动皮质的电刺激阈值，从而提高癫痫发作的阈值；并抑制病灶异常放电向周围正常脑组织扩散。也有调节钠、钾及钙通道的作用。本药对癫痫点燃灶的抑制作用比其他抗癫痫药物更有效，但不阻断神经元的自发性电活动。

【注意事项】用药期间避免驾驶车辆、操作机械和高空作业，以免发生意外。

【药物相互作用】本品为肝药酶诱导剂，能提高药酶活性，长期用药不但加速自身代谢，还可加速其他药物代谢。如在应用氟烷、恩氟烷、甲氧氟烷等制剂麻醉之前有长期服用巴比妥类药物者，可增加麻醉剂的代谢产物，增加肝脏毒性的危险。巴比妥类药物与氯胺酮同时应用时，特别是大剂量静脉给药，增加血压降低、呼吸抑制的危险；与口服抗凝药合用时，可降低后者的效应，这是由于肝微粒体酶的诱导，加速了抗凝药的代谢，应定期测定 PT，从而决定是否调整抗凝药的用量；与口服避孕药或雌激素合用，可降低避孕药的可靠性，因为酶的诱导可使雌激素代谢加快；与皮质激素、洋地黄类药物（包括地高辛）、土霉素或三环类抗抑郁药合用时，可降低这些药物的效应，因为肝微粒体酶的诱导，可使这些药物代谢加快；与环磷酰胺合用，理论上可增加环磷酰胺烷基化代谢产物，但临床意义尚未明确；与奎尼丁合用时，由于增加奎尼丁的代谢而减弱其作用，应按需调整后者用量；与钙通道阻滞剂合用，可引起血压下降；与氟哌丁醇合用治疗癫痫时，可引起癫痫发作形式改变，需调整用量；与吩噻嗪类药物和四环类抗抑郁药合用时可降低抽搐阈值，增加抗抑郁作用；与布洛芬类药物合用，可减少或缩短 t$_{1/2}$ 而降低作用强度。

【禁忌证】肝肾功能不全、呼吸功能障碍、卟啉病患者及对本品过敏者禁用。

【不良反应】常有嗜睡、眩晕、头痛、乏力、精神不振等延续效应。偶见皮疹、剥脱性皮炎、中毒性肝炎、黄疸等。也可见巨幼红细胞贫血，关节疼痛，骨软化。久用可产生耐受性与依赖性，突然停药可引起戒断症状，应逐渐减量停药。

【用法和剂量】口服：抗惊厥、抗癫痫，一日 90～180mg，晚间服用一次。肌内注射：抗惊厥与癫痫持续状态，成人一次 100～200mg，必要时可 4～6 小时重复 1 次。麻醉前给药：术前 0.5～1 小时肌内注射 100～200mg。

【制剂与规格】片剂：15mg、30mg、100mg；注射液：1ml∶0.1g、2ml∶0.2g；注射用无菌粉末：0.1g。

### 拉莫三嗪 Lamotrigine

【适应证】简单及复杂部分性发作及继发性全身强直-阵挛发作，合并有 Lennox-Gastaut 综合征的癫痫发作。

【药理作用】

（1）药效学　拉莫三嗪为电压依赖性钠通道阻滞药，通过减少钠内流而稳定神经细胞膜。

（2）药动学　口服吸收良好，生物利用度可达 98%。健康人和癫痫患者单剂量服用后，达峰时间为 0.5～5.0 小时，平均 2 小时，儿童为 1～6 小时。体内分布广，可从乳汁中分泌，表观分布容积为 0.9～1.3L/kg。血浆蛋白结合率为 55%。在肝内进行结合代谢，生成失活代谢产物，94% 通过肾脏排泄，其中 10% 为原型药物，2% 通过粪便排泄。$t_{1/2}$ 为 6.4～30.4 小时，平均 12.6 小时。有效血药浓度范围为 1～1.5μg/ml。

【注意事项】①本品可由乳汁分泌，哺乳期妇女慎用。②妊娠期妇女、心功能不全者、严重肝功能不全者及肾衰竭者慎用。③年老者及体弱者剂量宜减半。④不宜突然停药，以避免引起癫痫反弹发作。⑤出现皮疹等过敏反应，应立即停药。⑥服药期间应避免驾车或操纵机器。⑦在初始剂量用药的第 1 个月，应严密观察，防止出现自杀行为。

【药物相互作用】①服用丙戊酸钠的患者加服拉莫三嗪后，两药对肝脏代谢的竞争，引起丙戊酸钠浓度降低，而拉莫三嗪的代谢减慢，$t_{1/2}$ 大幅延长，出现不良反应的风险增加。②与苯妥英钠、卡马西平、苯巴比妥和扑米酮合用，拉莫三嗪的代谢加快，血药浓度降低。

【禁忌证】对本品过敏者或过敏体质者禁用。

【不良反应】早期可有皮疹、发热、淋巴结病变、颜面水肿、血液系统及肝功能异常等过敏反应的表现，还可有头痛、眩晕、疲乏、嗜睡、失眠、抽搐、不安、共济失调、易激惹、攻击行为、自杀倾向、焦虑、精神错乱、幻觉、体重减轻、肝功能异常、恶心、呕吐、便秘、腹泻、腹胀、食欲减退、白细胞减少、中性粒细胞减少、血小板减少、贫血、全血细胞减少、复视、视物模糊。有出现锥体外系反应、舞蹈症、手足徐动症的个案报道。也有使用本品加重帕金森病症状的报道。罕见肝功能衰竭、再生障碍性贫血、粒细胞缺乏、史-约综合征、中毒性表皮坏死松解症、弥散性血管内凝血、多器官功能衰竭。

【用法和剂量】口服：成人推荐量，对单药治疗（不与丙戊酸钠合用）者，第 1～2 周一次 25mg，一日 1 次，第 3～4 周一次 50mg，一日 1 次，通常维持量一日 100～200mg，一日 1 次或分 2 次服用。对联合服用丙戊酸钠者，第 1～2 周一次 25mg，隔日 1 次；第 3～4 周一次 25mg，一日 1 次。以后每 1～2 周增加 25～50mg，直至达到维持量一日 100～200mg，分次服用。

【制剂与规格】片剂：25mg、50mg、100mg；分散片：25mg、50mg。

# 脑血管病用药及降颅压药

## 尼莫地平 Nimodipine

【适应证】缺血性脑血管病、偏头痛、蛛网膜下腔出血所致脑血管痉挛，急性脑血管病恢复期的血液循环障碍，突发性耳聋，轻中度高血压。

【药理作用】

（1）药效学　本药为钙通道阻滞剂，能有效地阻止 $Ca^{2+}$ 进入血管平滑肌细胞，松弛血管平滑肌，从而解除血管痉挛。用于蛛网膜下腔出血时，脑脊液中药物浓度可达 12.5ng/ml。

（2）药动学　口服吸收快，达峰时间为 1 小时，有明显首关代谢，生物利用度仅为 13%。当每日口服 4 次，连续 7 日后血中没有明显蓄积。血浆蛋白结合率超过 95%，结合浓度为 0.01～10μg/ml。口服后大部分以代谢产物的形式从尿中排出，不到 1% 为原型药物。$t_{1/2\gamma}$ 为 9 小时，但最初血药浓度下降很快，$t_{1/2}$ 为 1～2 小时。缓释制剂口服后达峰时间为 3～4 小时，$t_{1/2}$ 为 3～5 小时。慢性肝功能损害患者中尼莫地平的生物利用度增加，其药峰浓度可达正常人的 2 倍。

【注意事项】①本品的代谢物具有毒性反应，肝功能不全者应慎用。②动物实验提示本品具有致畸性。③药物可由乳汁分泌，哺乳期妇女不宜应用。④下列情况慎用：脑水肿、颅内压增高、低血压。⑤本品可影响驾车和操作器械的能力。⑥伴有严重心、肾功能不全者应定期随访检查，颅内压升高或脑水肿患者应密切监测。⑦禁与利福平及抗癫痫药苯巴比妥、苯妥英钠、卡马西平合用。

【药物相互作用】镇静药或抗抑郁药：合并应用抗抑郁药氟西汀可使尼莫地平的稳态血浆浓度提高 50%。氟西汀明显减少，而其活性代谢产物去甲氟西汀不受影响。去甲替林与尼莫地平同时给药，将使尼莫地平稍有增加而去甲替林的血浆浓度不受影响。长期定量服用尼莫地平与氟哌啶醇，并不出现相互作用。齐多夫定：在猴身上同时应用抗 HIV 药物齐多夫定注射液和尼莫地平注射液可导致齐多夫定的 AUC（药-时曲线下面积）显著升高，但分布容积与清除率明显减低。尼莫地平通过位于肠黏膜和肝脏中的 CYP3A4 系统代谢，所以抑制或激活酶系统的药物可改变尼莫地平的首过效应（口服后）或清除。对于正在使用降压药的高血压患者，本品可增强配伍药物的疗效。静脉用β受体阻滞剂与本品同时使用时，可以进一步降低血压，故两者不能合用。西咪替丁或抗癫痫药：与 $H_2$ 受体拮抗剂西咪替丁或抗惊厥药丙戊酸同时使用，会导致血浆中的尼莫地平浓度增加。利福平：根据其他钙通道阻滞剂的用药经验，利福平可通过酶诱导作用加速尼莫地平的代谢，故与利福平联合应用会降低本品的疗效。西柚汁可以抑制二氢吡啶的氧化代谢，故同时摄入西柚汁和尼莫地平可以导致血药浓度增加，所以不推荐同时服用。

【禁忌证】对本品成分过敏者，严重肝功能不全者禁用。

【不良反应】头晕、头痛、中枢兴奋；血压下降、心动过速、心动过缓；颜面潮红、出汗、热感，皮肤刺痛；胃肠道不适、胃肠道出血，偶见肠梗阻；肝功能损害，血小板减少。

【用法和剂量】口服：用于急性脑血管病恢复期，一次 30～40mg，一日 4 次。用于缺血性脑血管病，普通制剂一日 30～120mg，分 3 次服用，连续 1 个月。缓释制剂一次 60～120mg，一日 2 次，连续 1 个月。用于偏头痛，一次 40mg，一日 3 次，12 周为一疗程。用于蛛网膜下腔出血所致脑血管痉挛，一次 40～60mg，一日 3～4 次，3～4 周为一疗程。用于突发性耳聋，一日 40～60mg，分 3 次服用，5 日为一疗程，一般用药 3～4 个疗程。用于轻中度高血压，一次 40mg，一日 3 次，一日最大剂量为 240mg。静脉注射：用于动脉瘤性蛛网膜下腔出血后脑血管痉挛引起的缺血性神经损伤。体重低于 70kg 或血压不稳定者，开始 2 小时 0.5mg/h，耐受良好，2 小时后可增至 1mg/h；体重大于 70kg 者，开始 1mg/h，耐受良好，2 小时后可增至 2mg/h。

【制剂与规格】片剂、胶囊：20mg、30mg。注射剂：10ml∶2mg、20ml∶4mg、50ml∶10mg、100ml∶20mg。

### 甘露醇 Mannitol

【适应证】各种原因引起的脑水肿。

【药理作用】

（1）药效学　甘露醇为单糖，在体内不被代谢，经肾小球滤过后在肾小管内甚少被重吸收，起到渗透利尿作用。①组织脱水作用：以高渗甘露醇溶液静脉给药后，可提高血浆晶体渗透压，导致组织内（包括眼、脑、脑脊液等）水分进入血管内，从而减轻组织水肿，降低眼压、颅内压和脑脊液容量及其压力。②利尿作用：甘露醇的利尿作用机制分为两个方面。甘露醇增加血容量，并促进前列腺素 $I_2$ 分泌，从而扩张肾血管，增加肾血流量（包括肾髓质血流量）。肾小球入球小动脉扩张，肾小球毛细血管压升高，皮质肾小球滤过率升高。本药自肾小球滤过后极少（＜10%）由肾小管重吸收，故可提高肾小管内液渗透浓度，减少肾小管对水及 $Na^+$、$Cl^-$、$K^+$、$Mg^{2+}$、$Ca^{2+}$ 等的重吸收。髓袢对水和 $Na^+$ 的重吸收减少在甘露醇利尿作用中占重要地位。由于输注甘露醇后肾小管液流量增加，当某些药物和毒物中毒时，这些物质在肾小管内浓度下降，对肾脏毒性减小，而且经肾脏排泄加快。静脉注射后，利尿作用于 1 小时出现，维持 3 小时，降低眼压和颅内压作用于 15 分钟内出现，30～60 分钟达高峰，维持 3～8 小时。③尚有清除缺血损伤时的自由基、降低血黏度、改善脑血液循环等作用。

（2）药动学 口服吸收很少。静脉注射后迅速进入细胞外液而不进入细胞内。但当血甘露醇浓度很高或存在酸中毒时，甘露醇可通过血-脑脊液屏障，并引起颅内压反跳。本药在肝脏内生成糖原，但由于静脉注射后迅速经肾脏排泄，故一般情况下经肝脏代谢的量很少。$t_{1/2}$ 为 100 分钟，当存在急性肾衰竭时可延长至 6 小时。肾功能正常时，静脉注射甘露醇 100g，3 小时内 80% 经肾脏排出。

【注意事项】①心功能不全、低血容量、高钾血症或低钠血症者慎用。②应严格掌握适应证，对于眼压非显著增高、年龄较大者可尽量不用，对肾功能损害或有潜在疾病者，应避免或减量使用。③过敏体质者尽量不用，如必须使用，可先给予地塞米松 10mg 静脉注射，并严密观察。④使用本品的时间不宜过长，剂量不宜过大。⑤使用本品过程中应注意水和电解质平衡，密切观察肾功能。⑥老年人使用本品较易出现肾损害，应适当控制用量。⑦妊娠期及哺乳期妇女、儿童慎用。⑧明显肾功能损害者慎用。

【药物相互作用】可增加洋地黄毒性作用，与低钾血症有关。增加利尿药及碳酸酐酶抑制药的利尿和降眼压作用，与这些药物合并时应调整剂量。

【禁忌证】有活动性脑出血、急性肾小管坏死或慢性肾衰竭、严重失水、急性肺水肿者禁用。

【不良反应】常见水和电解质紊乱、寒战、发热、排尿困难、血尿、血栓性静脉炎、皮疹、荨麻疹、呼吸困难、过敏性休克、头晕、视物模糊、口渴、渗透性肾病。

【用法和剂量】静脉滴注：成人一般选用 20% 溶液 250～500ml（含 50～100g），滴注时间控制在 30～60 分钟。

【制剂与规格】注射液：20ml∶4g、50ml∶10g、100ml∶20g、250ml∶50g；注射液：3000ml∶150g（冲洗用）。

### 倍他司汀 Betahistine

【适应证】梅尼埃病、眩晕症、梅尼埃综合征伴发的眩晕和头晕感。

【药理作用】本品为组胺类药物。①具有扩张毛细血管的作用，能改善微循环，扩张脑血管、心血管，特别是对椎底动脉系统有较明显的扩张作用，显著增加心、脑及周围循环血流量。②对内耳的毛细血管前括约肌有松弛作用，增加耳蜗和前庭血流量，从而消除内耳性眩晕、耳鸣和耳闭感；还能增加毛细血管通透性，促进细胞外液的吸收，消除内耳淋巴水肿。③能对抗儿茶酚胺的缩血管作用及降低动脉压，并有抑制血浆凝固及二磷酸腺苷（ADP）诱导的血小板凝集作用，能延长大鼠体外血栓形成时间；还有轻微的利尿作用。口服易吸收，在肝脏经广泛代谢，转化为2种代谢物，其代谢物的达峰时间为3～5小时，在3日内多数药物以代谢物形式从尿中排泄。

【注意事项】①妊娠期及哺乳期妇女慎用。②有消化性溃疡史和活动期消化性溃疡、支气管哮喘、肾上腺髓质瘤者慎用。③老年人使用本品时应注意调整剂量。

【药物相互作用】与抗组胺药合用，后者可拮抗本品的作用，两者不宜合用。

【禁忌证】对本品过敏者禁用。

【不良反应】①可有口干、食欲缺乏、恶心、呕吐、胃部不适、心悸等，偶有头晕、头痛、头胀、多汗。②偶见出血性膀胱炎、发热。偶可出现过敏反应，如皮疹、皮肤瘙痒等。

【用法和剂量】口服，一次4～8mg，一日3次。

【制剂与规格】片剂（盐酸盐）：4mg。

### 氟桂利嗪 Flunarizine

【适应证】有先兆或无先兆偏头痛，由前庭功能紊乱引起的眩晕。

【药理作用】

（1）药效学　本品为哌嗪类钙通道阻滞剂，阻滞T型钙通道。可抑制P物质释放，抑制神经源性炎性反应。本品可阻止过量钙离子进入血管平滑肌细胞，引起血管扩张，对脑血管的扩张作用较好，而对冠状血管的扩张作用较差。此外，还有抗组胺作用和镇静作用。

（2）药动学　口服易吸收，浓度达峰时间为2～4小时，连续服药5～6周血药浓度达稳态。血浆蛋白结合率高（>90%），体内分布广泛，组织中药物浓度大于血药浓度，组织中药物可缓慢释放入血。可通过血-脑脊液屏障。主要在肝脏中代谢，大部分代谢产物经胆汁排泄。$t_{1/2}$为2.4～5.5h。

【注意事项】①肝功能不全者慎用。②儿童慎用。③老年人可酌情减量。④口服对预防偏头痛有效，静脉用药对治疗急性偏头痛有效。⑤治疗过程中疲惫现象逐渐加剧，应停止本品治疗。⑥服药期间不宜驾车或操作机械。

【药物相互作用】当本品与乙醇、催眠药或镇静药合用时可出现过度镇静作用。本品并不禁忌于使用β受体阻滞剂的患者。本品的药动学不受托吡酯影响。在本品和托吡酯（50mg/12h）合用治疗期内，每隔12小时同服，观察到偏头痛患者体内氟桂利嗪的全身暴露量增加了16%；与单用本品的患者相比全身暴露量增加了14%。托吡酯的稳态药动学也未受影响。长期服用本品不会影响苯妥英、卡马西平、丙戊酸盐或苯巴比妥等药物的分布。使用此类抗癫痫药物治疗的癫痫患者体内本品的血药浓度较给予相似剂量的健康受试者低。本品与卡马西平、丙戊酸盐或苯妥英合用时，卡马西平、丙戊酸盐或苯妥英的血浆蛋白结合率不受影响。

【禁忌证】对氟桂利嗪或桂利嗪过敏者、有抑郁病史者及其他锥体外系反应的患者、妊娠期及哺乳期妇女禁用。

【不良反应】①嗜睡和疲乏最常见，为一过性。②长期服用可出现抑郁，以女性患者较常见。③可见锥体外系反应，表现为运动迟缓、静坐不能、下颌运动障碍、震颤、强直等。多在用药3周后出现，停药后消失。老年人较易发生。④少数患者可出现失眠、焦虑等。少见口干、恶心、胃部烧灼感、胃痛、便秘。⑤部分患者还可出现体重增加或伴有食欲增加，为一过性。⑥另可见ALT及AST、LDH升高。⑦少数患者可出现皮疹、溢乳、肌酸痛等症状，多为短暂性的。

【用法和剂量】偏头痛的防治：起始剂量每晚10mg（65岁以上5mg），维持治疗时每7日连续给药 5 日，剂量同上。眩晕：控制症状后停药，剂量同上。

65 岁以上血管性偏头痛患者起始剂量为一日 5mg，每晚口服。如在治疗 2 个月后未见明显改善，应停止用药；维持治疗为一日 10mg，每周给药 5 日。治疗 6 个月后也应停药，复发时重新使用起始剂量。

【制剂与规格】片剂、胶囊：5mg。

# 中枢兴奋药

### 胞磷胆碱钠　Citicoline Sodium

【适应证】急性颅脑外伤和脑术后意识障碍。

【药理作用】通过降低脑血管阻力，增加脑血流量来促进脑物质代谢，改善脑循环。也可增强脑干上行网状激活系统的功能，增强椎体系统的功能，改善运动麻痹，故对促进大脑功能的恢复和促进苏醒有一定作用。注入胞磷胆碱钠注射液后可迅速进入血液，有部分通过血脑屏障进入脑组织，胆碱部分在体内成为良好的甲基化供体，可对多种化合物有转甲基化作用，约 1%的胆碱从尿液排出。

【注意事项】脑出血急性期不宜大剂量应用。肌内注射一般不采用，若用时应经常更换注射部位。

【药物相互作用】尚不明确。

【禁忌证】对本制剂任何成分有过敏史的患者禁用。

【不良反应】本品对人及动物均无明显的毒性作用，对呼吸、脉搏、血压无影响，偶有一过性血压下降、失眠、兴奋及给药后发热等，停药后即可消失。

【用法和剂量】静脉滴注：一日 0.25～0.5g，用 5%或 10%葡萄糖注射液稀释后缓缓滴注，每 5～10 日为一疗程；单纯静脉注射：一次 0.1～0.2g。肌内注射：一日 0.1～0.3g，分 1～2 次注射。

【制剂与规格】注射液：2ml∶0.25g；氯化钠注射液、葡萄糖注射液：100ml∶0.25g。

### 尼可刹米 Nikethamide

【适应证】中枢性呼吸抑制及各种原因引起的呼吸抑制。

【药理作用】

（1）药效学　本药能直接兴奋延髓呼吸中枢，使呼吸加深加快，也可通过刺激颈动脉窦和主动脉体化学感受器，反射性地兴奋呼吸中枢，并提高呼吸中枢对二氧化碳的敏感性。对大脑皮质、血管运动中枢及脊髓有较弱的兴奋作用，对其他器官无直接兴奋作用，剂量过大可引起惊厥，作用时间短暂，一次静脉注射只能维持作用 5～10 分钟。

（2）药动学　口服及注射均易吸收，进入机体后迅速分布至全身各部位。在体内代谢为烟酰胺，然后再被甲基化成为 N-甲基烟酰胺，经尿排出。

【注意事项】①妊娠期及哺乳期妇女慎用。②作用时间短暂，一次静脉注射只能维持作用 5～10 分钟，应视病情间隔给药。

【药物相互作用】与其他中枢兴奋药合用，有协同作用，可引起惊厥。

【禁忌证】抽搐、惊厥、重症哮喘、呼吸道机械性梗阻。

【不良反应】常见瘙痒、烦躁不安、抽搐、恶心、呕吐等。大剂量时可出现血压升高、心悸、出汗、面部潮红、呕吐、震颤、心律失常、惊厥甚至昏迷。

【用法和剂量】皮下注射、肌内注射、静脉注射：成人常用量，一次 0.25～0.5g，必要时 1～2 小时重复用药，极量一次 1.25g。小儿常用量：6 个月至 1 岁，一次 100mg；1～4 岁，一次 0.125g；4～7 岁，一次 0.175g。

【制剂与规格】注射液：1.5ml∶0.375g、2ml∶0.5g。

### 洛贝林 Lobeline

【适应证】新生儿窒息，一氧化碳、阿片中毒等各种原因引起的中枢性呼吸抑制。

【药理作用】可刺激颈动脉窦和主动脉体化学感受器，反射性地兴奋呼吸中枢而使呼吸加快，但对呼吸中枢并无直接兴奋作用。对迷走神经中枢和血管运动中枢也同时有反射性的兴奋作用；对自主神经节先兴奋后阻断。

【注意事项】①本品可用于婴幼儿、新生儿。②剂量较大时，能引起心动过速、传导阻滞、呼吸抑制甚至惊厥。

【药物相互作用】尚不明确。

【禁忌证】尚不明确。

【不良反应】恶心、呕吐、呛咳、头痛、心悸等。

【用法和剂量】静脉注射：成人，一次 3mg；极量：一次 6mg，一日 20mg。小儿，一次 0.3～3mg，必要时每隔 30 分钟可重复使用；新生儿窒息可注入脐静脉 3mg。

皮下或肌内注射：成人，一次 10mg；极量：一次 20mg，一日 50mg。小儿，一次 1～3mg。

【制剂与规格】注射液：1ml∶3mg、1ml∶10mg。

# 抗 痴 呆 药

### 石杉碱甲 Huperzine A

【适应证】良性记忆障碍，痴呆患者和脑器质性病变引起的记忆障碍。

【药理作用】本品是一种可逆性胆碱酯酶抑制药。易通过血-脑脊液屏障，对脑内胆碱酯酶有较强的抑制作用，能明显提高脑内乙酰胆碱水平。口服吸收快且完全，生物利用度为 96.9%，原型药物和代谢产物从尿中排泄。

【注意事项】①心动过缓、支气管哮喘者慎用；②治疗应从小剂量开始，逐渐增量。

【药物相互作用】尚不明确。

【禁忌证】癫痫、肾功能不全、机械性肠梗阻、心绞痛者禁用。

【不良反应】偶见头晕、恶心、胃肠道不适、乏力、视物模糊。

【用法和剂量】口服，一次 0.1～0.2mg，一日 2 次，最大剂量一日 0.45mg。

【制剂与规格】片剂、胶囊：50μg。

# 治疗精神障碍药

## 抗精神病药

### 奋乃静 Perphenazine

【适应证】①精神分裂症或其他精神病性障碍。②器质性精神病、老年性精神障碍及儿童攻击性行为障碍。③各种原因所致的呕吐或顽固性呃逆。

【药理作用】

（1）药效学　本品药理作用类似于氯丙嗪，镇静作用较弱。

（2）药动学　口服易吸收，有首关代谢，生物利用度为60%～80%，达峰时间为1～3小时，分布广，易通过胎盘屏障；在肝脏广泛代谢，主要以代谢产物从尿中排泄，$t_{1/2}$为9～12小时。

【注意事项】①肝、肾功能不全者应减量。②心血管疾病（心功能不全、心肌梗死、心脏传导阻滞）者慎用。③癫痫患者慎用。④出现迟发性运动障碍，应停用所有的抗精神病药。⑤出现过敏性皮疹及恶性综合征应立即停药并进行相应的处理。⑥应定期监测肝功能与白细胞计数。⑦用药期间不宜驾驶车辆、操作机械或高空作业。

【药物相互作用】本品与乙醇或中枢神经抑制药，尤其是与吸入全身麻醉药或巴比妥类等静脉全身麻醉药合用时，可彼此增效。本品与苯丙胺类药物合用时，由于吩噻嗪类药物具有α受体阻断作用，后者的效应可减弱。本品与制酸药或止泻药合用，可降低口服吸收。本品与抗惊厥药合用，不能使抗惊厥药增效。本品与抗胆碱药合用，效应彼此加强。本品与肾上腺素合用，肾上腺素的α受体效应受阻，仅显示出β受体效应，可导致明显的低血压和心动过速。本品与胍乙啶类药物合用时，后者的降压效应可被抵消。本品与左旋多巴合用时，前者可抑制后者的抗震颤麻痹效应。本品与单胺氧化酶抑制药或三环类抗抑郁药合用时，两者的抗胆碱作用可相互增强并延长。

【禁忌证】基底神经节病变、帕金森病、帕金森综合征、骨髓抑制、青光眼、昏迷及对吩噻嗪类药物过敏者禁用。

【不良反应】①主要有锥体外系反应，长期大量服药可引起迟发性运动障碍。②可引起血浆中泌乳素浓度增加，可能出现的有关症状为溢乳、男子乳房女性化、月经失调、闭经。③可出现口干、视物模糊、乏力、头晕、心动过速、便秘、出汗等。④少见直立性低血压、粒细胞减少症与中毒性肝损害。⑤偶见过敏性皮疹或恶性综合征。

【用法和剂量】口服：治疗精神分裂症，从小剂量开始，一次2～4mg，一日2～3次。以后每隔1～2日增加6mg，逐渐增至常用治疗剂量一日20～60mg。维持剂量一日10～20mg。用于止呕，一次2～4mg，一日2～3次。

肌内注射：用于精神分裂症，一次5～10mg，每6小时1次或根据耐受情况调整用量。

静脉注射：用于精神病，一次 5mg，用氯化钠注射液稀释至 0.5mg/ml，每分钟不得超过 1mg。

【制剂与规格】片剂：2mg、4mg；注射液：1ml：5mg。

## 氯丙嗪 Chlorpromazine

【适应证】①精神分裂症及其他精神疾病的兴奋躁动、紧张不安、幻觉妄想等症状。②呕吐，但对运动病的呕吐无效，也可用于顽固性呃逆。

【药理作用】

（1）药效学　氯丙嗪可拮抗脑内多巴胺受体，此外尚可拮抗α受体和 M 受体。本药阻断中脑-边缘系统和中脑-皮质神经通路的多巴胺受体与其抗精神病作用有关；阻断延髓化学催吐感受器的多巴胺受体与其止吐作用有关；拮抗结节-漏斗系统的多巴胺受体与其影响内分泌功能有关；阻断黑质-纹状体通路的多巴胺受体与其锥体外系反应有关。又由于可抑制脑干网状结构的上行激活系统而产生镇静作用，拮抗外周α受体和 M 受体与其直立性低血压、口干、便秘等不良反应有关。

（2）药动学　口服或肌内注射后均易吸收，与食物和碱性药同服时吸收明显减少。肌内注射可避免肝脏首关代谢，生物利用度比口服高 3～10 倍。单次口服达峰时间为 2～4 小时。血浆蛋白结合率约96%。亲脂性高，易通过血-脑脊液屏障及胎盘屏障，可进入乳汁。分布广，以脑、肝等器官浓度较高，脑中药物浓度是血药浓度的数倍。主要在肝脏由细胞色素氧化酶催化进行氧化或结合代谢，代谢产物有 160 种以上，其中 7-羟氯丙嗪等有生物活性。代谢产物主要从尿中排泄，少量从粪便排泄。单次服药 $t_{1/2}$ 约 17 小时。恒量、恒定间隔时间多次服药，5～10 日血药浓度达稳态水平，此时 $t_{1/2}$ 约 30 小时。有效血药浓度为 500～700ng/ml。

【注意事项】①妊娠期妇女避免服用，哺乳期妇女在服药期间应中断哺乳。②肝肾功能不全、严重心血管疾病、帕金森病、癫痫、抑郁症、重症肌无力、前列腺增生、闭角型青光眼、严重呼吸系统疾病、既往有黄疸史或血液系统疾病史者慎用。③老年人易出现直立性低血压、体温过高或过低，用量应小，加量应缓慢。④较大剂量使用时可能会发生光敏性皮炎，应注意避免日光直射。⑤长期用药应监测肝功能。

【药物相互作用】本品与乙醇或其他中枢神经系统抑制药合用时中枢抑制作用加强。本品与抗高血压药合用易致直立性低血压。本品与舒托必利合用，有发生室性心律失常的危险，严重者可致尖端扭转型心律失常。本品与阿托品类药物合用，不良反应加强。本品与碳酸锂合用，可引起血锂浓度增高。抗酸剂可以降低本品的吸收，苯巴比妥可加快其排泄，因而减弱其抗精神病作用。本品与单胺氧化酶抑制剂及三环类抗抑郁药合用时，两者的抗胆碱作用加强，不良反应加重。

【禁忌证】基底神经节病变、帕金森病及帕金森综合征、骨髓抑制、青光眼、昏迷及对吩噻嗪类药物过敏者禁用。

【不良反应】常见皮疹、接触性皮炎、剥脱性皮炎、口干、视物模糊、尿潴留、便秘、白细胞及粒细胞减少甚至缺乏、乏力、头晕、过度镇静、锥体外系反应如急性肌张力障碍、类帕金森综合征、静坐不能、迟发性运动障碍等，偶见阻塞性黄疸、肝肿大、肠梗阻、肝功能受损、溢乳、乳房肿大、月经紊乱或闭经、性功能改变等。首次用药可见直立性低血压、心动过速或过缓、心电图改变。长期使用可引起皮肤、角膜及晶状体色素沉着、恶性综合征等。肌内注射可引起局部硬结。

【用法和剂量】用于精神病，初始剂量一日 25～50mg，分 2～3 次服用，逐渐增至一日 400～600mg，分次服用；肌内注射，一次 25～50mg，可根据需要和耐受情况 6～8 小时重复给药一次；静脉滴注，从小剂量开始，25～50mg 稀释于 500ml 葡萄糖氯化钠注射液中缓慢静脉滴注，一日 1 次，每隔 1～2 日缓慢增加 25～50mg，治疗剂量一日 100～200mg。年老或体弱者均应注意从小剂量开始，根据耐受情况缓慢加量，注射用药时尤应注意耐受情况，缓慢给药。

用于呕吐：成人一次 12.5～25mg，一日 2～3 次，如不能控制，可注射一次 25mg。

【制剂与规格】片剂：12.5mg、25mg、50mg；注射液：1ml∶10mg、1ml∶25mg、2ml∶50mg。

### 氟哌啶醇 Haloperidol

【适应证】急、慢性各型精神分裂症、躁狂症、抽动秽语综合征，脑器质性精神障碍和老年性精神障碍。

【药理作用】本品为丁酰苯类抗精神病药的主要代表，作用与氯丙嗪相似，有较强的多巴胺受体拮抗作用。在同等剂量时，其拮抗多巴胺受体的作用为氯丙嗪的 20～40 倍，因此属于强效低剂量的抗精神病药。特点为抗焦虑症、抗精神病作用强而久，对精神分裂症与其他精神病的躁狂症状都有效。镇吐作用亦较强，但镇静作用弱。降温作用不明显。抗胆碱及抗去甲肾上腺素的作用较弱，心血管系统不良反应较少。口服吸收快，3～6 小时血浆浓度达高峰。$t_{1/2}$ 一般为 21 小时（13～35 小时）。在肝内代谢，单剂口服后约 40% 在 5 日内由尿中排出。胆汁也可排泄少量。

【注意事项】①本品可从乳汁中分泌，导致乳儿镇静和运动功能失调，哺乳期妇女应停止哺乳。②下列情况时慎用：心脏病尤其是心绞痛、药物引起的急性中枢神经抑制、癫痫、肝功能损害、青光眼、甲状腺功能亢进或毒性甲状腺肿、肺功能不全、肾功能不全、尿潴留。③老年人在开始时宜用小量，然后缓慢加量，以免出现锥体外系反应及持久的迟发性运动障碍。④应定期监测肝功能与白细胞计数。⑤用药期间不宜驾驶车辆、操作机械或高空作业。⑥动物实验显示，给予一日最高量 2～20 倍时，可减小受孕概率，导致滞产与死胎；用于育龄妇女与妊娠期妇女时应慎重。

【药物相互作用】本品与乙醇或其他中枢神经抑制药合用，中枢抑制作用增强。本品与苯丙胺合用，可降低后者的作用。本品与巴比妥或其他抗惊厥药合用时，可改变癫痫的发作形式，不能使抗惊厥药增效。本品与抗高血压药合用时，可产生严重低血压。本品与抗胆碱药物合用时，有可能使眼压增高。本品与肾上腺素合用，由于阻断了 α 受体，使 β 受体的活动占优势，可导致血压下降。本品与锂盐合用时，需注意观察神经毒性与脑损伤。本品与甲基多巴合用，可产生意识障碍、思维迟缓、定向障碍。本品与卡马西平合用时可使本品的血药浓度降低，效应减弱。饮茶或咖啡可降低本品的吸收，降低疗效。

【禁忌证】①基底神经节病变、帕金森病、帕金森综合征、严重中枢神经抑制状态、骨髓抑制、青光眼、重症肌无力者；②对本品过敏者禁用。

【不良反应】①锥体外系反应较重且常见，急性肌张力障碍在儿童和青少年更易发生，出现明显的扭转痉挛，吞咽困难，静坐不能及类帕金森综合征。②长期大量使用可出现迟发性运动障碍。③可出现口干、视物模糊、乏力、便秘、出汗等。④可引起血浆中泌乳素浓度增加，产生溢乳、男子乳房女性化、月经失调、闭经。⑤少数患者可能引起抑郁反应。⑥偶见过敏性皮疹、粒细胞减少及恶性综合征。

【用法和剂量】口服：用于治疗精神分裂症，起始量一次 2～4mg，一日 2～3 次。渐增至常用量一日 10～40mg，维持量一日 4～20mg。治疗抽动秽语综合征，一次 1/2～1 片（每片 2mg），一日 2～3 次。

肌内注射：用于控制兴奋躁动，一次 5～10mg，一日 2～3 次，安静后改为口服。长效注射剂氟哌啶醇，肌内注射 50～200mg，以后根据病情需要与耐受情况每 2～4 周重复 1 次。巩固治疗时，根据病情需要与耐受情况，每 3～4 周肌内注射 50～200mg。

【制剂与规格】片剂：2mg、4mg；注射液：1ml：5mg。

### 舒必利 Sulpiride

【适应证】单纯型精神分裂症、偏执型精神分裂症、紧张型精神分裂症及慢性精神分裂症的孤僻、退缩、淡漠症状。对抑郁症状有一定疗效，且可用于呕吐。

【药理作用】

（1）药效学　本品选择性拮抗中枢多巴胺 2 型受体，对其他受体亲和力小。具有与氯丙嗪相似的抗精神病效应，对精神分裂症的阴性症状有一定疗效，同时能止吐并抑制胃液分泌。

（2）药动学　口服吸收慢，达峰时间为 3～6 小时，生物利用度低。血浆蛋白结合率约 40%，迅速分布到组织，可从乳汁分泌，但不易透过血-脑脊液屏障。主要以原型药物从尿中排出，一部分从粪便中排出。$t_{1/2}$ 为 6～9 小时。

【注意事项】①肝肾功能不全者应减量。②妊娠期及哺乳期妇女慎用，哺乳期妇女服药期间应停止哺乳。③高血压、癫痫、基底神经节病变、帕金森综合征、严重中枢神经抑制状态者慎用。④如出现迟发性运动障碍，应停用所有的抗精神病药。⑤出现过敏性皮疹及恶性综合征应立即停药并进行相应的处理。⑥用药期间定期监测肝肾功能和血常规。

【药物相互作用】除氯氮平外，几乎所有抗精神病药和中枢抑制药均与其存在相互作用，应充分注意。

【禁忌证】嗜铬细胞瘤、高血压、严重心血管疾病和严重肝病、对本品过敏者禁用。

【不良反应】①常见失眠、早醒、头痛、烦躁、乏力、食欲缺乏、口干、视物模糊、心动过速、排尿困难与便秘等抗胆碱能不良反应。②剂量大于一日 600mg 时可出现锥体外系反应，如震颤、僵直、流涎、运动迟缓、静坐不能、急性肌张力障碍。③较多引起血浆中泌乳素浓度增加，可能的有关症状为溢乳、男子乳房女性化、月经失调、闭经、体重增加。④可出现心电图异常和肝功能损害。⑤少数患者可发生兴奋、激动、睡眠障碍或血压升高。⑥长期大量服药可引起迟发性运动障碍。

【用法和剂量】口服：用于治疗精神分裂症，开始剂量为一次 100mg，一日 2～3 次，逐渐增至治疗量一日 400～800mg，维持剂量为一日 200～600mg。用于止呕，一次 50～100mg，一日 2～3 次。

【制剂与规格】片剂：10mg、50mg、100mg。

### 氨磺必利 Amisulpride

【适应证】以阳性症状（如谵妄、幻觉、认知障碍）和（或）阴性症状（如反应迟缓、情感淡漠及社会能力退缩）为主的急性或慢性精神分裂症。

【药理作用】本品为苯酰胺类抗精神病药。①参见舒必利。②本品对多巴胺 $D_2$ 和 $D_3$ 受体具有高度的亲和力。本品可从胃肠道吸收，生物利用度为 43%～48%。口服后出现两次血药峰值，分别在 1 小时和 3～4 小时出现。血浆蛋白结合率很低。代谢率也很低。大量原药随尿排出。$t_{1/2}$ 约为 12 小时。

【注意事项】①监测血糖。②有惊厥史的患者，应仔细监控。③肾功能不全的患者应减少服药剂量。④建议对氨磺必利逐渐停药。⑤本品禁用于先天性半乳糖血症、葡萄糖或半乳糖吸收不良综合征或乳糖酶缺乏的患者。

【药物相互作用】配伍禁忌：①可能引起尖端扭转型室性心动过速的药物，Ⅰa 类抗心律失常药物，如奎尼丁、氢化奎尼丁、丙吡胺；Ⅲ类抗心律失常药物，如胺碘酮、索他洛尔、多非利特、伊布利特。②某些精神镇静药物，如硫利达嗪、氯丙嗪、左美丙嗪、三氟拉嗪、氰美马嗪、舒必利、硫必利、舒托必利、匹莫齐特、氟哌啶醇、氟哌利多。③其他药物，如苄普地尔、西沙必利、美沙酮、二苯马尼、静脉用红霉素、咪唑斯汀、静脉用长春胺、卤泛群、喷他咪丁、司氟沙星、莫西沙星。④左旋多巴和精神镇静药物之间有相互拮抗作用。除用于治疗帕金森病患者外，本品禁止与左旋多巴以外的多巴胺能拮抗剂（金刚烷胺、无水吗啡、溴隐亭、卡麦角林、恩他卡朋、利苏力特、培高利特、吡贝地尔、普拉克索、喹那高利、罗匹尼罗）联合应用。多巴胺能拮抗剂与精神镇静药物具有相互拮抗作用。遇到由精神镇静药物诱发的锥体外系反应时，不要使用多巴胺能拮抗剂治疗，而要使用抗胆碱能药物。

不推荐的联合用药：有增强尖端扭转型室性心动过速风险或者可能延长 QT 间期的药物。①引起心动过缓的药物，例如地尔硫䓬和维拉帕米、可乐定、胍法辛等β受体阻滞剂和洋地黄。②引起低血钾的药物，如降血钾利尿剂、刺激性泻药、静脉用两性霉素 B、糖皮质激素、替可克肽。应纠正低血钾。③精神镇静类药物，如匹莫齐特、氟哌啶醇，丙咪嗪抗抑郁药，锂。

需慎重考虑的联合用药：中枢神经系统抑制药，包括阿片类麻醉药、止痛药、$H_1$ 抗组胺镇静剂、巴比妥类药物、苯二氮䓬类药物和其他抗焦虑药、可乐定和衍生物；抗高血压药物和其他降血压药物。

【禁忌证】已知对药品中某成分过敏者；嗜铬细胞瘤患者；患有催乳素依赖性肿瘤、严重肾脏损害患者禁用。其他禁忌证同"药物相互作用"中"配伍禁忌"。

【不良反应】可出现锥体外系反应：震颤、肌张力亢进、流涎、静坐不能、运动功能减退、嗜睡。

【用法和剂量】若一日剂量小于或等于 400mg，应一次服完，若一日剂量超过 400mg，应分为 2 次服用。对于急性精神病发作，推荐剂量为 400～800mg/d 口服。根据个体情况，一日剂量可以提高至 1200mg。超过 1200mg/d 的剂量尚未广泛评价安全性，因此不应使用。开始治疗时不需要特殊的剂量滴定。在治疗期间，应该根据个体反应调整剂量。阳性及阴性症状混合阶段：治疗初期，应主要控制阳性症状，剂量可为 400～800mg/d。然后根据患者的反应调整剂量至最小有效剂量。维持治疗：任何情况下，均应根据患者的情况将维持剂量调整到最小有效剂量。

阴性症状占优势阶段：推荐剂量为 50～300mg/d。剂量应根据个人情况进行调整。最佳剂量约为 100mg/d。肾脏损害：由于氨磺必利通过肾脏排泄。对于肌酐清除率为 30～60ml/min 的肾功能不全患者，应将剂量减半；对于肌酐清除率为 10～30ml/min 的患者，应将剂量减至 1/3。

由于缺乏充足的资料，故氨磺必利不推荐用于严重肾功能不全的患者（肌酐清除率＜10ml/min）。

【制剂与规格】片剂：50mg、200mg。

### 癸氟奋乃静 Fluphenazine Decanoate

【适应证】急、慢性精神分裂症，对单纯型和慢性精神分裂症的情感淡漠、行为退缩症状有振奋作用。也适用于拒绝服药者及需长期用药维持治疗的患者。

【药理作用】

（1）药效学 本品基本药理作用类似于盐酸氯丙嗪。

（2）药动学 本品在水中几乎不溶，配成油剂供注射使用。肌内注射后缓慢吸收，经脂解酶水解释放出氟奋乃静，然后分布至全身而产生药理作用，$t_{1/2}$ 为 6～9 日。肌内注射后，第 2～4 日才开始出现治疗作用，至第 7～10 日疗效可达最高峰，一次给药作用可维持 2～4 周。

【注意事项】患有心血管疾病（如心力衰竭、心肌梗死、传导异常）者应慎用。出现迟发性运动障碍，应停用所有的抗精神病药。出现过敏性皮疹及恶性综合征应立即停药并进行相应的处理。肝、肾功能不全者应减量。癫痫患者慎用。应定期检查肝功能与白细胞计数。用药期间不宜驾驶车辆、操作机械或高空作业。

【药物相互作用】本品与乙醇或其他中枢神经系统抑制药合用，中枢抑制作用加强。本品与抗高血压药合用易致直立性低血压。本品与舒托必利合用，有发生室性心律失常的危险，严重者可致尖端扭转型心律失常。本品与阿托品类药物合用，不良反应加重。本品与锂盐合用，可引起意识丧失。

【禁忌证】基底神经节病变、帕金森病、帕金森综合征、骨髓抑制、青光眼、昏迷、对吩噻嗪类药物过敏者禁用。本品含苯甲醇，禁止用于儿童肌内注射。

【不良反应】主要为锥体外系反应，如静坐不能、急性肌张力障碍和类帕金森综合征。长期大量使用可发生迟发性运动障碍。亦可发生嗜睡、乏力、口干、月经失调、溢乳等。偶见过敏性皮疹及恶性综合征。可引起注射局部红肿、疼痛、硬结。

【用法和剂量】肌内注射：首次剂量 12.5～25mg，每 2～4 周注射一次。以后逐渐增加至 25～75mg，2～4 周注射一次。

【制剂与规格】注射液：1ml∶25mg。

### 氯氮平 Clozapine

【适应证】急性和慢性精神分裂症的各亚型，对幻觉妄想型精神分裂症、青春型精神分裂症效果好，也可减轻与精神分裂症有关的情感症状。也用于治疗躁狂症和其他精神病性障碍的兴奋躁动和幻觉妄想。

【药理作用】

（1）药效学 本品对多种受体如多巴胺（$D_1$、$D_2$、$D_4$）、5-$HT_2$、M、$\alpha$、H 等有较高亲和力。由于氯氮平不与结节-漏斗系统多巴胺受体结合，故甚少或不影响血清催乳素的含量。故本品的抗精神病作用和镇静作用相对最强，几乎没有锥体外系反应和催乳素水平升高，但可出现血液和心脏毒性，可诱发抽搐，影响糖、脂代谢和致体重增加。

（2）药动学 口服吸收迅速、完全，有首关代谢，达峰时间为 2.5 小时，生物利用度为 50%。血浆蛋白结合率高达 95%，可进入乳汁。几乎完全在肝脏代谢，主要经 CYP1A2 催化，生成 $N$-去甲基、羟化及 $N$-氧化代谢产物。代谢产物及极微量原型药物由尿及粪便排出体外。血浆浓度的个体差异大。血药浓度达稳态时，$t_{1/2}$ 平均为 12 小时。

【注意事项】①哺乳期妇女服药期间应停止哺乳。②闭角型青光眼、前列腺增生、痉挛性疾病或病史、癫痫、心血管疾病者慎用。③12 岁以下儿童应慎用。④老年患者可能对氯氮平的抗胆碱作用特别敏感，易发生尿潴留、便秘等。⑤用药前 2 个月出现持续心动过速时，需注意检测心肌炎或心肌病的有关指标。⑥开始治疗之前与治疗后的前 3 个月应每周检测白细胞计数与分类。⑦定期检测肝功能、心电图及血糖。⑧用药时不宜从事驾驶或机器操作等工作。

【药物相互作用】本品与乙醇或与其他中枢神经系统抑制药合用可增加中枢抑制作用。本品与抗高血压药合用有增加直立性低血压的危险。本品与抗胆碱药合用可增加抗胆碱作用。本品与地高辛、肝素、苯妥英、华法林合用，可加重骨髓抑制作用。本品与碳酸锂合用，有增加惊厥、恶性综合征、精神错乱与肌张力障碍的危险。本品与氟伏沙明、氟西汀、帕罗西汀、舍曲林等抗抑郁药合用可升高血浆氯氮平与去甲氯氮平水平。本品与大环内酯类抗生素合用可使血浆氯氮平浓度显著升高，并有报道诱发癫痫发作。

【禁忌证】①严重心肝肾疾病、昏迷、谵妄、低血压、癫痫、青光眼、骨髓抑制、白细胞减少者；②对本品过敏者；③妊娠期妇女禁用。

【不良反应】①常见头晕、乏力、困倦、多汗、流涎、恶心、呕吐、口干、便秘、心动过速、直立性低血压、体重增加、血糖增加和血脂增加。②少见不安、易激惹、精神错乱、视物模糊、血压升高及严重持续性头痛。这些反应与剂量有关。③罕见粒细胞减少或缺乏，可为致死性的。也有血小板减少的报道。④其他可见体温升高，如同时产生肌强直和自主神经并发症时，须排除恶性综合征。可引起心电图异常、脑电图异常和癫痫发作。

【用法和剂量】口服：初始剂量为一次 25mg，一日 2～3 次，然后一日增加 25～50mg，如耐受良好，在开始治疗的第二周末将一日总量增至常用治疗量 200～400mg。如病情需要，可继续每周加量 1～2 次，一次增加 50～100mg。维持剂量一日 200～400mg，最高日剂量不超过 600mg。

【制剂与规格】片剂：25mg、50mg。

### 奥氮平 Olanzapine

【适应证】精神分裂症，躁狂发作，预防双相情感障碍的复发。

【药理作用】

（1）药效学　本品与多种受体具有亲和力，包括 5-HT$_{2A/C}$、5-HT$_3$、5-HT$_6$、多巴胺 D$_{1\sim5}$、M$_{1\sim5}$、$\alpha_1$ 及 H$_1$ 受体，对 5-HT$_2$ 受体的亲和力比多巴胺 D$_2$ 受体高。本品可拮抗 5-HT、多巴胺和 M 受体，选择性地抑制间脑边缘系统多巴胺能神经功能，而对纹状体的多巴胺能神经功能影响很小。在低于产生僵住反应（运动系统不良反应指标）的剂量时，能减少条件性回避反应（测试抗精神病作用的指标）。

（2）药动学　口服吸收良好，不受进食影响，有首关代谢，达峰时间为 5～8 小时（口服）或 15～45 分钟（肌内注射）。血浆蛋白结合率为 93%，可进入乳汁。本品在肝脏经肝药酶 CYP1A2 和 CYP2D6 代谢，形成无活性的 10-N-葡糖醛酸和 4'-N-去甲基奥氮平。约 57% 奥氮平主要以代谢物的形式从尿中排出，30% 从粪便排出。t$_{1/2}$ 为 30～38 小时，女性长于男性，正常老年人（65 岁及以上）t$_{1/2}$ 延长。

【注意事项】①严重肾功能损害或中度肝功能损害者，起始剂量为 5mg。②妊娠期妇女慎用；本品可由乳汁分泌，哺乳期妇女用药期间应停止哺乳。③有低血压倾向的心血管和脑血管疾病、前列腺增生、麻痹性肠梗阻、肝功能损害、癫痫患者慎用。任何原因所致粒细胞降低者慎用。

④老年患者起始剂量为 5mg。⑤尚无在 18 岁以下人群中的研究报道。⑥用药时不宜从事驾驶或机器操作等工作。⑦不推荐高血糖及糖尿病患者使用。⑧不推荐用于帕金森病及与多巴胺拮抗剂相关的精神病。

【药物相互作用】本品与乙醇或与其他中枢神经系统抑制药合用可增加中枢抑制作用。本品与抗高血压药合用有增加直立性低血压的危险。本品与抗胆碱药合用可增加抗胆碱作用。本品与地高辛、肝素、苯妥英、华法林合用，可加重骨髓抑制作用。本品与碳酸锂合用，有增加惊厥、恶性综合征、精神错乱与肌张力障碍的危险。本品与氟伏沙明、氟西汀、帕罗西汀、舍曲林等抗抑郁药合用可升高血浆氯氮平与去甲氯氮平水平。本品与大环内酯类抗生素合用可使血浆氯氮平浓度显著升高，并有报道诱发癫痫发作。

【禁忌证】对本品过敏者、窄角性青光眼患者禁用。

【不良反应】①常见困倦、体重增加、帕金森病者症状恶化、食欲增加、血糖水平升高、三酰甘油水平升高、头晕、帕金森病症状、运动障碍、轻度而短暂的抗胆碱能反应、直立性低血压、治疗早期一过性的 AST 及 ALT 升高、血清泌乳素水平升高，但罕见相关临床表现。②偶见心动过缓、光敏反应、嗜酸粒细胞增多。③罕见或极罕见白细胞减少、皮疹、变态反应、高胆固醇血症、体温过低、尿潴留、阴茎异常勃起、血小板减少、中性粒细胞减少、横纹肌溶解、肝炎、胰腺炎。

【用法和剂量】口服：建议起始剂量为一日 10mg，根据病情和耐受情况调整剂量，治疗剂量为一日 5～20mg。非吸烟的老年女性、有低血压倾向者、严重肾功能损害或中度肝功能损害者，起始剂量为 5mg，逐步递增剂量，一次 5mg，间期至少 1 周。

【制剂与规格】片剂：5mg、10mg。

### 利培酮 Risperidone

【适应证】精神分裂症，躁狂发作。

【药理作用】

（1）药效学　本品对 5-HT$_2$ 受体的亲和力高，对多巴胺 D$_2$ 受体的亲和力较低，其抗精神病效应与上述两种受体拮抗作用有关，其中，皮质 5-HT 受体拮抗作用与边缘系统多巴胺受体拮抗作用尤为重要。

本品具有 α 受体拮抗作用，可引起心血管反应，如低血压、反射性心动过速或 QT 间期延长，也可能产生心律失常。可促进慢波睡眠并改变睡眠节律，可能与其拮抗 5-HT 受体有关。可引起催乳素水平升高（停药后可逆转），与多巴胺受体拮抗作用有关。此外，大剂量本品对黑质-纹状体多巴胺受体有较强的拮抗作用，因而可能引起锥体外系反应。

（2）药动学　口服易吸收，不受进食影响。达峰时间为 1～2 小时，口服 1mg 时，药峰浓度为 9～16ng/ml（包括利培酮与代谢产物 9-羟利培酮）。血浆蛋白结合率为 90%（9-羟利培酮为 77%）。分布广，利培酮、9-羟利培酮均可进入乳汁，表观分布容积为 1.1L/kg。在肝脏经 CYP2D6 代谢，主要代谢产物为 9-羟利培酮，具有生物活性。原型药物及代谢产物主要随尿液排泄，少量随粪便排出。中度或重度肾功能损害时，利培酮及活性代谢产物排出减少 60%～80%。t$_{1/2}$ 为 24 小时。恒量、恒定间隔时间多次服药，5～6 日血药浓度达稳态，血药浓度个体差异很大。

【注意事项】①肝肾功能不全者慎用，使用时起始及维持剂量应减半，剂量调整应减缓。②妊娠期妇女服用本品安全性尚不明确，除非益处明显大于可能的危险，否则不应服用本品；动物实验表明，利培酮和 9-羟利培酮可由乳汁分泌，哺乳期妇女在服药期间应停止哺乳。③心血管疾病、低血压、脱水、失血、脑血管病变、帕金森病、癫痫患者慎用。用药时不宜从事驾驶或机器操作等工作。④使用时应从小剂量起始，加量宜慢。⑤对于精神分裂症，尚缺乏 15 岁以下儿童足够的临床经验。对于躁狂发作，尚缺乏 18 岁以下儿童及青少年的足够临床经验。⑥建议老年人起始剂量为一日 0.5mg 或更低，根据个体需要，剂量渐增至一次 1～2mg，一日 2 次。在获得更多的经验前，老年人加量应慎重。

【药物相互作用】鉴于本品对中枢神经系统的作用，在与其他作用于中枢神经系统的药物合用时应慎重。

本品可拮抗左旋多巴及其他多巴胺拮抗剂的作用。上市后合用抗高血压药物时，曾观察到有临床意义的低血压。与已知会延长 QT 间期的药物合用时应谨慎。卡马西平及其他 CYP3A4 肝酶诱导剂会降低本品活性成分的血浆浓度，开始或停止使用卡马西平或其他 CYP3A4 肝酶时，应重新确定使用本品的剂量。氟西汀和帕罗西汀（CYP2D6 抑制剂）可增加本品的血药浓度，但对其抗精神病活性成分血药浓度的影响较小。当开始或停止与氟西汀或帕罗西汀合用时，医生应重新确定本品的剂量。托吡酯略微降低利培酮的生物利用度，对本品中的抗精神病活性成分无影响。因此，该相互作用基本上不具有临床意义。吩噻嗪类抗精神病药、三环类抗抑郁药和一些β受体阻滞剂会增加本品的血药浓度，但不增加其抗精神病活性成分的血药浓度。阿米替林不影响利培酮或其抗精神病活性成分的药动学参数。西咪替丁和雷尼替丁可增加利培酮的生物利用度，但对其抗精神病活性成分的影响很小，红霉素（CYP3A4 抑制剂）不影响利培酮或其抗精神病活性成分的药动学参数。胆碱酯酶抑制剂加兰他敏和多奈哌齐对利培酮或其抗精神病活性成分的药动学参数无显著影响。当和其他与血浆蛋白高度结合的药物一起服用时，不存在有临床意义的血浆蛋白的相互置换。本品对锂、丙戊酸钠、地高辛或托吡酯的药动学参数无显著影响。老年痴呆患者合用呋塞米治疗死亡率增加。食物不影响本品的吸收。

【禁忌证】对本品过敏者禁用。

【不良反应】①常见失眠、焦虑、激越、头痛、头晕、口干。②可引起锥体外系反应；可引起体重增加。③少见过度镇静、乏力、注意力下降、便秘、消化不良、恶心、呕吐、腹痛、视物模糊、性功能障碍、男性乳房发育、泌乳、月经紊乱、尿失禁、血管性水肿、鼻炎、皮疹及其他过敏反应、直立性低血压、反射性心动过速、高血压、肝功能异常。④偶见迟发性运动障碍、恶性综合征、体温失调和癫痫发作；有轻度中性粒细胞和血小板计数下降的个例报道；罕见心电图 QT 间期延长的报道。

【用法和剂量】口服：成人一般初始剂量为一次 1mg，一日 1～2 次，以后每隔 3～5 日酌情增加 1mg，一般剂量为 4～6mg，分 1～2 次服用。一日剂量一般不超过 10mg。老年患者初始剂量为一次 0.5mg，一日 1 次，根据耐受情况每次酌情增加 0.5mg，一般治疗剂量为 1～4mg，分 2 次服，高龄患者通常日剂量为 1～2mg。

【制剂与规格】片剂：1mg、2mg。

### 帕潘立酮 Paliperidone

【适应证】急性期精神分裂症。

【药理作用】

（1）药效学　帕潘立酮是利培酮的主要活性代谢产物。对多巴胺 $D_2$ 受体、5-$HT_2$ 受体的拮抗作用与其抗精神病作用有关。对 $H_1$ 受体、$\alpha_1$ 受体、$\alpha_2$ 受体的拮抗可能与困倦、直立性低血压有关。帕潘立酮对 M 受体、$\beta_1$ 和 $\beta_2$ 受体无明显亲和力。

（2）药动学　其缓释片口服经胃肠道吸收，绝对生物利用度为 28%，单次给药血药浓度逐渐升高，达峰时间为 24 小时。血浆蛋白结合率为 74%，表观分布容积为 487L/kg。少量经肝脏代谢，血药浓度几乎不受 CYP2D6 代谢活性的影响，主要经尿液和粪便（约 90%）排泄，其中 59% 为原型药，32% 为代谢产物，$t_{1/2\beta}$ 为 23 小时。

【注意事项】会增高痴呆相关性精神病老年患者的死亡率。特定环境可能会增加与延长 QTc 间期药物使用相关的扭转型室性心动过速和（或）猝死的发生危险，包括心动过缓；低血钾或低镁血症；合并使用其他可延长 QTc 间期的药物；存在先天性 QT 间期延长。

【药物相互作用】①本品可能诱发直立性低血压，因此可能会增强某些抗高血压药物的疗效。②本品可轻度延长 QT 间期，应避免与其他能延长 QT 间期的药物合用。③本品可能拮抗左旋多巴和多巴胺受体激动药的作用。④本品主要作用于中枢神经系统，与其他作用于中枢神经系统的药物或乙醇合用时应慎重。

【禁忌证】①超敏反应，包括过敏反应和血管性水肿。②禁忌用于已知对帕潘立酮、利培酮或本品中的任何成分过敏的患者。

【不良反应】①会增高痴呆相关性精神病老年患者的死亡率。②脑血管不良反应，包括中风、痴呆相关性精神病。③抗精神病药物恶性综合征。④QT 间期延长。⑤迟发性运动障碍。⑥高血糖和糖尿病。⑦高催乳素血症。⑧胃肠梗阻。⑨直立性低血压和晕厥。⑩认知和运动功能障碍。⑪癫痫。⑫吞咽困难。⑬自杀。⑭阴茎异常勃起。⑮血栓性血小板减少性紫癜（TTP）。⑯体温调节功能破坏。

【用法和剂量】口服：本品推荐剂量为 6mg，一日 1 次，早上服用。起始剂量不需要进行滴定。虽然没有系统性确立 6mg 以上剂量是否具有其他益处，但一般的趋势是，较高剂量具有较大的疗效，但必须权衡，因为不良反应随剂量增加也会相应增多。因此，某些患者可能从最高 12mg/d 的较高剂量中获益，而某些患者服用 3mg/d 的较低剂量已经足够。仅在经过临床评价后方可将剂量增加到 6mg/d 以上，而且间隔时间通常应大于 5 日。当提示需要增加剂量时，推荐采用每次 3mg/d 的增量增加，推荐的最大剂量是 12mg/d。注射液：建议患者起始治疗首日注射本品 150mg，一周后再次注射 100mg，建议维持剂量为每月 75mg。

【制剂与规格】缓释片：3mg、6mg、9mg；（棕榈酸酯）注射液：0.75ml：75mg、1.0ml：100mg、1.5ml：150mg。

### 喹硫平　Quetiapine

【适应证】精神分裂症，躁狂发作。

【药理作用】

（1）药效学　本品对 5-HT 受体有高度亲和力，大于多巴胺 $D_1$ 和 $D_2$ 受体。对 $H_1$ 受体和 $Q_1$ 受体亦有较高的亲和力，而对 $Q_2$ 受体亲和力低，但对 M 受体和苯二氮䓬受体基本没有作用。

（2）药动学　口服后吸收良好，达峰时间为 1.5 小时。血浆蛋白结合率为 83%，体内分布广，可进入乳汁。在肝脏经 CYP3A4 氧化代谢，生成失活代谢产物。主要以代谢产物排泄，73% 随尿液排出；20% 随粪便排出。$t_{1/2}$ 为 7 小时。

【注意事项】①妊娠期妇女慎用，哺乳期妇女在用药时应停止哺乳。②心脑血管疾病或其他有低血压倾向、肝肾功能损害、甲状腺疾病或有抽搐史者慎用。③与可延长心电图 QT 间期的药物合用时应慎重。长期用药应注意有无白内障的发生。④儿童和青少年中的安全性、有效性尚未进行评价。⑤老年人易发生直立性低血压，剂量宜小。⑥用药时不宜从事驾驶或操作机器等工作。

【药物相互作用】本品在与作用于中枢神经系统的药物合用时应当谨慎。本品与锂合用不会影响锂的药动学。本品不会诱导与安替比林代谢有关的肝脏酶系统。本品和苯妥英（一种微粒体酶诱导剂）合用可增加喹硫平的清除率。如果将本品与苯妥英或其他肝酶诱导剂（如卡马西平、巴比妥类、利福平）合用，为保持抗精神病症状的效果，应增加本品的剂量，如果停用苯妥英并换用一种非诱导剂（如丙戊酸钠），则本品的剂量需要减少。合用抗精神病药物利培酮或氟哌啶醇不会显著改变喹硫平的药动学。但本品与硫利达嗪合用时会增加喹硫平的清除率。与抗抑郁药丙米嗪（一种已知的 CYP2D6 抑制剂）或氟西汀（一种已知的 CYP3A4 和 CYP2D6 抑郁剂）合用不会显著改变喹硫平的药动学。在细胞色素 P450 酶中，介导喹硫平代谢的主要酶类为 CYP3A4，与西咪替丁（Cimetidine）或氟西汀（两种药物都是已知的细胞色素 P450 酶抑制剂）合用不会改变喹硫平的药动学。但如果喹硫平与 CYP3A4 的强抑制剂（如全身应用的酮康唑或红霉素）合用需谨慎。

【禁忌证】对本品过敏者禁用。

【不良反应】①常见困倦、头晕、口干、便秘、消化不良、AST 及 ALT 升高、轻度无力、鼻炎、心动过速、直立性低血压、白细胞减少。②偶见嗜酸粒细胞增多、血清三酰甘油和胆固醇水平增高、甲状腺素水平降低、癫痫。③罕见恶性综合征和阴茎异常勃起。

【用法和剂量】口服：用于精神分裂症，第 1 日 50mg，第 2 日 100mg，第 3 日 200mg，第 4 日 300mg，以后根据患者临床反应和耐受性逐渐调整剂量为一日 150~750mg，分 2 次服。用于双相情感障碍躁狂发作，推荐初始剂量一日 100mg，分 2 次口服，一日增量 100mg，可在第 6 日加至 800mg，一日增量不超过 200mg，一般一日剂量为 400~800mg。老年患者起始剂量一日 25mg，一日加量 25~50mg，分 2 次服用，有效剂量可能较一般年轻患者低。

【制剂与规格】片剂：25mg、100mg。

## 阿立哌唑 Aripiprazole

【适应证】精神分裂症。

【药理作用】

（1）药效学　本品与多巴胺 $D_2$ 和 $D_3$ 受体、$5-HT_{1A}$ 及 $5-HT_{2A}$ 受体有很高的亲和力，与多巴胺 $D_4$ 受体、$5-HT_{2C}$ 受体、$5-HT_7$ 受体、$\alpha_1$ 受体、$H_1$ 受体及 5-HT 再摄取位点具有中度亲和力。通过对多巴胺 $D_2$ 受体和 $5-HT_{2A}$ 受体的部分激动作用及对 $5-HT_{2A}$ 受体的拮抗作用产生抗精神病作用。

（2）药动学　口服吸收良好，达峰时间为 3~5 小时，生物利用度约为 87%。血浆蛋白结合率为 99%，分布广泛，静脉注射的稳态表观分布容积为 4.9L/kg。在肝脏经 CYP3A4、CYP2D6 进行氧化代谢，主要的代谢产物为脱氢阿立哌唑，具有生物活性。主要以代谢产物经粪便（55%）或尿液（25%）排出。阿立哌唑和脱氢阿立哌唑的 $t_{1/2}$ 分别为 75 小时和 95 小时。

【注意事项】①妊娠期妇女慎用；哺乳期妇女在服药期间应停止哺乳。②心脑血管疾病、肝功能损害、易发生低血压、癫痫患者，有吸入性肺炎风险者以及脱水患者慎用。③儿童和青少年患者用药的安全性和有效性尚未确立，应慎用。④老年人使用时一般不需调整剂量，但嗜睡、吸入性肺炎的发生率增加。⑤不推荐用于痴呆相关精神障碍。⑥用药时不宜驾驶或操作机器。

【药物相互作用】①主要作用于中枢神经系统，与其他作用于中枢神经系统的药物或乙醇合用时应十分谨慎。②本品可拮抗$\alpha_1$受体，因此可能诱发低血压，会增强某些抗高血压药物的疗效。③当本品与 CYP3A4 或 CYP2D6 的抑制药合用时，应减至常量的一半。④当本品与 CYP3A4 的诱导药合用时，量加倍。

【禁忌证】对本品过敏者禁用。

【不良反应】常见头痛、头晕、目眩、失眠、困倦、静坐不能、心动过速、直立性低血压；罕见心电图 QT 间期延长、恶心、呕吐、便秘；体重增加、高血糖、血清催乳素浓度升高，有发生恶性综合征的报道。

【用法和剂量】口服：初始剂量一次 10mg，一日 1 次，用药 2 周后可根据疗效和耐受情况渐增剂量，最大剂量一日 30mg。

【制剂与规格】片剂、胶囊、口腔崩解片：5mg、10mg。

### 五氟利多 Penfluridol

【适应证】对幻觉妄想、孤僻、淡漠、退缩等症状有效。急、慢性各型精神分裂症，尤其便于长期服药维持治疗，防止复发。

【药理作用】

（1）药效学　本品药理作用类似氟哌啶醇，抗精神病作用起效慢、持续时间久，一次服药作用达 1 周之久。动物实验表明本品可抑制由阿扑吗啡产生的呕吐。

（2）药动学　本品脂溶性高，可储存于脂肪组织并从中缓慢释放，逐渐进入脑组织并从其中排除，故起效慢、作用久。$t_{max}$ 为 24～72 小时，停服药 7 日后仍可自血中检出。

【注意事项】肝、肾功能不全者慎用。不宜与其他抗精神病药合用，避免增加锥体外系反应的危险性。应定期检查肝功能与白细胞计数。用药期间不宜驾驶车辆、操作机械或高空作业。

【药物相互作用】本品与乙醇或其他中枢神经系统抑制药合用，中枢抑制作用增强。本品与抗高血压药合用，有增加直立性低血压的危险。

【禁忌证】基底神经节病变、帕金森病、帕金森综合征、骨髓抑制、对本品过敏者禁用。

【不良反应】主要为锥体外系反应，如静坐不能、急性肌张力障碍和类帕金森综合征。长期大量使用可发生迟发性运动障碍。亦可发生嗜睡、乏力、口干、月经失调、溢乳、焦虑或抑郁反应等。偶见过敏性皮疹、心电图异常、粒细胞减少及恶性综合征。

【用法和剂量】口服：治疗剂量范围 20～120mg（1～6 片），一周 1 次。宜从每周 10～20mg（0.5～1 片）开始，逐渐增量，每一周或两周增加 10～20mg（0.5～1 片），以减少锥体外系反应。通常治疗量为一周 30～60mg（1.5～3 片），待症状消失用原剂量继续巩固 3 个月，维持剂量一周 10～20mg（0.5～1 片）。

【制剂与规格】片剂：20mg。

# 抗 抑 郁 药

### 帕罗西汀 Paroxetine

【适应证】抑郁症、强迫症、惊恐障碍及社交恐怖障碍等。

【药理作用】

（1）药效学　本品为选择性 5-羟色胺再摄取抑制药。通过选择性抑制 5-HT 的再摄取，增加突触间隙 5-HT 浓度，从而增强中枢 5-HT 能神经功能，发挥抗抑郁作用。对去甲肾上腺素及多胺的再摄取抑制作用很弱。本品与胆碱受体、组胺受体、肾上腺素受体几无亲和力。

（2）药动学　口服吸收完全，有首关代谢，达峰时间约 5 小时。血浆蛋白结合率可高达 95%。体内分布广，可进入乳汁。在肝脏经去甲基、氧化和结合反应，生成无活性的代谢产物。64% 经尿液排出；36% 随粪便排出。$t_{1/2}$ 为 24 小时。

【注意事项】参见氟西汀。

【药物相互作用】①与单胺氧化酶抑制药合用可引起 5-HT 综合征，表现为不安、肌阵挛、腱反射亢进、多汗、震颤、腹泻、高热、抽搐和精神错乱，严重者可致死。服用本品前后 2 周内，不能合用单胺氧化酶抑制药。②与 CYP 抑制药合用可增加本品的血药浓度。③与 CYP 诱导药合用可降低本品的血药浓度。④本品可抑制 CYP2D6，故可影响经此酶代谢药物的血药浓度。⑤与增强 5-HT 能神经功能的药物合用可引起 5-HT 综合征。⑥能增强口服抗凝药（如华法林）和强心苷（如地高辛）的药效。

【禁忌证】参见氟西汀。

【不良反应】①常见乏力、便秘、腹泻、头晕、多汗、失眠、性功能减退、震颤、尿频、呕吐等。②少见焦虑、食欲改变、心悸、感觉异常、味觉改变、体重变化、肌痛、肌无力、直立性低血压等；罕见锥体外系反应、瞳孔扩大和精神运动性兴奋。此外，锥体外系反应（包括口面肌障碍）和戒断综合征比其他 SSRI 类药常见。

【用法和剂量】口服：用于抑郁症、社交恐怖障碍，成人一次 20mg，一日 1 次，早上服用，根据临床反应增减剂量，一次增减 10mg，间隔不得少于 1 周，最大量一日 50mg。老年人或肝肾功能不全者，可从一日 10mg 开始，一日最高剂量不得超过 40mg。用于强迫症，初始剂量一次 20mg，一日 1 次，早上服用，每周增加 10mg，一般剂量为一日 40mg，一日最高剂量不得超过 60mg。用于惊恐障碍，初始剂量一次 10mg，一日 1 次，早上服用，每周增加 10mg，一般剂量为一日 40mg，一日最高剂量不得超过 50mg。

【制剂与规格】片剂：20mg。

## 氟西汀 Fluoxetine

【适应证】抑郁症、强迫症、神经性贪食症。

【药理作用】

（1）药效学　本品为选择性 5-羟色胺再摄取抑制药。通过选择性抑制 5-HT 的再摄取，增加突触间隙 5-HT 浓度，从而增强中枢 5-HT 能神经功能，发挥抗抑郁作用。长期使用，使 5-HT$_2$ 受体功能下调。本品与胆碱受体、组胺受体、肾上腺素受体几无亲和力。

（2）药动学　口服吸收良好，有首关代谢，食物不影响生物利用度，达峰时间为 6～8 小时。血浆蛋白结合率可高达 95%，体内分布广，可进入乳汁。在肝脏经 CYP2D6 代谢，主要生成具有活性的去甲氟西汀，$t_{1/2}$ 为 13 日，长期给药后 $t_{1/2}$ 为 4～6 日；去甲氟西汀的 $t_{1/2}$ 为 4～16 日。药物主要从尿中排出，少量随粪便排出。

【注意事项】抽搐发作：对抗抑郁药而言，抽搐发作是一个潜在的危险。因此，同其他抗抑郁药一样，氟西汀须慎用于既往有抽搐发作史的患者。患者发生抽搐发作或抽搐发作频率增加，应立即停药。氟西汀应避免用于不稳定性抽搐发作或癫痫患者，如用于癫痫控制稳定的患者，则应加强监护。躁狂症：抗抑郁药应慎用于既往有躁狂或轻躁狂病史的患者。同所有抗抑郁药一样，一旦患者发生躁狂，应立即停药。肝、肾功能损伤：氟西汀主要经肝脏代谢，通过肾脏排泄。对于严重肝功能紊乱的患者，应降低服用量，如隔日给药。连续给药 2 个月（每日 20mg）后，需要透析的严重肾衰竭患者（肾小球滤过率<10ml/min）与肾功能正常的对照者相比，血浆中氟西汀和去甲氟西汀水平无差异。心脏疾病：在一项双盲试验中对 312 例服用本品患者的心电图进行评估，未发现心脏传导阻滞。然而，对于急性心脏疾病患者服用本品的临床经验尚有限，因此此类患者应慎用。体重减轻：氟西汀可能导致体重减轻，但通常与基线体重成比例。糖尿病：糖尿病患者服用 SSRI 可影响血糖浓度。服用氟西汀期间可能出现低血糖，停药后继而出现高血糖。应调整胰岛素和口服降糖药的剂量。自杀或自杀理念或临床恶化：抑郁与患者自杀意念、自伤行为及自杀（自杀相关事件）等危险的发生率增加有关。这种危险持续存在，直至症状显著缓解。由于在治疗的最初几周内或更长的时间疗效可能不明显，因此在此期间应该密切监护患者，直至症状明显好转。临床经验表明，在康复的最初阶段，自杀的风险可能会增加。当百优解用于其他适应证时，也有可能增加自杀相关事件的发生率。而这些事件的发生有可能与严重抑郁发作疾病状态同时存在。因此，百优解用于治疗抑郁症时所遵循的预防自杀的措施，同样适用于治疗其他适应证。那些有自杀相关事件病史，在接受治疗之前就存在明显自杀观念的患者，发生自杀想法和自杀企图的危险率更高，在治疗中应密切观察。对一项成年精神疾病患者进行的安慰剂对照的抗抑郁药临床试验进行荟萃分析，结果显示在<25 岁的患者中抗抑郁药组相比安慰剂对照组发生自杀行为的风险增加。密切监护患者尤其是高风险的患者，并应该联合药物治疗，尤其是在早期治疗和接下来剂量调整时。患者（及其护理者）应该警惕任何临床恶化、自杀行为或观念及行为的异常改变，如果出现这些症状应立即就诊。静坐不能或精神运动性不安：使用氟西汀有可能伴随静坐不能的症状，特征是主观体验到不快或痛苦的不安，需要走动，常伴有不能静坐或静立。上述情况最常发生于治疗的最初几周，发生此类症状的患者，如增加剂量可能会加重症状。SSRI 治疗停止后的撤药症状：停药时发生撤药反应比较普遍，尤见于突然停药。在临床试验中，在氟西汀组和安慰剂组与撤药有关的不良事件发生率都是约 60%。其中氟西汀组 17%、安慰剂组 12% 比较严重。停药反应发生的风险与几个因素有关，包括治疗剂量、周期和减量速度。常见的停药反应包括头晕、感觉障碍（包括感觉异常）、睡眠障碍（失眠和多梦）、衰弱、激越或焦虑、恶心和（或）呕吐、震颤及头痛。多数患者症状为轻中度，但部分可能症状较重。停药反应通常发生在停药的前几日内。症状一般具有自限性，通常会在停药 2 周内缓解，部分可能会迁延不愈（2～3 个月或更长）。根据患者的需求，建议应当在至少 1～2 周逐渐减少百优解用量最终停药。出血：已有报道，服用 SSRI 患者出现皮肤出血，如瘀斑和紫癜。在服用氟西汀的患者中，瘀斑少有报道。其他出血症状（如妇科出血、胃肠道出血及皮肤或黏膜出血）罕见报道。需要提醒注意的是服用 SSRI 的患者，尤其是合用口服抗凝血药、已知影响血小板功能的药物（如非典型抗精神病药——氯氮平、吩噻嗪类药物、大多数三环类抗抑郁药、阿司匹林、非甾体抗炎药）或其他能增加出血可能性的药物的患者，以及既往有出血史的患者，应加强监控。电休克治疗（ECT）：服用氟西汀的患者接受电休克治疗时惊厥时间延长的情况鲜有报道，但也须谨慎。圣约翰草：当 SSRI 和包括圣约翰草（金丝桃素）在内的草本制剂合用时，可能会增加 5-羟色胺能效应，如 5-羟色胺综合征。氟西汀治疗时，尤其是合用其他 5-羟色胺能药物（包括 L-色氨酸）和（或）抗精神病药物时，极少情况下会出现 5-羟色胺综合征或类似神经阻滞剂恶性综合征。由于这些情况（临床症

状群表现为高热、僵硬、肌阵挛、自主神经系统不稳定伴有生命体征的迅速波动，以及精神状态的变化，后者包括意识错乱、易激惹、极度激越直至发展为谵妄和昏迷）可能危及生命，故遇到这种情况发生，应立即终止氟西汀治疗并给予对症支持治疗。因本制剂中用了山梨醇，罕见的遗传性果糖不耐受患者禁用。对驾车和操作机械的影响：尽管未发现氟西汀会影响健康志愿者的精神运动行为，但任何精神活性药物都可能影响人的判断能力及技能。因此应告诫患者避免驾车或操作危险性的机械，直至患者相当确信他们的行为不受影响。

【药物相互作用】①与 MAOI 合用可引起 5-HT 综合征（表现为不安、肌阵挛、腱反射亢进、多汗、震颤、腹泻、高热、抽搐和精神错乱），严重者可致死。②氟西汀是 CYP2D6 和 CYP2C19 的抑制药，故可升高经此酶代谢的药物（如三环类抗抑郁药、利培酮、氟哌啶醇和吩噻嗪类药物等）的血药浓度。③与 CYP2D6 抑制药合用可增加本品的血药浓度。④与 CYP2D6 诱导药合用可降低本品的血药浓度。⑤与乙醇或其他中枢抑制药合用可使中枢抑制作用增强。⑥与增强 5-HT 能神经功能的药物合用可引起 5-HT 综合征。⑦与延长 QT 间期的药物合用，可增加室性心律失常的风险。

【禁忌证】对氟西汀或其任何一种成分过敏的患者禁用。MAOI：有报告在接受 SSRI 治疗的患者同时合并 MAOI，以及近期终止 SSRI 治疗转而开始 MAOI 治疗的患者中出现严重的、有时甚至是致命的反应。氟西汀的治疗必须在不可逆的 MAOI 停药 2 周之后开始。有些病例表现出类似 5-羟色胺综合征（类似并可能诊断为神经阻滞剂恶性综合征）的特点。赛庚啶或丹曲林可能会对此类患者的治疗有益。合用 MAOI 的患者出现的反应包括高热、僵硬、肌阵挛、自主神经系统不稳定伴有生命体征的迅速波动，以及精神状态的变化，包括意识混乱、易激惹和极度的激越，可能发展为谵妄和昏迷。因此，氟西汀不能与非选择性 MAOI 合并使用。同样，至少应在停用本药 5 周后，方可开始使用 MAOI。如果氟西汀长期使用和（或）服用剂量较高时，可能需要间隔更长的时间方可开始 MAOI 治疗。不推荐合用可逆性 MAOI（如吗氯贝胺）。氟西汀的治疗可以在可逆性 MAOI 停药后第 2 日开始。

【不良反应】①常见畏食、焦虑、腹泻、倦怠、头痛、失眠、恶心等；偶见诱发癫痫发作。②少见咳嗽、胸痛、味觉改变、呕吐、胃痉挛、食欲减退或体重下降、便秘、视力改变、多梦、注意力涣散、头晕、口干、心率加快、乏力、震颤、尿频、痛经、性功能下降及皮肤潮红等；偶见皮肤过敏反应、低血糖等。

【用法和剂量】口服：用于抑郁症，成人一次 20mg，一日 1 次，如必要 3～4 周后加量，最大量不超过一日 60mg。用于神经性贪食症，成人一次 60mg，一日 1 次。老年人减量或减少给药次数。用于强迫症，一次 20mg，一日 1 次；如疗效欠佳，2 周后逐渐加至最大量 60mg。

【制剂与规格】片剂：10mg；胶囊：20mg；分散片：20mg。

### 阿米替林 Amitriptyline

【适应证】焦虑症，也用于内源性、迟发性、精神性、耗竭性、反应性和神经性及激越性抑郁症。

【药理作用】

（1）药效学　阿米替林为三环类抗抑郁药的代表药物。本药主要通过抑制突触前膜对 5-HT 及去甲肾上腺素的再摄取，增强中枢 5-HT 能神经及去甲肾上腺素能神经的功能，从而发挥抗抑郁作用。可使抑郁患者情绪明显改善，有效率约为 70%。同时可阻断组胺 $H_1$ 受体和 M 胆碱受体，具有抗焦虑、镇静及抗胆碱作用。

（2）药动学　口服吸收完全，有首关代谢，达峰时间为 6～12 小时。血浆蛋白结合率为 90%，吸收后分布广，可通过胎盘屏障，也可进入乳汁。在肝脏经 CYP3A4、CYP2C9 和 CYP2D6 代谢，主要活性代谢产物为去甲替林，此外，阿米替林的 N-氧化物和羟基衍生物可能也有活性。其代谢产物主要从尿液排出体外。血药浓度个体差异大。$t_{1/2}$ 为 9～25 小时。

【注意事项】①本品可透过胎盘屏障，妊娠期妇女慎用。②本品可由乳汁分泌，哺乳期妇女慎用。③癫痫患者或有癫痫发作倾向、甲状腺功能亢进、精神分裂症、前列腺炎、膀胱炎、支气管哮喘患者慎用或禁用。④5 岁以下儿童慎用。⑤老年人对本品的代谢及排泄功能下降，对本品的敏感性增强，用药时应酌减剂量，需格外注意防止直立性低血压的发生。⑥用药前后及用药时应监测白细胞计数、肝功能及心电图等。⑦过量时可引起兴奋、口干、瞳孔扩大、心动过速、尿潴留、肠梗阻等抗胆碱作用的症状。严重时可致意识障碍、惊厥、肌阵挛、反射亢进、低血压、代谢性酸中毒、呼吸心跳抑制等。即使恢复后仍有可能发生致命的心律失常及谵妄、意识障碍、激惹和幻觉等。

【药物相互作用】本品与舒托必利合用，有增加室性心律失常的危险，严重者可致尖端扭转型心律失常。本品与乙醇或其他中枢神经系统抑制药合用，中枢神经抑制作用增强。本品与肾上腺素、去甲肾上腺素合用，易致高血压及心律失常。本品与可乐定合用，后者抗高血压作用减弱。本品与抗惊厥药合用，可降低抗惊厥药的作用。本品与氟西汀或氟伏沙明合用，可增加两者的血浆浓度，出现惊厥，不良反应增加。本品与阿托品类药物合用，不良反应增加。与单胺氧化酶抑制药合用，可发生高血压。

【禁忌证】对本品过敏、严重心脏病、高血压、肝肾功能不全、青光眼、排尿困难、尿潴留及同时服用单胺氧化酶抑制药患者禁用。

【不良反应】常见恶心、呕吐、心动过速、震颤、多汗、视物模糊、口干、便秘、排尿困难、直立性低血压、心电图异常、困倦、头痛、体重增加、性功能障碍；偶见谵妄、心脏传导阻滞、心律失常、粒细胞缺乏、猝死等；少见激越、失眠、精神症状加重、青光眼加剧、麻痹性肠梗阻、尿潴留、抽搐、迟发性运动障碍、男性乳房增大、闭经、肝功能异常、胆汁淤积性黄疸、过敏反应等。

【用法和剂量】口服：成人常用量开始一日 75mg，分 2～3 次服用，然后根据病情和耐受情况逐渐增至一日 150～250mg，最高不超过一日 300mg。老年人、儿童应减量使用。

【制剂与规格】片剂：25mg。

### 多塞平 Doxepin

【适应证】抑郁症及焦虑性神经症。

【药理作用】

（1）药效学　本品为三环类抗抑郁药，作用和机制类似阿米替林。有显著的抗抑郁、抗焦虑和镇静作用。此外还有肌松及中等抗胆碱作用。其抗焦虑作用一般在几日内出现，抗抑郁作用一般在 2 周后产生。

（2）药动学　口服吸收迅速，有首关代谢，达峰时间为 2～4 小时。血浆蛋白结合率约为 76%，体内分布广，可透过血-脑脊液屏障和胎盘屏障，可进入乳汁。在肝内代谢，主要产物为具有活性的去甲多塞平，其他还有羟化和 N-氧化衍生物。主要以代谢产物由尿液排出。$t_{1/2}$ 为 8～25 小时。

【注意事项】肝、肾功能严重不全，前列腺肥大、老年或心血管疾病者慎用，使用期间应监测心电图。本品不得与单胺氧化酶抑制剂合用，在停用单胺氧化酶抑制剂后 14 日，才能使用本品。患者有转向躁狂倾向时应立即停药。用药期间不宜驾驶车辆、操作机械或高空作业。用药期间应定期检查血常规与心、肝、肾功能。

【药物相互作用】本品与舒托必利合用，有增加室性心律失常的危险，严重者可致尖端扭转型心律失常。本品与乙醇或其他中枢神经系统抑制药合用，中枢神经抑制作用增强。本品与肾上腺素、去甲肾上腺素合用，易致高血压及心律失常。本品与可乐定合用，后者抗高血压作用减弱。本品与抗惊厥药合用，可降低抗惊厥药的作用。本品与氟西汀或氟伏沙明合用，可增加两者的血浆浓度，出现惊厥，不良反应增加。本品与阿托品类药物合用，不良反应增加。本品与单胺氧化酶抑制药合用，可发生高血压。

【禁忌证】严重心脏病、近期有心肌梗死发作史、癫痫、青光眼、尿潴留、甲状腺功能亢进、肝功能损害、谵妄、粒细胞减少、对三环类药物过敏者禁用。

【不良反应】治疗初期可出现嗜睡与抗胆碱能反应，如多汗、口干、震颤、眩晕、视物模糊、排尿困难、便秘等。其他有皮疹、直立性低血压，偶见癫痫发作、骨髓抑制或中毒性肝损害。

【用法和剂量】口服。常用量开始一次 25mg，一日 2～3 次，以后逐渐增加至一日总量 100～250mg，不超过 300mg。

【制剂与规格】片剂：25mg。

### 米塔扎平 Mirtazapine

【适应证】抑郁症。

【药理作用】

（1）药效学　本药为去甲肾上腺素能和特异性 5-HT 能抗抑郁药。它能阻断中枢去甲肾上腺素能和 5-HT 能神经末梢突触前 $\alpha_2$ 受体，增加去甲肾上腺素和 5-HT（间接）的释放，增强中枢去甲肾上腺素能神经及 5-HT 能神经的功能；并阻断 5-HT$_2$、5-HT$_3$ 受体以调节 5-HT 功能。米塔扎平拮抗 H$_1$ 受体作用较强，故具有镇静作用。同时本药与毒蕈碱受体的亲和力较小，故几无抗胆碱作用。

（2）药动学　口服吸收快且完全，达峰时间为 2 小时。血浆蛋白结合率约为 85%。动物实验表明可通过胎盘屏障，并可进入乳汁。在肝脏经 CYP2D6、CYP1A2、CYP3A4 进行去甲基和氧化代谢，生成具有活性的 N-去甲基代谢物，然后与葡糖醛酸结合。代谢产物经尿液（75%）和粪便（15%）排出体外。$t_{1/2}$ 为 20～40 小时。老年人、肾功能不全者的 $t_{1/2}$ 延长。

【注意事项】①妊娠期及哺乳期妇女避免使用。②以下情况慎用：儿童、严重肝肾功能不全、心血管疾病、癫痫、器质性脑综合征、糖尿病、黄疸、排尿困难、青光眼等患者；本品可引起警觉性下降、困倦等，司机或机械操作者慎用。③老年人增加剂量应在医师的密切观察下进行。

【药物相互作用】①米塔扎平可能会加重乙醇对中枢神经系统的抑制作用，因此治疗期间禁止饮酒。②应避免与单胺氧化酶同时使用或两者使用时间间隔小于 14 日。③米塔扎平会加重苯（并）二氮䓬类药物的镇静作用，所以此类药物与米塔扎平同时使用时应予以注意。

【禁忌证】对本品及其赋形剂过敏及正在服用单胺氧化酶抑制剂的患者禁用。

【不良反应】①常见食欲增加、体重增加、困倦、镇静、头晕。②严重不良反应有急性骨髓抑制。③少见直立性低血压、震颤、肌痉挛、AST 及 ALT 升高、皮疹等。

【用法和剂量】口服：成人起始剂量为一次 15mg，一日 1 次（可睡前顿服），逐渐加大剂量至最佳疗效，有效剂量通常为一日 15～45mg。肝肾功能不全者应减量。

【制剂与规格】片剂：15mg、30mg。

### 氯米帕明 Clomipramine

【适应证】各种抑郁症、强迫症、恐怖症。

【药理作用】

（1）药效学　本品为三环类抗抑郁药，作用和机制类似阿米替林。与其他三环类药物比较，其抑制 5-HT 的再摄取作用较强。有一定的抗胆碱、抗焦虑作用和明显的镇静作用。

（2）药动学　口服吸收快且完全，有首关代谢。血浆蛋白结合率高达 96%～97%，体内分布广，能通过胎盘屏障，也可进入乳汁。在肝内代谢，主要产物为具有活性的去甲氯米帕明，其他还有羟化和 N-氧化衍生物，代谢产物主要由尿液排出。$t_{1/2}$ 为 21 小时（去甲氯米帕明为 36 小时）。

【注意事项】①癫痫患者、妊娠期妇女、哺乳期妇女、有自杀倾向者、卟啉代谢障碍患者慎用。②老年人和少儿宜从小剂量开始，逐渐加大至最适剂量。③用药前后及用药期间应监测血常规、血压、心电图等。④美国 FDA 妊娠期药物安全性分级：口服给药 C 级。

【药物相互作用】①CYP 抑制药可抑制本品的代谢，使血药浓度增加，引起不良反应。②CYP 诱导药可增强本品的代谢，使血药浓度降低，可影响药物疗效。③与抗组胺药或抗胆碱药合用，抗胆碱作用增强。④与甲状腺制剂合用，可导致心律失常。⑤本品可降低抗凝药（如双香豆素、华法林）的代谢，增加出血的危险。⑥本品可抑制苯妥英钠的代谢，使其血药浓度升高，从而增加苯妥英钠的不良反应（共济失调、反射亢进、眼球震颤等）。⑦与胍乙啶或可乐定合用，使抗高血压作用降低。⑧与雌激素或含雌激素的避孕药合用，可降低本品的抗抑郁作用，并增加不良反应。⑨与单胺氧化酶抑制药合用，可引起高血压危象。⑩与肾上腺素受体激动药合用，可引起严重高血压和高热。⑪可降低癫痫发作阈值，与抗癫痫药合用时，可降低其疗效。⑫与 5-HT 受体激动药合用，可产生 5-HT 综合征。⑬与可延长 QT 间期的药物合用时，可增加 QT 间期延长，增加室性心律失常的风险。⑭与乙醇或其他中枢神经系统抑制药合用，可增加中枢抑制作用。

【禁忌证】对本品或其他三环类抗抑郁药过敏、严重心脏病、急性心肌梗死、传导阻滞、低血压、青光眼、排尿困难、白细胞过低和正在服用单胺氧化酶抑制药的患者禁用。

【不良反应】①常见不良反应为便秘、口干、体重变化、性功能障碍。②少见不良反应为白细胞减少、粒细胞缺乏、血小板减少、贫血、心搏骤停、直立性低血压、躁狂、冲动、震颤、谵妄、癫痫发作、5-HT 综合征、溢乳、抗利尿激素分泌、尿滞留、色素沉着、过敏反应。

【用法和剂量】口服。①成人：治疗抑郁症，开始一次 25mg，一日 2～3 次，以后逐渐增加剂量，门诊患者一日不超过 250mg，住院患者一日不超过 300mg。治疗强迫症，开始一日 25mg，前 2 周逐渐增加至一日 100mg，数周后可继续增加，一日不超过 250mg。②老年人：开始一日 12.5～25mg，需根据耐受情况调整用药剂量，以一日不超过 75mg 为宜。③儿童：开始一日 10mg，10 日后，6～7 岁一日增至 20mg，8～14 岁一日增至 20～25mg，14 岁以上一日增至 50mg，分次服用。

肌内注射：治疗抑郁症、强迫症，开始一日 25～50mg，以后增至一日 100～150mg，症状好转后，改口服维持量。

静脉滴注：治疗抑郁症、强迫症，开始一日 25～50mg，溶于 250～500ml 0.9%氯化钠注射液或 5%葡萄糖注射液中，一日 1 次，在 1.5～3 小时滴完。一般在第 1 周见效，以后继续滴注 3～5 日，然后改用口服维持量。

【制剂与规格】片剂：10mg、25mg；注射液：2ml：25mg。

### 艾司西酞普兰 Escitalopram

【适应证】抑郁症、广泛性焦虑障碍。

【药理作用】

（1）药效学　艾司西酞普兰是西酞普兰的右旋光学异构体，是一种高选择性 5-HT 再摄取抑制药，作用和机制类似于氟西汀。艾司西酞普兰对去甲肾上腺素、多巴胺的再摄取影响较小。对 α受体、β受体、M 受体和 H 受体几乎无亲和力。

（2）药动学　口服吸收完全，不受食物的影响，多次给药后达峰时间平均 4 小时，生物利用度约为 80%。艾司西酞普兰及其代谢产物的血浆蛋白结合率约为 80%。主要经肝脏 CYP2C19 代谢，代谢产物具有药理活性。主要以代谢产物的形式从尿液排出。多次给药后 $t_{1/2}$ 约为 30 小时，代谢产物的 $t_{1/2}$ 更长。

【注意事项】参见氟西汀。

【药物相互作用】

（1）药效学相互作用　禁忌与非选择性、不可逆性 MAOI 合用。有接受 SSRI 类药物治疗的患者合并使用非选择性、不可逆 MAOI 和近期停服 SSRI 类药物治疗而开始 MAOI 治疗的患者发生了严重不良反应的报告。有些患者出现了 5-羟色胺综合征。本品禁忌与非选择性、不可逆性 MAOI 合用。可以在停止不可逆性 MAOI 治疗至少 14 日后，开始本品治疗。停止本品治疗后至少间隔 7 日，可以开始非选择性、不可逆性 MAOI 治疗。匹莫齐特：使用本品一日 40mg 治疗的患者同时服用单剂量 2mg 的匹莫齐特可导致匹莫齐特 AUC 和最大血药浓度的升高，即使在整个研究中并不一致。匹莫齐特和西酞普兰联合服用会导致 QTc 间期延长大约 10 毫秒。由于匹莫齐特较低剂量即可发生相互作用，所以禁止艾司西酞普兰和匹莫齐特联用。

可逆性、选择性单胺氧化酶 A（MAO-A）抑制剂（吗氯贝胺）。由于 5-羟色胺综合征的危险，不推荐本品与 MAO-A 抑制剂合用。如确实需要合并治疗，应从最小推荐起始剂量开始，且需加强临床监测。可以在停止可逆性 MAOI 治疗至少 1 日后，开始本品治疗。与司来吉兰［一种不可逆的单胺氧化酶 B（MAO-B）抑制剂］合并使用需谨慎，因为可能出现 5-羟色胺综合征的危险。与 5-羟色胺药物合用（如曲马多、舒马曲坦和其他曲坦类药物）可能会导致 5-羟色胺综合征。SSRI 类药物可以降低癫痫发作阈值，建议与能降低癫痫发作阈值的其他药物合用时应谨慎，如抗抑郁剂（三环类、SSRI）、精神安定剂（吩噻嗪类、硫杂蒽类、丁酰苯类）、甲氟喹、丁胺苯丙胺和曲马多。

有合用 SSRI 类药物和锂盐或色氨酸产生协同效应的报告，因此应谨慎合用 SSRI 类药物和这些药物。合用 SSRI 类药物和含有金丝桃素的中草药，可能增加不良反应的发生。

本品与口服抗凝剂合用时，可能会改变此类药物的抗凝效应。接受口服抗凝剂治疗的患者应特别注意在开始或停止本品治疗时监测抗凝效应。与非甾体抗炎药合用可能增加出血的风险。本品与乙醇之间没有药动学和药效学方面的相互作用。但与其他精神类药物一样，不建议与乙醇合用。

（2）影响本品的药动学的其他药物　本品在体内的代谢主要由 CYP2C19 介导。CYP3A4 和

CYP2D6 也参与其代谢，但影响较小。本品的主要代谢产物去甲基草酸艾司西酞普兰也可能部分由 CYP2D6 催化。合并使用奥美拉唑（CYP2C19 酶抑制剂）会导致本品的血浆浓度中度升高（大约 50%）。

艾司西酞普兰与西咪替丁（多种酶的中等强度抑制剂）合用可以中度增加艾司西酞普兰的血浆浓度（大约 70%）。因此当本品达到治疗剂量的上限时，应谨慎合用 CYP2C19 抑制剂（如奥美拉唑、氟西汀、氟伏沙明、兰索拉唑、噻氯匹定）和西咪替丁。依据临床判断降低本品的剂量可能是必要的。本品为 CYP2D6 的抑制剂，与下列药物合用时应谨慎，包括主要经 CYP2D6 代谢的药物、治疗指数较窄的药物，如氟卡尼、普罗帕酮和美托洛尔（当治疗心力衰竭时），或者一些主要经 CYP2D6 代谢的作用于中枢神经系统的药物（抗抑郁药物去甲丙咪嗪、氯丙咪嗪和去甲替林等或抗精神病药物利培酮、甲硫哒嗪和氟哌啶醇）。合用时应调整剂量。与去甲丙咪嗪或美托洛尔合用可能导致这两种药物（均为 CYP2D6 底物）血浆浓度升高 2 倍以上。体外研究显示本品还可能引起 CYP2C19 的轻度抑制，建议与经 CYP2C19 代谢的药物合用时应谨慎。

【禁忌证】参见氟西汀。

【不良反应】①常见失眠、阳萎、恶心、便秘、多汗、口干、疲劳、嗜睡。②少见头痛、上呼吸道感染、背痛、咽炎和焦虑等。③偶见躁狂或轻度躁狂或低钠血症。

【用法和剂量】口服：用于抑郁症及广泛性焦虑，起始剂量一次 10mg，一日 1 次，1 周后可以增至一次 20mg，一日 1 次，早晚服用。一般情况下应持续几个月甚至更长时间的治疗。老年患者或肝功能不全者建议一日 10mg，轻度或中度肾功能不全者无须调整剂量。

【制剂与规格】片剂：5mg、10mg、20mg。

## 文拉法辛 Venlafaxin

【适应证】各种类型抑郁障碍、广泛性焦虑障碍。

【药理作用】

（1）药效学　本品为 5-HT 及去甲肾上腺素再摄取抑制药，通过抑制 5-HT 及去甲肾上腺素的再摄取，增强 5-HT 能及去甲肾上腺素能神经功能而发挥抗抑郁作用。对多巴胺的再摄取的抑制作用较弱。本品起效较快。

（2）药动学　口服后易吸收，有首关代谢，达峰时间为 2 小时 [活性代谢产物 O-去甲基文拉法辛（ODV）为 4 小时]，生物利用度为 45%。血浆蛋白结合率为 27%（ODV 为 30%）。在肝内经 CYP2D6 和 CYP3A4 代谢，主要生成具有活性的 ODV，绝大部分以代谢产物经尿液排出；2% 经粪便排出。文拉法辛和 ODV 的 $t_{1/2}$ 分别为 5 小时和 11 小时。肝肾功能受损者，本品及其代谢产物的 $t_{1/2}$ 延长。服用缓释胶囊 150mg 后，文拉法辛和 ODV 的达峰时间分别为 5.5 小时和 9 小时，血药峰浓度分别为 150ng/ml 和 260ng/ml。

【注意事项】①以下情况慎用：肝肾功能不全、近期心肌梗死、不稳定型心绞痛、血液病、癫痫、躁狂、青光眼、有出血倾向者；司机和机械操纵者、儿童、妊娠期及哺乳期妇女。②用药前、后及用药期间应定期测量血压。③用药过量时给予对症支持治疗。

【药物相互作用】乙醇：15 例男性健康志愿者服用文拉法辛 150mg/d 后单次摄入乙醇（0.5g/kg），未对文拉法辛和 ODV 的药动学带来影响。另外，在上述人群中规则服用文拉法辛未加剧乙醇引起的精神运动和心理测定的改变。但是服用文拉法辛期间应建议患者避免饮酒。西咪替丁：在 18 例健康志愿者中合并使用文拉法辛和西咪替丁会抑制文拉法辛的首过代谢。口服文拉法辛的清除率降低约 43%。药物的 AUC 和 $C_{max}$ 增加 60%，但合并使用西咪替丁对 ODV 的代谢没有影响，因为 ODV 在血液循环中的量远多于文拉法辛，因此文拉法辛和 ODV 相加的药理作用仅有轻度增强，对于大多数成人不必调整药物的剂量。但对于先前有高血压、老年人和肝功能不全的患者来说，文拉法辛与西咪替丁的相互作用可能会更显著，应该慎用。地西泮：18 例健康志愿者口服 150mg/d 文拉法辛达到稳态的条件下，单次服用 10mg 地西泮对文拉法辛和 ODV 的药动学均无影响。文拉法辛对地西泮及其活性代谢产物的代谢也无任何影响，对地西泮引起的精神运动和心理测定的改变也无影响。氟哌啶醇：对氟哌啶醇进行的药动学研究发现，氟哌啶醇的总口服清除率降低 42%，AUC 增加 70%，最大血药浓度增加 88%，但是氟哌啶醇的 $t_{1/2\beta}$ 没有变化，目前仍不清楚这种变化的机制。酮康唑：在一项药动学研究中，给予酮康唑 100mg（一日 2 次）后再给予单剂文拉法辛 50mg 受试者［CYP2D6 的加快代谢反应（EM：$n=14$）型或 25mg 减慢代谢反应（PM：$n=6$）型］的文拉法辛和 ODV 的血药浓度都升高。对于加快代谢反应（EM）的受试者，文拉法辛 $C_{max}$ 升高 26%；而对于减慢代谢反应（PM）的受试者，文拉法辛 $C_{max}$ 升高 48%。对于加快代谢反应和减慢代谢反应的受试者，ODV 的 $C_{max}$ 分别升高 14% 和 29%。对于加快代谢反应的受试者，文拉法辛 AUC 值升高 21%；而对于减慢代谢反应的受试者，文拉法辛 AUC 值升高 70%（PM 的范围为 -2%～206%）。对于加快代谢反应和减慢代谢反应的受试者，ODV 的 AUC 值分别升高 23% 和 33%（PM 的范围为 -38%～105%）。文拉法辛和 ODV 的联合 AUC 平均增加大约 23% 的 EM 和 53% 的 PM（PM 的范围为 -4%～134%）。美托洛尔：一项药动学研究中，同时给予健康志愿者文拉法辛（每 8 小时给予 50mg 连续 5 日）和美托洛尔（每 24 小时给予 100mg 连续 5 日），显示美托洛尔的血药浓度升高 30%～40%，而其活性代谢产物 α-羟基美托洛尔的血药浓度没有受到影响，在该研究中，文拉法辛似乎减弱了美托洛尔在健康志愿者中的作用，而降低了血压。对于高血压患者的相关临床意义尚不明确。美托洛尔不改变文拉法辛或其活性代谢产物 ODV 的药动学特性。当合并使用美托洛尔和文拉法辛时应谨慎。在某些患者中，文拉法辛治疗与血压升高呈剂量相关性。建议患者在服用文法拉辛缓释胶囊时应定期监测血压。锂盐：12 名健康志愿者口服单剂量 600mg 的锂盐时，对服用文拉法辛 150mg/d 并达到稳态的药动学不产生影响，锂盐对 ODV 的代谢也无影响。文拉法辛对锂盐的代谢也无影响（另见中枢神经系统活性药物）。血浆蛋白结合率高的药物：文拉法辛是一个血浆蛋白结合率较低的药物，因此，文法拉辛缓释胶囊不可能使其他血浆蛋白结合率高的药物的游离浓度升高。干扰凝血的药物（如非甾体抗炎药、阿司匹林和华法林）：5-羟色胺释放在凝血过程中起了重要的作用。病例对照和组群设计的流行病学研究证明这些药物与精神治疗药物联合使用可以干扰 5-羟色胺的再摄取，并且上胃肠道出血的发生显示非甾体抗炎药或阿司匹林与精神药物合并使用可能产生出血的风险。在 SSRI 和选择性 5-羟色胺去甲肾上腺素再摄取抑制剂（SNRI）与华法林合并使用时，有报道改变抗凝效应，包括出血的增加。使用华法林的患者开始或中断文法拉辛缓释胶囊治疗时应仔细监测。其他可能影响文拉法辛的药物：文拉法辛的代谢通路包括 CYP2D6 和 CYP3A4。文拉法辛主要由 CYP2D6 代谢为活性的代谢产物——ODV。相对于 CYP2D6，CYP3A4 在文拉法辛的代谢过程中是次要通路。CYP2D6 抑制剂：体外和在体的研究证实文拉法辛主要由 CYP2D6 酶代谢为有活性的代谢产物 ODV，CYP2D6 对多种抗抑郁药的代谢活性决定于基因多态性。当文拉法辛和 CYP2D6 抑制剂合用时，可能会降低文拉法辛代谢成为 ODV，结果导致文拉法辛血药浓度升高，ODV 的浓度降低。这种作用与 CYP2D6 低活性的人群代谢特征相似。由于文拉法辛和 ODV 均具有药理活性，因此当文拉法辛和抑制 CYP2D6 的药物合用时无须调整剂量。CYP3A4 抑制剂：合并使用 CYP3A4 抑制剂和文拉法辛可能会升高文拉法辛和 ODV 水平。因此，当合并使用 CYP3A4 抑制剂和文拉法辛时应谨慎。CYP2D6 和 CYP3A4 双重抑制剂：文拉法辛主要的代谢酶是 CYP2D6 和 CYP3A4，尚无文拉法辛与同时抑制 CYP2D6 和 CYP3A4 的药物合用的研究。但可以预见如合用会使文拉法辛血药浓度升高。因此，当文拉法辛与这些 CYP2D6 和 CYP3A4 双重抑制剂合并使用时需谨慎。

经细胞色素 P450 酶代谢的药物。①CYP2D6：体外研究显示文拉法辛对 CYP2D6 的抑制作用较弱，这在文拉法辛和氟西汀对经 CYP2D6 代谢的药物右美沙芬的代谢影响的对照研究中也得到证实。丙咪嗪：文拉法辛对丙咪嗪和 2-羟丙咪嗪的药动学没有影响。但文拉法辛使地昔帕明的 AUC、$C_{max}$ 和 $C_{min}$ 均升高约 35%。2-羟地昔帕明的 AUC 可升高 2.5～4.5 倍。丙咪嗪不影响文拉法辛和 ODV 的代谢。2-羟地昔帕明浓度升高的临床意义尚不明确。利培酮：口服文拉法辛 150mg/d 达到稳态时轻度抑制由 CYP2D6 代谢的利培酮（单次口服 1mg）代谢产物 9-羟利培酮，导致利培酮的 AUC 增加约 32%。但是合用文拉法辛对总体活性部分（利培酮和 9-羟利培酮）的药动学特征无明显影响。②CYP3A4：在体外文拉法辛不抑制 CYP3A4 的活性。这在人体的药物相互作用研究中得到证实，文拉法辛不抑制阿普唑仑、地西泮和特非那丁等 CYP3A4 底物的代谢。印地那韦：在 9 名健康志愿者的研究中，口服文拉法辛 150mg/d 达到稳态时，文拉法辛使单次口服 800mg 的印地那韦的 AUC 下降 28%，使 $C_{max}$ 降低 36%。印地那韦不影响文拉法辛和 ODV 的代谢。临床意义不明。③CYP1A2：在体外文拉法辛不抑制 CYP1A2。这在人体的药物相互作用研究中得以证实，文拉法辛不抑制咖啡因（一种 CYP1A2 底物）的代谢。④CYP2C9：在体外文拉法辛不抑制 CYP2C9。在体内，口服文拉法辛（75mg，每 12 小时 1 次，连服 1 个月）不影响单剂量 500mg 的甲苯磺丁脲或 4-羟甲苯磺丁脲的代谢。⑤CYP2C19：文拉法辛不影响主要由 CYP2C19 代谢的地西泮的代谢（见地西泮）。MAOI：如果停用 MAOI 不久后开始文拉法辛治疗，或停用文拉法辛不久就开始 MAOI 治疗，会发生不良的、有时甚至是严重的反应。这些不良反应包括震颤、肌痉挛、大汗淋漓、恶心、呕吐、潮红、头晕，伴有类似于神经阻滞剂恶性综合征特征的高热、癫痫发作，以至死亡。中枢神经系统活性药物：除了前文提到的有关药物外，文拉法辛和其他中枢神经系统活性药物合用的风险缺乏系统评估。因此，当文拉法辛和其他中枢神经系统活性药物合并使用时应慎重。根据文拉法辛的作用机制，该药有引起 5-HT 综合征的可能，应注意文拉法辛和其他作用于 5-HT 系统的药物（如阿米替林、SSRI 和锂盐）合用时的风险。5-羟色胺综合征：类似其他 5-羟色胺能药物，使用文拉法辛治疗时，可能发生 5-羟色胺综合征（一种有潜在生命威胁的情况），尤其是在与以下药物合并使用时：其他作用于 5-羟色胺递质系统的药物［包括曲坦、SSRI、其他 SNRI、锂盐、西布曲明、曲马多或圣约翰草（金丝桃属植物提取物）］，损害 5-羟色胺代谢的药物［如 MAOI，包括利奈唑胺（一种抗生素，是可逆性、非选择性 MAOI）］或 5-羟色胺前体（如色氨酸补充剂）。

如果临床上有合理需要，要合并使用文拉法辛和某种 SSRI、SNRI 或 5-羟色胺受体拮抗剂（曲坦），建议密切观察患者情况，尤其在治疗初期和增加剂量时。不推荐合并使用文拉法辛和 5-羟色胺前体物质（如色氨酸补充剂）。曲坦：合并使用 SSRI 和曲坦引起的 5-羟色胺综合征上市后报道罕见。如果临床上需要同时使用文法拉辛缓释胶囊和曲坦，建议仔细观察患者，尤其在治疗初期和增加剂量时。

【禁忌证】对文拉法辛及其赋形剂过敏者、服单胺氧化酶抑制剂的患者禁用。

【不良反应】①常见恶心、呕吐、口干、畏食、腹泻、便秘、消化不良、嗜睡、失眠、头痛、头晕、紧张、焦虑、出汗、打哈欠、性功能障碍等。②严重不良反应有粒细胞缺乏、紫癜。③少见无力、震颤、激越、腹泻、腹胀、鼻炎、心悸、高血压、躁狂、惊厥、体重下降、AST 及 ALT 升高、视物模糊等。④偶见抗利尿激素分泌异常、皮疹和瘙痒等。

【用法和剂量】口服：起始推荐剂量为一日 75mg，分 2～3 次服用（缓释制剂一日 1 次），必要时一日可增加至 225mg。

【制剂与规格】片剂：25mg、50mg；胶囊：25mg、50mg；缓释片：75mg；缓释胶囊：75mg、150mg。

# 抗 焦 虑 药

## 地西泮 Diazepam

【适应证】焦虑、癫痫和惊厥，并缓解炎症所引起的反射性肌肉痉挛等；也可用于惊恐症，肌紧张性头痛，家族性、老年性和特发性震颤，或麻醉前给药。

【药理作用】

（1）药效学　本品为苯二氮䓬类抗焦虑药，具有抗焦虑、镇静催眠、抗惊厥、抗癫痫及中枢性肌肉松弛作用。其抗焦虑作用选择性很强，是氯氮䓬的 5 倍，这可能与其选择性地作用于大脑边缘系统，与中枢苯二氮䓬受体结合而促进 GABA 的释放或突触传递功能有关。较大剂量时可诱导入睡，与巴比妥类催眠药比较，它具有治疗指数高、对呼吸影响小、对快波睡眠（REM）几无影响、对肝药酶无影响、大剂量时亦不引起麻醉等特点，是目前临床上最常用的催眠药。

（2）药动学　口服吸收快且完全，达峰时间为 1～2 小时，肌内注射吸收慢且不规则，药峰浓度低于同剂量口服。血浆蛋白结合率为 98%；脂溶性高，易通过血-脑脊液屏障，静脉注射可快速起效，但药物很快再分布至其他组织，疗效快速消失；可通过胎盘屏障，并进入乳汁。在肝脏经 CYP2C19 代谢，活性代谢产物包括去甲西泮、替马西泮和奥沙西泮。地西泮及其代谢产物主要经尿液排出，$t_{1/2\beta}$ 为 1～2 日，代谢产物的 $t_{1/2}$ 更长（2～5 日）。

【注意事项】①对某一苯二氮䓬类药过敏者，对其他同类药也可能过敏。②中枢神经系统处于抑制状态的急性乙醇中毒、昏迷或休克时注射地西泮可延长 $t_{1/2}$，有药物滥用或依赖史；肝、肾功能损害可延长 $t_{1/2}$；严重的精神抑郁可使病情加重，甚至产生自杀倾向，应采取预防措施；本品可使伴呼吸困难的重症肌无力患者的病情加重；急性或隐性闭角型青光眼发作，因本品可能有抗胆碱效应；严重慢性阻塞性肺疾病，可加重通气衰竭。③本类药可通过胎盘屏障。④老年、体弱、年幼、肝病和低蛋白血症者对本类药的中枢性抑制较敏感，静脉注射给药时容易引起呼吸抑制、低血压、肌无力、心动过缓或心搏骤停。⑤在分娩前 15 小时内应用本品 30mg 以上，尤其是肌内或静脉注射，可使新生儿窒息、肌张力减退、低温、厌食、对冷刺激反应微弱并抑制代谢。⑥静脉注射易发生静脉血栓或静脉炎。⑦静脉注射速度过快给药可导致呼吸暂停、低血压、心动过缓或心搏骤停。⑧治疗癫痫时，可能增加癫痫大发作的频度和严重度，需要增加其他抗癫痫药的用量，突然停用也可使癫痫发作的频率和严重度增加。⑨原则上不应作连续静脉滴注，但在癫痫持续状态时例外。⑩本品有可能沉淀在静脉输液器管壁上，或吸附在塑料输液袋的容器和导管上。⑪分次注射时，总量应从初量算起。⑫长期使用本品，停药前应逐渐减量，不要骤停。⑬超量指征有持续的精神紊乱，嗜睡深沉，震颤，持续的说话不清，站立不稳，心动过缓，呼吸短促或困难，严重的肌无力。氟马西尼是本类药的拮抗药，遇有超量或中毒，可使用本品拮抗，并宜及早进行对症处理，包括催吐或洗胃等，以及呼吸和循环方面支持疗法。

【药物相互作用】与中枢抑制药合用可增加呼吸抑制作用。与易成瘾和其他可能成瘾药合用时，成瘾的危险性增加。与乙醇及全身麻醉药、可乐定、镇痛药、吩噻嗪类药物、单胺氧化酶 A 抑制药和三环类抗抑郁药合用时，可彼此增效，应调整用量。与抗高血压药和利尿降压药合用，可使降压作用增强。与西咪替丁、普萘洛尔合用本药清除减慢，$t_{1/2}$ 延长。与扑米酮合用由于减慢后者代谢，需调整扑米酮的用量。与左旋多巴合用时，可降低后者的疗效。与利福平合用，增加本品的消除，使血药浓度降低。异烟肼抑制本品的消除，致血药浓度增高。与地高辛合用，可增加地高辛的血药浓度而致中毒。

【禁忌证】对本品过敏者、妊娠期妇女、新生儿禁用。

【不良反应】常见嗜睡、乏力等；大剂量可有共济失调、震颤。罕见皮疹、白细胞减少；个别患者发生兴奋、多语、睡眠障碍甚至幻觉；本品有依赖性，长期应用后停药，可能发生撤药症状，表现为激动或抑郁，精神症状恶化，甚至惊厥；本品静脉注射速度宜慢，否则可引起心搏骤停和呼吸抑制；本品静脉注射用于口腔内镜检查时，若有咳嗽、呼吸抑制、喉头痉挛等反射活动，应同时应用局部麻醉药。

【用法和剂量】口服。①成人常用量：抗焦虑，一次 2.5～10mg，一日 2～4 次；用于癫痫发作，一次 2.5～10mg，一日 2～4 次。用于镇静、催眠、急性乙醇戒断，第 1 日一次 10mg，一日 3～4 次，以后按需要减少到一次 5mg，一日 3～4 次。老年或体弱患者应减量。②儿童常用量：6 个月以下不用；6 个月以上，一次 1～2.5mg 或 40～200μg/kg 或 1.17～6mg/m²，一日 3～4 次，用量根据情况酌量增减。最大剂量不超过 10mg（4 片）。

肌内或静脉注射。①成人常用量：基础麻醉或静脉全身麻醉，10～30mg；用于镇静、催眠或急性乙醇戒断，开始 10mg，以后按需每隔 3～4 小时加 5～10mg，24 小时总量以 40～50mg 为限；用于癫痫持续状态和严重复发性癫痫，开始静脉注射 10mg，每间隔 10～15 分钟可按需增加甚至达最大量；用于破伤风时可能需要较大剂量；用于老年和体弱患者，肌内注射或静脉注射时用量减半；静脉注射宜缓慢，每分钟 2～5mg。②儿童常用量：抗癫痫、癫痫持续状态和严重复发性癫痫时，常用方法为小于 5 岁的儿童，肌内或静脉注射（以静脉注射为宜），每 2～5 分钟 0.2～0.5mg，最大限用量 5mg。5 岁以上儿童，肌内或静脉注射（以静脉注射为宜），每 2～5 分钟 1mg，最大限用量 10mg。如需要，2～4 小时可重复上述剂量治疗。用于重症破伤风解痉时，小于 5 岁 1～2mg，必要时 3～4 小时重复注射，5 岁以上一次 5～10mg；静脉注射宜缓慢，3 分钟内不超过 0.25mg/kg，间隔 15～30 分钟后可重复。新生儿慎用。

【制剂与规格】片剂：2.5mg、5mg；注射液：2ml：10mg。

### 氯硝西泮 Clonazepam

【适应证】各种类型的癫痫。

【药理作用】氯硝西泮是中效苯二氮䓬类药物，其抗惊恐和抗惊厥作用可能与提高抑制性递质 GABA 活性有关。具有镇静催眠、抗焦虑、抗惊厥作用，并有较强的肌肉松弛作用。其抗惊厥作用比地西泮强 5 倍，而镇静催眠作用相对较弱。

【注意事项】见地西泮。

【不良反应】见地西泮。

【药物相互作用】与中枢抑制药合用可增加呼吸抑制作用。与易成瘾和其他可能成瘾药合用时，成瘾的危险性增加。与酒及全身麻醉药、可乐定、镇痛药、吩噻嗪类药物、单胺氧化酶 A 抑制药和三环类抗抑郁药合用时，可彼此增效，应调整用量。与抗高血压药和利尿降压药合用，可使降压作用增强。与西咪替丁、普萘洛尔合用本药清除减慢，$t_{1/2}$ 延长。与扑米酮合用由于减慢后者代谢，需调整扑米酮的用量。与左旋多巴合用时，可降低后者的疗效。与利福平合用，增加本品的消除，使血药浓度降低。异烟肼抑制本品的消除，致血药浓度增高。与地高辛合用，可增加地高辛的血药浓度而致中毒。

【禁忌证】急性闭角型青光眼、过敏严重、肝脏疾病者禁用。

【用法和剂量】口服。①成人应从小剂量开始，一次 0.5mg，一日 2～3 次，根据病情逐渐增加剂量，最大剂量不超过一日 20mg。②儿童：10 岁或体重＜30kg，开始一日 0.01～0.03mg/kg，分 2～3 次服用；以后每 3 日增加 0.025～0.05mg/kg，至达到 0.1～0.3mg/kg，疗程 3～6 个月。

【制剂与规格】片剂：0.5mg、2mg。

### 劳拉西泮 Lorazepam

【适应证】①焦虑，包括伴有精神抑郁的焦虑。②由于激动诱导的自主症状，如头痛、心悸、胃肠不适、失眠等。

【药理作用】本品为短至中效苯二氮䓬类药物，口服易吸收，达峰时间为 2 小时，生物利用度约为 90%，肌内注射后吸收情况类似口服。血浆蛋白结合率为 85%。本品可通过血-脑脊液屏障和胎盘屏障，还可进入乳汁中。在肝脏代谢为无活性的葡糖醛酸盐，然后从尿液排出。$t_{1/2}$ 为 10～20 小时。恒量、恒定间隔时间多次服药，2～3 日达稳态血药浓度。

【注意事项】①本品不推荐用于原发性抑郁障碍的精神病患者。②服用本品者不能驾车或操纵精密机器。③服用本品对乙醇及其他中枢神经抑制药的耐受性降低。④连续服用的患者突然停药，会出现戒断综合征（抽搐、震颤、腹部和肌肉痉挛、呕吐、多汗），故应先减量后再逐渐停药。⑤有药物或乙醇依赖倾向的患者服用本品时应严密监测，防止产生依赖性。⑥对体弱的患者应酌情减少用量。⑦肝功能不全者偶可引起本品 $t_{1/2}$ 延长。

【药物相互作用】与其他苯二氮䓬类药物一样，本品与其他中枢神经系统抑制剂如乙醇、巴比妥类药物、抗精神病药、镇静催眠药、抗焦虑药、抗抑郁药、麻醉性镇痛药、镇静性抗组胺药、抗惊厥药和麻醉剂联合应用时可使中枢神经系统抑制剂的作用增强。劳拉西泮与氯氮平合用可能产生显著的镇静、过量唾液分泌和运动失调作用。劳拉西泮与丙戊酸盐合用可能导致劳拉西泮的血浆药物浓度增加，清除率降低。当与丙戊酸盐合用时，应将劳拉西泮的给药剂量约降低至原来剂量的 50%。劳拉西泮与丙磺舒联合应用时，由于 $t_{1/2}$ 的延长和总清除率的降低，可能导致劳拉西泮起效更迅速或作用时间延长。当与丙磺舒合用时，需要将劳拉西泮的给药剂量约降低至原来剂量的 50%。应用茶碱或氨茶碱可能降低包括劳拉西泮在内的苯二氮䓬类药物的镇静作用。

【禁忌证】对苯二氮䓬类药物过敏者、青光眼患者、重症肌无力者禁用。

【不良反应】①常见镇静、眩晕、乏力、步态不稳。②少见头痛、恶心、激越、皮肤症状、一过性遗忘。一般发生在治疗之初，随着治疗的继续而逐渐减轻或消失。③静脉注射可发生静脉炎或形成静脉血栓。

【用法和剂量】口服：用于抗焦虑，成人一次 1～2mg，一日 2～3 次；用于镇静催眠，睡前服 2mg。年老体弱者应减量。12 岁以下儿童用药安全性与剂量尚未确定。

肌内注射：用于抗焦虑、镇静催眠，0.05mg/kg，总量不超过 4mg。

静脉注射：用于癌症化疗止吐，在化疗前 30 分钟注射 2～4mg，与奋乃静合用效果更佳，必要时重复给药；用于癫痫持续状态，0.05mg/kg，一次不超过 4mg，如 10～15 分钟后发作仍继续或再发，可重复注射 0.05mg/kg，如再经 10～15 分钟仍无效，需采用其他措施，12 小时内用量一般不超过 8mg。

【制剂与规格】片剂：0.5mg、1mg。注射液：1ml∶2mg、1ml∶4mg。

## 艾司唑仑 Estazolam

【适应证】失眠、焦虑、紧张、恐惧，也可用于癫痫和惊厥。

【药理作用】本品为短效苯二氮䓬类药物，具有高效的镇静、催眠、抗焦虑作用。口服易吸收，达峰时间为 1～2 小时。分布广泛，血浆蛋白结合率为 93%。本品体内代谢，主要生成两种失活代谢产物。主要以代谢产物的形式从尿液排出。$t_{1/2\beta}$ 为 10～24 小时。

【注意事项】见地西泮。

【药物相互作用】与中枢抑制药合用可增加呼吸抑制作用。与易成瘾和其他可能成瘾药合用时，成瘾的危险性增加。与乙醇及全身麻醉药、可乐定、镇痛药、吩噻嗪类药物、单胺氧化酶 A 抑制药和三环类抗抑郁药合用时，可彼此增效，应调整用量。与抗高血压药和利尿降压药合用，可使降压作用增强。与西咪替丁、普萘洛尔合用本药清除减慢，$t_{1/2}$ 延长。与扑米酮合用由于减慢后者代谢，需调整扑米酮的用量。与左旋多巴合用时，可降低后者的疗效。与利福平合用，可增加本品的消除，使血药浓度降低。异烟肼抑制本品的消除，致血药浓度增高。与地高辛合用，可增加地高辛血药浓度而致中毒。

【禁忌证】对艾司唑仑过敏者、妊娠期妇女、服用酮康唑和伊曲康唑的患者禁用。

【不良反应】服用量过大可出现轻微乏力、口干、嗜睡。持续服用后亦可出现依赖，但程度较轻。

【用法和剂量】口服：成人，用于镇静，一次 1～2mg，一日 3 次；用于失眠，1～2mg，睡前服；用于抗癫痫、抗惊厥，一次 2～4mg，一日 3 次。

【制剂与规格】片剂：1mg、2mg。

## 阿普唑仑 Alprazolam

【适应证】焦虑、紧张、激动、惊恐，也可作为失眠、抑郁及惊厥的辅助用药。

【药理作用】本品为短至中效苯二氮䓬类药物，口服易吸收，达峰时间为 1～2 小时。血浆蛋白结合率为 80%。本品可以通过血-脑脊液屏障和胎盘屏障，还可进入乳汁中。在肝脏经 CYP3A4 代谢，生成的 α-羟基阿普唑仑，活性约为母药的一半。原型药和代谢产物从尿液排出，$t_{1/2}$ 为 11～15 小时。

【注意事项】①精神抑郁者用本品时可出现躁狂。②停药和减药需逐渐进行。③在治疗恐惧症过程中发生晨起焦虑症状，表示有耐受性或两次间隔期的血药浓度不够，可考虑增加服药次数。④长期应用本品有明显的依赖性，应特别注意。

【药物相互作用】与中枢抑制药合用可增加呼吸抑制作用；与易成瘾和其他可能成瘾药合用时，成瘾的危险性增加；与乙醇及全身麻醉药、可乐定、镇痛药、吩噻嗪类药物、单胺氧化酶 A 抑制药和三环类抗抑郁药合用时，可彼此增效，应调整用量；与抗高血压药和利尿降压药合用，可使降压作用增强；与西咪替丁、普萘洛尔合用本药清除减慢，$t_{1/2}$ 延长；与扑米酮合用由于减慢后者代谢，需调整扑米酮的用量，与左旋多巴合用时，可降低后者的疗效；与利福平合用，增加本品的消除，使血药浓度降低；异烟肼抑制本品的消除，致血药浓度增高；与地高辛合用，可增加地高辛的血药浓度而致中毒。

【不良反应】见地西泮。

【禁忌证】对本品及其他苯二氮䓬类药过敏者、青光眼患者、睡眠呼吸暂停综合征患者、严重呼吸功能不全者、严重肝功能不全者、妊娠期妇女及哺乳期妇女禁用。

【用法和剂量】口服。①成人常用量：抗焦虑，开始一次 0.4mg，一日 3 次，用量按需递增。最大限量一日可达 4mg。镇静催眠，0.4～0.8mg，睡前服。老年和体弱患者开始用小量，一次 0.2mg，一日 3 次，逐渐递增至最大耐受量。抗恐惧，一次 0.4mg，一日 3 次，需要时逐渐增加剂量，一日最大量可达 10mg。②儿童常用量：18 岁以下儿童，用量尚未确定。

【制剂与规格】片剂：0.4mg。

### 坦度螺酮 Tandospirone

【适应证】各种神经症所致的焦虑状态，如广泛性焦虑症；原发性高血压、消化性溃疡等躯体疾病伴发的焦虑状态。

【药理作用】

（1）药效学　①对 5-HT$_{1A}$ 受体有高亲和力，海马及杏仁核等边缘系统被视为情感中枢，这些部位有 5-HT$_{1A}$ 高密度结合位点，本品对海马锥体细胞突触后 5-HT$_{1A}$ 受体和中缝核突触前 5-HT$_{1A}$ 受体具有激动作用，从而产生抗焦虑效应。和苯二氮䓬相比，本品作用的靶点相对集中，抗焦虑作用的选择性更高，因而免除了苯二氮䓬的肌松、镇静、催眠作用和对认知、运动功能的损害，也无滥用之忧。②对多巴胺能神经的兴奋作用也有较强抑制作用。③长期应用本品，可使 5-HT$_{1A}$ 受体下调，这可能与其抗抑郁作用有关。

（2）药动学　口服吸收快，达峰时间为 0.8 小时。在肝脏代谢，大部分（70%）从尿液排出，约 20% 从粪便排出。t$_{1/2}$ 为 1.2 小时。

【注意事项】①慎重给药：器质性脑功能障碍的患者，中度或严重呼吸功能衰竭患者，心功能障碍的患者，肝功能、肾功能障碍的患者，老年人。用于神经症患者时，若患者病程长（3 年以上），病情严重或其他药物（苯二氮䓬类药物）的疗效不充分时，本药难以产生疗效。②当一日用药剂量达 60mg 仍未见疗效时应停药，不得随意长期应用。③本药用于伴有高度焦虑症状的患者时，难以产生疗效，故应慎重观察症状。④服用本药过程中不得从事伴有危险的机械性作业。⑤本药与苯二氮䓬类药物无交叉依赖性，在需要停用苯二氮䓬类药物时，须缓慢减量。

【药物相互作用】①与氟哌啶醇合用可增强锥体外系反应。②与钙通道阻滞药（如硝苯地平、氨氯地平等）合用时可增强降压作用。

【禁忌证】对本品中任何成分过敏者禁用。

【不良反应】肝功能异常、黄疸、5-羟色胺综合征者禁用。

【用法和剂量】通常成人应用枸橼酸坦度螺酮片的剂量为一次 10mg，一日 3 次，口服。根据患者年龄、症状等适当增减剂量，但不得超过一日 60mg 或遵医嘱。

【制剂与规格】片剂：5mg、10mg；胶囊：5mg、10mg。

### 丁螺环酮 Buspirone

【适应证】各种焦虑症。

【药理作用】

（1）药效学 本品为非苯二氮䓬类抗焦虑药。本品不与γ-氨基丁酸-苯二氮䓬（GABA-BDZ）受体复合物结合，对 $5HT_{1A}$ 受体亲和力高，是该受体的激动药或部分激动药，其抗焦虑作用可能与之有关。对 5-$HT_{2A}$ 和多巴胺 2 型受体也有亲和力，其意义尚不清楚，长期用药可下调 5-$HT_{2A}$ 受体。和苯二氮䓬类药物不同，本品无镇静、催眠、中枢肌松和抗惊厥作用，无滥用潜力，无戒断现象，也不引起记忆障碍。本品与选择性 5-羟色胺再摄取抑制药的抗焦虑作用相似，治疗数周才起效。由于本品对呼吸、心血管和自主神经系统作用轻微，故老年患者用药较安全。

（2）药动学 口服吸收快，有明显的首关代谢，生物利用度低，与食物同服，可延缓吸收，而增加其生物利用度，达峰时间为 40～90 分钟。血浆蛋白结合率高达 95%。在肝脏经 CYP3A4 代谢、理化产生几种无活性的代谢产物；也可经氧化脱烷基作用生成活性较低（为母体药物的 1/4）的代谢产物。主要以代谢产物从尿液排泄，也可从粪便排泄。$t_{1/2}$ 为 2～4 小时，也有报道长达 11 小时。

【注意事项】①老年人、肝肾功能不全者剂量应减少。②妊娠期及哺乳期妇女慎用。③与苯二氮䓬类药无交叉耐受性，换用本品时不能减轻苯二氮䓬类戒断症状。应告之患者本品显效较慢，需 2～4 周，不应自行加量或停药。

【药物相互作用】本品与单胺氧化酶抑制剂合用可致血压增高。

【不良反应】①常见恶心、乏力、烦躁不安。②少见失眠、兴奋、头痛、头晕、震颤、共济失调、麻木、疲乏、感觉异常、胃肠不适。③大剂量时能升高催乳素、生长激素浓度。④可能诱发轻躁狂或躁狂。⑤有轻度抗抑郁作用，大剂量可出现心境恶劣。

【禁忌证】对本品过敏者、癫痫患者、重症肌无力患者、急性闭角型青光眼患者及儿童禁用。

【用法和剂量】口服：开始时一次 5mg，一日 2～3 次。以后根据病情和耐受情况调整剂量，每隔 2～3 日增加 5mg 至一日 20～40mg。

【制剂与规格】片剂：5mg。

# 抗 躁 狂 药

### 碳酸锂 Lithium Carbonate

【适应证】主要治疗躁狂症，对躁狂和抑郁交替发作的双相情感性精神障碍有很好的治疗和预防复发作用，对反复发作的抑郁症也有预防作用，也用于治疗分裂-情感性精神病。

【药理作用】

（1）药效学 本品可稳定情绪。机制尚未完全阐明，可能与 $K^+$、$Na^+$、$Ca^{2+}$、$Mg^{2+}$ 等电解质有关，与 5-HT、去甲肾上腺素、多巴胺、乙酰胆碱、GABA 等神经递质有关，还与环磷腺苷和磷酸肌醇等有关。锂盐抑制腺苷酸环化酶，减少 cAMP 生成，从而改变胺类神经递质和激素的释放；还抑制肌醇单磷酸酶，减慢 PI 循环，干扰 PI 系统介导的神经传递。这些可解释它对躁狂抑郁症的治疗作用和预防复发作用。

（2）药动学　口服易吸收且较完全，达峰时间为 0.5～3 小时（缓释剂为 3～12 小时）。不与血浆蛋白结合，在体内分布广，其中骨、甲状腺、脑中浓度高于血清，可通过胎盘屏障，也可进入乳汁。体内不代谢，绝大多数原型药物从尿液排出，极少量从粪便、唾液腺和汗腺排出。$t_{1/2}$ 为 20～24 小时，老年人可达 36 小时；肾功能损害者可长达 40～50 小时。肾小球滤出的锂可在肾小管重吸收，故缺 $Na^+$ 和肾小球滤过减少，可导致体内潴留。血药浓度个体差异大。

【注意事项】①妊娠初期 3 个月禁用，哺乳期妇女使用本品期间应停止哺乳。②脑器质性疾病、严重躯体疾病和低钠血症患者慎用。③12 岁以上儿童从小剂量开始，根据血锂浓度缓慢增加剂量。④老年人用药：锂在老年人体内排泄慢，易蓄积，按情况酌减用量，从小剂量开始，缓慢增加剂量，密切关注不良反应的出现。⑤碳酸锂中毒量与治疗量很接近，用药期间需要定期监测血锂浓度。⑥治疗期应每 1～2 周一次，维持期可每个月 1 次。⑦取血时间应在次日清晨，即末次服药后 12 小时。⑧血锂浓度>1.4mmol/L 时可出现中毒症状，早期表现为粗大震颤、恶心、呕吐、腹泻。血锂浓度>2.5mmol/L 时，可出现抽搐、昏迷、心律失常等。血锂浓度达 3.5mmol/L 时可致死。⑨可疑中毒时应立即查血锂并及时处理。⑩服本品患者需注意防止体液大量丢失，如持续呕吐、腹泻、大量出汗等情况易引起锂中毒。⑪服本品期间不可用低盐饮食。⑫长期服药者应定期检查肾功能和甲状腺功能。⑬碳酸锂片与缓释制剂具有不同的生物利用度，因此在开始治疗时，需要警惕换用不同制剂可能引起的后果。⑭锂盐应逐步减量停药，突然停药很可能导致病情复发。

【药物相互作用】本品与氨茶碱、咖啡因或碳酸氢钠合用，可增加本品的尿排出量，降低血药浓度和药效。本品与氯丙嗪及其他吩噻嗪衍生物合用时，可使氯丙嗪的血药浓度降低。本品与碘化物合用，可促发甲状腺功能低下。本品与去甲肾上腺素合用，后者的升压效应降低。本品与肌松药（如琥珀胆碱等）合用，肌松作用增强，作用时效延长。本品与吡罗昔康合用，可导致血锂浓度过高而中毒。

【禁忌证】①严重心血管疾病、肾病、脑损伤、电解质平衡失调、使用利尿剂者；②妊娠初期 3 个月妇女；③12 岁以下儿童禁用。

【不良反应】①常见口干、烦渴、多饮、多尿、便秘、腹泻、恶心、呕吐、腹痛、双手震颤、精神萎靡、无力、困倦、记忆力减退、中性粒细胞升高等。②严重不良反应在中毒时可出现视物模糊、胃肠不适（食欲减退、呕吐、腹泻）、肌无力、中枢神经系统失调（轻度困倦和迟滞发展到共济失调伴眩晕、粗大震颤、协调性差、构音不良），此时需要停止治疗；严重的超剂量用药可致肌腱反射亢进、癫痫、中毒性精神病、晕厥、肾衰竭、循环衰竭、昏迷及偶发的死亡。③少见白细胞计数升高、体重增加、水肿、甲状腺功能亢进或减退、高钙血症、甲状腺肿、抗利尿激素浓度增加、低钾血症、心电图及肾功能改变。

【用法和剂量】口服：用于急性躁狂，一般从小剂量开始，一次 0.25g，一日 3 次，之后根据患者需要、服药反应及血锂浓度逐日增加 0.25～0.5g，一般一日不超过 2.0g。维持治疗，一日不超过 1.0g。剂量最好根据血锂浓度调整。

服用碳酸锂缓释片，一日 0.9～1.5g，分 1～2 次服。维持治疗，一日 0.6～0.9g。

【制剂与规格】片剂：0.25g。缓解片：0.3g。

# 镇静催眠药

### 地西泮

见抗焦虑药。

### 佐匹克隆 Zopiclone

【适应证】失眠。

【药理作用】

（1）药效学　本品属于环吡咯酮类化合物，但药理作用与苯二氮䓬类药物相似，它们作用于 GABA$_A$ 受体/氯离子通道复合物中苯二氮䓬受体的不同结合位点。动物实验和临床应用均显示有镇静、催眠、抗焦虑、肌松和抗惊厥等作用。口服 7.5mg 后慢波睡眠的比例增加，快速眼动相睡眠并不减少。

（2）药动学　口服后吸收迅速，达峰时间为 1.5～2 小时。生物利用度约为 80%。药物迅速分布全身，健康人的表观分布容积为 100L/kg。血浆蛋白结合率为 45%～80%。在肝脏代谢，两个主要代谢产物大部分从尿液排泄。t$_{1/2}$ 约为 5 小时。重复给药无蓄积作用。

【注意事项】①本品可由乳汁分泌，其浓度随血浆药物浓度而变化，哺乳期妇女不宜使用。②大量长期用药突然停药可引起戒断症状。困倦可能延续到第 2 日，影响驾驶、操作机械、高空作业等。③肌无力者需进行监护，呼吸、肝肾功能不全者应调整剂量。④连续用药时间不宜过长，突然停药时应进行监护。⑤服用期间应严禁饮酒，乙醇的效应可被增强。⑥15 岁以下儿童不宜应用。

【药物相互作用】与神经肌肉阻滞剂（筒箭毒碱、肌松药）或其他中枢神经抑制药同服可增强镇静作用。与苯二氮䓬类抗焦虑药和催眠药同服，戒断综合征的出现可增加。

【禁忌证】重症肌无力、失代偿呼吸功能不全、严重睡眠呼吸暂停综合征、对本品过敏者禁用。

【不良反应】常见味觉障碍；少见胃肠功能障碍（恶心、呕吐）、口干、眩晕、困倦、头痛；偶见轻度头晕、共济失调、过敏、攻击倾向、意识障碍、抑郁、幻听、做噩梦、记忆力减退。

【用法和剂量】口服：成人一次 7.5mg，老年和体弱或肝功能不全患者一次 3.75mg，睡前服用。

【制剂与规格】片剂：3.75mg、7.5mg。

### 咪达唑仑 Midazolam

【适应证】麻醉前给药，全身麻醉诱导和维持，椎管内麻醉及局部麻醉时辅助用药，诊断或治疗性操作（如心血管造影、心律转复、支气管镜检查、消化道内镜检查等）患者镇静，ICU 患者镇静。

【药理作用】

（1）药效学　咪达唑仑是一种作用时间相对较短的苯二氮䓬类药物，它对受体的亲和力较高，约为地西泮的 2 倍。有资料表明，咪达唑仑分别具有苯二氮䓬类 GABA 受体与离子通道（氯离子）结合和产生膜超极化与神经元抑制两方面作用。所以认为咪达唑仑在诱导麻醉中的作用与通过神经突触部 GABA 沉积有关。肌内注射后 15 分钟内起效，静脉注射后 1.5～5 分钟起效。有效作用时间一般为 2 小时，个别可达 6 小时。

（2）药动学　不同途径给药后很快吸收，达峰时间为 15～60 分钟，口服后有明显首关消除，生物利用度低；肌内注射后，生物利用度超过 90%。吸收后分布于全身各部位，包括脑脊液和脑，可通过胎盘屏障，从乳汁分泌。表观分布容积为 1～2L/kg。但应注意，在充血性心力衰竭和肥胖者表观分布容积增加。血浆蛋白结合率很高，健康人中高达 97%。在肝脏代谢，主要代谢产物 1-羟甲基咪达唑仑和 4-羟咪达唑仑，有部分药理作用，代谢产物多数以糖苷结合形式经尿液排泄。健康人 $t_{1/2}$ 平均 2.5 小时（1～5 小时），偶有长达 12.3 小时。新生儿、老年人和充血性心力衰竭者 $t_{1/2}$ 延长。肾功能不全者没有改变。两个代谢产物的 $t_{1/2}$ 与原型药物相似。

【注意事项】①慢性肾衰竭、肝功能损害者慎用。②本品不能用于妊娠期妇女。在分娩过程中应用须特别注意，单次大剂量注射可致新生儿呼吸抑制、肌张力减退、体温下降及吸吮无力。③本品可随乳汁分泌，通常不用于哺乳期妇女。④以下情况慎用：体质衰弱者或慢性病、肺阻塞性疾病，或充血性心力衰竭患者，若使用咪达唑仑应减小剂量并进行生命体征的监测。⑤用作全身麻醉诱导术后常有较长时间再睡眠现象，应注意保持患者的气道通畅。⑥本品不能用 6%葡聚糖注射液或碱性注射液稀释或混合。⑦长期静脉注射咪达唑仑，突然撤药可引起戒断综合征，推荐逐渐减少剂量。⑧肌内注射或静脉注射咪达唑仑后至少 3 小时不能离开医院或诊室，之后应有人伴随才能离开。至少 12 小时内不得开车或操作机器等。⑨急性乙醇中毒时，与之合用将抑制生命体征。⑩患者可出现昏迷或休克，低血压的作用将延长。⑪充血性心力衰竭可延长 $t_{1/2}$，增加表观容积分布 2～3 倍。⑫出现肝功能损害。⑬老年人危险性的手术和斜视、白内障切除的手术中，可推荐应用咪达唑仑，但可能会有意识朦胧或定向障碍。

【药物相互作用】咪达唑仑可增强催眠药、镇静药、抗焦虑药、抗抑郁药、抗癫痫药、麻醉药和镇静性抗组胺药的中枢抑制作用。一些肝酶抑制药，特别是 GYP3A4 抑制药物，可影响咪达唑仑的药动学，使其镇静作用延长。乙醇可增强咪达唑仑的镇静作用。

【禁忌证】对苯二氮䓬类药过敏者、重症肌无力患者、精神分裂症患者、严重抑郁状态患者禁用。

【不良反应】①麻醉或外科手术时常见的不良反应为降低呼吸容量和呼吸频率，发生率为10.8%～23.3%；静脉注射后，有 15%的患者可发生呼吸抑制。严重的呼吸抑制易见于老年人特别是长期用药的老年人，可表现为呼吸暂停，窒息，心搏骤停，甚至死亡。②咪达唑仑静脉注射，特别当与阿片类镇痛剂合用时，可发生呼吸抑制，甚至呼吸停止，有些患者可因缺氧性脑病而死亡。③长期用作镇静后，患者可发生精神运动障碍。亦可出现肌肉颤动，躯体不能控制的运动或跳动，罕见的兴奋，不能安静等。当出现这些症状时应当处理。较常见的不良反应有低血压，静脉注射的发生率约为 1%；急性谵妄、朦胧、失定向、幻觉、焦虑、神经质或腿不安宁等；此外还有心率加快且不规则、静脉炎、皮肤红肿、皮疹、过度换气、呼吸急促等。肌内注射局部硬块、疼痛；静脉注射后，静脉触痛等。较少见的症状有视物模糊、轻度头痛、头昏、咳嗽、飘飘然；手脚无力、麻、痛或针刺感等。

【用法和剂量】肌内注射时用 0.9%氯化钠注射液稀释。静脉给药时用 0.9%氯化钠注射液、5%或 10%葡萄糖注射液、5%果糖注射液、复方氯化钠注射液稀释。在麻醉诱导前 20～60 分钟使用，0.05～0.075mg/kg 肌内注射，老年患者剂量酌减；全身麻醉诱导常用 5～10mg（0.1～0.15mg/kg）。局部麻醉或椎管内麻醉辅助用药，分次静脉注射 0.03～0.04mg/kg。用于 ICU 患者镇静，先静脉注射 2～3mg，继之以每小时 0.05mg/kg 静脉滴注维持。

【制剂与规格】注射液：1ml∶5mg、2ml∶10mg。

## 唑吡坦 Zolpidem

【适应证】偶发失眠和暂时失眠患者。

【药理作用】

（1）药效学　唑吡坦是一种与苯二氮䓬类有关的咪唑吡啶类催眠药物，其药效学活性本质上类似于其他同类化合物的作用：肌肉松弛、抗焦虑、镇静、催眠、抗惊厥、引起遗忘。实验研究已经证明镇静作用所需的剂量低于抗惊厥、肌肉松弛和抗焦虑作用所需的剂量。这些作用与对中枢受体的特异激动作用有关，后者属于 GABA-ω（BZ1 和 BZ2）大分子受体复合体，具有调节氯离子通道开放的作用。唑吡坦选择性地结合于ω（或 BZ1）亚型受体。在人类，唑吡坦缩短入睡所需的时间，减少夜间醒来的次数，增加总的睡眠持续时间并改善睡眠质量。这些作用伴随着特征性的脑电图波形，与苯二氮䓬类药物诱导的脑电图有所不同。夜间睡眠记录研究已经证明：唑吡坦延长 II 期睡眠和深睡眠（III 和 IV 期）。在推荐剂量时，唑吡坦不影响异相睡眠总的持续时间（快动眼睡眠）。

（2）药动学　口服唑吡坦的生物利用度约为 70%，血浆药物浓度达峰时间为 0.5～3 小时。在治疗剂量时，药动学呈线性。血浆蛋白结合率约为 92%。成人人体中表观分布容积为（0.54±0.02）L/kg。经肝脏代谢，以非活性的代谢产物形式，主要经尿液（大约 60%）和粪便（大约 40%）排泄。它对肝脏酶没有诱导作用。$t_{1/2\beta}$ 为 2.4（0.7～3.5 小时）。

【注意事项】①肝肾功能不全者，本品的血浆清除时间可延长。②急性乙醇中毒者应用时可发生致命危险。③有乙醇或药物滥用、依赖史者，对本品可能产生依赖性。④有精神抑郁者，唑吡坦可使症状加重。⑤严重慢性阻塞性肺疾病或有睡眠呼吸暂停综合征者，可加重疾病的症状。⑥过量症状为严重的共济失调、心动过缓、复视、头晕、嗜睡、恶心、呕吐、呼吸困难，严重者可引起昏迷。

【药物相互作用】乙醇：不建议同时服用乙醇。药物与乙醇同时使用可能增强镇静作用。这会影响驾驶或操作机械的能力。CNS 抑制剂：在合并使用抗精神病药物（安定药）、安眠药、抗焦虑/镇静剂、抗抑郁药、麻醉性镇痛药、抗癫痫剂、麻醉剂和镇静抗组胺药时可能发生中枢抑制作用的加重。但是，如果使用 SSRI 类抗抑郁药物（氟西汀和舍曲林），没有观察到临床上显著的药动学或药效学相互作用。在使用麻醉性镇静剂时也可能发生欣快感增强，导致精神依赖增强。细胞色素 P450 抑制剂和诱导剂：抑制细胞色素 P450 的化合物可能加强像唑吡坦这样的安眠药的活性。唑吡坦通过一些肝脏细胞色素 P450 酶代谢，主要的酶是 CYP3A4 和 CYP1A2。与利福平（一种 CYP3A4 诱导剂）同时给药时，唑吡坦的药效学作用被降低。但是，当唑吡坦与伊曲康唑（一种 CYP3A4 抑制剂）同时给药时，它的药动学和药效学没有明显改变。这些结果的临床相关性不明确。同时使用唑吡坦与酮康唑（一种 CYP3A4 抑制剂）（一次 200mg，一日 2 次）和唑吡坦加安慰剂相比，延迟唑吡坦的 $t_{1/2\beta}$，增加总的 AUC，并降低表观口服清除率。合并使用酮康唑与单独使用唑吡坦相比，唑吡坦的总 AUC 提高 1.83 倍。一般认为不需要对唑吡坦进行常规的剂量调整，但是应该建议患者在同时使用唑吡坦与酮康唑时镇静作用可能增强。其他药物：唑吡坦与华法林、地高辛、雷尼替丁或西咪替丁同时给药时，没有观察到明显的药动学相互作用。

【禁忌证】有过敏史、严重呼吸功能不全、睡眠呼吸暂停综合征、严重及急慢性肝功能不全、肌无力者禁用。

【不良反应】偶见恶心、呕吐、头晕、头痛、困倦、衰弱、记忆力减退、记忆障碍、做噩梦、夜间坐立不安、抑郁、意识障碍、知觉障碍或复视、震颤、共济失调、摔倒、皮肤反应、性功能障碍等。

【用法和剂量】口服：开始应服用最低有效剂量，成人最大剂量一次 10mg，老年人及肝肾功能不全者，一次 5mg，睡前服用，治疗时间最长不超过 4 周。

【制剂与规格】片剂：5mg、10mg。

# 心血管系统用药

## 抗心绞痛药

### 硝酸甘油 Nitroglycerin

**【适应证】**①心绞痛；②高血压；③充血性心力衰竭。

**【药理作用】**

（1）药效学　硝酸甘油的血管扩张作用是通过一氧化氮的释放，后者刺激血管平滑肌细胞的鸟苷酸环化酶，导致环鸟苷酸（cGMP）增加，继而降低细胞液中的游离钙浓度而松弛平滑肌细胞。在对血管平滑肌的作用上，其对静脉的扩张作用超过对小动脉的扩张。静脉扩张使静脉血管床血液积聚，静脉回流减少，并降低左心室舒张期容积和压力（降低前负荷）。小动脉扩张使周围血管阻力和收缩期左心室压力降低（降低后负荷）。结果是抑制心肌耗氧量的主要决定因素。硝酸甘油还具有扩张冠状动脉的作用，能改善缺血区局部冠脉血流和心肌氧供。

（2）药动学　本品易自口腔黏膜及胃肠道吸收，也可以从皮肤吸收，舌下给药吸收迅速且完全，生物利用度为 80%；而口服因肝脏首关代谢，在肝内被有机硝酸酯还原酶降解，生物利用度仅为 8%。血浆蛋白结合率为 60%。舌下给药 2～3 分钟起效，5 分钟达最大效应，血药浓度峰值为 2～3ng/ml，作用持续 10～30 分钟。$t_{1/2}$（舌下）为 1～4 分钟。静脉滴注即刻作用，贴膜药 30 分钟内起作用，口腔喷雾 2～4 分钟起作用。主要在肝内代谢，迅速且近乎完全，在血浆中酶也能予以分解。代谢后经肾排出。

**【注意事项】**①仅当确有必要时方可用于妊娠期妇女。②哺乳期妇女应谨慎使用。③下列情况慎用：血容量不足，收缩压低，严重肝肾功能不全。④可使肥厚型梗阻性心肌病引起的心绞痛恶化。⑤不应突然停止用药，以避免反跳现象。⑥长期连续用药可产生耐药性。

**【药物相互作用】**中度或过量饮酒时，使用本药可致低血压。与降压药或血管扩张药合用可增强硝酸盐的致直立性低血压作用。阿司匹林可减少舌下含服硝酸甘油的清除，并增强其血流动力学效应。使用长效硝酸盐可降低舌下用药的治疗作用。枸橼酸西地那非（万艾可）能加强有机硝酸盐的降压作用。与乙酰胆碱、组胺及胺类拟交感神经药合用时，疗效可能减弱。与其他拟交感神经药如去氧肾上腺素、麻黄碱或肾上腺素同用时可能降低心绞痛的效应。与三环类抗抑郁药同用时，可加剧抗抑郁药的低血压和抗胆碱效应。

**【禁忌证】**对硝酸酯类药物过敏、心肌梗死早期、严重贫血、青光眼、颅内压增高、肥厚型梗阻性心肌病者禁用，禁止与 5 型磷酸二酯酶抑制剂（西地那非）合用。

**【不良反应】**可见头痛、眩晕、虚弱、心悸、心动过速、直立性低血压、口干、恶心、呕吐、虚弱、出汗、苍白、虚脱、晕厥、面部潮红、心动过缓、心绞痛加重、药疹和剥脱性皮炎。

**【用法和剂量】**舌下含服：片剂，一次 0.25～0.5mg，每 5 分钟可重复 1 片，如 15 分钟内总量达 3 片后疼痛持续存在，应立即就医。可在活动前 5～10 分钟预防性使用。

控释口颊片剂：置于口颊犬齿龈上，一次 1mg，一日 3～4 次。效果不佳时，可一次 2.5mg，一日 3～4 次。勿置于舌下、咀嚼或吞服，避免睡前使用。

气雾剂：舌下喷雾，一次 0.5～1mg（1～2 喷），效果不佳时可在 10 分钟内重复给药。

注射液：5%葡萄糖注射液或氯化钠注射液稀释。稀释后静脉滴注：初始剂量 5μg/min。降低血压或治疗心力衰竭时，可每 3～5 分钟增加 5μg，在每分钟 20μg 无效时可以每分钟 10μg 递增，以后可每分钟 20μg。

贴片：贴于左前胸皮肤，一次 2.5mg（1 片），一日 1 次。

【制剂与规格】片剂：0.5mg；注射液：1ml：5mg。气雾剂：0.5mg；贴剂：2.5mg、5mg。

## 硝酸异山梨酯 Sosorbide Dinitrate

【适应证】冠心病的长期治疗，心绞痛的预防，心肌梗死后持续心绞痛的治疗，与洋地黄、利尿剂联合治疗慢性心力衰竭。

【药理作用】

（1）药效学　硝酸异山梨酯主要药理作用是松弛血管平滑肌。其在体内代谢生成单硝酸异山梨酯，后者释放一氧化氮，激活鸟苷酸环化酶，使平滑肌细胞内的环鸟苷酸增多，从而松弛血管平滑肌。

（2）药动学　口服吸收完全。生物利用度口服为 22%，舌下含服为 59%。血浆蛋白结合率低。本品主要在肝脏代谢，口服首关效应明显，经酶脱硝后生成具有活性的中间代谢物 2-单硝基异山梨酯和 5-单硝基异山梨酯。口服 15～40 分钟起效，持续 4～6 小时，舌下含服 2～5 分钟起效，15 分钟达最大效应，作用持续 1～2 小时；缓释片 30 分钟起效，持续作用 12 小时。喷雾剂进入口腔后，立即经黏膜吸收，5～7.5 分钟血药浓度达峰值。血药浓度峰值口服为 3ng/ml，血清浓度达峰时间在服药后 1 小时，一次用药作用持续 2～4 小时。舌下含服为 9ng/ml。喷雾剂每次喷 1.25mg 时，$t_{1/2}$ 静脉、舌下含服、口服分别为 20 分钟、1 小时和 4 小时。

【注意事项】主动脉或二尖瓣狭窄、直立性低血压者慎用。不应突然停止用药，以避免反跳现象。美国 FDA 妊娠期药物安全性分级：口服给药 C 级，肠道外给药 C 级，经皮给药 C 级，口含 C 级。

【药物相互作用】①与其他血管扩张药、钙通道阻滞剂、β受体阻滞剂、降压药、三环类抗抑郁药及乙醇合用，可增强本类药物的降血压效应。②可加强二氢麦角碱的升压作用。③同时使用类固醇类抗炎药可降低本药的疗效。④禁止与磷酸二酯酶-5 抑制药（如西地那非）合用，两者合用可发生显著低血压。

【禁忌证】急性循环衰竭（休克、循环性虚脱）、严重低血压（收缩压＜90mmHg）、急性心肌梗死伴低充盈压（除非在有持续血流动力学监测的条件下）、肥厚型梗阻性心肌病、缩窄性心包炎或心包填塞、严重贫血、青光眼、颅内压增高、原发性肺动脉高压、对硝基化合物过敏者禁用。

【不良反应】本品用药初期可能会出现硝酸酯引起的血管扩张性头痛，还可能出现面部潮红、眩晕、直立性低血压和反射性心动过速。偶见血压明显降低、心动过缓和心绞痛加重，罕见虚脱及晕厥。

【用法和剂量】普通片口服，预防心绞痛，一次 5～10mg，一日 2～3 次，一日总量 10～30mg。由于个体反应不同，需个体化调整剂量。舌下给药，一次 5mg。缓释片（胶囊）口服，一次 40～

80mg，8～12小时1次。注射药静脉滴注，可用本品注射液10mg，加入5%葡萄糖注射液250ml中静脉滴注，从40μg/min开始，根据情况每4～5分钟增加10～20μg/min，一般药量为每小时2～10mg，据患者反应而调节。用药期间，必须密切监测心率及血压。

硝酸异山梨酯气雾剂使用时，先揭开药瓶盖帽，喷射闸阀门处于上方，药瓶垂直，按压喷射阀门数次至喷雾均匀后即可使用。但若停用时间较长，则需再按压阀门至喷雾均匀后方可使用。使用时将喷雾嘴对准口腔，达到有效剂量2.5mg。

硝酸异山梨酯乳膏宜自小剂量开始，逐渐增量。将乳膏按刻度挤出所需长度，均匀涂布于所给印有刻度的纸上，每格相当于硝酸异山梨酯0.2g，将纸面涂药区全部涂满，即5cm×5cm面积，贴在左胸前区（可用胶布固定），一日1次（必要时每8小时1次），可睡前贴用。

【制剂与规格】片剂：5mg；氯化钠注射液、葡萄糖注射液：100ml：10mg；气雾剂：1.25mg×300喷；乳膏剂：1.5g。

### 单硝酸异山梨酯 Isosorbide Mononitrate

【适应证】①冠心病、心绞痛和心力衰竭的长期治疗，预防和治疗心绞痛。②与洋地黄和（或）利尿药合用治疗慢性心力衰竭。

【药理作用】

（1）药效学　单硝酸异山梨酯是硝酸异山梨酯的活性代谢产物。可通过扩张外周血管，特别是增加静脉血容量，减少回心血量，降低心脏前后负荷，而减少心肌耗氧量，同时还可通过促进心肌血流重新分布而改善缺血区血流供应，可能通过这两方面发挥抗心肌缺血作用。参阅硝酸异山梨酯。

（2）药动学　口服后由胃肠道迅速吸收。口服缓释片剂后，于30分钟至1小时达到血药峰浓度；20分钟内起效，作用维持8～10小时。与硝酸异山梨酯不同，本品并不经肝脏首关代谢，其生物利用度接近100%。本品分布广泛，表观分布容积大。本品被血管平滑肌细胞所摄取，硝酸基团变为无机硝酸酯，继而形成一氧化氮。本品代谢后形成无活性的代谢产物。$t_{1/2\beta}$为4～5小时。

【注意事项】美国FDA妊娠期药物安全性分级：口服给药C级。

【药物相互作用】见硝酸甘油。

【禁忌证】青光眼、严重低血压、休克和急性心肌梗死者忌用。

【不良反应】见硝酸甘油。

【用法和剂量】口服。普通制剂（片、胶囊），一次10～20mg，一日2～3次，严重者可用至一次40mg，一日2～3次，餐后服。预防心绞痛：一次5～10mg，一日2～3次，一日总量10～30mg，由于个体反应不同，需个体化调整剂量。缓释制剂（片、胶囊），一次50～60mg，一日1次，早餐后服。静脉注射：初始剂量每小时1～2mg，最大剂量每小时8～10mg。

【制剂与规格】片剂：10mg、20mg；缓释片：30mg、40mg、50mg、60mg；注射液：1ml：10mg、5ml：20mg；胶囊剂：10mg、20mg。

### 硝苯地平 Nifedipine

【适应证】高血压、冠心病、心绞痛。

【药理作用】

（1）药效学　本品为二氢吡啶类钙通道阻滞剂，一方面能阻滞钙离子通过心肌或平滑肌细胞膜的钙通道进入细胞内，由此引起周身血管，包括冠状动脉（正常供血区或缺血区）的血管张力减低而扩张，因而可以降低血压，增加冠状动脉血供。并能抑制自发或麦角新碱所引起的冠状动脉痉挛。另一方面能抑制心肌收缩，使心肌做功减低，耗氧量减少，缓解心绞痛。治疗用量时对窦房结与房室结功能影响小。给本品后血压下降时可有反射性心率加快。心功能正常者给药后心脏指数略增加，左心室射血分数（LVEF）、左室舒张期末压（LVEDP）及左室舒张期末容积（LVEDV）不变；心功能不良者则给药后 LVEF 略增加而左室充盈压减低。

（2）药动学 本品口服后胃肠道吸收良好，达 90% 左右。血浆蛋白结合率约为 90%，口服 30 分钟血药浓度达峰值，舌下或嚼碎服达峰时间提前。在 10～30mg 剂量范围内随剂量增加而增高，但不受药型与给药途径的影响。口服 15 分钟起效，1～2 小时作用达高峰，作用持续 4～8 小时。$t_{1/2}$ 呈双相，$t_{1/2\alpha}$ 为 2.5～3 小时，$t_{1/2\beta}$ 为 5 小时，$t_{1/2}$ 不受剂量影响。硝苯地平在肝脏代谢，产生无活性代谢产物，80% 经肾排出，20% 随粪便排出。缓释片口服后，血药浓度于 1.6～4 小时达峰，药-时曲线平缓长久；每服用一次，能维持最低有效血药浓度 10ng/ml 以上的时间达 12 小时。控释片口服后，血药浓度逐渐增加，约 6 小时达平台，波动小，可维持 24 小时。

【注意事项】①严重肝功能不全时减少剂量。②老年人用药应从小剂量开始。③严重主动脉瓣狭窄慎用。④终止服药应缓慢减量。⑤影响驾车和操作机械的能力。⑥不得与利福平合用。

【药物相互作用】①硝酸酯类药物：与本品合用控制心绞痛发作，有较好的耐受性。②β受体阻滞剂：绝大多数患者合用本品有较好的耐受性和疗效，但个别患者可能诱发和加重低血压、心力衰竭和心绞痛。③洋地黄：本品可能增加地高辛血药浓度，提示在初次使用、调整剂量或停用本品时应监测地高辛的血药浓度。④血浆蛋白结合率高的药物，如双香豆素类、苯妥英钠、奎尼丁、奎宁、华法林等与本品同用时，这些药的游离浓度常发生改变。⑤西咪替丁：与本品同用时本品的血药峰浓度增加，注意调整剂量。

【禁忌证】对硝苯地平过敏者、心源性休克者、儿童、妊娠期妇女和哺乳期妇女禁用。

【不良反应】常见面部潮红、头晕、头痛、恶心、下肢肿胀、低血压、心动过速。较少见呼吸困难。罕见胸痛、昏厥、胆石症、过敏性肝炎。

【用法和剂量】口服。①片剂、胶囊剂、胶丸：初始剂量一次 10mg，一日 3 次，维持剂量一次 10～20mg，一日 3 次；冠脉痉挛者可一次 20～30mg，一日 3～4 次，单次最大剂量 30mg，一日最大剂量 120mg。②缓释片剂、缓释胶囊剂：一次 10～20mg，一日 2 次，单次最大剂量 40mg，一日最大剂量 120mg。③控释片剂：一次 30mg，一日 1 次。缓控释制剂与规格不可掰开或嚼服。

静脉滴注：遮光，一次 2.5～5mg，加入 5% 葡萄糖注射液 250ml 稀释后 4～8 小时缓慢滴入，最大剂量一日 15～30mg，可重复使用 3 日，以后改为口服制剂。

【制剂与规格】片剂：5mg、10mg；缓释片：20mg、30mg。胶囊剂：5mg、10mg；缓释胶囊：20mg；胶丸：5mg；控释片：30mg、60mg；注射液：2.5mg：5ml。

### 地尔硫䓬Diltiazem

【适应证】冠状动脉痉挛引起的心绞痛和劳力型心绞痛、高血压、肥厚性心肌病。

【药理作用】

（1）药效学 本品为苯丙硫氮杂䓬类钙通道阻滞剂。扩张周围血管和冠状动脉，兼有较弱的负性肌力作用，但其血管扩张作用不及二氢吡啶类钙通道阻滞剂硝苯地平显著。抑制心肌传导，尤其是在窦房结和房室结部位，不及硝苯地平。

（2）药动学　普通片口服后从胃肠道几乎完全吸收，但在肝内经历广泛的首关代谢。血浆峰浓度出现于口服后 3～4 小时。生物利用度为 40%左右，但血浆浓度的个体差异甚大。血浆蛋白结合率约为 80%。本品在肝内广泛代谢，主要通过细胞色素 P450 同工酶 CYP3A4；代谢产物之一的去乙酰地尔硫䓬具有母药活性的 25%～50%，地尔硫䓬的 $t_{1/2}$ 为 3～5 小时。2%～4%的原药未经变化从尿中排出，其他则以代谢产物形式经由胆汁和尿中排出，地尔硫䓬及其代谢产物难以从血中透析去除。缓释片的吸收较完全，单次口服 120mg，2～3 小时可在血浆中检出，6～11 小时血药浓度达峰值。单次或多次给药后 $t_{1/2\beta}$ 为 5～7 小时，如同普通片剂，亦可观察到线性分离情况。本品用量从 120mg 增加至 240mg，生物利用度增加 2.6 倍。静脉注射 $t_{1/2\beta}$ 为 1.9 小时。

【注意事项】本品可延长房室结不应期，除病态窦房结综合征外不明显延长窦房结恢复时间。罕见情况下此作用可异常减慢心率（特别在病态窦房结综合征患者）或致二、三度房室传导阻滞。本品与β受体阻滞剂或洋地黄合用可导致对心脏传导的协同作用。有报道一例变异型心绞痛患者口服本品 60mg 致心脏停搏 2～5 秒。本品有负性肌力作用，在心室功能受损的患者单用或与β受体阻滞剂合用的经验有限，因而这些患者应用本品须谨慎。使用本品偶可致症状性低血压。本品罕见出现急性肝损害，表现为碱性磷酸酶、LDH、AST、ALT 明显增高及其他急性肝损害征象。停药可恢复。在肝脏代谢，由肾脏和胆汁排泄，长期给药应定期监测肝肾功能。肝肾功能受损者应用本品应谨慎。反应多为暂时的，继续应用本品也可消失。有少数报道皮肤反应可进展为多形性红斑和（或）剥脱性皮炎。如果皮肤反应为持续性应停药。

由于本品可能与其他药物有协同作用，同时使用对心脏收缩和（或）传导有影响的药物时应谨慎，并仔细调整所用剂量。在体内经细胞色素 P450 氧化酶进行生物转化，与经同一途径进行生物转化的其他药物合用时可导致代谢的竞争抑制。故在开始或停止同时使用本品时，对相同代谢途径的药物剂量，特别是治疗指数低的药物或有肝肾功能受损的患者，须加以调整以维持合理的血药浓度。

【药物相互作用】β受体阻滞剂：研究表明，盐酸地尔硫䓬与β受体阻滞剂合用耐受性良好，但在左心室功能不全及传导功能障碍患者中资料尚不充分。本品可增加普萘洛尔生物利用度近50%，因而在开始或停止两药合用时需调整普萘洛尔剂量。西咪替丁：由于抑制细胞色素 P450氧化酶影响本品首过代谢，可明显增加本品血药浓度峰值及药时曲线下面积。雷尼替丁仅使本品血药浓度轻度升高。地高辛：有报道本品可使地高辛血药浓度增加 20%，但也有不影响的报道，虽然结果矛盾，但在开始、调整和停止本品治疗时应监测地高辛血药浓度，以免地高辛过量或不足。麻醉药：对心肌收缩、传导、自律性都有抑制，并有血管扩张作用，可与本品产生协同作用。因此，两药合用时须仔细调整剂量。

【禁忌证】病态窦房结综合征未安装起搏器者、二或三度房室传导阻滞未安装起搏器者、收缩压低于 90mmHg 者、对本品过敏者、急性心肌梗死或肺充血者禁用。

【不良反应】常见浮肿、头痛、恶心、眩晕、皮疹、无力。罕见的有以下几类。①心血管系统：房室传导阻滞、心动过缓、束支传导阻滞、充血性心力衰竭、心电图异常、低血压、心悸、晕厥、心动过速、室性期前收缩。②神经系统：多梦、遗忘、抑郁、步态异常、幻觉、失眠、神经质、感觉异常、性格改变、嗜睡、震颤。③消化系统：厌食、便秘、腹泻、味觉障碍、消化不良、口渴、呕吐、体重增加、碱性磷酸酶、LDH、AST、ALT 轻度升高。④皮肤：瘀点、光敏感、瘙痒、荨麻疹。⑤其他：弱视、CPK 升高、口干、呼吸困难、鼻出血、易激惹、高血糖、高尿酸血症、阳痿、肌痉挛、鼻充血、多尿、夜尿增多、耳鸣、骨关节痛、脱发、多形性红斑、锥体外系反应、齿龈增生、溶血性贫血、出血时间延长、白细胞减少、紫癜、视网膜病变、血小板减少、剥脱性皮炎。

【用法和剂量】口服，起始剂量一次 30mg，一日 4 次，餐前及睡前服药，每 1～2 日增加一次剂量，直至获得最佳疗效。平均剂量 90～360mg/d。

【制剂与规格】片剂：30mg。

### 尼可地尔 Nicorandil

【适应证】冠心病、心绞痛的治疗。

【药理作用】

（1）药效学　尼可地尔是烟酸胺的硝酸酯衍生物，可阻止细胞内钙离子游离，增加细胞膜对钾离子的通透性，扩张冠状血管，持续性增加冠状动脉血流量，抑制冠状动脉痉挛。在扩张冠状动脉时，并不影响血压、心率、心肌收缩力及心肌耗氧量。同时，本品还具有抑制血小板聚集，防止血栓形成的作用。

（2）药动学　口服后胃肠道吸收良好，血浆药物浓度峰值出现在口服后 30～60 分钟。生物利用度为 75%。体内代谢过程主要是脱硝酸酯，占口服药量 20% 的主要代谢产物经尿液排出体外。$t_{1/2\beta}$ 约 1 小时。仅有少量的尼可地尔与血浆蛋白结合。

【注意事项】本品性状发生改变时禁止使用。

【药物相互作用】本品不宜与西地那非同时使用，西地那非可增强尼可地尔降低血压的作用。

【禁忌证】青光眼患者，严重肝、肾疾病患者，对本品过敏者禁用。

【不良反应】头痛、头晕、耳鸣、失眠；腹痛、腹泻、食欲缺乏、消化不良、恶心、呕吐、便秘等，偶见口角炎，可有氨基转移酶升高；心悸、乏力、颜面潮红、下肢水肿，还可引起反射性心率加快、严重低血压等反应。

【用法和剂量】口服，一次 1 片，一日 3 次；症状改善不明显时可增加剂量：一次 2 片，一日 3 次。

【制剂与规格】片剂：5mg。

# 抗心律失常药

### 美西律 Mexiletine

【适应证】慢性室性心律失常，如室性期前收缩、室性心动过速。

【药理作用】

（1）药效学　本品属Ⅰb类抗心律失常药。其化学结构及电生理效应均与利多卡因相近似，抑制钠离子内流，缩短动作电位，相对延长有效不应期，降低兴奋性。治疗剂量对窦房结、心房及房室结传导影响很小。本品对心肌几乎无抑制作用。静脉用药对心脏及神经系统的不良反应较利多卡因多见。

（2）药动学　口服后吸收完全。生物利用度为 80%～90%。急性心肌梗死者吸收较低。在体内分布广泛，表观分布容积为 5～7L/kg，有或无心力衰竭者相似。红细胞内的浓度比血浆中高 15%。血浆蛋白结合率为 50%～60%。主要消除途径是经肝脏代谢成多种产物，药理活性很小。$t_{1/2\beta}$ 单次口服时为 10～12 小时，长期服药者为 13 小时，急性心肌梗死者为 17 小时。口服后 30

分钟作用开始，约持续 8 小时。2～3 小时血药浓度达峰值，口服 200mg 的血药峰值为 0.3μg/ml，口服 400mg 时约为 1.0μg/ml。治疗血药浓度为 0.5～2μg/ml，中毒血药浓度与有效血药浓度相近，为 2μg/ml 以上。少数患者在有效血药浓度时即可出现严重不良反应。约 10% 以原型从尿中排出。碱性尿时排泄减少，长期服药者应注意尿的酸碱度。

【注意事项】本品在危及生命的心律失常患者中有使心律失常恶化的可能。在程序刺激试验中，此种情况见于 10% 的患者，但不比其他抗心律失常药高。美西律可用于已安装起搏器的二度或三度房室传导阻滞患者，有临床试验表明在一度房室传导阻滞的患者中应用较安全，但要慎用。美西律可引起严重心律失常，多发生于恶性心律失常患者。在低血压和严重充血性心力衰竭患者中慎用。肝功能异常者慎用。室内传导阻滞或严重窦性心动过缓者慎用。用药期间注意随时检查血压、心电图、血药浓度。

【药物相互作用】有临床试验报道美西律与常用的抗心绞痛药物、抗高血压药物和抗纤溶药物合用未见相互影响。美西律与奎尼丁、普萘洛尔或胺碘酮合用治疗效果更好，可用于单用一种药物无效的顽固性室性心律失常。但不宜与Ⅰb 类药物合用。如果苯妥英钠或其他肝酶诱导剂如利福平和苯巴比妥等与美西律合用，可以降低美西律的血药浓度。有报道苯二氮䓬类药物不影响美西律的血药浓度。美西律和地高辛、利尿剂和普萘洛尔合用不影响心电图 PR、QRS 和 QT 间期。在急性心肌梗死早期，吗啡使本品吸收延迟并减少，可能与胃排空延迟有关。制酸药可降低口服本品时的血药浓度，但也可因尿 pH 增高，血药浓度升高。

【禁忌证】心源性休克、二或三度房室传导阻滞、病态窦房结综合征者禁用。

【不良反应】20%～30% 的患者口服发生不良反应。胃肠反应：最常见，包括恶心、呕吐等，有肝功能异常的报道，包括 ALT 增高。神经系统反应：为第二位常见不良反应。包括头晕、震颤（最先出现手细颤）、共济失调、眼球震颤、嗜睡、昏迷及惊厥、复视、视物模糊、精神失常、失眠。心血管反应：窦性心动过缓及窦性停搏一般较少发生。偶见胸痛，促心律失常作用如室性心动过速，低血压及心力衰竭加剧。治疗包括停药，用阿托品、升压药、起搏器等。过敏反应：皮疹。极个别有白细胞及血小板减少。

【用法和剂量】口服，首次 200～300mg（4～6 片），必要时 2 小时后再服 100～200mg（2～4 片）。一般维持量为一日 400～800mg（8～16 片），分 2～3 次服。成人极量为一日 1200mg（24 片），分次口服。

【制剂与规格】片剂：50mg、100mg。

### 普罗帕酮 Propafenone

【适应证】①阵发性室性心动过速及室上性心动过速；②预激综合征者伴室上性心动过速；③心房扑动或心房颤动的预防；④各类期前收缩。

【药理作用】

（1）药效学　本品属Ⅰc 类抗心律失常药。其电生理效应是抑制快钠离子内流，减慢 0 相除极速度，使传导速度减低，轻度延长动作电位间期及有效不应期。主要作用在心房及心肌传导纤维，对房室旁路的前向及逆向传导速度也有延长作用。可提高心肌细胞阈电位。本品可降低自律性，抑制触发激动。此外，本品也有轻度β受体阻滞作用，约为普萘洛尔的 1/4。常规剂量慢钙离子通道阻滞作用较弱。轻至中度抑制心肌收缩力，程度与剂量有关。

（2）药动学　本品口服吸收良好，首关效应明显。生物利用度因剂量及剂型而异，为 3.1%～

21.4%。剂量增加 3 倍，血药浓度可增加 10 倍，呈饱和动力学特点。吸收后主要分布在肺组织，其浓度比心肌及肝脏组织内高 10 倍，比骨骼肌及肾脏高 20 倍。稳态表观分布容积为 1.9～3.0L/kg。血浆蛋白结合率约为 97%。单次服药 $t_{1/2\beta}$ 为 3～4 小时，多次服药为 6～7 小时，口服后 0.5～1 小时作用开始，2～3 小时达最大作用，作用可持续 6～8 小时（4～22 小时）。口服后 2～3 小时血药浓度达峰值。血药浓度与剂量不成比例增加，故用药需个体化。中毒血药浓度约 1000ng/ml。主要经肝脏代谢，90%属快代谢型，$t_{1/2\beta}$ 为 2～10 小时；主要代谢产物为 5-羟普罗帕酮和 N-去丙基普罗帕酮，均有药理活性；10%为慢代谢型，$t_{1/2\beta}$ 为 10～32 小时，无 5-羟普罗帕酮。目前对所有患者采用相同的服用方法，只是慢代谢者血原型药浓度比快代谢者高。约 1%以原药经肾排出，90%以氧化代谢物经肠道及肾脏清除。

【注意事项】①下列情况慎用：严重心肌损害者、严重的心动过缓者、肝肾功能不全者、明显低血压患者、妊娠期及哺乳期妇女。②老年患者用药后可能出现血压下降。且老年患者易发生肝、肾功能损害，因此要谨慎应用。老年患者的有效剂量较正常低。③如出现窦房性或房室性传导高度阻滞时，可静脉注射乳酸钠、阿托品、异丙肾上腺素等解救。

【药物相互作用】与奎尼丁合用可以减慢代谢过程。与局部麻醉药合用增加中枢神经系统副作用的发生。普罗帕酮可以增加血清地高辛浓度，并呈剂量依赖性。与普萘洛尔、美托洛尔合用可以显著增加其血浆浓度和 $t_{1/2\beta}$，而对普罗帕酮没有影响。与华法林合用时可增加华法林的血药浓度和 PT。与西咪替丁合用可使普罗帕酮血药稳态水平提高，但对其电生理参数没有影响。

【禁忌证】无起搏器保护的窦房结功能障碍、严重的房室传导阻滞、双束支传导阻滞、严重充血性心力衰竭、心源性休克、严重低血压及对本药过敏者禁用。

【不良反应】口干、唇舌麻木、头痛、头晕、恶心、呕吐、便秘、胆汁淤积性肝损伤、房室传导阻滞、QT 间期延长、PR 间期轻度延长、QRS 时间延长等。

【用法和剂量】口服：一次 100～200mg，一日 3～4 次。维持量，一日 300～600mg，分 2～4 次服用。

静脉注射：一次 70mg，加 5%葡萄糖注射液稀释，于 10 分钟内缓慢注射，必要时 10～20 分钟重复一次，总量不超过 210mg。静脉注射后改为静脉滴注，滴速为 0.5～1.0mg/min 或口服维持。

【制剂与规格】片剂：50mg、100mg；注射液：10ml：35mg。

## 普萘洛尔 Propranolol

【适应证】高血压，心绞痛，室上性快速型心律失常、室性心律失常，心肌梗死，肥厚型心肌病，嗜铬细胞瘤，偏头痛、非丛集性头痛。

【药理作用】

（1）药效学　普萘洛尔为非选择性β受体阻滞剂，与β受体阻滞剂特异性地竞争所获得的受体部位。当普萘洛尔阻滞自受体的结合位点时，β肾上腺素能刺激的变时性、变力性和血管扩张反应相应减弱。普萘洛尔的抗高血压作用机制尚未完全明了，涉及降低心排血量、抑制肾脏释放肾素，以及减少大脑血管运动中枢的交感神经传出信号。

（2）药动学　普萘洛尔口服后经胃肠道吸收较完全（90%），在肝内广泛代谢，代谢产物中至少有一种（4-羟普萘洛尔）被认为具有活性，但代谢产物在总活性中的作用尚不清楚。普萘洛尔的生物利用度约为 30%。服药后 1～2 小时血药浓度达峰值。血浆蛋白结合率为 90%～95%。$t_{1/2\beta}$ 为 2～3 小时。不同个体间血药浓度存在明显差异。表观分布容积为（3.9±6.0）L/kg。本品经肾脏排泄，主要为代谢产物，小部分（<1%）为母药。

【注意事项】①可通过胎盘屏障进入胎儿体内，有报道妊娠高血压者用药后可导致宫内胎儿发育迟缓，分娩时无力造成难产，新生儿可产生低血压、低血糖、呼吸抑制及心率减慢，尽管有报道对母亲及胎儿均无影响，但必须慎用，不宜作为妊娠期第一线治疗用药。②可少量从乳汁分泌，故哺乳期妇女慎用。③以下情况慎用：有过敏史，充血性心力衰竭，糖尿病，肺气肿，肝功能不全，甲状腺功能低下，雷诺综合征或其他周围血管疾病，肾功能衰退等。④老年人应用时，因对药物代谢与排泄能力弱，应适当调节剂量。⑤用药期间，应定期检查血常规、血压、心功能、肝肾功能等。⑥β受体阻滞剂的耐受量个体差异大，用量必须个体化。首次使用本品时需从小剂量开始，逐渐增加剂量并密切观察反应以免发生意外。⑦冠心病患者使用本品不宜骤停，否则可出现心绞痛、心肌梗死或室性心动过速。⑧甲亢患者用本品也不可骤停，否则使甲亢症状加重。⑨长期应用本品可在少数患者出现心力衰竭，倘若出现，可用洋地黄苷类和（或）利尿剂纠正，并逐渐递减剂量，最后停用。⑩糖尿病患者可引起血糖过低，非糖尿病患者无降糖作用。故糖尿病患者应定期检查血糖。

【药物相互作用】本品与利血平合用，可导致直立性低血压、心动过缓、头晕、晕厥。与单胺氧化酶抑制剂合用，可致极度低血压。与洋地黄合用，可发生房室传导阻滞而使心率减慢，需严密观察。与钙通道阻滞剂合用，特别是静脉注射维拉帕米，要十分警惕本品对心肌和传导系统的抑制。

与肾上腺素、苯福林或胺类拟交感神经药物合用，可引起显著高血压、心率过慢，也可出现房室传导阻滞。与异丙肾上腺素或黄嘌呤合用，可使后者疗效减弱。与氟哌啶醇合用，可导致低血压及心搏骤停。与氢氧化铝凝胶合用可降低普萘洛尔的肠吸收。乙醇可减缓本品吸收速率。与苯妥英、苯巴比妥和利福平合用可加速本品清除。与氯丙嗪合用可增加两者的血药浓度。与安替比林、茶碱类和利多卡因合用可降低本品清除率。与甲状腺素合用导致 $T_3$ 浓度的降低。与西咪替丁合用可降低本品肝代谢，延缓消除，增加普萘洛尔血药浓度。可影响血糖水平，故与降糖药同用时，需调整后者的剂量。

【禁忌证】支气管哮喘、心源性休克、二度或三度房室传导阻滞、重度心力衰竭、窦性心动过缓者禁用。

【不良反应】①眩晕，头昏，支气管痉挛，呼吸困难，充血性心力衰竭，神志模糊（尤见于老年人），精神抑郁，反应迟钝，发热，咽痛，粒细胞缺乏，出血倾向（血小板减少），四肢冰冷，腹泻，倦怠，眼、口、皮肤干燥，指趾麻木，异常疲乏等；嗜睡，失眠，恶心，皮疹。②个别病例有周身性红斑狼疮样反应，多关节病综合征，幻视，性功能障碍（或性欲下降）。③剂量过大时引起低血压（血压下降），心动过缓，惊厥，呕吐，可诱发缺血性脑梗死，可致心源性休克，甚至死亡。

【用法和剂量】口服。①用于高血压，初始剂量一次 10mg，一日 3～4 次，可单独使用或与利尿剂合用。剂量应逐渐增加，一日最大剂量 200mg。②用于心绞痛，一次 5～10mg，一日 3～4 次；每 3 日可增加 10～20mg，可渐增至一日 200mg，分次服用。③用于室上性、室性快速型心律失常，一次 10～30mg，一日 3～4 次，根据需要及耐受程度调整用量。④用于心肌梗死，一次 30～240mg，一日 2～3 次。⑤用于肥厚型心肌病，一次 10～20mg，一日 3～4 次。按需要及耐受程度调整剂量。⑥用于嗜铬细胞瘤患者控制心动过速，一次 10～20mg，一日 3～4 次，术前用 3 日，一般应先用α受体阻滞剂，待药效稳定后加用本品。⑦用于偏头痛，一日 30～100mg，分 3

次服。宜从小剂量开始，逐渐增加达到最适治疗剂量。

静脉注射：①成人，缓慢注射一次 1~3mg，必要时 5 分钟后可重复，总量 5mg。②儿童，一次 0.01~0.1mg/kg，缓慢注入（>10 分钟），不宜超过 1mg。

【制剂与规格】片剂：10mg。注射液：5mg：5ml。

### 阿替洛尔 Atenolol

【适应证】高血压、心绞痛、心肌梗死，也可用于心律失常、甲亢、嗜铬细胞瘤。

【药理作用】

（1）药效学　本品为选择性$\beta_1$受体阻滞剂，不具有膜稳定作用和内源拟交感神经活性。$\beta_1$受体阻滞作用强度与普萘洛尔相似，但并不抑制异丙肾上腺素的支气管扩张作用。治疗剂量的阿替洛尔对心肌收缩力无明显抑制。其降血压及减少心肌耗氧量的机制与普萘洛尔相同。早期进行的以事件为终点的大规模临床对照试验结果提示，阿替洛尔可减少急性心肌梗死发病后 0~7 日的病死率。

（2）药动学　口服吸收约 50%。小量可通过血脑屏障。血浆蛋白结合率为 6%~16%。口服后 2~4 小时作用达峰值，口服后作用持续时间较久，可达 2~4 小时。$t_{1/2}$ 为 6~7 小时。主要以原型自尿中排出，肾功能受损时 $t_{1/2}$ 延长，可在体内蓄积。

【注意事项】本品的临床效应与血药浓度可不完全平行，剂量调节以临床效应为准；肾功能损害时剂量须减少；有心力衰竭症状的患者使用本品时，与洋地黄或利尿药合用，如心力衰竭症状仍存在，应逐渐减量使用；本品的停药过程至少 3 日，常可达 2 周，如有撤药症状，如心绞痛发作，则暂停撤药，待稳定后渐停用；与饮食共进不影响其生物利用度；本品可改变因血糖降低而引起的心动过速；患有慢性阻塞性肺疾病的高血压患者慎用；本药可使末梢动脉血液循环失调，患者可能对用于治疗过敏反应常规剂量的肾上腺素无反应。

【药物相互作用】与其他抗高血压药物及利尿剂并用，能加强其降压效果，Ⅰ类抗心律失常药、维拉帕米、麻醉剂要特别谨慎。β受体阻滞剂会加剧停用可乐定引起的高血压反跳，如两药联合使用，本药应在停用可乐定前几日停用，如果用本药取代可乐定，应在停止服用可乐定数日后才开始β受体阻滞剂的治疗。

【禁忌证】二度或三度房室传导阻滞、心源性休克、病态窦房结综合征及严重窦性心动过缓者禁用。

【不良反应】在心肌梗死患者中，最常见的不良反应为低血压和心动过缓；其他反应可有头晕、四肢冰冷、疲劳、乏力、肠胃不适、精神抑郁、脱发、血小板减少症、牛皮癣样皮肤反应、牛皮癣恶化、皮疹及干眼等。罕见引起敏感患者的心脏传导阻滞。

【用法和剂量】口服。成人常用量：开始一次 1/4~1/2 片，一日 2 次，按需要及耐受量渐增至 2~8 片，肾功能损害时，肌酐清除率<15ml/(min·1.73m$^2$)者，一日 1 片，15~35ml/(min·1.73m$^2$)者，一日最多 2 片。

【制剂与规格】片剂：12.5mg、25mg、50mg。

### 美托洛尔 Metoprolol

【适应证】高血压，心绞痛，心肌梗死，肥厚型心肌病，主动脉夹层，心律失常，心房颤动（控制心室率），甲亢，心脏神经症，慢性心力衰竭，室上性快速型心律失常；预防和治疗急性心肌梗死患者的心肌缺血、快速型心律失常和胸痛。

【药理作用】

（1）药效学　本品为选择性$\beta_1$受体阻滞剂，无内源性拟交感神经作用，膜稳定作用弱。本品降低血压，其机制可能为阻滞心脏自受体而减低心排血量，抑制肾素释放而减低肾素血浓度，阻滞中枢和周围肾上腺素能神经元，减少去甲肾上腺素释放。本品阻滞心脏起搏点电位的肾上腺素能受体兴奋作用，故可用于治疗心律失常。本品阻滞儿茶酚胺使其可用于治疗甲亢。本品使心肌收缩力减低、心率减慢、心肌耗氧量减少，有利于治疗心绞痛和心肌缺血。降低心肌收缩力和抑制交感作用使其用于治疗肥厚型心肌病。心力衰竭时交感神经活性代偿性增高，但如其增高过度，可以引起心肌细胞缺血、坏死、心律失常，并继而激活肾素-血管紧张素-醛固酮系统，使血管收缩、水钠潴留，病情加重。本品阻滞交感神经$\beta$受体，从而使心力衰竭减轻。

（2）药动学　本品口服后吸收迅速、完全，但有相当的首关代谢，其生物利用度为50%。不同个体血药峰浓度差异很大，单剂给药后1.5～2小时血药浓度达峰。最大作用时间为1～2小时。$t_{1/2}$为3～7小时。肾功能不全时无明显改变。美托洛尔在体内广泛分布，具有中度脂溶性，能通过血脑屏障及胎盘屏障，进入乳汁。血浆蛋白结合率低，约为12%。本品在肝内代谢，主要通过细胞色素P450同工酶CYP2D6，代谢产物与少量美托洛尔原型（<5%）从尿中一起排出。

【注意事项】①下列情况慎用：肝脏功能不全、低血压、心脏功能不全、慢性阻塞性肺疾病。②对胎儿和新生儿可产生不利影响，尤其是心动过缓，妊娠期不宜使用。③嗜铬细胞瘤应先行使用$\alpha$受体阻滞剂。④对于要进行全身麻醉的患者，至少在麻醉前48小时停用。

【药物相互作用】美托洛尔是一种CYP2D6的作用底物。抑制CYP2D6的药物可影响美托洛尔的血浆浓度。抑制CYP2D6的药物有奎尼丁、特比萘芬、帕罗西汀、氟西汀、舍曲林、塞来昔布、普罗帕酮和苯海拉明。对于服用本品的患者，在开始上述药物治疗前应减低本品的剂量。本品应避免与下列药物合并使用：①巴比妥类药物：巴比妥类药物（对戊巴比妥作过研究）可通过酶诱导作用使美托洛尔的代谢增加。②普罗帕酮：4例已经使用美托洛尔的患者，在给予普罗帕酮后，美托洛尔的血浆浓度增高2～5倍，其中2例发生与美托洛尔有关的副作用。这种相互作用在8例健康志愿者中得到证实，对于这种相互作用的可能的解释是，普罗帕酮与奎尼丁相似，可通过CYP2D6途径抑制美托洛尔的代谢。由于普罗帕酮也具有$\beta$受体阻滞效应，其与美托洛尔的联合使用很难掌握。③维拉帕米：维拉帕米与$\beta$受体阻滞剂合用时（已有与阿替洛尔、普萘洛尔和吲哚洛尔合用的报道），有可能引起心动过缓和血压下降。维拉帕米和$\beta$受体阻滞剂对于房室传导和窦房结功能有相加的抑制作用。

本品与下列药物合并使用时可能需要调整剂量。①胺碘酮：一例报道显示，同时使用胺碘酮和美托洛尔，有可能发生明显的窦性心动过缓。胺碘酮的$t_{1/2}$很长（约50日），这意味着在胺碘酮治疗停止后较长的一段时间内，使用美托洛尔仍有可能发生两药的相互作用。②Ⅰ类抗心律失常药物：Ⅰ类抗心律失常药物与$\beta$受体阻滞剂有相加的负性肌力作用，故在左心室功能受损的患者中，有可能引起严重的血流动力学副作用。病态窦房结综合征和病理性房室传导阻滞的患者，也应避免同时使用美托洛尔和Ⅰ类抗心律失常药物。丙吡胺和美托洛尔之间的相互作用已有明确的资料证明。③非甾体抗炎药（NSAID）：已发现NSAID可抵消$\beta$受体阻滞剂的抗高血压作用。在这方面，经过研究的药物主要是吲哚美辛。$\beta$受体阻滞剂很可能不与舒林酸发生相互作用。在一项双氯芬酸的研究中，未发现$\beta$受体阻滞剂与双氯芬酸有相互作用。④苯海拉明：在快速羟化代谢人群中，苯海拉明使美托洛尔通过CYP2D6转化代谢成$\alpha$-羟美托洛尔的清除率下降40%，美托洛尔的作用因而增强。苯海拉明可能抑制其他 CYP2D6 底物的代谢。⑤地尔硫草：钙通道拮抗剂和β受体阻滞剂对于房室传导和窦房结功能能有相加的抑制作用。已经有β受体阻滞剂与地尔硫草合并使用时发生明显心动过缓的病例报道。⑥肾上腺素：约有 10 例报道显示，接受非选择性受体阻滞剂（包括吲哚洛尔和普萘洛尔）治疗的患者，在给予肾上腺素后发生明显的高血压和心动过缓。这些临床观察结果已经在对健康志愿者的研究中得到证实。局部麻醉药中的肾上腺素在血管内给药时有可能引起这种反应。根据推测，使用心脏选择性的β受体阻滞剂时，发生这种反应的危险性较低。⑦苯丙醇胺：苯丙醇胺 50mg 单剂给药能使健康志愿者的舒张压升高到病理水平。普萘洛尔通常能拮抗这种由苯丙醇胺引起的血压增高，但是在接受大剂量苯丙醇胺治疗的患者中，β受体阻滞剂可反常地引起高血压反应。在单独使用苯丙醇胺治疗的过程中，也有发生高血压反应的报道。⑧奎尼丁：在所谓的"快速羟化者"（该类型在瑞典超过 90%）中可抑制美托洛尔的代谢，结果使后者的血浆浓度显著升高、β受体阻滞作用增强。其他经由同一酶解途径（CYP2D6）进行代谢的β受体阻滞剂，也可能会与奎尼丁发生同样的相互作用。⑨可乐定：β受体阻滞剂有可能加重可乐定突然停用时所发生的反跳性高血压。如欲终止与可乐定的联合治疗，应在停用可乐定前数日停用β受体阻滞剂。⑩利福平：利福平可诱导美托洛尔的代谢，导致后者的血药浓度降低。应严密监控同时接受其他β受体阻滞剂（如滴眼液）或 MAOI 的患者。在接受β受体阻滞剂治疗的患者，吸入麻醉会增加心脏抑制作用。接受β受体阻滞剂治疗的患者应重新调整口服降糖药的剂量。若与西咪替丁或肼屈嗪合用，美托洛尔的血浆浓度会增加。

【禁忌证】重度或急性心力衰竭、二度或三度房室传导阻滞、失代偿性心力衰竭（肺水肿、低灌注和低血压）、有临床意义的窦性心动过缓或病态窦房结综合征、心源性休克、末梢循环灌注不良、严重的周围血管疾病、哮喘及喘息性支气管炎、治疗室上性快速型心律失常时、收缩压＜110mmHg 的患者不宜采用酒石酸美托洛尔静脉给药。

【不良反应】心率减慢、心脏传导阻滞、血压降低、心力衰竭加重，外周血管痉挛导致的四肢冰冷或脉搏不能触及、雷诺现象，疲乏和眩晕、抑郁、头痛、多梦、失眠、幻觉，恶心、胃痛、便秘、腹泻，气急，关节痛，瘙痒，腹膜后腔纤维变性，耳聋，眼痛等。

【用法和剂量】口服。①用于高血压：普通制剂与规格一次 100～200mg，一日 2 次；缓释制剂与规格一次 47.5～95mg，一日 1 次；控释制剂与规格一日 0.1g，早晨顿服或遵医嘱。②用于心绞痛、心律失常、肥厚型心肌病、甲亢：普通制剂与规格一次 25～50mg，一日 2～3 次，或一次 100mg，一日 2 次；缓释制剂与规格一次 95～190mg，一日 1 次；控释制剂与规格一日 0.1g，早晨顿服。③用于心力衰竭：应在使用洋地黄和（或）利尿剂、ACEI 等抗心力衰竭治疗的基础上使用本药。酒石酸美托洛尔：初始剂量一次 6.25mg，一日 2～3 次，以后视临床情况每 2～4 周可增加剂量，一次 6.25～12.5mg，一日 2～3 次。最大剂量可用至一次 50～100mg，一日 2 次。琥珀酸美托洛尔缓释片：心功能 II 级的稳定性心力衰竭患者，治疗起始的 2 周内，一次 23.75mg，一日 1 次，以后每 2 周剂量可加倍。长期治疗的目标用量为一次 190mg，一日 1 次。心功能III～IV级的稳定性心力衰竭患者，起始剂量一次 11.875mg，一日 1 次，剂量应个体化，在增加剂量过程中应密切观察患者，因为某些患者的心力衰竭症状可能会加重。1～2 周后，剂量可增至一次 23.75mg，一日 1 次，2 周后剂量可加倍，对于那些能耐受更高剂量的患者，每 2 周可将剂量加倍，最大可至一次 190mg，一日 1 次。

静脉注射。由于注射给药易出现心率、血压及心排血量的急剧变化，故应在心电监测下谨慎使用。①用于急性心肌梗死、不稳定型心绞痛：立即静脉给药一次 5mg，这一剂量可在间隔 2 分钟后重复给予，直到最大剂量一次 15mg。之后 15 分钟开始口服本品，一次 25～50mg，6～12 小时 1 次，共 24～48 小时，以后 50～100mg，一日 2 次。有下列情况的患者不能立即静脉给药：心率<70 次/分，收缩压<110mmHg，或一度房室传导阻滞。②用于室上性快速型心律失常：初始以每分钟 1～2mg 的速度静脉注射，一次 5mg；如病情需要，可间隔 5 分钟重复注射，总剂量 10～15mg，注射后 4～6 小时，心律失常已经控制，用口服制剂与规格维持，一日 2～3 次，一次剂量不超过 50mg。

【制剂与规格】（酒石酸盐）片剂：25mg、50mg；（酒石酸盐）注射液：5ml∶5mg。缓释片：25mg、50mg、100mg；控释片：25mg、50mg、100mg。

## 艾司洛尔 Esmolol

【适应证】心房颤动、心房扑动，围手术期高血压，窦性心动过速。

【药理作用】

（1）药效学　参阅普萘洛尔。本品选择性拮抗 $\beta_1$ 受体，无内源性拟交感神经作用和膜稳定性。

（2）药动学　本品注射后很快被红细胞酯酶水解。以每分钟 50～300μg/kg 的剂量注射，30 分钟内达到稳态血药浓度。给予适当的负荷剂量后，稳态浓度可于 5 分钟内达到。血药浓度以双向形式下降。注射后 $t_{1/2\alpha}$ 仅 2 分钟，$t_{1/2\beta}$ 约为 9 分钟，属超短效自受体拮抗药。55% 与血浆蛋白结合。主要以去酯后的代谢产物从尿中排泄。

【注意事项】①肾衰竭患者 $t_{1/2}$ 延长，注意监测。②老年人慎用。③用药期间应定期监测血压、心率、心功能变化。④高浓度给药（>10mg/ml）会造成严重的静脉反应，包括血栓性静脉炎，20mg/ml 的浓度在血管外可造成严重的局部反应，甚至坏死，故应尽量经大静脉给药。⑤糖尿病患者应用时应小心，本品可掩盖低血糖反应。

【药物相互作用】与交感神经节阻滞剂合用，会有协同作用，应防止发生低血压、心动过缓、晕厥。

与华法林合用，本品的血药浓度似会升高，但临床意义不大。与地高辛合用时，地高辛的血药浓度可升高 10%～20%。与吗啡合用时，本品的稳态血药浓度会升高 46%。与琥珀胆碱合用可延长琥珀胆碱的神经肌肉阻滞作用 5～8 分钟。本品会降低肾上腺素的药效。本品与维拉帕米合用于心功能不良患者会导致心搏骤停。

【禁忌证】支气管哮喘或有支气管哮喘病史、严重慢性阻塞性肺疾病、窦性心动过缓、二度或三度房室传导阻滞、难治性心功能不全、心源性休克、对本品过敏者禁用。

【不良反应】①心血管系统：低血压、心动过缓、传导阻滞、外周灌注不足的症状。②神经系统：头痛、头晕、嗜睡、乏力、惊厥等。③呼吸、消化系统：气管痉挛、呼吸困难、消化不良、腹部不适、恶心、呕吐、便秘、口干等。④注射部位发生炎症反应，如水肿、红斑、烧灼感、血栓性静脉炎和外渗性皮肤坏死。

【用法和剂量】静脉注射或静脉滴注：①心房颤动、心房扑动时控制心室率：成人，负荷量每分钟 0.5mg/kg，静脉注射约 1 分钟；维持量每分钟 0.05mg/kg，静脉滴注，4 分钟后若疗效满意则继续维持，若疗效不佳可重复给予负荷量并将维持量按每分钟 0.05mg/kg 的幅度递增，维持量最大可加至每分钟 0.3mg/kg，但每分钟 0.2mg/kg 以上的剂量并未带来明显的好处。②围手术期高血压或心动过速：初始剂量 1mg/kg，30 秒内静脉注射，继续以每分钟 0.15mg/kg 的速度静脉滴注，最大维持量为每分钟 0.3mg/kg，逐渐控制剂量，同室上性心动过速治疗。

【制剂与规格】注射液：1ml：0.1g、2ml：0.2g、10ml：0.1g。

## 索他洛尔 Sotalol

【适应证】各种危及生命的室性快速型心律失常。

【药理作用】

（1）药效学　本品为消旋体，两种异构体均有Ⅲ类抗心律失常作用，但仅左旋异构体有β受体阻滞作用，其作用是非心脏选择性的，无内在性拟交感神经作用。本品能延长动作电位平台相，减慢窦律，延缓房室结传导，使心房、心室肌及传导系统（包括旁路）不应期延长。心电图表现为 PR 间期延长，QRS 时限轻度增宽，产生剂量依赖性 QT 间期延长。有轻度降低心排血量和降低血压的作用。

（2）药动学　生物利用度为 90%～100%。达峰时间为 2.5～4 小时。一日 2 次口服，2～3 日可达稳态浓度。在一日 160～640mg 的范围内血药浓度与剂量相关。不与血浆蛋白结合，也无肝脏代谢。不易通过血脑屏障。全部以原型从肾脏排出。$t_{1/2\beta}$ 为 12 小时，肾功能障碍时 $t_{1/2}$ 延长，但肝功能不全对本品代谢无影响。

【注意事项】避免与能延长 QT 间期的药物合用。应用本品前应作电解质检查，低血钾和低血镁患者应在纠正后再用本品；对于长期腹泻或同时用利尿剂的患者尤需注意；与排钾利尿剂合用时应注意补钾。有支气管痉挛性疾病的患者避免使用本品。伴有病态窦房结综合征的患者用本品时应特别谨慎，谨防引起窦性心动过缓、窦性间歇或窦性停搏。本品具有β受体阻滞作用，故可抑制心肌收缩力或引发心力衰竭。因此，心功能不全患者在用洋地黄或利尿剂控制心功能不全后，方可慎用本品；另外，两者均可使房室传导延缓、心率减慢，应警惕其致心律失常作用。

【药物相互作用】本品能使 QT 间期延长，故已知能延长 QT 间期的药物如Ⅰ类抗心律失常药物、吩噻嗪类药物、三环类抗抑郁药、特非那定等不宜与本品合用。本品对地高辛血清浓度无明显影响，但两者合用引起心律失常作用较为常见。本品与钙通道阻滞剂合用可产生相加作用而导致低血压，故应谨慎合用。本品与利血平、胍乙啶及其他有β受体阻滞作用的药物合用可降低交感神经张力，导致低血压和严重心动过缓，甚至昏厥。本品与异丙肾上腺素等β受体阻滞剂合用时，可能需要增加用药剂量。

【禁忌证】禁用于支气管哮喘、窦性心动过缓、二度或三度房室传导阻滞（除非安放了有效的心脏起搏器）、先天性或获得性 QT 间期延长综合征、心源性休克、未控制的充血性心力衰竭及对本品过敏的患者使用。

当患者肌酐清除率＜60ml/min 时，应慎用本品。

【不良反应】静脉注射常见的副作用为低血压、心动过缓、传导阻滞，其他不良反应为疲倦、呼吸困难、无力、眩晕。与其他抗心律失常药物相似，本品在某些患者可产生致心律失常的不良反应，即可以诱发新的心律失常或使已有的心律失常加重。其中包括诱发尖端扭转型室性心动过速。

【用法和剂量】推荐剂量为 0.5～1.5mg/kg，稀释于 5% 葡萄糖注射液 20ml 中，10 分钟内缓慢注射，如有必要可在 6 小时后重复。注意本品同其他β受体阻滞剂一样，具有明显种族差异，用药剂量必须根据患者的治疗反应和耐受性而定，致心律失常可能发生在治疗开始时。

【制剂与规格】注射冻干粉针：40mg；注射液：2ml：20mg。

### 胺碘酮 Amiodarone

【适应证】房性心律失常（心房扑动、心房颤动转律和转律后窦性心律的维持）；结性心律失常；室性心律失常（治疗危及生命的室性期前收缩、室性心动过速及室性心律过速或心室颤动的预防）；伴预激综合征的心律失常。尤其上述心律失常合并器质性心脏病的患者（冠状动脉供血不足及心力衰竭）。口服适用于危及生命的阵发性室性心动过速及心室颤动的预防，也可用于其他药物无效的阵发性室上性心动过速、阵发性心房扑动、心房颤动，包括合并预激综合征者及持续心房颤动、心房扑动电转复后的维持治疗。可用于持续心房颤动、心房扑动时心室率的控制。

【药理作用】

（1）药效学　本品属Ⅲ类抗心律失常药。主要电生理效应是延长各部心肌组织的动作电位及有效不应期，有利于消除折返激动。同时具有轻度非竞争性的拮抗α及β受体药和轻度Ⅰ及Ⅳ类抗心律失常药的性质。对静息膜电位及动作电位高度无影响。本药能降低窦房结自律性，对房室旁路前向传导的抑制大于逆向。

（2）药动学　口服吸收迟缓且不规则。生物利用度约为50%。表观分布容积大约为60L/kg，主要分布于脂肪组织及含脂肪丰富的器官。其次为心、肾、肺、肝及淋巴结。最低的是脑、甲状腺及肌肉。在血浆中62.1%与白蛋白结合，33.5%可能与β脂蛋白结合。主要在肝内代谢消除，活性代谢产物为去乙基胺碘酮。单次口服 800mg 时 $t_{1/2}$ 为 4.6 小时（组织中摄取），长期服药 $t_{1/2\gamma}$ 为 13～30 日，$t_{1/2}$ 可达 40～55 日。停药后半年仍可测出血药浓度。口服后 3～7 小时血药浓度达峰值。约 1 个月可达稳态血药浓度。

【注意事项】①下列情况慎用：窦性心动过缓、QT 间期延长综合征、低血压、肝功能不全、严重充血性心力衰竭、肺功能不全、低钾血症。②老年人应用时需严密监测心电图、肺功能。③用药期间应定期进行血压、心电图（特别注意 QT 间期）、肝功能、甲状腺功能、肺功能、眼科检查。④多数不良反应与剂量有关，需长期服药患者尽可能用最小维持剂量。⑤本品口服作用的发生及消除均缓慢，临床应用根据病情而异。对危及生命的心律失常宜用短期较大负荷量，必要时静脉负荷；而对于非致命性心律失常，应用小量缓慢负荷。⑥本品 $t_{1/2}$ 长，故停药后换用其他抗心律失常药时应注意相互作用。

【药物相互作用】①增加华法林的抗凝作用，该作用可自加用本品后 4～6 日持续至停药后数周或数月。合用时应密切监测 PT，调整抗凝药的剂量。②增强其他抗心律失常药对心脏的作用。本品可增高血浆中奎尼丁、普鲁卡因胺、氟卡尼及苯妥英的浓度。与 Ⅰa 类药合用可加重 QT 间期延长，极少数可致扭转型室性心动过速，故应特别小心。从加用本品起，原抗心律失常药应减少 30%～50%剂量，并逐渐停药，如必须合用则通常推荐剂量减少一半。③与β受体阻滞剂或钙通道阻滞剂合用可加重窦性心动过缓、窦性停搏及房室传导阻滞。如果发生则本品或前两类药应减量。④增加血清地高辛浓度，亦可能增高其他洋地黄制剂的浓度达中毒水平，当开始用本品时洋地黄类药应停药或减少 50%，如合用应仔细监测其血清中药物浓度。本品有加强洋地黄类药物对窦房结及房室结的抑制作用。⑤与排钾利尿药合用，可增加低血钾所致的心律失常。⑥增加光敏药物作用。⑦可抑制甲状腺摄取。

【禁忌证】窦性心动过缓、窦房传导阻滞和病态窦房结综合征，除非已安装心脏起搏器（有窦性停搏的危险）；严重房室传导异常（除非已安装心脏起搏器）；与能诱发尖端扭转型室性心动过速的药物合用；甲状腺功能异常；已知对碘、胺碘酮或其中任何赋形剂过敏；妊娠期及哺乳期妇女。

【不良反应】窦性心动过缓、窦性停搏、房室传导阻滞，偶有 QT 间期延长伴扭转型室性心动过速；甲状腺功能亢进或低下；角膜黄棕色色素沉着；便秘；偶见恶心、呕吐、食欲缺乏；少见震颤、共济失调、近端肌无力、锥体外系反应；长期服药可有光敏感、皮肤石板蓝样色素沉着、皮疹、肝炎或脂肪浸润、氨基转移酶增高、过敏性肺炎、肺间质或肺泡纤维性肺炎、小支气管腔闭塞、限制性肺功能改变；低钙血症及血清肌酐升高。

【用法和剂量】口服：用于治疗室性心律失常，一日 0.4～0.6g，分 2～3 次服，1～2 周后根据需要改为一日 0.2～0.4g 维持，部分患者可减至一日 0.2g，每周 5 日或更小剂量维持。

治疗严重室性心律失常，一日 0.6～1.2g，分 3 次服用，1～2 周后根据需要逐渐改为一日 0.2～0.4g 维持。建议维持量宜应用最小有效剂量，根据个体反应，可于一日内给予 100～400mg。亦可隔日 200mg 或一日 100mg。

静脉滴注：负荷量 3～5mg/kg，一般为 150mg，加入 5%葡萄糖注射液 250ml 中，在 20 分钟内滴入（滴入时间不得短于 10 分钟），然后以 1～1.5mg/min 维持，6 小时后减至 0.5～1mg/min，一日总量 1200mg。以后逐渐减量，静脉滴注胺碘酮持续不应超过 4 日。

【制剂与规格】片剂：0.2g；注射液：2ml∶0.15g。

### 维拉帕米 Verapamil

【适应证】心绞痛，室上性心律失常，原发性高血压；注射剂用于快速阵发性室上性心动过速的转复，心房扑动或心房颤动心室率的暂时控制。

【药理作用】

（1）药效学　本品为非二氢吡啶类钙通道阻滞剂和Ⅳ类抗心律失常药。维拉帕米的抗心绞痛作用可能通过冠状动脉和周围血管阻力的降低，以及心肌耗氧量的降低。周围血管阻力下降可以解释本品的降压作用。维拉帕米使房室传导减慢，从而减慢心房颤动和扑动时增快的心室率。

（2）药动学　本品口服后 90%以上被吸收，生物利用度低，为 20%～35%。血浆蛋白结合率为 90%。口服后 1～2 小时作用开始，3～4 小时达最大作用，持续 6 小时。静脉给药抗心律失常作用于 2 分钟（1～5 分钟）开始，2～5 分钟达最大作用，作用持续约 2 小时，血流动力学作用 3～5 分钟开始，持续 10～20 分钟。本品主要在肝内代谢，口服后经首关代谢后仅 20%～35%进入血液循环，口服量需要静脉注射量的 10 倍才能达到同等血药浓度。代谢产物中去甲维拉帕米具有心脏活性。单剂口服 $t_{1/2}$ 为 2.8～7.4 小时，多药为 4.5～12 小时。去甲维拉帕米 $t_{1/2}$ 约为 9 小时。主要经肾清除，代谢产物在 24 小时内排出 50%，5 日内为 70%，9%～16%经消化道清除。

【注意事项】①肝功能不全患者慎用。严重肝功能不全时，口服给予正常剂量的 30%，静脉给药时作用时间延长，反复用药可能导致蓄积。②肾功能不全患者慎用，血液透析不能清除维拉帕米。③妊娠期避免使用，哺乳期妇女服用本品期间应暂停哺乳。④下列情况慎用并需进行严密的医疗监护：一度房室传导阻滞、低血压、心动过缓、严重肝功能损害、伴有 QRS 增宽（＞0.12秒）的室性心动过速、进行性肌营养不良、急性心肌梗死、与β受体阻滞剂合用。⑤老年人清除 $t_{1/2}$ 可能延长且易发生肝或肾功能不全，建议老年人从小剂量开始服用。⑥用药期间应定期检查血压。⑦由于个体敏感性的差异，使用本品时可能影响驾车和操作机器的能力，严重时可能使患者在工作时发生危险。这种情况更易出现在治疗开始、增加剂量、从其他药物换药或与乙醇同服时。⑧不能与葡萄柚汁同时服用。

【药物相互作用】环磷酰胺、长春新碱、丙卡巴肼、泼尼松、长春碱酰胺、多柔比星、顺铂等细胞毒性药物减少维拉帕米的吸收。苯巴比妥、乙内酰脲、维生素 D、苯磺唑酮和异烟肼通过增加肝脏代谢降低维拉帕米的血浆浓度。西咪替丁可能提高维拉帕米的生物利用度。维拉帕米抑制乙醇的消除，导致血中乙醇浓度增加，可能延长乙醇的毒性作用。少数病例报道维拉帕米和阿司匹林合用，出血时间较单独使用阿司匹林时延长。与β受体阻滞剂联合使用，可增强对房室传导的抑制作用。长期服用维拉帕米，使地高辛血药浓度增加 50%～75%。维拉帕米明显影响肝硬化患者地高辛的药动学，使地高辛的总清除率和肾外清除率分别减少 27%和 29%。因此服用维拉帕米时，须减少地高辛和洋地黄的剂量。与血管扩张剂、ACEI、利尿剂等抗高血压药合用时，降压作用叠加，应适当监测联合降压治疗的患者。与胺碘酮合用可能增加心脏毒性。肥厚型心肌病主动脉瓣狭窄的患者，最好避免联合用药。维拉帕米与氟卡尼合用，可使负性肌力作用叠加，房室传导时间延长。维拉帕米可增加卡马西平、环孢素、多柔比星、茶碱的血药浓度。有报道维拉帕米增加患者对锂的敏感性（神经毒性）。动物实验提示吸入性麻醉剂与维拉帕米同时使用时，需仔细调整两药剂量，避免过度抑制心脏。避免维拉帕米与丙吡胺同时使用。

【禁忌证】对本品过敏，急性心肌梗死并发心动过缓、低血压、左心衰竭，心源性休克，病态窦房结综合征，严重的心脏传导功能障碍（如窦房传导阻滞，二度或三度房室传导阻滞），预激综合征并发心房扑动或心房颤动，充血性心力衰竭者禁用。

【不良反应】常见便秘；偶见恶心、头晕、头痛、面部潮红、疲乏、神经衰弱、足踝水肿、皮肤瘙痒、红斑、皮疹，血管性水肿；罕见过敏、肌肉痛、关节痛、感觉异常；长期用药后出现齿龈增生，男性乳腺发育；静脉或大剂量给药可能出现低血压，心力衰竭，心动过缓，心脏传导阻滞，心搏骤停。

【用法和剂量】口服。①成人，普通制剂与规格：用于心绞痛，一次 80～120mg，一日 3 次。用于心律失常：慢性心房颤动服用洋地黄者，一日 240～320mg，分 3～4 次；预防阵发性室上性心动过速，未服用洋地黄者，一日 240～480mg，分 3～4 次；用于原发性高血压，一次 40～80mg，一日 3 次。最大使用剂量一日 480mg。缓释制剂与规格：用于原发性高血压，初始剂量一次 120～180mg，一日 1 次。未达疗效时，在上一剂量 24 小时后增加剂量，可按下列方式进行：清晨 240mg；清晨和傍晚各 1 次 180mg；清晨 1 次 240mg，傍晚 1 次 120mg；每 12 小时 1 次 240mg。缓释片剂不可掰开或嚼服。②儿童：普通制剂与规格，用于心律失常，年龄 1～5 岁，一日 4～8mg/kg，分 3 次，或每 8 小时 40～80mg；>5 岁，每 6～8 小时 80mg。

静脉注射。必须在持续心电监测和血压监测下，缓慢静脉注射至少 2 分钟。无法确定重复静脉给药的最佳给药间隔，必须个体化治疗。初始剂量 5～10mg（或 0.075～0.15mg/kg），稀释后缓慢静脉注射至少 2 分钟。如初反应不满意，首剂 15～30 分钟后再给 1 次 5～10mg 或 0.15mg/kg。

静脉滴注。加入氯化钠注射液或 5%葡萄糖注射液中静脉滴注，每小时 5～10mg，一日总量不超过 100mg。

【制剂与规格】片剂：40mg；注射液：2ml：5mg。

### 伊布利特 Ibutilide

【适应证】快速转复新近发生的心房颤动或心房扑动。

【药理作用】

（1）药效学　本品可延长离体的成人心肌细胞动作电位持续时间，延长活体心房和心室不应期，属于Ⅲ类抗心律失常药物的电生理作用。本品轻度延缓窦性心律和房室传导，治疗剂量下对QRS的时间没有显著作用，可产生剂量相关性QT间期延长。在射血分数超过和不到35%的患者做的血流动力学研究表明，伊布利特浓度达0.03mg/kg时对心排血量、平均肺动脉压、肺毛细血管楔压没有明显的临床作用。

（2）药动学　本品的药动学特点在受试者中有很大变异。静脉注射后，血浆浓度呈指数模式迅速下降，伊布利特的系统血浆清除率很高，接近肝血流，分布容积约为11L/kg，血浆蛋白结合率约为40%。伊布利特的药动学呈线性分布。$t_{1/2\beta}$大约是6小时（2～12小时）。大约有82%是从肾排泄（约7%是原型），剩余部分（约19%）从粪便中排出。伊布利特有八种代谢产物，其中只有$\omega$-羟基代谢物具有活性。

【注意事项】①房性心律失常持续时间较长的患者对于伊布利特的反应性较差，对于超过90日的持续性心律失常疗效还未确定。鉴于本药有引起致命性室性心律失常的可能，选择使用本品转复，要权衡转复的效益与用药风险，并考虑维持窦性心律治疗的必要和益处后再进行。②由于本品有促心律失常的报道，因此要慎重选择适应证。③不应给妊娠期妇女使用，除非它的益处明显高于其对胎儿的危害。④还没有研究证实伊布利特排泄进入母乳的情况，因此在使用本品进行治疗的过程中不鼓励母乳喂养。⑤伊布利特对于儿童的安全性和有效性研究还没有建立。老年人的剂量选择应更加慎重，从低剂量开始。⑥以下情况慎用：心功能不全者；有电解质紊乱，特别是血钾低于4.0mmol/L者；已有QT间期延长超过440毫秒者；使用了其他延长QT间期的药物者。⑦用药后持续心电图监测至少4小时或至QT间期恢复到基线水平。若出现心律失常还要延长观察时间；监测血压；必要时要监测血清电解质。⑧使用本品要熟悉促心律失常作用的识别和处理，特别是扭转型室性心动过速的处理，一旦发生，要立即停药，必要时临时起搏。持续的室性心动过速应进行电复律。不宜使用其他抗心律失常药。⑨在肝肾功能不全患者中的安全性还没有建立，一般认为不需减量，但用药后要延长监测时间。

【药物相互作用】①其他延长QT间期的药物如吩噻嗪类药物、三环类抗抑郁药、抗组胺药等将增加致心律失常的可能性。②同时使用地高辛、钙通道阻滞剂和β受体阻滞剂对伊布利特的安全性和有效性没有明显影响。

【禁忌证】①对本品过敏；②多型性室性心动过速（如尖端扭转型室性心动过速）；③先前4小时内使用过Ⅰ类抗心律失常药（如奎尼丁、普鲁卡因胺等）或Ⅲ类抗心律失常药（如胺碘酮、索他洛尔等）禁用。

【不良反应】①主要不良反应是出现新的心律失常，最主要的是可引起与QT间期延长有关的尖端扭转型室性心动过速。②低血压/直立性低血压、心力衰竭、肾衰竭（0.3%）。③其他可见恶心、头痛。

【用法和剂量】体重<60kg者使用0.01mg/kg，≥60kg者使用1mg，用5%葡萄糖注射液或0.9%氧化钠注射液稀释后静脉注射，注射时间不少于10分钟。如果心律失常在注射后的10分钟内没有终止，可重复用药一次。若心律失常终止，出现持续性或非持续性室性心动过速，或QT间期或QTc间期延长时，应马上停药。

【制剂与规格】注射液：10ml∶1mg。

### 莫雷西嗪 Moracizine

【适应证】室性心律失常，包括室性期前收缩及室性心动过速。

**【药理作用】**

（1）药效学 本品属Ⅰ类抗心律失常药，具体分类尚有不同意见。它可抑制快 $Na^+$ 内流，具有膜稳定作用，缩短2相和3相复极及动作电位时间，缩短有效不应期。对窦房结自律性影响很小，但可延长房室及希浦系统的传导。本品血流动力学作用轻微，在严重器质性心脏病患者可使心力衰竭加重。

（2）药动学 本品口服生物利用度为38%，饭后30分钟服用影响吸收速度，使血药峰浓度下降，但不影响吸收量。表观分布容积＞300L/kg。血浆蛋白结合率约为95%，约60%经肝脏生物转化，至少有2种代谢产物具有药理活性，$t_{1/2}$ 为 1.5～3.5 小时。口服后 0.5～2 小时血药浓度达峰值，抗心律失常作用与血药浓度的高低和时程无关。服用剂量的56%从粪便排出。

**【注意事项】** 由于心律失常抑制（CAST）试验证实本品在心肌梗死后无症状的非致命性室性心律失常患者中可增加2周内的死亡率，长期应用也未见到对改善生存有益，故应慎用于此类患者。注意促心律失常作用与原有心律失常加重的鉴别。用药早期最好能进行监测。下列情况应慎用：一度房室传导阻滞和室内传导阻滞；肝或肾功能不全；严重心力衰竭。用药期间应注意随访检查：血压、心电图、肝功能。

**【药物相互作用】** 西咪替丁可使本品血药浓度增加 1.4 倍，同时应用时本品应减少剂量。本品可使茶碱类药物清除增加，$t_{1/2}$ 缩短。其与华法林共用时可改变后者对 PT 的作用。在华法林稳定抗凝的患者开始用本品或停用本品时应进行监测。

**【禁忌证】** 二度或三度房室传导阻滞及双束支传导阻滞且无心脏起搏器者应禁用。禁用于心源性休克与过敏者。

**【不良反应】** 有头晕、恶心、头痛、乏力、嗜睡、腹痛、消化不良、呕吐、出汗、感觉异常、口干、复视等。致心律失常作用的发生率约为3.7%。

**【用法和剂量】** 口服。剂量应个体化，在应用本品前，应停用其他抗心律失常药1～2个半衰期。成人常用量150～300mg，每8小时1次，极量为每日900mg。

**【制剂与规格】** 片剂：50mg。

# 抗心力衰竭药

## 地高辛 Digoxin

**【适应证】** 急、慢性心力衰竭，控制心房颤动、心房扑动引起的快速心室率，室上性心动过速。

**【药理作用】**

（1）药效学 ①增加心肌收缩力和速度，由于本品能抑制细胞膜上的 $Na^+/K^+$-ATP 酶，减少 $Na^+$-$K^+$ 交换，细胞内 $Na^+$ 增加，从而使肌膜上 $Na^+$-$Ca^{2+}$ 离子交换反向转运激活，外排 $Na^+$ 的同时转入 $Ca^{2+}$，细胞内 $Ca^{2+}$ 增多，作用于心肌收缩蛋白，增加心肌收缩力和速度。②对心肌电生理特性的影响，通过直接对心肌细胞和间接通过迷走神经的作用，降低窦房结自律性，提高浦肯野纤维自律性；减慢房室结传导速度；缩短心房有效不应期，缩短浦肯野纤维有效不应期，大剂量时增加交感神经活性，这可能与地高辛的心脏毒性有关。③负性频率作用，由于其正性肌力作用，使衰竭心脏心排血量增加，血流动力学状态改善，消除交感神经张力的反射性增高，并增强迷走神经张力，延缓房室传导，从而减慢心率。此外，小剂量时提高窦房结对迷走神经冲动的敏感性，可增强其减慢心率作用。大剂量（通常接近中毒量）则可直接抑制窦房结、房室结和希氏束而呈现窦性心动过缓和不同程度的房室传导阻滞。

（2）药动学　本品口服吸收约 75%，生物利用度片剂为 60%～80%，酊剂为 70%～85%，胶囊剂为 90% 以上。吸收后广泛分布到各组织，部分经胆道吸收入血，形成肝肠循环。表观分布容积为 6～10L/kg。血浆蛋白结合率低，为 20%～25%。口服 0.5～2 小时起效，2～6 小时作用达高峰；毒性消失需 1～2 日，作用完全消失需 3～6 日。静脉注射 5～30 分钟起效，1～4 小时作用达高峰，持续作用 6 小时。治疗血药浓度为 0.5～2.0ng/ml，$t_{1/2\beta}$ 为 32～48 小时。在体内转化代谢很少，主要以原型由肾排泄，尿中排出量为用量的 50%～70%。

【注意事项】①本品可通过胎盘屏障，故妊娠后期母体用量可能增加，分娩后 6 周须减量。②本品可排入乳汁，哺乳期妇女应用须权衡利弊。③下列情况慎用：低钾血症、不完全性房室传导阻滞、高钙血症、甲状腺功能减低、缺血性心脏病、急性心肌梗死早期、活动性心肌炎、肾功能不全。④新生儿对本品的耐受性不定，其肾清除减少；早产儿与未成熟儿对本品敏感，按其不成熟程度而减小剂量。按体重或体表面积，1 个月以上婴儿比成人用量略大。⑤老年人应用时，因肝肾功能不全，表观分布容积减小或电解质平衡失调者，对本品耐受性低，必须减少剂量。⑥用药期间，应定期监测地高辛的血药浓度，血压、心率及心律，心电图，心功能，电解质尤其是钾、钙、镁，肾功能。疑有洋地黄中毒时，应作地高辛血药浓度测定。过量时，由于蓄积性小，一般停药后 1～2 日中毒表现可以消退。⑦应用本品剂量应个体化。⑧不能与含钙注射剂合用。

【药物相互作用】与两性霉素 B、皮质激素或失钾利尿剂如布美他尼、依他尼酸等同用时，可引起低血钾而致洋地黄中毒。与制酸药（尤其三硅酸镁）或止泻吸附药如白陶土、果胶、考来烯胺和其他阴离子交换树脂、柳氮磺吡啶或新霉素、对氨基水杨酸同用时，可抑制洋地黄强心苷吸收而导致强心苷作用减弱。与抗心律失常药、钙盐注射剂、可卡因、泮库溴铵、萝芙木碱、琥珀胆碱或拟肾上腺素类药同用时，可因作用相加而导致心律失常。有严重或完全性房室传导阻滞且伴正常血钾应用洋地黄者不应同时应用钾盐，但噻嗪类利尿剂与本品同用时，常须给予钾盐，以防止低钾血症。β受体阻滞剂与本品同用，有导致房室传导阻滞发生严重心动过缓的可能，应重视。但并不排除β受体阻滞剂用于洋地黄不能控制心室率的室上性快速心律失常。与奎尼丁同用，可使本品血药浓度提高约 1 倍，提高程度与奎尼丁用量相关，甚至可达到中毒浓度，即使停用地高辛，其血药浓度仍继续上升，这是奎尼丁从组织结合处置换出地高辛，减少其分布容积之故。两药合用时应酌减地高辛用量 1/3～1/2。与维拉帕米、地尔硫䓬、胺碘酮合用，由于降低肾及全身对地高辛的清除率而提高其血药浓度，可引起严重心动过缓。螺内酯可延长本品 $t_{1/2}$，需调整剂量或给药间期，随访监测本品的血药浓度。ACEI 及其受体拮抗剂可使本品血药浓度增高。依酚氯铵与本品合用可致明显心动过缓。吲哚美辛可减少本品的肾清除，使本品 $t_{1/2}$ 延长，有中毒危险，需监测血药浓度及心电图。与肝素同用，由于本品可能部分抵消肝素的抗凝作用，需调整肝素用量。洋地黄化时静脉用硫酸镁应极其谨慎，尤其是同时静脉注射钙盐时，可发生心脏传导阻滞。红霉素由于改变胃肠道菌群，可增加本品在胃肠道的吸收。甲氧氯普胺因促进肠道运动而减少地高辛的生物利用度约 25%。普鲁本辛因抑制肠道蠕动而提高地高辛生物利用度约 25%。

【禁忌证】①任何洋地黄类制剂与规格中毒；②室性心动过速、心室颤动、梗阻性肥厚型心肌病（若伴收缩功能不全或心房颤动仍可考虑）；③预激综合征伴心房颤动或心房扑动者禁用。

【不良反应】常见心律失常、食欲缺乏、恶心、呕吐、下腹痛、无力和软弱；少见视物模糊、色视、腹泻、中枢神经系统反应如精神抑郁或错乱；罕见嗜睡、头痛、皮疹和荨麻疹。

【用法和剂量】口服。①成人常用量一次 0.125～0.5mg，一日 1 次，7 日可达稳态血药浓度，若快速负荷量，可一次 0.25mg，每 6～8 小时 1 次，总剂量一日 0.75～1.25mg；维持量一次 0.125～0.5mg，一日 1 次。②儿童一日总量：早产儿，0.02～0.03mg/kg；1 个月以下新生儿，0.03～0.04mg/kg；1 个月至 2 岁，0.05～0.06mg/kg；2～5 岁，0.03～0.04mg/kg；5～10 岁，0.02～0.035mg/kg；10 岁或 10 岁以上，照成人常用量。总量分 3 次或每 6～8 小时 1 次给予，维持剂量为总量的 1/5～1/3，分 2 次，每 12 小时 1 次或一日 1 次。

静脉注射：①成人常用量一次 0.25～0.5mg，用 5% 葡萄糖注射液稀释后缓慢注射，以后可用 0.25mg，每隔 4～6 小时按需注射，但一日总量不超过 1mg；不能口服者需静脉注射，维持量 0.125～0.5mg，一日 1 次。②儿童按下列剂量分 3 次或每 6～8 小时给予。早产儿，0.015～0.025mg/kg；足月新生儿，0.02～0.03mg/kg；1 个月至 2 岁，0.04～0.05mg/kg；2～5 岁，0.025～0.035mg/kg；5～10 岁，0.015～0.03mg/kg；10 岁或 10 岁以上照成人常用量。

【制剂与规格】片剂：0.25mg；口服溶液剂：10ml：0.5mg、30ml：1.5mg、50ml：2.5mg、100ml：5mg；注射液：2ml：0.5mg；酊剂：0.5mg：10ml、1.5mg：30ml、5mg：100ml。

### 去乙酰毛花苷 Deslanoside

【适应证】急性心力衰竭，慢性心力衰竭急性加重，控制心房颤动、心房扑动引起的快速心室率。

【药理作用】

（1）药效学　参阅地高辛。

（2）药动学　本品口服很少吸收，故静脉注射给药。血浆蛋白结合率低，为 25%，可迅速分布到各组织。静脉注射后 10～30 分钟起效，1～3 小时作用达高峰，作用持续时间 2～5 小时。$t_{1/2\beta}$ 为 33～36 小时。3～6 日作用完全消失。在体内转化为地高辛，经肾脏排泄。由于排泄较快，蓄积较少。

【注意事项】见地高辛。

【药物相互作用】见地高辛。

【禁忌证】见地高辛。

【不良反应】见地高辛。

【用法和剂量】肌内注射或静脉注射：①成人用 5% 葡萄糖注射液 20ml 稀释后缓慢静脉注射，2 周内未用过洋地黄毒苷，或在 1 周内未用过地高辛的患者，初始剂量 0.4～0.6mg，以后每 2～4 小时可再给 0.2～0.4mg，总量一日 1～1.6mg。②儿童按下列剂量分 2～3 次间隔 3～4 小时给予。早产儿和足月新生儿或肾功能减退、心肌炎患儿，一日 0.022mg/kg；2 周至 3 岁，一日 0.025mg/kg。获满意疗效后，可改用地高辛常用维持量。

【制剂与规格】注射液：2ml：0.4mg。

### 伊伐布雷定 Ivabradine

【适应证】窦性心律且心率≥75 次/分、伴有心脏收缩功能障碍的纽约心脏病协会（NYHA）心功能分级Ⅱ～Ⅳ级慢性心力衰竭，与标准治疗包括β受体阻滞剂联合用药，或者用于禁忌或不能耐受β受体阻滞剂治疗时。

【药理作用】伊伐布雷定口服给药后，能迅速和较彻底地吸收，在禁食条件下，1 小时后能达到血药峰浓度。在患者体内，伊伐布雷定的血浆蛋白结合率约为 70%，表观分布容积在稳态下接近 100L/kg。在推荐一次 5mg，一日 2 次的长期给药中，最大血浆浓度为 22ng/ml（CV=29%），稳态下的平均血浆浓度为 10ng/ml（CV=38%）。在肝脏和消化道内，伊伐布雷定仅通过 CYP3A4 发生氧化作用从而被代谢，主要的活性代谢物为 $N$-去甲基化衍生物。伊伐布雷定在血浆中的 $t_{1/2\beta}$ 为 2 小时（70%～75%AUC），有效 $t_{1/2}$ 为 11 小时。总清除率为 400ml/min，肾脏消除率为 70ml/min。通过大便和小便最终排泄代谢物，在尿液中能找到 4% 的口服原药。

伊伐布雷定的动力学呈线性，口服剂量范围为 0.5～24mg。使用剂量增加到 15～20mg（一日 2 次），能够增加伊伐布雷定和主要代谢物的血浆浓度，从而使心率的降低呈线性。在高剂量下，心率的降低与伊伐布雷定血浆浓度不再成比例。尽管 CYP3A4 抑制剂的危险性较低，但伊伐布雷定与强效 CYP3A4 抑制剂联合使用时，会导致心率过度降低。

【注意事项及药物相互作用】

不推荐的合并用药：延长 QT 间期的药物，包括延长 QT 间期的心血管类药物（如奎尼丁、丙吡胺、苄普地尔、索他洛尔、伊布利特、胺碘酮）和延长 QT 间期的非心血管类药物（如匹莫齐特、齐拉西酮、舍吲哚、甲氟喹、卤泛群、喷他脒、西沙必利、注射用红霉素）。因为心率减慢会加重 QT 间期延长，应避免与心血管类和非心血管类延长 QT 间期的药物合并使用。如果有必要合并用药时，须对心脏进行严密监测。与西柚汁同服会导致本品的暴露量增加 2 倍。因此，应该避免西柚汁的摄入。

须慎重选用的合并用药：①排钾利尿剂（噻嗪类利尿剂和髓袢利尿剂），低钾血症会增加心律失常的危险。因为伊伐布雷定可能会引发心动过缓，低钾血症和心动过缓的联合作用是发生严重心律失常的易感因素，特别是长 QT 综合征（不论先天性或药物诱发性）的患者。②药动学相互作用的药物：伊伐布雷定仅通过 CYP3A4 代谢，也是该细胞色素酶的弱效抑制剂。伊伐布雷定对 CYP3A4 的其他底物（弱效、中效和强效 CYP3A4 抑制剂）的代谢和血浆浓度没有影响。CYP3A4 的抑制剂和诱导剂，易与本品发生相互作用，对本品代谢和药动学的影响有临床意义。药物相互作用研究证实，CYP3A4 抑制剂增加本品的血浆药物浓度，而 CYP3A4 诱导剂则降低本品的血浆浓度。伊伐布雷定血浆药物浓度升高可能与过度心动过缓的风险相关。中效 CYP3A4 抑制剂，当患者的静息心率大于 70 次/分，并且对心率进行监测的情况下，可以考虑伊伐布雷定与其他中效 CYP3A4 抑制剂（如氟康唑）合并用药，起始剂量为 2.5mg，一日 2 次。CYP3A4 诱导剂：如利福平、巴比妥类药物、苯妥英、贯叶金丝桃降低伊伐布雷定的暴露和活性。与具有 CYP3A4 诱导作用的药物合并使用时，可能需要对本品的剂量进行调整。伊伐布雷定 10mg 一日 2 次与贯叶金丝桃合并使用时，伊伐布雷定的 AUC 减少一半。在伊伐布雷定治疗期间应限制贯叶金丝桃的摄入。

禁止的合并用药：①禁止与强效 CYP3A4 抑制剂合并使用，如三唑类抗真菌药（酮康唑、伊曲康唑）、大环内酯类抗生素（如克拉霉素、口服红霉素、交沙霉素、泰利霉素）、HIV 蛋白酶抑制剂（奈非那韦、利托那韦）和萘法唑酮。强效 CYP3A4 抑制剂酮康唑（200mg，一日 1 次）和交沙霉素（1g，一日 2 次）可使伊伐布雷定的平均血浆暴露量增加 7～8 倍。②部分中效 CYP3A4 抑制剂：在健康志愿者和患者中进行的相互作用研究显示，本品与具有降低心率作用的药物地尔硫草或者维拉帕米合并使用时，可导致本品的暴露量增加（AUC 增加 2～3 倍），以及心率额外降低 5 次/分。因此，禁止本品与这些药物合并使用。

其他合并用药：药物相互作用研究显示，下列药物对伊伐布雷定药动学和药效学的影响无临床意义：质子泵抑制剂（奥美拉唑、兰索拉唑）、西地那非、HMG-CoA 还原酶抑制剂（辛伐他汀）、二氢吡啶类钙通道阻滞剂（氨氯地平、拉西地平）、地高辛和华法林。另外，伊伐布雷定对辛伐他汀、氨氯地平和拉西地平药动学的影响，对地高辛、华法林的药动学和药效学的影响，对阿司匹林药效学的影响，均没有临床意义。在关键性III期临床试验中，下列药物与伊伐布雷定合并使用时无安全性担忧：ACEI、血管紧张素II受体拮抗剂、β受体阻滞剂、利尿剂、醛固酮拮抗剂、短效和长效硝酸酯类药物、HMG-CoA 还原酶抑制剂、贝特类药物、质子泵抑制剂、口服降糖药、阿司匹林和其他抗血小板药物。

仅在成人中进行了相互作用研究。

【禁忌证】对本品活性成分或者任何一种辅料过敏；治疗前静息心率低于每分钟 70 次；心源性休克；急性心肌梗死；重度低血压（<90/50mmHg）；重度肝功能不全；病态窦房结综合征；窦房传导阻滞；不稳定或急性心力衰竭；依赖心脏起搏器起搏者（心率完全由心脏起搏器控制）；不稳定性心绞痛；三度房室传导阻滞；与强效 CYP3A4 抑制剂联用，如二唑类抗真菌药物（酮康唑、伊曲康唑）、大环内酯类抗生素（克拉霉素、口服红霉素、交沙霉素、泰利霉素）、HIV 蛋白酶抑制剂（奈非那韦、利托那韦）和萘法唑酮；与具有降低心率作用的中效 CYP3A4 抑制剂维拉帕米或地尔硫草联合使用；妊娠期、哺乳期妇女及未采取适当避孕措施的育龄妇女禁用。

【不良反应】最常见的不良反应为闪光现象（光幻视）和心动过缓，为剂量依赖性，与伊伐布雷定的药理学作用有关。

【用法和剂量】口服，一日 2 次，早、晚进餐时服用。本品起始治疗仅限于稳定性心力衰竭患者。建议在有慢性心力衰竭治疗经验的医生指导下使用。通常推荐的起始剂量为 5mg，一日 2 次。治疗 2 周后，如果患者的静息心率持续高于 60 次/分，将剂量增加至 7.5mg，一日 2 次；如果患者的静息心率持续低于 50 次/分或出现与心动过缓有关的症状，如头晕、疲劳或低血压，应将剂量下调至 2.5mg，一日 2 次；如果患者的心率在 50～60 次/分，应维持 5mg，一日 2 次。

治疗期间，如果患者的静息心率持续低于 50 次/分，或者出现与心动过缓有关的症状，应将 7.5mg 或 5mg 一日 2 次的剂量下调至下一个较低的剂量。如果患者的静息心率持续高于 60 次/分，应将 2.5mg 或 5mg 一日 2 次的剂量上调至上一个较高的剂量。如果患者的心率持续低于 50 次/分或者心动过缓症状持续存在，则必须停药。

【制剂与规格】片剂：5mg、7.5mg。

# 抗高血压药

### 卡托普利 Captopril

【适应证】高血压，心力衰竭。

【药理作用】

（1）药效学　①降压，本品为竞争性 ACEI，使血管紧张素 I 不能转化为血管紧张素 II，导致血浆肾素活性增高，醛固酮分泌减少，血管阻力减低。本品还抑制缓激肽的降解；也可直接作用于周围血管而降低阻力，心排血量不变或增多，肾小球滤过率不变。卧位与立位降压作用无差别。②减低心脏负荷，心力衰竭时本品扩张动脉与静脉，降低周围血管阻力或后负荷，减低肺毛细血管嵌顿压或前负荷，也降低肺血管阻力，因而改善心排血量，运动耐量时间延长。

（2）药动学　本品口服后吸收迅速，吸收率在 75% 以上，餐中服用胃肠道内有食物存在可使本品的吸收减少 30%～40%，故宜在餐前 1 小时服药。血液循环中本品的 25%～30% 与蛋白结合。用于降压，口服后 15 分钟开始起效，1～1.5 小时作用达高峰，持续 6～12 小时，其时间长短与剂量相关。降压作用为进行性，约数周达最大治疗作用。$t_{1/2\beta}$ 小于 3 小时，肾衰竭时延长。在肝内代谢为二硫化物等。经肾排泄，40%～50% 以原型排出，其余为代谢物，可在血液透析时被清除。本品不能通过血脑屏障。注射本品 15 分钟后生效，1～2 小时作用达高峰，持续 4～6 小时。

【注意事项】①肾功能不全时谨慎使用并监测，更易出现高钾血症或其他不良反应。初始剂量为一次 12.5mg，一日 2 次。②可分泌入乳汁中，哺乳期妇女需权衡利弊。③下列情况慎用：自身免疫性疾病如严重系统性红斑狼疮，骨髓抑制，脑动脉或冠状动脉供血不足，血钾过高，肾功能不全，主动脉瓣狭窄，严格饮食限制钠盐或进行透析者。④儿童：仅限于其他降压治疗无效时。⑤老年人对降压作用较敏感，应用本品须酌减剂量。⑥在用药期间，应定期监测白细胞计数和分类计数，最初 3 个月每 2 周查一次，每月查一次尿蛋白。⑦食物可使本品吸收减少 30%～40%，宜在餐前 1 小时服药。⑧本品可使血尿素氮、肌酐浓度增高，常为暂时性，在有肾病或长期严重高血压而血压迅速下降后易出现，偶有血清肝脏酶增高。⑨可能增高血钾，与保钾利尿剂合用时尤应注意检查血钾。⑩用本品时如蛋白尿逐渐增多，暂停本品或减少用量。⑪若白细胞计数过低，暂停用本品，可以恢复。⑫出现血管神经水肿，应停用本品，迅速皮下注射 1：1000 肾上腺素 0.3～0.5ml。⑬本品可引起尿丙酮检查假阳性。

【药物相互作用】与利尿药同用使降压作用增强，但应避免引起严重低血压，故原用利尿药者宜停药或减量。本品开始用小剂量，逐渐调整剂量。与其他扩血管药同用可能致低血压，如拟合用，应从小剂量开始。

与潴钾药物如螺内酯、氨苯蝶啶、阿米洛利同用可能引起血钾过高。与内源性前列腺素合成抑制剂如吲哚美辛同用，将使本品降压作用减弱。与其他降压药合用，降压作用加强；与影响交感神经活性的药物（神经节阻滞剂或肾上腺能神经阻滞剂）及 β 受体阻滞剂合用都会引起降压作用加强，应予警惕。与锂剂联合，可能使血清锂水平升高而出现毒性。

【禁忌证】对本品或其他血管紧张素转化酶抑制剂与规格过敏者；双侧肾动脉狭窄者；有血管神经性水肿史者；妊娠期妇女禁用。

【不良反应】常见皮疹，心悸，心动过速，胸痛，咳嗽，味觉迟钝；少见蛋白尿，眩晕，头痛，昏厥，血管性水肿，心率快而律不齐，面部潮红或苍白，白细胞与粒细胞减少。

【用法和剂量】口服。①成人常用量，用于高血压：初始剂量一次 12.5mg，一日 2～3 次，按需要 1～2 周增至一次 50mg，一日 2～3 次。用于心力衰竭：初始剂量一次 12.5mg，一日 2～3 次，根据耐受情况逐渐增至一次 50mg，一日 2～3 次，近期大量服用利尿药者初始剂量一次 6.25mg，一日 3 次。②儿童常用量，降压与治疗心力衰竭，初始剂量，一次 0.3mg/kg，一日 3 次，必要时每 8～24 小时增加 0.3mg/kg。

静脉注射。需个体化给药，常用量，一次 25mg，溶于 10% 葡萄糖注射液 20ml 中，缓慢静脉注射 10 分钟，随用 50mg 溶于 10% 葡萄糖注射液 500ml 中，静脉滴注 1 小时。

【制剂与规格】片剂：12.5mg、25mg；注射液：25mg：1ml、50mg：2ml。

### 依那普利 Enalapril

【适应证】原发性高血压。

【药理作用】

（1）药效学 参阅卡托普利。

（2）药动学 本品口服后吸收约 68%，吸收不受胃肠道内食物的影响。本品吸收后在肝内水解生成的二羧酸依那普利拉抑制血管紧张素转换酶的作用比本品强，但口服依那普利拉吸收极差。口服本品后约 1 小时血药浓度达高峰，而依那普利拉血药浓度高峰是在 3～4 小时。多数给本品后依那普利拉的有效 $t_{1/2}$ 为 11 小时，肝功能异常者依那普利转变成依那普利拉的速度延缓。口服本品后，降压作用于 1 小时开始，4～6 小时达高峰，按推荐剂量给药，降压作用可维持 24 小时以上。主要经肾排泄，口服剂量的 94% 左右以本品或依那普利拉存在于尿液和粪便中，无其他代谢产物。肾小球滤过率减至 30ml/min 以下时，达峰时间、达稳态时间均延迟。依那普利拉可经透析清除，其速率为 62ml/min。本品不易通过血脑屏障，依那普利拉不进入脑。

【注意事项】个别患者，尤其是在应用利尿剂或血容量减少时，可能会引起血压过度下降，故首次剂量宜从 2.5mg 开始。定期作白细胞计数和肾功能测定。

【药物相互作用】①与利尿药同用使降压作用增强，但须避免引起严重低血压，用本品前停用利尿药或增加钠摄入可减少低血压可能。②本品与排钾利尿药同用可减少钾丢失，但与保钾利尿药同用可使血钾增高。③本品与锂同用可致锂中毒，但停药后毒性反应即消失。

【禁忌证】对本品过敏者或双侧肾动脉狭窄患者忌用。肾功能严重受损者慎用。

【不良反应】可有头昏、头痛、嗜睡、口干、疲劳、上腹不适、恶心、心悸、胸闷、咳嗽、面红、皮疹和蛋白尿等。必要时减量。如出现白细胞减少，需停药。

【用法和剂量】口服：开始剂量为一日 5～10mg，分 1～2 次服，肾功能严重受损（肌酐清除率低于 30ml/min）患者为一日 2.5mg。根据血压水平，可逐渐增加剂量，一般有效剂量为一日 10～20mg，一日最大剂量一般不宜超过 40mg。本品可与其他降压药特别是利尿药合用，降压作用明显增强，但不宜与潴钾利尿药合用。

【制剂与规格】片剂：2.5mg、5mg、10mg。

### 赖诺普利 Lisinopril

【适应证】高血压。

【药理作用】

（1）药效学 参阅卡托普利。

（2）药动学 本品口服后吸收约 25%（6%～60%），吸收不受食物影响。本品不在肝内转化产生有活性的代谢产物，与血浆蛋白基本不结合。$t_{1/2\beta}$ 为 12 小时，肾衰竭时延长。口服本品单剂后 7 小时血药浓度达峰值，在急性心肌梗死时略延长。口服本品单剂后 1 小时内起作用，6 小时达峰作用，作用维持约 24 小时。本品 100% 经肾清除。

【注意事项】①下列情况慎用本品：自身免疫性疾病、骨髓抑制、脑或冠状动脉供血不足、血钾过高、肾功能障碍。②严格限制食盐、血容量不足或进行透析治疗者，首剂应用本品可能发生严重的低血压。③用本品期间，肾功能障碍或白细胞缺乏的患者最初 3 个月内每 2 周检查白细胞计数及分类计数 1 次，定期检查。

【药物相互作用】用强心苷与利尿药的心功能不全患者已有水、钠缺失，开始用本品时应采用小剂量；与保钾利尿药如螺内酯、氨苯蝶啶、阿米洛利合用可能引起血钾过高，尤其是肾功能不全的患者。非甾体抗炎药尤其吲哚美辛可抑制肾前列腺素合成，并引起水、钠潴留，减弱本品的降压作用。与其他降压药合用时有协同降压作用，其中与引起肾素释出或影响交感活性的药物呈较大的相加作用。与锂盐合用可降低锂盐的排泄，须监测锂盐的浓度。

【禁忌证】对此产品任何成分过敏者，使用血管紧张素转化酶抑制剂曾引起血管神经性水肿者，孤立肾、移植肾、双侧肾动脉狭窄肾功能减退者禁用。

【不良反应】头痛、眩晕、疲乏、嗜睡、恶心、咳嗽。直立性低血压、晕厥、红斑和乏力、过敏/血管神经性水肿［偶尔发生于面部、四肢、唇舌、声门和（或）喉部］。

【用法和剂量】降血压初始剂量通常为 1 粒/次，维持剂量 1 粒/次，最高剂量 8 粒/次，一日 1 次。慢性心功能不全同时合并高血压患者初始剂量 2.5mg/d，常用有效量 5～20mg，一日 1 次。急性心肌梗死首剂口服 5mg，24 小时及 48 小时后再分别给予 5mg 和 10mg，随后一日 10mg，应持续 6 周。低收缩压的患者(收缩压低于 120mmHg)或梗死后 3 日内的患者应给予较低量(2.5mg)。如果发生低血压（收缩压低于 100mmHg），维持量可临时降至 2.5mg。

【制剂与规格】片剂：5mg、10mg；胶囊：5mg、10mg。

## 缬沙坦 Valsartan

【适应证】轻、中度原发性高血压。

【药理作用】

（1）药效学　①本品为可逆的竞争性的血管紧张素Ⅱ受体拮抗药；②对总胆固醇、三酰甘油、血糖或血尿酸无明显影响，突然停药无血压反跳或其他不良反应。

（2）药动学　本品口服后可迅速吸收，吸收总量个体差异很大，平均绝对生物利用度为 23%。体内消除表现为多级指数衰减动力学，$t_{1/2\beta}$ 约为 9 小时，呈线性药动学，稳态分布容积约 17L/kg。主要以原型排泄，83% 从粪便排泄。血浆蛋白结合率为 94%～97%。单剂服药后 2 小时内出现降压作用，4～6 小时达到降压高峰，降压作用可持续 24 小时以上。本品与食物同时服用，AUC 减少 40%，但并未使治疗效果明显降低。长期给药无蓄积作用。

【注意事项】①肝功能不全时不需要调整剂量，胆道梗阻患者因排泄减少使用时应小心。②肾功能不全时不需要调整剂量，但肌酐清除率＜10ml/min 时需要注意。③哺乳期妇女不宜使用。④低钠及血容量不足患者注意避免出现低血压。

【药物相互作用】临床没有发现明显的药物相互作用。已对以下药物进行了研究：西咪替丁、华法林、呋塞米、地高辛、阿替洛尔、吲哚美辛、氢氯噻嗪、氨氯地平和格列本脲。

由于缬沙坦几乎不经过代谢，临床没有发现与诱导或抑制细胞色素 P450 系统的药物发生相互影响。

虽然缬沙坦大部分与血浆蛋白结合，但是体外实验没有发现它在这一水平与其他血浆蛋白结合药物（如双氯芬酸、呋塞米、华法林）发生相互作用。

与保钾利尿药（如螺内酯、氨苯蝶啶、阿米洛利）联合应用时，补钾或使用含钾制剂可导致血钾浓度升高和引起心力衰竭患者血清肌酐升高。因此，联合用药时需要注意。

【禁忌证】对本品任何成分过敏者、妊娠期妇女禁用。

【不良反应】少见直立性血压改变；偶见轻度头痛，头晕，疲乏，腹痛，干咳，血钾增高，中性粒细胞减少，血红蛋白和血细胞比容降低，血肌酐和氨基转移酶增高；有腹泻，鼻炎，咽炎，关节痛，恶心。

【用法和剂量】口服：一次 80mg，一日 1 次。降压不佳者，一次 160mg，一日 1 次，或加用利尿药。缬沙坦氢氯噻嗪，一次 1 片（80mg），一日 1 次。

【制剂与规格】胶囊：80mg。

## 缬沙坦氨氯地平 Valsartan and Amlodipine

【适应证】原发性高血压、单药治疗不能充分控制的高血压。

【药理作用】参见缬沙坦和氨氯地平。

【注意事项】低血压：在安慰剂对照试验中，用缬沙坦氨氯地平片治疗无并发症的高血压患者，有 0.4%出现过度低血压。肾素-血管紧张素系统处于激活状态的患者［如服用高剂量利尿药血容量和（或）盐不足的患者］接受血管紧张素Ⅱ受体拮抗剂时，可能出现症状性低血压。建议在服用本品前纠正血容量不足的状况，或在开始治疗时进行密切的临床监测。在心力衰竭或最近发生心肌梗死的患者和接受手术或透析的患者中开始治疗时需谨慎。心力衰竭或心肌梗死后的患者给予缬沙坦，通常会引起血压降低，但是如果能遵守给药指导，通常不需要因为持续的症状性低血压而停止治疗。心力衰竭患者的对照临床试验中，接受缬沙坦治疗的患者低血压发生率为 5.5%，安慰剂组为 1.8%。在缬沙坦急性心肌梗死试验（VALIANT）中，心肌梗死后患者由于低血压引起永久停药的比例在缬沙坦治疗组中为 1.4%，在卡托普利治疗组中为 0.8%。由于氨氯地平引起的血管舒张作用是逐渐起效的，因此口服给药后报道发生急性低血压的很少。虽然如此，与任何其他外周血管扩张药一样，氨氯地平给药时应小心，尤其对于严重主动脉瓣狭窄的患者。如果服用本品时发生过度低血压，应该让患者平卧，必要时静脉输注生理盐水。暂时性的低血压并不是服用本品的禁忌，血压稳定后通常可以继续服用本品。心肌梗死或心绞痛增加的风险：在开始接受钙通道阻滞剂治疗或在加大剂量时，罕见有患者（特别是在严重梗阻型冠状动脉疾病的患者）心绞痛或急性心肌梗死的发生频率、持续时间或严重程度增加。此作用的机制尚不清楚。肝功能不全：氨氯地平的研究显示，氨氯地平经过肝脏广泛代谢，在肝功能损伤患者中，$t_{1/2}$ 为 56 小时，因此严重肝功能损伤患者应慎用氨氯地平。由于缬沙坦主要由胆汁清除，因此对于轻度至中度肝功能损伤的患者，包括有胆道阻塞疾病的患者，缬沙坦血浆清除率降低（AUC 升高）。这些患者应慎用缬沙坦。肾功能不全-高血压：在对单侧或双侧肾动脉狭窄的高血压患者进行的 ACEI 的研究中，发现血清肌酐和血尿素氮升高。在为期 4 日的缬沙坦治疗 12 名单侧肾动脉狭窄高血压患者的研究中，没有观察到血清肌酐或血尿素氮有明显的升高。未在单侧或双侧肾动脉狭窄患者中进行缬沙坦长期治疗研究，不过预期与 ACEI 作用相似。由于肾素-血管紧张素-醛固酮系统受到抑制，可能会出现肾功能改变，尤其在血容量不足的患者中。严重心力衰竭患者的肾功能可能依赖于肾素-血管紧张素-醛固酮系统的活性，给予 ACEI 和血管紧张素受体拮抗剂的治疗可能会引起少尿和（或）进展性氮质血症，以及（罕见）急性肾衰竭和（或）死亡。

肾动脉狭窄：在单侧或双侧肾动脉狭窄，或动脉狭窄至单侧肾丧失功能的患者中尚未获得应用本品治疗的数据。肾移植：迄今为止，尚未取得本品在近期接受肾移植的患者使用的安全性数据。充血性心力衰竭：氨氯地平的研究显示，通常在心力衰竭患者中使用钙通道阻滞剂时需谨慎。在一项安慰剂对照试验中，对 1153 名接受稳定剂量的 ACEI、地高辛和利尿药治疗的 NYHA Ⅲ级和Ⅳ级心力衰竭患者进行了氨氯地平（5～10mg/d）的研究。最短随访 6 个月，平均 14 个月。

对于生存率和心脏发病率（定义为危及生命的心律不齐、急性心肌梗死或由于心力衰竭恶化而住院）没有不良影响。在4项8～12周NYHA Ⅱ/Ⅲ级心力衰竭患者的研究中对氨氯地平与安慰剂进行了比较，研究包括697名患者。在这些研究中，根据运动耐量、NYHA等级、症状或LVEF评估，没有心力衰竭恶化的证据。缬沙坦的研究显示，一些心力衰竭患者在接受缬沙坦治疗时发生血尿素氮、血清肌酐和钾浓度升高。这些反应通常轻微和短暂，在肾功能不足的患者中更易发生。可能需要降低剂量和（或）停用利尿药和（或）缬沙坦。在缬沙坦的心力衰竭研究中，93%的患者接受ACEI伴随用药，由于肌酐或钾水平升高而停止给药（总计缬沙坦1.0%，安慰剂0.2%）。在缬沙坦的急性心肌梗死研究（VALIANT）中，由于各种类型的肾功能不全而停药的比例在接受缬沙坦治疗的患者中为1.1%，在接受卡托普利治疗的患者中为0.8%。心力衰竭或心肌梗死后患者的评估中应包含肾功能评价。高钾血症：同时服用钾补充剂、保钾利尿药、含钾的盐替代品或其他能增加钾浓度的药物（肝素等）时，应慎用本品，且密切监测钾浓度。停用β受体阻滞剂：氨氯地平不是β受体阻滞剂，不能缓解停用β受体阻滞剂后出现的危险。因此停用β受体阻滞剂时，必须逐渐降低剂量。主动脉瓣和二尖瓣狭窄，阻塞性心肌肥厚：与其他所有扩血管药物一样，主动脉瓣或二尖瓣狭窄，或阻塞性心肌肥厚患者服用本品，应特别小心。对驾驶和操作机器的影响：尚未进行药物对驾驶和使用机械能力影响的研究。考虑可能会出现偶见的头晕或疲劳等不良反应，驾驶和操作机器时应慎用。

【药物相互作用】氨氯地平可以与噻嗪类利尿药、α受体阻滞剂、β受体阻滞剂、ACEI、长效硝酸酯、舌下含服硝酸甘油、非甾体抗炎药、抗生素和口服降血糖药物合用。钙通道阻滞剂可干扰茶碱和麦角胺的细胞色素P450依赖性代谢。由于目前没有获得氨氯地平与茶碱或麦角胺合用的体内或体外相互作用研究的数据，因此建议在开始合用时，定期监测茶碱或麦角胺的血药浓度。对人血浆进行的体外研究表明，氨氯地平不会影响地高辛、苯妥英、香豆素、华法林和吲哚美辛的血浆蛋白结合率。氨氯地平与西咪替丁合用不改变氨氯地平的药动学。20例健康志愿者的研究表明，240ml葡萄柚汁与单剂量氨氯地平（5mg或10mg）合用，导致氨氯地平的$C_{max}$和AUC略有升高。铝/镁抗酸剂与单剂量氨氯地平合用，对氨氯地平的药动学无显著影响。原发性高血压患者体内，单剂量西地那非（100mg）不会影响氨氯地平的药动学参数。氨氯地平与西地那非合用时，每种药物独立地发挥其自身的降压作用。氨氯地平（10mg）多次给药合并使用阿托伐他汀（80mg），阿托伐他汀的稳态药动学参数无显著改变。健康志愿者的研究结果表明，氨氯地平与地高辛合用，地高辛的血浆浓度和肾清除率无变化。

氨氯地平（10mg）单次和多次给药，对乙醇的药动学无显著影响。氨氯地平与华法林合用，华法林对健康男性志愿者PT的影响无显著改变。药动学研究表明，氨氯地平对环孢素的药动学无显著影响。临床没有发现明显的药物相互作用。已对以下药物进行了研究：西咪替丁、华法林、呋塞米、地高辛、阿替洛尔、吲哚美辛、氢氯噻嗪、氨氯地平和格列本脲。由于缬沙坦几乎不经过代谢，临床没有发现与诱导或抑制细胞色素P450系统的药物发生相互影响。虽然缬沙坦大部分与血浆蛋白结合，但是体外实验没有发现它在这一水平与其他血浆蛋白结合药物（如双氯芬酸、呋塞米、华法林）发生相互作用。

没有缬沙坦与锂合用的经验。所以建议在缬沙坦与锂合用时，定期监测血清锂浓度。与保钾利尿剂（如螺内酯、氨苯蝶啶、阿米洛利）联合应用时，补钾或使用含钾制剂可导致血钾浓度升高和引起心力衰竭患者血清肌酐升高。因此，联合用药时需要注意。血管紧张素Ⅱ受体拮抗剂与NSAID合用时，可能削弱其抗高血压作用。而且，老年、体液容量减少（使用利尿药治疗）或肾功能损害患者合用血管紧张素Ⅱ受体拮抗剂与 NSAID 药物治疗可能导致肾功能恶化风险增加。因此，缬沙坦治疗患者开始合用 NSAID 药物治疗或调整治疗时应监测患者肾功能情况。

【禁忌证】对本品活性成分或者任何一种赋形剂过敏者禁用。妊娠期和哺乳期妇女禁用（见妇女用药说明）。

目前尚无重度肾功能损伤（肌酐清除率≤10ml/min）患者的用药数据。遗传性血管水肿患者及服用 ACEI 或血管紧张素Ⅱ受体拮抗剂治疗早期即发展成血管性水肿的患者应禁用本品。

【不良反应】本品的研究：在超过 2600 名高血压患者中进行了缬沙坦氨氯地平片的安全性评价；其中超过 1440 名患者接受了 6 个月以上的治疗，超过 540 名患者接受了 1 年以上的治疗。不良反应通常轻微且短暂，只有极少数情况下需要停药。

不良反应的总体发生率为非剂量依赖性，且与性别、年龄和种族均无关。在安慰剂对照的临床研究中，缬沙坦氨氯地平片治疗组有 1.8%的患者由于副作用而停药，安慰剂组中此患者比例为 2.1%。最常见的停药原因为外周水肿（0.4%）和眩晕（0.2%）。

【用法和剂量】氨氯地平一日 1 次，2.5～10mg 对于治疗高血压有效，而缬沙坦有效剂量为 80～320mg。在一日 1 次缬沙坦氨氯地平片治疗的临床试验中，使用 5～10mg 的氨氯地平和 80～320mg 的缬沙坦，降压疗效随着剂量升高而增加。缬沙坦的不良反应通常与剂量无关，氨氯地平的不良反应既有剂量依赖性的（主要是外周水肿），也有剂量非依赖性的，前者比后者常见。用单药治疗不能充分控制血压的患者，可以改用本品。添加治疗：氨氯地平单药治疗或缬沙坦单药治疗时，未能充分控制血压的患者可以改用本品进行联合治疗。氨氯地平或缬沙坦单药治疗时发生剂量限制性不良反应的患者，可以改用本品，以较低剂量的单药成分联合另一成分来达到血压控制效果。替代治疗：为方便给药，接受氨氯地平和缬沙坦单药联合治疗的患者可以改用相同剂量的本品进行治疗。停用β受体阻滞剂的相关信息见注意事项。氨氯地平和缬沙坦均可在进食或空腹状态下服用。建议本品与水同服。肝肾功能损伤：轻中度肾功能损伤的患者无须调整剂量。如果重度肾功能损伤，则应慎用。肝损伤或胆道阻塞性疾病患者也应慎用本品。

【制剂与规格】片剂（Ⅰ）：每片含缬沙坦 80mg、氨氯地平 5mg。

### 硝普钠 Sodium Nitroprusside

【适应证】高血压急症（高血压危象、高血压脑病、恶性高血压、嗜铬细胞瘤手术前后阵发性高血压、外科麻醉期间进行控制性降压），急性心力衰竭，急性肺水肿。

【药理作用】

（1）药效学　本品为速效和短时作用的血管扩张药。对动脉和静脉平滑肌均有直接扩张作用，但不影响子宫、十二指肠或心肌的收缩；对局部血流分布影响不大。血管扩张使周围血管阻力减低，因而有降血压作用。血管扩张使心脏前、后负荷均减低，心排血量改善，故对心力衰竭有益。后负荷减低可减少瓣膜关闭不全时主动脉和左心室的阻抗而减轻反流。

（2）药动学　静脉滴注后立即达血药浓度峰值，其水平随剂量而定。本品由红细胞代谢为氰化物，在肝脏内氰化物代谢为硫氰酸盐，代谢物无扩张血管活性；氰化物也可参与到维生素 $B_{12}$ 的代谢过程中。本品给药后几乎立即起作用并达作用高峰，静脉滴注停止后作用维持 1～10 分钟；硫氰酸盐代谢的 $t_{1/2}$ 为 7 日，肾功能不良或血钠过低时 $t_{1/2}$ 延长。本品经肾排泄。

【注意事项】①肾功能不全而本品应用超过 48 小时者，每日须测定血浆中氰化物或硫氰酸盐，保持硫氰酸盐不超过 100μg/ml，氰化物不超过 3μmol/ml。②下列情况慎用：脑血管或冠状动脉供血不足；麻醉中控制性降压时，应先纠正贫血或低血容量；脑病或其他颅内压增高；肝、肾功能不全；甲状腺功能减低；肺功能不全；维生素 $B_{12}$ 缺乏。③老年人用本品须注意增龄时肾功能减退对本品排泄的影响，老年人对降压反应也比较敏感，故用量宜酌减。④本品不可静脉注射，应缓慢点滴或使用微量输液泵。⑤在用药期间，应经常监测血压，急性心肌梗死患者使用本品时须监测肺动脉舒张压或楔压。⑥药液有局部刺激性，谨防外渗。⑦如静脉滴注已达每分钟 $10\mu g/kg$，经 10 分钟降压仍不满意，应考虑停用本品。⑧左心衰竭伴低血压时，应用本品须同时加用心肌正性肌力药如多巴胺或多巴酚丁胺。⑨偶尔出现耐药性，视为氰化物中毒先兆，减慢滴速即可消失。

【药物相互作用】与其他降压药同用可使血压剧降。与多巴酚丁胺同用，可使心排血量增多而肺毛细血管楔压降低。与胺类拟交感神经药物同用，本品的降压作用减弱。与磷酸二酯酶抑制剂同用，会增强本品降压作用。

【禁忌证】对本品成分过敏者、代偿性高血压（如动静脉分流或主动脉缩窄）者、妊娠期及哺乳期妇女禁用。

【不良反应】血压降低过快过剧时可出现眩晕，大汗，头痛，肌肉颤搐，神经紧张，焦虑，烦躁，胃痛，反射性心动过速，心律失常，症状的发生与静脉给药速度有关；硫氰酸盐中毒或过量时，可出现运动失调，视物模糊，谵妄，眩晕，头痛，意识丧失，恶心，呕吐，耳鸣，气短；皮肤：光敏感，皮肤石板蓝样色素沉着，过敏性皮疹；氰化物中毒或超量时，可出现反射消失，昏迷，心音遥远，低血压，脉搏消失，皮肤粉红色，呼吸浅，瞳孔散大。

【用法和用量】用前将本品 50mg 溶解于 5%葡萄糖注射液 5ml 中，再稀释于 250～1000ml 5%葡萄糖注射液中，在避光输液瓶中静脉滴注。溶液的保存与应用不应超过 24 小时。溶液内不宜加入其他药品。

静脉滴注：成人开始每分钟 $0.5\mu g/kg$。根据治疗反应以每分钟 $0.5\mu g/kg$ 递增，逐渐调整剂量，常用剂量为每分钟 $3\mu g/kg$，极量为每分钟 $10\mu g/kg$，总量为 $3500\mu g/kg$。儿童常用量每分钟 $1.4\mu g/kg$，按效应逐渐调整用量。

【制剂与规格】注射用无菌粉末：50mg。

### 硫酸镁 Magnesium Sulfate

【适应证】妊娠高血压综合征，也用于早产。

【药理作用】

（1）药效学　镁离子可抑制中枢神经的活动，抑制运动神经-肌肉接头乙酰胆碱的释放，阻断神经肌肉联结处的传导，降低或解除肌肉收缩作用，同时对血管平滑肌有舒张作用，使痉挛的外周血管扩张，降低血压，因而对子痫有预防和治疗作用，对子宫平滑肌收缩也有抑制作用，可用于治疗早产。

（2）药动学　本品肌内注射后 20 分钟起效，静脉注射几乎立即起作用。作用持续 30 分钟，治疗先兆子痫和子痫的有效血镁浓度为 2～3.5mmol/L，治疗早产的有效血镁浓度为 2.1～2.9mmol/L，个体差异较大。肌内注射和静脉注射，药物均由肾脏排出，排出的速度与血镁浓度和肾小球滤过率相关。

【注意事项】①应用硫酸镁注射液前须查肾功能，肾功能不全者慎用，用药量应减少。②有心肌损害、心脏传导阻滞时应慎用或不用。③每次用药前和用药过程中，定时做膝腱反射检查，测定呼吸次数，观察排尿量，抽血查血镁浓度值，出现膝腱反射明显减弱或消失，或呼吸次数每分钟少于14～16次，尿量每小时少于25～30ml或24小时少于600ml，应及时停药。④用药过程中突然出现胸闷、胸痛、呼吸急促，应及时听诊，必要时检查胸部X线片，以便及早发现肺水肿。⑤如出现急性镁中毒现象，可用钙剂静脉注射解救，常用10%葡萄糖酸钙注射液10ml缓慢注射。⑥保胎治疗时，不宜与β受体激动剂，如利托君同时使用，否则容易引起心血管的不良反应。

【药物相互作用】与硫酸镁配伍禁忌的药物有硫酸多黏菌素B、硫酸链霉素、葡萄糖酸钙、盐酸多巴酚丁胺、盐酸普鲁卡因、四环素、青霉素和萘夫西林（乙氧萘青霉素）。

【禁忌证】哺乳期妇女禁用。

【不良反应】①静脉注射常引起皮肤潮红、出汗、口干等症状，快速静脉注射时可引起恶心、呕吐、心悸、头晕，个别出现眼球震颤，减慢注射速度症状可消失。②肾功能不全，用药剂量大，可发生血镁蓄积，血镁浓度达5mmol/L时，可出现肌肉兴奋性受抑制，感觉反应迟钝，膝腱反射消失，呼吸开始受抑制，血镁浓度达6mmol/L时可发生呼吸停止和心律失常，心脏传导阻滞，浓度进一步升高，可使心搏骤停。③连续使用硫酸镁可引起便秘，部分患者可出现麻痹性肠梗阻，停药后好转。④极少数血钙降低，再现低钙血症。⑤镁离子可自由透过胎盘屏障，造成新生儿高镁血症，表现为肌张力低，吸吮力差，不活跃，哭声不响亮等，少数有呼吸抑制现象。⑥少数妊娠期妇女出现肺水肿。

【用法和剂量】静脉注射或静脉滴注。临用前，将本品2.5～4g用25%葡萄糖注射液20ml稀释后缓慢静脉注射，注射时间5分钟；或将本品15g（25%硫酸镁注射液60ml）用5%葡萄糖注射液1000ml稀释后缓慢静脉滴注，滴注速度为每小时1～2g。①中重度妊娠高血压、先兆子痫和子痫：首次缓慢静脉注射2.5～4g，然后以每小时1～2g的速度静脉滴注维持，24小时总量为30g，根据膝腱反射、呼吸次数和尿量监测而定。②早产与妊娠高血压：首次缓慢静脉注射4g，然后以每小时2g的速度静脉滴注，直到宫缩停止后2小时，以后口服β受体阻滞剂维持。

【制剂与规格】注射液：10ml∶1.0g、10ml∶2.5g。

### 尼群地平 Nitrendipine

【适应证】高血压。

【药理作用】

（1）药效学　本品抑制血管平滑肌的跨膜$Ca^{2+}$内流，也抑制心肌的跨膜$Ca^{2+}$内流，但以血管作用为主，故其血管选择性较强。本品引起周身血管，包括冠状动脉、肾小动脉，使之扩张，产生降压作用。

（2）药动学　本品口服吸收良好，达90%以上。血浆蛋白结合率大于90%。口服后30分钟收缩压开始下降，60分钟舒张压开始下降，降压作用在口服后1～2小时最大，持续6～8小时。本品口服后约1.5小时血药浓度达峰值。生物利用度约为30%。$t_{1/2}$为2小时。在肝内代谢，70%经肾排泄，8%随粪便排出。

【注意事项】①少数病例可能出现血碱性磷酸酶增高。②肝、肾功能不全者慎用本品。③服用本品期间须定期测量血压。

【药物相互作用】β受体阻滞剂：绝大多数患者合用此药可加强降压作用，并可减轻本品降压后发生的心动过速；然而，个别患者有可能诱发和加重体循环低血压、心力衰竭和心绞痛。ACEI：合用耐受性较好，降压作用加强。长效硝酸盐类药物：合用有较好的耐受性，但尚缺乏评价这种合用控制心绞痛的有效性文献。洋地黄：部分研究提示服用此药，能够增加合用的地高辛血浆浓度，平均增加45%。部分研究认为不增加地高辛血浆浓度和毒性。提示我们在初次使用、调整剂量或停用尼群地平时应监测地高辛的血药浓度，以防地高辛过量或不足。双香豆类抗凝药物：尚无报道表明合用尼群地平能够增加香豆类抗凝药物的PT。目前，还不能肯定它们之间的相互作用。西咪替丁：由于西咪替丁可介导抑制肝脏细胞色素P450酶，使尼群地平的首过效应发生改变，建议对正在服用西咪替丁治疗的患者合用尼群地平时，注意药物剂量的调整。

【禁忌证】对本品过敏及严重主动脉瓣狭窄的患者禁用。

【不良反应】较少见的有头痛、面部潮红。少见的有头晕、恶心、低血压、足踝部水肿、心绞痛发作，一过性低血压。本品过敏者可出现过敏性肝炎、皮疹，甚至剥脱性皮炎等。

【用法和剂量】成人常用量：开始一次口服10mg，一日1次，以后可根据情况调整为20mg，一日2次。

【制剂与规格】片剂：10mg。

**硝苯地平**　见抗心绞痛药。

## 非洛地平 Felodipine

【适应证】高血压、心绞痛。

【药理作用】

（1）药效学　本品抑制平滑肌的电压依赖跨膜离子钙内流，对血管选择性抑制作用强于对心肌作用；对血压的作用呈剂量依赖性，与血浆浓度有关。第一周治疗时有反射性心率增加但随时间而减慢，长期给药心率可能增加5～10次/分，可被β受体阻滞剂所减慢。本品单用或与β受体阻滞剂合用不影响心电图PR间期。临床试验表明本品治疗量时未见影响心功能。本品可减低肾血管阻力，而降压不影响肾滤过率，有轻度排钠利尿作用，短期和长期治疗不影响电解质平衡。

（2）药动学　本品口服吸收完全，在肝脏广泛首关代谢，23%口服量代谢为6种代谢产物，无明显扩血管活性。生物利用度达20%。血药浓度达峰时间为2.5～5小时，当给药剂量在20mg以内时，AUC随剂量线性增加。本品的血浆蛋白结合率＞99%。口服普通制药$t_{1/2}$为11～16小时。年轻人血浆清除率为0.8L/min，分布容积为10L/kg。血浆浓度随年龄而增加，平均清除率年轻人为45%；年轻人AUC只为老年人的39%。口服大约70%由尿中排出，10%由粪便排出。

【注意事项】①肝功能不全时减小剂量，并注意监测血压。②肾功能不全不需要调整剂量。③可泌入乳汁，哺乳期妇女停药或停止哺乳。④老年人需减少剂量并注意监测。⑤下列情况慎用：低血压、肝肾功能不全、心功能不全。⑥服药期间注意监测血压。

【药物相互作用】非洛地平是CYP3A4的底物。抑制或诱导CYP3A4的药物对非洛地平血药浓度会产生明显影响。①细胞色素P450诱导剂：通过诱导细胞色素P450而增加非洛地平代谢的药物，如卡马西平、苯妥英、苯巴比妥、利福平和圣约翰草（hypericum perforatum），当本品与卡马西平、苯妥英、苯巴比妥合用时，非洛地平的AUC降低93%，$C_{max}$降低82%。与CYP3A4诱导剂的合用应避免。②细胞色素P450抑制剂：强效CYP3A4药物，如吡咯类抗真菌药（伊曲康唑、酮康唑），大环内酯类抗生素（红霉素）和HIV蛋白酶抑制剂。合用伊曲康唑可使非洛地平的$C_{max}$增加6倍，AUC增加6倍。合用红霉素导致非洛地平的$C_{max}$和AUC升高约2.5倍。与强效CYP3A4抑制剂的合用应避免。③葡萄柚汁抑制CYP3A4：同时服用非洛地平和葡萄柚汁导致$C_{max}$和AUC升高约2倍。这种合用应避免。④他克莫司：非洛地平可能使他克莫司血药浓度升高。两药合用时，应检测他克莫司的血药浓度，可能需要调整他克莫司的剂量。⑤环孢素：同时服用环孢素，非洛地平的血药浓度增加 150%，AUC 增加 60%。但是，非洛地平对环孢素的药动学的影响有限。⑥西咪替丁：西咪替丁与非洛地平合用使非洛地平的 $C_{max}$ 和 AUC 均增加约 55%。

【禁忌证】对本品任何成分过敏、不稳定型心绞痛、失代偿性心力衰竭、急性心肌梗死、妊娠期妇女禁用。

【不良反应】常见头痛，皮肤潮红，周围性水肿；少见心动过缓，心悸，眩晕，感觉异常，恶心，腹痛，皮疹，瘙痒，疲劳；罕见晕厥，呕吐，关节痛，肌痛，性功能障碍，荨麻疹；非常罕见齿龈增生，牙龈炎，肝药酶增加，皮肤光敏反应，白细胞分裂性血管炎，尿频，过敏反应，血管水肿，发热。

【用法和剂量】口服：初始剂量一次 2.5mg，一日 2 次；维持剂量一次 5mg 或 10mg，一日 1 次；必要时可进一步增加剂量。缓释片，缓释胶囊：初始剂量一次 5mg，一日 1 次，维持剂量一次 5mg 或 10mg，一日 1 次；可根据患者反应减少或增加剂量。本品不可掰开或嚼服。

【制剂与规格】片剂：2.5mg、5mg；缓释片：2.5mg、5mg。

## 氨氯地平 Amlodipine

【适应证】①高血压：可单独应用或与其他抗高血压药联合应用。②冠心病（CAD）：本品适用于慢性稳定型心绞痛的对症治疗。可单独应用或与其他抗心绞痛药联合应用。本品适用于确诊或可疑的血管痉挛性心绞痛的治疗。可单独应用也可与其他抗心绞痛药联合应用。经血管造影证实为冠心病，但射血分数≥40%且无心力衰竭的患者，本品可减少因心绞痛住院的风险及降低冠状动脉重建术的风险。

【药理作用】

（1）药效学　本品为钙通道阻滞剂，选择性抑制心肌和血管平滑肌跨膜 $Ca^{2+}$ 内流，且对血管平滑肌作用更大。扩张周围小动脉，因而可降低后负荷。在体内有负性肌力作用，但对人体窦房结和房室结无影响。

（2）药动学　本品从胃肠道吸收缓慢但近乎完全。食物不影响吸收，生物利用度为 60%～63%，分布容积为 21L/kg，血浆蛋白结合率为 95%～98%。在肝脏广泛代谢，代谢产物无明显药理活性。单剂血药浓度达峰时间为 6～9 小时，作用时间为 24 小时。$t_{1/2}$ 健康志愿者为 35 小时，高血压患者延长为 48 小时，老年人为 65 小时，肝功能损害者为 60 小时，肾功能受损者不受影响。本品 59%～62% 由肾脏排出，20%～25% 由胆汁/粪便排出。

【注意事项】β受体阻滞剂突然停药可能出现危险，由于氨氯地平不是β受体阻滞剂，其对因β受体阻滞剂停药出现的危险不能给予有效保护，任何一种β受体阻滞剂均应逐步停药。

用于重度肝功能不全患者时应缓慢增量。

【药物相互作用】体外研究数据显示，氨氯地平不影响地高辛、苯妥英钠、华法林或吲哚美辛与血浆蛋白的结合。与西咪替丁合用不改变氨氯地平的药动学。20 名健康志愿者同时服用 240ml 葡萄柚汁和单剂量 10mg 氨氯地平，未见对氨氯地平药动学有明显影响。同时服用镁铝氢氧化物抗酸药和单剂量氨氯地平，未见对氨氯地平的药动学有明显影响。单剂量 100mg 西地那非不影响原发性高血压患者中氨氯地平的药动学。两药合用，每种药品都能独立地发挥其降压效果。10mg 本品多次给药合并使用 80mg 阿托伐他汀，阿托伐他汀的稳态药动学参数无明显改变。10mg 氨氯地平多次给药合并使用 80mg 辛伐他汀，辛伐他汀的暴露量比单独使用辛伐他汀增加了 77%。服用氨氯地平的患者应将辛伐他汀剂量限制在 20mg/d 以下。合用氨氯地平和地高辛不改变正常志愿者血浆地高辛水平或肾脏的地高辛清除率。10mg 的本品单次或多次给药，对乙醇的药动学无显著的影响。本品与华法林合用不改变华法林的 PT。

本品在年轻患者中与红霉素同服，以及在老年患者中与地尔硫䓬同服，氨氯地平血浆浓度分别升高 22% 和 50%。强效 CYP3A4 抑制剂（如酮康唑、伊曲康唑、利托那韦）可能较地尔硫䓬增加氨氯地平血浆浓度更多。氨氯地平与 CYP3A4 抑制剂同服时应监测低血压及水肿症状。目前没有与 CYP3A4 诱导剂对氨氯地平作用的相关数据。氨氯地平与 CYP3A4 诱导剂同服时应慎重。

【禁忌证】对氨氯地平过敏的患者禁用。

【不良反应】心律失常（包括室性心动过速及心房颤动）、心动过缓、胸痛、低血压、外周局部缺血、晕厥、心动过速、体位性头晕、直立性低血压、血管炎。感觉减退、周围神经病变、感觉异常、震颤、眩晕。食欲减退、便秘、消化不良、吞咽困难、腹泻、胃肠胀气、胰腺炎、呕吐、牙龈增生。过敏性反应、乏力、背痛、潮热、全身不适、疼痛、僵直、体重增加、体重下降。关节痛、关节病、肌肉痛性痉挛、肌痛。性功能障碍（男性和女性）、失眠、神经质、抑郁、梦境异常、焦虑、人格障碍。呼吸困难、鼻衄。血管性水肿、多形性红斑、瘙痒、皮疹、红斑疹、斑丘疹。视觉异常、结膜炎、复视、眼痛、耳鸣。尿频、排尿异常、夜尿。口干、多汗。高血糖、口渴。白细胞减少、紫癜、血小板减少。

【用法和剂量】通常本品治疗高血压的起始剂量为 5mg，一日 1 次，最大剂量为 10mg，一日 1 次。

【制剂与规格】（苯磺酸盐、马来酸盐）片剂：5mg。

### 左氨氯地平 Levamlodipine

【适应证】高血压、心绞痛。

【药理作用】本品为氨氯地平的左旋光学异构体。

（1）药效学　本品为钙通道阻滞剂，阻滞心肌和血管平滑肌细胞外 $Ca^{2+}$ 经细胞膜的钙通道（慢通道）进入细胞内，因而具有抗高血压和抗心绞痛作用。本品缓解心绞痛的作用机制尚未完全确定，但通过以下作用减轻心肌缺血：扩张外周小动脉，降低外周阻力，减少心肌耗氧量；扩张正常和缺血区的冠状动脉即冠状小动脉，增加心肌供氧。

（2）药动学　本品口服后吸收缓慢：6～12 小时血药浓度达峰值，绝对生物利用度为 61%～80%，血浆蛋白结合率为 97.5%，分布容积为 21L/kg。持续用药 7～8 日后达稳态血药浓度，在肝脏广泛代谢为无药理活性的代谢物，$t_{1/2}$ 健者为 35 小时，高血压患者延长为 50 小时，老年人为 65 小时，肝功能受损者为 60 小时，肾功能不全者不受影响。本品 10% 以原型、60% 以代谢物的形式从尿中排出，20%～25% 从胆汁或粪便排出。

【注意事项】①下列情况慎用：充血性心力衰竭，重度主动脉瓣狭窄，肝功能不全。其余见氨氯地平。②老年人宜从小剂量开始，逐渐增量。

【药物相互作用】和磺吡酮合用可增加本品的血浆蛋白结合率，产生血药浓度变化。其他见氨氯地平。

【禁忌证】见氨氯地平。

【不良反应】本品能很好耐受，较少见头痛，水肿，疲劳，失眠，恶心，腹痛，面部潮红，心悸，头晕；极少见瘙痒，皮疹，呼吸困难，无力，肌肉痉挛，消化不良。

【用法和剂量】口服：用于高血压，初始剂量一次 2.5mg，一日 1 次，最大剂量一次 5mg，一日 1 次。虚弱或老年患者、伴有肝功能不全患者初始剂量一次 1.25mg，一日 1 次。用于心绞痛：初始剂量一次 2.5～5mg，一日 1 次。

【制剂与规格】（苯磺酸盐、马来酸盐）片剂：2.5mg。

## 比索洛尔 Bisoprolol

【药理作用】

（1）药效学　比索洛尔是一种高选择性的 $\beta_1$ 受体阻滞剂，无内在拟交感神经活性和膜稳定活性。比索洛尔对支气管和血管平滑肌的 $\beta_1$ 受体有高亲和力，对支气管和血管平滑肌和调节代谢的 $\beta_2$ 受体仅有很低的亲和力。因此，比索洛尔通常不会影响呼吸道阻力和 $\beta_2$ 受体调节的代谢效应。比索洛尔在超出治疗剂量时仍具有 $\beta_1$ 受体选择性作用。

（2）药动学　口服比索洛尔 3～4 小时后达到最大效应。由于半衰期为 10～12 小时，比索洛尔的效应可以持续 24 小时。比索洛尔通常在 2 周后达到最大抗高血压效应。

【适应证】高血压、冠心病、期前收缩、快速型室上性心动过速、中至重度慢性稳定型心力衰竭。

【注意事项】①和其他 β 受体拮抗剂一样，比索洛尔可能增加机体对过敏原的敏感性和加重过敏反应，此时肾上腺素治疗不一定会产生预期的治疗效果。②比索洛尔可能损害妊娠期妇女（产妇）和（或）胎儿（新生儿），除非明确了必须使用，否则妊娠期妇女不能应用比索洛尔。如果必须使用，应监测子宫胎盘血流量和胎儿的生长情况。一旦发现对妊娠期妇女和胎儿产生有害的作用，应该选择其他的治疗方法。必须对新生儿进行严密监测，出生后的前 3 日最易发生低血糖和心动过缓等症状。③本品是否经人乳排泄尚不清楚，不建议哺乳期妇女使用。④下列情况慎用：支气管痉挛、与吸入型麻醉剂合用、血糖浓度波动较大的糖尿病患者及酸中毒患者、严格禁食者、有严重过敏史正在进行脱敏治疗、一度房室传导阻滞、变异型心绞痛、外周动脉阻塞型疾病、牛皮癣患者或有牛皮癣家族史者。嗜铬细胞瘤患者仅在使用 α 受体拮抗剂后才能服用本品。⑤尚无儿童应用本品的经验，因此儿童避免使用。⑥老年患者用药时不需要调整剂量。⑦使用本品可能掩盖甲状腺毒症的症状。⑧由于本品的降压作用存在个体差异，应用本品可能会减弱患者驾车或操纵机器的能力，尤其在开始服药、增加剂量及与乙醇同服时更应注意。⑨除非特别指明，否则使用本品时不得突然停药。

【药物相互作用】不推荐的合并用药：治疗慢性稳定型心力衰竭药物，如 I 类抗心律不齐药物（如丙吡胺、奎尼丁），可能增加本品对房室传导和心脏收缩力的抑制作用。钙通道阻滞剂如维拉帕米和较弱的地尔硫䓬，对收缩力、房室传导和血压产生负面影响。静脉给药的患者使用 β 受体阻滞剂治疗可导致显著的低血压和房室传导阻滞。中枢降压药物（如可乐定、甲基多巴、莫索尼定、利美尼定）可能会由于中枢交感神经紧张性降低而导致心率和心排血量降低及血管舒张。突然停药，特别是在停用 β 受体阻滞剂前突然停药，可能会增加"反跳性高血压"的风险。

需谨慎使用的合并用药：用于高血压或心绞痛的治疗、I 类抗心律失常药物（如丙吡胺、奎尼丁）可能增加本品对房室传导和心脏收缩力的抑制作用。钙通道阻滞剂如二氢吡啶类衍生物（如硝苯地平），增加低血压风险。有潜在心功能不全的患者，合并使用 β 受体阻滞剂可能会导致心力衰竭。III 类抗心律失常药物（如胺碘酮），可能延长房室传导时间。拟副交感神经药物（包括四氢氨基吖啶），可能延长房室传导时间。其他 β 受体阻滞剂，包括滴眼剂，可以增强其作用。

胰岛素和口服抗糖尿病药物：增加降血糖效果。阻断β受体可能掩盖低血糖症状。麻醉剂可能会增加本品心脏抑制作用的风险，引起低血压。洋地黄毒苷可减慢心率，延长房室传导时间。非甾体抗炎药（NSAID）可能会减弱本品的降血压作用。同时激活β受体和α受体的肾上腺素激动药（如去甲肾上腺素、肾上腺素）与本品合用可能加剧这些药物的α受体介导的血管收缩作用，从而引起血压升高。抗高血压药物及其他有降压作用的药物（如三环类抗抑郁药、巴比妥类药物、吩噻嗪）可能会增强本品的降血压作用。甲氟喹可能会增加心动过缓发生风险。MAOI（MAO-B抑制剂除外）可以增加β受体阻滞剂的降血压效应，同时也增加高血压危险的可能。

【禁忌证】对本品过敏，急性心力衰竭或处于心力衰竭失代偿期需用静脉注射正性肌力药物治疗的患者，心源性休克，二度或三度房室传导阻滞，病态窦房结综合征，窦房传导阻滞，心动过缓（心率小于 60 次/分），血压过低（收缩压小于 100mmHg），严重支气管哮喘或严重慢性阻塞性肺疾病，外周动脉阻塞性疾病晚期和雷诺综合征，未经治疗的嗜铬细胞瘤，代谢性酸中毒者禁用。

【不良反应】可见轻度乏力，胸闷，头晕，心动过缓，嗜睡，心悸，头痛和下肢水肿，腹泻，便秘，恶心，腹痛，红斑，瘙痒，血压明显下降，脉搏缓慢或房室传导阻滞，麻刺感或四肢冰凉，肌肉无力，肌肉痛性痉挛及泪少，对伴有糖尿病的老年患者，其糖耐量可能降低，并掩盖低血糖表现。

【用法和剂量】口服：用于高血压或心绞痛，一次 5mg，一日 1 次，轻度高血压患者可以从 2.5mg 开始治疗，可增至一次 10mg，一日 1 次。用于慢性稳定型心力衰竭，一次 1.25mg，一日 1 次，每隔 1 周逐渐加量至 5mg，然后每隔 4 周逐渐加量至 10mg 维持治疗，一日最大剂量为 10mg。

【制剂与规格】片剂、胶囊：2.5mg、5mg。

## 拉贝洛尔 Labetalol

【适应证】各种类型高血压。

【药理作用】

（1）药效学  本品为非心脏选择性β受体拮抗药，具有部分内源性拟交感神经作用和膜稳定性。此外还具有选择性α受体拮抗作用，可以降低外周血管阻力。口服剂量下α受体与β受体拮抗作用之比约为 1：3，静脉给药剂量下为 1：7。本品降压速度较其他β受体拮抗剂更快，口服后 1～3 小时即可显现最大作用。本品降压强度与剂量相关，不伴反射性心动过速和心动过缓，立位血压下降较卧位明显。

（2）药动学  本品从胃肠道吸收迅速且完全，但首关代谢明显，绝对生物利用度为 25%，不同个体的生物利用度的差别大，伴随进食可增加其生物利用度。服后 1～2 小时血药浓度达峰值，可持续 8～12 小时。$t_{1/2}$ 为 6～8 小时。血浆蛋白结合率为 50%左右。55%～60%的原型药物和代谢产物由尿中排出。本品脂溶性低，在动物实验中只有少量能通过血脑屏障。血液透析和腹膜透析均不易清除。治疗效应与药物浓度明显相关。

【注意事项】有下列情况应慎用：充血性心力衰竭、糖尿病、肺气肿或非过敏性支气管炎、肝功能不全、甲状腺功能低下、雷诺综合征或其他周围血管疾病、肾功能减退。少数患者可在服药后 2～4 小时出现直立性低血压，因此用药剂量应该逐渐增加（若降压过低，可用去氧肾上腺素或阿托品予以拮抗）。本品对下列诊断可能产生干扰：本品尿中代谢产物可造成尿儿茶酚胺和香草扁桃酸（VMA）假性升高；本品可使尿中苯异丙胺试验呈假阳性。本品用量必须强调个体化，不同个体、不同疾病用量不尽相同。本品用于嗜铬细胞瘤的降压有效，但少数病例有血压反常升高的报道，故用药时应谨慎。

【药物相互作用】本药与三环类抗抑郁药同时应用可产生震颤。西咪替丁可增加本品的生物利用度。本品可减弱硝酸甘油的反射性心动过速，但降压作用可协同。与维拉帕米类钙通道阻滞剂联用时需十分谨慎。甲氧氯普胺（胃复安）可增强本品的降压作用；本品可增强氟烷对血压的作用。

【禁忌证】支气管哮喘患者禁用。病态窦房结综合征、心传导阻滞（二度或三度房室传导阻滞）未安装起搏器的患者禁用。重度或急性心力衰竭、心源性休克患者禁用。对本品过敏者禁用。

【不良反应】偶有头晕、胃肠道不适、疲乏、感觉异常、哮喘加重等症。个别患者有直立性低血压。

【用法和剂量】口服，一次 100mg，一日 2～3 次，2～3 日后根据需要加量。常用维持量为 200～400mg，一日 2 次。饭后服。极量一日 2400mg。

【制剂与规格】片剂：50mg、100mg。

## 乌拉地尔 Urapidil

【适应证】各种类型高血压，重症高血压，高血压危象，难治性高血压，控制围手术期高血压。

【药理作用】

（1）药效学　具有外周和中枢双重降压作用。外周主要拮抗突触后自 $\alpha_1$ 受体，使血管扩张，显著降低外周阻力，同时也有弱的突触前 $\alpha_1$ 受体拮抗作用；中枢作用主要通过激动 5-HT$_{1A}$ 受体，降低延髓心血管中枢的交感反馈调节而降压。在降压的同时，本品一般不会引起反射性心动过速。

（2）药动学　口服吸收较快，4～6 小时血药浓度达峰值，在肝内广泛代谢，主要是羟化，产生的对羟基化合物占 50%，无生物活性，而产生的芳环邻去甲基化合物和尿嘧啶环 $N$-去甲基化合物为微量，有生物活性如原药。本品口服吸收后 80% 与蛋白结合，大部分代谢产物和 10%～20% 原药由尿中排出。口服 $t_{1/2}$ 为 4.7 小时，静脉 $t_{1/2}$ 为 2.7 小时。

【注意事项】①肝功能不全者应慎用。②妊娠期妇女仅在绝对必要的情况下方可使用本品。③老年人慎用，初始剂量宜小。④如果联合其他降压药，使用本品前应间隔一定的时间，必要时调整本药的剂量。⑤血压骤然下降可能引起心动过缓甚至心搏骤停。⑥对本品过敏，有皮肤瘙痒、潮红，有皮疹，应停药。⑦可能影响患者驾驶或操纵机械的能力。⑧过量可致低血压，可抬高下肢及增加血容量，必要时加升压药。⑨针剂应静脉注射或静脉滴注，患者须取卧位。本药针剂不能与碱性液体混合。治疗期限一般不超过 7 日。

【药物相互作用】若患者同时使用 α 受体阻滞剂、血管舒张剂或其他抗高血压药物；饮酒或患者存在血容量不足的情况（如腹泻、呕吐），可增强本品的降压作用。同时使用西咪替丁可使本品的血药浓度上升，最高达 15%。由于目前还没有足够的与 ACEI 合用的信息，所以目前暂不推荐这种联合疗法。

【禁忌证】对本品成分过敏者，主动脉峡部狭窄或动静脉分流（肾透析时的分流除外）者，哺乳期妇女禁用。

【不良反应】可见头痛，头晕，恶心，呕吐，出汗，烦躁，乏力，心悸，心律失常，呼吸困难；少见过敏反应（瘙痒，皮肤发红，皮疹等）；罕见血小板计数减少；超量用药可见头晕，直立性低血压，虚脱，疲劳等。

【用法和剂量】口服：缓释制剂与规格，一次 30～60mg，一日 2 次，维持剂量一日 30～180mg。

注射：静脉注射，一次 20～50mg，监测血压变化，降压效果在 5 分钟内即可显示。若效果不够满意，可重复用药。静脉滴注的最大浓度为 4mg/ml，推荐初始输入速度为每分钟 2mg，维持剂量速度为平均每小时 9mg。静脉滴注或用输液泵输入应当在静脉注射后使用，以维持血压稳定。血压下降的程度由前 15 分钟内输入的药物剂量决定，然后用低剂量维持。

【制剂与规格】缓释片：30mg；缓释胶囊：30mg；注射液：5ml∶25mg。

### 吲达帕胺 Indapamide

【适应证】高血压。

【药理作用】

（1）药效学　吲达帕胺是带有吲哚环的磺胺衍生物，具有利尿和钙通道阻滞作用，其降压作用机制尚不明确。本品通过抑制肾皮质稀释段对钠的重吸收，增加尿液中钠和氯的排泄量，并且在一定程度上增加钾和镁的排泄量，从而发挥利尿作用；产生降压作用的剂量明显小于利尿作用的剂量，而且其降压活性已经在功能性无肾的高血压患者得到证实。可能的降压机制包括以下几个方面：调节血管平滑肌细胞的钙内流；刺激 PGE 和 $PGI_2$ 的合成；降低血管对血管加压胺的超敏感性，从而抑制血管收缩。本品降压时对心排血量、心率及心律影响小或无。长期用本品很少影响肾小球滤过率或肾血流量。本药不影响血脂及碳水化合物的代谢。

（2）药动学　本品口服吸收快且完全，生物利用度达 93%，不受食物影响。血浆蛋白结合率为 71%～79%，也与血管平滑肌的弹性蛋白结合。口服后 1～2 小时血药浓度达高峰。口服单剂后约 24 小时达高峰降压作用；多次给药，8～12 周达高峰作用，作用维持 8 周。$t_{1/2}$ 为 14～18 小时。在肝内代谢，产生 19 种代谢产物。约 70% 经肾排泄，其中 7% 为原型，23% 经胃肠道排出。

【注意事项】为减少电解质平衡失调出现的可能，宜用较小的有效剂量，并应定期监测血钾、钠及尿酸等，注意维持水与电解质平衡，注意及时补钾。作利尿用时，最好每日清晨给药一次，以免夜间起床排尿。无尿或严重肾功能不全，可致氮质血症。糖尿病时可使糖耐量更差。用于痛风或高尿酸血症，此时血尿酸可进一步增高。用于肝功能不全，利尿后可促发肝性昏迷。用于交感神经切除术后，此时降压作用会加强。

【药物相互作用】本品与肾上腺皮质激素同用时利尿利钠作用减弱；本品与胺碘酮同用时由于血钾低而易致心律失常；本品与口服抗凝药同用时抗凝效应减弱；本品与非甾体抗炎镇痛药同用时利钠作用减弱；本品与多巴胺同用时利尿作用增强；本品与其他种类降压药同用时降压作用增强；本品与拟交感神经药同用时降压作用减弱；本品与锂剂合用时可增加血锂浓度并出现过量的征象；本品与大剂量水杨酸盐合用时，已脱水的患者可能发生急性肾衰竭；本品与二甲双胍合用易出现乳酸酸中毒。

【禁忌证】对磺胺过敏，严重肾功能不全，肝性脑病或严重肝功能不全，低钾血症者禁用。

【不良反应】比较轻且短暂，呈剂量相关。腹泻、头痛、食欲减低、失眠、反胃、直立性低血压；皮疹、瘙痒等过敏反应；低血钠、低血钾、低氯性碱中毒。

【用法和剂量】口服，一次 2.5mg，一日 1 次。

【制剂与规格】片剂：2.5mg；缓释片：1.5mg。

### 酚妥拉明 Phentolamine

【适应证】控制嗜铬细胞瘤患者可能出现的高血压危象，嗜铬细胞瘤的诊断性检查，预防静脉或静脉外注射去甲肾上腺素后出现的皮肤坏死或腐烂；勃起功能障碍（口服制剂与规格）。

【药理作用】

（1）药效学　①本品为α受体拮抗剂，对$\alpha_1$受体与$\alpha_2$受体均有作用，能拮抗血液循环中肾上腺素和去甲肾上腺素的作用，使血管扩张而降低周围血管阻力；②拮抗儿茶酚胺效应，用于诊治嗜铬细胞瘤，但对正常人或原发性高血压患者的血压影响甚小；③能降低外周血管阻力，使心脏后负荷降低，左室舒张末压与肺动脉压下降，心排血量增加，可用于治疗心力衰竭。

（2）药动学　肌内注射20分钟血药浓度达峰值，持续30～45分钟；静脉注射2分钟血药浓度达峰值，作用持续15～30分钟。静脉注射的$t_{1/2}$约为19分钟。静脉注射后约有一次给药量的13%以原型自尿中排出。

【注意事项】①本品尚缺乏对妊娠期妇女的研究，只有在必须使用时，方可在妊娠期使用。②尚不知本品是否经乳汁分泌，但为慎重起见，哺乳期妇女要选择停药或者停止哺乳。③下列情况慎用：精神病、糖尿病。④老年人应用本品时需慎重。⑤必须监测血压。⑥使用本品可影响驾车和操作机械的能力。⑦由于存在亚硫酸酯，可能导致急性气喘、休克或失去知觉等过敏反应。⑧可能会发生心肌梗死、脑血管痉挛和脑血管闭塞，通常与明显的低血压有关。

【药物相互作用】与胺类拟交感神经药同用，使后者的周围血管收缩作用抵消或减弱。与胍乙啶同用，直立性低血压或心动过缓的发生率增高。与二氮嗪同用，使二氮嗪抑制胰岛素释放的作用受抑制。苯巴比妥类药物、格鲁米特等能加强本品降压作用。忌与铁剂配伍。

【禁忌证】①对本品过敏者，已知对亚硫酸酯过敏者；②低血压、心肌梗死或有心肌梗死史、冠脉功能不全、心绞痛、冠心病、胃炎、消化性溃疡、严重动脉硬化者；③严重肝肾功能不全者禁用。

【不良反应】常见直立性低血压、心动过速、心律失常、鼻塞、恶心、呕吐；少见晕厥、乏力；罕见心绞痛、心肌梗死、神志模糊、头痛、共济失调、言语含糊。

【用法和剂量】静脉注射或静脉滴注：用于嗜铬细胞瘤手术，术中如血压升高，成人静脉注射2～5mg或静脉滴注每分钟0.5～1mg，以防出现高血压危象；儿童静脉注射1mg，也可一次0.1mg/kg，必要时可重复或持续静脉滴注。用于心力衰竭时减轻心脏负荷，静脉滴注每分钟0.17～0.4mg。

【制剂与规格】注射液：1ml：10mg；注射用无菌粉末：10mg。

### 哌唑嗪 Prazosin

【适应证】高血压（第二线药）、充血性心力衰竭（严重的难治性患者），麦角胺过量。

【药理作用】

（1）药效学　本品为突触后$\alpha_1$受体拮抗剂，使周围血管扩张，周围血管阻力降低，起到降压作用。对心排血量影响小。本品能扩张动脉和静脉，降低心脏的前负荷与后负荷，使左心室舒张末期压下降，心功能改善，故可以缓解心力衰竭症状并且起作用快。本品对肾血流量与肾小球滤过率影响小。

（2）药动学　本品口服吸收完全，生物利用度为50%～85%，血浆蛋白结合率高达97%。本品口服后2小时起降压作用，血药浓度达峰时间为1～3小时，持续作用10小时。主要在肝内代谢，随胆汁与粪便排泄，尿中仅占6%～10%，5%～11%以原型排出，其余以代谢产物排出。$t_{1/2}$为2～3小时，充血性心力衰竭、肾衰竭患者药物$t_{1/2}$延长。心力衰竭时可长达6～8小时。

【注意事项】①肝病患者应减小剂量。②肾功能不全时应减小剂量，起始剂量以一次 1mg，一日 2 次为宜。③可以单独或与其他药物联合应用来控制妊娠期严重高血压。④对哺乳期妇女未见不良反应。⑤老年人对本品的降压作用敏感，有使老年人发生体温过低的可能；老年人肾功能降低时剂量需减小。⑥精神病患者、机械性梗阻引起的心力衰竭患者慎用。⑦剂量必须按个体化原则，以降低血压反应为准。⑧首次给药及以后加大剂量时，建议应卧床时给药，不做快速起立动作，以免发生直立性低血压反应。⑨与其他降压药合用时，降压作用加强，较易产生低血压，而水钠潴留可能减轻。合用时应调节剂量以求每一种药物的最小有效剂量。为避免这些副作用的产生，可将盐酸哌唑嗪减为一次 1～2mg，一日 3 次。⑩治疗心力衰竭时可能出现耐药性，早期是由于降压后反射性交感神经兴奋，后期是由于水钠潴留。前者可暂停给药或增加剂量，后者则宜暂停给药，改用其他血管扩张药。

【药物相互作用】与钙通道阻滞剂同用，降压作用加强，剂量须适当调整。与其他降压药或利尿药同用，也须同样注意。与噻嗪类利尿药或β受体阻滞剂合用，使降压作用加强而水钠潴留可能减轻，合用时应调节剂量以求每一种药物的最小有效剂量。与非甾体类抗炎镇痛药同用，尤其与吲哚美辛同用，可使本品的降压作用减弱。与拟交感神经药物同用，本品的降压作用减弱。

【禁忌证】对本品过敏者禁用。

【不良反应】可见直立性低血压引起的晕厥；常见眩晕，头痛，嗜睡，心悸，呕吐，腹泻，便秘，水肿，抑郁，易激动，皮疹。少见腹痛，肝功能损害，感觉异常，幻觉，大小便失禁，手足麻木，阳痿，阴茎持续勃起。不良反应主要在服药初期出现。

【用法和剂量】口服：成人首剂 0.5mg，睡前顿服，此后一次 0.5～1mg，一日 2～3 次，逐渐按疗效调整为一日 6～15mg，分 2～3 次服。7 岁以下儿童，一次 0.25mg，一日 2～3 次；7～18 岁儿童，一次 0.5mg，一日 2～3 次，按疗效调整剂量。

【制剂与规格】片剂：1mg、2mg。

### 波生坦 Bosentan

【适应证】WHO Ⅲ期和Ⅳ期原发性肺动脉高压，硬皮病引起的肺动脉高压。

【药理作用】

（1）药效学　本品是一种双重内皮素受体拮抗剂，具有对内皮素 A 型受体（ETA）和内皮素 B 型受体（ETB）的亲和作用。波生坦可降低肺和全身血管阻力，从而在不增加心率的情况下增加心脏输出量。神经激素内皮素是一种有力的血管收缩素，能够促进纤维化、细胞增生和组织重构。在许多心血管失调疾病，包括肺动脉高压，血浆和组织的内皮素浓度增加，表明内皮素在这些疾病中起病理作用。在肺动脉高压，血浆内皮素浓度与预后不良紧密相关。波生坦是特异性内皮素受体。波生坦与 ETA 和 ETB 受体竞争结合，与 ETA 受体的亲和力比与 ETB 受体的亲和力稍高。在动物肺动脉高压模型中，长期口服波生坦能减少肺血管阻力、逆转肺血管和右心室肥大。在动物肺纤维化模型中，波生坦能减少胶原沉积。

（2）药动学　波生坦的绝对生物利用度大约为 50%，而且不受食物影响。最大血浆浓度在口服给药后 3～5 小时后达到。分布体积大约为 18L/kg，清除率大约为 8L/h。表面 $t_{1/2\beta}$ 为 5.4 小时。波生坦与血浆蛋白高度结合（＞98%），主要是白蛋白。波生坦不会渗透到红细胞。波生坦在肝脏中 CYP3A4 和 CYP2C9 代谢。在人血浆中有三种波生坦代谢物。只有一种代谢物 Ro48-5033 具有药学活性，占化合物活性的 10%～20%。波生坦代谢通过胆汁清除。在严重肾功能受损的患者（肌酐清除率为 15～30ml/min），波生坦血浆浓度减少大约 10%，与肾功能正常的志愿者相比，三种代谢物的血浆浓度增加约 2 倍。因为低于 3%的剂量通过尿液排出，对于肾功能受损的患者不需调整剂量。未在肝损伤的患者中进行波生坦药动学影响的评估。由于波生坦被肝脏广泛代谢并通过胆汁排出，肝脏受损预计影响其药动学和代谢。因此，有轻度肝脏损伤患者应慎用波生坦。仅当潜在益处高于风险时才在这些患者中使用波生坦。严重肝损伤的患者禁忌用波生坦。

**【注意事项】**如果患者系统收缩压低于 85mmHg，须慎用本品。血液学变化：用本品治疗伴随剂量相关的血红蛋白浓度降低（平均 9g/L），可能是由于血液的稀释。多数在本品治疗开始的数周内观察到，治疗 4～12 周后稳定，一般不需要输血。建议在开始治疗前、治疗后第 1 个月和第 3 个月检测血红蛋白浓度，随后每 3 个月检查一次。如果出现血红蛋白显著降低，须进一步评估来明确原因及决定是否需要特殊治疗。

*体液潴留*：严重慢性心脏衰竭的患者用本品治疗伴随住院率升高，因为在本品治疗的前 4～8 周慢性心脏衰竭恶化，可能是体液潴留的结果。建议监测患者体液潴留的症状（如体重增加）。出现症状后，建议开始用利尿剂或者增加正在使用利尿剂的剂量。建议在开始本品治疗前，对体液潴留症状的患者用利尿剂治疗。

**【药物相互作用】**细胞色素 P450 系统：波生坦对 CYP1A2、CYP3A4、CYP2C9、CYP2C19 和 CYP2D6 没有相关的抑制作用。本品不会增加这些酶所代谢药物的血浆浓度。波生坦是 CYP3A4 和 CYP2C9 的轻微至中度的诱导剂。伴随使用本品时，被这两种酶代谢的药物血浆浓度可能降低。

*华法林*：伴随使用本品，一次 500mg，一日 2 次，可使 S-华法林和 R-华法林的血浆浓度降低大约 30%。长期接受华法林治疗的肺动脉高压患者服用本品 125mg，一日 2 次，对凝血时间/INR 没有显著影响。对华法林无须另外调整剂量，但建议进行常规 INR 监测。辛伐他汀和其他他汀：伴随使用本品时会降低辛伐他汀及其主要活性β-氢氧基酸代谢物的血浆浓度，大约 50%。本品的血浆浓度不受影响。本品也可降低其他主要受 CYP3A4 代谢的他汀类药物的血浆浓度。对于这些他汀类药物，须考虑他汀功效下降。格列本脲：在接受格列本脲伴随治疗的患者中观察到氨基转移酶升高的风险。因此，禁止本品和格列本脲联合使用，应考虑用其他替代的降血糖药物（见禁忌证）。联用本品可使格列本脲的血浆浓度降低约 40%。本品的血浆浓度也降低 30%。本品也可能降低其他主要由 CYP2C9 和 CYP3A4 代谢的降血糖药物的血浆浓度。使用这些药物的患者，须考虑血糖失控的可能性。酮康唑：本品和酮康唑伴随使用可使本品的血浆浓度增加大约 2 倍。无须剂量调整，但应考虑本品作用增加。尼莫地平、地高辛、氯沙坦：本品与地高辛和尼莫地平之间没有药动学相互作用。氯沙坦对本品血浆水平没有影响。环孢素 A：伴随使用本品可使血液中环孢素 A 的浓度降低大约 50%。联用本品的初始 $C_{min}$ 比单独使用时高大约 30 倍。但在稳态时，本品的血浆浓度仅仅高出 3～4 倍。禁止本品和环孢素 A 联用。没有进行他克莫司的药物相互作用的研究，但可预计有相似的相互作用。建议避免将本品和他克莫司伴随使用。激素避孕药：没有进行与口服、注射或者植入避孕药的特殊相互作用研究。许多这类药物被 CYP3A4 代谢，当与本品联用时有避孕失败的可能性。因此应采用另外或者替代的避孕方法。

**【禁忌证】**对于本品任何组分过敏者；妊娠或者可能妊娠者，除非采取了充分的避孕措施，在动物实验中报道有胎儿畸形；中度或严重肝功能损害和（或）肝脏氨基转移酶即 AST 和（或）ALT 的基线值高于正常值上限的 3 倍，尤其是总胆红素增加超过正常值上限的 2 倍；伴随使用环孢素 A 者；伴随使用格列本脲者。

**【不良反应】**发生率超过 1%的不良事件为头痛、皮肤潮红、肝功能异常、贫血和下肢水肿。

①ALT 和 AST 升高，与剂量相关，发生于治疗的早期，偶尔晚期发生。进展缓慢，无典型症状，当治疗中断或者停止后多数是可逆的。②血红蛋白降低，可能是由于血液稀释所致。③体液潴留：早期体重增加、血红蛋白降低、下肢水肿。

【用法和剂量】初始剂量为一次 62.5mg，一日 2 次，持续 4 周，随后增加至维持剂量一次 125mg，一日 2 次。高于一次 125mg，一日 2 次的剂量不会带来足以抵消肝脏损伤风险的益处。可在进食前或后，早、晚服用本品。

【制剂与规格】片剂：125mg。

# 抗 休 克 药

### 肾上腺素 Adrenaline

【适应证】①用作各种原因引起的心搏骤停进行心肺复苏的主要抢救用药。②用于因支气管痉挛所致严重呼吸困难，可迅速缓解药物等引起的过敏性休克，亦可用于延长浸润麻醉用药的作用时间。

【药理作用】

（1）药效学　本品是一种直接作用于α受体、β受体的胺类拟交感神经药。能抗低血糖。通过作用于β受体，增加肝脏及其他组织的糖原分解。通过作用于α受体，抑制胰腺对胰岛素的释放，减少周围组织对葡萄糖的摄取，从而升高血糖水平。

（2）药动学　局部应用于黏膜表面，因血管剧烈收缩，吸收很少；皮下注射因局部血管收缩吸收较慢，6～15 分钟后起效，持续作用 1～2 小时；肌内注射吸收快且完全，持续作用 80 分钟左右。在交感神经末梢、肝和其他组织被降解成无活性的物质。经肾排泄，极小量以原型排出。

【注意事项】①与其他拟交感神经药有交叉过敏反应。②下列情况慎用：器质性脑病者、心血管病者、青光眼者、帕金森病者、噻嗪类药物引起的循环虚脱及低血压者、精神神经疾病者、妊娠期及哺乳期妇女、儿童、老年人。③用量过大或皮下注射误入血管后，可引起血压突然上升导致脑出血。④一次局部麻醉药使用剂量不可超过 300μg，否则可引起心悸、头痛、血压升高等。⑤抗过敏休克时，须补充血容量。

【药物相互作用】α受体阻滞剂及各种血管扩张药可对抗本品的加压作用。

与全身麻醉药合用，易产生心律失常，直至心室颤动。用于指、趾部局部麻醉时，药液中不宜加用本品，以免肢端供血不足而坏死。与洋地黄、三环类抗抑郁药合用，可致心律失常。与麦角制剂合用，可致严重高血压和组织缺血。与利血平、胍乙啶合用，可致高血压和心动过速。与β受体阻滞剂合用，两者的β受体效应互相抵消，可出现血压异常升高、心动过缓和支气管收缩。与其他胺类拟交感神经药物合用，心血管作用加剧，易出现副作用。与硝酸酯类药物合用，本品的升压作用被抵消，硝酸酯类药物的抗心绞痛作用减弱。

【禁忌证】高血压、器质性心脏病、冠状动脉疾病、糖尿病、甲亢、洋地黄中毒、外伤性及出血性休克、心源性哮喘等患者禁用。

【不良反应】可见心悸、头痛、血压升高、震颤、无力、眩晕、呕吐、四肢发凉、心律失常，严重者心室颤动而致死；用药局部水肿、充血、炎症。

【用法和剂量】皮下注射。常用量，一次 0.25～1mg；极量：一次 1mg。①抢救过敏性休克：

如青霉素等引起的过敏性休克。由于本品具有兴奋心脏、升高血压、松弛支气管等作用，故可缓解过敏性休克的心跳微弱、血压下降、呼吸困难等症状。皮下注射或肌内注射0.5～1mg，也可用0.1～0.5mg缓慢静脉注射（以氯化钠注射液稀释至10ml），如疗效不好，可改用4～8mg静脉滴注（溶于5%葡萄糖注射液500～1000ml中）。②抢救心搏骤停：可用于麻醉和术中意外、药物中毒或心脏传导阻滞等原因引起的心搏骤停，取0.25～0.5mg以10ml氯化钠注射液稀释后静脉（或心内）注射，同时进行心脏按压、人工呼吸、纠正酸中毒。对电击引起的心搏骤停，亦可用本品配合电除颤仪或利多卡因等进行抢救。③治疗支气管哮喘：效果迅速但不持久。皮下注射0.25～0.5mg，3～5分钟见效，但仅能维持1小时。必要时每4小时可重复注射一次。④与局部麻醉药合用：加少量（1∶500 000～1∶200 000）于局部麻醉药中（如普鲁卡因），在混合药液中，配制成浓度为2～5μg/ml溶液（1∶500 000～1∶200 000），注射总量不超过0.3mg，可减少局部麻醉药的吸收而延长药效，并减少其不良反应，亦可减少手术部位的出血。⑤治疗荨麻疹、花粉症、血清反应等：皮下注射1∶1000溶液0.2～0.5ml，必要时再以上述剂量注射一次。⑥制止鼻黏膜和齿龈出血：将浸有1∶20 000～1∶1000溶液的纱布填塞出血处。

【制剂与规格】注射液：1ml∶1mg。

### 去甲肾上腺素 Noradrenaline

【适应证】急性心肌梗死、体外循环衰竭引起的低血压，血容量不足所致休克、低血压，嗜铬细胞瘤切除术后的低血压，急救时补充血容量的辅助治疗，椎管内阻滞时的低血压，心搏骤停复苏后血压的维持。

【药理作用】

（1）药效学　本品为儿茶酚胺类药物，是强烈的α受体拮抗剂，同时也激动β₁受体。通过α受体的激动，可引起血管极度收缩，使血压升高，冠状动脉血流增加；通过β₂受体的激动，使心肌收缩加强，心排血量增加。用量为每分钟0.4μg/kg，β₃受体激动为主；用较大剂量时，以α受体激动为主。α受体激动所致的血管收缩的范围很广，以皮肤、黏膜血管、肾小球为最明显，其次为脑、肝、肠系膜、骨骼肌等。因受体激动的心脏方面表现主要是心肌收缩力增强，心率加快，心排血量增高；升压过高可引起反射性心率减慢，同时外周总阻力增加，因而心排血量可有所下降。逾量或持久使用，可使毛细血管收缩，体液外漏而致血容量减少。

（2）药动学　静脉给药后起效迅速，停止滴注后作用时效维持1～2分钟。主要在肝内代谢，一部分在各组织内，依靠COMT和单胺氧化酶作用，转化为无活性的代谢产物。经肾排泄，极大部分为代谢产物，仅微量以原型排泄。

【注意事项】①下列情况慎用：缺氧，高血压，动脉硬化，甲亢，糖尿病，闭塞性血管炎，血栓病。②用药过程中必须监测动脉压、中心静脉压、尿量、心电图。③儿童应选择粗大静脉，并需更换注射部位。④老人长期大量使用可使心排血量减低。⑤禁止与含卤素的麻醉剂和其他儿茶酚胺类药物合并使用。

【药物相互作用】与全身麻醉药如氯仿、环丙烷、氟烷等同用，可使心肌对胺类拟交感神经药物反应更敏感，容易发生室性心律失常，不宜同用，必须同用时应减量给药。与β受体阻滞剂同用，各自的疗效降低，β受体阻滞后α受体作用突出，可发生高血压，心动过缓。与降压药同用可抵消或减弱降压药的作用，与甲基多巴同用可使本品加压作用增强。与洋地黄类药物同用，易致心律失常，须严密注意心电监测。与其他胺类拟交感神经药物同用，心血管作用增强。与麦角制剂如麦角胺、麦角新碱或缩宫素同用，促使血管收缩作用加强，引起严重高血压，心动过缓。与三环类抗抑郁药合用，由于抑制组织吸收本品或增强肾上腺素受体的敏感性，可加强本品的心血管作用，引起心律失常、心动过速、高血压或高热，如必须合用，则开始本品用量需小，并监测心血管作用。与甲状腺激素同用使两者作用均加强。与妥拉唑林同用可引起血压下降，继以血压过度反跳上升，故妥拉唑林逾量时不宜用本品。

【禁忌证】可卡因中毒及心动过速患者，高血压者，妊娠期妇女，对其他胺类拟交感神经药物交叉过敏者禁用。

【不良反应】药液外漏可引起局部组织坏死；本品强烈的血管收缩作用可以使重要器官血流减少，特别是肾血流可锐减，持久或大量使用时后果严重；静脉输注时沿静脉径路皮肤发白、注射局部皮肤破溃、发绀、发红，严重者可致眩晕。上述反应虽属少见，但后果严重；过敏反应有皮疹、面部水肿；逾量时，可出现心律失常、血压升高、心率减慢、严重头痛及高血压、焦虑不安、抽搐等。

【用法和剂量】本品宜用 5% 葡萄糖注射液或葡萄糖氯化钠注射液稀释，不宜以氯化钠注射液稀释。

静脉滴注：成人常用量，开始以每分钟 8～12μg 速度滴注，调整滴速使血压升到理想水平；维持量为每分钟 2～4μg，必要时可增加，须注意保持或补足血容量。儿童常用量：开始以每分钟 0.02～0.1μg/kg 速度滴注，按需要调节滴速。

【制剂与规格】注射液：1ml∶2mg、2ml∶10mg。

### 异丙肾上腺素 Isoprenaline

【适应证】心搏骤停，完全房室传导阻滞，心源性休克，感染性休克，支气管哮喘急性发作。

【药理作用】

（1）药效学　本品为 β 受体拮抗剂，对 $\beta_1$ 和 $\beta_2$ 受体均有较强大的激动作用，对 α 受体几无作用。主要作用：①作用于心脏 $\beta_1$ 受体，使心肌收缩力增强，心率加快，传导加速，心排血量和心肌耗氧量增加。②作用于血管平滑肌 $\beta_2$ 受体，使骨骼肌血管明显舒张，肾、肠系膜血管及冠脉亦不同程度舒张，血管总外周压力降低。其心血管作用导致收缩压升高，舒张压降低，脉压变大。③作用于支气管平滑肌 $\beta_2$ 受体，使支气管平滑肌松弛。④促进糖原和脂肪分解，增加组织耗氧量。

（2）药动学　雾化吸入吸收完全，吸入 2～5 分钟即起效，作用可维持 0.5～2 小时。静脉注射作用维持不到 1 小时；舌下给药 15～30 分钟起效，作用维持 1～2 小时。静脉注射后作用于 $\beta_1$ 受体，$t_{1/2}$ 仅 1 分钟，$t_{1/2\alpha}$ 为 4 分钟。主要在肝内代谢，通过肾脏排泄。雾化吸入后 5%～10% 以原型排出；静脉注射后 40%～50% 以原型排出。

【注意事项】心律失常并伴有心动过速，心血管疾病，包括心绞痛、冠状动脉供血不足，糖尿病，高血压，甲亢，洋地黄中毒所致的心动过速慎用。遇有胸痛及心律失常应及早重视。交叉过敏，患者对其他肾上腺能拮抗剂过敏者，对本品也常过敏。

【药物相互作用】与其他拟肾上腺素药物合用可增效，但不良反应也增多。合用普萘洛尔时本品的作用受到拮抗。

【禁忌证】心绞痛、心肌梗死、甲亢及嗜铬细胞瘤患者禁用。

【不良反应】常见的不良反应有口咽发干、心悸不安；少见的不良反应有头晕、目眩、颜面潮红、恶心、心率增速、震颤、多汗、乏力等。

【用法和剂量】救治心搏骤停，心腔内注射 0.5～1mg。三度房室传导阻滞，心率每分钟不及 40 次时，可以本品 0.5～1mg 加入 5%葡萄糖注射液 200～300ml 中缓慢静脉滴注。

【制剂与规格】注射液：2ml：1mg。

### 间羟胺 Metaraminol

【适应证】防治椎管内阻滞麻醉时发生的急性低血压，由于出血、药物过敏、手术并发症及脑外伤或脑肿瘤合并休克而发生的低血压，心源性休克或败血症所致的低血压。

【药理作用】

（1）药效学　本品主要直接激动α受体而起作用，亦可间接促使去甲肾上腺素自其储存囊泡释放，对心脏的$β_1$受体也有激动作用。由于血管收缩，收缩压和舒张压均升高，通过迷走神经反射使心率相应减慢，对心排血量影响不大。

（2）药动学　肌内注射约 10 分钟起效，皮下注射 5～20 分钟起效，作用持续约 1 小时，静脉注射 1～2 分钟起效，作用持续 20 分钟。主要在肝内代谢，代谢物大多数经胆汁和尿液排出，尿液酸化可增加以原型自肾排泄。

【注意事项】①下列情况慎用：甲亢，高血压，冠心病，充血性心力衰竭，糖尿病，有疟疾病史。②血容量不足者应先纠正后再用本品。③本品有蓄积作用，用药后血压上升不明显，须观察 10 分钟后再决定是否增加剂量，以免血压上升过高。④给药时选取较粗大的静脉注射，并避免药液外溢。⑤短期内连续应用，可出现快速耐受性，作用会逐渐减弱。⑥用药过量可表现为抽搐，严重者致高血压。⑦长期使用骤然停药时可能发生低血压。⑧静脉用药时药液外溢，可引起局部组织坏死，糜烂或红肿硬结形成脓肿。⑨配制后应于 24 小时内用完，滴注液中不得加入其他难溶于酸性溶液及有配伍禁忌的药物。

【药物相互作用】与环丙烷、氟烷或其他卤化烃类麻醉药合用，易致心律失常。与单胺氧化酶抑制剂并用，使升压作用增强，引起严重高血压。与洋地黄或其他拟肾上腺素药并用，可致异位心律。不宜与碱性药物共同滴注，因为可引起本品分解。

【禁忌证】对本品过敏者禁用。

【不良反应】升压反应过快过猛可致急性肺水肿，心律失常，心搏骤停。

【用法和剂量】成人：肌内或皮下注射，一次 2～10mg，在重复用药前对初始量效应至少应观察 10 分钟。静脉注射：初量 0.5～5mg，继而静脉滴注。静脉滴注：将间羟胺 15～100mg 加入 5%葡萄糖注射液或氯化钠注射液 500ml 中滴注，调节滴速以维持合适的血压。成人极量一次 100mg（每分钟 0.3～0.4mg）。

儿童：肌内或皮下注射，用于严重休克，0.1mg/kg。静脉滴注：0.4mg/kg 或 $12mg/m^2$，用氯化钠注射液稀释至每 25ml 中含间羟胺 1mg 的溶液，滴速以维持合适的血压水平为度。

【制剂与规格】注射液：1ml：10mg、5ml：50mg。

### 多巴胺 Dopamine

【适应证】心肌梗死、创伤、内毒素败血症、心脏手术、肾衰竭、充血性心力衰竭等引起的休克综合征，洋地黄和利尿剂无效的心功能不全。

【药理作用】

（1）药效学　①激动交感神经系统肾上腺素受体和位于肾、肠系膜、冠状动脉、脑动脉的多巴胺受体，效应与药量相关。②小剂量时（每分钟 0.5～2μg/kg）主要作用于多巴胺受体，使肾及肠系膜血管扩张，肾血流量及肾小球滤过率增加，尿量及钠排泄量增加。③小到中等剂量时（每分钟 2～10μg/kg），能直接激动 β$_1$ 受体及间接促使去甲肾上腺素自储藏部位释放，对心肌产生正性肌力作用，使心肌收缩力及心排血量增加，最终使心排血量加大，收缩压升高，脉压可能增大，舒张压无变化或有轻度升高，外周总阻力常无改变，冠脉血流及心肌氧耗改善。④大剂量时（每分钟大于 10μg/kg）激动 α 受体，导致周围血管阻力增加，肾血管收缩，肾血流量及尿量反而减少。由于心排血量及周围血管阻力增加，致使收缩压及舒张压均增高。

（2）**药动学** 静脉滴入后在体内分布广泛，不易通过血脑屏障。静脉注射 5 分钟内起效，持续 5～10 分钟，作用时间的长短与用量不相关。在体内很快通过单胺氧化酶及 COMT 的作用，在肝、肾及血浆中降解成无活性的化合物，一次用量的 25%左右在肾上腺素神经末梢代谢成去甲肾上腺素。t$_{1/2}$ 约为 2 分钟。经肾排泄，约 80%在 24 小时内排出，尿液内以代谢物为主，极小部分为原型。

【注意事项】①对其他胺类拟交感神经药物高度敏感的患者，可能对本品也异常敏感。②妊娠期及哺乳期妇女应用时必须权衡利弊。③下列情况慎用：糖尿病性动脉内膜炎；闭塞性血管病（动脉栓塞、动脉粥样硬化、雷诺病等）；肢端循环不良；频繁的室性心律失常。④滴注本品时须监测血压、心排血量、心电图及尿量。⑤应用多巴胺治疗前必须先纠正低血容量；选用粗大的静脉作静脉注射或静脉滴注，以防药液外溢，导致组织坏死；如确已发生液体外溢，可用 5～10mg 酚妥拉明稀释溶液在注射部位作浸润。⑥静脉滴注时应控制每分钟滴速，滴注的速度和时间需根据血压、心率、尿量、外周血管灌流情况、异位搏动出现与否等而定。休克纠正时即减慢滴速。⑦遇有血管过度收缩引起舒张压不成比例升高和脉压减小、尿量减少、心率快或出现心律失常，滴速必须减慢或暂停滴注。⑧如在滴注多巴胺时血压继续下降或经调整剂量仍持续低血压，应停用多巴胺，改用更强的血管收缩药。⑨突然停药可产生严重低血压，故停用时剂量应逐渐递减。

【药物相互作用】与硝普钠、异丙肾上腺素、多巴酚丁胺合用，注意心排血量的改变，与单用本品时反应有异。大剂量多巴胺与 α 受体阻滞剂如酚苄明、酚妥拉明、妥拉唑林（Tolazoline）等同用，后者的扩血管效应可被本品的外周血管收缩作用拮抗。与全身麻醉药（尤其是环丙烷或卤代碳氢化合物）合用由于后者可使心肌对多巴胺异常敏感，引起室性心律失常。与 β 受体阻滞剂同用，可拮抗多巴胺对心脏的 β$_1$ 受体的作用。

与硝酸酯类药物同用，可减弱硝酸酯的抗心绞痛及多巴胺的升压效应。与利尿药同用，一方面由于本品作用于多巴胺受体扩张肾血管，使肾血流量增加，可增加利尿作用；另一方面本品自身还有直接的利尿作用。与胍乙啶同用时，可加强多巴胺的加压效应，使胍乙啶的降压作用减弱，导致高血压及心律失常。与三环类抗抑郁药同时应用，可能增加多巴胺的心血管作用，引起心律失常、心动过速、高血压。与单胺氧化酶抑制剂同用，可延长及加强多巴胺的效应；已知本品是通过单胺氧化酶代谢，在给多巴胺前 2～3 周曾接受单胺氧化酶抑制剂的患者，初量至少减到常用剂量的 1/10。与苯妥英钠同时静脉注射可产生低血压与心动过缓。在用多巴胺时，如必须用苯妥英钠抗惊厥治疗，则须考虑两药交替使用。

【禁忌证】嗜铬细胞瘤，快速型心律失常，对本品及其他胺类拟交感神经药物高度敏感者禁用。

【不良反应】常见胸痛，呼吸困难，心悸，心律失常（尤其用大剂量时），乏力；少见头痛，恶心，呕吐。长期大剂量或小剂量用于外周血管病患者，可见手足疼痛或发凉；外周血管长时期收缩，可能导致局部坏死或坏疽。

【用法和剂量】静脉滴注：在滴注前必须稀释，稀释液的浓度取决于剂量及个体需要的液体量，若不需要扩容，可用 0.8mg/ml 溶液，如有液体潴留，可用 1.6～3.2mg/ml 溶液。

成人常用量：开始时每分钟 1～5μg/kg，10 分钟内以每分钟 1～4μg/kg 速度递增，以达到最大疗效。用于慢性顽固性心力衰竭：静脉滴注开始时以每分钟 0.5～2μg/kg 逐渐递增。多数以每分钟 1～3μg/kg 给予即可生效。用于闭塞性血管病变患者，静脉滴注开始时每分钟 1μg/kg，逐增至每分钟 5～10μg/kg，直到每分钟 20μg/kg，以达到最满意效应。用于危重病例，先以每分钟 5μg/kg 滴注，然后以每分钟 5～10μg/kg 递增至每分钟 20～50μg/kg，以达到满意效应；或将本品 20mg 加入 5%葡萄糖注射液 200～300ml 中静脉滴注，开始时按 75～100μg/min 滴入，以后根据血压情况，可加快速度和加大浓度，但最大剂量不超过每分钟 500μg。

【制剂与规格】注射液：2ml：20mg。

## 多巴酚丁胺 Dobutamine

【适应证】器质性心脏病时心肌收缩力下降引起的心力衰竭。

【药理作用】

（1）药效学　多巴酚丁胺注射液对心肌产生正性肌力作用，主要作用于$\beta_1$受体，对$\beta_2$受体及$\alpha$受体作用相对较小。能直接激动心脏$\beta_1$受体以增强心肌收缩和增加搏出量，使心排血量增加。可降低外周血管阻力（后负荷减少），但收缩压和脉压一般保持不变，或仅因心排血量增加而有所增加。能降低心室充盈压，促进房室结传导。心肌收缩力有所增强，冠状动脉血流及心肌耗氧量常增加。由于心排血量增加，肾血流量及尿量常增加。本品与多巴胺不同，多巴酚丁胺并不间接通过内源性去甲肾上腺素的释放，而是直接作用于心脏。

（2）药动学　口服无效，静脉注入 1～2 分钟起效，如缓慢滴注可延长到 10 分钟，一般静脉注射后 10 分钟作用达高峰，持续数分钟。表观分布容积为 0.2L/kg，清除率为 244L/h，$t_{1/2}$约为 2 分钟，在肝脏代谢成无活性的化合物。代谢物主要经肾脏排出。

【注意事项】①对其他拟交感神经药过敏者，可能对本品也敏感。②妊娠期及哺乳期妇女应用时必须权衡利弊。③下列情况慎用：心房颤动，高血压，严重的机械梗阻（如重度主动脉瓣狭窄），室性心律失常，心肌梗死后。④用药期间应定期或连续监测心电图、血压、心排血量，必要时监测肺毛细血管楔压。⑤用药前，应先补充并纠正血容量。给药浓度随用量和患者所需液体量而定。⑥治疗时间和给药速度按患者的治疗效果调整，可依据心率、血压、尿量及是否出现异位搏动等情况，如果有可能，应监测中心静脉压、肺毛细血管楔压和心排血量。

【药物相互作用】与全身麻醉药尤其环丙烷、氟烷等同用，室性心律失常发生的可能性增加。与$\beta$受体阻滞剂同用，可拮抗本品对$\beta_1$受体的作用，导致$\alpha$受体作用占优势，外周血管的总阻力加大。与硝普钠同用，可导致心排血量微增，肺毛细血管楔压略降。本品不得与碳酸氢钠等碱性药物混合使用。

【禁忌证】对本品或其他拟交感神经药过敏者禁用。

【不良反应】可见心悸、恶心、头痛、胸痛、气短等。如出现收缩压升高、心率增快，则多与剂量有关，应减量或暂停用药。

【用法和剂量】静脉滴注：将多巴酚丁胺加于 5%葡萄糖注射液或氯化钠注射液中稀释后使用。一次 250mg，以每分钟 2.5～10μg/kg 给予，速度在每分钟 15μg/kg 以下时，心率和外周血管阻力基本无变化；偶用大于每分钟 15μg/kg，但需注意剂量过大仍然有可能加速心率并产生心律失常。

【制剂与规格】注射液：2ml：20mg。

# 调脂及抗动脉粥样硬化药

## 辛伐他汀 Simvastatin

【适应证】高脂血症、冠心病和脑卒中。

【药理作用】

（1）药效学　本品本身无活性，口服吸收后的水解产物在体内竞争性地抑制胆固醇合成过程中的限速酶是甲戊二酰辅酶 A 还原酶。

（2）药动学　本品进食后吸收良好。吸收后肝内的浓度高于其他组织，在肝内广泛代谢，水解为代谢物，以 $\beta$-羟酸为主的三种代谢物有活性。本品与 $\beta$-羟酸代谢物的蛋白结合率高达 95%。血药浓度达峰时间为 1.3～2.4 小时，$t_{1/2}$ 为 3 小时。60% 经胆汁从粪便排出，13% 从尿液排出。治疗 2 周可见疗效，4～6 周达高峰，长期治疗后停药，作用持续 4～6 周。

【注意事项】①禁用于活动性肝脏疾病或原因不明的氨基转移酶升高的患者。②轻中度肾功能不全者无须调整剂量；严重肾功能不全者（肌酐清除率<30ml/min）应慎用，起始剂量应为一日 5mg，并密切监测。③以下情况慎用：大量饮酒者、有肝病史者。④已经建立在 10～17 岁的杂合子家族性高胆固醇血症的儿童中使用本品的安全性。⑤血清 AST 及 ALT 升高至正常上限 3 倍时，须停止本品治疗。⑥对于有弥散性的肌痛、肌软弱及肌酸激酶（CK）升高至大于正常值 10 倍以上的情况应考虑为肌病，须立即停止本品治疗。

【药物相互作用】吉非罗齐和其他贝特类药物、降脂剂量（≥1g/d）的烟酸（尼克酸）：这些药物与辛伐他汀合用时发生肌病的危险性增加，可能是因为这些药物单独使用时均能引起肌病。尚无证据显示这些药物对辛伐他汀的药动学有影响。与 CYP3A4 的相互作用：辛伐他汀无 CYP3A4 抑制活性，因此，推测它不影响其他经 CYP3A4 代谢的药物的血浆水平。然而，辛伐他汀本身是 CYP3A4 的底物。在辛伐他汀治疗期内，CYP3A4 的强抑制剂可能通过增加血浆 HMG-CoA 还原酶抑制剂活性水平而增加肌病发生的危险性。这些强抑制剂包括环孢菌素、伊曲康唑、酮康唑、红霉素、克拉霉素、HIV 蛋白酶抑制剂及萘法唑酮。葡萄柚汁中含有一种或多种抑制 CYP3A4 的成分，并能增加经 CYP3A4 代谢的药物的血浆水平。常规饮用量（每日一杯 250ml）所产生的效果很小（通过测量 AUC，血浆 HMG-CoA 还原酶抑制活性增加了 13%），且无临床意义。然而，如在辛伐他汀治疗期内大量饮用（每日超过 1L），则明显增加血浆 HMG-CoA 还原酶抑制剂的活性水平，应加以避免。香豆素衍生物：在一项健康志愿者和另一项高胆固醇血症患者参加的临床研究中，服用辛伐他汀 20～40mg/d，能中度提高香豆素类抗凝剂的抗凝效果。以 INR 计，健康志愿者组从基线的 1.7 秒延长到 1.8 秒，高胆固醇血症患者组从 2.6 秒延长到 3.4 秒。对于使用香豆素抗凝剂的患者，应在使用辛伐他汀之前测定其 PT，并在治疗初期经常测量，以保证 PT 无明显变化。一旦记录下稳定的 PT，应建议患者在服用香豆素类抗凝剂期间定期监测 PT。如调整辛伐他汀剂量或停药，应重复以上步骤。对于未服用香豆素类抗凝剂的患者，出血或 PT 变化与服用辛伐他汀无关。

【禁忌证】对本品过敏者，活动性肝脏疾病或无法解释的血清氨基转移酶持续升高者，妊娠期和哺乳期妇女禁用。

【不良反应】常见恶心、腹泻、皮疹、消化不良、瘙痒、脱发、眩晕；罕见肌痛，胰腺炎，感觉异常，外周神经病变，血清 AST 显著和持续升高，横纹肌溶解，肝炎，黄疸，血管神经性水肿，脉管炎，血小板减少症，嗜酸粒细胞增多，关节痛，光敏感，发热，颜面潮红，呼吸困难等。

【用法和剂量】口服：高胆固醇血症，初始剂量一次 10～20mg，晚间顿服。心血管事件高危人群推荐初始剂量一次 20～40mg，晚间顿服。调整剂量应间隔 4 周以上。纯合子家族性高胆固醇血症：推荐一次 40mg，晚间顿服；或一日 80mg，分早晨 20mg、午间 20mg 和晚间 40mg 服用。杂合子家族性高胆固醇血症的儿童（10～17 岁）：推荐初始剂量一日 10mg，晚间顿服。最大剂量为 40mg，应按个体化调整剂量。

【制剂与规格】片剂：10mg、20mg。

## 阿托伐他汀 Atorvastatin

【适应证】高胆固醇血症、冠心病和脑卒中。

【药理作用】

（1）药效学　见辛伐他汀。

（2）药动学　本品口服后迅速被吸收，血药浓度达峰值时间为 1～2 小时。绝对生物利用度为 12%。血浆蛋白结合率为 98% 以上。本品在肝脏经 CYP3A4 代谢。原药 $t_{1/2}$ 约为 14 小时，因其代谢产物也具有活性，对 HMG-CoA 还原酶抑制剂的 $t_{1/2}$ 可长达 20～30 小时。本品及其代谢产物主要由胆管排泄，经尿排出的不到 2%。本品可分泌至人乳汁中。

【注意事项】①肾功能不全者无须调整剂量。②以下情况慎用：大量饮酒者，有肝病史者，妊娠期及哺乳期妇女。③儿童中使用经验仅限少数严重血脂紊乱者，推荐初始剂量为一日 10mg，最大剂量可一日 80mg。尚无对儿童生长发育的安全性资料。④对于有弥漫性的肌痛、肌软弱及肌酸激酶（CK）升高至大于正常值 10 倍以上的情况应考虑为肌病，须立即停止本品治疗。

【药物相互作用】当他汀类药物与环孢菌素、纤维酸衍生物、大环内酯类抗生素（包括红霉素）、康唑类抗真菌药或烟酸合用时，发生肌病的危险性增加。在极罕见情况下，可导致横纹肌溶解，伴有肌球蛋白尿而后继发肾功能不全。因此，应仔细权衡合用的风险-收益比。阿托伐他汀经 CYP3A4 代谢。本品与 CYP3A4 抑制剂（环孢菌素、红霉素和克拉霉素等大环内酯类抗生素，伊曲康唑等康唑类抗真菌药，HIV 蛋白酶抑制剂）合用时，可能发生药物相互作用，合并用药导致阿托伐他汀血浆浓度增加。所以，当阿托伐他汀与上述药物合用时尤应注意。P-糖蛋白抑制剂：阿托伐他汀和阿托伐他汀代谢物是 P-糖蛋白基质。P-糖蛋白抑制剂（如环孢菌素）可增加阿托伐他汀的生物利用度。红霉素、克拉霉素：阿托伐他汀一日 1 次 10mg 分别和 CYP3A4 抑制剂红霉素（500mg，一日 4 次）或克拉霉素（500mg，一日 2 次）联合应用，阿托伐他汀的血浆浓度增高。克拉霉素分别使阿托伐他汀的 $C_{max}$ 和 AUC 增加 56% 和 80%。伊曲康唑：合用阿托伐他汀 40mg 和伊曲康唑 200mg/d，可导致前者 AUC 增加 3 倍。蛋白酶抑制剂：蛋白酶抑制剂与阿托伐他汀合用时，能增加阿托伐他汀的血药浓度。

柚子汁：包含抑制 CYP3A4 的一种或更多成分，可增加经过该酶代谢的药物血浆浓度。摄入 240ml 柚子汁使阿托伐他汀 AUC 增加 37%，活性对羟基代谢物 AUC 降低 20.4%。但是，摄入大量柚子汁（每日饮用超过 1.2L，连续 5 日）增加阿托伐他汀和活性（阿托伐他汀和其代谢物）HMG-CoA 还原酶抑制剂 AUC 分别为 2.5 倍和 1.3 倍。所以，建议服用阿托伐他汀者不应同时摄入大量柚子汁。CYP3A4 诱导剂（利福平、苯妥英）对本品的作用不详。本品与该同工酶的其他底物间可能的相互作用不详，但对治疗窗窄的药物如Ⅲ类抗心律失常药物（胺碘酮）应予注意。吉非罗齐/纤维酸衍生物：纤维酸衍生物可增加阿托伐他汀诱发肌病的危险。根据体外研究结果，吉非罗齐抑制阿托伐他汀的葡萄糖醛酸代谢途径，这可能导致阿托伐他汀的血浆浓度升高。地高辛：本品 10mg 与多个剂量的地高辛联合用药时，地高辛的稳态血浆浓度不受影响。本品一日 1 次 80mg 与地高辛联合用药时，地高辛浓度增高约 20%。这是由于细胞膜转运蛋白 P-糖蛋白受到抑制。患者服用地高辛应适当监测其浓度。口服避孕药：本品与口服避孕药合用时，炔诺酮和乙炔雌二醇的血浆浓度增高。选用口服避孕药时应注意其浓度增高。考来替泊（消胆胺）：考来替泊与本品合用时，阿托伐他汀及其活性代谢产物的血浆浓度下降约 25%，但两药合用的降脂效果大于单一药物使用的降脂效果。抗酸剂：本品与含有氢氧化镁和氢氧化铝的口服抗酸药混悬剂合用时，阿托伐他汀及其活性代谢产物的血浆浓度下降约 35%；但其降低低密度脂蛋白胆固醇的作用未受影响。华法林：本品与华法林合用，PT 在最初几日内轻度下降，15 日后恢复正常。即便如此，服用华法林的患者加服本品时应严密监测凝血酶原时间。氨替比林：本品多个剂量与氨替比林联合用药时未发现对氨替比林清除的影响。西咪替丁：有关本品与西咪替丁相互作用的研究未发现两者之间存在相互作用。氨氯地平：联合应用阿托伐他汀 80mg 和氨氯地平 10mg，在稳态浓度时，阿托伐他汀的药动学无改变。

【禁忌证】对本品过敏者，活动性肝脏疾病及血清 AST 和 ALT 持续超过正常上限 3 倍且原因不明者，肌病者，妊娠期、哺乳期妇女禁用。

【不良反应】常见胃肠道不适（便秘、胃胀气、消化不良、腹痛），头痛，头晕，感觉异常，失眠，皮疹，皮肤瘙痒。视物模糊，味觉障碍；少见厌食，呕吐，血小板减少症，脱发，高血糖症，低血糖症，胰腺炎，外周神经病，阳萎；罕见肝炎，胆汁淤积性黄疸，肌炎，肌痛，横纹肌溶解（表现为肌肉疼痛，乏力，发热，并伴有血肌酸激酶升高，肌红蛋白尿等）。

【用法和剂量】口服：用于原发性高胆固醇血症和混合型高脂血症，初始剂量一日 10mg。用于杂合子型家族性高胆固醇血症，初始剂量一次 10mg，一日 1 次。逐步加量（间隔 4 周）至 40mg，如仍不满意，可将剂量增加至一次 80mg，一日 1 次或加用胆酸螯合剂。用于纯合子型家族性高胆固醇血症，一次 10～80mg，一日 1 次。预防性用于存在冠心病危险因素的患者，一次 10mg，一日 1 次。

【制剂与规格】片剂：10mg、20mg。

### 瑞舒伐他汀 Rosuvastatin

【适应证】混合型血脂异常症，原发性高胆固醇血症，纯合子家族性高胆固醇血症。

【药理作用】

（1）药效学　见辛伐他汀。

（2）药动学　口服后 3～5 小时达到血药峰值浓度。血药峰值浓度和 AUC 均会随着药物剂量的增加而上升。绝对生物利用度为接近 20%。与食物同时服用可降低本品吸收率达 20%，但对 AUC 无明显影响。早晚服药对血药浓度无显著影响。其降低血浆 LDL-C 的能力与服药的时间和是否与食物同服无关。88%的瑞舒伐他汀与血浆蛋白可逆结合，主要是白蛋白，而与血浆蛋白水平无关。主要由 CYP2C9 代谢后成为 N-去甲基产物。口服给药后，瑞舒伐他汀和其代谢产物的 90%由粪便排出，在体内 $t_{1/2\beta}$ 约为 19 小时。

【注意事项】①以下情况慎用：肝脏疾病，大量饮酒，本人或家族史中有遗传性肌肉疾病，既往有其他 HMG-CoA 还原酶抑制剂或贝丁酸类的肌肉毒性史, 年龄＞70 岁, 同时使用贝丁酸类。②对于有弥散性的肌痛、肌软弱及肌酸激酶（CK）升高至大于正常值 10 倍以上的情况应考虑为肌病, 须立即停止本品治疗。③为了避免严重不良反应的发生, 开始治疗时应根据病情, 从 5～10mg 开始, 需要时, 可在治疗 4 周后调整剂量至高一级的剂量水平, 逐增至 20～40mg, 不宜开始时直接用 40mg。④本品的使用应遵循个体化原则。

【药物相互作用】本品与环孢素合并使用时, 瑞舒伐他汀的 AUC 比在健康志愿者中所观察到的平均高 7 倍（与服用本品同样剂量的相比）, 合用不影响环孢素的血浆浓度。维生素 K 拮抗剂: 同其他 HMG-CoA 还原酶抑制剂一样, 对同时使用维生素 K 拮抗剂（如华法林）的患者, 开始使用本品或逐渐增加本品剂量可能导致 INR 升高, 停用本品或逐渐降低本品剂量可导致 INR 降低, 在这种情况下, 适当检测 INR 是需要的。吉非罗齐和其他降脂产品: 本品与吉非罗齐同时使用, 可使瑞舒伐他汀的 $C_{max}$ 和 AUC 增加 2 倍。

根据专门的相互作用研究的资料, 预计本品与非诺贝特无药动学相互作用, 但可能发生药效学相互作用。吉非罗齐、非诺贝特、其他贝特类和降脂剂量（≥1g/d）的烟酸与 HMG-CoA 还原酶抑制剂合用使肌病发生的危险增加, 这可能是由于它们单独给药时能引起肌病。蛋白酶抑制剂: 尽管药物相互作用的机制尚不明确, 但同时服用蛋白酶抑制剂可能大大增加瑞舒伐他汀的暴露量。在药动学研究中, 健康志愿者同时服用本品 20mg 与两种蛋白酶抑制剂的复方产品（400mg 洛匹那韦/100mg 利托那韦）, 结果显示瑞舒伐他汀的稳态 $AUC_{0\sim24}$ 和 $C_{max}$ 分别升高了约 2 倍和 5 倍。因此, 在接受蛋白酶抑制剂治疗的艾滋病患者中, 不推荐同时使用本品。抗酸药: 同时给予本品和一种含氢氧化铝镁的抗酸药混悬液, 可使瑞舒伐他汀的血浆浓度降低约 50%。如果在服用本品 2 小时后再给予抗酸药, 这种影响可减轻。尚未对这种药物相互作用的临床意义进行研究。红霉素: 本品与红霉素合用导致本品的 $AUC_{0\sim t}$ 下降 20%、$C_{max}$ 下降 30%。这种相互作用可能是由红霉素引起的胃肠运动增加所致。口服避孕药, 激素替代治疗（HRT）: 同时使用本品和口服避孕药, 使雌醇和炔诺孕酮的 AUC 分别增加 26%和 34%。在选择口服避孕药剂量时应考虑这些血药浓度的升高。尚无同时使用本品和 HRT 的受试者的药动学数据, 因此, 不能排除存在类似的相互作用。但是, 在临床试验中, 这种联合用药很广泛, 且被患者良好耐受。其他药物: 根据来自专门的药物相互作用研究的数据, 估计本品与地高辛不存在有临床相关性的相互作用。细胞色素 P450 酶: 体外和体内研究的资料都显示, 瑞舒伐他汀既非细胞色素 P450 同工酶的抑制剂, 也不是酶诱导剂。另外, 瑞舒伐他汀是这些酶的弱底物。瑞舒伐他汀与氟康唑（CYP2C9 和 CYP3A4 的一种抑制剂）或酮康唑（CYP2A6 和 CYP3A4 的一种抑制剂）之间不存在具有临床相关性的相互作用。与伊曲康唑（CYP3A4 的一种抑制剂）合用, 瑞舒伐他汀的 AUC 增加 28%, 这种增加不被认为有临床意义。因此, 估计不存在由细胞色素 P450 介导的代谢所致的药物相互作用。

【禁忌证】对本品过敏, 活动性肝病, 原因不明的血清 AST 及 ALT 持续升高, 血清 AST 及 ALT 升高超过 3 倍的正常值上限; 严重肾功能损害（肌酐清除率＜30ml/min）; 肌病; 同时使用环孢素。

【不良反应】常见头痛, 头晕, 便秘, 恶心, 腹痛, 肌痛; 少见皮肤瘙痒, 皮疹, 荨麻疹; 罕见过敏反应（包括血管神经性水肿）, 肌病和横纹肌溶解, 肝脏氨基转移酶升高, 关节痛; 极罕见多发性神经病, 黄疸, 肝炎等。

【用法和剂量】口服: 起始剂量为一次 5mg, 一日 1 次。对于需要更强效地降低 LDL-C 的患者初始剂量可考虑一次 10mg, 一日 1 次。如有必要, 可在治疗 4 周后调整剂量。一日最大剂量为 20mg。

【制剂与规格】片剂：5mg、10mg、20mg；胶囊：5mg、10mg、20mg。

### 非诺贝特 Fenofibrate

【适应证】高胆固醇血症（Ⅱa 型），内源性高三酰甘油血症，单纯型（Ⅳ）和混合型（Ⅱb 和Ⅲ型）。

【药理作用】

（1）药效学　本品能降低低密度脂蛋白、胆固醇、三酰甘油水平，提高高密度脂蛋白水平。近来研究表明本品的调脂作用主要通过使过氧化物酶体增殖物激活受体（PPARα）的激活，使低密度脂蛋白中的小而密的部分减少，大而疏的部分相对增多；抑制极低密度脂蛋白的生成并使三酰甘油分解增多；还使载脂蛋白 A-Ⅰ 和 A-Ⅱ生成增加，从而提高高密度脂蛋白水平。本品尚有降低高尿酸血症的血尿酸作用。

（2）药动学　本品口服后，尤以餐后吸收快。口服后 6~8 小时血药浓度达峰值。单剂口服后 $t_{1/2\alpha}$ 与 $t_{1/2\beta}$ 分别为 4.9 小时与 26.6 小时，表观分布容积为 0.9L/kg，持续治疗后 $t_{1/2\beta}$ 为 21.7 小时。吸收后在肝、肾、肠道中分布多，其次为肺、心和肾上腺，睾丸、脾、皮肤内有少量分布。在肝内与肾组织内代谢，经羧基还原与葡糖醛酸化，代谢产物以葡糖醛酸化产物占大多数，经肾排出。

【注意事项】当 AST、ALT 升高至正常值 3 倍以上时，应停止治疗。

【药物相互作用】禁止合并使用其他贝特类药物：增加不良反应如横纹肌溶解症和两种分子间的药效拮抗作用的发生率。不建议合并使用的药物如下。HMG-CoA 还原酶抑制剂：观察性研究发现，当贝特类降脂药，特别是吉非罗齐，与 HMG-CoA 还原酶抑制剂（他汀类）联合使用时增加肌肉不良反应包括横纹肌溶解症的发生率。除非调脂治疗的获益可能超过其风险，应避免联合使用贝特类药物与他汀类药物。香豆素类口服抗凝剂：非诺贝特与香豆素类口服抗凝剂合用时，非诺贝特能够与血浆白蛋白紧密结合，从蛋白结合部位置换出抗凝剂，会增强后者的抗凝效应，使 PT 和 INR 进一步延长。为了避免出血并发症，合用非诺贝特时，应当减低口服抗凝剂的剂量，更频繁地监测 PT 和 INR 直至达到稳定。免疫抑制剂：免疫抑制剂如环孢素、他克莫司具有肾毒性，会降低肌酐清除率并升高血清肌酐。由于贝特类药物包括非诺贝特主要以肾脏分泌为主要排泄途径，免疫抑制剂与非诺贝特的相互作用可能导致肾功能的恶化。应当慎重权衡联合使用非诺贝特与免疫抑制剂的风险和获益；如果必需使用则应当使用最小有效剂量，并监测肾功能。胆酸结合剂：胆酸结合剂会与同时服用的药物结合，因此，应当至少在服用胆酸结合剂前 1 小时或者后 4~6 小时再服用非诺贝特，以避免阻碍非诺贝特的吸收。

【不良反应】常见腹部不适，腹泻，便秘，乏力，头痛，性欲丧失，阳萎，眩晕，失眠，肌炎，肌痛，肌无力，肌病；偶见横纹肌溶解；有使胆石增加的趋向。

【禁忌证】对本品过敏者、肝肾功能不全者、有胆囊疾病史者、胆石症者、原发性胆汁性肝硬化者、不明原因的肝功能持续异常者、妊娠期及哺乳期妇女、儿童禁用。

【用法和剂量】口服：片剂、咀嚼片剂、胶囊剂，一次 100mg，一日 3 次，维持量一次 100mg，一日 1~2 次。用餐时服。微粒化胶囊剂：一次 160mg 或 200mg，一日 1 次。本品不可嚼服。缓释胶囊剂：一次 250mg，一日 1 次。本品不可掰开或嚼服。

【制剂与规格】片剂：0.1g；胶囊：0.1g、0.2g；分散片：0.1g；咀嚼片：0.1g。

# 呼吸系统用药

## 祛 痰 药

### 溴己新 Bromhexine

【适应证】慢性支气管炎、哮喘等引起的黏痰不易咳出。

【药理作用】

(1) 药效学　本品有较强的溶解黏痰作用，可使痰中的多糖纤维素裂解，稀化痰液。抑制杯状细胞和黏液腺体合成糖蛋白使痰液中的唾液酸减少，降低痰黏度，便于排出。

(2) 药动学　本品自胃肠道吸收快且完全，口服吸收后 0.5~3 小时血药浓度达峰值。生物利用度为 70%~80%，绝大部分的代谢产物随尿液排出，粪便仅排出极小部分。

【注意事项】本品对胃肠道黏膜有刺激性，胃炎或胃溃疡患者慎用。肝功能不全患者应在医师指导下使用。对本品过敏者禁用，过敏体质者慎用。本品性状发生改变时禁止使用。请将本品放在儿童不能触及的地方。儿童必须在成人监护下使用。如正在使用其他药品，使用本品前请咨询医师或药师。

【药物相互作用】本品可增加四环素与阿莫西林的疗效。如与其他药物同时使用可能会发生药物相互作用，详情请咨询医师或药师。

【禁忌证】尚不明确。

【不良反应】偶有恶心、胃部不适。可能使血清氨基转移酶暂时升高。

【用法和剂量】口服：成人，一次 1~2 片，一日 3 次。

【制剂与规格】片剂：8mg。

### 氨溴索 Ambroxol

【适应证】痰液黏稠不易咳出。

【药理作用】

(1) 药效学　氨溴索是溴己新在体内的代谢物，具有溶解黏痰作用。它可减少黏液的滞留，因而显著促进排痰，改善呼吸状况。应用本品治疗时，患者黏液的分泌可恢复至正常状况。咳嗽及痰量显著减少，呼吸道黏膜的表面活性物质因而能发挥其正常的保护功能。

(2) 药动学　氨溴索口服吸收快且几乎完全，达峰时间在 0.5~3 小时。吸收后迅速从血液分布至组织，血浆蛋白结合率为 90%，肺组织浓度高，血浆 $t_{1/2}$ 约为 7 小时。未观察到累积效应。氨溴索主要通过结合反应在肝脏代谢，约 90% 由肾脏清除。

【注意事项】①过敏体质者慎用。②妊娠期及哺乳期妇女慎用。③应避免与中枢性镇咳药(如右美沙芬等)同时使用，以免稀化的痰液堵塞气道。④本品为黏液调节剂，仅对咳嗽症状有一定作用，在使用时应注意咳嗽、咳痰的原因，如使用 7 日未见好转，应及时就医。

【药物相互作用】本品与抗生素（阿莫西林、头孢呋辛、红霉素、多西环素）协同治疗可升高抗生素在肺组织的浓度，无与其他药物合用的临床相关不良反应的报道。

【禁忌证】对本品过敏者；妊娠初期 3 个月妇女禁用。

【不良反应】上腹部不适、食欲缺乏、胃痛、胃部灼热、消化不良、恶心、呕吐、腹泻、皮疹；罕见头痛、眩晕、血管性水肿。快速静脉注射可引起腰部疼痛和疲乏无力感。

【用法和剂量】口服：①成人及 12 岁以上儿童，一次 30mg，一日 3 次，餐后口服。长期服用一次 30mg，一日 2 次。缓释胶囊一次 75mg，一日 1 次，餐后口服；②5～12 岁儿童，一次 15mg，一日 3 次；③2～5 岁儿童，一次 7.5mg，一日 3 次；④2 岁以下儿童，一次 7.5mg，一日 2 次。餐后口服。长期服用者，一日 2 次即可。缓释胶囊一日 1.2～1.6mg/kg。

雾化吸入：一次 15～30mg，一日 3 次。

肌内注射：将本品用 5%葡萄糖注射液或氯化钠注射液 10～20ml 稀释后缓慢注射。

皮下注射：一次 15mg，一日 2 次。

静脉注射：①成人及 12 岁以上儿童，一次 15mg，一日 2～3 次，严重病例可以增至一次 30mg。每 15mg 用 5ml 无菌注射用水溶解，注射应缓慢。②儿童：6～12 岁，一次 15mg，一日 2～3 次；2～6 岁，一次 7.5mg，一日 3 次；2 岁以下，一次 7.5mg，一日 2 次。以上注射均应缓慢。用于婴儿呼吸窘迫综合征(IRDS)，一次 7.5mg/kg，一日 4 次，应使用注射泵给药，静脉注射时间至少 5 分钟。

静脉滴注：一次 15～30mg，一日 2 次，用氯化钠注射液或 5%葡萄糖注射液 100ml 稀释后 30 分钟内缓慢滴注。

【制剂与规格】片剂、胶囊、分散片：30mg；口服溶液剂：100ml∶0.3g。注射液：1ml∶7.5mg、2ml∶15mg；雾化液：15mg、30mg。

### 桉柠蒎肠溶软胶囊 An Ning Pai Chang Rong Ruan Jiao Nang

【主要成分】本品由桃金娘科桉属和芸香科柑橘属及松科松属植物的提取物所组成。主要成分为桉油精、柠檬烯及α-蒎烯。

【功能主治】本品为黏液溶解性祛痰药。适用于急、慢性鼻窦炎，急慢性支气管炎、肺炎、支气管扩张、肺脓肿、慢性阻塞性肺疾病、肺部真菌感染、肺结核和硅沉着病等呼吸道疾病。亦可用于支气管造影术后，促进造影剂的排出。

【规格】0.3g×12 粒/盒、0.12g×12 粒/盒。

【用法用量】口服：成人，急性患者一次 0.3g，一日 3～4 次；慢性患者一次 0.3g，一日 2 次。本品宜于餐前半小时，凉开水送服，禁用热开水；不可打开或咀嚼后服用。

【不良反应】不良反应轻微，偶有胃肠道不适及过敏反应，如皮疹、面部浮肿、呼吸困难和循环障碍。

【禁忌】对本品过敏者禁用。

【注意事项】尚不明确。

【药物相互作用】尚不明确。

### 羧甲司坦 Carbocisteine

【适应证】慢性支气管炎、支气管哮喘等疾病引起的痰液黏稠、咳痰困难。

【药理作用】本品为黏液稀化剂，可使黏液中黏蛋白的双硫键（—S—S—）断裂，使其黏度降低，有利于痰液排出。服药后 4 小时见效。

【注意事项】用药 7 日后，如症状未缓解，应立即就医。有消化道溃疡史者慎用。2 岁以下儿童用量请咨询医师或药师。妊娠期、哺乳期妇女慎用。对本品过敏者禁用，过敏体质者慎用。本品性状发生改变时禁止使用。请将本品放在儿童不能触及的地方。儿童必须在成人监护下使用。如正在使用其他药品，使用本品前请咨询医师或药师。

【药物相互作用】应避免同时服用强力镇咳药，以免痰液堵塞气道。如与其他药物同时使用可能会发生药物相互作用，详情请咨询医师或药师。

【禁忌证】消化道溃疡活动期间患者禁用。

【不良反应】可见恶心、胃部不适、腹泻、轻度头痛及皮疹等。

【用法和剂量】口服：2～5 岁儿童一次 0.1g，5～12 岁儿童一次 0.2g，12 岁以上儿童及成人一次 0.5g，一日 3 次。口服液：2～5 岁儿童一次 5ml（0.1g），5～12 岁儿童：一次 10ml（0.2g），12 岁以上儿童及成人一次 10ml（0.5g），一日 3 次。

【制剂与规格】片剂：0.1g（儿童装）、0.25g；口服溶液剂：10ml∶0.2g、10ml∶0.5g。

## 乙酰半胱氨酸 Acetylcysteine

【适应证】对乙酰氨基酚中毒。

【药理作用】

（1）药效学　本品化学结构中的巯基（—SH）可使黏蛋白的双硫键（—S—S—）断裂，降低痰黏度，使黏痰容易咳出。

（2）药动学　本品口服吸收良好，2～3 小时达血药浓度峰值，肺组织可达有效浓度。喷雾吸入在 1 分钟内起效，最大作用时间为 5～10 分钟。吸收后在肝内脱去乙酰基而成半脱胱氨酸代谢。

【注意事项】①严重支气管哮喘及糖尿病患者慎用。②在中毒后 8～10 小时使用效果最好，超过 15 小时疗效降低，24 小时后可能无效。③与铁或铜等金属、橡胶、氧气接触时间较长易失效。

【药物相互作用】本品能增加金制剂的排泄。应避免本品与抗生素混合服用。本品不得与糜蛋白酶配伍用药。本品不可与酸性药物同用，否则可降低本品作用。

【不良反应】①口服偶见恶心、呕吐，罕见皮疹和支气管痉挛等过敏反应。②静脉注射过量可引起血管扩张、皮肤潮红、恶心、呕吐、支气管痉挛和水肿、心动过速及血压降低。

【用法和剂量】口服：①成人常用量，首次 140mg/kg，以后一次 70mg/kg，每 4 小时 1 次，共 17 次；②小儿常用量，同成人常用量，按体重给药。

静脉滴注：①成人常用量，第 1 阶段，150mg/kg，加入 5%葡萄糖注射液 200ml 中静脉滴注 15～20 分钟；第 2 阶段，50mg/kg，加入 5%葡萄糖注射液 500ml 中静脉滴注 4 小时；第 3 阶段，100mg/kg，加入 5%葡萄糖注射液 1000ml 中静脉滴注 16 小时（严重者可持续静脉滴注）。②小儿常用量，同成人常用量，按体重给药。

【制剂与规格】颗粒剂：0.1g、0.2g；注射液：20ml∶4g。

# 镇 咳 药

## 复方甘草 Compound Liquorice

【适应证】镇咳祛痰。

【药理作用】尚不明确。

【注意事项】本品不宜长期服用，如服用 3～7 日症状未缓解，请立即咨询医师。对本品成分过敏者禁用。妊娠期及哺乳期妇女慎用。胃炎及胃溃疡患者慎用。儿童用量按医嘱。当本品性状发生改变时禁用。如服用过量或发生严重不良反应应立即就医。运动员慎用。

【药物相互作用】服用本品时注意避免同时服用强力镇咳药。

【禁忌证】对本品成分过敏者禁用。

【不良反应】有轻微的恶心、呕吐反应。

【用法和剂量】口服或含化：成人一次 3～4 片，一日 3 次；口服溶液剂：一次 5～10ml，一日 3 次，服时振摇。

【制剂与规格】片剂：4mg；口服溶液剂 100ml；120ml。

## 喷托维林 Pentoxyverine

【适应证】各种原因引起的干咳。

【药理作用】本品为非成瘾性镇咳药，镇咳作用强度只有可待因的 1/3。具有中枢和外周性镇咳作用，除对延髓的呼吸中枢有直接抑制作用外，还有微弱的阿托品样作用。吸收后可轻度抑制支气管内感应器，减弱咳嗽反射，并可使痉挛的支气管平滑肌松弛，降低呼吸道阻力。

【注意事项】青光眼和心功能不全者慎用。痰量多者宜与祛痰药并用。

【药物相互作用】尚不明确。

【禁忌证】对本品过敏者禁用。

【不良反应】偶有便秘，或有轻度头痛、头晕、口干、恶心和腹泻。

【用法和剂量】口服：成人常用量，一次 25mg，一日 3～4 次。小儿常用量，5 岁以上一次 6.25～12.5mg，一日 2～3 次。

【制剂与规格】片剂：25mg。

## 可待因 Codeine

【适应证】较剧的频繁干咳，如痰液量较多宜合用祛痰药。

【药理作用】

（1）药效学　本品对延髓的咳嗽中枢有选择性抑制作用，镇咳作用强且迅速；作用于中枢神经系统，兼有镇痛、镇静作用，能抑制支气管腺体的分泌，可使痰液黏稠，难以咳出，故不宜用于多痰黏稠的患者。

（2）药动学　本品口服后较易被胃肠道吸收，主要分布于肺、肝、肾和膜。本品易于透过血脑屏障，又能透过胎盘屏障。血浆蛋白结合率一般在 25% 左右。$t_{1/2}$ 为 2.5～4 小时。镇痛起效时间，口服为 30～45 分钟，肌内注射和皮下注射为 10～30 分钟。镇痛最大作用时间，口服为 60～120 分钟，肌内注射为 30～60 分钟。作用持续时间，镇痛为 4 小时，镇咳为 4～6 小时。经肾排泄，主要为葡糖醛酸结合物。

【注意事项】①本品可透过胎盘屏障使婴儿成瘾，引起新生儿的戒断症状如过度啼哭、打喷嚏、打呵欠、腹泻、呕吐等。分娩期应用本品可引起新生儿呼吸抑制，妊娠期妇女慎用。②自乳汁排出，哺乳期妇女慎用。③下列情况应慎用：支气管哮喘、急腹症；在诊断未明确时，可能因掩盖真相造成误诊；胆结石，可引起胆管痉挛；原因不明的腹泻，可使肠道蠕动减弱、减轻腹泻症状而误诊；颅脑外伤或颅内病变，本品可引起瞳孔缩小、视物模糊临床体征；前列腺肥大患者因本品易引起尿潴留而加重病情。④重复给药可产生耐药性，久用有成瘾性。⑤本品为国家特殊管理的麻醉药品，长期应用可产生耐受性、成瘾性，也可引起便秘。⑥务必严格遵守国家对麻醉药品的管理条例规定使用。⑦磷酸可待因缓释片必须整片吞服，不可切开或嚼碎。

【药物相互作用】本品与抗胆碱药合用时，可加重便秘或尿潴留的不良反应。与美沙酮或其他吗啡类药合用时，可加重中枢性呼吸抑制作用。与肌肉松弛药合用时，呼吸抑制更为显著。

【禁忌证】对本品过敏的患者；多痰患者；婴幼儿、未成熟新生儿禁用。

【不良反应】常见幻想，呼吸微弱、缓慢或不规则，心率或快或慢；少见惊厥，耳鸣，震颤或不能自控的肌肉运动，荨麻疹、瘙痒、皮疹或颜面浮肿等过敏反应；长期应用产生依赖性，常用量引起依赖性的倾向较其他吗啡类药物为弱。典型症状为食欲减退、腹泻、牙痛、恶心呕吐、流涕、寒战、打喷嚏、打呵欠、睡眠障碍、胃痉挛、多汗、衰弱无力、心率增速、情绪激动或原因不明的发热。

【用法和剂量】口服：成人，一次 15～30mg，一日 2～3 次。极量一次 100mg，一日 250mg。儿童，一日 1～1.5mg/kg，分 3 次服。皮下注射（仅供术中使用）：一次 15～30mg，一日 30～90mg。

【制剂与规格】片剂：15mg、30mg；注射剂：1ml∶15mg、1ml∶30mg。

# 平 喘 药

## 氨茶碱 Aminophylline

【适应证】支气管哮喘、喘息性支气管炎、慢性阻塞性肺疾病、急性心功能不全、心源性哮喘。

【药理作用】

（1）药效学 本品为茶碱与乙二胺复盐，其药理作用主要来自茶碱，乙二胺使其水溶性增强。①松弛支气管平滑肌，也能松弛肠道、胆道等多种平滑肌，对支气管黏膜的充血、水肿也有缓解作用。②增加心排血量，扩张输出和输入肾小动脉，增加肾小球滤过率和肾血流量，抑制远端肾小管重吸收钠和氯离子。③增加离体骨骼肌的收缩力；在慢性阻塞性肺疾病情况下，改善膈肌收缩力。茶碱加重缺氧时通气功能不全被认为是它过度增加膈肌的收缩而致膈肌疲劳的结果。

（2）药动学 本品口服或由直肠或胃肠道外给药均能迅速被吸收。在体内氨茶碱释放出茶碱，后者的血浆蛋白结合率为 60%。分布容积约为 0.5L/kg。$t_{1/2}$ 为 3～9 小时。静脉注射 6mg/kg 氨茶碱，其在半小时内血药浓度可达 10μg/ml，它在体内的生物转化率有个体间差异。空腹状态下口服本品，在 2 小时血药浓度达峰值。本品的大部分以代谢产物形式通过肾排出，10%以原型排出。

【注意事项】①肾功能或肝功能不全的患者，应酌情调整用药剂量或延长给药间隔。②下列情况慎用：高血压者、有非活动性消化道溃疡病史者、妊娠期及哺乳期妇女、新生儿、老年人。③茶碱制剂可致心律失常和（或）使原有的心律失常恶化；患者心率和（或）节律的任何改变均应进行监测和研究。④应定期监测血清茶碱浓度，以保证最大的疗效而不使血药浓度过高。

【药物相互作用】地尔硫䓬、维拉帕米可干扰茶碱在肝内的代谢，与本品合用，可增加本品的血药浓度和毒性。

西咪替丁可降低本品肝清除率，合用时可增加茶碱的血清浓度或毒性。某些抗菌药物，如大环内酯类的红霉素、罗红霉素、克拉霉素，氟喹诺酮类的依诺沙星、环丙沙星、氧氟沙星、左氧氟沙星，克林霉素、林可霉素等可降低茶碱清除率，提高其血药浓度，尤以红霉素和依诺沙星为著，当茶碱与上述药物合用时，应适当减量。苯巴比妥、苯妥英、利福平可诱导肝药酶，加快茶碱的肝清除率；茶碱也干扰苯妥英的吸收，两者血浆中浓度均下降，合用时应调整剂量。与锂盐合用，可使锂的肾排泄增加，影响锂盐的作用。与美西律合用，可降低茶碱清除率，增加血浆中茶碱浓度，需调整剂量。与咖啡因或其他黄嘌呤类药物并用，可增加其作用和毒性。

【禁忌证】对本品过敏、活动性消化道溃疡和未经控制的惊厥性疾病者禁用。

【不良反应】恶心、呕吐、易激动、失眠；心动过速、心律失常；发热、脱水、惊厥甚至呼吸、心搏骤停致死。

【用法和剂量】口服：成人，一次 0.1～0.2g，一日 3 次；极量一次 0.5g，一日 1g。儿童，一日 4～6mg/kg，分 2～3 次服。

静脉注射：成人，一次 0.125～0.25g，用 5%葡萄糖注射液稀释后，缓慢静脉注射，注射时间不得短于 10 分钟；极量一次 0.5g，一日 1g。儿童一次 2～4mg/kg。

静脉滴注：一次 0.25～0.5g，用 5%葡萄糖注射液 250ml 稀释后缓慢滴注。

【制剂与规格】片剂：0.1g、0.2g；缓释片：0.1g；注射液：2ml∶0.25g、2ml∶0.5g。

## 茶碱 Theophylline

【适应证】支气管与心源性哮喘、心源性水肿。

【药理作用】

（1）药效学　本品为平滑肌松弛药，对呼吸道平滑肌有直接松弛作用。其作用机制比较复杂，过去认为通过抑制磷酸二酯酶，使细胞内 cAMP 含量提高，近来实验认为茶碱的支气管扩张作用部分是内源性肾上腺素与去甲肾上腺素释放的结果。此外，茶碱是嘌呤受体拮抗药，能对抗腺嘌呤等对呼吸道的收缩作用。茶碱能增强膈肌收缩力，尤其在膈肌收缩无力时作用更显著，因此对改善呼吸功能有益。

（2）药动学　本品口服易被吸收，吸收程度视不同的剂型各异，液体制剂和未包衣的片剂吸收快、连续且完全。血药浓度达峰时间：口服溶液为 1 小时，未包衣片为 2 小时，咀嚼片为 11.5 小时，缓释胶囊（片）为 4～7 小时，保留灌肠为 1～2 小时。表观分布容积为 0.3～0.7L/kg，成人与儿童均为 0.45L/kg。血浆蛋白结合率健康成人中等（约 60%）。$t_{1/2}$：6 个月内＞24 小时，6 个月以上为（3.7±1.1）小时，成人（不吸烟并无哮喘者）为（8.7±2.2）小时，吸烟者（一日吸1～2 包）为 4～5 小时。在肝内被细胞色素 P450 酶系统代谢，由尿中排出，其中约 10%为原型物。

【注意事项】①本品可通过胎盘屏障，也能分泌入乳汁，随乳汁排出，妊娠期、产后及哺乳期妇女慎用。②新生儿血浆清除率可降低，血清浓度增加，应慎用。③老年人因血浆清除率降低，潜在毒性增加，55 岁以上患者慎用。

【药物相互作用】①地尔硫草、维拉帕米可干扰茶碱在肝内的代谢，与本品合用，可增加本品的血药浓度和毒性。②西咪替丁、雷尼替丁可降低本品肝清除率，合用时可增加茶碱的血清浓度和（或）毒性。③某些抗菌药物，如大环内酯类的红霉素，喹诺酮类的依诺沙星、环丙沙星、氧氟沙星，克林霉素、林可霉素等可降低茶碱清除率，提高其血药浓度，尤以红霉素和依诺沙星显著，当茶碱与上述药物合用时，应适当减量。④苯巴比妥、苯妥英、利福平可刺激茶碱在肝中的代谢，加快茶碱的清除率；茶碱也干扰苯妥英的吸收，两者血浆浓度均下降，合用时应调整剂量。⑤与锂盐合用，可使锂的肾排泄增加，影响锂盐的作用。⑥与美西律合用，可降低茶碱清除率，增加血浆中茶碱浓度，需调整剂量。⑦与咖啡因或其他黄嘌呤类药物并用，可增加其作用和毒性。

【禁忌证】尚不明确。

【不良反应】茶碱的毒性常出现在血清浓度为 15～20μg/ml，特别是在治疗开始，早期多见恶心、呕吐、易激动、失眠等，当血清浓度超过 20μg/ml，可出现心动过速、心律失常，血清浓度超过 40μg/ml，可有发热、脱水、惊厥等症状，严重者甚至呼吸、心搏骤停而致死。

【用法和剂量】茶碱片：口服，一次 0.1～0.2g，一日 0.3～0.6g；极量，一次 0.3g，一日 1g。

茶碱控释片：口服，一次 0.1～0.2g，一日 0.2～0.4g。

茶碱缓释片：口服，本品不可压碎或咀嚼，只能照划痕掰开。成人或 12 岁以上儿童，起始剂量为 0.2～0.4g，一日 1 次，晚间用 100ml 温开水送服。剂量视病情和疗效调整，但一日量不超过 0.9g，分 2 次服用。

茶碱控释胶囊：口服，吞服整个胶囊，或将胶囊中的小丸倒在半食匙温水中吞服，每 12 小时 1 次。16 岁以上及成人，一次 0.2～0.3g。儿童，1～9 岁，一次 0.1g；9～16 岁，一次 0.2g。

【制剂与规格】缓释片：0.1g；片剂：0.1g；控释片：0.1g；控释胶囊：0.1g。

## 沙丁胺醇 Salbutamol

【适应证】支气管哮喘或喘息性支气管炎伴有支气管痉挛。

【药理作用】

（1）药效学　本品可激动支气管$\beta_2$受体，松弛平滑肌，其机制为激活腺苷环化酶，促进环磷腺苷生成。

（2）药动学　本品吸入 1～5 分钟作用开始，最大作用时间为 60～90 分钟，持续 3～6 小时。$t_{1/2}$ 为 3.8 小时，72%随尿液排出，其中 28%为原型，44%为代谢产物。口服 30 分钟后作用开始，最大作用时间为 2～4 小时，持续 6 小时，口服后 2.5 小时血药浓度达峰值，$t_{1/2}$ 为 2.75 小时。口服后约 76%随尿液排出，一日内大部分被排出，60%为代谢产物。约 4%由粪便排出。

【注意事项】①肝、肾功能不全的患者需减量。②下列情况慎用：高血压、冠状动脉供血不足、心血管功能不全、糖尿病、甲亢等患者，妊娠期及哺乳期妇女。③本品仅有支气管扩张作用，作用持续时间约 4 小时，不能过量使用，哮喘症状持续不能缓解者要及时就医。④本品可能引起严重低钾血症，进而可能造成洋地黄化者心律失常。⑤本品久用易产生耐受性，使药效降低。此时患者对肾上腺素等扩张支气管作用的药物也同样产生耐受性，使支气管痉挛不易缓解，哮喘加重。⑥少数患者同时接受雾化沙丁胺醇及异丙托溴铵治疗时可能发生闭角型青光眼，故合用时不要让药液或雾化液进入眼中。

【药物相互作用】通常情况下，不能将沙丁胺醇和非选择性β受体阻滞剂如普萘洛尔合用。与其他拟交感神经药物联合使用时，应注意过度的拟交感神经作用的产生。动物研究表明，大量的沙丁胺醇可与丙咪嗪、氯氮䓬和氯丙嗪产生相互作用，但对于人类的实际意义尚待确立。

【禁忌证】对本品及其他肾上腺素受体激动药过敏者禁用。

【不良反应】常见肌肉震颤；亦可见恶心、心率加快或心律失常；偶见头晕、头昏、头痛、目眩、口舌发干、烦躁、高血压、失眠、呕吐、面部潮红、低钾血症等。

【用法和剂量】

吸入：气雾剂，成人缓解症状，或运动及接触过敏原之前，一次 100~200μg；长期治疗，最大剂量一次 200μg，一日 4 次。儿童缓解症状或运动及接触过敏原之前 10~15 分钟给药，一次 100~200μg；长期治疗，最大剂量一日 4 次，一次 200μg。

溶液：成人一次 2.5mg，用氯化钠注射液将 1.5ml 或一次 5mg，用氯化钠注射液 1.5ml 稀释后，由驱动式喷雾器吸入。12 岁以下儿童的最小起始剂量为一次 2.5mg，用氯化钠注射液 1.5~2ml 稀释后，由驱动式喷雾器吸入。主要用来缓解急性发作症状。

口服：成人，一次 2~4 片，一日 3 次。

静脉滴注：一次 0.4mg，用氯化钠注射液 100mg 稀释后滴注，每分钟 3~20μg。

【制剂及规格】气雾剂：200 揿：每揿 100μg、200 揿：每揿 140μg；雾化溶液剂（含吸入溶液剂）10ml：50mg；片剂：2mg、4mg；注射液：2ml：0.4mg。

### 异丙托溴铵 Ipratropium Bromide

【适应证】慢性阻塞性肺疾病相关的支气管痉挛，包括慢性支气管炎、肺气肿哮喘等。

【药理作用】本品为胆碱能受体拮抗剂，能阻断 $M_1$、$M_2$、$M_3$ 受体，但主要药理作用是拮抗气道平滑肌上 $M_3$ 胆碱受体，抑制胆碱能神经对气道平滑肌的作用，导致平滑肌松弛，气道扩张。其舒张支气管的作用比 $β_2$ 受体激动药弱，起效较慢，但长期应用不易产生耐药，对老年人的疗效不低于年轻人。主要通过气雾吸入法给药，气雾吸入 40μg 后，血浆浓度与静脉注射 0.15mg、口服 15mg 比较，仅为后两种给药途径的 0.1%，表明其支气管扩张作用主要依赖局部的药物浓度。本品主要在体内代谢，经粪便与尿液排泄。吸入给药时，48%由粪便排出。$t_{1/2β}$ 为 3.2~3.8 小时。

【注意事项】①使用本品后可能会立即发生过敏反应。②下列情况慎用：闭角型青光眼倾向的患者或有前列腺肥大或膀胱颈梗阻等症状患者，妊娠期及哺乳期妇女。③应避免使眼睛接触到本品，如果不慎本品在使用中污染到眼睛，引起眼睛疼痛或不适、视物模糊、结膜充血和角膜水肿并视物有光晕或有色成相等闭角型青光眼的征象，应首先使用缩瞳药并立即就医。④囊性纤维化的患者可能会引起胃肠道蠕动紊乱。⑤有尿道梗阻的患者使用时尿潴留危险性增高。

【药物相互作用】同时使用黄嘌呤衍生物、β肾上腺素能类药物和抗胆碱能类药物可增加副作用。黄嘌呤衍生物、皮质类固醇和利尿剂可增强由β受体激动药引起的低钾血症。对有严重气道阻塞的患者要特别重视。低钾血症可增加服用地高辛患者出现心律失常的危险。建议在此种情况下监测血钾水平。同时应用β受体阻滞剂可使支气管扩张效果显著降低。对正在接受单胺氧化酶抑制剂或三环类抗抑郁药治疗的患者应慎用β肾上腺素能激动药，因为β肾上腺素能激动药的作用可因此被增强。吸入卤化羟类麻醉剂如卤烷、三氯乙烯和恩氟烷可以增加β受体激动药对心血管作用的易感性。

【禁忌证】①对阿托品及其衍生物过敏的患者禁用。②对本品过敏者禁用。

【不良反应】常见头痛、恶心和口干；少见心动过速、心悸、眼部调节障碍、胃肠动力障碍和尿潴留等抗胆碱能不良反应；可能引起咳嗽、局部刺激；罕见吸入刺激产生的支气管痉挛，变态反应如皮疹，舌、唇和面部血管性水肿，荨麻疹，喉头水肿，过敏反应。

【用法和剂量】吸入：①溶液：成人（包括老人）和 12 岁以上青少年，一次一个单剂量小瓶（500μg），一日 3～4 次，急性发作的患者病情稳定前可重复给药。单剂量小瓶中每毫升雾化吸入液可用氯化钠注射液稀释至终体积 2～4ml。②气雾剂：成人及学龄儿童推荐剂量一次 40～80μg，一日 3～4 次。

【制剂与规格】气雾剂：14g∶8.4mg（每揿 40μg）；雾化溶液：2ml∶0.25mg、2ml∶0.5mg、20ml∶0.5mg。

### 噻托溴铵 Tiotropium Bromide

【适应证】慢性阻塞性肺疾病，包括慢性支气管炎和肺气肿、伴随性呼吸困难。

【药理作用】

（1）药效学　本品属长效抗胆碱药，对 5 种 M 胆碱受体（$M_1$～$M_5$）具有相似的亲和性，通过与平滑肌的 $M_3$ 受体结合而产生舒张支气管平滑肌作用，药效可持续 24 小时。本药吸入后对通气功能的改善作用要优于异丙托溴铵。

（2）药动学　健康人吸入 5 分钟后血药浓度达峰值，慢性阻塞性肺疾病患者每日吸入一次，2～3 周后达稳态。吸入给药时 14%经肾排泄，其余主要经粪便排泄，肾功能不全时肾清除率下降，肝功能不全对药动学无影响。母体化合物 $t_{1/2\beta}$ 达 5～6 日。

【注意事项】①吸入噻托溴铵粉末后有可能立即发生过敏反应。②下列情况慎用：闭角型青光眼患者、前列腺增生患者、膀胱颈梗阻患者、中重度肾功能不全患者、18 岁以下的患者、妊娠期及哺乳期妇女。③如药粉误入眼内可能引起或加重闭角型青光眼症状，应立即停用并就医。

【药物相互作用】尽管未进行过正式的药物相互作用研究，但噻托溴铵吸入性粉末与其他药物同时使用时，未发现药物相互作用的临床证据。这些药物包括拟交感神经支气管扩张剂、甲基黄嘌呤类药物、口服或者吸入型糖皮质激素等常用慢性阻塞性肺疾病治疗药物。

尚未对噻托溴铵与其他抗胆碱能药物联用进行研究，因此不推荐这种治疗方式。

【禁忌证】对噻托溴铵、阿托品或其衍生物过敏的患者禁用。

【不良反应】常见口干、便秘、念珠菌感染、鼻窦炎、咽炎；少见全身过敏反应、心动过速、心房颤动、心悸、排尿困难、尿潴留。有发生恶心、声音嘶哑、头晕、血管性水肿、皮疹、荨麻疹、皮肤瘙痒；因吸入刺激导致的支气管痉挛，还可能有视物模糊、青光眼。

【用法和剂量】吸入：一次 18μg，一日 1 次。

【制剂与规格】吸入粉雾剂：18μg。

### 丙酸氟替卡松 Fluticasone Propionate

【适应证】常年性、季节性的变态反应性鼻炎。

【药理作用】氟替卡松具有与糖皮质激素受体亲和力较高，脂溶性高等特点。其高脂溶性目前位于所有吸入性糖皮质激素之首。由于高脂溶性，使其在气道内的浓度和存留时间明显延长，并使穿透细胞膜与糖皮质受体结合局部抗炎活性更强。吸入本品 30 分钟后，与糖皮质激素受体结合的浓度达高峰，比布地奈德快 60 分钟。其与糖皮质激素受体的亲和力在吸入糖皮质激素中最高。氟替卡松口服生物利用度低，仅 21%，为二丙酸倍氯米松的 1/20，是布地奈德的 1/10。$t_{1/2\beta}$ 为 3.1 小时。

【注意事项】①妊娠期及哺乳期妇女慎用。②应用本品数日后才能产生最大疗效。以早晨用药为宜。③已经全身应用糖皮质激素类药物并造成肾上腺功能损伤者，改用本品局部治疗时，也应注意检查垂体-肾上腺系统的功能。④经鼻腔用类固醇可引起全身作用，特别是在高剂量并长期使用时应予注意。

【药物相互作用】由于首过代谢作用和肠及肝中 CYP3A4 的高系统清除作用，通常吸入后丙酸氟替卡松的血药浓度很低。因此，不会出现具有临床意义的由丙酸氟替卡松引起的药物相互作用。一项在健康志愿者中进行的药物相互作用的临床试验显示，利托那韦，一种 CYP3A4 肝酶强抑制剂，可使丙酸氟替卡松的血药浓度大幅度增加，导致血清皮质醇浓度明显降低。曾有同时接受丙酸氟替卡松和利托那韦治疗的患者出现具有临床意义的药物相互作用，导致系统糖皮质激素效应，包括库欣综合征及肾上腺功能抑制。因此，应避免将丙酸氟替卡松与利托那韦合用。只有当患者对药物的预期收益超过可能产生系统糖皮质激素不良反应时，才考虑同时给予丙酸氟替卡松和利托那韦。研究表明，其他 CYP3A4 的抑制剂对丙酸氟替卡松系统暴露量增加无影响（红霉素）或轻微影响（酮康唑），血清皮质醇浓度无明显降低。然而，同时服用 CYP3A4 肝酶强抑制剂（如酮康唑）时，应注意有可能造成丙酸氟替卡松系统暴露的增加。

【禁忌证】对本品所含成分过敏者禁用。

【不良反应】①局部症状，如鼻干、打喷嚏。②轻微的血性分泌物或鼻出血。③皮肤反应，如荨麻疹、皮疹、皮炎、血管性水肿。④极少数患者发生溃疡和鼻中隔穿孔。

【用法和剂量】鼻腔喷雾吸入：成人和 12 岁及以上儿童，一次两侧鼻孔各 100μg，一日 1～2 次，一日最大剂量两侧鼻孔各 200μg。维持量一日 1 次，两侧鼻孔各 50μg。老年患者用量同成年患者。4～11 岁儿童，一次两侧鼻孔各 50μg，一日 1～2 次。一日最大剂量两侧鼻孔各 100μg。维持量应采用能够使症状得到有效控制的最小剂量。

【制剂与规格】气雾剂：50μg/撳、125μg/撳。鼻喷雾剂：0.05%（50μg/喷）。

### 布地奈德 Budesonide

【适应证】支气管哮喘，特别是慢性持续期支气管哮喘；也可用于重度慢性阻塞性肺疾病。

【药理作用】本品为糖皮质激素，其与糖皮质激素受体的亲和力较强，因而具有较强的局部抗炎作用。其气道抗炎强度是二丙酸倍氯米松的 2 倍左右，是氢化可的松的 600 倍，是地塞米松的 20～30 倍。本品和其他吸入糖皮质激素一样，具有高的肝脏清除率，与其他吸入糖皮质激素相比，本品的清除率已接近肝脏最大清除率。它比二丙酸倍氯米松在肝内灭活代谢快 3～4 倍，故全身不良反应，特别是下丘脑-垂体-肾上腺轴的抑制作用较小。本品口服生物利用度为 11%，$t_{1/2\beta}$ 成人约为 2 小时，儿童约为 1.5 小时，吸入的布地奈德中吸收入血的药物有 32%经肾排出。

【注意事项】①鼻炎、湿疹等过敏性疾病，可使用抗组胺药及局部制剂进行治疗。②下列情况慎用：肺结核患者、鼻部真菌感染和疱疹患者、妊娠期及哺乳期妇女。③长期接受吸入治疗的儿童应定期测量身高。2 岁以下儿童应慎用或不用。④由口服糖皮质激素转为吸入布地奈德或长期高剂量治疗的患者建议进行血液学和肾上腺皮质功能的监测。⑤不适用于快速缓解支气管痉挛。⑥在哮喘加重或严重发作期间，或在应激择期手术期间应给予全身性糖皮质激素。⑦应避免合用酮康唑、伊曲康唑或其他强 CYP3A4 抑制剂。若必须合用上述药物，则用药间隔时间应尽可能长。⑧一次用药后用水漱口。

【药物相互作用】在临床研究中，布地奈德与其他药物联合给药较为常见，能增加不良事件发生率。布地奈德以及其他类固醇药物体内主要是经 CYP3A4 代谢。口服酮康唑（一种强效 CYP3A4 抑制剂）后，会导致口服布地奈德平均血药浓度增加。当与其他已知的 CYP3A4 抑制剂（如伊曲康唑、克拉霉素、红霉素等）联合用药时，可能使布地奈德的代谢受到抑制，并且增加布地奈德的全身暴露量。当布地奈德与长期使用的酮康唑或其他已知的 CYP3A4 抑制剂联合用药时，应当予以注意。奥美拉唑对于口服布地奈德的药动学没有影响，而西咪替丁（一种 CYP1A2 的主要抑制剂）能够导致布地奈德清除率的轻微下降，并且相应增加其口服生物利用度。

【禁忌证】对本品过敏者，2 岁以下儿童禁用。

【不良反应】轻度喉部刺激、舌部和口腔刺激，咳嗽、口干、溃疡、声嘶、咽部疼痛不适；味觉减弱；口咽部念珠菌感染；头痛、头晕；恶心、腹泻、体重增加、疲劳；速发或迟发的过敏反应，包括皮疹、接触性皮炎、荨麻疹、血管性水肿和支气管痉挛；精神症状，包括紧张、不安、抑郁和行为障碍等；罕见皮肤淤血、肾上腺功能减退和生长缓慢。

【用法和剂量】吸入。气雾剂：严重哮喘和停用或减量使用口服糖皮质激素的患者，开始使用布地奈德气雾剂的剂量如下。①成人一日 200～1600µg，分 2～4 次吸入。轻症一次 200～400µg，一日 2 次；重症一次 200～400µg，一日 4 次，一日共 800µg。②2～7 岁儿童，一日 200～400µg，分 2～4 次吸入。8 岁及以上儿童，一日 200～800µg，分 2～4 次吸入。

粉雾剂：①成人治疗哮喘，原来未使用口服糖皮质激素者，一次 200～400µg，一日 1 次，或一次 100～400µg，一日 2 次；原来使用口服糖皮质激素者，一次 400～800µg，一日 2 次；成人的最高推荐剂量为一次 800µg，一日 2 次。②6 岁及以上儿童治疗哮喘，原来未使用口服糖皮质激素者，一次 200～400µg，一日 1 次，或一次 100～200µg，一日 2 次；原来使用口服糖皮质激素者，一次 200～400µg，一日 1 次；儿童的最高推荐剂量为一次 400µg，一日 2 次。当哮喘控制后，应减至最低剂量。

治疗哮喘的维持剂量：成人一日 100～1600µg，儿童一日 100～800µg。慢性阻塞性肺疾病的治疗，推荐剂量是 400µg，一日 2 次；口服糖皮质激素的患者，若减少口服糖皮质激素剂量，本品用量和哮喘的推荐剂量相同。

吸入用混悬液：①成人严重哮喘期或减少口服糖皮质激素时的剂量，一次 1～2mg，一日 2 次。维持剂量，一次 0.5～1mg，一日 2 次。②儿童一次 0.5～1mg，一日 2 次。

布地奈德福莫特罗粉吸入剂：①160µg/4.5µg/喷，成人和 12 岁及以上，一次 1～2 喷，一日 2 次。②80µg/4.5µg/喷，成人一次 1～2 喷，一日 2 次；或一次 4 喷，一日 2 次。12～17 岁，一次 1～2 喷，一日 2 次；6～11 岁，一次 2 喷，一日 2 次。在常规治疗中，当一日 2 次剂量可有效控制症状时，应逐渐减少剂量直至最低有效剂量，甚至一日 1 次给予本品。

【制剂与规格】气雾剂：每瓶 100 揿，每揿含布地奈德 200µg；每瓶含布地奈德 20mg；每瓶 200 揿，每揿含布地奈德 0.1mg。粉雾剂：0.1mg/吸；0.2mg；200µg/吸，200 吸/支。混悬液：2ml：1mg。布地奈德福莫特罗粉吸入剂：320µg/9µg/喷，60 喷/支/盒。

## 布地奈德福莫特罗 Budesonide and Formoterol

【适应证】需要联合应用吸入皮质激素和长效β₂受体拮抗剂的哮喘：吸入皮质激素和"按需"使用短效β₂受体激动剂不能很好地控制症状的患者应用吸入皮质激素和长效β₂受体激动剂，症状已得到完全控制的患者。

**【药理作用】**

（1）药效学 本品含有福莫特罗和布地奈德两种成分，通过不同的作用模式在减轻哮喘的加重方面有协同作用。两种成分的作用机制分别如下：布地奈德是糖皮质激素，可减轻哮喘症状，阻缓病情加重。吸入布地奈德的严重不良反应比全身性应用少。布地奈德抗炎作用的详细机制尚不清楚。福莫特罗是一个选择性β₂受体激动剂，具有舒张支气管平滑肌，缓解支气管痉挛的作用。支气管扩张作用与剂量相关，1～3分钟起效，单剂量至少可维持12小时。

（2）药动学 本品及相应的单剂产品与布地奈德和福莫特罗分别全身给药是生物等效的。全身生物利用度大约为输出剂量的61%。福莫特罗和布地奈德的血浆蛋白结合率大约分别为50%和90%，分布容积分别为4L/kg和3L/kg。福莫特罗通过结合反应失活（可形成活性氧位去甲基和去甲酰代谢产物，但它们主要见于无活性的结合物）。布地奈德在通过肝脏的首过代谢中大约90%生物转化为低糖皮质激素活性代谢物。主要代谢产物 6-$\beta$-羟基布地奈德和 16-$\alpha$-羟基泼尼松龙的糖皮质激素活性不到布地奈德的 1%。在福莫特罗和布地奈德间，没有代谢相互作用或任何置换反应。福莫特罗的大部分剂量通过肝代谢转化并通过肾清除。吸入福莫特罗后，8%～13%的给药剂量以原型从尿中排出。福莫特罗的全身清除率高（大约 1.4L/min），其 $t_{1/2\gamma}$平均为 17 小时。布地奈德主要通过 CYP3A4 酶的催化代谢后清除。布地奈德的代谢产物以游离或结合的形式清除入尿中。在尿液中，检测到的布地奈德原型几乎可以忽略。布地奈德的全身清除率高（约为 1.2L/min），静脉给药后的血浆$t_{1/2\beta}$约为 4 小时。在儿童和肾衰竭患者中，布地奈德或福莫特罗的药动学特征尚无资料。在肝病患者中，布地奈德和福莫特罗的暴露剂量可能会增高。

**【注意事项】** 在停用本品时需要逐渐减少剂量。如果发现治疗无效，或所需剂量超出现行固定的复方剂量，患者应寻求医生帮助。急救用支气管扩张剂的用量增加提示疾病加重，需要重新评价哮喘的治疗方法。突然或进行性的哮喘症状恶化具有危及生命的可能性，患者需要紧急地评价处理。在这种情况下，应考虑需要增加皮质激素治疗或加用全身性抗炎治疗，例如一个疗程的口服皮质激素，或在有感染时加用抗生素。

尚无哮喘急性发作时使用本品的资料。应向患者建议随身携带急救药品。患者应随身携带本品，即便无症状时。本品不应在疾病加重时开始使用。和其他吸入治疗一样，可发生反常的支气管痉挛现象。在吸入药后喘鸣立刻加重。如果出现严重反应，应重新评价治疗方案并在必要时应用替代疗法。任何吸入皮质激素都可发生全身作用，特别是在长期使用高剂量时。这些作用在吸入时的发生率要比口服给药低得多。可能的全身作用包括肾上腺功能抑制、儿童和青少年生长迟缓、骨密度下降、白内障和青光眼。对于长期使用皮质激素的儿童和青少年，不管通过哪种方式给药，都要密切随访其生长状况，假如生长变缓，应重新评估治疗并相应降低吸入糖皮质激素剂量，并应权衡皮质激素治疗的益处和可能造成生长抑制的危险性。而且，应推荐患者到专业儿科呼吸医生处就诊。长期研究，虽然数据有限，说明了大多数接受吸入布地奈德治疗的儿童和青少年最终达到了成人目标高度。然而，确实观察到初始但是短暂的高度降低（约 1cm），一般发生在治疗的第一年。吸入布地奈德的长期研究，儿童剂量平均一日 400μg（定量计量，相当于 320μg输出计量），成人剂量平均一日 800μg（定量计量，相当于 640μg 输出计量），并未显示出明显的骨密度影响。到目前为止，还无任何有关本品高剂量用法的影响信息。假如生长变缓，为减少可能的全身效应风险，应重新评估治疗剂量，将吸入皮质激素调节至最小有效维持剂量。如果有任何理由怀疑在过去使用全身皮质激素造成了肾上腺功能损害，那么在换用布地奈德福莫特罗粉吸入剂治疗时应慎重。吸入布地奈德治疗的益处通常可减少口服皮质激素的应用，但从口服皮质激素转为吸入激素时，在很长时间内肾上腺储备功能受损的风险仍然存在。那些在过去需要高剂量应激性皮质激素治疗的患者也存在同样的风险。应牢记这种残留肾上腺功能损害的可能性，在急救或易导致应激的选择性情况下，应考虑采用适当的皮质激素治疗。在选择治疗方案前肾上腺皮质功能受损的程度需要专家的评价和建议。为了减少口咽部念珠菌感染的风险，应告知患者在每次用药后用水漱口。应避免同时使用酮康唑或其他 CYP3A4 强抑制剂。如果不能避免合并用药，两药使用的间隔时间应尽量长。本品在以下疾病时应小心使用，包括甲状腺毒症，嗜铬细胞瘤，糖尿病，未治疗的低钾血症，肥大性阻塞性心肌病，先天性瓣膜下主动脉狭窄，严重高血压，动脉瘤或其他严重心血管疾病，如缺血性心脏病、快速型心律失常或严重心力衰竭。当对 QTc 间期延长的患者予以治疗时，应小心观察。福莫特罗本身可能导致 QTc 间期的延长。使用高剂量$\beta_2$受体拮抗剂可能会导致严重低钾血症。同时使用可导致低钾血症的药物，诸如黄嘌呤衍生物、类固醇和利尿药，可能会增加$\beta_2$受体拮抗剂产生低钾血症的可能性。急性严重哮喘患者及使用各种急救支气管扩张剂治疗不稳定哮喘患者，因低氧和其他情况引发的低钾不良反应的可能性增加，从而增加了伴随的风险性，故应特别小心。这时，应特别注意相关危险可因低氧而增大。建议在急性严重哮喘时要监测血钾。和所有的$\beta_2$受体激动剂一样，对糖尿病患者需要增加对血糖的控制。本品含有乳糖（<1mg/吸）。这个剂量对乳糖不耐受患者通常不会有问题。对驾驶和操作机器能力的影响：布地奈德和福莫特罗不影响驾驶和操作机器的能力。运动员慎用。

【药物相互作用】酮康唑一日 1 次 200mg 使同时口服的布地奈德（单剂量 3mg）的血药浓度平均升高 6 倍。当酮康唑在布地奈德给药 12 小时后使用，浓度平均增高 3 倍。关于布地奈德吸入制剂和酮康唑的相互作用尚缺乏资料，但推测其血药浓度会大大提高。因为缺少相关资料，应避免两者合并使用。如果必须同时使用这两种药，两者的间隔时间应尽量延长，并且应该考虑减少布地奈德的剂量。其他 CYP3A4 的强效抑制剂也会显著增加布地奈德的血药浓度。$\beta$受体阻滞剂能减弱或抑制福莫特罗的作用。本品不应与$\beta$受体阻滞剂（包括滴眼液）一起使用，除非有充足的理由。同时与奎尼丁、丙吡胺、普鲁卡因胺、吩噻嗪、抗组胺药（特非那定）、单胺氧化酶抑制剂和三环类抗抑郁药使用可延长 QTc 间期，并增加室性心律失常的危险。

另外，左旋多巴、左甲状腺素、缩宫素和乙醇也可损害心脏对$\beta_2$拟交感神经药的耐受性。同时与单胺氧化酶抑制剂合用，包括特性相似的物质，如呋喃唑酮和丙卡巴肼，可能会突然引起高血压反应。患者同时接受卤代烃麻醉时，发生心律失常的危险性增高。同时使用其他$\beta$肾上腺素药物则有潜在的相加作用。

对于正在使用洋地黄毒苷的低钾血症患者发生心律失常的可能性增加。没有观察到布地奈德与任何其他治疗哮喘的药物间有相互作用。

【禁忌证】对布地奈德、福莫特罗或吸入乳糖有过敏反应的患者禁用。

【不良反应】因为本品含有布地奈德和福莫特罗，这两种药物的不良反应在使用布地奈德福莫特罗粉吸入剂时也可出现。两药合并使用后，不良反应的发生率未增加。最常见的不良反应是$\beta_2$受体激动剂治疗时所出现的可预期的不良反应，如震颤和心悸。这些反应通常在治疗的几日内减弱或消失。和其他吸入治疗一样，反常的支气管痉挛也可罕见发生。也可见吸入糖皮质激素引起的全身性反应，特别是长期高剂量使用者。使用$\beta_2$受体激动剂治疗也可导致血胰岛素浓度、游离脂肪酸、甘油和酮体升高。

【用法和剂量】本品不用于哮喘的初始治疗。本品应个体化用药，并根据病情的严重程度调节剂量，这在开始使用复方制剂时需要注意。如果某个患者所需剂量超出推荐剂量，则应增开适当剂量的β受体激动剂和（或）皮质激素的处方。

对于本品，有以下两种使用方法。

维持治疗：本品作为常规维持治疗，另配快速起效的支气管扩张剂作为缓解药。建议患者任何时候均随身携带另配的快速支气管扩张剂。

维持、缓解治疗：本品作为日常维持治疗，进而按需缓解治疗。

本品 160μg/4.5μg/吸推荐剂量：成人和青少年（12 岁及以上），一次 1~2 吸，一日 2 次。

本品 80μg/4.5μg/吸推荐剂量：成人（18 岁及以上），一次 1~2 吸，一日 2 次。有些患者可能需要使用量达到一次 4 吸，一日 2 次。青少年（12~17 岁），一次 1~2 吸，一日 2 次。儿童（6~11 岁），一次 2 吸，一日 2 次。

患者应由医师定期复查评估以确保其使用最佳的本品剂量。剂量应逐渐减到能有效控制患者哮喘症状的最小剂量。若使用最小推荐量后仍然能很好地控制症状，下一步则需要考虑尝试单独使用吸入皮质激素。

在常规治疗中，当一日 2 次剂量可有效控制症状时，应逐渐减少剂量至最低有效剂量，甚至一日 1 次给予本品。

特殊患者群：老年患者不需调整剂量。尚无肝肾功能损害的患者使用本品的资料。因为布地奈德和福莫特罗主要通过肝脏代谢清除，故严重肝硬化患者的药物暴露量估计会增加。

低于 6 岁的儿童：有效性和安全性尚无法完全确定。

经吸嘴用力且深长地吸气，确保合适的剂量被带入肺中。严禁对着吸嘴呼气。为减少真菌性口咽炎，应指导患者在每次吸药后用水漱口。由于药粉剂量很小，使用布地奈德吸入时患者可能感觉不到。

【制剂与规格】吸入粉雾剂：80 μg/4.5 μg/吸、160 μg/4.5 μg/吸、320 μg/9 μg/吸。

# 消化系统用药

## 抗酸药及抗溃疡病药

### 复方氢氧化铝 Compound Aluminium Hydroxide

【适应证】胃酸过多引起的胃痛、胃灼热感（烧心）、反酸，慢性胃炎。

【药理作用】

(1) 药效学　本品是典型且常用的抗酸药，具有抗酸、吸附、局部止血和保护溃疡面等作用。本药中和或缓冲胃内已存在的胃酸，但对胃酸的分泌无直接影响。其抗酸作用持久而缓慢，对胃酸的中和缓冲作用可导致胃内 pH 升高，从而使胃酸过多的症状得以缓解，但其中和胃酸的能力比镁制剂和碳酸钙为低，而比碳酸铝、碳酸双氢铝钠为高。氢氧化铝与胃酸作用时，产生的氧化铝有收敛作用，可局部止血，但是也有可能引起便秘。氢氧化铝还与胃液混合，形成凝胶，覆盖在溃疡表面，形成一层保护膜，起机械保护作用。此外，由于铝离子在肠内与磷酸盐结合成不溶解的磷酸铝自粪便排出，故尿毒症患者服用大剂量氢氧化铝后可减少肠道磷酸盐的吸收，从而减轻酸血症（但同时应注意上述副作用）。

(2) 药动学　极少量的氢氧化铝在胃内转变成可溶性的氯化铝被吸收，并从尿中排泄，大部分铝离子在肠内结合成不溶解的铝盐，如磷酸盐、碳酸盐及脂肪酸盐，自粪便排出。本品起效缓慢，在胃内作用时效的长短与胃排空快慢有关。空腹服药作用可持续 20～30 分钟，餐后 1～2 小时服药时效可能延长到 3 小时。

【注意事项】本品连续使用不得超过 7 日，症状未缓解，请咨询医师或药师。妊娠期头 3 个月、肾功能不全者、长期便秘者慎用。因本品能妨碍磷的吸收，故不宜长期大剂量使用。低磷血症（如吸收不良综合征）患者慎用。前列腺肥大、青光眼、高血压、心脏病、胃肠道阻塞性疾病、甲亢、溃疡性结肠炎等患者慎用。如服用过量或出现严重不良反应，应立即就医。对本品过敏者禁用，过敏体质者慎用。本品性状发生改变时禁止使用。

【药物相互作用】服药后 1 小时内应避免服用其他药物，因氢氧化铝可与其他药物结合而降低吸收，影响疗效。 本品与肠溶片同服，可使肠溶片加快溶解，不应同用。

【禁忌证】阑尾炎、急腹症患者禁用。

【不良反应】长期大剂量服用，可致严重便秘，粪结块引起肠梗阻。老年人长期服用，可致骨质疏松。肾功能不全患者服用后，可能引起血铝升高。

【用法和剂量】口服，成人一次 2～4 片，一日 3 次。饭前半小时或胃痛发作时嚼碎后服。

【制剂与规格】片剂：0.245g/片、100 片/瓶。

### 雷尼替丁 Ranitidine

【适应证】十二指肠溃疡、胃溃疡、反流性食管炎、佐林格-埃利森综合征（Zollinger-Ellison

syndrome）及其他高胃酸分泌疾病。

【药理作用】

（1）药效学　本品为选择性 $H_2$ 受体拮抗剂，能竞争性拮抗组胺与胃壁细胞上的 $H_2$ 受体结合，有效地抑制基础胃酸分泌及由组胺、五肽促胃液素和食物刺激引起的胃酸分泌，降低胃酶的活性，还能抑制胃蛋白酶的分泌，但对促胃液素及性激素的分泌无影响。雷尼替丁抑制胃酸的作用以摩尔计为西咪替丁的 5～12 倍，对胃及十二指肠溃疡的疗效高，具有速效和长效的特点；对肝药酶的抑制作用较西咪替丁轻（与细胞色素 P450 的亲和力较后者小 10 倍）。

（2）药动学　本品口服吸收迅速但不完全，有首关代谢作用，故生物利用度仅为 50%。其吸收不受食物和抗酸药的影响。本药在体内分布广，表观分布容积为 1.9L/kg，血浆蛋白结合率约为 15%。可经胎盘到达胎儿体内，乳汁内浓度高于血液浓度，脑脊液内药物浓度为血浓度的 1/30～1/20。$t_{1/2}$ 为 2～3 小时，肾功能不全时，$t_{1/2}$ 延长。大部分以原型经肾排泄。代谢产物随尿液排出，也可经胆汁、随粪便排出。静脉注射后剂量的 93% 经尿液排出，5% 随粪便排出；口服剂量的 60%～70% 经尿液排出，25% 随粪便排出。24 小时内口服剂量的 35% 和静脉注射剂量的 70% 以原型由尿液排泄。

【注意事项】疑为癌性溃疡者，使用前应先明确诊断，以免延误治疗。对肝脏有一定毒性，但停药后即可恢复。肝功能不全者及老年患者，偶见服药后出现定向力障碍、嗜睡、焦虑等。肝、肾功能不全者慎用。男性乳房女性化少见，其发病率随年龄的增加而升高。可降低维生素 $B_{12}$ 的吸收，长期使用，可致维生素 $B_{12}$ 缺乏。

【药物相互作用】与华法林、利多卡因、地西泮、普萘洛尔等经肝代谢的药物伍用时，雷尼替丁的血药浓度不会升高而出现不良反应。与抗凝血药、抗癫痫药配伍时，要比西咪替丁安全。与普鲁卡因胺并用，可使普鲁卡因胺的清除率降低。可减少肝脏血流量，因而与普萘洛尔、利多卡因等代谢受肝血流量影响大的药物合用时，可延缓这些药物的作用。

【禁忌证】对本品过敏者禁用。

【不良反应】常见的有恶心、皮疹、便秘、乏力、头痛、头晕等。与西咪替丁相比，损伤肾功能、性腺功能和中枢神经的不良作用较轻。少数患者服药后引起轻度肝功能损伤，停药后症状即消失，肝功能也恢复正常。曾怀疑可能系药物过敏反应，与药物的用量无关。长期服用因可持续降低胃液酸度，而利于细菌在胃内繁殖，从而使食物内硝酸盐还原为亚硝酸盐，形成 N-亚硝基化合物。

【用法和剂量】口服：一次 150mg，一日 2 次，或一次 300mg，睡前 1 次。维持治疗：口服，一次 150mg，每晚 1 次。严重肾病患者，雷尼替丁的 $t_{1/2}$ 延长，剂量应减少，一次 75mg，一日 2 次。治疗佐林格-埃利森综合征，宜用大量，一日 600～1200mg。静脉滴注：①消化性溃疡出血：以每小时 25mg 的速率滴注 2 小时，6～8 小时 1 次。②术前给药：100～300mg 加入 5% 葡萄糖注射液 100ml 中，30 分钟内滴完。

【制剂与规格】片剂、胶囊：0.15g；注射液：2ml：50mg。

### 法莫替丁 Famotidine

【适应证】胃及十二指肠溃疡、吻合口溃疡、应激性溃疡、反流性食管炎、佐林格-埃利森综合征、上消化道出血。

【药理作用】

（1）药效学　本品为高效、长效的胍基噻唑类的 $H_2$ 受体拮抗剂，具有对 $H_2$ 受体亲和力高的特点，其作用机制与西咪替丁相似。其拮抗 $H_2$ 受体的强度比西咪替丁强 20 倍，比雷尼替丁强 7.5 倍。此外，也可抑制胃蛋白酶的分泌。无抗雄激素与干扰药物代谢酶的作用。

（2）药动学　本品口服吸收迅速但不完全，口服生物利用度约为 50%，且不受食物影响。口服后约 1 小时起效，2～3 小时血药浓度达峰值，作用持续时间约 12 小时以上。在体内分布广泛，消化道、肾、肝、颌下腺及胰腺均有高浓度分布，但不透过胎盘屏障。血浆蛋白结合率为 15%～20%。不论口服或静脉注射 $t_{1/2}$ 均为 3 小时，肾功能不全者 $t_{1/2}$ 延长。少量在肝脏代谢成 $S$-氧化物，80%以原型自肾脏排泄，胆汁排泄量少。口服和静脉给药后 24 小时内原药经尿排出率分别为 35%～44%和 85%～91%。也可经乳汁排泄，其药物浓度与血浆浓度相似。不抑制肝药物代谢酶，因此不影响茶碱、苯妥英钠、华法林及地西泮等药物的代谢，也不影响普鲁卡因胺等的体内分布。

【注意事项】①肝肾功能不全者、老年人、心脏病患者慎用。②小儿用药的安全性尚未确定。③胃溃疡患者应先排除胃癌后才使用。④用药期间可能出现中性粒细胞和血小板计数减少。⑤长期使用应定期监测肝肾功能及血象。

【药物相互作用】丙磺舒会抑制法莫替丁从肾小管的排泄，提高本药血药浓度。本品不宜与其他抗酸剂合用，如含氢氧化铝、镁的抗酸剂可降低法莫替丁的生物利用度，降低其吸收和血药浓度。本品对茶碱、华法林、地西泮和硝苯地平的药动学有轻度影响，同时使用时应咨询医师。

【禁忌证】对本品过敏者、严重肾功能不全者、妊娠期及哺乳期妇女禁用。

【不良反应】皮疹、荨麻疹；头痛、头晕、乏力、幻觉；口干、恶心、呕吐、便秘、腹泻、轻度 AST 及 ALT 增高，罕见腹部胀满感及食欲缺乏；偶见白细胞减少；罕见心率增加，血压上升；罕见耳鸣、面部潮红、月经不调。

【用法和剂量】成人常规剂量：①口服，用于活动性胃十二指肠溃疡，一次 20mg，一日 2 次，早晚服用，或睡前一次服用 40mg，疗程 4～6 周；用于十二指肠溃疡的维持治疗或预防复发，一日 20mg，睡前顿服；用于反流性食管炎Ⅰ/Ⅱ度一日 20mg，Ⅲ/Ⅳ度一日 40mg，分 2 次于早晚餐后服用，疗程 4～8 周；用于佐林格-埃利森综合征，初始剂量一次 20mg，每 6 小时 1 次，以后可根据病情相应调整剂量。②静脉注射：用于消化性溃疡出血或应激性溃疡出血，一次 20mg，每 12 小时 1 次，一次不能超过 20mg，把药物溶解于 0.9%氯化钠注射液 5～10ml 中，然后缓慢注射（至少 2 分钟）。③静脉滴注：剂量同静脉注射，把本品溶解于 5%葡萄糖注射液 100ml 中，滴注时间为 15～30 分钟。

肾功能不全者，应酌情减量或延长用药间隔时间。肌酐清除率≤30ml/min 时，可予一日 20mg，睡前顿服。

老年人剂量酌减。

【制剂与规格】片剂、胶囊：20mg；注射液：2ml∶20mg；注射用无菌粉末：20mg。

## 奥美拉唑 Omeprazole

【适应证】胃及十二指肠溃疡、反流性食管炎、佐林格-埃利森综合征、消化性溃疡急性出血、急性胃黏膜病变出血，与抗生素联合用于 Hp 根除治疗。

【药理作用】

（1）药效学　本品为质子泵抑制药，易浓集于酸性环境中，能特异性地作用于胃壁细胞顶端膜构成的分泌性微管和胞质内的管状泡上，即胃壁细胞质子泵（$H^+$，$K^+$-ATP 酶）所在部位，并转化为亚磺酰胺的活性形式，然后通过二硫键与质子泵的巯基呈不可逆性结合，生成亚磺酰胺与质子泵的复合物，从而抑制该酶活性，使胃壁细胞内的 $H^+$ 不能转运到胃腔中，阻断了胃酸分泌的最后步骤，使胃液中的胃酸量大为减少，对基础胃酸分泌和各种刺激因素引起的胃酸分泌均有很强的抑制作用。此外，由于对质子泵的抑制作用是不可逆的，故抑酸作用时间长，待新的质子泵形成后，才能恢复其泌酸作用。实验证明，对基础胃酸分泌和由组胺、五肽促胃液素及刺激迷走神经引起的胃酸分泌具有强而持久的抑制作用，对 $H_2$ 受体阻滞剂不能抑制的由二丁基环腺苷酸引起的胃酸分泌亦有明显的抑制作用。健康志愿者单次口服本药，其抗酸作用可维持 24 小时之久，多次口服（周）可使基础胃酸和五肽促胃液素刺激引起的胃酸分泌抑制 70%～80%，随着胃酸分泌量的明显下降，胃液 pH 迅速升高，一般停药后 3～4 日胃酸分泌可恢复到原有水平。本药对胃蛋白酶的分泌也有抑制作用。

（2）药动学　本品口服经小肠迅速吸收，1 小时内起效，食物可延迟其吸收，但不影响吸收总量。不同的给药方法、剂型及给药次数均可影响体内药物的血药浓度及生物利用度。本药单次给药时生物利用度约为 35%，反复给药的生物利用度可达 60%。口服后 0.5～3.5 小时血药浓度达峰值，药峰浓度为 0.22～1.16mg/L，AUC 为 0.39～2.78（mg·h）/L。吸收入血后主要和血浆蛋白结合，其血浆蛋白结合率为 95%～96%。可分布到肝、肾、胃、十二指肠、甲状腺等组织，到达平衡后分布容积为 0.19～0.48L/kg，与细胞外液相当。不易透过血脑屏障，但易透过胎盘屏障。在体内完全被肝微粒体细胞色素 P450 氧化酶系统催化而迅速氧化代谢，至少有 6 种代谢产物。本药在体内几乎完全以代谢方式进行消除，血浆 $t_{1/2\beta}$ 为 0.5～1 小时，慢性肝病患者约为 3 小时，血药浓度在给药 4～6 小时后基本消失，其中有 72%～80% 的代谢物经肾脏排泄，另有 18%～23% 左右的代谢物由胆汁分泌，随粪便排出。无论单次或多次给药，奥美拉唑的氧化代谢存在着明显的个体差异，主要表现为某些个体对药物的代谢能力低下或有缺陷，使原型药物消除缓慢，$t_{1/2\beta}$ 延长而 AUC 明显增加。

【注意事项】①药物可对诊断产生影响，使血中促胃液素水平升高，$^{13}$C-尿素呼气试验假阴性。②用药前后及用药时应当检查或监测的项目，内镜检查了解溃疡是否愈合；尿素呼气（UBT）试验了解 Hp 是否已被根除；基础胃酸分泌检查了解治疗佐林格-埃利森综合征的效果；肝功能检查；长期服用者定期检查胃黏膜有无肿瘤样增生；用药超过 3 年者监测血清维生素 $B_{12}$ 水平。③首先排除癌症的可能后才能使用本品。④不宜再服用其他抗酸药或抑酸药。⑤老年人使用本品不需要调整剂量。⑥肝肾功能不全者慎用。⑦妊娠期及哺乳期妇女尽可能不用。

【药物相互作用】由于本品对胃内 pH 有影响而可能影响其他药物的吸收。因此在用奥美拉唑或其他抑酸剂或抗酸剂治疗时，酮康唑和伊曲康唑的吸收会下降。本品在肝脏中通过 CYP2C19 代谢，因此会增加其他通过该酶代谢药物的血浆浓度，如地西泮、苯妥英、华法林（R-华法林，低活性）。对于正在接受苯妥英、华法林或其他维生素 K-拮抗剂治疗的患者，开始或停用奥美拉唑时应进行监测。本品（一日 40mg）使伏立康唑（CYP2C19 底物）的 $C_{max}$ 和 AUC 分别增加 15% 和 41%。伏立康唑使奥美拉唑的 AUC 增加 280%，在进行联合使用和长期治疗时，对肝功能损伤严重的患者应考虑调整奥美拉唑的剂量。

当本品与克拉霉素或红霉素合用时，奥美拉唑的血药浓度会增加。但与甲硝唑或阿莫西林合用时，无相互作用。本品与抑制 CYP2C19 或 CYP3A4 的药物（HIV 蛋白酶抑制剂、酮康唑、伊曲康唑）合用可能会使奥美拉唑的血浆浓度升高。研究表明，每日口服本品 20～40mg 并不影响其他相关的 CYP 同工酶,与下列酶底物无代谢性相互作用,CYP1A2(咖啡因、非那西丁、茶碱)、CYP2C9(S-华法林、吡罗昔康、双氯芬酸和萘普生)、CYP2D6(美托洛尔、普萘洛尔)、CYP2E1(乙醇)和 CYP3A(环孢菌素、利多卡因、奎尼丁、雌二醇、红霉素、布地奈德)。包括奥美拉唑在内的质子泵抑制剂不应与阿扎那韦合用。奥美拉唑(40mg,一日 1 次)与阿扎那韦 300mg/利托那韦 100mg 合用会降低健康人群阿扎那韦的暴露量(AUC、$C_{max}$ 和 $C_{min}$ 约降低 75%)。阿扎那韦剂量增加至 400mg 不能补偿奥美拉唑对阿扎那韦暴露量的影响。奥美拉唑与他克莫司合用会增加后者的血清浓度。推荐当开始合用和终止奥美拉唑时,监测他克莫司的血浆浓度。

【禁忌证】对本品过敏者、严重肾功能不全者、婴幼儿禁用。

【不良反应】口干、轻度恶心、呕吐、腹胀、便秘、腹泻、腹痛、ALT 及 AST 升高、胆红素升高、萎缩性胃炎;感觉异常、头晕、头痛、嗜睡、失眠、外周神经炎;维生素 $B_{12}$ 缺乏;致癌性,如肠嗜铬细胞增生、胃部类癌;皮疹、男性乳房发育、溶血性贫血。

【用法和剂量】成人常规剂量:①口服,用于胃、十二指肠溃疡,一次 20mg,清晨顿服,十二指肠溃疡疗程 2~4 周,胃溃疡疗程 4~8 周;用于难治性消化性溃疡,一次 20mg,一日 2 次,或一次 40mg,一日 1 次;反流性食管炎一日 20~60mg,晨起顿服或早晚各一次,疗程 4~8 周;用于佐林格-埃利森综合征,初始剂量为一次 60mg,一日 1 次,以后酌情调整为一日 20~120mg,如剂量大于一日 80mg,则应分 2 次给药,其疗程视临床情况而定。②静脉注射,用于消化性溃疡出血,一次 40mg,每 12 小时 1 次,连续 3 日。首次剂量可加倍,先把 10ml 专用溶剂完全抽出,然后打进有冻干药物的小瓶内,溶化后即组成静脉注射液,应在 4 小时内使用,推注速度不宜过快(每 40mg 不可少于 2.5 分钟)。③静脉滴注,出血量大时可用首剂 80mg 静脉滴注,之后改为每小时 8mg 维持,至出血停止,将专用溶剂注入冻干粉小瓶内溶解药物后加入氯化钠注射液或 5%葡萄糖注射液 100ml,40mg 奥美拉唑稀释后滴注时间不少于 20 分钟。

对严重肝功能不全者慎用,必要时剂量减半。

【制剂与规格】肠溶(片剂、胶囊):10mg、20mg;注射用无菌粉末:40mg。

### 枸橼酸铋钾 Bismuth Potassium Citrate

【适应证】慢性胃炎及胃酸过多引起的胃痛、胃灼热感(烧心)和反酸。

【药理作用】

(1)药效学　①本药为胃黏膜保护药。在胃酸条件下产生沉淀,形成弥散性的保护层覆盖于溃疡面上,阻止胃酸、酶及食物对溃疡的侵袭,促进溃疡黏膜再生和溃疡愈合。本品还具有降低胃蛋白酶的活性、保护胃黏液的消化性降解,增加黏蛋白分泌、促进黏膜释放 $PGE_2$ 等作用。具有细胞保护作用,可防止急性胃黏膜损伤,这一作用可能通过前列腺素、表皮生长因子及黏膜碳酸氢盐的分泌而起作用。可愈合十二指肠溃疡和胃溃疡,也能保护胃黏膜防止阿司匹林等 NSAID 及乙醇诱导的损伤。②本药能杀灭幽门螺杆菌。具体作用机制还不清楚,可能的机制包括抑制细菌细胞壁合成、细胞膜功能、蛋白质合成及 ATP 产生。铋盐作为抑制及根除幽门螺杆菌的单一用药有一定疗效,这些铋剂的根除率最高达 20%。铋剂与其他抗生素包括四环素、阿莫西林、克拉霉素及呋喃唑酮联合应用可提高幽门螺杆菌的根除率。

(2)药动学　枸橼酸铋钾在胃中形成不溶性沉淀,仅有少量铋被吸收,与分子量 5 万 Da 以上的蛋白质结合而转运,吸收入体内的铋 4 周后达稳态浓度。吸收入体内的铋主要分布在肝、肾组织中,通过肾脏从尿中排泄,清除率约为 50ml/min。本药未吸收部分通过粪便排出体外。$t_{1/2}$

为 5～11 日。

【注意事项】本品连续使用不得超过 7 日，症状未缓解请咨询医师或药师。服用本品期间不得服用其他铋制剂，且不宜大剂量长期服用。如服用过量或出现严重不良反应，应立即就医。对本品过敏者禁用，过敏体质者慎用。本品性状发生改变时禁止使用。

【药物相互作用】牛奶和抗酸药可干扰本品的作用，不能同时服用。与四环素同服会影响后者吸收。如与其他药物同时使用可能会发生药物相互作用，详情请咨询医师或药师。

【禁忌证】严重肾病患者及妊娠期妇女禁用。

【不良反应】服药期间口内可能带有氨味，并可使舌苔及大便呈灰黑色，停药后即自行消失；偶见恶心、便秘。

【用法和剂量】口服，成人一次 1 片，一日 4 次，前 3 次于三餐前半小时，第 4 次于晚餐后 2 小时服用；或一日 2 次，早晚各服 2 片。

【制剂与规格】片剂、胶囊：0.3g（含 0.11g 铋）；颗粒剂：每袋含 0.11g 铋。

### 胶体果胶铋 Colloidal Bismuth Pectin

【适应证】慢性胃炎及胃酸过多引起的胃痛、胃灼热感（烧心）、反酸。

【药理作用】

（1）药效学　胶体果胶铋是一种新型的胶体铋制剂，具有保护胃肠黏膜、直接杀灭幽门螺杆菌和止血的作用。其作用机制在于胶体果胶铋具有较强的胶体特性，在酸性介质中能形成高黏度溶胶。此溶胶与溃疡面及炎症表面有强的亲和力，可在胃黏膜表面形成一层牢固的保护膜，增强胃黏膜的屏障作用，因此胶体果胶铋对消化性溃疡和慢性胃炎有较好的治疗作用。另外，胶体果胶铋可沉积于幽门螺杆菌的细胞壁，使菌体内出现不同程度的空泡，导致细胞壁破裂，并抑制细菌酶的活性，干扰细菌的代谢，使细菌对人体的正常防御功能变得更为敏感，从而起到杀灭幽门螺杆菌、提高消化性溃疡的愈合率和降低复发率的作用。此外，胶体果胶铋还可刺激胃肠黏膜上皮细胞分泌黏液，促进上皮细胞的自身修复；以及直接刺激前列腺素和表皮生长因子的产生，使溃疡面和糜烂面快速愈合而止血。另有文献报道，果胶本身也具有止血作用。

（2）药动学　口服后在肠道吸收甚微，血药浓度和尿药浓度极低，绝大部分本品随粪便排出体外。

【注意事项】本品连续使用不得超过 7 日，症状未缓解，请咨询医师或药师。服用本品期间不得服用其他铋制剂，且本品不宜长期大量服用。如服用过量或出现严重不良反应，应立即就医。对本品过敏者禁用，过敏体质者慎用。本品性状发生改变时禁止使用。

【药物相互作用】不得与牛奶同服。不能与强力制酸药同服，否则可降低疗效。

【禁忌证】严重肾功能不全者及妊娠期禁用。

【不良反应】服用本品后，粪便可呈无光泽的黑褐色，但无其他不适，当属正常反应，停药后 1～2 日粪便色泽转为正常。

【用法和剂量】口服，成人一次 3 粒，一日 4 次，餐前 1 小时及睡前服用。

【制剂与规格】胶囊：50mg（以铋计）。

### 铝碳酸镁 Hydrotalcite

【适应证】急慢性胃炎、胃和十二指肠溃疡、与酸相关的胃部不适。

**【药理作用】**

（1）药效学　①中和胃酸的作用：1g 铝碳酸镁可以中和 27.1～27.8mmol 的盐酸，生成两种不溶性盐、水和二氧化碳。当 pH 小于 3 时，本药开始中和反应；pH=5 时，则反应终止；pH 小于 3 时，反应又重新开始。所以本药可使胃液 pH 维持在 3～5，使 99% 的胃酸被中和，80% 的胃蛋白酶失去活性。本药抗酸作用迅速，体外制酸结果表明，1g 铝碳酸镁 14 秒内可使 150ml 人工胃液的 pH 上升至 3，明显快于氢氧化铝（134 秒）；本药抗酸作用温和，作用高峰时可使胃液 pH 上升到 4.1，而等量碳酸氢钠则可使胃液 pH 达 6.2，因此本药可避免因胃内 pH 过高引起的胃酸分泌加剧；另外本药抗酸作用持久，在相同条件下，本药作用持续时间为碳酸氢钠的 6 倍。与其他含铝抗酸药相比，铝碳酸镁可与胃酸充分反应，其酸反应率可达 98%～100%，而氢氧化铝的酸反应率仅为 72%。②吸附和结合作用：本药除有中和胃酸的作用之外，还有吸附和结合作用，可通过吸附和结合胃蛋白酶而直接抑制其活性，有利于溃疡面的修复；本药还能结合胆汁酸和吸附溶血磷酸酰胆碱，从而防止这些物质对胃黏膜的损伤和破坏。③黏膜保护作用：本药可以刺激胃黏膜使前列腺素 $E_2$ 合成增加，从而增强"胃黏膜屏障"作用。此外，铝碳酸镁还可促使胃黏膜内表皮生长因子释放，增加黏液下层疏水层内磷脂的含量，防止 $H^+$ 反渗所引起的胃黏膜损害。

（2）药动学　本药为不溶于水的结晶性粉末，呈层状网络结构，口服之后不被胃肠道吸收。临床研究表明，服用本药之后，体内无各种成分的蓄积，在服用 28 日（一日 6g 后），血清中的铝、镁、钙和其他矿物质仍处于正常范围中。

**【注意事项】**①心功能不全、肾功能不全、胃肠蠕动功能不良、高镁血症、高钙血症者慎用。②妊娠初始 3 个月慎用。③哺乳期妇女用药安全性尚不明确。

**【药物相互作用】**服用本品后由于铝在胃肠存在而与其他药物结合可能影响其他药物的吸收及摄取，故不能同时与某些药物服用，如四环素、铁制剂、地高辛、脱氧胆酸、法莫替丁、雷尼替丁、西咪替丁和香豆素衍化物等，因此这些药物应提前或推后 1～2 小时服用。铝剂可吸附胆盐而减少脂溶性维生素的吸收，特别是维生素 A。与苯二氮䓬类药物合用时吸收率降低。与异烟肼类药物合用时后者吸收可能延迟与减少，与左旋多巴合用时吸收可能增加。通常建议服用铝碳酸镁时，至少应提前或推后 1～2 小时方可服用酸性食物。

**【禁忌证】**对本品过敏、胃酸缺乏、结肠或回肠造口术、低磷血症、不明原因的胃肠出血、阑尾炎、溃疡性结肠炎、憩室炎、慢性腹泻、肠梗阻者禁用。

**【不良反应】**可见胃肠不适、消化不良、呕吐、腹泻。长期服用可致血清电解质变化。

**【用法和剂量】**口服：一次 0.5～1.0g，一日 3～4 次，两餐之间或睡前嚼服。

**【制剂与规格】**咀嚼片：0.5g。

# 助 消 化 药

## 乳酶生 Lactasin

**【适应证】**消化不良、腹胀及小儿饮食失调所引起的腹泻、绿便等。

**【药理作用】**本品为人工培养的活乳酸肠球菌或乳酸杆菌的干燥制剂，为助消化药。在肠内能分解糖类生成乳酸，使肠内酸度增高，从而抑制肠内腐败菌的繁殖，并能防止蛋白质发酵，减少肠内产气，有促进消化和止泻的作用。另外，本药也能提高阴道酸度，故可用于菌群失调所致的细菌性阴道炎。

【注意事项】本品为活菌制剂，不应置于高温处。对本品过敏者禁用，过敏体质者慎用。本品性状发生改变时禁止使用。

【药物相互作用】制酸药、磺胺类药物或抗生素与本品合用时，可减弱其疗效，故应分开服用（间隔3小时）。铋剂、鞣酸、活性炭、酊剂等能抑制、吸附或杀灭活肠球菌，故不能合用。

【禁忌证】尚不明确。

【不良反应】未见不良反应。

【用法和剂量】成人：口服，一次0.3～1g，一日3次，饭前服。儿童：口服，1岁以内，一次0.1g；1～5岁，一次0.2～0.3g；5岁以上，一次0.3g，一日3次，饭前服。

【制剂与规格】片剂：0.15g、0.3g。

# 胃肠解痉药及胃动力药

### 颠茄 Belladonna

【适应证】胃及十二指肠溃疡，轻度胃肠平滑肌痉挛等，胆绞痛，输尿管结石腹痛，胃炎及胃痉挛引起的呕吐和腹泻，迷走神经兴奋导致的多汗、流涎、心率慢、头晕等。

【药理作用】有效成分为莨菪碱，作用同阿托品，但药效较弱，可缓解胃及十二指肠溃疡及轻度胃、肠、平滑肌痉挛等，并有止痛及抑制分泌的作用。

【注意事项】不能和促动力药合用。酊剂浓度剂量不可过大，以免发生阿托品化现象。

【药物相互作用】尚不明确。

【禁忌证】青光眼、前列腺增生、心动过速患者禁用。

【不良反应】可见口干、少汗、瞳孔轻度扩大、排尿困难、皮肤潮红及干燥、呼吸道分泌物减少、痰黏、腹胀、便秘、心悸、视物模糊、头晕、神志不清、谵妄、躁动、幻觉。

【用法和剂量】口服：颠茄酊剂，一次0.3～1ml，极量一次1.5ml，一日3次。颠茄浸膏，一次8～16mg，极量一次50mg。颠茄片，成人一次10mg，必要时4小时可重复一次。复方颠茄片，一次1片，一日3次。

【制剂与规格】片剂：每片含颠茄浸膏10mg；酊剂：100ml；浸膏：10mg；复方制片：0.3g。

### 山莨菪碱 Anisodamine

【适应证】感染中毒性休克、血管痉挛和栓塞引起的循环障碍、解除平滑肌痉挛、胃肠绞痛、胆道痉挛、有机磷中毒；因睫状肌痉挛所造成的假性近视。

【药理作用】

（1）药效学　本药为M胆碱受体阻滞剂，作用与阿托品相似或稍弱。具有明显的外周抗胆碱作用，能使痉挛的平滑肌松弛，并能解除血管痉挛（尤其是微血管），改善微循环。同时有镇痛作用。但扩瞳和抑制腺体（如唾液腺）分泌的作用较弱，且极少引起中枢兴奋症状。

（2）药动学　本品口服吸收较差，口服30mg后组织内药物浓度与肌内注射10mg相近。静脉注射后1～2分钟起效。$t_{1/2}$约为40分钟。注射后很快从尿中排出，无蓄积作用。其排泄比阿托品快。

【注意事项】①婴幼儿、老年体虚者慎用。②急腹症未明确诊断时，不宜轻易使用。③夏季用药时，因其闭汗作用，可使体温升高。④反流性食管炎、重症溃疡性结肠炎者慎用。⑤不宜与地西泮在同一注射器中应用，为配伍禁忌。

【药物相互作用】与金刚烷胺、吩噻嗪类药物、三环类抗抑郁药、扑米酮、普鲁卡因胺及其他抗胆碱药合用，可使不良反应增加。与单胺氧化酶抑制剂（包括呋喃唑酮和丙卡巴肼）伍用，可加强抗毒蕈碱作用的副作用。能减弱胃肠运动和延迟胃排空，对一些药物产生影响，如红霉素在胃内停留过久降低疗效，对乙酰氨基酚吸收延迟，地高辛、呋喃妥因等药物的吸收增加。

【禁忌证】颅内压增高、脑出血急性期、青光眼、前列腺增生、新鲜眼底出血、幽门梗阻、肠梗阻、恶性肿瘤者禁用。

【不良反应】口干、面部潮红、轻度扩瞳、视近物模糊、心率加快、排尿困难、阿托品样中毒症状。

【用法和剂量】口服：一次 5～10mg，一日 3 次。

肌内注射：一般慢性疾病，成人一次 5～10mg，小儿 0.1～0.2mg/kg。

静脉注射：用于抗休克及有机磷中毒，成人一次 10～40mg，必要时每隔 10～30 分钟重复给药，也可增加剂量，病情好转时逐渐延长给药间隔，直至停药。

【制剂与规格】片剂（含消旋）：5mg、10mg；注射液（含消旋）：1ml∶2mg、1ml∶10mg。

## 阿托品 Atropine

【适应证】①各种内脏绞痛，如胃肠绞痛及膀胱刺激症状。对胆绞痛、肾绞痛的疗效较差。②全身麻醉前给药，严重盗汗和流涎症。③迷走神经过度兴奋所致的窦房传导阻滞，房室传导阻滞等缓慢性的心律失常。④休克。⑤有机磷酸酯类农药中毒。

【药理作用】

（1）药效学　本品为抗 M 胆碱药，具有松弛内脏平滑肌的作用，能解除平滑肌痉挛。这种作用与平滑肌的功能状态有关。治疗剂量时，对正常活动的平滑肌影响较小，但对过度活动或痉挛的内脏平滑肌则有显著的解痉作用。可缓解或消除胃肠平滑肌痉挛所致的绞痛，对膀胱逼尿肌、胆管、输尿管、支气管都有解痉作用，但对子宫平滑肌的影响较少，虽然可透过胎盘屏障，但对胎儿无明显影响，也不抑制新生儿呼吸。本药大剂量可抑制胃酸分泌，但对胃酸浓度、胃蛋白酶和黏液的分泌影响很小。随剂量增加可依次出现如下反应：腺体分泌减少，瞳孔扩大和调节麻痹，心率加快，膀胱和胃肠道平滑肌的兴奋性降低，胃液分泌抑制，中毒剂量则出现中枢症状。

（2）药动学　本品易透过生物膜，自胃肠道及其他黏膜吸收，也可经眼吸收，少量从皮肤吸收。口服单一剂量，1 小时后达血药峰浓度；注射用药作用出现较快，肌内注射 2mg，15～20 分钟后即达血药峰浓度。吸收后广泛分布于全身组织，血浆蛋白结合率为 50%。可透过血-脑脊液屏障，30～60 分钟中枢神经系统达到较高水平。亦能通过胎盘屏障进入胎儿循环。除对眼的作用持续 72 小时外，对其他器官的作用维持约 4 小时。部分在肝脏代谢，约 80%经尿液排出，其中约 1/3 为原型，其余的为水解和与葡糖醛酸结合的代谢物。$t_{1/2}$ 为 2～4 小时。各种分泌液及粪便中仅少量排出。

【注意事项】①哺乳期妇女用药：本品可分泌入乳汁，并有抑制泌乳的作用。②妊娠期用药：静脉注射本品可使胎儿心动过速。③儿童用药：婴幼儿对本品的毒性反应极其敏感，特别是痉挛性麻痹与脑损伤的儿童，反应更强，环境温度较高时，因闭汗有体温急骤升高的危险，应用时要严密观察。④老年人用药：老年人容易发生抗 M 胆碱样不良反应，如排尿困难、便秘、口干（特别是男性），也易诱发未经诊断的青光眼，一经发现，应立即停药。本品对老年人尤易致汗液分泌减少，影响散热，故夏天慎用。⑤下列情况应慎用：脑损害者（尤其是儿童）、心脏病（特别是心律失常、充血性心力衰竭、冠心病、二尖瓣狭窄等）者、反流性食管炎者、溃疡性结肠炎者。⑥对其他颠茄生物碱不耐受者，对本品也不耐受。

【药物相互作用】与尿碱化药包括含镁或钙的制酸药、碳酸酐酶抑制药、碳酸氢钠、柠檬酸盐等合用时，阿托品排泄延迟，作用时间和（或）毒性增加。与金刚烷胺、吩噻嗪类药物、其他抗胆碱药、扑米酮、普鲁卡因胺、三环类抗抑郁药合用，阿托品的不良反应可加剧。与单胺氧化酶抑制剂（包括呋喃唑酮、丙卡巴肼等）合用时，可加强抗 M 胆碱作用的副作用。与甲氧氯普胺并用时，后者的促进肠胃运动作用可被拮抗。

【禁忌证】青光眼及前列腺增生者、高热者禁用。

【不良反应】常见便秘、出汗减少、口鼻咽喉干燥、视物模糊、皮肤潮红、排尿困难、胃肠动力低下、胃食管反流；少见眼压升高、过敏性皮疹、疱疹；接触性药物性眼睑结膜炎。

【用法和剂量】口服：成人一次 0.3～0.6mg，一日 3 次，极量一次 1mg 或一日 3mg。儿童一次 0.01mg/kg，每 4～6 小时 1 次。

皮下注射、肌内注射：成人一般用药一次 0.3～0.5mg，一日 0.5～3mg，极量一次 2mg。麻醉前用药时，术前 0.5～1 小时肌内注射 0.5mg。解有机磷中毒时，肌内注射和静脉注射 1～2mg（严重有机磷中毒时，剂量可加大 5～10 倍），每 10～20 分钟重复一次，直到青紫消失，病情稳定，然后用维持量。

静脉注射：成人一般用药一次 0.3～0.5mg，一日 0.5～3mg，极量一次 2mg。抗心律失常用药时，静脉注射 0.5～1mg，按需可 1～2 小时 1 次，最大剂量为 2mg。抗休克及改善微循环用药时，一般 0.02～0.05mg/kg，用 5%葡萄糖注射液稀释后静脉注射。儿童耐受性差，0.2～10mg 可中毒致死。

滴眼膏：一次适量，成人一日 1～2 次，儿童一日 1～3 次。或遵医嘱。

【制剂与规格】片剂：0.3mg；注射液：1ml∶0.5mg、1ml∶1mg、1ml∶5mg；眼膏剂：1%。

### 多潘立酮 Domperidone

【适应证】①因胃排空延缓、胃食管反流、食管炎引起的消化不良。②功能性、器质性、感染性、饮食性、反射性治疗及化疗引起的恶心和呕吐。

【药理作用】

（1）药效学 本品系苯并咪唑衍生物，为外周性多巴胺受体拮抗剂，可直接拮抗胃肠道的多巴胺 $D_2$ 受体而起到促胃肠运动的作用。能促进上胃肠道的蠕动，使其张力恢复正常，促进胃排空，增加胃窦和十二指肠运动，协调幽门的收缩，抑制恶心、呕吐，并有效地防止胆汁反流，同时也能增强食管蠕动和食管下端括约肌的张力，但对结肠的作用很小。由于本药对血-脑脊液屏障的渗透力差，对脑内多巴胺受体几乎无拮抗作用，因此可排除精神和中枢神经系统的不良反应，这点较甲氧氯普胺为优。不影响胃液分泌。此外，本药可使血清催乳素水平升高，从而促进产后泌乳，但对催乳素分泌瘤的患者无作用。

（2）药动学 本药口服、肌内注射、静脉注射或直肠给药均可。口服、肌内注射或直肠给药后迅速吸收，达峰时间分别是 15～30 分钟、15～30 分钟和 1 小时；肌内注射或口服 10mg 血药浓度峰值分别为 40ng/ml 和 23ng/ml，直肠给药 60mg 血药浓度峰值为 20ng/ml，静脉注射 10mg 血药浓度峰值为 1200ng/ml。由于存在首关效应肝代谢和肠壁代谢，口服的生物利用度较低，禁食者口服本药的生物利用度仅为 14%，口服后生物利用度 10～60mg 剂量范围内可呈线性增加，饭后 90 分钟给药生物利用度也可明显增加，但达峰时间延迟；直肠给药的生物利用度相似于等剂量口服给药者，而肌内注射的生物利用度为 90%。血浆蛋白结合率为 92%～93%；静脉注射 10mg 后，表观分布容积为 5.71L/kg。除中枢神经系统外，本药在体内其他部位均有广泛的分布，药物浓度以胃肠局部最高，血浆次之，脑内几乎没有，少部分可排泄到乳汁中，其药物浓度仅为血清浓度的 1/4。几乎全部在肝内代谢，主要代谢产物为羟基化合物。口服 $t_{1/2}$ 为 7～8 小时，主要以无活性的代谢物形式随粪便和尿液排泄，总体清除率为 700ml/min。24 小时内口服剂量的 30%由尿液排泄，原型药物仅占 0.4%，4 日内约有 66%剂量随粪便排出，其中 10%为原型药物。多次服药无累积效应。

【注意事项】①肝功能损害者慎用。②严重肾功能不全者应调整剂量。③妊娠期慎用。④血清催乳素水平可升高。⑤心脏病（心律失常）患者、低钾血症及接受化疗的肿瘤患者使用本品时，有可能加重心律失常。

【药物相互作用】与抗胆碱药合用会拮抗本品治疗消化不良的作用。抗酸剂和抑制胃酸分泌药物会降低本品的口服生物利用度，不宜与本品同时服用。多潘立酮主要经 CYP3A4 酶代谢。体外和人体试验的资料显示，与显著抑制 CYP3A4 酶的药物合用会导致多潘立酮的血药浓度增加。

CYP3A4 的强效抑制剂举例：三唑类抗真菌药物，如氟康唑、伊曲康唑、酮康唑和伏立康唑。大环内酯类抗生素，如红霉素和克拉霉素；HIV 蛋白酶抑制剂，如安泼那韦、阿扎那韦、福沙那韦、茚地那韦、那非那韦、利托那韦、沙奎那韦。钙通道阻滞剂，如地尔硫䓬和维拉帕米，胺碘酮，阿瑞吡坦，萘法唑酮，泰利霉素。

多潘立酮和 CYP3A4 强效抑制剂之间的药物相互作用表明，在 CYP3A4 被最大抑制作用下多潘立酮 $C_{max}$ 升高小于 3 倍。与 CYP3A4 的弱抑制剂之间不存在药动学相互作用。与酮康唑或红霉素联用时 QTc 间期延长（均值 10 毫秒）。酮康唑和红霉素是已知能够延长 QTc 间期的 CYP3A4 强效抑制剂。在对健康志愿者进行的与酮康唑口服制剂或红霉素口服制剂合用的药动学/药效学试验中，酮康唑和红霉素对 CYP3A4 的最大抑制作用下多潘立酮 $C_{max}$ 升高小于 3 倍。在以上与酮康唑和红霉素相互作用试验的观察期内，单独使用多潘立酮（10mg/次，4 次/日）使 QTc 间期平均增加 1.6 毫秒和 2.5 毫秒。单独使用酮康唑（200mg/次，2 次/日）或红霉素（500mg/次，3 次/日）使 QTc 间期平均增加 3.8 毫秒和 4.9 毫秒。在多潘立酮-酮康唑相互作用试验中，观察到多潘立酮（10mg/次，4 次/日）与酮康唑（200mg/次，2 次/日）合用会使 QTc 间期平均增加 9.8 毫秒，个体 QTc 间期的变化范围为 1.2～17.5 毫秒。在多潘立酮-红霉素相互作用试验中，观察到多潘立酮（10mg/次，4 次/日）与红霉素（500mg/次，3 次/日）合用会使 QTc 间期平均增加 9.9 毫秒，个体 QTc 间期的变化范围为 1.6～14.3 毫秒。在上述与酮康唑或红霉素相互作用试验中，多潘立酮的稳态 $C_{max}$ 和 AUC 约升高了 3 倍。由于多潘立酮具有胃动力作用，因此理论上会影响合并使用的口服药品（尤其是缓释或肠衣制剂）的吸收。然而，对于服用地高辛或对乙酰氨基酚血浆药物浓度已处于稳定水平的患者，合用多潘立酮不影响其血药浓度。多潘立酮与下列药物合用：①神经抑制剂：多潘立酮不增强神经抑制剂的作用。②多巴胺能激动剂：多潘立酮会减少多巴胺能激动剂（如溴隐亭、左旋多巴）外周副作用，如消化道症状恶心及呕吐，但不会拮抗其中枢作用。

【禁忌证】对本品过敏、嗜铬细胞瘤、乳腺癌、分泌催乳素的垂体肿瘤（催乳素瘤）、机械性肠梗阻、胃肠道出血、穿孔者禁用。禁与酮康唑（口服制剂）、氟康唑、伏立康唑、红霉素、克拉霉素、胺碘酮合用。

【不良反应】头痛、头晕、嗜睡、倦怠、神经过敏；罕见张力障碍性反应、癫痫发作；非哺乳期泌乳、围绝经期后妇女及男性乳房胀痛、月经失调；偶见口干、便秘、腹泻、痉挛性腹痛、心律失常、一过性皮疹或瘙痒。

【用法和剂量】口服：成人，一次 10mg 或 10ml，一日 3～4 次；儿童，一次 0.3mg/kg，均为餐前 15～30 分钟服用。

【制剂与规格】片剂：10mg。混悬液：100ml∶100mg。

### 甲氧氯普胺 Metoclopramide

【适应证】①慢性胃炎、胃下垂伴胃动力低下、功能性消化不良、胆胰疾病等引起的腹胀、腹痛、嗳气、胃灼热及食欲不振等。②迷走神经切除后胃潴留，糖尿病性胃排空功能障碍，胃食管反流病。③各种原因引起的恶心、呕吐。④硬皮病等引起的消化不良。

【药理作用】

（1）药效学　本品主要通过抑制中枢催吐化学感受区（CTZ）中的多巴胺受体而提高其阈值，使传入自主神经的冲动减少，从而呈现强大的中枢性镇吐作用。也可抑制胃肠平滑肌松弛，促使胃肠平滑肌对胆碱能的反应增加，使胃排空加快，增加胃窦部时相性收缩，同时促使近端小肠松弛，因而促使胃窦、胃体与近端小肠间的功能协调。其食管反流减少则由于下食管括约肌静息压升高，食管蠕动收缩幅度增加，因而使食管内容物廓清能力增强所致。此外，本品尚有刺激泌乳素释放作用。

（2）药动学　本药易自胃肠道吸收，吸收部位主要在小肠。由于本药促进胃排空，故吸收和起效迅速，静脉注射后 1～3 分钟，口服后 30～60 分钟，肌内注射后 10～15 分钟生效。进入血液循环后，13%～22%迅速与血浆蛋白（主要为清蛋白）结合。口服有首关代谢，血药峰浓度有显著的个体差异。作用持续时间一般为 1～2 小时。口服给药的生物利用度为 70%，直肠给药的生物利用度为 50%～100%，鼻内给药的平均生物利用度为 50.5%，并有显著的个体差异。经肝脏代谢 $t_{1/2}$ 一般为 4～6 小时，根据用药剂量大小而有所不同，肾衰竭或肝硬化患者的 $t_{1/2}$ 延长。经肾脏排泄，口服量约 85%以原型及葡糖醛酸结合物形式随尿液排出，也可随乳汁排泄。容易透过血脑屏障和胎盘屏障。

【注意事项】①肝肾衰竭者慎用。②妊娠期妇女不宜使用。③哺乳期妇女在用药期间应停止哺乳。④小儿不宜长期应用。⑤老年人大量长期应用容易出现锥体外系反应。⑥本品可使醛固酮与血清泌乳素浓度升高。⑦对胃溃疡胃窦潴留者或十二指肠球部溃疡合并胃窦部炎症者有益，不宜用于一般十二指肠溃疡。

【药物相互作用】与对乙酰氨基酚、左旋多巴、锂化物、四环素、氨苄西林、乙醇和地西泮等同用时，胃内排空增快，使后者在小肠内吸收增加；与乙醇或中枢抑制药等同时使用，镇静作用均增强。与抗胆碱能药物和麻醉止痛药物合用有拮抗作用。与抗毒蕈碱麻醉性镇静药合用，本药对胃肠道的能动性效能可被抵消。由于其可释放儿茶酚胺，正在使用单胺氧化酶抑制剂的高血压患者使用时应注意监控。

与对乙酰氨基酚、四环素、左旋多巴、乙醇、环孢霉素合用时，可增加其在小肠内的吸收；与阿扑吗啡合用，后者的中枢性与周围性效应均可被抑制。与西咪替丁、慢溶剂型地高辛同用，后者的胃肠道吸收减少，如间隔 2 小时服用可以减少这种影响；本品还可增加地高辛随胆汁排出，从而改变其血药浓度。与能导致锥体外系反应的药物，如吩噻嗪类药物等合用，锥体外系反应发生率与严重性均可有所增加。

【禁忌证】对普鲁卡因或普鲁卡因胺过敏、癫痫、胃肠道出血、机械性梗阻或穿孔、嗜铬细胞瘤、放疗或化疗的乳癌、抗精神病药致迟发性运动功能障碍史者禁用。

【不良反应】常见昏睡、烦躁不安、倦怠无力；少见乳腺肿痛、恶心、便秘、皮疹、腹泻、睡眠障碍、眩晕、严重口渴、头痛、易激动、乳汁增多、直立性低血压、躁动不安、锥体外系反应。

【用法和剂量】口服：①一般性治疗，一次 5～10mg，一日 10～30mg，餐前 30 分钟服用；②用于糖尿病性胃排空功能障碍，于症状出现前 30 分钟口服 10mg，或于三餐前及睡前口服 5～10mg，一日 4 次。

肌内注射：一次 10～20mg，一日剂量不宜超过 0.5mg/kg，否则易引起锥体外系反应。

静脉滴注：一次 10～20mg，用于不能口服者或治疗急性呕吐。严重肾功能不全患者剂量至少需减少 60%。

【制剂与规格】片剂：5mg；注射液：1ml：10mg。

### 莫沙必利 Mosapride

【适应证】功能性消化不良、胃食管反流病、糖尿病胃轻瘫、胃大部切除术患者的胃功能障碍。

【药理作用】

(1) 药效学　本品为选择性 5-HT$_4$ 受体激动药，通过兴奋胃肠道胆碱能中间神经元及肌间神经丛的 5-HT$_4$ 受体，促进乙酰胆碱的释放，从而增强胃肠道运动，改善功能性消化不良患者的胃肠道症状，不影响胃酸的分泌。与大脑突触膜上的多巴胺 D$_2$、5-HT$_1$、5-HT$_2$ 受体无亲和力，因而没有这些受体拮抗所引起的锥体外系反应。

(2) 药动学　本品主要从胃肠道吸收，分布以胃肠、肝肾局部药物浓度最高，血浆次之，脑内几乎没有分布。健康成人空腹口服本品 5mg，吸收迅速，血药峰浓度为 30.7ng/ml，达峰时间为 0.8 小时，$t_{1/2}$ 为 2 小时，血浆蛋白结合率为 99.0%。在肝脏中经 CYP3A4 代谢，其主要代谢产物为脱-4-氟苄基莫沙必利，主要经尿液和粪便排泄。

【注意事项】①妊娠期和哺乳期妇女应避免使用本品。②老年人用药后需注意观察。③服用 2 周消化道症状无变化时，应立即停药。

【药物相互作用】与抗胆碱药物（如硫酸阿托品、溴化丁基东莨菪碱等）合用可能减弱本品的作用。

【禁忌证】对本品过敏、胃肠道出血、阻塞或穿孔及其他刺激胃肠道可能引起危险的疾病者禁用。

【不良反应】腹泻、腹痛、口干、皮疹、倦怠、头晕；偶见嗜酸粒细胞增多、三酰甘油升高、AST 及 ALT 升高、碱性磷酸酶及γ-谷氨酰转肽酶升高。

【用法和剂量】口服：一次 5mg，一日 3 次，餐前服用。

【制剂与规格】片剂：5mg。

### 匹维溴铵 Pinaverium Bromide

【适应证】肠易激综合征患者的腹痛、排便紊乱及肠道不适。

【药理作用】

(1) 药效学　本品是对胃肠道具有高度选择性解痉作用的钙通道阻滞剂。主要对结肠平滑肌具有高度选择作用，通过阻断钙离子进入肠壁平滑肌细胞，防止肌肉过度收缩而达到解痉作用。能消除肠平滑肌的高反应性，并增加肠道蠕动能力。对心血管平滑肌细胞亲和力极低，每日单剂口服 1200mg，也不会引起血压的变化。本药不会影响下食管括约肌的压力，也不引起十二指肠反流，但对胆总管括约肌有松弛作用。

(2) 药动学　本药是四价铵化合物，限制了通过肠黏膜的吸收，口服之后不足 10% 的剂量进入血液，其中 95%～98% 与蛋白结合。口服 100mg，0.5～3 小时血药浓度达峰值，$t_{1/2}$ 为 1.5 小时。吸收后迅速在肝内首关代谢，原药和代谢产物由肝胆系统排泄，通过粪便排出。

【注意事项】本品无明显的抗胆碱能作用，因此，本品可用于合并前列腺增生、尿潴留和青光眼的肠易激综合征者。

【药物相互作用】尚不明确。

【禁忌证】对本品过敏者、儿童、妊娠期及哺乳期妇女禁用。

【不良反应】本品耐受性良好，少数患者有腹部不适、腹痛、腹泻或便秘，偶见皮疹、瘙痒。

【用法和剂量】口服：成人一次 50mg，一日 3 次，进餐时服用。必要时，一次剂量可达 100mg，一日可达 300mg。宜在进餐时用水吞服。应将本品整片吞下，切勿掰碎、咀嚼或含化药片。不要在卧位或睡前吞服药片。

【制剂与规格】片剂：50mg。

# 泻药及止泻药

## 甘油 Glycerol

【适应证】便秘。

【药理作用】

(1) 药效学　甘油是天然生成的三元醇，有以下作用。①软化、润滑大便，使之易于排出；甘油还能刺激直肠收缩，引起排便反射。②脱水甘油为强力高渗性溶液，口服或注射后，甘油可提高血浆渗透压，可作为脱水药，用于降低颅内压和眼压。③吸湿作用，甘油外用能使局部组织软化。④溶媒，可溶解硼砂、硼酸、苯酚、鞣酸、水杨酸等，可使苯酚的腐蚀性降低，常与苯酚配成制剂。此外还用作栓剂的赋形剂（与明胶合用）。

(2) 药动学　直肠给药用于软化大便 15～30 分钟起效。甘油口服后吸收良好，并迅速代谢。用于降低颅内压与眼压时，口服 10～30 分钟起效，1 小时后降低眼压的作用达最大效应，作用持续 5 小时；静脉给药用于降低颅内压和眼压时亦为 10～30 分钟起效。口服和静脉给药降低颅内压的作用持续 2～4 小时。80% 的甘油在肝脏中代谢为葡萄糖与糖原，并氧化为 $H_2O$ 和 $CO_2$，10%～20% 在肾脏中代谢。甘油可被肾小球滤过，在浓度达到 0.15mg/ml 时，完全由肾小管重吸收。在高浓度时，甘油可在尿中出现并导致渗透性利尿。甘油的 $t_{1/2\beta}$ 为 30～45 分钟。

【注意事项】尚不明确。

【药物相互作用】尚不明确。

【禁忌证】尚不明确。

【不良反应】大量口服可引起头痛、恶心和高血糖等。糖尿病患者慎用。

【用法和剂量】直肠塞入：栓剂一次 1 粒塞入肛门（成人用 3g，儿童用 1.5g），对儿童及年老体弱者较为适宜。也可用本品 50%溶液灌肠。

【制剂与规格】开塞露（含甘油、山梨醇）灌肠剂：110ml；栓剂：1.5g。

### 乳果糖 Lactulose

【适应证】慢性或习惯性便秘，并预防和治疗各种肝病引起的高血氨症及高血氨所致的肝性脑病。

【药理作用】

（1）药效学　本药为一种渗透性轻泻剂。本药在结肠内被细菌代谢形成乳酸与乙酸，具有以下作用特点。①降低血氨的作用，使肠腔内 pH 降低，酸性的内环境不利于分解蛋白质的细菌生存、繁殖，使肠道内产氨减少，还可使所产生的 $NH_3$ 转变成 $NH_4^+$，不易吸收而随粪便排出，间接降低血氨水平，有利于肝性脑病的恢复。②促生素的作用，改变肠腔内的菌群，利于正常菌群生存。③缓泻作用，乳酸在结肠腔内具有渗透性，使粪便的容量增大，刺激肠道蠕动，产生缓和的导泻作用，也有利于氨和其他含氮物质的排出。④本品还具有抗内毒素的作用。

（2）药动学　口服后，本药在胃和小肠不会被消化分解，且吸收甚微。口服后 24~48 小时起作用，在结肠代谢，仅不到3%未被代谢的乳果糖由尿液排出。少量经胆汁随粪便排出。

【注意事项】①以下情况慎用：妊娠初始 3 个月妇女、乳果糖不耐受者、糖尿病患者。②本品疗效有个体差异性，须调节剂量。

【药物相互作用】尚不明确。本品可导致结肠 pH 下降，故可能引致结肠 pH 依赖性药物的失活（如 5-氨基水杨酸）。

【禁忌证】①对本品过敏者；②胃肠道梗阻和急腹症者；③对乳糖或半乳糖不耐受者、高乳酸血症者；④尿毒症和糖尿病酸中毒者禁用。

【不良反应】偶见腹部不适、胀气或腹痛；剂量大时偶见恶心、呕吐。长期大量使用致腹泻时可出现水、电解质失衡。不良反应在减量或停药不久后消失。

【用法和剂量】用于便秘，口服，成人一次 5~10g，一日 1~2 次；6~12 岁儿童一次 5g，1~5 岁儿童一次 3g，婴儿一次 1.5g，均一日 1~2 次。12 岁以上儿童同成人。

用于肝性脑病，成人常规用药：①口服，起初 1~2 日，一次 10~20g，一日 2~3 次，后改为一次 3~5g，一日 2~3 次，以一日排软便 2~3 次为宜。②灌肠，200g 加适量水，保留或流动灌肠 30~60 分钟，每 4~6 小时 1 次。儿童和婴儿的初始量为 1.7~6.7g，分次给予；年龄较大的儿童和青少年一日 27~60g，后调整剂量到一日 2~3 次软便。

【制剂与规格】口服溶液剂：15ml：10g、100ml：66.7g、200ml：133.4g。

### 洛哌丁胺 Loperamide

【适应证】急、慢性腹泻，也用于回肠造瘘术者，可减少排便量和次数，增加大便稠硬度。

【药理作用】

（1）药效学　本品为长效抗腹泻药物。作用于肠壁的阿片受体，可阻止相应配体与阿片受体的结合，阻止乙酰胆碱和前列腺素的释放，从而抑制肠蠕动，延长肠内容物的通过时间。还可增加肛门括约肌的张力，从而能抑制大便失禁和便急。

（2）药动学　本品易为肠壁吸收，几乎全部进入肝脏代谢，由于它对肠壁的高亲和力和首关代谢，几乎不进入全身血液循环，也几乎不进入中枢神经系统。原型药的血药浓度很低。作用持续 24 小时以上。$t_{1/2}$ 平均为 10.8（9～14）小时。血浆蛋白结合率为 97%。经胆汁和粪便排泄。

【注意事项】①本品不能作为有发热、便血的细菌性痢疾患者的治疗药物。对急性腹泻，如在服用本品 48 小时后临床症状无改善，应及时停用本品，改换其他治疗。②肝功能障碍者慎用，可致体内药物相对过量，应注意中枢神经系统中毒反应。③妊娠期妇女慎用，哺乳期妇女尽量避免使用。④5 岁以下的儿童不宜使用本品的胶囊剂治疗。5 岁以上的儿童减半量。腹泻患者常伴有水和电解质丢失，尤其是儿童，用本品治疗时应注意同时补充水和电解质。⑤若过量时，可能出现中枢神经抑制症状，如木僵、调节功能紊乱、嗜睡、缩瞳、肌张力过高、呼吸抑制等，以及肠梗阻。可用纳洛酮作为解毒剂，由于本品的作用时间长于纳洛酮 1～2 小时，须至少监察 48 小时。

【药物相互作用】临床前资料显示洛哌丁胺是 P-糖蛋白前体，洛哌丁胺（单剂量 16mg）与奎尼丁、利托那韦等 P-糖蛋白抑制剂合用可导致洛哌丁胺血浆浓度增加 2～3 倍。在给予临床推荐剂量（日剂量 2～16mg）的洛哌丁胺时，其与 P-糖蛋白抑制剂的此种药动学相互作用的临床相关性尚不清楚。

【禁忌证】①对本品过敏者；②肠梗阻患者、便秘及胃肠胀气或严重脱水的患者、溃疡性结肠炎的急性发作期；③由应用广谱抗菌药物引起假膜性肠炎、细菌性小肠结肠炎者禁用。

【不良反应】偶见口干、嗜睡、倦怠、头晕、恶心、呕吐、便秘、胃肠不适和过敏反应。

【用法和剂量】口服：成人初始剂量一次 2～4mg，以后根据维持大便正常情况调节剂量，一日可用 2～12mg。成人最大剂量不超过一日 16mg，儿童不超过一日 12mg。

【制剂与规格】胶囊：2mg。

## 双八面体蒙脱石 Dioctahedral Smectite

【适应证】成人及儿童的急、慢性腹泻，食管、胃及十二指肠疾病引起的相关疼痛症状。

【药理作用】

（1）药效学　本品主要成分为双八面体蒙脱石，系由双四面体氧化硅单八面体氧化铝组成的多层结构，其粉末粒度达 1～3μm。该物质具有极高的定位能力。口服本品后，药物可均匀地覆盖在整个肠腔表面，并维持 6 小时之久。双八面体蒙脱石可吸附多种病原体，将其固定在肠腔表面，而后随肠蠕动排出体外，从而避免肠细胞被病原体损伤。双八面体蒙脱石对大肠埃希菌毒素、金黄色葡萄球菌毒素和霍乱毒素也有固定作用，同时减少肠细胞的运动失调，恢复肠蠕动的正常节律，维护肠道的输送和吸收功能。一方面能减轻空肠弯曲菌所致的黏膜组织病变，修复损坏的细胞间桥，使细胞紧密连接，防止病原菌进入血液循环，并抑制其繁殖。另一方面，它可减慢肠细胞转变速度，促进肠细胞的吸收功能，减少其分泌，缓解幼儿由于双糖酶降低或缺乏造成糖脂消化不良而导致的渗透性腹泻。双八面体蒙脱石可通过和肠黏液分子间的相互作用，增加黏液凝胶的内聚力、黏弹性和存在时间，从而增强黏液屏障，保护肠细胞顶端和细胞间桥免受损坏。

（2）药动学　本品口服后不被肠道吸收入血。2 小时后可均匀地覆盖在整个肠腔表面。6 小时后连同所吸附的攻击因子随消化道蠕动排出体外。

【注意事项】①本品可能影响其他药物的吸收，必须合用时在服用本品之前 1 小时服用其他药物。②治疗急性腹泻应注意纠正脱水。

【药物相互作用】①与诺氟沙星合用可提高对致病性细菌感染的疗效。②可减轻红霉素的胃肠反应，提高红霉素的疗效。

【禁忌证】①对本品过敏者；②肠梗阻患者、便秘及胃肠胀气或严重脱水的患者。

【不良反应】极少数患者可出现轻微便秘，减量后可继续服用。

【用法和剂量】口服：成人一次 3g，一日 3 次，将 3g 倒入 50ml 温水中，摇匀服用。1 岁以内一日 3g，分 2 次服用。1～2 岁，一次 1/2 袋一日 2～3 次，或一次 1.5g（半袋），一日 2～3 次；2 岁以上一次 3g，一日 2～3 次。急性腹泻者首剂加倍。

【制剂与规格】散剂：3g。

### 聚乙二醇 4000 Polyethylene Glycol 4000

【适应证】成人及 8 岁及以上儿童便秘。

【药理作用】

（1）药效学 聚乙二醇 4000 是高分子量的聚乙二醇长链聚合体，通过氢键来固定水分子并发挥作用。属渗透性缓泻剂，可增加局部渗透压，使水分保留在结肠肠腔内，增加肠道内液体的保有量，软化大便，进而促进其在肠道内的推动和排泄。

（2）药动学 10～20g 本药可使结肠产生生理学效应，产生正常的大便，并确保持续发生疗效。它在肠道内不被细菌降解，也不产生有机酸或气体，不改变粪便的酸碱性，对肠道的 pH 没有影响。服用后均以原形从粪、便排出，通常在 4 小时内导致腹泻，快速清洁肠道。

【注意事项】①妊娠期及哺乳期妇女慎用。②出现水、电解质紊乱者停药。③建议不要长期使用，儿童应为短期治疗，疗程最好不超过 3 个月，可配合其他通便措施。

【药物相互作用】在对大鼠进行的可能的药物相互作用的研究中，本品不影响非甾体抗炎药、抗凝血剂、胃分泌抑制剂或降血糖制剂的胃肠吸收。一般来讲，最好与其他药物间隔较长一段时间服用（至少 2 小时）。

【禁忌证】①对本品过敏者；②炎症性器质性肠病（溃疡性结肠炎、克罗恩病）、肠梗阻、肠穿孔、胃潴留、消化道出血、中毒性肠炎、中毒性巨结肠和肠扭转患者；③未确诊的腹痛者禁用。

【不良反应】因为在消化道内不被吸收或吸收量极少，潜在毒性极低。可能会导致腹泻，少数甚至导致腹胀、腹痛，恶心，停药后 24～48 小时将恢复正常。重新再服用小剂量即可。罕有过敏反应，如皮疹、荨麻疹和水肿。特例报道有过敏性休克。

【用法和剂量】口服：成人和 8 岁以上儿童一次 10g，一日 1～2 次，或一日 20g，一次顿服，将本品溶解在水中服用。

【制剂与规格】散剂：10g。

# 肝病辅助治疗药

### 联苯双酯 Bifendate

【适应证】慢性迁延性肝炎伴 ALT 升高，也可用于化学毒物、药物引起的 ALT 升高。

【药理作用】

（1）药效学：本品能减轻因四氯化碳及硫代乙酰胺引起的 ALT 升高，能增强肝脏解毒功能，减轻肝脏的病理损伤，具有一定的抗氧化及免疫调节作用，能促进肝细胞再生并保护肝细胞，从而改善肝功能。

（2）药动学：本品口服吸收约 30%，肝脏首要作用使迅速被代谢转化。24 小时内约 70%自粪便排出。

【注意事项】少数患者用药过程中 ALT 可回升，加大剂量可使之降低。停药后部分患者 ALT 反跳，但继续服药仍有效。黄疸及病情恶化时应停药。

【药物相互作用】合用肌苷，可减少本品的降酶反跳现象。

【禁忌证】对本品过敏者禁用。失代偿性肝硬化患者禁用。妊娠期及哺乳期妇女禁用。

【不良反应】口干、轻度恶心，偶有皮疹发生。

【用法和剂量】滴丸剂：口服，成人一次 5 丸，一日 3 次，必要时在医生指导下可增加到一次 6～10 丸，一日 3 次，连服 3 个月，ALT 正常后改为一次 5 丸，一日 2 次，连服 3 个月。儿童，0.5mg/kg，一日 3 次，连用 3～6 个月。

片剂：成人一次 25～50mg，一日 3 次。

【制剂与规格】滴丸剂：1.5mg；片剂：25mg。

### 精氨酸 Arginine

【适应证】肝性脑病，适用于忌钠的患者，也适用于其他原因引起血氨增高所致的精神症状。

【药理作用】

（1）药效学　精氨酸广泛参与体内机体组织代谢，与机体免疫功能、蛋白代谢、创面愈合等密切相关。精氨酸为体内条件必需氨基酸，参与鸟氨酸循环，经体内尿素合成而降低血氨，改善症状。本品有较多的氢离子，对纠正肝性脑病时酸碱平衡有帮助。

（2）药动学　口服经肠道吸收良好，绝对生物利用度约为 70%。静脉给药后 22～30 分钟，口服给药 90 分钟达血药峰值浓度。本品在肝脏代谢，经肾小球滤过后几乎被肾小管完全重吸收，其清除半衰期为 1.2～2 小时。

【注意事项】用药期间宜进行血气和酸碱平衡监测，注意酸碱平衡。危重感染患者的肠外营养中添加精氨酸有报道有可能增加风险，建议遵医嘱使用。

【药物相互作用】可与谷氨酸钠、谷氨酸钾合用。

【禁忌证】高氯性酸中毒、肾功能不全及无尿患者禁用。

【不良反应】可引起高氯性酸中毒，以及血中尿素、肌酸、肌酐浓度升高。静脉滴注速度过快会引起呕吐、流涎、皮肤潮红等。

【用法和剂量】用前，用 5%葡萄糖注射液 1000ml 稀释后应用。静脉滴注，一次 15～20g，于 4 小时内滴完。

【制剂与规格】注射液：20ml∶5g。

### 甘草酸二铵 Diammonium Glycyrrhizinate

【适应证】伴有 ALT 升高的急、慢性病毒性肝炎的治疗。

【药理作用】

（1）药效学　本品是中药甘草有效成分的第三代提取物，具有较强的抗炎、保护肝细胞膜及改善肝功能的作用。抗炎机制与抑制磷脂酶 $A_2$ 活性和前列腺素 $E_2$ 的合成、释放相关。本品能降低实验动物因四氯化碳、氨基半乳糖等毒物引起的 ALT 和 AST 升高。明显减轻 D-氨基半乳糖造成的肝脏组织学损害，改善免疫因子所致的肝脏损伤，并能增强肝脏的解毒功能。此外，本品还具有抗过敏、抑制钙离子内流、免疫调节及诱导产生γ-干扰素等作用。

（2）药动学　本品口服后从胃肠道吸收，其生物利用度不受胃肠道食物的影响，给药后 8～12 小时血药浓度达峰值。本品具有肝肠循环过程。本药及其代谢产物与蛋白结合力强，其结合率受血浆蛋白浓度的影响，血药浓度变化与肝肠循环和蛋白结合有密切关系。静脉注射后约有 92% 以上的药物与血浆蛋白结合，平均滞留时间为 8 小时，在体内以肺、肝、肾分布量为高。主要通过胆汁从粪便排出，部分从呼吸道以二氧化碳形式排出，尿中以原型排出约占 2%。

【注意事项】本品未经稀释不得进行注射。治疗过程中应定期检测血压，血清钾、钠浓度，如出现高血压、血钠潴留、低血钾等情况应停药或适当减量。

【药物相互作用】与依他尼酸、呋塞米、乙噻嗪、三氯甲噻嗪等利尿剂并用时，其利尿作用可增强本品中所含甘草酸二铵的排钾作用，易导致血清钾值的下降，应特别注意观察血清钾值的测定等。

【禁忌证】严重低钾血症、高钠血症、高血压、心力衰竭、肾衰竭患者禁用。

【不良反应】主要有纳差、恶心、呕吐、腹胀，以及皮肤瘙痒、荨麻疹、口干和水肿，心脑血管系统常见头痛、头晕、胸闷、心悸及血压增高，以上症状一般较轻，不影响治疗。

【用法和剂量】静脉滴注：一次 150mg，以 10% 葡萄糖注射液 250ml 稀释后缓慢滴注，一日 1 次。口服：一次 150mg，一日 3 次。

【制剂与规格】胶囊：50mg；注射液：250ml：150mg。

### 水飞蓟宾 Silibinin

【适应证】中毒性肝脏损害、慢性肝炎及肝硬化。

【药理作用】

（1）药效学　水飞蓟宾是抗氧化剂，从一种名为乳蓟植物提炼而成。水飞蓟宾能稳定肝细胞膜，维持肝细胞之完整性，使毒素无法穿透破坏肝脏，并能加速合成肝细胞的 DNA（去氧核糖核酸），可预防肝硬化、脂肪肝、胆管炎、牛皮癣等症，同时具有肝癌、前列腺癌、乳癌及子宫颈癌细胞的生长及分化抑制作用。是目前世界上所发现最具肝疾疗效的类黄酮。

（2）药动学　口服吸收良好，达峰时间约 1.5 小时，口服后 48 小时排出量约 20%，其中 80% 以代谢物形式由胆汁排出，其余大部分以原型由尿排出。

【注意事项】药物治疗不能替代对导致肝损伤（如乙醇）因素的排除。对于出现黄疸的病例（皮肤巩膜黄染），应咨询医师。

【药物相互作用】尚不明确。

【禁忌证】对本品过敏者禁用。

【不良反应】偶尔发现有轻度腹泻现象。

【用法和剂量】胶囊：重症病例的起始治疗剂量一次 1 粒，一日 3 次；维持剂量一次 1 粒，一日 2 次。饭前用适量液体吞服。或遵医嘱。片剂：成人一次 70～140mg，一日 3 次。

【制剂与规格】片剂：70mg；胶囊：140mg。

# 微生态制剂

### 地衣芽孢杆菌活菌 Live Bacillus Licheniformis

【适应证】细菌或真菌引起的急、慢性肠炎，腹泻，胃肠道菌群失调。

【药理作用】

(1) 药效学　本品是治疗肠道感染或菌群失调的一种安全可靠的微生态制剂。本品系采用我国首次分离的地衣芽孢杆菌制成的一种活菌制剂，能调整肠道菌群，拮抗致病菌的作用。口服后该菌进入肠道，对葡萄球菌及酵母菌均有抗菌作用，而对双歧杆菌、乳酸杆菌、拟杆菌、粪链球菌的生长则有促进作用。本品具有起效快、疗效高的特点。

(2) 药动学　口服吸收较好，起效快，以活菌形式进入肠道，停药后 10 天全部排出体外。

【注意事项】本品为活菌制剂，切勿将本品置于高温处，溶解时水温不宜高于 40℃。服用本品时应避免与抗菌药合用。对本品过敏者禁用，过敏体质者慎用。

【药物相互作用】抗菌药与本品合用时可降低其疗效，故不应同服，必要时可间隔 3 小时服用。铋剂、鞣酸、药用炭、酊剂等能抑制、吸附活菌，不能并用。

【禁忌证】对本品过敏者禁用。

【不良反应】超剂量服用可见便秘。

【用法和剂量】口服：胶囊，成人，一次 2 粒；儿童，一次 1 粒，一日 3 次。首次加倍。颗粒剂：成人，一次 1 袋，一日 3 次。

【制剂与规格】胶囊：0.25g；颗粒剂：0.5g。

### 双歧杆菌三联活菌 Live Combined Bifidobac terrium，Lactobacillus and Enterococcus

【适应证】肠道肠菌群失调引起的腹泻和腹胀，轻、中度急性腹泻及慢性腹泻。

【药理作用】

(1) 药效学　本品可由双歧杆菌、嗜酸乳杆菌、粪链球菌，或由长双歧杆菌、保加利亚乳杆菌、嗜热链球菌经适当配比而成的活菌制剂。这些菌为健康人肠道正常菌群成员。给药后，通过重建宿主肠菌群间的微生态平衡，治疗由内源性或外袭性微生物引起的感染。其联合的优点在于：前组菌分别定植在肠道的上、中、下部位，能抑制整个肠道中的有害菌；3 个菌种各有特点：粪链球菌为需氧菌，繁殖速度最快，12 小时达到高峰；嗜酸乳杆菌为兼性厌氧菌，24 小时进入生长稳定期；双歧杆菌为厌氧菌，繁殖速度慢，48 小时进入生长稳定期。这样就组成了一个在不同条件下都能生长，作用快而持久的联合菌群。后组菌通过发酵碳水化合物产生大量的乙酸、乳酸，分解肠道内结合状态的胆酸为游离胆酸，降低肠道 pH 和氧化还原电位（EH），形成化学屏障；通过分泌产生细胞外糖苷酶，降解肠黏膜上皮细胞上的复杂多糖，清除潜在致病菌及其内毒素与之结合的受体。两种组合在整个肠道黏膜表面形成一道生物屏障，阻止致病菌对人体的侵袭，抑制有害菌产生的内毒素和致癌物质，维持人体正常的生理功能。

(2) 药动学　前组菌口服后可完全、迅速地到达肠道，第 2 日从服用者的粪便中可检出内服的菌种，第 4 日菌量达到高峰，第 8 日维持正常。

【注意事项】本品不宜与抗菌药物同时服用；餐后半小时用温开水送服。

【药物相互作用】抗酸药、抗菌药物与本品合用可减弱其疗效，应分开服用。铋剂、鞣酸、药用炭、酊剂等能抑制、吸附或杀灭活菌，不应合用。

【禁忌证】有对微生态制剂过敏史者禁用。

【不良反应】未发现明显不良反应。

【用法和剂量】服用本品期间应停用其他抗菌药物。

口服：成人一次 420～840mg，一日 2～3 次。1 岁以下儿童一次 105mg，1～6 岁一次 210mg，

6～13 岁一次 210～420mg，均为一日 2～3 次。婴幼儿可剥开胶囊倒出药粉或可将药片碾碎溶于温热（约 40℃）牛奶中服用。幼儿可直接嚼服。

【制剂与规格】胶囊、肠溶胶囊：0.21g。片剂：0.5g。

### 枯草杆菌二联活菌 Combined Bacillus Subtilis and Enterococcus Faecium with Multivitamines，Live

【适应证】因肠道菌群失调引起的腹泻、便秘、胀气、消化不良等。

【药理作用】本品含有健康人肠道中的正常菌群。服用本品可直接补充正常生理活菌，抑制肠道内有害细菌过度繁殖，调整肠道菌群。临床研究显示，本品对成人急、慢性腹泻有一定的治疗作用。

【注意事项】直接服用时应注意避免呛咳，不满 3 岁的婴幼儿不宜直接服用。本品为活菌制剂，切勿将本品置于高温处，溶解时水温不宜超过 40℃。

【药物相互作用】本品与抗菌药物同服可减弱其疗效，应分开服用。铋剂、鞣酸、药用炭、酊剂等能抑制、吸附活菌，不能并用。

【禁忌证】对本品过敏者禁用。

【不良反应】腹泻次数增加，停药后可恢复。

【用法和剂量】本品为儿童专用药品，2 岁以下儿童，一次 1 袋，一日 1～2 次；2 岁以上儿童，一次 1～2 袋，一日 1～2 次，用 40℃ 以下温开水或牛奶冲服，也可直接服用。胶囊：12 岁以上儿童及成人：一次 1～2 粒，一日 3 次。

【制剂与规格】颗粒剂：37.5mg。胶囊：0.25g；颗粒剂：1g。

# 利 胆 药

### 熊去氧胆酸 Ursodeoxycholic Acid

【适应证】胆固醇型胆结石及胆汁缺乏性脂肪泻，也可用于预防药物性结石形成及治疗脂肪痢（回肠切除术后）。

【药理作用】

（1）药效学 ①熊去氧胆酸（UDCA）可促进胆汁分泌，服用后胆汁酸分泌均值由每小时 1.8mmol 增至 2.24mmol，长期服用可使胆汁中 UDCA 含量增加，并提高磷脂含量，增加胆固醇在胆汁中的溶解度，防止胆固醇结石的形成。②UDCA 可拮抗疏水性胆酸的细胞毒作用，UDCA 能与疏水性鹅去氧胆酸（CDCA）结合，形成无毒性微胶粒，从而阻断疏水性胆酸对肝细胞膜的损害作用。③具有免疫调节作用：UDCA 可抑制肝细胞膜组织相容性复合物Ⅰ（MHC-Ⅰ）的过度表达，体外实验显示，UDCA 能抑制γ-干扰素诱导的 MHC-Ⅱ表达，这些异常表达是引起免疫性胆管炎和肝细胞损害的原因之一，长期服用，可减少细胞毒性 T 细胞对自身组织的损害；UDCA 还可影响细胞因子的分泌，可抑制外周血单核细胞生成 IL-2、IL-4。④其他作用：UDCA 对肾上腺糖皮质激素受体的功能具有调节作用。此外还有清除自由基和抗氧化、抑制细胞凋亡和炎症等作用。

（2）药动学 熊去氧胆酸系弱酸，当发生微胶粒聚集时，其 pKa 值约为 6.0。口服后通过被动扩散而迅速吸收。吸收最有效部位是中等碱性环境的回肠。通过肝脏时被摄取 5%～60%，明显低于 CDCA，仅少量药物进入体循环。口服后 1 小时和 3 小时分别出现两个血药浓度峰值。UDCA 的作用不取决于血药浓度而与胆汁中的药物浓度有关。$t_{1/2}$ 为 3.5～5.8 天。UDCA 在肝脏与甘氨酸或牛磺酸迅速结合，从胆汁排入小肠，参加肝肠循环。小肠内结合的 UDCA 一部分水解为游离型，另一部分在细菌作用下转变为石胆酸，后者进而被硫酸盐化，从而降低其潜在的肝脏毒性。

【注意事项】①长期使用本品可增加外周血小板的数量。②如治疗胆固醇结石中出现反复胆绞痛发作，症状无改善甚至加重，或出现明显结石钙化时，则宜中止治疗，并进行外科手术。③本品不能溶解胆色素结石、混合结石及不透 X 线的结石。

【药物相互作用】熊去氧胆酸胶囊不应与考来烯胺（消胆胺）、考来替泊（降胆宁）及含有氢氧化铝和（或）蒙脱石（氧化铝）等的抗酸药同时服用，因为这些药可以在肠中和熊去氧胆酸结合，从而妨碍吸收，影响疗效。如果必须服用上述药品，应在服用该药前 2 小时或在服药后 2 小时服用熊去氧胆酸胶囊。熊去氧胆酸胶囊可以增加环孢素在肠道的吸收，服用环孢素的患者应做环孢素血清浓度的监测，必要时要调整服用环孢素的剂量。个别病例服用熊去氧胆酸胶囊会降低环丙沙星的吸收。基于熊去氧胆酸可以降低钙通道阻滞剂尼群地平的 $C_{max}$ 和 AUC，以及 1 例与氨苯砜相互作用（治疗作用降低）的报道和体内外研究结果，推测熊去氧胆酸可能会诱导药物代谢酶 CYP3A4。因此和经过此酶类代谢的药物同时服用应注意，必要时调整给药剂量。

【禁忌证】①严重肝功能减退者；②胆道完全梗阻、急性胆囊炎、胆管炎者；③妊娠期及哺乳期妇女；④胆结石钙化患者，出现胆管痉挛或胆绞痛时禁用。

【不良反应】常见腹泻；偶见便秘、过敏、头痛、头晕、胰腺炎和心动过速等。

【用法和剂量】口服：成人一日 8～10mg/kg，早、晚进餐时分次给予。疗程最短为 6 个月，6 个月后超声波检查及胆囊造影无改善者可停药；如结石已有部分溶解则继续服药直至结石完全溶解。

【制剂与规格】片剂：50mg。

# 治疗炎性肠病药

## 柳氮磺吡啶 Sulfasalazine

【适应证】①溃疡性结肠炎：治疗轻至中度的溃疡性结肠炎；在重度溃疡性结肠炎中可作为辅助治疗，亦可用于溃疡性结肠炎缓解期的维持治疗。②克罗恩病：用于治疗活动期的克罗恩病，特别是那些累及结肠的患者。③类风湿关节炎：对水杨酸类或其他非甾体抗炎药疗效不显著的成人类风湿关节炎和对水杨酸类或其他非甾体抗炎药疗效不显著的幼年类风湿关节炎（多关节型）。

【药理作用】

（1）药效学　①抗菌作用：柳氮磺吡啶在肠道内被该处细菌分解为磺胺吡啶和 5-氨基水杨酸。磺胺吡啶是一种磺胺类的抗菌药物，有抑制大肠埃希菌和梭状芽孢杆菌等抗菌作用。有证据表明某些肠道细菌感染在强直性脊柱炎和 Reiter 综合征的致病过程中起一定作用，研究发现这类患者的肠道肺炎克雷伯杆菌数量及其血清中抗体量均明显增高。服用本品后这些细菌的数量减少，是其发挥作用的途径之一。②免疫调节作用：柳氮磺吡啶可抑制类风湿因子的合成及淋巴细胞的有丝分裂。服用本药 12 周后 IgM 及 IgG 类风湿因子滴度可下降。③抗炎作用：服用本品后结肠及血清中前列腺素水平下降，可能与 5-氨基水杨酸抑制环氧化酶，使花生四烯酸转化为前列腺素减少有关。抑制血栓素合成酶和脂氧酶从而抑制中性粒细胞的趋化性和溶蛋白酶的活性，清除氧自由基。

（2）药动学 本品口服后小部分在胃肠道吸收，经肠-肝循环随胆汁排入胆管后重新进入肠道，大部分未被吸收的本品被回肠末段和结肠的细菌分解为5-氨基水杨酸与磺胺吡啶，残留部分自粪便排出。5-氨基水杨酸几乎不被吸收，大部分以原型自粪便排泄。

【注意事项】肝功能不全、肾功能不全、血小板减少及粒细胞减少等血液系统障碍患者不应服用柳氮磺吡啶，除非其潜在获益大于风险。葡萄糖-6-磷酸脱氢酶缺乏、血紫质症、严重过敏、支气管哮喘患者应慎用。柳氮磺吡啶用于全身型幼年类风湿关节炎患儿时可能引起血清病样反应，因此不推荐用于此类患儿。口服柳氮磺吡啶可抑制叶酸的吸收和代谢，引起叶酸缺乏，从而导致严重的血液系统障碍（如巨红细胞症和血细胞减少症），可以通过给予叶酸制剂使叶酸达到正常。服用柳氮磺吡啶期间应多饮水，保持高尿流量，以防结晶尿的发生，必要时服碱化尿液的药物、失水、休克和老年患者应用柳氮磺吡啶易致肾损害，应慎用或避免应用柳氮磺吡啶。对呋塞米、砜类药物、噻嗪类利尿药、磺脲类药物、碳酸酐酶抑制药及其他磺胺类药物过敏者慎用。治疗中须注意检查：①全血象检查，对接受较长疗程的患者尤为重要。②直肠镜与乙状结肠镜检查，观察用药效果及调整剂量。③定期进行尿液检查（每2~3日查尿常规一次）以发现长疗程或高剂量治疗时可能发生的结晶尿。④肝、肾功能检查。遇有胃肠道刺激症状，除强调餐后服药外，也可分成小量多次服用，甚至每小时1次，使症状减轻。根据患者的反应与耐药性，随时调整剂量，部分患者可采用间歇治疗（用药2周，停药1周）。腹泻症状无改善时，可加大剂量。夜间停药间隔不得超过8小时。肾功能损害者应减小剂量。

【药物相互作用】与尿碱化药合用可增强磺胺药在碱性尿中的溶解度，使其排泄增多。对氨基苯甲酸可代替磺胺被细菌摄取，对磺胺药的抑菌作用发生拮抗，因而两者不宜合用。下列药物与磺胺药合用时，后者可取代这些药物的蛋白结合部位，或抑制其代谢，以致药物作用时间延长或毒性发生，因此当这些药物与磺胺药合用或在应用磺胺药之后使用时需调整其剂量。此类药物包括口服抗凝药、口服降血糖药、甲氨蝶呤、苯妥英钠和硫喷妥钠。骨髓抑制药与磺胺药合用时可能增强此类药物对造血系统的不良反应。如有指征需两类药物合用时，应严密观察可能发生的毒性反应。避孕药（雌激素类），长时间与磺胺药合用可导致避孕的可靠性降低，并增加经期外出血的发生机会。溶栓药物与磺胺药合用时，可能增大其潜在的毒性作用。

肝毒性药物与磺胺药合用，可能引起肝毒性发生率的增高。对此类患者尤其是用药时间较长及以往有肝病史者应监测肝功能。光敏药物与磺胺药合用可能发生光敏的相加作用。接受磺胺药治疗者对维生素K的需要量增加。乌洛托品在酸性尿中可分解产生甲醛，后者可与磺胺形成不溶性沉淀物。使发生结晶尿的危险性增加，因此不宜两药合用。磺胺药可取代保泰松的血浆蛋白结合部位，当两者合用时可增强保泰松的作用。磺吡酮（sulfinpyrazone）与磺胺类药物同用时可减少后者自肾小管的分泌，其血药浓度升高且持久，从而产生毒性，因此在应用磺吡酮期间或在应用其治疗后可能需要调整磺胺药的剂量。当磺吡酮疗程较长时，对磺胺药的血药浓度宜进行监测，有助于剂量的调整，保证安全用药。与洋地黄类药物或叶酸合用时，后者吸收减少，血药浓度降低，因此须随时观察洋地黄类药物的作用和疗效。与丙磺舒合用，会降低肾小管磺胺排泌量，致磺胺的血药浓度上升，作用延长，容易中毒。与新霉素合用，新霉素抑制肠道菌群，影响本品在肠道内分解，使作用降低。

【禁忌证】对磺胺及水杨酸盐过敏者、肠梗阻或泌尿系统梗阻患者、卟啉症患者、2岁以下患者禁用柳氮磺吡啶。

【不良反应】恶心（19%）、消化不良（13%）、皮疹（13%）、头痛（9%）、腹痛（8%）、呕吐（8%）、发热（50%）、头晕（4%）、口腔炎症（4%）、皮肤瘙痒（4%）、肝功能异常（4%）、白细胞减少（3%）及血小板减少（1%）。

【用法和剂量】用于溃疡性结肠炎、克罗恩病：一日3～4g，分次口服，用药间隔不宜超过8小时，为防止消化道不耐受，初始从一日1～2g的小剂量开始，如果一日超过4g，应警惕药物的毒性会增加。严重发作：一次1～2g，一日3～4次，可与类固醇药物合用，组成强化治疗方案。轻度及中度发作：一次1g，一日3～4次。缓解期：建议给予维持剂量以防症状重现，一般一日2～3次，一次1g。儿童：按一日40～60mg/kg，分3～6次服用。防止复发：一日20～30mg/kg，分3～6次服用。用于类风湿关节炎：根据经验，临床效果出现在治疗后1～2个月，建议该肠溶片与止痛药和（或）非甾体抗炎药一起服用，至少到柳氮磺吡啶肠溶片的疗效出现为止。成人：一次1g（4片），一日2次。肠溶片不可压碎或掰开服用。开始治疗时建议按表9增加一日的剂量。

表9　治疗剂量推荐

| 时间 | 第一周 | 第二周 | 第三周 | 第四周后面按此方法增加剂量 |
|------|--------|--------|--------|------------------------------|
| 早晨 |        | 0.5g   | 0.5g   | 1.0g                         |
| 晚上 | 0.5g   | 0.5g   | 1.0g   | 1.0g                         |

若治疗2个月后未出现反应，可将剂量增至一日3g，一日超过2g时，应进行监测。

目前不主张对青少年慢性关节炎患儿使用柳氮磺吡啶肠溶片，必须使用时参照如下用法用量：6岁以上儿童30～50mg/（kg·d），分2次口服，最大剂量为2g/d。

【制剂与规格】肠溶片：0.25g；栓剂：0.5g。

【用法和剂量】栓剂：重症患者每日早、中、晚排便后各用肛栓1粒，轻或中症患者早晚排便后各用肛栓1粒，症状明显改善后，改维持量，每晚或隔日晚用肛栓1粒。

# 泌尿系统用药

## 利尿药及脱水药

### 呋塞米 Furosemide

【适应证】①充血性心力衰竭，肝硬化，肾脏疾病（肾炎、肾病及各种原因所致的急慢性肾衰竭），与其他药物合用治疗急性肺水肿和急性脑水肿等。②预防急性肾衰竭：用于各种原因导致的肾脏血流灌注不足，如失水、休克、中毒、麻醉意外及循环功能不全等。在纠正血容量不足的同时及时应用，可减少急性肾小管坏死的机会。③高血压危象。④高钾血症、高钙血症、稀释性低钠血症（尤其是当血钠浓度低于 120mmol/L 时）。⑤抗利尿激素分泌过多症。⑥急性药物及毒物中毒。

【药理作用】

(1) 药效学 ①利尿作用：本药为高效利尿药，作用于髓襻升支粗段髓质部和皮质部，利尿作用强大，用药后尿中 $H^+$、$Na^+$、$Cl^-$、$K^+$、$Mg^{2+}$、$Ca^{2+}$ 排出增多。本药作用于髓襻升支粗段管腔膜上皮细胞 $Na^+$-$K^+$-$Cl^-$ 协同转运载体，影响载体对 $Na^+$、$Cl^-$ 的转运。②对血流动力学的影响：呋塞米能使肾组织内前列腺素 E 含量升高，从而扩张肾血管，降低肾血管阻力，使肾血流量尤其是肾皮质深部血流量增加，以上在呋塞米的利尿作用中具有重要意义，也是其用于预防急性肾衰竭的理论基础。③本药的利尿作用较噻嗪类利尿药强，存在明显的剂量-效应关系。随着剂量加大，利尿效果明显增强。因襻利尿药较噻嗪类利尿的作用持续时间短，控制血压的效果也相对较弱，但体液潴留性高血压患者对噻嗪类利尿药耐药时或伴有肾功能损害的高血压患者应使用本药。在用本药时须避免血容量降低引起肾灌注不足，同时应注意大剂量利尿药本身可造成肾小管坏死。

(2) 药动学 本品口服吸收快，生物利用度为 60%～70%，进食能减慢其吸收，但不影响吸收率及其疗效。终末期肾脏病患者的口服吸收率降至 43%～46%。充血性心力衰竭和肾病综合征等水肿性疾病患者，由于肠壁水肿，口服吸收率也下降，故上述情况应肠外途径用药。本品主要分布于细胞外液，血浆蛋白结合率为 91%～97%，几乎均与白蛋白结合。能通过胎盘屏障，并从乳汁分泌。$t_{1/2\beta}$存在较大的个体差异，正常人为 30～60 分钟，无尿患者延长至 75～155 分钟，肝肾功能同时严重受损者延长至 11～20 小时。新生儿由于肝肾廓清能力较差，延长至 4～8 小时。本药88%以原型从肾脏排泄，12%经肝脏代谢由胆汁排泄。肾功能受损者经肝脏代谢增多。

【注意事项】①对磺胺药和噻嗪类利尿药过敏者，对本药可能也过敏。②无尿或严重肾功能损害者慎用，后者因需加大剂量，故用药间隔时间应延长，以免出现耳毒性等不良反应。③本药可通过胎盘屏障，妊娠期妇女尤其是妊娠前 3 个月应尽量避免应用。④可经乳汁分泌，哺乳期妇女应慎用。⑤下列情况慎用：糖尿病，高尿酸血症或痛风，急性心肌梗死，胰腺炎或有此病史，有低钾血症倾向（尤其是应用洋地黄类药物或有室性心律失常），红斑狼疮，前列腺肥大。⑥本

药在新生儿的 $t_{1/2}$ 明显延长，故新生儿用药间隔应延长。⑦老年人应用本药时易发生低血压、电解质紊乱，血栓形成和肾功能损害的机会增多。⑧在用药期间，应定期检查血电解质、血压、肾功能、血糖、血尿酸、酸碱平衡情况、听力。⑨药物剂量应从小剂量开始，然后根据利尿反应调整剂量，以减少水、电解质紊乱等副作用的发生。⑩应注意补充钾盐。⑪肠道外用药宜静脉给药，不主张肌内注射。常规剂量静脉注射时间应超过 2 分钟，大剂量静脉注射时每分钟不超过 4mg，静脉用药剂量为口服的 1/2 时即可达到同样的疗效。⑫注射液为加碱制成的钠盐注射液，碱性较高，故静脉注射时宜用氯化钠注射液稀释，而不宜用葡萄糖注射液稀释。⑬与降压药合用时，后者剂量应酌情调整。⑭少尿或无尿患者应用最大剂量后 24 小时仍无效时应停药。

【药物相互作用】肾上腺皮质激素，促肾上腺皮质激素，雌激素能降低本药的利尿作用，并增加电解质紊乱尤其是低钾血症的发生机会。非甾体类抗炎药能降低本药的利尿作用，肾损害机会也增加，这与前者抑制前列腺素合成，减少肾血流量有关。与拟交感神经药物及抗惊厥药物合用，利尿作用减弱。

与氯贝丁酯（安妥明）合用，两药的作用均增强，并可出现肌肉酸痛、强直。与多巴胺合用，利尿作用加强。饮酒及含乙醇制剂和可引起血压下降的药物能增强本药的利尿、降压作用；与巴比妥类药物、麻醉药合用，易引起直立性低血压。可使尿酸排泄减少，血尿酸升高，故与治疗痛风的药物合用时，后者的剂量应作适当调整。能降低降血糖药的疗效。能降低抗凝药物和抗纤溶药物的作用，主要与利尿后血容量下降，致血中凝血因子浓度升高，以及利尿使肝血液供应改善、肝脏合成凝血因子增多有关。能加强非去极化型肌松药的作用，与血钾下降有关。与两性霉素、头孢菌素、氨基糖苷类等抗生素合用，肾毒性和耳毒性增加，尤其是原有肾损害时。与抗组胺药合用时耳毒性增加，易出现耳鸣、头晕、眩晕。与锂合用肾毒性明显增加，应尽量避免。服用水合氯醛后静脉注射本药可致出汗、面色潮红和血压升高，此与甲状腺素由结合状态转为游离状态增多，导致分解代谢加强有关。与碳酸氢钠合用发生低氯性碱中毒机会增加。

【禁忌证】对磺酰胺类、噻嗪类药物过敏者，低钾血症、肝性昏迷、超量服用洋地黄者禁用。

【不良反应】①常见与水、电解质紊乱有关的症状，如直立性低血压，休克，低钾血症，低氯血症，低氯性碱中毒，低钠血症，低钙血症，以及与此有关的口渴，乏力，肌肉酸痛，心律失常；②少见过敏反应（皮疹、间质性肾炎、心搏骤停），视物模糊，黄视症，光敏感，头晕，头痛，纳差，恶心，呕吐，腹痛，腹泻，胰腺炎，肌肉强直，粒细胞减少，血小板减少性紫癜，再生障碍性贫血，肝功能损害，指（趾）感觉异常，高血糖症，尿糖阳性，原有糖尿病加重，高尿酸血症。耳鸣、听力障碍多见于大剂量静脉快速注射时（每分钟剂量大于 4mg），多为暂时性，少数为不可逆性，尤其当与其他有耳毒性的药物同时应用时。在高钙血症时，可引起肾结石。尚有报道本药可加重特发性水肿。

【用法和剂量】口服：①成人，用于水肿性疾病，起始 20～40mg，一日 1 次，必要时 6～8 小时后追加 20～40mg，直至出现满意利尿效果。最大剂量虽可达一日 600mg，但一般应控制在 100mg 以内，分 2～3 次服，以防过度利尿和不良反应发生。部分患者剂量可减少至 20～40mg，隔日 1 次，或一周中连续服药 2～4 日，一日 20～40mg。用于高血压，起始一日 40～80mg，分 2 次服用，并酌情调整剂量。用于高钙血症，一日 80～120mg，分 1～3 次服。②儿童，治疗水肿性疾病，起始 2mg/kg，必要时 4～6 小时追加 1～2mg/kg。一日最高不超过 40mg。新生儿应延长用药间隔。

静脉注射：成人，用于水肿性疾病，紧急情况或不能口服者，可静脉注射，开始 20～40mg，必要时每2小时追加剂量，直至出现满意疗效。维持用药阶段可分次给药。用于急性左心衰竭，起始40mg静脉注射，必要时每小时追加80mg，直至出现满意疗效。用于急性肾衰竭，可200～400mg加入100ml氯化钠注射液内静脉滴注，滴注速度不超过4mg/min。有效者可按原剂量重复应用或酌情调整剂量，一日总剂量不超过1g。利尿效果差时不宜再增加剂量，以免出现肾毒性，对急性肾衰竭恢复不利。用于慢性肾功能不全，通常一日40～120mg。用于高血压危象，起始40～80mg，伴急性左心衰竭或急性肾衰竭时，可酌情增加剂量。用于高钙血症，一次20～80mg。

【制剂与规格】片剂：20mg；注射液：2ml：20mg。

### 氢氯噻嗪 Hydrochlorothiazide

【适应证】水肿性疾病，高血压，中枢性或肾性尿崩症，肾石症（预防含钙盐成分形成的结石）。

【药理作用】

（1）药效学　本药的主要作用表现为以下几方面。①利尿作用：本药为中效利尿药。用药后尿量增多，尿中$Na^+$、$Cl^-$、$K^+$、$Mg^{2+}$、$HCO_3^-$排出增多，$Ca^{2+}$排泄减少。利尿作用于口服后2小时开始，4小时达高峰，持续6～12小时。本药作用于始端远曲小管腔膜上皮细胞$Na^+$-$Cl^-$协同转运载体，抑制$Na^+$、$Cl^-$的重吸收，管腔液中$Na^+$、$Cl^-$浓度升高，影响了肾脏的稀释功能，产生利尿作用。由于远曲小管管腔液中$Na^+$增多，通过$Na^+$-$K^+$交换，尿中$K^+$排出增加。本药在近曲小管还可抑制碳酸酐酶，故尿中$HCO_3^-$排出量也增多。此外，本药通过抑制磷酸二酯酶活性，可减少肾小管对脂肪酸的摄取和线粒体耗氧量，进而抑制肾小管对$Na^+$和$Cl^-$的主动重吸收。②降压作用。③对肾血流动力学和肾小球滤过功能的影响：由于肾小管对水、$Na^+$重吸收减少，肾小管内压力升高，以及流经远曲小管的水和$Na^+$增多，刺激致密斑通过管-球反射，使肾内肾素、血管紧张素分泌增加，引起肾血管收缩，肾血流量下降，肾小球入球和出球小动脉收缩，肾小球滤过率亦下降。肾血流量和肾小球滤过率下降，以及髓袢升支粗段对$Na^+$、$Cl^-$重吸收无影响，是本类药物利尿作用远不如袢利尿药的主要原因。

（2）药动学　本品口服吸收快但不完全，生物利用度为65%～70%。进食能增加吸收量，可能与药物在小肠的滞留时间延长有关。本药部分与血浆蛋白结合，血浆蛋白结合率为40%；另部分进入红细胞内。本品吸收后消除相开始阶段血药浓度下降较快，以后血药浓度下降明显减慢，可能与后阶段药物进入红细胞内有关。本品可通过胎盘屏障，也可从乳汁中分泌。给药量的50%～70%以原型从尿中排泄。$t_{1/2}$为15小时，肾功能受损者延长。

【注意事项】①与磺胺类药物、呋塞米、布美他尼、碳酸酐酶抑制药有交叉过敏反应。②无尿或严重肾功能减退者大剂量用药可致药物蓄积。③严重肝功能损害者，水、电解质紊乱可诱发肝性昏迷。④本品能通过胎盘屏障，对妊娠高血压综合征无预防作用，妊娠期妇女慎用。⑤以下情况慎用：糖尿病、高尿酸血症或痛风、高钙血症、低钠血症、红斑狼疮、胰腺炎、交感神经切除者，婴儿黄疸，哺乳期妇女。⑥老年人应用本类药物较易发生低血压、电解质紊乱和肾功能损害。⑦在用药期间，应定期检查血电解质、血糖、血尿酸、血肌酐、尿素氮和血压。⑧应从最小有效剂量开始用药，以减少副作用的发生，减少反射性肾素和醛固酮分泌。⑨有低钾血症倾向的患者，应酌情补钾或与补钾利尿药合用。

【药物相互作用】肾上腺皮质激素、促肾上腺皮质激素、雌激素、两性霉素B（静脉用药），能降低本药的利尿作用，增加发生电解质紊乱的机会，尤其是低钾血症。非甾体抗炎药尤其是吲哚美辛，能降低本药的利尿作用，与前者抑制前列腺素合成有关。与胺类拟交感神经药物合用，利尿作用减弱。

考来烯胺（消胆胺）能减少胃肠道对本药的吸收，故应在口服考来烯胺 1 小时前或 4 小时后服用本药。与多巴胺合用，利尿作用加强。与降压药合用时，利尿、降压作用均加强。与抗痛风药合用时，后者应调整剂量。使抗凝药作用减弱，主要是由于利尿后机体血浆容量下降，血中凝血因子水平升高，加上利尿使肝脏血液供应改善，合成凝血因子增多。能降低降糖药的作用。洋地黄类药物、胺碘酮等与本药合用时，应慎防因低钾血症引起的副作用。与锂制剂合用，因本药可减少肾脏对锂的消除，增加锂的肾毒性。乌洛托品与本药合用，其转化为甲醛受抑制，疗效下降。增强非去极化型肌松药的作用，与血钾下降有关。与碳酸氢钠合用，发生低氯性碱中毒的机会增加。

【禁忌证】对磺酰胺类、噻嗪类药物过敏者禁用。

【不良反应】低钾血症，低氯性碱中毒，低氯低钾性碱中毒，低钠血症，以及上述水、电解质紊乱导致的口干、烦渴、肌肉痉挛、恶心、呕吐和极度疲乏无力；高糖血症，高尿酸血症；少见过敏反应（皮疹、荨麻疹），血白细胞减少或缺乏症，血小板减少性紫癜；罕见胆囊炎、胰腺炎、性功能减退、光敏感、色觉障碍。

【用法和剂量】成人：用于水肿性疾病，一次 25～50mg，一日 1～2 次，或隔日治疗，或一周连服 3～5 日；用于高血压，一日 25～100mg，分 1～2 次服用，并按降压效果调整剂量。

儿童：一日 1～2mg/kg 或一日 30～60mg/m²，分 1～2 次服，并按疗效调整剂量；小于 6 个月的婴儿剂量可达一日 3mg/kg。

【制剂与规格】片剂：6.25mg、10mg、25mg。

### 螺内酯 Spironolactone

【适应证】①水肿性疾病：与其他利尿药合用，治疗充血性水肿、肝硬化腹水、肾性水肿等水肿性疾病，其目的在于纠正上述疾病时伴发的继发性醛固酮分泌增多，并对抗其他利尿药的排钾作用。也用于特发性水肿的治疗。②高血压：作为治疗高血压的辅助药物。③原发性醛固酮增多症：本品可用于此病的诊断和治疗。④低钾血症的预防：与噻嗪类利尿药合用，增强利尿效应和预防低钾血症。

【药理作用】

（1）药效学　本品的利尿作用较弱，口服 1 日左右起效，2～3 日利尿作用达高峰，停药后作用仍可维持 2～3 日。本品结构与醛固酮相似，为醛固酮受体的竞争性抑制药。作用于末端远曲小管和集合管的醛固酮受体，阻断 $Na^+$-$K^+$ 和 $Na^+$-$H^+$ 交换，使 $Na^+$、$Cl^-$ 和水排泄增多，$K^+$、$Mg^{2+}$、$H^+$ 排泄减少，对 $Ca^{2+}$ 和 $H_2PO_4^-$ 的作用不定。由于本药仅作用于末端远曲小管和集合管，对肾小管其他各段无作用，作用较弱。另外，本药对肾小管以外的醛固酮受体也有作用。

（2）药动学　本品口服吸收快，生物利用度约为 90%，血浆蛋白结合率在 90% 以上，进入体内后 80% 由肝脏迅速代谢为有活性的坎利酮。原型药物和代谢产物可通过胎盘屏障，坎利酮可通过乳汁分泌。原型药物的 $t_{1/2}$ 很短，约为 1.6 小时，活性代谢产物坎利酮的 $t_{1/2}$ 约为 16.5 小时。无活性代谢产物从肾脏和胆道排泄，约有 10% 以原型从肾脏排泄。

【注意事项】①肝功能不全者慎用，因本药引起电解质紊乱，可诱发肝性昏迷。②肾功能不全者慎用。③本药可通过胎盘屏障，但对胎儿的影响尚不清楚。妊娠期妇女应在医师指导下用药，且用药时间应尽量短。④下列情况慎用：无尿、低钠血症、酸中毒、乳房增大或月经失调者。⑤老年人用药较易发生高钾血症和利尿过度。⑥给药应个体化，从最小有效剂量开始使用，以减少电解质紊乱等副作用的发生。如一日服药一次，应于早晨服药，以免夜间排尿次数增多。⑦用药前应了解患者血钾浓度，但在某些情况血钾浓度并不能代表机体内钾含量，如酸中毒时钾从细胞内转移至细胞外而易出现高钾血症，酸中毒纠正后血钾即可下降。⑧本药起效较慢，而维持时间较长，故首日剂量可增加至常规剂量的 2～3 倍，以后酌情调整剂量。与其他利尿药合用时，可先于其他利尿药 2～3 日服用。在已应用其他利尿药再加用本药时，其他利尿药剂量在最初 2～3 日可减量 50%，以后酌情调整剂量。在停药时，本药应先于其他利尿药 2～3 日停药。⑨用药期间如出现高钾血症，应立即停药。⑩应于进食时或餐后服药，以减少胃肠道反应，并可能提高本药的生物利用度。

【药物相互作用】肾上腺皮质激素尤其是具有较强盐皮质激素作用者，促肾上腺皮质激素能减弱本药的利尿作用，而拮抗本药的潴钾作用。雌激素能引起水钠潴留，从而减弱本药的利尿作用。非甾体抗炎药，尤其是吲哚美辛，能降低本药的利尿作用，且合用时肾毒性增加。拟交感神经药能降低本药的降压作用。多巴胺能加强本药的利尿作用。与引起血压下降的药物合用，利尿和降压效果均加强。与下列药物合用时，发生高钾血症的机会增加，如含钾药物、库存血（含钾 30mmol/L，如库存 10 日以上含钾高达 65mmol/L）、ACEI、血管紧张素 II 受体拮抗剂和环孢素 A 等。与葡萄糖胰岛素液、碱剂、钠型降钾交换树脂合用，发生高钾血症的机会减少。本药使地高辛的 $t_{1/2}$ 延长。与氯化铵合用易发生代谢性酸中毒。与肾毒性药物合用，肾毒性增加。甘珀酸钠、甘草类制剂具有醛固酮样作用，可降低本药的利尿作用。

【禁忌证】高钾血症、低钠血症患者禁用。

【不良反应】常见的有：①高钾血症，最为常见，尤其是单独用药，进食高钾饮食，与钾剂或含钾药物如青霉素钾合用等，以及存在肾功能损害、少尿、无尿时。即使与噻嗪类利尿药合用，高钾血症的发生率仍可达 8.6%～26%，且常以心律失常为首发表现，故用药期间必须密切随访血钾和心电图。②胃肠道反应，如恶心、呕吐、胃痉挛和腹泻；尚有报道可致消化性溃疡。少见的有：①低钠血症，单独应用时少见，与其他利尿药合用时发生率增高；②抗雄激素样作用或对其他内分泌系统的影响，长期服用本药在男性可致男性乳房发育、阳萎、性功能低下，在女性可致乳房胀痛、声音变粗、毛发增多、月经失调、性功能下降；③中枢神经系统表现，长期或大剂量服用本药可发生行走不协调、头痛等。罕见的有：①过敏反应，出现皮疹甚至呼吸困难；②暂时性血清肌酐、尿素氮升高，主要与过度利尿、有效血容量不足、引起肾小球滤过率下降有关；③轻度高氯性酸中毒；④肿瘤，有报道 5 例患者长期服用本药和氢氯噻嗪发生乳腺癌。

【用法和剂量】成人：①水肿性疾病，一日 40～120mg，分 2～4 次服，至少连服 5 日，以后酌情调整剂量。②高血压，开始一日 40～80mg，分 2～4 次服，至少 2 周，以后酌情调整剂量，不宜与 ACEI 合用，以免增加发生高钾血症的机会。③原发性醛固酮增多症，术前一日 100～400mg，分 2～4 次服用。不宜手术的患者，则选用较小剂量维持。④诊断原发性醛固酮增多症，螺内酯试验，一日 400mg，分 2～4 次服，连续 3～4 周。老年人开始用量宜偏小。⑤慢性心力衰竭，初始剂量一日 10mg，最大剂量一日 20mg。

儿童：治疗水肿性疾病，开始一日 1～3mg/kg 或一日 30～90mg/m²，单次或分 2～4 次服，连服 5 日后酌情调整剂量，最大剂量为一日 3～9mg/kg 或 90～270mg/m²。

【制剂与规格】片剂：12mg、20mg。

**氨苯蝶啶 Triamterene**

【适应证】水肿性疾病，包括充血性心力衰竭、肝硬化腹水、肾病综合征等，以及肾上腺糖皮质激素治疗过程中发生的水钠潴留，主要目的在于纠正上述情况时的继发性醛固酮分泌增多，并拮抗其他利尿药的排钾作用。也可用于特发性水肿。

【药理作用】

（1）药效学　本药直接抑制肾脏末端远曲小管和集合管的 $Na^+$-$K^+$ 交换，从而使 $Na^+$、$Cl^-$、水排泄增多，而 $K^+$ 排泄减少。单剂口服后 2～4 小时起效，6 小时达高峰，作用可持续 7～9 小时。

本药利尿作用较弱但迅速，潴钾作用弱于螺内酯。与噻嗪类利尿药合用，可显著增强利尿作用。

（2）药动学　本品口服吸收快，生物利用度（F）为 50%。血浆蛋白结合率为 40%～70%，$t_{1/2}$ 为 1.5～2 小时，无尿者一日给药 1～2 次时延长至 10 小时，一日给药 4 次时延长至 9～16 小时（平均 12.5 小时）。吸收后大部分迅速由肝脏代谢，原型药物和代谢产物经肾脏排泄，少数经胆汁排泄。

【注意事项】①下列情况慎用：无尿、肾功能不全、糖尿病、肝功能不全、低钠血症、酸中毒、高尿酸血症或有痛风病史、肾结石或有此病史。②对诊断的干扰：干扰荧光法测定血奎尼丁浓度的结果；使下列测定值升高：血糖（尤其是糖尿病患者）、血肌酐和尿素氮（尤其是有肾功能损害时）、血浆肾素、血钾、血镁、血尿酸及尿尿酸排泄量。使血钠下降。③给药应个体化，从最小有效剂量开始使用，以减少电解质紊乱等副作用。如一日给药一次，应于早晨给药，以免夜间排尿次数增多。④用药前应了解血钾浓度。但在某些情况下血钾浓度并不能真正反映体内钾潴量，如酸中毒时钾从细胞内转移至细胞外而易出现高钾血症，酸中毒纠正后血钾浓度即可下降。⑤服药期间如发生高钾血症，应立即停药，并作相应处理。⑥应于进食时或餐后服药，以减少胃肠道反应，并可能提高本药的生物利用度。⑦运动员慎用。

【药物相互作用】①肾上腺皮质激素尤其是具有较强盐皮质激素作用者，促肾上腺皮质激素能减弱本药的利尿作用，而拮抗本药的潴钾作用。②雌激素能引起水钠潴留，从而减弱本药的利尿作用。③非甾体抗炎药，尤其是吲哚美辛，能降低本药的利尿作用，且合用时肾毒性增加。④拟交感神经药能降低本药的降压作用。⑤多巴胺能加强本药的利尿作用。⑥与引起血压下降的药物合用，利尿和降压效果均加强。⑦与下列药物合用时，发生高钾血症的机会增加，如含钾药物、库存血（含钾 30mmol/L，库存 10 日以上含钾高达 65mmol/L）、ACET、血管紧张素 II 受体拮抗剂和环孢素 A 等。⑧与葡萄糖胰岛素液、碱剂、钠型降钾交换树脂合用，发生高钾血症的机会减少。⑨本药使地高辛的 $t_{1/2}$ 延长。⑩与氯化铵合用易发生代谢性酸中毒。⑪与肾毒性药物合用，肾毒性增加。⑫甘珀酸钠、甘草类制剂具有醛固酮样作用，可降低本药的利尿作用。⑬因可使血尿酸升高，与噻嗪类和袢利尿剂合用时可使血尿酸进一步升高，故应与治疗痛风的药物合用。⑭可使血糖升高，与降糖药合用时，后者剂量应适当加大。

【禁忌证】高钾血症时禁用。

【不良反应】①常见的主要是高钾血症。②少见的有胃肠道反应，如恶心、呕吐、胃痉挛和腹泻等；低钠血症；头晕、头痛；光敏感。③罕见的有过敏，如皮疹、呼吸困难；血液系统损害，如粒细胞减少症甚至粒细胞缺乏症、血小板减少性紫癜、巨幼细胞贫血（干扰叶酸代谢）；肾结石，有报道长期服用本药者肾结石的发生率为 1/1500。其机制可能是由于本药及其代谢产物在尿中浓度过饱和，析出结晶并与蛋白质结合，从而形成肾结石。

【用法和剂量】成人常用量：口服，开始一日 25～100mg，分 2 次服用，与其他利尿药合用时，剂量可减少。维持阶段可改为隔日疗法。最大剂量不超过一日 300mg。

小儿常用量：口服，开始一日 2～4mg/kg 或 120mg/m$^2$，分 2 次服，每日或隔日疗法。以后酌情调整剂量。最大剂量不超过一日 6mg/kg 或 300mg/m$^2$。

【制剂与规格】片剂：50mg。

### 甘油果糖 Glycerin Fructose

【适应证】脑血管病、脑外伤、脑肿瘤、颅内炎症及其他原因引起的急慢性颅内压增高、脑水肿等。

【药理作用】

（1）药效学　本药为复方制剂。由于血-脑脊液屏障的作用，甘油进入血液后不能迅速转入脑组织及脑脊液中，致使血浆渗透压增高而脱水，达到降低颅内压及眼压的目的。静脉注射后（0.59±0.39）小时颅内压开始下降，（2.23±0.46）小时达高峰，可持续（6.03±1.52）小时。用药后 1 小时血浆渗透压达到峰值（310mOsm/L）。本药可促进组织中水分向血液移动，减轻组织水肿，并使血液得到稀释，增加血流量，改善缺血部位的供血、供氧量、组织代谢和细胞活力。小部分在肝内转化为葡萄糖，可提供一定热量。甘油有引起溶血的可能，加入果糖可以防止此不良反应。

（2）药动学　本药经血液进入全身组织，2～3 小时达到分布平衡，进入脑脊液和脑组织较慢，清除也较慢，大部分代谢为二氧化碳及水排出。它经肾脏排泄少，故肾功能不良者亦可用。

【注意事项】①妊娠期及哺乳期妇女慎用。②严重循环功能障碍、尿崩症、糖尿病、溶血性贫血者慎用；有严重活动性颅内出血无手术条件时慎用。③儿童、老年人慎用。④急性硬膜下、硬膜外血肿出血应在明确不出血时应用；⑤使用本品应注意氯化钠的摄入量。

【药物相互作用】尚不明确。

【禁忌证】遗传性果糖不耐受症、高钠血症、无尿、严重脱水、对本品过敏者禁用。

【不良反应】常见瘙痒、皮疹、头痛、恶心、口干、溶血。

【用法和剂量】静脉滴注：一日 1～2 次，一次 250～500ml，250ml 滴注时间控制在 1～1.5 小时。

【制剂与规格】氯化钠注射液：250ml、500ml。

# 良性前列腺增生用药

### 坦洛新 Tamsulosin

【适应证】前列腺增生引起的排尿障碍。

【药理作用】

（1）药效学　本品可选择性拮抗α$_1$受体，它对α$_1$受体的亲和力比对α$_2$受体强。有资料报道，坦洛新对各亚型受体的亲和力为α$_1$A＞α$_1$D＞α$_1$B，因此本品可选择性拮抗尿道平滑肌上的α$_1$A 受体，对前列腺增生引起的排尿困难、夜间尿频、残余尿感等症有明显改善，理论上其引起周围血管扩张的不良反应低于特拉唑嗪和阿夫唑嗪。此外，坦洛新与其他抗高血压药物也无明显的药动学相互作用。本药无首剂效应，首剂不必减少剂量或强调临睡前服药。

（2）药动学　口服吸收，缓释剂的 $t_{max}$ 为 6.8 小时，$t_{1/2}$ 为 10～15 小时，连续口服，血药浓度可在第 4 日达到稳态。在肝脏经 CYP2D6 和 CYP3A4 代谢，主要以代谢产物和原型药物从尿中排出，原药尿中排泄 12%～14%。

【注意事项】①肾功能不全者慎用。②直立性低血压患者慎用。与降压药合并使用要注意血压的变化。③高龄患者应注意用药后状况，如得不到期待的效果不应继续增量，应改用其他方法治疗。④排除前列腺癌诊断之后可使用本品。

【药物相互作用】①与 β 受体阻滞剂、利尿药、ACEI、钙通道阻滞剂合用，降压作用增强。②与非甾体抗炎药合用，本品的降压作用降低。醋氯芬酸可降低本药的作用。③与 CYP2D6 的中效或强效抑制药（氟西汀等）或 CYP3A4 的中效或强效抑制药（酮康唑、西咪替丁等）合用，可导致本药的清除率明显下降，血药浓度升高。

【禁忌证】对本品或 α 受体阻滞剂过敏者、儿童禁用。

【不良反应】①精神神经系统：偶见头晕、蹒跚感等。②循环系统：偶见血压下降、心率加快等。③消化系统：偶见恶心、呕吐、胃部不适、腹痛、食欲缺乏等。④过敏反应：偶尔可出现皮疹。⑤偶见肝功能异常、鼻塞、水肿、吞咽困难、倦怠感等。

【用法和剂量】口服：成人常用量一次 0.2mg，一日 1 次，餐后服用。可根据年龄、症状适当增减。注意不要嚼碎胶囊内的颗粒。

【制剂与规格】缓释胶囊：0.2mg。

### 特拉唑嗪 Terazosin

【适应证】①轻度或中度高血压。可与噻嗪类利尿药或其他抗高血压药合用，也可单独使用。②良性前列腺增生引起的症状如尿频、尿急、尿线变细、排尿困难、夜尿增多及排尿不尽感。

【药理作用】

（1）药效学　本品是高选择性 $\alpha_1$ 受体阻滞剂。由于对尿道功能的高选择性，其对心血管影响相对较小，临床效应呈剂量依赖性，在 2mg、5mg 和 10mg 剂量组，国际前列腺症状评分（IPSS）改善分别达 40%、51% 和 69%，最大尿流率增加分别达 26%、40% 和 52%。

（2）药动学　本品口服吸收快且完全，口服生物利用度＞90%，食物很少甚至不会影响其生物利用度，$t_{max}$ 约为 1 小时。其血浆蛋白结合率为 90%～94%，$t_{1/2}$ 约为 12 小时，药物作用持续时间约为 18 小时，给药量的 40% 经尿液排出，60% 经粪便排出。

【注意事项】①肾功能损伤患者无须改变剂量。②哺乳期妇女使用本品时应停止授乳。③老年患者较年轻患者更易发生直立性低血压。④加用噻嗪类利尿药或其他抗高血压药时应减少本药用量。⑤建议特拉唑嗪不用于有排尿晕厥史的患者。建议给予初始剂量 12 小时内或剂量增加时应避免驾驶或从事危险工作。⑥首次用药、剂量增加时或停药后重新用药会发生眩晕、轻度头痛或嗜睡，一般连续用药阶段不会再发生该反应。如果发生眩晕，应当将患者置放平卧姿势。⑦使用本品治疗良性前列腺增生前应排除前列腺癌的可能性。

【药物相互作用】临床试验中，合用本品和 ACEI 或利尿药治疗的患者中报道眩晕或其他相关不良反应的比例高于使用本品治疗的所有患者的比例。当本品与其他抗高血压药合用时应当注意观察，以避免发生显著低血压。当在利尿药或其他抗高血压药中加入本品时，应当减少剂量并在必要时重新制定剂量。已知本品与镇痛剂、抗炎药物、强心苷、降糖药、抗心律失常药、抗焦虑药/镇静剂、抗菌药物、激素/甾体及治疗痛风的药物不会产生相互作用。有报道认为本品与磷酸二酯酶（PDE-5）抑制剂合用会发生低血压。

【禁忌证】已知对本品及α受体阻滞剂过敏者、妊娠期妇女禁用。

【不良反应】常见体虚、疲乏、心悸、恶心、外周水肿、眩晕、嗜睡、鼻充血/鼻炎和视物模糊/弱视。其他可见背痛、头痛、心动过速、直立性低血压、晕厥、水肿、体重增加、肢端疼痛、性欲降低、抑郁、神经质、感觉异常、呼吸困难、鼻窦炎、阳萎。偶见过敏反应、血小板减少症和阴茎异常勃起等。

【用法和剂量】口服：①用于高血压，初始剂量为睡前服用 1mg，且不应超量，以尽量减少首剂低血压事件的发生。一周后一日单剂量可加倍以达到预期效应。常用维持剂量为一日 2～10mg。②用于良性前列腺增生，初始剂量为睡前服用 1mg，且不可超量。一周或两周后一日单剂量可加倍以达到预期效应。常用维持剂量为一次 5～10mg，一日 1 次，最大剂量不超过 10mg。老年人不必改变剂量。肾功能损伤患者不必改变剂量。

【制剂与规格】片剂：2mg。

### 非那雄胺 Finasteride

【适应证】①治疗和控制良性前列腺增生及预防泌尿系统事件：降低发生急性尿潴留的概率；降低需经尿道切除前列腺和前列腺切除术的概率。②前列腺肥大。

【药理作用】非那雄胺是 5α-还原酶的竞争性抑制药，而 5α-还原酶将睾酮转化为双氢睾酮。非那雄胺与雄激素受体无亲和力。

（1）药效学　本品为 4-氮杂甾体化合物，是睾酮代谢成为更强的雄激素双氢睾酮（DHT）过程中的细胞内酶——Ⅱ型 5α-还原酶的特异性抑制药。本品缓慢与Ⅱ型 5α-还原酶形成稳定的酶复合物，非常有效地减少血液和前列腺内 DHT，此过程非常缓慢（$t_{1/2}$ 为 30 日）。本品对雄激素受体无亲和力。单剂量给予本品 5mg 可使 DHT 浓度快速下降，最大效应出现于给药后 8 小时。

本品血浆浓度在 24 小时内有变化，但血清 DHT 水平保持不变，说明血浆药物浓度与血浆 DHT 浓度不直接相关。良性前列腺增生（BPH）患者以 5mg/d 剂量服用本品 4 年后，血中 DHT 浓度平均降低 70%，前列腺体积缩小约 10%，前列腺特异性抗原（PSA）比基线值降低约 50%。睾酮的血液循环水平增加 10%～20%，但仍在生理水平范围内。

（2）药动学　本品口服经胃肠道吸收，$t_{max}$ 为 1～2 小时，口服生物利用度约为 80%，不受食物影响。药物主要分布于血液和组织中，也可通过血-脑脊液屏障，分布到精液。血浆蛋白结合率为 90%，在给药 6～8 小时后完全吸收，在肝脏代谢，主要以代谢产物经尿液和粪便排泄，$t_{1/2\beta}$ 为 6～8 小时，血浆清除率和分布容积分别约为 165ml/min 和 76L/kg。39%以代谢产物的形式从尿液中排泄，57%从粪便中排泄。

【注意事项】①妊娠期妇女不能触摸本品的碎片和裂片，否则对男性胎儿有影响。②对于大量残留尿和严重尿流减少的患者，应密切监测其阻塞性尿道病。③使用本品应定期行直肠指诊作前列腺检查，本品可使前列腺特异性抗原水平降低，因此服用本品前列腺特异性抗原降低并不排除同时存在前列腺癌。④当男性患者的性伴侣受孕或可能受孕时，应避免接触其精液或停止服用本品。

【药物相互作用】临床尚未发现重要的药物相互作用。非那雄胺不影响与细胞色素 P450 有关的药物代谢酶系。已在男性中研究过的药物包括安替比林、地高辛、格列本脲、普萘洛尔、茶碱和华法林，未发现相互作用。虽然尚未进行专门的相互作用研究，但在临床研究中，将 1mg 或大于 1mg 剂量的非那雄胺与血管紧张素转化酶抑制剂、对乙酰氨基酚、α受体阻滞剂、苯二氮䓬类、β受体阻滞剂、钙通道阻滞剂、硝酸酯类药物、利尿药、$H_2$ 受体拮抗剂、$β$-羟基-$β$-甲基戊二酸单酰辅酶 A 还原酶抑制剂、前列腺素合成酶抑制剂及喹诺酮类药物合用，均未见重要的不良相互作用。

【禁忌证】妇女、儿童、对本品任何成分过敏者禁用。

【不良反应】可见性欲减退、阳萎、射精量减少、乳房不适（乳腺增生及乳房触痛）、过敏反应（瘙痒、风疹、面唇部肿胀等）、睾丸疼痛等。

【用法和剂量】口服：成人，一日 5mg。70 岁以上老年患者本品清除率有所降低，但不需调整剂量。肾功能不全者不需要调整剂量。

【制剂与规格】片剂：5mg；胶囊：5mg。

# 透 析 用 药

### 腹膜透析液 Peritoneal Dialysis Solution

【适应证】因非透析治疗无效而需要连续不卧床性腹膜透析治疗的慢性肾衰竭。

【药理作用】腹膜透析是以腹膜为半透膜，向腹腔内注入腹透液，腹膜毛细血管与透析液之间进行水和溶质的交换，溶质从浓度高的一侧向浓度低的一侧移动（弥散作用），水则从渗透浓度低的一侧向渗透浓度高的一侧移动（渗透作用）。通过弥散、对流和超滤的原理，清除机体内滞留的代谢废物和过多的水分。利用溶质浓度梯度差可使血液中尿毒症毒素从透析液中清除，并维持电解质、酸碱平衡，同时补充机体所必需的物质。目前腹膜透析已成为肾脏替代疗法的一个重要组成部分，最常见的两种透析方式是连续非卧床性腹膜透析（CAPD）和自动化腹膜透析（APD）。CAPD 是透析液袋借助于一段称为"连接导管"的塑料管与患者的腹透管相连，利用重力的原理使透析液流入腹腔并从腹腔中流出，操作是人工进行的。APD 指所有利用腹膜透析机进行腹透液交换的各种腹膜透析形式。

腹膜透析液是腹膜透析治疗过程中必不可少的组成部分，除了要求与静脉制剂一样，具有无菌、无毒、无致热源，符合人体的生理特点外，应与人体有非常好的生物相容性，这样才能维持腹膜较好的通透性，长期保持较好的腹膜透析效能，延长慢性肾病 5 期腹膜透析患者的生存时间。

腹透液配方的基本原则如下。

1）透析用水必须严格无菌、无致热原和无内毒素。

2）透析液电解质浓度与正常血浆相近，并可按临床情况予以调整，一般透析液中：①钠离子浓度为 132mmol/L，略低于正常浓度，有利于纠正肾衰竭时的钠潴留；②氯离子浓度为 95～103mmol/L；③钙离子浓度为 1.25～1.75mmol/L（其中低钙透析液的钙离子浓度为 1.25mmol/L）；④钾离子浓度为 0.25～0.75mmol/L。透析液中一般不含钾离子，此有利于清除体内过多的钾离子，维持正常血钾浓度，但有低钾血症时，可临时在腹透液中加入钾盐，每升腹膜透析液加 10%氯化钾溶液 3ml，其钾浓度近 4mmol/L。

3）渗透浓度一般略高于血浆渗透浓度，有利于体内水的清除，可根据体内水潴留程度适当提高透析液的渗透浓度。目前多以葡萄糖维持渗透浓度，一般用 1.5%葡萄糖腹膜透析液作为基础，其渗透浓度为 346mOsm/L，若需增加体内水分清除，可用 2.5%葡萄糖浓度，每升透析液中每提高 1%葡萄糖浓度可增加渗透浓度 55mOsm/L。现有腹膜透析液中最大葡萄糖浓度为 4.25%，其渗透浓度最高者为 490mOsm/L（一般每日限用一次或不用），除非严重水肿或急性肺水肿，应尽量避免使用高浓度葡萄糖渗透液以免过度脱水、严重高糖血症和高糖刺激腹膜导致腹膜丧失超滤功能。

4）腹透液碱基，透析液 pH 为 5.01～5.8。目前均以乳酸盐为碱基，它进入体内后经肝脏代谢为碳酸氢根，既往曾使用乙酸盐为碱基，但其有扩血管作用，且对腹膜刺激作用较大，长期应用可致腹膜纤维化，现已基本不用。

【注意事项】在腹膜透析期间可能会发现蛋白质、氨基酸及水溶性维生素丢失的现象。

【药物相互作用】尚不明确。

【禁忌证】尚不明确。

【不良反应】水肿/脱水、血容量过少、血容量过多、高血压、低血压、失衡综合征及肌肉痉挛。

【用法和剂量】将 2L 腹膜透析液灌入成人的腹腔并关闭连接短管上的管夹。腹透液在腹腔内停留一段时间，日间为 4～8 小时，夜间为 8～12 小时，每一次留腹结束时，打开连接短管上的管夹，排出液体再灌入新鲜的透析液，此过程一日重复 3～5 次，一周进行 6～7 日。

【制剂与规格】（乳酸盐）注射液（腹腔用药），1L、2L。

# 血液系统用药

## 抗 贫 血 药

### 硫酸亚铁 Ferrous Sulfate

【适应证】各种原因引起的慢性失血、营养不良、妊娠、儿童发育期等引起的缺铁性贫血。

【药理作用】

（1）药效学　铁为血红蛋白及肌红蛋白的主要组成成分。血红蛋白为红细胞中主要携氧者。肌红蛋白系肌肉细胞储存氧的部位，以助肌肉运动时供氧需要。与三羧酸循环有关的大多数酶均含铁，或仅在铁存在时才能发挥作用。所以对缺铁患者积极补充铁剂后，除血红蛋白合成加速外，与组织缺铁和含铁酶活性降低的有关症状如生长迟缓、行动异常、体力不足、黏膜组织变化及皮肤指甲病变也均能逐渐得以纠正。

（2）药动学　由于其分子较大，须由淋巴管吸收再入血液，所以注射后血药浓度提高较慢，24～48 小时才能达峰。铁吸收后与转铁蛋白结合，在血中循环，供造红细胞用。也能以铁蛋白或含铁血黄素形式累积在肝、脾、骨髓及其他网状内皮组织中。铁在人体中每天的排泄量极微，主要是肠道、皮肤，少量亦可由胆汁、尿、汗中排出。

【注意事项】不应与浓茶同服。当药品性状发生改变时禁止服用。

【药物相互作用】维生素 C 与本品同服，有利于本品吸收。本品与磷酸盐类药物、四环素类药物及鞣酸等同服，可妨碍铁的吸收。本品可减少左旋多巴、卡比多巴、甲基多巴及喹诺酮类药物的吸收。

【禁忌证】乙醇中毒、肝炎、急性感染、肠道炎症、胰腺炎等患者慎用；胃与十二指肠溃疡、溃疡性结肠炎患者慎用。

【不良反应】可见胃肠道不良反应，如恶心、呕吐、上腹疼痛、便秘。本品可减少肠蠕动，引起便秘，并排黑便。

【用法和剂量】口服：成人一次 1 片，一日 3 次，饭后服。

【制剂与规格】片剂：0.3g；缓释片：0.45g。

### 右旋糖酐铁 Iron Dextran

【适应证】不能口服铁剂或口服铁剂治疗不满意的缺铁性贫血。

【药理作用】同硫酸亚铁。

【注意事项】①注射本品后血红蛋白未见逐步升高者立即停药。②婴儿尽量避免肌内注射。③任何右旋糖酐铁的肠道外给药都可能引起致命性的过敏反应。对药物有过敏史的危险性增加。右旋糖酐铁只能在具备抢救条件的情况下给药。④给有自身免疫性疾病或有炎症的患者用药，可能会引起Ⅲ型变态反应。⑤静脉注射过快可能引起低血压。⑥肠道外途径给予铁剂可能引起过敏或中毒反应。对有感染的儿童可能会产生不利影响。⑦动物和人体的研究资料显示，在同一部位反复肌内注射可出现肉瘤。⑧血浆铁蛋白在静脉注射后 7～9 日达到药峰浓度，而在 3 周后又缓慢地回到基线。⑨测定骨髓的铁储备在右旋糖酐铁治疗的延长期没有意义，因为残留的右旋糖酐铁可能滞留于网状内皮细胞。

【药物相互作用】维生素 C 与本品同服，有利于吸收。本品与磷酸盐类、四环素类及鞣酸等同服，可妨碍铁的吸收。本品可减少左旋多巴、卡比多巴、甲基多巴及喹诺酮类药物吸收。

【禁忌证】①妊娠初始 3 个月内，严重肝、肾功能不全；②非缺铁性贫血（如溶血性贫血）；③铁超负荷或铁利用紊乱；④已知对铁单糖或双糖过度敏感；⑤代偿失调的肝硬化、传染性肝炎、急慢性感染；⑥哮喘、湿疹或其他特应性变态反应禁用。

【不良反应】①本品注射后，可产生局部疼痛及色素沉着。②急性过敏反应表现为呼吸困难、潮红、胸痛和低血压，发生率约为 0.7%。缓慢静脉注射可减少急性严重反应。过敏反应一般出现在给予试验剂量时间内。③最常见的不良反应是皮肤瘙痒（1.5%），呼吸困难（1.5%）。其他不良反应有胸痛（1.0%）、恶心（0.5%）、低血压（0.5%）、淋巴结肿大（0.5%）、消化不良（0.5%）、腹泻（0.5%）、潮红（0.3%）、头痛（0.3%）、心搏骤停（0.2%）、关节肌肉疼痛（0.2%）等。④偶有注射部位的静脉疼痛和感染的报道。

【用法和剂量】口服液：成人，一次 50～100mg，一日 2～3 次，饭后服用。右旋糖酐铁溶液可肌内、静脉注射或静脉滴注。一日 100～200mg 铁，根据补铁总量确定，一周 2～3 次。

试验剂量：右旋糖酐铁的主要不良反应为过敏反应，可在给药后的几分钟内发生。因此建议在给予患者初次剂量前先给予 0.5ml 右旋糖酐铁（相当于 25mg 铁），如 60 分钟后无不良反应发生，再给予剩余的剂量。

深部肌内注射：一次 50～100mg（铁元素），1～3 日 1 次。儿童体重超过 6kg 者，一次 50mg（铁元素），一日 1 次。

静脉滴注：100～200mg 右旋糖酐铁用 0.9%氯化钠溶液或 5%葡萄糖溶液稀释至 100ml，给予首次剂量时，应先缓慢滴注 25mg 至少 15 分钟，如无不良反应发生，可将剩余剂量在 30 分钟内滴注完毕。

静脉注射：将相当于 100～200mg 铁（2～4ml）的右旋糖酐铁用 0.9%氯化钠注射液或 5%葡萄糖注射液 10～20ml 稀释后缓慢静脉注射，同样在初次给药时先缓慢注射 25mg（1～2 分钟），如无不良反应发生，再给予剩余的剂量（0.2ml/min）。肌内注射不需要稀释。总补铁剂量约 20mg/kg 右旋糖酐铁也可采用一次性滴注给药的方法。此法应将所给剂量稀释至 0.9%氯化钠注射液或 5%葡萄糖注射液 250～1000ml 中，静脉滴注 4～6 小时。

剂量计算：缺铁性贫血患者按以下公式（血红蛋白单位：g/L）计算铁的总缺少量，对患者进行个体化给药。第一种计算方法以血红蛋白丢失的值来计算，即总剂量铁（mg）减去丢失的铁（mg）等于需要补充的铁剂量（mg）：

体重（kg）×（需达到的血红蛋白量-实际血红蛋白量）（g/L）×0.24+体内储备铁量（mg）

其中，0.24 是基于下列假设所得：血液体积为 70ml/kg≈7%体重；血红蛋白中铁含量为 0.34%[因子 0.24=0.0034×0.07×1000（从 g 换算到 mg）]。

第二种以血液丢失的补铁量计算（也就是以血液丢失的值来计算）：

需补充的铁（mg）=丢失的血单位数（400ml 血为 1 单位）×200

其中，200 是基于下列数据：静脉 200mg 铁（=2 安瓿右旋糖酐铁）使血红蛋白增加相当于 1

单位血［400ml 血，血红蛋白浓度为 150g/L 或 9.3mmol/L，含铁量=204mg（0.34%×0.4×150）］。

【制剂与规格】口服溶液剂：5ml：25mg（Fe）、10ml：50mg（Fe）；注射液：2ml：50mg、2ml：100mg。

### 琥珀酸亚铁 Ferrous Succinate

【适应证】各种原因（如慢性失血、营养不良、妊娠、儿童发育期等）引起的缺铁性贫血。

【药理作用】同硫酸亚铁。

【注意事项】①过敏体质者慎用。②一般使用口服铁剂，仅在少数完全不能耐受口服铁剂或不能吸收时才采用注射给药。③应用铁剂治疗期间，大便颜色发黑，大便隐血试验阳性，应注意与上消化道出血相鉴别。④治疗剂量不得长期使用，应在确诊为缺铁性贫血后使用，且治疗期间应定期检查血象和血清铁水平。⑤乙醇中毒、肝炎、急性感染、肠道炎症、胰腺炎等患者慎用；胃与十二指肠溃疡、溃疡性肠炎患者慎用。⑥本品不应与浓茶同服；宜在餐后或餐时服用，以减轻胃部刺激。

【药物相互作用】维生素 C 与本品同服，有利于本品吸收。本品与磷酸盐类药物、四环素类药物及鞣酸等同服，可妨碍铁的吸收。本品可减少左旋多巴、卡比多巴、甲基多巴及喹诺酮类药物的吸收。

【禁忌证】①对本品过敏者禁用。②肝肾功能严重损害，尤其是伴有未经治疗的尿路感染者禁用。③铁负荷过高、血色病或含铁血黄素沉着症患者禁用。④非缺铁性贫血（如地中海贫血）患者禁用。

【不良反应】①可见胃肠道不良反应，如恶心、呕吐、上腹疼痛、便秘。②本品可减少肠蠕动，引起便秘，并排黑便。

【用法和剂量】成人：①治疗量，一次 0.1～0.2g，一日 3 次，餐后服用。②预防量，一次 0.1～0.2g，一日 1 次。儿童，一日 6～18mg/kg，分 3 次服用。

【制剂与规格】片剂：0.1g。

### 维生素 B$_{12}$ Vitamin B$_{12}$

【适应证】①维生素 B$_{12}$ 缺乏所致的巨幼细胞贫血。②神经炎。③维生素 B$_{12}$ 缺乏。

【药理作用】

（1）药效学 ①维生素 B$_{12}$ 为一种含钴的红色化合物，须转化为甲基钴胺和辅酶 B$_{12}$ 后才具有活性。叶酸在体内必须经还原作用转变为二氢叶酸，然后在二氢叶酸还原酶作用下，成为四氢叶酸。甲基钴胺能使四氧叶酸转化为 N$^5$, N$^{10}$-甲烯基四氢叶酸，后者在尿嘧啶脱氧核苷酸转化过程中具有供给"一碳基团"的作用。N$^5$, N$^{10}$-甲烯基四氢叶酸还原酶可催化 N$^5$, N$^{10}$-甲烯基四氢叶酸，使之还原为 N$^5$-甲烯基四氢叶酸。在甲基钴胺参与下，N$^5$-甲烯基四氢叶酸脱去甲烯基，再成为四氢叶酸，而甲烯基则转移给同型半胱氨酸以形成蛋氨酸。这样体内可以维持足够量四氢叶酸，以供尿嘧啶脱氧核苷酸转化为胸腺嘧啶脱氧核苷酸，促进 DNA 合成。因此缺乏维生素 B$_{12}$ 时，其对血液学的影响与叶酸相似，即 DNA 合成受阻，导致巨幼细胞贫血。所以维生素 B$_{12}$ 间接参与胸腺嘧啶脱氧核苷酸合成。②奇数碳脂肪酸和某些氨基酸氧化生成的甲基丙二酰辅酶 A 转变为琥珀酰辅酶 A 必须有甲基丙二酰辅酶 A 变位酶和辅酶 B$_{12}$ 参与。人体缺乏维生素 B$_{12}$ 时，可引起甲基丙二酸排泄增加和脂肪酸代谢异常。如甲基丙二酸沉着于神经组织中，可能使之变性。③S-腺苷蛋氨酸和蛋氨酸主要由同型半胱氨酸接受 $N^5$-甲酰基四氢叶酸的甲基而形成。甲基维生素 $B_{12}$ 是上述反应的辅酶。因此维生素 $B_{12}$ 缺乏，可以导致 S-腺苷蛋氨酸和蛋氨酸的合成障碍，很可能是神经系统病变的原因之一。

（2）药动学　口服后维生素 $B_{12}$ 在胃中与胃黏膜壁细胞分泌的内因子形成维生素 $B_{12}$-内因子复合物。当该复合物进入至回肠末端时与回肠黏膜细胞的微绒毛上的受体相结合，通过胞饮作用进入肠黏膜细胞，再吸收入血液。口服后 8～12 小时血药浓度达到高峰，肌内注射 40 分钟时，约 50% 吸收入血液。肌内注射 1mg 维生素 $B_{12}$ 后，血药浓度在 1ng/ml 以上的时间平均为 2.1 个月。维生素 $B_{12}$ 吸收入血液后即与转钴胺相结合，转入组织中。转钴胺有三种，其中转钴胺 II 是维生素 $B_{12}$ 转运的主要形式，占血浆中维生素 $B_{12}$ 总含量的 2/3。肝脏是维生素 $B_{12}$ 的主要储存部位。人体内维生素 $B_{12}$ 储存总量为 3～5mg，其中 1～3mg 储存于肝脏。口服维生素 $B_{12}$ 24 小时后肝中维生素 $B_{12}$ 的浓度达到高峰。5～6 日后，60%～70% 仍集中在肝脏，其排泄主要经肾脏，除机体需求量外，几乎皆以原型随尿液排出。肌内注射 1mg 维生素 $B_{12}$ 72 小时后，总量的 75% 以原型从尿中排出。尿中排出量随注入量而增加，肌内注射 5μg 后，8 小时排出 34μg；肌内注射 1mg 后，8 小时排出量可达 330～470μg。

【注意事项】①可致过敏反应，甚至过敏性休克，不宜滥用。②有条件时，用药过程中应监测血中维生素 $B_{12}$ 浓度。③治疗巨细胞贫血，在起始 48 小时，监测血钾水平，以防止低钾血症。④对恶性贫血者（内因子缺乏）口服本品无效，须采用肌内注射给药。

【药物相互作用】应避免与氯霉素合用，否则可抵消维生素 $B_{12}$ 具有的造血功能。体外实验发现，维生素 C 可破坏维生素 $B_{12}$ 同时给药或长期大量摄入维生素 C 时，可使维生素 $B_{12}$ 血浓度降低。氨基糖苷类抗生素、对氨基水杨酸类药物、苯巴比妥、苯妥英钠、扑米酮等抗惊厥药及秋水仙碱等可减少维生素 $B_{12}$ 从肠道的吸收。考来希胺可结合维生素 $B_{12}$，减少其吸收。

【禁忌证】对维生素 $B_{12}$ 有过敏史者禁用。有家族遗传性球后视神经炎及弱视症者禁用。

【不良反应】可见低血压、高尿酸血症。少见暂时轻度腹泻，罕见过敏性休克。

【用法和剂量】肌内注射：成人，一日 0.025～0.1mg 或隔日 0.05～0.2mg。用于神经炎时，用量可酌增。儿童，一次 25～100μg，一日或隔日 1 次。避免同一部位反复给药，且对新生儿、早产儿、婴儿、幼儿要特别小心。

【制剂与规格】注射液：1ml∶0.25mg、1ml∶0.5mg。

### 叶酸 Folic Acid

【适应证】各种原因引起的叶酸缺乏及由叶酸缺乏所致的巨幼细胞贫血；小剂量用于妊娠期妇女预防胎儿神经管畸形。

【药理作用】

（1）药效学　叶酸主要在空肠近端吸收，十二指肠也有一定吸收作用。肠道吸收的叶酸，经门静脉进入肝脏，在肝内二氢叶酸还原酶作用下，转变为具有活性的四氢叶酸。四氢叶酸是体内转移"一碳基团"的载体。"一碳基团"可以连接在四氢叶酸 5 位或 10 位碳原子上，特别是参与嘌呤核苷酸和嘧啶核苷酸的合成与转化。尿嘧啶核苷酸转化为胸腺嘧啶核苷酸时所需的甲基即来自于携有"一碳基团"的四氢叶酸所提供的甲烯基。因此叶酸缺乏时，"一碳基团"转移发生障碍，胸腺嘧啶核苷酸合成发生困难，DNA 合成也受影响，细胞分裂速度减慢，往往停留在 $G_1$ 期，而 S 期及 $G_2$ 期相对延长。这不仅影响造血细胞，引起巨幼细胞贫血，也可累及体细胞，特别是消化道黏膜细胞。

（2）药动学　叶酸在胃肠道几乎完全吸收（主要在十二指肠及空肠上部），生物利用度为76%～93%，达峰时间为60～90分钟。大部分储存在肝内，体内叶酸主要被分解为蝶呤和对氨基苯甲酰谷氨酸。由胆汁排至肠道中的叶酸可被再吸收，形成肝肠循环。本品30%经肾脏排泄，少量由胆汁排出。$t_{1/2\beta}$为0.7小时。

【注意事项】①诊断明确后再用药。若为试验性治疗，应口服生理剂量，一日0.5mg。②恶性贫血及只有维生素$B_{12}$缺乏者不能单独用叶酸治疗。③叶酸一般不用维持治疗，除非是吸收不良的患者。

【药物相互作用】大剂量叶酸能拮抗苯巴比妥、苯妥英钠和扑米酮的抗癫痫作用，可使癫痫发作的临界值明显降低，并使敏感患者的发作次数增多；口服大剂量叶酸，可以影响微量元素锌的吸收。

【禁忌证】非叶酸缺乏的贫血或诊断不明的贫血，对叶酸及其代谢物过敏者禁用。

【不良反应】偶见过敏反应。长期用药可出现畏食、恶心、腹胀等胃肠道症状。大量服用时，可使尿呈黄色。

【用法和剂量】口服：成人治疗量一次5～10mg，一日3次，直至血象恢复正常；小儿可酌情给予一日5～15mg。预防量一次0.4mg，一日1次。

【制剂与规格】片剂：0.4mg、5mg。

### 腺苷钴胺 Cobamamide

【适应证】巨幼红细胞贫血、营养不良性贫血、妊娠期贫血、多发性神经炎、神经根炎、三叉神经痛、坐骨神经痛、神经麻痹等。也可用于营养性神经疾病及放射线和药物引起的白细胞减少症。

【药理作用】

（1）药效学　本品是氰钴型维生素$B_{12}$的同类物，即其CN基被腺嘌呤核苷取代，成为5′-脱氧腺苷钴胺，它是体内维生素$B_{12}$的两种活性辅酶形式之一，是细胞生长繁殖和维持神经系统髓鞘完整所必需的物质。

（2）药动学　肌内注射后吸收迅速且完全，1小时后血浆浓度达峰值，储存于肝脏，主要从肾排出，大部分在最初8小时排出。

【注意事项】①注射用溶液配制后遇光易分解，溶解后要尽快使用。②治疗后期可能出现缺铁性贫血，应补充铁剂。神经系统损害者在诊断未明确前应慎用本品。

【药物相互作用】不宜与氯丙嗪、维生素C、维生素K等混合于同一容器中。氯霉素能减少其吸收。考来希胺可结合维生素$B_{12}$减少其吸收。与葡萄糖液有配伍禁忌。与对氨基水杨酸钠不能并用。

【禁忌证】对本品过敏者禁用。家族遗传性球后视神经炎及抽烟性弱视症者禁用。

【不良反应】口服偶可引起过敏反应；肌内注射偶可引起皮疹、瘙痒、腹泻、过敏性哮喘，长期应用可出现缺铁性贫血。

【用法和剂量】口服：成人一次0.5～1.5mg，一日3次。

肌内注射：一次0.5～1.5mg，一日1次。

【制剂与规格】片剂：0.25mg；注射液：1ml∶0.5mg。

### 甲钴胺 Mecobalamin

【适应证】①周围神经病；②因缺乏维生素 $B_{12}$ 引起的巨幼细胞贫血。

【药理作用】

（1）药效学　甲钴胺是一种内源性的辅酶 $B_{12}$，参与一碳单位循环，在由同型半胱氨酸合成蛋氨酸的转甲基反应过程中起重要作用。动物实验表明，本品比氰钴胺易于进入神经元细胞器，参与脑细胞和脊髓神经元胸腺嘧啶核苷的合成，促进叶酸的利用和核酸代谢，且促进核酸和蛋白质合成作用较氰钴胺强；能促进轴突运输功能和轴突再生，使链脲霉素诱导的糖尿病大鼠坐骨神经轴突骨架蛋白的运输正常化；对药物引起的神经退变，如多柔比星、丙烯酰胺、长春新碱引起的小鼠轴突退变及自发高血压大鼠神经疾病具有抑制作用；能使延迟的神经突触传递和神经递质减少恢复正常，通过提高神经纤维兴奋性，恢复终极板电位诱导，使饲喂胆碱缺乏饲料大鼠的脑内乙酰胆碱恢复到正常水平。体外研究表明，甲钴胺可促进培养的大鼠组织中卵磷脂的合成和神经元髓鞘形成。

（2）药动学　健康人一次口服 120μg 或 1500μg，均在给药后 3 小时达到最高血药浓度，其吸收呈剂量依赖性。服用后 8 小时，尿中总维生素 $B_{12}$ 的排泄量为用药后 24 小时排泄量的 40%～80%。健康人连续 12 周一日口服 1500μg，至停药后 4 周的血清中总维生素 $B_{12}$ 的变化值，给药 4 周后其值约为给药前的 2 倍，以后逐渐增加，到 12 周后达约 2.8 倍，即使中止给药 4 周后仍显示为给药前的约 1.8 倍。

【注意事项】①如用 1 个月以上仍无效者，应停用。②避免同一部位反复注射，且对新生儿、早产儿、婴儿、幼儿要特别小心。注意避开神经分布密集的部位。注意针扎入时，如有剧痛、血液逆流的情况，应立即拔出针头，换部位注射。③妊娠期及哺乳期妇女用药的安全性尚不明确。④老年患者因身体功能减退，应酌情减少剂量。⑤从事汞及其化合物工作的人员，不宜长期大量服用本药。⑥给药时见光易分解，开封后立即使用的同时，应注意避光。为确保储存质量稳定，采用遮光保护袋，在使用时从遮光保护袋中取出。

【药物相互作用】尚不明确。

【禁忌证】对本品成分过敏者禁用。

【不良反应】可见血压下降、呼吸困难等严重过敏反应；其他：皮疹，头痛，发热感，出汗，肌内注射部位疼痛，硬结。

【用法和剂量】口服：成人，用于周围神经病，通常一次 500μg，一日 3 次，可按年龄、症状酌情增减。

肌内注射或静脉注射：成人，①用于周围神经病，通常一次 500μg，一日 1 次，一周 3 次，可按年龄、症状酌情增减。②用于巨幼细胞贫血，通常一次 500μg，一日 1 次，一周 3 次，给药约 2 个月后，作为维持治疗每隔 1～3 个月一次 500μg。

【制剂与规格】胶囊：0.5mg；注射液：1ml∶0.5mg。

### 促红素（CHO 细胞）Erythropoietin（CHOCell）

【适应证】肾衰竭患者的贫血；非肾性贫血（如恶性肿瘤、免疫疾病、艾滋病）；早产儿伴随的贫血；外科术前自体储血等。

【药理作用】

（1）药效学　本品为由 165 个氨基酸组成的糖蛋白，由重组 DNA 技术产生。其作用机制为刺激红系祖细胞的分化，包括红系爆式集落形成单位（BFUE）、红系集落形成单位（CFUE）及原红细胞。本品亦可促使组织红细胞自骨髓向血中释放，进而转化为成熟红细胞。内源性促红细胞生成素（EPO）主要由肾脏产生，少量自肝脏产生。慢性肾功能不全合并贫血，其主要原因是 EPO 不足。故外源性的补充可矫正肾性贫血。凡体内 EPO 浓度明显增高的贫血一般无作用。

（2）药动学　慢性肾功能不全患者静脉或皮下注射本品，达峰时间分别为 15 分钟及 5～24 小时，药峰浓度可维持 12～16 小时。反复注射其药峰浓度不变。$t_{1/2\beta}$ 平均 4～13 小时，且随用药时间的延长而缩短，最初用药＞7.5 小时，7 次后为 6.2 小时，24 次后为 4.6 小时。起效时间分别为：网织红细胞计数升高 7～10 日，而红细胞计数、血细胞比容及血红蛋白回升通常需 2～6 周。另外，其疗效与剂量及铁储存、血维生素 $B_{12}$、叶酸水平有关，若一次给予 100～150IU/kg，一周 3 次，2 个月内作用可达高峰，停药后约 2 周血细胞比容开始下降。

【注意事项】①卟啉病者慎用。②在用重组促红细胞生成素（rhEPO）前，患者的高血压应得到控制。③血清 EPO＞500mU/ml 者一般无治疗反应。④对肾性贫血患者须监测血细胞比容（目标为 30%～36%），如增加过快（2 周内超过 4%）应减少 rhEPO 的用量。⑤治疗过程中应定期监测血清铁与转铁蛋白饱和度及叶酸，如有缺乏应及时补充。⑥妊娠期及哺乳期妇女用药尚不清楚，不宜使用。

【药物相互作用】①本品有升高血压的作用，尤其在血细胞比容迅速升高时。故在 EPO 用药的同时，应加强原有的抗高血压治疗。②由于 EPO 可使红细胞数量增多，血液易于凝固，同时接受血液透析的患者肝素用量应相应增加。③应用 EPO 时由于红细胞造血动用储存铁，铁的需求增加。除反复输血致铁过量者外，皆应补充铁剂。

【禁忌证】①难以控制的高血压；②对本品过敏者禁用。

【不良反应】静脉给药约 10% 的患者可出现自限性的流感样症状。偶有轻微的皮疹和荨麻疹。慢性肾衰竭患者在治疗早期，当血细胞比容（HCT）上升过快时，可出现血压升高及癫痫发作。

【用法和剂量】慢性肾衰竭患者首剂为 50～100IU/kg，一周 3 次。血液透析患者用静脉注射，非透析患者皮下注射。如治疗 8 周后 HCT 增加＜6%，且 HCT 未达目标（30%～36%），应增加剂量。维持剂量视患者情况而定。

非肾性贫血患者：初次剂量为 100～150IU/kg，根据治疗反应调整用量：治疗 8 周后 HCT 不上升或达不到 40% 者应逐渐增加剂量到 300～350IU/kg；HCT 达到 40% 者，减量 25% 维持，疗程视患者情况而定。

【制剂与规格】注射液：2000IU、3000IU、10 000IU。

# 抗血小板药

### 阿司匹林

见解热镇痛、抗炎、抗风湿药。

### 氯吡格雷 Clopidogrel

【适应证】心肌梗死（小于 35 日），缺血性脑卒中（从 7 日到小于 6 个月），确诊的外周动脉性疾病，急性冠状动脉综合征。

【药理作用】

（1）药效学　本品为噻吩并吡啶类血小板聚集抑制药，抑制 ADP 诱导的血小板聚集，通过直接抑制 ADP 与其受体结合并继之抑制 ADP 介导的血小板糖蛋白Ⅱb/Ⅲa 受体的激活而起作用。本品还可通过阻断活化血小板释放的 ADP 引起的血小板激活而进一步抑制血小板聚集，但不抑制磷酸二酯酶活性。氯吡格雷不可逆地改变血小板 ADP 受体功能，其结果使暴露于本品的血小板在其寿命之内（平均 9～11 日）不再产生聚集反应。本品单剂口服 2 小时后可见到剂量依赖的血小板聚集受抑，重复一日口服 75mg，第 3～7 日对 ADP 诱导的血小板聚集受抑达到稳定状态。一日 75mg 口服达到稳态时血小板聚集平均抑制率为 40%～60%。停药 5 日后血小板聚集率和出血时间可逐步恢复正常。

（2）药动学　本品口服吸收迅速，不受食物和制酸剂影响，重复服用 75mg，2 小时后母体药物（不具有血小板抑制作用）浓度极低，在定量测定界限之下。本品主要经肝脏代谢，主要循环代谢产物为羧酸衍生物，也无血小板聚集功能，其活性代谢产物尚未分离出。重复口服 75mg 后约 1 小时主要循环代谢产物血浆浓度达到峰值水平，在氯吡格雷 50～150mg 剂量范围内主要循环代谢产物的血浆浓度与剂量呈线性相关。氯吡格雷及其主要循环代谢产物在体外可逆性地与人血浆蛋白结合（结合率分别为 98% 和 94%），该结合在体外至浓度为 100μg/ml 时均为非饱和状态。本品口服 5 日后大约 50% 自尿中排泄，约 46% 自粪便排泄。单剂和重复口服后 $t_{1/2\beta}$ 为 8 小时。本品在一些特殊人群的药动学特性：①本品主要代谢产物的血浆浓度在老年人（≥75 岁）较年轻的健康志愿者明显升高，但血浆浓度的升高不伴随血小板聚集率和出血时间的差异，因此老年人不需要调整剂量。②在口服 75mg 后肾功能严重受损的患者主要循环代谢产物较中度肾功能受损患者和健康志愿者低，ADP 诱导的血小板聚集率低（25%），但出血时间延长与之相似。

【注意事项】①肾功能不全时不需要调整剂量，但经验有限，需慎用。②妊娠期间避免使用。③下列情况慎用：创伤、外科手术或其他病理状态使出血危险性增加者，接受阿司匹林、非甾体抗炎药、肝素、血小板糖蛋白Ⅱb/Ⅲa 抑制剂或溶栓药物治疗者，出血性疾病（尤其是胃肠及眼内疾病）者。④用药期间监测异常的出血情况、白细胞和血小板计数。择期手术且无须抗血小板治疗者，术前 1 周停用本药。

【药物相互作用】口服抗凝药：因能增加出血强度，不提倡波立维与口服抗凝药合用。尽管一日服用 75mg 氯吡格雷不会改变长期接受华法林治疗的患者的 S-华法林的药动学或 INR，由于各自独立抑制止血过程，华法林与氯吡格雷联合使用会增加出血风险。糖蛋白Ⅱb/Ⅲa 拮抗剂：应谨慎联用氯吡格雷和糖蛋白Ⅱb/Ⅲa 拮抗剂。乙酰水杨酸（阿司匹林）：阿司匹林不改变氯吡格雷对由 ADP 诱导的血小板聚集的抑制作用，但氯吡格雷增强阿司匹林对胶原诱导的血小板聚集的抑制作用。然而，合用阿司匹林 500mg，一日 2 次，使用一日，并不显著增加氯吡格雷引起的出血时间延长，氯吡格雷与阿司匹林之间可能存在药效学相互作用，使出血危险性增加，所以，两药合用时应注意观察。然而，已有氯吡格雷与阿司匹林联用一年以上者。肝素：对健康志愿者进行的研究显示，氯吡格雷不改变肝素对凝血的作用，不必改变肝素的剂量。合用肝素不影响氯吡格雷对血小板聚集的抑制作用。氯吡格雷与肝素之间可能存在药效学相互作用，使出血危险性增加，所以，两药合用时应注意观察。溶栓药物：在急性心肌梗死的患者中，对氯吡格雷与纤维蛋白特异性或非特异性的溶栓剂和肝素联合用药的安全性进行了评价。临床出血的发生率与溶栓剂、肝素和阿司匹林联合用药者相似。非甾体抗炎药（NSAID）：对健康志愿者进行的临床试验中，氯吡格雷与萘普生合用使胃肠道隐性出血增加。由于缺少氯吡格雷与其他非甾体抗炎药相互作用的研究，所以，是否同所有非甾体抗炎药合用均会增加胃肠道出血的危险性事件尚不清楚。因此，非甾体抗炎药包括诱导型环氧化酶 2（COX-2）抑制剂和氯吡格雷合用时应特别小心。其他联合治疗：由于氯吡格雷部分由 CYP2C19 代谢为活性代谢物，使用抑制此酶活性的药物将导致氯吡格雷活性代谢物水平的降低。药物相互作用的临床相关意义尚不确定。不推荐联合使用强效或中效 CYP2C19 抑制剂（如奥美拉唑）。抑制 CYP2C19 的药物包括奥美拉唑、埃索美拉唑、氟伏沙明、氟西汀、吗氯贝胺、伏立康唑、氟康唑、氯苄匹啶、环丙沙星、西咪替丁、卡马西平、奥卡西平、氯霉素。质子泵抑制剂（PPI）：奥美拉唑 80mg 一日 1 次，与氯吡格雷同服或间隔 12 小时服用，均使氯吡格雷活性代谢物的血药浓度下降 45%（负荷剂量）和 40%（维持剂量）。这种血药浓度下降可导致血小板聚集抑制率分别降低 39%（负荷剂量）和 21%（维持剂量）。埃索美拉唑与氯吡格雷可能会产生类似的相互作用。关于药动学/药效学相互作用在主要心血管事件等临床结局方面的影响，观察性研究和临床研究结果存在不一致性。不推荐氯吡格雷与奥美拉唑或埃索美拉唑联合使用。泮托拉唑、兰索拉唑与氯吡格雷联用后，未观察到氯吡格雷代谢物的血药浓度大幅下降。联合使用泮托拉唑 80mg 一日 1 次，氯吡格雷活性代谢物的血浆浓度分别下降了 20%（负荷剂量）和 14%（维持剂量），并分别伴有 15% 和 11% 的平均血小板聚集抑制率的下降。这些结果提示氯吡格雷可以与泮托拉唑联合给药。没有证据显示其他抑制胃酸分泌药物如 $H_2$ 受体阻滞剂（不包括 CYP2C19 抑制剂西咪替丁）或抗酸剂干扰氯吡格雷抗血小板活性。其他药物：通过其他大量的临床研究，对氯吡格雷与其他合用药物的药效学和药动学相互作用进行研究。氯吡格雷与阿替洛尔、硝苯地平单药或同时合用时，未出现有临床意义的药效学相互作用。此外，氯吡格雷与苯巴比妥、雌二醇合用对氯吡格雷的药效学活性无显著影响。氯吡格雷不改变地高辛或茶碱的药动学。制酸剂不改变氯吡格雷的吸收程度。CAPRIE 研究资料表明，苯妥英、甲苯磺丁脲可安全地与氯吡格雷合用。除上述明确的药物相互作用信息外，对动脉粥样硬化血栓形成疾病患者常用药物与氯吡格雷的相互作用进行了研究。然而，在临床试验中，患者在服用氯吡格雷的同时接受多种伴随药物，包括利尿药、β受体阻滞剂、ACEI、钙通道阻滞剂、降脂药、冠脉扩张剂、抗糖尿病药物（包括胰岛素）、抗癫痫药和 GPⅡb/Ⅲa 受体拮抗剂，未发现有临床意义的不良相互作用。

【禁忌证】对本品过敏者，严重肝功能损害患者，活动性病理性出血（如活动性消化性溃疡或颅内出血）者，哺乳期妇女禁用。

【不良反应】偶见胃肠道反应（腹痛、消化不良、便秘或腹泻），皮疹，皮肤黏膜出血；罕见白细胞减少和粒细胞缺乏。

【用法和剂量】口服：一次 75mg，一日 1 次。

非 ST 段抬高型急性冠状动脉综合征(不稳定型心绞痛或非 Q 波心肌梗死)：单次负荷量300mg开始,然后一日 1 次75mg连续服药(联合阿司匹林一日 75～325mg)，推荐阿司匹林不超过 100mg。最佳疗程尚未确定。

ST 段抬高型急性心肌梗死：以负荷量氯吡格雷开始，然后一日 1 次 75mg 连续服药，合用阿司匹林，可合用或不合用溶栓剂。年龄超过 75 岁时，不使用负荷剂量。症状出现后尽早开始联合治疗，至少用药 4 周。

冠状动脉内药物支架植入后，应持续服用一日 1 次，一次 75mg，不少于 1 年，并应与阿司匹林 100mg/d 联合应用。

【制剂与规格】片剂：25mg、75mg。

### 吲哚布芬 Indobufen

【适应证】动脉硬化引起的缺血性心血管病变、缺血性脑血管病变、静脉血栓形成。也可用于血液透析时预防血栓形成。

【药理作用】

（1）药效学　本品可逆性抑制血小板环氧化酶，使血栓素 $B_2$（血小板聚集的强效激活剂）生成减少；抑制腺苷二磷酸（ADP）、肾上腺素和血小板活化因子（PAF）、胶原和花生四烯酸诱导的血小板聚集；降低血小板腺苷三磷酸、血清素、血小板因子 3、血小板因子 4 和β-凝血球蛋白的水平，降低血小板黏附性。对于激活剂诱发的血小板聚集，单次口服吲哚布芬 200mg 后 2 小时达最大抑制作用，12 小时后仍有显著抑制作用（90%），24 小时内恢复。

（2）药动学　吲哚布芬口服吸收快，2 小时后血浆浓度达峰值，$t_{1/2}$ 为 6～8 小时，血浆蛋白结合率＞99%，75%的药物以葡糖醛酸结合物形式随尿液排泄，部分以原型排出。

【注意事项】有胃肠道活动性病变者慎用，使用非甾体抗炎药的患者慎用。

【药物相互作用】应避免与其他抗凝血药或阿司匹林等同时服用。

【禁忌证】对本品过敏者禁用；先天或后天性出血疾病患者禁用；妊娠期及哺乳期妇女禁用。

【不良反应】常见消化不良、腹痛、便秘、恶心、呕吐、头痛、头晕、皮肤过敏反应、齿龈出血及鼻衄；少数病例可出现胃溃疡、胃肠道出血及血尿。如出现荨麻疹样皮肤过敏反应立即停药。

【用法和剂量】口服，一日 2 次，一次 100～200mg，饭后口服，65 岁以上老年患者及肾功能不全患者一日以 100～200mg 为宜。

【制剂与规格】片剂：0.2g。

### 替格瑞洛 Ticagrelor

【适应证】急性冠脉综合征（不稳定型心绞痛、非 ST 段抬高型心肌梗死或 ST 段抬高型心肌梗死），包括接受药物治疗和经皮冠状动脉介入（PCI）治疗的患者，降低血栓性心血管事件的发生率。

【药理作用】

（1）药效学　替格瑞洛为化学分类环戊基三唑嘧啶（CPTP）的一员，CPTP 是一种选择性二磷酸腺苷（ADP）受体拮抗剂，作用于 P2Y12 受体，以抑制 ADP 介导的血小板活化和聚集，与噻吩并吡啶类药物（如氯吡格雷）的作用机制相似。但不同的是，替格瑞洛与血小板 P2Y12 受体之间的相互作用具有可逆性，没有构象改变和信号传递，并且在停药后血液中的血小板功能也随之快速恢复。

（2）药动学　替格瑞洛的药动学呈线性，直至 1260mg，替格瑞洛和活性代谢产物（AR-C124910XX）的暴露量与剂量基本成正比。替格瑞洛口服后迅速吸收，中位 $t_{max}$ 约为 1.5 小时。由于替格瑞洛为非前体药物，直接作用于 P2Y12 受体，无须经肝脏代谢激活，可快速生成其主要循环代谢产物 AR-C124910XX。药物本身及其代谢产物均有活性，因此不但可快速且强效地抑制 ADP 介导的血小板聚集，且有效性不受肝脏 CYP2C19 基因多态性影响。这一点在临床上非常重要，因为氯吡格雷是一种前体药物，须在肝内通过肝细胞色素 P450 酶的作用下经两步代谢为活性代谢产物方可发挥抑制血小板效应。因此，基因多态性是造成氯吡格雷反应变异性的主要原因之一，导致其抗血小板效应难以预测。而 CYP2C19*2 等位基因在人群中普遍存在，我国的多项调查显示，其在人群中的存在率为 25%～35%。替格瑞洛主要通过肝代谢消除。通过服用放射标记的替格瑞洛，测得放射物的平均回收率约为 84%（粪便中含有 58%，尿液中含有 26%）。替格瑞洛的平均 $t_{1/2}$ 约为 7 小时，活性代谢产物为 9 小时。

【注意事项】①应避免中断替格瑞洛片治疗。不推荐替格瑞洛与维持剂量＞100mg 的阿司匹林联合用药。②应避免替格瑞洛与 CYP3A4 强效抑制剂合并使用。不建议替格瑞洛与治疗指数窄的 CYP3A4 底物联合用药。③不建议替格瑞洛与＞40mg 的辛伐他汀或洛伐他汀联合用药。

【药物相互作用】替格瑞洛主要经 CYP3A4 代谢，少部分由 CYP3A5 代谢。其他药物对替格瑞洛的影响：①CYP3A4 抑制剂：合并使用酮康唑可使替格瑞洛的 $C_{max}$ 和 AUC 分别增加 2.4 倍和 7.3 倍，活性代谢产物的 $C_{max}$ 和 AUC 分别下降 89% 和 56%；其他 CYP3A4 的强效抑制剂也会有相似的影响。应避免本品与 CYP3A 强效抑制剂（酮康唑、伊曲康唑、伏立康唑、克拉霉素、萘法唑酮、利托那韦、沙奎那韦、奈非那韦、茚地那韦、阿扎那韦和泰利霉素等）联合使用。②CYP3A4 诱导剂：合并使用利福平可使替格瑞洛的 $C_{max}$ 和 AUC 分别降低 73% 和 86%，活性代谢产物的 $C_{max}$ 未发生改变，AUC 降低 46%。预期其他 CYP3A4 诱导剂（如地塞米松、苯妥英、卡马西平和苯巴比妥）也会降低替格瑞洛的暴露。本品应避免与 CYP3A4 强效诱导剂联合使用。③阿司匹林：与＞100mg 维持剂量阿司匹林合用时，会降低替格瑞洛减少复合终点事件的临床疗效。④其他：临床药理学相互作用研究显示，替格瑞洛与肝素、依诺肝素和阿司匹林或去氨加压素合用时，与替格瑞洛单独用药相比，对替格瑞洛或其活性代谢产物的药代动力学性能、ADP 诱导的血小板聚集没有任何影响。

替格瑞洛对其他药物的影响：替格瑞洛是 CYP3A4/5 和 P-糖蛋白转运体的抑制剂。①辛伐他汀、洛伐他汀：因为通过 CYP3A4 代谢，替格瑞洛可使其血清浓度升高。替格瑞洛使辛伐他汀的 $C_{max}$ 增加 81%、AUC 增加 56%，辛伐他汀酸的 $C_{max}$ 增加 64%、AUC 增加 52%，有些患者会增加 2～3 倍。辛伐他汀对替格瑞洛的血浆浓度无影响。替格瑞洛可能对洛伐他汀有相似的影响。在与替格瑞洛合用时，辛伐他汀、洛伐他汀的给药剂量不得大于 40mg。②阿托伐他汀：阿托伐他汀和替格瑞洛联合用药，可使阿托伐他汀酸的 $C_{max}$ 增加 23%、AUC 增加 36%。所有阿托伐他汀酸代谢产物的 AUC 和 $C_{max}$ 也会出现类似增加。考虑这些增加没有临床显著意义。

通过 CYP2C9 代谢的药物：替格瑞洛和甲苯磺丁脲联合用药，两种药物的血浆浓度均无改变，提示替格瑞洛不是 CYP2C9 的抑制剂，不太可能改变 CYP2C9 介导的药物（如华法林和甲苯磺丁脲）的代谢。口服避孕药：替格瑞洛与左炔诺孕酮和炔雌醇合用时会使炔雌醇的暴露增加约 20%，但不会改变左炔诺孕酮的药动学性质。当替格瑞洛与左炔诺孕酮和炔雌醇合并使用时，预期不会对口服避孕药的有效性产生具有临床意义的影响。替格瑞洛和地高辛联合用药可使后者的 $C_{max}$ 增加 75% 和 AUC 增加 28%。因此建议替格瑞洛与治疗指数较窄的 P-gp 依赖性药物（如地高辛、环孢霉素）联合使用时，应进行适当的临床和（或）实验室监测。

已知可诱导心动过缓的药物：由于观察到无症状的室性间歇和心动过缓，因此在替格瑞洛与已知可诱导心动过缓的药物联合用药时，应谨慎用药。在 PLATO 研究中，常常将替格瑞洛与阿司匹林、质子泵抑制剂、他汀类药物、β受体阻滞剂、ACEI 和血管紧张素受体阻滞剂联合用药用于伴随疾病的长期治疗，与肝素、低分子肝素和静脉 GPⅡb/Ⅲa 抑制剂联合用药用于伴随疾病的短期治疗。未观察到与这些药物有关的有临床意义的不良反应出现。替格瑞洛与肝素、依诺肝素或去氨加压素联合用药对活化部分凝血活酶时间（APTT）、活化凝血时间（ACT）或 Xa 因子含量测定无影响。但是由于潜在的药效学相互作用，当替格瑞洛与已知可改变止血的药物合用时应谨慎。由于 SSRI 治疗中报告有出血异常（如帕罗西汀、舍曲林和西酞普兰），因此建议 SSRI 应慎与替格瑞洛合用，合用可能会增加出血风险。

【禁忌证】对替格瑞洛或本品任何辅料成分过敏者；活动性病理性出血（如消化性溃疡或颅内出血）的患者；有颅内出血病史者；中-重度肝脏损害患者禁用。因联合用药可导致替格瑞洛的暴露量大幅度增加，禁止替格瑞洛片与强效 CYP3A4 抑制剂合用。

【不良反应】高尿酸血症，血尿酸升高，脑出血，颅内出血，出血性卒中，呼吸困难，胃肠道出血、直肠出血、小肠出血、黑便、隐血，胃肠道溃疡出血、胃溃疡出血、十二指肠溃疡出血、消化性溃疡出血，皮下血肿、皮肤出血、皮下出血、瘀点、挫伤、血肿、瘀斑、挫伤增加倾向、创伤性血肿，血尿、尿中带血、尿道出血，血管穿刺部位出血、血管穿刺部位血肿、注射部位出血、导管部位出血。

【用法和剂量】本品起始剂量为单次负荷量 180mg，此后一次 90mg，一日 2 次。除非有明确禁忌，本品应与阿司匹林联合用药。在服用首剂负荷阿司匹林后，阿司匹林的维持剂量为一日 1 次，一次 75～100mg。

【制剂与规格】片剂：60mg、90mg。

# 促凝血药

## 凝血酶 Thrombin

【适应证】术中不易结扎的小血管出血、消化道出血及外伤出血等。

【药理作用】凝血酶能使纤维蛋白原转化成纤维蛋白。局部应用后作用于病灶表面的血液很快形成稳定的凝血块，用于控制毛细血管、静脉出血，或作为皮肤、组织移植物的黏合、固定剂。pH＜5 时失效。凝血酶对血液凝固系统的其他作用尚包括诱发血小板聚集及继发释放反应等。

【注意事项】①严禁注射。如误入血管可导致血栓形成、局部坏死危及生命。②必须直接与创面接触，才能起止血作用。③应新鲜配制使用。④妊娠期妇女仅在具有明显指征下病情必需时才能使用。

【药物相互作用】本品遇酸、碱、重金属发生反应而降效。为提高上消化道出血的止血效果，宜先服一定量制酸剂中和胃酸后口服本品，或同时静脉给予抑酸剂。本品还可用磷酸盐缓冲液（pH7.6）或冷牛奶溶解。如用阿拉伯胶、明胶、果糖胶、蜂蜜等配制成乳胶状溶液，可提高凝血酶的止血效果，并可适当减少本品用量。

【禁忌证】对本品有过敏史或过敏体质者禁用。

【不良反应】偶可致过敏反应；外科止血中应用本品曾有致低热反应的报道。

【用法和剂量】局部止血：用 0.9%氯化钠注射液溶解成 50～200U/ml 的溶液喷雾或用本品干粉喷洒于创面。

消化道止血：用 0.9%氯化钠注射液或温开水（不超 37℃）溶解成 10～100U/ml 的溶液，口服或局部灌注，也可根据出血部位及程度增减浓度、次数。

【制剂与规格】冻干粉：200U、500U、2000U。

### 维生素 K₁ Vitamin K₁

【适应证】维生素 K₁ 缺乏引起的出血，如梗阻性黄疸、胆瘘、慢性腹泻等所致的出血，香豆素类药物、水杨酸钠等所致的低凝血酶原血症，新生儿出血，以及长期应用广谱抗生素所致的体内维生素 K₁ 缺乏。

【药理作用】

（1）药效学　维生素 K₁ 是肝脏合成因子 Ⅱ、Ⅶ、Ⅸ、Ⅹ 所必需的物质。

（2）药动学　天然的维生素 K₁ 为脂溶性，口服后必须依赖胆汁吸收。口服维生素 K₁ 后 6～12 小时即发生作用；注射后 1～2 小时起效，3～6 小时止血效应明显，如肝功能基本正常，12～24 小时后 PT 恢复正常。

【注意事项】①对肝素引起的出血倾向无效。②静脉注射宜缓慢，给药速度不应超过 1mg/min。③对严重梗阻性黄疸、小肠吸收不良所致腹泻者等，不宜使用。

【药物相互作用】本品与苯妥英钠混合 2 小时后可出现颗粒沉淀，与维生素 C、维生素 B₁₂、右旋糖酐混合易出现浑浊。与双香豆素类口服抗凝剂合用，作用相互抵消。水杨酸类药物、磺胺、奎宁、奎尼丁等也影响维生素 K₁ 的效果。

【禁忌证】肝脏疾病或肝功能不良者禁用。

【不良反应】静脉注射偶可发生过敏样反应，速度过快可出现面部潮红、出汗、支气管痉挛、心动过速、低血压等，曾有因快速静脉注射致死的报道；肌内注射可引起局部红肿和疼痛；新生儿可能出现高胆红素血症、黄疸和溶血性贫血。

【用法和剂量】口服：一次 10mg，一日 3 次或遵医嘱。

注射：①用于低凝血酶原血症：肌内或深部皮下注射，一次 10mg，一日 1～2 次，24 小时内总量不超过 40mg。②用于预防新生儿出血：可于分娩前 12～24 小时给母亲肌内注射或缓慢静脉注射 2～5mg。也可在新生儿出生后肌内或皮下注射 0.5～1mg，8 小时后可重复。

【制剂与规格】注射液：1ml：10mg；片剂：5mg、10mg。

### 甲萘氢醌 Menadiol

【适应证】本品为人工合成维生素类药。主要适用于维生素 K 缺乏所致的凝血障碍性疾病。如肠道吸收不良成长期应用抗生素所致维生素 K 缺乏。

【药理作用】

（1）药效学　本药为水溶性，不论有无胆汁分泌，口服均良好吸收，并且可被直接吸收入血液循环，随β脂蛋白转运，在肝内迅速代谢，经肾脏及胆道排泄，不在体内蓄积。本药注射后 8～24 小时作用才开始明显。

（2）药动学　吸收后主要暂时储存在肝脏中，其他组织含量极少，很难透过胎盘或分泌入乳汁中。本品体内代谢快，先转成氢醌型式，再与葡萄糖醛酸或硫酸结合而经肾及胆道中排泄。

【注意事项】下列情况应用时应注意：葡萄糖-6-磷酸脱氢酶缺陷者，补给维生素 K 时应特别谨慎。肝功能损害时，使用维生素 K 反而加重肝脏损害。肝素引起的出血倾向及凝血酶原（PT）时间延长，用维生素 K 治疗无效。用药期间应定期测定 PT 以调整维生素 K 的用量及给药次数。当患者因维生素 K 依赖因子缺乏而发生严重出血时，维生素 K 往往来不及在短时间即生效，可先静脉输注凝血酶原复合物、血浆或新鲜血。肠道吸收不良患者，以采用注射途径给药为宜。

【药物相互作用】口服抗凝剂如双香豆素类可干扰维生素 K 的代谢。两药同用，作用相互抵消。水杨酸类药物、磺胺类药物、奎尼丁等也均可影响维生素 K 的效应。

【禁忌证】尚不明确。

【不良反应】口服后可引起恶心、呕吐等胃肠道反应。严重肝病患者慎用。

【用法和剂量】口服，一次 2～4mg，一日 3 次。

【制剂与规格】片剂：2mg、4mg。

### 氨甲苯酸 Aminome thylbenzoic Acid

【适应证】因原发性纤维蛋白溶解过度所引起的出血，包括急性和慢性、局限性或全身性的高纤溶出血，后者常见于癌肿、白血病、妇产科意外、严重肝病出血等。

【药理作用】

（1）药效学　同氨甲环酸。

（2）药动学　本品口服后胃肠道吸收率为 69%±2%。体内分布浓度从高到低依次为肾、肝、心、脾、肺、血液等。服药后 3 小时血药浓度即达峰值。口服 7.5mg/kg，峰值一般为 4～5μg/ml。口服 8 小时后血药浓度已降到很低水平；静脉注射后有效血药浓度可维持 35 小时。口服后 24 小时，给药总量的 36%±5%以原型随尿液排出，静脉注射则排出 63%±17%，其余为乙酰化衍生物。

【注意事项】应用本品的患者要监护血栓形成并发症的可能性。对于有血栓形成倾向者（如急性心肌梗死）宜慎用。本品一般不单独用于弥散性血管内凝血所致的继发性纤溶性出血，以防进一步血栓形成，影响脏器功能，特别是急性肾衰竭。如有必要，应在肝素化的基础上应用本品。如与其他凝血因子（如因子IX）等合用，应警惕血栓形成。一般认为在凝血因子使用后 8 小时再用本品较为妥善。由于本品可导致继发肾盂和输尿管凝血块阻塞，血友病或肾盂实质病变发生大量血尿时要慎用。宫内死胎所致低纤维蛋白原血症出血，肝素治疗较本品安全。慢性肾功能不全时用量酌减，给药后尿液浓度常较高。治疗前列腺手术出血时，用量也应减少。

【药物相互作用】与青霉素或尿激酶等溶栓剂有配伍禁忌。口服避孕药、雌激素或凝血酶原复合物浓缩剂与本品合用，有增加血栓形成的危险。

【禁忌证】尚不明确。

【不良反应】本品与 6-氨基己酸相比，抗纤溶活性强 5 倍。不良反应极少见。长期应用未见血栓形成，偶有头昏、头痛、腹部不适。有心肌梗死倾向者应慎用。

【用法和剂量】静脉注射或滴注：一次 0.1～0.3g，一日不超过 0.6g。

【制剂与规格】注射液：10ml：0.1g、5ml：50mg。

### 氨甲环酸 Tranexamic Acid

【适应证】急性或慢性、局限性或全身性原发性纤维蛋白溶解亢进所致的各种出血。弥散性血管内凝血所致的继发性高纤溶状态，在未肝素化前，一般不用本品。用于前列腺、尿道、肺、脑、子宫、肾上腺、甲状腺等富有纤溶酶原激活物脏器的外伤或手术出血。用作组织型纤溶酶原激活物（t-PA）、链激酶及尿激酶的拮抗物。用于人工流产、胎盘早期剥落、死胎和羊水栓塞引起的纤溶性出血，以及病理性宫腔内局部纤溶性增高的月经过多症。用于中枢神经病变轻症出血，如蛛网膜下腔出血和颅内动脉瘤出血，应用本品止血优于其他抗纤溶药，但必须注意并发脑水肿或脑梗死的危险性，至于重症有手术指征的患者，本品仅可作辅助用药。用于治疗遗传性血管神经性水肿，可减少其发作次数和减轻其严重程度。血友病患者发生活动性出血，可联合应用本药。用于防止或减轻因子Ⅷ或因子Ⅸ缺乏的血友病患者拔牙或口腔术后的出血。

**【药理作用】**

（1）药效学　血液循环中存在各种纤溶酶（原）的天然拮抗物，如抗纤溶酶等。正常情况下，血液中抗纤溶活性比纤溶活性高很多倍，所以不致发生纤溶性出血。纤溶酶是一种肽链内切酶，在中性环境中能裂解纤维蛋白（原）的精氨酸和赖氨酸肽链，形成纤维蛋白（原）降解产物，并引起凝血块溶解出血。纤溶酶原通过其分子结构中的赖氨酸结合部位而特异性地吸附在纤维蛋白上，赖氨酸则可以竞争性地阻抑这种吸附作用，减少纤溶酶原的吸附率，从而减轻纤溶酶原的激活程度，以减少出血。本品的化学结构与赖氨酸（1,5-二氨基己酸）相似，因此也能竞争性阻抑纤溶酶原在纤维蛋白上吸附，从而防止其激活，保护纤维蛋白不被纤溶酶所降解和溶解，最终达到止血效果。本品尚能直接抑制纤溶酶活力，减少纤溶酶激活补体（C1）的作用，从而达到防止遗传性血管神经性水肿的发生。本品作用强于氨甲苯酸。

（2）药动学　本品口服后吸收较慢且不完全，吸收率为30%～50%，$t_{1/2}$约为2小时，达峰值时间一般在3小时。静脉注射15mg/kg，1小时后血药浓度可达20μg/ml；4小时后血药浓度为5μg/ml。本品能透过血-脑脊液屏障，脑脊液内浓度可达有效水平（1μg/ml），脑脊液中纤维蛋白降解产物可降低到给药前的50%左右。如静脉注射10mg/kg或口服20mg/kg，则血清抗纤溶活力可维持7～8小时，组织内17小时，尿内48小时。口服量的39%或静脉注射量的90%于24小时内经肾排出。本品可经乳汁分泌，其量约为母体血药浓度的1%。

**【注意事项】** 对于有血栓形成倾向（如急性心肌梗死）者慎用。由于本品可导致继发性肾盂肾炎和输尿管凝血块阻塞，故血友病或肾盂实质病变发生大量血尿时要慎用。本品与其他凝血因子（如因子Ⅸ）等合用，应警惕血栓形成。一般认为在凝血因子使用后8小时再用本品较为妥当。本品一般不单独用于弥散性血管内凝血所致的继发性纤溶性出血，以防进一步血栓形成，影响脏器功能，特别是急性肾衰竭时。如有必要，应在肝素化的基础上应用本品。宫内死胎所致的低纤维蛋白原血症出血，肝素治疗较本品安全。慢性肾功能不全时，本品用量应酌减，因给药后尿液中药物浓度常较高。治疗前列腺手术出血时，本品用量也应减少。本品与青霉素或输注血液有配伍禁忌。必须持续应用本品较久者，应作眼科（如视力、视觉、视野和眼底）检查监护。

**【药物相互作用】** ①与青霉素或尿激酶等溶栓药有配伍禁忌。②口服避孕药、雌激素和凝血酶原复合物与本品合用，有增加血栓形成的危险。

**【禁忌证】** 尚不明确。

**【不良反应】** 偶有药物过量所致颅内血栓形成和出血。可有腹泻、恶心及呕吐。较少见的有经期不适（经期血液凝固所致）。由于本品可进入脑脊液，注射后可有视物模糊、头痛、头晕、疲乏等中枢神经系统症状，特别与注射速度有关，但很少见。

**【用法和剂量】** 静脉注射或滴注：一次0.25～0.5g，一日0.75～2g。静脉注射液以25%葡萄糖注射液稀释，静脉滴注液以5%～10%葡萄糖注射液稀释。为防止术前后出血，可参考上述剂量。治疗原发性纤维蛋白溶解所致的出血时，剂量可酌情加大。

**【制剂与规格】** 注射液：5ml：0.25g；5ml：0.5g。

### 鱼精蛋白 Protamine

【适应证】因注射肝素过量所引起的出血。

【药理作用】

（1）药效学 本品具有强碱性基团，在体内可与强酸性的肝素结合，形成稳定的复合物。这种直接拮抗作用使肝素失去抗凝活性。肝素与抗凝血酶Ⅲ结合，加强其对凝血酶的抑制作用。实验证实，本品可分解肝素与抗凝血酶Ⅲ结合，从而消除其抗凝作用。本品具有轻度抗凝血酶原激酶作用，但临床一般不用于对抗非肝素所致抗凝作用。

（2）药动学 本品注射后 30～60 秒即能发挥止血效能。作用持续约 2 小时。$t_{1/2}$ 与抗凝血酶Ⅲ用量相关，用量越大，$t_{1/2}$ 越长。

【注意事项】①本品易破坏，口服无效。禁与碱性物质接触。②静脉注射速度过快可致热感、皮肤发红、低血压、心动过缓等。③对鱼类食物过敏者应用时应注意。

【药物相互作用】碱性药物可使其失去活性。

【禁忌证】对本品过敏者禁用。

【不良反应】可见心动过缓、胸闷、呼吸困难及血压降低；肺动脉高压或高血压；恶心、呕吐、面部潮红、潮热及倦怠；极个别对鱼类食物过敏者发生过敏反应；用鱼精蛋白锌胰岛素患者偶可发生严重过敏反应；可加重心脏手术体外循环所致的血小板减少。

【用法和剂量】成人：静脉注射，抗肝素过量，用量与最后一次肝素使用量相当（本品 1mg 可中和 100 单位肝素），但一次用量不超过 50mg。缓慢静脉注射，一般以每分钟 0.5ml 的速度静脉注射，在 10 分钟内注入量以不超过 50mg 为度。2 小时内（即本品作用有效持续时间内）不宜超过 100mg。除非另有确凿依据，不得加大剂量。

儿童：①静脉滴注，抗自发性出血，一日 5～8mg/kg，分 2 次，间隔 6 小时，每次以 300～500ml 氯化钠注射液稀释后使用，3 日后改用半量。一次用量不超 25mg。②缓慢静脉注射，抗肝素过量，用量与最后一次肝素使用量相当。一般用其 1%溶液，每次不超过 2.5ml（25mg）。

【制剂与规格】注射液：5ml：50mg、10ml：0.1g。

# 抗凝血药及溶栓药

### 肝素 Heparin

【适应证】血栓或栓塞性疾病（如心肌梗死、血栓性静脉炎、肺栓塞等），各种原因引起的弥散性血管内凝血，血液透析、体外循环、导管术、微血管手术等操作中及某些血液标本或器械的抗凝处理。

【药理作用】

（1）药效学 肝素影响凝血过程的许多环节：①抑制凝血酶原激酶形成，肝素与抗凝血酶Ⅲ（AT-Ⅲ）结合，形成肝素-AT-Ⅲ复合物，从而大大增强 AT-Ⅲ 的效能。AT-Ⅲ 是一种丝氨酸蛋白酶抑制药，可灭活具有丝氨酸蛋白酶活性的凝血因子，如因子Ⅶa、Ⅵa、Ⅸa、Ⅹa 等，故肝素通过结合 AT-Ⅲ 形成复合物加速其对凝血因子的灭活作用，抑制凝血酶原激酶的形成，并能对抗已形成的凝血酶原激酶的作用。②干扰凝血酶，小剂量肝素与 AT-Ⅲ 结合后使 AT-Ⅲ 的反应部位（精氨酸残基）更易与凝血酶的活性中心（丝氨酸残基）结合成稳定的凝血酶-抗凝血酶复合物，从而灭活凝血酶，抑制纤维蛋白原转变为纤维蛋白。③干扰凝血酶对因子Ⅲ的激活，影响非溶性纤维蛋白的形成；阻止凝血酶对因子Ⅷ和Ⅴ的正常激活。④阻抑血小板的黏附和聚集，从而防止血小板崩解而释放血小板第Ⅲ因子及 5-羟色胺。肝素可延长部分凝血活酶时间（APT 或 KPTT），凝血酶时间、全血凝固时间或激活凝血时间（ACT）肝素的抗凝作用与其分子中具有强阴电荷的硫酸根有关，当硫酸基团被水解或被带有强阳电荷的鱼精蛋白中和后，迅即失去抗凝活力。

　　（2）药动学　肝素口服不吸收，皮下注射、肌内注射或静脉注射均吸收良好，吸收后分布于血细胞和血浆中，部分可弥散到血管外组织间隙。其静脉注射后能与血浆低密度脂蛋白高度结合成复合物，也可与球蛋白及纤维蛋白原结合，由单核-吞噬细胞系统摄取到肝内代谢，经肝内肝素酶作用，部分分解为尿肝素。肝素静脉注射后半衰期为 1～6h，平均 1.5h，并与用量有相关性；按体重静脉注射 100U/kg、200U/kg 或 400U/kg，其半衰期分别为 56min、96min、152min。慢性肝功能不全、肾功能不全及过度肥胖者，肝素的代谢、排泄延迟，并有体内蓄积的可能。由于分子较大，肝素不能通过胸膜和腹膜，也不能通过胎盘。血浆内肝素浓度不受透析的影响。肝素起效时间与给药方式有关。静脉注射可立即发挥最大抗凝效应，以后作用逐渐下降，3～4h 后凝血时间恢复正常。一次静脉滴注给予负荷量可立即发挥抗凝效应，否则起效时间取决于滴注速度。皮下注射一般在 20～60min 内起效，且有个体差异。肝素的代谢产物一般为尿肝素，经肾脏排泄，大量静脉注射后其 50%可以原型排出。

　　【注意事项】①以下情况慎用：有过敏性疾病及哮喘病史，要进行易致出血的操作（如口腔手术等）者；已口服足量的抗凝血药者；月经量过多者；肝肾功能不全者；出血性器质性病变者；视网膜血管疾病者；妊娠期妇女。②不可肌内注射给药。③用药期间定期检测凝血时间，避免肌内注射其他药物。

　　【药物相互作用】本品与下列药物合用，可加重出血危险：①香豆素及其衍生物，可导致严重的因子Ⅸ缺乏而致出血；②阿司匹林及非甾体抗炎，包括甲芬那酸、水杨酸等均能抑制血小板功能，并能诱发胃肠道溃疡出血；③双嘧达莫、右旋糖酐等可能抑制血小板功能；④肾上腺皮质激素、促肾上腺皮质激素等易诱发胃肠道溃疡出血；⑤其他尚有依他尼酸、组织纤溶酶原激活物（t-PA）、尿激酶、链激酶等。肝素并用碳酸氢钠、乳酸钠等纠正酸中毒的药物可促进肝素的抗凝作用。肝素与透明质酸酶混合注射，既能减轻肌内注射痛，又可促进肝素吸收。但肝素可抑制透明质酸酶活性，故两者应临时配伍使用，而药物混合后不宜久置。肝素可与胰岛素受体作用，从而改变胰岛素的结合和作用。已有肝素致低血糖的报道。下列药物与本品有配伍禁忌：卡那霉素、阿米卡星、柔红霉素、乳糖酸红霉素、硫酸庆大霉素、氢化可的松琥珀酸钠、多黏菌素 B、多柔比星、妥布霉素、万古霉素、头孢孟多、头孢唑、头孢噻吩钠、氯喹、氯丙嗪、异丙嗪、麻醉性镇痛药。甲巯咪唑、丙硫氧嘧啶与本品有协同作用。

　　【禁忌证】对本品过敏，有自发出血倾向，血液凝固迟缓（如血友病、紫癜、血小板减少），外伤或术后渗血，先兆流产或产后出血，亚急性感染性心内膜炎，海绵窦细菌性血栓形成，胃、十二指肠溃疡，严重肝肾功能不全，重症高血压，胆囊疾病及黄疸禁用。

　　【不良反应】自发性出血倾向：有黏膜、伤口、齿龈渗血，皮肤瘀斑或紫癜，月经量过多等；严重时有内出血征象、麻痹性肠梗阻、咯血、呕血、血尿、血便及持续性头痛；偶见过敏反应，过量甚至可使心搏骤停。肌内注射可引起局部血肿，静脉注射可致短暂血小板减少症［肝素诱导血小板减少症（HST）］；长期使用有时反可形成血栓；ALT、AST 升高。

　　【用法和剂量】成人常用量:深部皮下注射，一次 5000～10 000U，以后每 8 小时 8000～10 000U

或每 12 小时 15 000~20 000U，或根据凝血试验监测结果调整剂量。每 24 小时总量为 30 000~40 000U。①静脉注射，首次 5000~10 000U，之后，或每 4 小时 100U/kg，用氯化钠注射液稀释后应用。②静脉滴注，一日 20 000~40 000U，加至氯化钠注射液 1000ml 中持续滴注。静脉滴注前应先静脉注射 5000U 作为初始剂量。

预防性治疗：高危血栓形成患者，在外科手术前 2 小时 5000U 皮下注射，但避免硬膜外麻醉，然后每隔 8~12 小时给 5000U，共约 7 日。

儿童常用量：①静脉注射，一次 50U/kg，以后每 4 小时给予 50~100U。②静脉滴注，50U/kg，以后 24 小时给予 20 000U/$m^2$，加至氯化钠注射液中缓慢滴注。

【制剂与规格】（钙）注射液：1ml：5000U、1ml：10 000U；（钠）注射液：2ml：5000U、2ml：12 500U。

## 低分子量肝素 Low Molecular Weight Heparin

【适应证】深部静脉血栓，也可用于血液透析时预防血凝块形成。

【药理作用】

（1）药效学　10 余年来，应用化学或酶解方法，将未分组肝素（UFH）解聚并裂解为一些分子量为 1000~12 000Da（平均为 4000~6000Da）的组分，称为低分子量肝素。低分子量肝素与 UFH 相比，抗凝血因子Ⅱa 活性减弱，抗凝血因子Ⅹa 活性增强，抗Ⅹa/抗Ⅱa 活性比值增加至(2~4)：1（UFH 为 1：1），使其具有更强的抗血栓形成作用。另外，低分子量肝素 t1/2 长，皮下注射吸收好，生物利用度高，可皮下注射给药，一日 1 次或 2 次而无须常规实验室监测抗凝疗效或调整剂量。低分子量肝素对血小板功能的影响明显小于 UFH，引起血小板减少者少。低分子量肝素可用于血栓栓塞性疾病的预防和治疗。

（2）药动学　皮下注射低分子量肝素钠可迅速并完全被吸收，$t_{max}$ 为 3 小时，生物利用度约 95%。抗Ⅹa 活性存在于血管内。本品主要在肝脏代谢，其抗Ⅹa 活性的半衰期为 3.5 小时。本品经尿排出，在老年患者中消除半衰期略延长。

【注意事项】①不能用于肌内注射（肌内注射可致局部血肿）。硬膜外麻醉方式者术前 2~4 小时慎用。②对下列患者要慎用并注意监护（因为可能发生过敏反应或出血）：有过敏史者；有出血倾向及凝血机制障碍者，如胃、十二指肠溃疡，中风，严重肝、肾疾病，严重高血压，视网膜血管性病变，先兆流产；已口服足量抗凝药者。本品不宜用作体外循环术中抗凝剂。③治疗前应进行血小板计数，本品较少诱发血小板减少症，但仍有可能在用药 5~8 日后发生，故应在用药初 1 个月内定期测量血小板计数。

【药物相互作用】低分子量肝素在应用口服抗凝药、抗血小板药、非甾体抗炎药、右旋糖酐和溶栓药的患者可增加出血危险，上述药物合用低分子量肝素时应谨慎。

【禁忌证】对本品过敏者（过敏反应症状与普通肝素钠相同）禁用；急性细菌性心内膜炎患者禁用；血小板减少症，在有本品时体外凝集反应阳性者禁用。

【不良反应】出血倾向低，但用药后仍有出血的危险，本品偶可发生过敏反应（如皮疹、荨麻疹）；罕见中度血小板减少症和注射部位轻度血肿、坏死。

【用法和剂量】本品给药途径为腹壁皮下注射（以下注射剂量以"AⅩaIU 抗因子Ⅹa 活性国际单位 IU"表示）。

血透时预防血凝块形成应根据患者情况和血透技术条件选用最佳剂量。每次血透开始时应从血管通道动脉端注入本品单一剂量。对没有出血危险的患者，可根据其体重使用下列起始剂量：体重<50kg、50～69kg、≥70kg 者分别给予 0.3ml、0.4ml、0.6ml。对于有出血倾向的患者应适当减小上述推荐剂量。若血透时间超过 4 小时，应根据最初血透观察到的效果进行调整，再给予小剂量本品。

预防血栓形成：①对于普通手术，一日 0.3ml，皮下注射常至少持续 7 日。首剂在术前 2～4 小时给予（但硬膜下麻醉方式者术前 2～4 小时慎用）。②对于骨科手术（常规麻醉），第 1 日术前 12 小时、术后 12 小时及 24 小时各皮下注射给药 40AＸaIU/kg。术后第 2～3 日一日给药 40AＸaIU/kg，术后第 4 日起一日给药 60AＸaIU/kg 至少持续 10 日。

治疗用药：对深部静脉血栓治疗量应根据患者体重及血栓或出血的高危情况确定，一般一日用量为 184～200AＸaIU/kg，分 2 次给予（即 92～100AＸaIU/kg，一日 2 次），每 12 小时给药 1 次，持续 10 日。

【制剂与规格】注射液：0.2ml：2500IU、0.4ml：5000IU。

### 华法林 Warfarin

【适应证】深静脉血栓及肺栓塞，预防心肌梗死后血栓栓塞并发症（卒中或体循环栓塞），预防心房颤动、心脏瓣膜疾病或人工瓣膜置换术后引起的血栓栓塞并发症（卒中或体循环栓塞）。

【药理作用】

（1）药效学　本品为间接作用的香豆素类抗凝药，抑制凝血因子Ⅱ、凝血因子Ⅶ、凝血因子Ⅸ、凝血因子Ⅹ及蛋白 S、蛋白 C 的活性。上述四种维生素 K 依赖性凝血因子氨基端谷氨酸需经羧基化酶作用，转为 γ 羧基谷氨酸，才有凝血活性，而华法林的作用是抑制羧基化酶，故致上述凝血因子不具活性，发挥抗凝作用。本品同时能诱导肝脏产生维生素 K 依赖性凝血因子的前体物质，具有抗凝和抗血小板聚集作用。本品作为口服抗凝药在防治深静脉血栓形成、心房颤动及换瓣患者继发的血栓栓塞并发症和心肌梗死后的二级预防，都已广泛应用，有确切的疗效，但仍存在并发出血的风险。

（2）药动学　本品口服后经胃肠道吸收迅速且完全。吸收后迅速与血浆白蛋白高度结合，结合率为 98.11%～99.56%。服药后 12～18 小时起效，36～48 小时达抗凝高峰，作用持续 3～5 日，$t_{1/2\beta}$ 为 44～60 小时。经肝代谢，肝细胞微粒体酶能使之羟基化，成为无活性的化合物，经肾由尿液排出。

【注意事项】①少量华法林可由乳汁分泌，常规剂量对婴儿影响较小。②老年人及妇女经期慎用。③严格掌握适应证，在无凝血酶原测定的条件时，切不可滥用本品。④本品个体差异较大，治疗期间应严密观察病情及出血情况，并依据 PT、INR 值调整用量，理想的 INR 应维持在 2～3。⑤严重出血可静脉注射维生素 K，必要时可输全血、血浆或凝血酶原复合物。⑥本品起效缓慢，如需快速抗凝，先用肝素治疗后，开始华法林和肝素同时延续肝素最少 5～7 日直至 INR 在目标范围内 2 日以上，才可停用肝素。

【药物相互作用】增强本品抗凝作用的药物有阿司匹林、水杨酸钠、胰高血糖素、奎尼丁、吲哚美辛、保泰松、奎宁、依他尼酸、甲磺丁脲、甲硝唑、别嘌醇、红霉素、氯霉素、某些氨基糖苷类抗生素、头孢菌素类药物、苯碘达隆、西咪替丁、氯贝丁酯、右旋甲状腺素、对乙酰氨基酚等。降低本品抗凝作用的药物有苯妥英钠、巴比妥类药物、口服避孕药、雌激素、考来烯胺、利福平、维生素 K 类、氯噻酮、螺内酯、扑痛酮、皮质激素等。不能与本品合用的药物有盐酸肾上腺素、阿米卡星、维生素 $B_{12}$、间羟胺、缩宫素、盐酸氯丙嗪、盐酸万古霉素等。本品与水合氯醛合用，其药效和毒性均增强，应减量慎用。维生素 K 的吸收障碍或合成下降也影响本品的抗凝作用。

【禁忌证】肝肾功能不全者，未经治疗或不能控制的高血压者，近期手术者，中枢神经系统或眼部手术者，凝血功能障碍者，最近颅内出血者，活动性溃疡者，感染性心内膜炎、心包炎或心包积液者，活动性溃疡者，外伤者，先兆流产者，妊娠期妇女禁用。

【不良反应】出血；早期表现有瘀斑，紫癜，牙龈出血，鼻衄，伤口出血经久不愈，月经量过多等；肠壁血肿可致亚急性肠梗阻，硬膜下颅内血肿和穿刺部位血肿；偶见恶心、呕吐，腹泻，瘙痒性皮疹，过敏反应及皮肤坏死；罕见双侧乳房坏死，微血管病或溶血性贫血及大范围皮肤坏疽。

【用法和剂量】口服：成人常用量，第 1～3 日一日 3～4mg（年老体弱及糖尿病患者半量即可），3 日后可给维持量一日 2.5～5mg。

【制剂与规格】片剂：1mg、2.5mg、5mg。

## 尿激酶 Urokinase

【适应证】血栓栓塞性疾病（包括急性广泛性肺栓塞、胸痛 6～12 小时的冠状动脉栓塞和心肌梗死、症状短于 6 小时的急性期脑血管栓塞、视网膜动脉栓塞和其他外周动脉栓塞症状严重的髂-股静脉血栓形成）；人工心脏瓣膜手术后预防血栓形成；保持血管插管和胸腔及心包腔引流管通畅。

【药理作用】

（1）药效学　本品为内源性纤溶物质，直接作用于机体纤溶系统，使纤溶酶原转化为有活性的纤溶酶，从而将纤维蛋白凝块降解为纤维蛋白降解产物，使血栓溶解。尿激酶的纤溶作用无特异性，也会使血浆纤维蛋白原和某些其他血浆蛋白质降解。尿激酶为肾脏产生的一种蛋白质，可从尿中提取（国产尿激酶均通过此途径制成），也可经人类肾细胞组织培养技术制成。静脉注射溶栓剂量的本品后，血液纤溶活性增高，停止给药后数小时作用消失，但血浆纤维蛋白原和纤溶酶原水平降低及循环中纤维蛋白降解产物升高可持续 12～24 小时，在血栓溶解与凝血和纤溶活性的变化之间缺乏相关性。本品主要用于新鲜血栓，病程超过 7 日者效果不佳。

（2）药动学　本品在人类的药动学研究仍很不全面。静脉注射本品可迅速经肝脏清除，血浆 $t_{1/2}$ 约为 20 分钟。肝功能损害患者预期 $t_{1/2}$ 延长，小部分药物经胆汁和尿液排泄。

【注意事项】①下列情况应权衡利弊后慎用：近 10 日内分娩，进行过组织活检、静脉穿刺、大手术的患者，以及严重胃肠道出血患者；极有可能出现左心血栓者（如二尖瓣狭窄伴心房颤动）；亚急性感染性心内膜炎患者；继发于肝肾疾病而有出血倾向或凝血障碍者；妊娠期及哺乳期妇女；脑血管病患者；糖尿病性出血性视网膜病者。②溶栓的疗效均需后继的肝素抗凝加以维持。③应用本品前，应对患者进行血细胞比容、血小板计数、凝血酶时间（TT）、PT、APTT 及优球蛋白溶解时间（ELT）的测定。TT 和 APTT 应在小于 2 倍延长的范围内。④用药期间应密切观察患者反应，如脉率、体温、呼吸频率和血压、出血倾向等，至少每 4 小时记录 1 次。⑤静脉给药时，要求穿刺一次成功，以避免局部出血或血肿。⑥动脉穿刺给药时，给药结束应在穿刺局部加压至少 30 分钟，并用无菌绷带和敷料加压包扎，以免出血。

【药物相互作用】急性心肌梗死时，本品与阿司匹林联合应用，可增加溶栓疗效，不显著增加严重出血的发生率。与肝素合用可轻度减少再梗死发生，但也轻度增加出血的发生率。

【禁忌证】绝对禁忌证包括急性内脏出血，急性颅内出血，陈旧性脑梗死，近 2 个月内进行过颅内或脊髓内外科手术，颅内肿瘤，动静脉畸形或动脉瘤，血液凝固异常，严重且难以控制的高血压，主动脉夹层，感染性心内膜炎。相对禁忌证包括延长的心肺复苏术，严重高血压，近 4 周内的外伤，3 周内手术或组织穿刺，分娩后 10 日内，活动性溃疡病，重症肝脏疾病。

【不良反应】常见出血；其他有头痛，恶心，呕吐，食欲缺乏；少见有发热，过敏等。

【用法和剂量】本品临用前应以氯化钠注射液或 5% 葡萄糖注射液配制。

用于肺栓塞：初次剂量 4400U/kg，以氯化钠注射液或 5% 葡萄糖注射液配制，以 90ml/h 的速度 10 分钟内滴完；其后以每小时 4400U 的给药速度，连续静脉滴注 2 小时或 12 小时。也可 15 000U/kg，以氯化钠注射液配制后肺动脉内注入；必要时，可根据情况调整剂量，间隔 24 小时重复一次，最多使用 3 次。

用于心肌梗死：建议以氯化钠注射液配制后，按 6000U/min 冠状动脉内连续滴注 2 小时，滴注前应先行静脉给予肝素 2500～10 000U。也可将本品 150 万 U 配制后静脉滴注，30 分钟内滴完。

用于外周动脉血栓：以氯化钠注射液配制（浓度 2500U/ml），以 4000U/min 的速度经导管注入血凝块。每 2 小时夹闭导管 1 次；可调整滴入速度为 1000U/min，直至血凝块溶解。

防治心脏瓣膜替换术后的血栓形成：可用 4400U/kg，以 0.9% 氯化钠注射液配制后 10～15 分钟滴完。然后以每小时 4400U/kg 静脉滴注维持。当瓣膜功能正常后即停止用药；如用药 24 小时仍无效或发生严重出血倾向者应停药。

用于脓胸或心包积脓：常用抗生素和脓液引流术治疗。引流管常因纤维蛋白形成凝块而阻塞。此时可胸腔或心包腔内注入灭菌注射用水配制（5000U/ml）的本品 10 000～250 000U。既可保持引流管通畅，又可防止胸膜或心包粘连或形成心包缩窄。

眼科应用：用于溶解眼内出血引起的前房血凝块，使血凝块崩解，有利于手术取出。常用量为 5000U 用 2ml 氯化钠注射液配制冲洗前房。

【制剂与规格】注射用无菌粉末：25 万 U。

## 达比加群酯 DabigatranEtexilate

【适应证】预防存在以下一个或多个危险因素的成人非瓣膜性心房颤动患者的卒中和全身性栓塞（SEE）：先前曾有卒中、短暂性脑缺血发作或全身性栓塞；左心室射血分数 <40%；伴有症状的心力衰竭，NYHA≥Ⅱ级；年龄≥65 岁，且伴有以下任一疾病：糖尿病、冠心病或高血压。

【药理作用】

（1）药效学　本品为直接凝血酶抑制剂，为达比加群的前药，属于非肽类凝血酶抑制剂。口服后在体内释放出后，与凝血酶的纤维蛋白特异位点结合，阻止纤维蛋白原裂解为纤维蛋白，从而阻断凝血瀑布网络的最后步骤及血栓形成。

（2）药动学　口服本品后在胃肠内迅速吸收，血药浓度达峰时间为 1h，$t_{1/2\beta}$ 为 14～17h，多次给药 3 天后血药浓度达稳态，生物利用度为 6.5%。35% 的达比加群与血浆蛋白结合，表观分布容积为 50～70L/kg。主要在肾中消除。静脉给药后达比加群的肾清除率为总清除率的 80%，口服放射性标记的达比加群后，在尿和粪便中的回收率分别为 7% 和 86%。另外随着年龄增加及肾脏功能减退，药物清除时间延长。

【注意事项】肝功能不全患者不推荐使用本品。联合应用 SSRI 或 SNRI 的患者，出血风险可能增加。本品与 P-gp 诱导物［如利福平、贯叶连翘（金丝桃）、卡马西平或苯妥英等］联合使用会降低达比加群的血药浓度，因此应该避免联合使用。

【药物相互作用】以下与本品联合使用时可能会增加出血风险的治疗缺乏经验或经验有限：抗凝药物如普通肝素（UFH）、低分子肝素（LMWH）和肝素衍生物（磺达肝癸钠、地西卢定）、溶栓药物、维生素 K 拮抗剂、利伐沙班或其他口服抗凝药，以及抗血小板聚集药物如 GP IIb/IIIa 受体拮抗剂、噻氯匹定、普拉格雷、替格瑞洛、右旋糖酐、磺吡酮。从III期研究收集的心房颤动患者的有限数据观察到，无论达比加群酯还是华法林，联合使用其他口服或注射用抗凝药物均增加大出血发生率约 2.5 倍，主要存在于从一种抗凝药物换至另一种的情况。保持中央静脉或动脉导管通畅所需剂量的 UFH 可使用。从III期研究 RE-LY 收集的心房颤动患者的数据观察到，无论达比加群酯还是华法林，联合使用抗血小板药物 ASA 或氯吡格雷均可导致大出血发生率加倍。

氯吡格雷：在一项纳入健康年轻男性志愿者的临床 I 期研究中，与氯吡格雷单药治疗相比，联合使用达比加群酯和氯吡格雷并未导致毛细血管出血时间的进一步延长。在使用 300mg 或 600mg 氯吡格雷负荷剂量时，达比加群稳态曲线下面积（AUCt, ss）和稳态血药浓度峰值（$C_{max}$, ss）出现 30%～40%的增加。

ASA：曾有一项临床 II 期研究在心房颤动患者中考察了达比加群酯和 ASA 联合使用对患者出血风险的影响，在此项研究中随机联合使用 ASA。基于 Logistic 回归分析，81mg 或 325mg ASA 和达比加群酯 150mg 一日 2 次联合使用，可能会使出血风险从 12%分别增至 18%和 24%。

NSAID：用于围手术期短期镇痛治疗的 NSAID 与达比加群酯联合给药，已显示与出血风险增高无关。在 RE-LY 研究中，长期使用 NSAID 会使达比加群酯和华法林的出血风险均增加约 50%。因此，由于出血的风险，尤其是使用 $t_{1/2\beta}>12$ 小时的 NSAID 时，建议对出血的体征进行密切观察。

LMWH：未对 LMWH（如依诺肝素）和达比加群酯的联合使用进行专门研究。从一日 1 次 40mg 依诺肝素皮下给药 3 日转为达比加群酯，依诺肝素最后一次给药 24 小时后的达比加群暴露量稍微低于达比加群酯单独给药后（单次剂量 220mg）。依诺肝素预治疗后给予达比加群酯后观察到的抗 FXa/FIIa 活性高于达比加群酯单独给药后。这可能是由于依诺肝素治疗的后遗作用，被认为无临床相关性。依诺肝素预治疗未使其他达比加群相关抗凝血检查产生显著变化。达比加群酯和达比加群代谢特性相关的相互作用：达比加群酯和达比加群不通过细胞色素 P450 系统代谢，而且对人细胞色素 P450 酶无体外作用。因此，预期不会发生与达比加群相关的药物相互作用。

P-gp 抑制剂：达比加群酯是外流转运体 P-gp 的底物。预计与强效 P-gp 抑制剂（如胺碘酮、维拉帕米、奎尼丁、酮康唑、决奈达隆和克拉霉素）的联合使用会导致达比加群血药浓度升高。如果另外没有专门描述，当达比加群与强效 P-gp 抑制剂联合使用时，要求进行密切的临床监测（监测出血或贫血的体征）。凝血检查有助于发现因达比加群暴露量增加而导致出血风险增加的患者。禁止使用环孢菌素、全身性酮康唑、伊曲康唑、他克莫司和决奈达隆。与其他强效 P-gp 抑制剂（如胺碘酮、奎尼丁或维拉帕米）联合使用时应谨慎。

酮康唑：酮康唑单次 400mg 给药可使达比加群总体 $AUC_{0-\infty}$ 和 $C_{max}$ 分别增加达 138%和 135%，酮康唑 400mg 一日 1 次连续给药可使达比加群总体 $AUC_{0-\infty}$ 和 $C_{max}$ 分别增加达 153%和 149%。酮康唑不影响本品达峰时间、$t_{1/2\gamma}$ 和平均停留时间。禁止本品与全身性酮康唑联合使用。

决奈达隆：当同时给予本品和决奈达隆时，决奈达隆 400mg 一日 2 次连续给药可使达比加群总体 $AUC_{0-\infty}$ 和 $C_{max}$ 分别增加 2.4 倍和 2.3 倍（136%和 125%），决奈达隆 400mg 单次给药可使达

比加群总体 $AUC_{0-\infty}$ 和 $C_{max}$ 分别增加 2.1 倍和 1.9 倍（114%和 87%）。达比加群的 $t_{1/2\gamma}$ 和肾脏清除率不受决奈达隆的影响。当服用达比加群 2 小时后单剂量和多剂量给予决奈达隆，达比加群 $AUC_{0-\infty}$ 分别增加 1.3 倍和 1.6 倍。禁忌本品与决奈达隆联合使用。

胺碘酮：当本品与单剂 600mg 胺碘酮口服联合使用时，胺碘酮及其活性代谢产物去乙基胺碘酮（DEA）吸收程度和吸收率基本无改变。达比加群的 AUC 和 $C_{max}$ 则分别增高约 60%和 50%。相互作用的机制尚未完全阐明。鉴于胺碘酮的 $t_{1/2}$ 较长，在胺碘酮停药后数周还存在药物相互作用的可能性。当达比加群酯与胺碘酮联合使用时，尤其在发生出血时，建议进行密切的临床监测，轻度至中度肾功能不全患者尤其需要进行监测。

奎尼丁：奎尼丁 200mg 每 2 小时给药一次至总剂量为 1000mg，达比加群酯一日 2 次连续用药超过 3 日，在第 3 日与奎尼丁联用或不联用。以上联合使用奎尼丁的情况下，达比加群 AUCt，ss 和 $C_{max}$，ss 分别平均增加 53%和 56%。当达比加群酯与奎尼丁联合使用时，尤其在发生出血时，建议进行密切的临床监测，对轻度至中度肾功能不全患者尤其需要进行监测。

维拉帕米：当达比加群酯（150mg）与口服维拉帕米联合使用时，达比加群的 $C_{max}$ 和 AUC 增高，但其变化幅度因维拉帕米给药时间和剂型不同而存在差异。在达比加群酯给药前 1 小时口服给予首剂维拉帕米速释剂型，达比加群暴露量出现最大增高（$C_{max}$ 增高约 180%，AUC 增加约 150%）。给予缓释剂型（$C_{max}$ 增高约 90%，AUC 增加约 70%）或维拉帕米多次给药（$C_{max}$ 增高约 60%，AUC 增加约 50%），该效应则依次下降。当达比加群酯与维拉帕米联合使用时，尤其在发生出血时，建议进行密切的临床监测，对于轻度至中度肾功能损害患者尤其需要进行监测。在达比加群酯给药 2 小时后给予维拉帕米则未观察到有意义的相互作用（$C_{max}$ 增高约 10%，AUC 增加约 20%）。这可以被解释为达比加群在给药 2 小时后已被完全吸收。

克拉霉素：当健康志愿者联合使用克拉霉素 500mg 一日 2 次与达比加群酯时，观察到 AUC 增加约 19%，$C_{max}$ 增高约 15%，无任何临床安全性问题。但是，服用达比加群的患者联合使用克拉霉素时，不能排除临床相关相互作用。因此，当达比加群酯与克拉霉素联合使用时，尤其在发生出血时，应进行密切的监测，对于轻度至中度肾功能不全患者尤其需要进行密切监测。

未对以下强效 P-gp 抑制剂进行临床研究，但根据体外研究结果，预计与酮康唑有相似效果：伊曲康唑、他克莫司和环孢菌素，这些药物禁止与本品同时使用。

未获得泊沙康唑的临床和体外研究结果，不建议泊沙康唑与本品联合使用。

P-gp 诱导物：预计与 P-gp 诱导物 [如利福平、贯叶连翘（金丝桃）、卡马西平或苯妥英等] 联合使用会降低达比加群血药浓度，因此应该避免联合使用。利福平：在达比加群酯给药前给予诱导物利福平 600mg 一日 1 次，连续 7 日，可使达比加群暴露峰值和暴露总量分别降低 65.5%和 67%。在利福平停药后第 7 日，诱导效应减小，从而使得达比加群暴露量接近参比值。再过 7 日之后，未发现生物利用度出现进一步的增高。

影响 P-gp 的其他药物：蛋白酶抑制剂（包括利托那韦及其与其他蛋白酶抑制剂的复方制剂）会影响 P-gp（作为抑制剂或诱导物）。未对它们进行过研究，因此不建议与本品联合使用。P-gp 底物：地高辛，在一项纳入 24 名健康人的研究中，当本品与地高辛联合使用时，未观察到对地高辛产生影响，也未观察到达比加群暴露量产生具有临床相关性的改变。联合应用 SSRI 或 SNRI：RE-LY 的所有治疗组中，SSRI 和 SNRI 均增加出血风险。胃内 pH：泮托拉唑，当达比加群酯与泮托拉唑联合使用时，曾经观察到达比加群 AUC 出现约 30%的下降。临床研究中曾经将泮托拉唑和其他质子泵抑制剂（PPI）与本品联合使用，并未观察到对本品疗效方面的影响。雷尼替丁：雷尼替丁与达比加群酯联合使用未对达比加群吸收程度产生临床上相关性影响。

【禁忌证】已知对活性成分或本品任一辅料过敏者；重度肾功能不全（CrCl＜30ml/min）患者；临床上显著的活动性出血者禁用。

【不良反应】出血，心肌梗死。

【用法和剂量】口服，一日300mg，即一次1粒150mg的胶囊，一日2次。应维持终身治疗。

【制剂与规格】胶囊：110mg、150mg。

### 利伐沙班 Rivaroxaban

【适应证】预防择期髋关节或膝关节置换手术中静脉血栓形成（VTE）治疗成人深静脉血栓形成（DVT），降低急性DVT后DVT复发和肺栓塞（PE）的风险。用于具有一种或多种危险因素（例如，充血性心力衰竭、高血压、年龄≥75岁、糖尿病、卒中或短暂性脑缺血发作病史）的非瓣膜性心房颤动成年患者，以降低卒中和全身性栓塞的风险。在使用华法林治疗控制良好的条件下，与华法林相比，利伐沙班在降低卒中及全身性栓塞风险方面的相对有效性的数据有限。

【药理作用】

（1）药效学　利伐沙班高度选择性和可竞争性抑制游离、结合的Ⅹa因子及凝血酶原活性，以剂量依赖方式延长APTT和PT。利伐沙班与磺达肝素钠/肝素的本质区别在于它不需要抗凝血酶Ⅲ参与，可直接拮抗游离和结合的Ⅹa因子。而肝素则需要有抗凝血酶Ⅲ才能发挥作用，且对凝血酶原复合物中的Ⅹa因子无效。

（2）药动学　吸收：10mg的利伐沙班的绝对生物利用度较高（80%～100%）。利伐沙班吸收迅速，服用后2～4小时达到最大浓度（$C_{max}$）。进食对利伐沙班10mg片剂的AUC或$C_{max}$无明显影响，因此服用利伐沙班10mg片剂的时间不受就餐时间的限制。利伐沙班的药动学基本呈线性，直至达到约一日1次15mg剂量。更高剂量时，利伐沙班显示出溶出限制性吸收，生物利用度和吸收随着剂量增高而下降。这一现象在空腹状态下比在饱食状态下更为明显。利伐沙班药动学的变异性中等，个体间变异性（CV%）范围是30%～40%，但在手术当日和术后第1日暴露中变异性高（70%）。

分布：利伐沙班与血浆蛋白（主要是血清白蛋白）的结合率较高，在人体中为92%～95%。分布容积中等，稳态下分布容积约为50L。

代谢和消除：在利伐沙班用药剂量中，约有2/3通过代谢降解，其中一半通过肾脏排出，另外一半通过粪便途径排出。其余1/3用药剂量以活性药物原型的形式直接通过肾脏在尿液中排泄，主要是通过肾脏主动分泌的方式。利伐沙班通过CYP3A4、CYP2J2和不依赖CYP机制进行代谢。吗啉酮部分的氧化降解和酰胺键的水解是主要的生物转化部位。体外研究表明，利伐沙班是转运蛋白P-gp（P-糖蛋白）和Bcrp（乳腺癌耐药蛋白）的底物。

利伐沙班原型是人体血浆内最重要的化合物，尚未发现主要的或具有活性的循环代谢产物。利伐沙班全身清除率约为10L/h，为低清除率药物。以1mg剂量静脉给药后的$t_{1/2\beta}$约为4.5小时。以10mg剂量口服给药后的清除率受到吸收率的限制，平均$t_{1/2\beta}$为7～11小时。

【注意事项】提前停用利伐沙班将使血栓栓塞事件风险升高。

【药物相互作用】CYP3A4和P-gp抑制剂：将利伐沙班和酮康唑（400mg，一日1次）或利托那韦（600mg，一日2次）联用时，利伐沙班的平均AUC升高了2.6倍/2.5倍，利伐沙班的平

均 $C_{max}$ 升高了 1.7 倍/1.6 倍，同时药效显著提高，可能导致出血风险升高。因此，不建议将利伐沙班与吡咯类抗真菌剂（如酮康唑、伊曲康唑、伏立康唑和泊沙康唑）或 HIV 蛋白酶抑制剂全身用药时合用。这些活性物质是 CYP3A4 和 P-gp 的强效抑制剂。作用于利伐沙班两条消除途径之一（CYP3A4 或 P-gp）的强效抑制剂将使利伐沙班的血药浓度轻度升高，例如被视为强效 CYP3A4 抑制剂和中度 P-gp 抑制剂的克拉霉素（500mg，一日 2 次）使利伐沙班的平均 AUC 升高了 1.5 倍，使 $C_{max}$ 升高了 1.4 倍。以上升高并不视为具有临床意义。中度抑制 CYP3A4 和 P-gp 的红霉素（500mg，一日 3 次）使利伐沙班的平均 AUC 和 $C_{max}$ 升高了 1.3 倍。以上升高并不视为具有临床意义。与肾功能正常者相比，在轻度肾功能损害者中使用红霉素（500mg，一日 3 次）可使利伐沙班的平均 AUC 增加 1.8 倍，$C_{max}$ 升高 1.6 倍。与肾功能正常者相比，在中度肾功能损害者中使用红霉素可使利伐沙班的平均 AUC 增加 2.0 倍，$C_{max}$ 升高 1.6 倍。肾功能损害程度可累加红霉素的效应。

氟康唑（400mg，一日 1 次，中效 CYP3A4 抑制剂）导致利伐沙班平均 AUC 升高 1.4 倍，平均 $C_{max}$ 升高 1.3 倍。上述升高并不视为具有临床意义。由于决奈达隆的临床数据有限，因此应避免与利伐沙班联用。抗凝剂：联用依诺肝素（40mg，单次给药）和利伐沙班（10mg，单次给药），在抗 Xa 因子活性上有相加作用，而对凝血试验（PT、APTT）无任何相加作用。依诺肝素不影响利伐沙班的药动学。如果患者同时接受任何其他抗凝剂治疗，由于出血风险升高，应小心用药。非甾体抗炎药/血小板聚集抑制剂：将利伐沙班（15mg）和 500mg 萘普生联用，未观察到出血时间有临床意义的延长。尽管如此，某些个体可能产生更加明显的药效学作用。将利伐沙班与 500mg 乙酰水杨酸联用，并未观察到有临床意义的药动学或药效学相互作用。氯吡格雷（300mg 负荷剂量，随后 75mg 维持剂量）并未显示出与利伐沙班片（15mg）药动学相互作用，但是在一个亚组的患者中观察到了相关的出血时间延长，它与血小板聚集、P 选择蛋白或 GP Ⅱb/Ⅲa 受体水平无关。当使用利伐沙班的患者联用非甾体抗炎药（包括乙酰水杨酸）和血小板聚集抑制剂时，应小心使用，因为这些药物通常会提高出血风险。华法林：患者从维生素 K 拮抗剂华法林（INR 2～3）换为利伐沙班（20mg）或者从利伐沙班（20mg）转换为华法林（INR 2～3）治疗时，凝血酶原时间/INR（Neoplastin®）的延长情况超过叠加效应（可能观察到个体 INR 值高达 12），而对 APTT 产生的效应、对 Xa 因子活性和内源性凝血酶生成潜力（ETP）的抑制作用具有叠加效应。若要在换药期间检测利伐沙班的药效学作用，可以采用抗 Xa 因子活性、PiCT 和 Hetest，因为这些检测方法不受华法林影响。在华法林末次给药后的第 4 日，所有检测（包括 PT、APTT、对 Xa 因子活性和 ETP 的抑制作用）都仅反映利伐沙班产生的效应。如果要在换药期检测华法林的药效，可以在利伐沙班的 $C_{min}$ 时（上一次摄入利伐沙班之后的 24 小时）使用 INR 测定，因为在此时间点该检查受到利伐沙班的影响最小。未观察到华法林和利伐沙班之间存在药动学相互作用。CYP3A4 诱导剂：强效 CYP3A4 诱导剂利福平与利伐沙班合并使用时，使利伐沙班的平均 AUC 下降约 50%，同时药效也平行降低。将利伐沙班与其他强效 CYP3A4 诱导剂（如苯妥英、卡马西平、苯巴比妥或圣约翰草）合用，也可能使利伐沙班的血药浓度降低。因此，除非对患者的血栓形成的体征和症状进行密切观察，否则应避免同时使用强效 CYP3A4 诱导剂和利伐沙班。

其他合并用药：将利伐沙班与咪达唑仑（CYP3A4 底物）、地高辛（P-gp 底物）或阿托伐他汀（CYP3A4 和 P-gp 底物）、奥美拉唑（质子泵抑制剂）联用时，未观察到有临床意义的药动学或药效学相互作用。利伐沙班对于任何主要 CYP 亚型（如 CYP3A4）既无抑制作用也无诱导作用。

未观察到利伐沙班 10mg 与食物之间有临床意义的相互作用。实验室参数：正如预期，凝血参数（如 PT、APTT、Hetest）受到利伐沙班作用方式的影响。

【禁忌证】对利伐沙班或片剂中任何辅料过敏的患者；有临床明显活动性出血的患者；伴有凝血异常和临床相关出血风险的肝病患者，包括达到 ChildPugh B 和 C 级的肝硬化患者；妊娠期及哺乳期妇女禁用。

【不良反应】出血；粒细胞缺乏症、血小板减少；腹膜后出血；黄疸、胆汁淤积、肝炎（含肝细胞损伤）；超敏反应、过敏反应、过敏性休克、血管性水肿；脑出血、硬膜下血肿、硬膜外血肿、轻偏瘫；史-约综合征。

【用法和剂量】预防择期髋关节或膝关节置换手术成年患者的静脉血栓形成：推荐剂量为口服利伐沙班 10mg，一日 1 次。对于低体重和高龄（＞75 岁）的患者，医师可根据患者的情况，酌情使用 15mg 一日 1 次。

【制剂与规格】片剂：10mg、15mg、20mg。

### 重组人组织型纤溶酶原激酶衍生物 Recombinant Human Tissue-type Plasminogen Activator Derivative，r-PA

【适应证】成人由冠状动脉梗死引起的急性心肌梗死，能够改善心肌梗死后的心室功能。本药应在症状发生后 12 小时内，尽可能早期使用。

【药理作用】

（1）药效学　r-PA 可使纤维蛋白溶解酶原激活为有活性的纤溶蛋白溶解酶，以降解血栓中的纤维蛋白，发挥溶栓作用。

（2）药动学　r-PA 的剂量范围在 0.1125～6MU，当剂量增加时，r-PA 的血浆活性浓度增加，并呈单指数方式下降：其 $t_{1/2}$ 为 11～16 分钟，较 TPA 长 4～7 倍。AUC 和 $C_{max}$ 的增加与剂量呈线性正相关。对健康受试者，r-PA 的药动学在不同种族改变似乎不大，r-PA 的药动学似乎与受试者的疾病情况无关。

【注意事项】由于纤维蛋白被溶解，可能引起新近的注射部位出血，所以溶栓治疗期间，必须仔细观察所有潜在出血点（包括导管插入部位、穿刺点、切开点及肌内注射部位），如有大血管不可压迫的穿刺应尽量避免（如颈静脉或锁骨下静脉）。用药期间，患者的肌内注射和非必需的搬动应尽量避免。静脉穿刺在必须进行时，操作应特别仔细。一旦发生严重出血（局部无法加压止血），必须立即停用肝素、抗凝药及抗栓治疗；另外，如果出血发生在第一次静脉注射后，第二次静脉注射应该停用。需用本药治疗的所有患者，用药前应仔细权衡治疗效果与潜在的危险性。在下列情况，用药的危险性可能增加，应该慎用：①最近（10 日内）大的外科手术：冠脉搭桥、产科分娩、器官移植、组织活检及不可压迫血管的穿刺。②脑血管疾病；新近的消化道或尿道出血（10 日内）；新近的外伤（10 日内）；高血压：收缩压≥180mmHg 或舒张压≥110mmHg。

高度怀疑存在左心栓子（二尖瓣狭窄伴心房颤动）；急性心包炎；亚急性细菌性心内膜炎；止血功能障碍，包括继发于严重肝肾疾病的凝血功能障碍；严重的肝肾功能衰竭；妊娠；糖尿病引起的出血性视网膜病变或其他出血性眼病；败血症性栓塞性静脉炎，或在严重感染部位存在动静脉瘘；高龄（＞75 岁）；长期使用口服抗凝剂（华法林等）；其他：如潜在的难以止血的出血部位，或可能明显增加出血机会的各种情况。胆固醇栓塞形成：用溶栓治疗的患者罕有胆固醇栓塞的报道，确切的发生率不清楚。最严重的情况可以是致死的。也可发生于侵入性检查及治疗过程中（心脏导管插入术、造影、血管外科等），或抗凝治疗时。胆固醇栓塞可能的临床表现为网状

（青）斑块、"紫色趾"综合征、高血压、急性肾衰竭、坏疽性指（趾）、心肌梗死、胰腺炎、脑梗死、脊髓梗死、肾动脉栓塞、肠动脉栓塞和横纹肌溶解。心律失常：溶栓治疗可能引起再灌注性心律失常，这种心律失常（如窦性心动过缓、室上性心动过速、室性期前收缩、室性心动过速）与心肌梗死本身并发的心律失常无任何不同，应该采用常规的抗心律失常药治疗，建议在给药时合并使用抗心动过缓或室性心律失常的药物。

【药物相互作用】尚不明确。

【禁忌证】活动性内出血；脑血管意外史；新近（2个月内）颅脑或脊柱的手术及外伤史；颅内肿瘤、动静脉畸形或动脉瘤；已知有出血倾向（如出血体质）；严重的未控制的高血压者禁用。

【不良反应】出血：最常见的不良反应是出血，与溶栓治疗有关的出血可分为两个主要类型：①内脏出血：包括颅内、腹膜后或消化道、尿道、呼吸道出血。②浅表或体表出血：主要有穿刺或破损部位（如静脉切开插管部位、动脉穿刺部位、新近外科手术部位）出血。根据国外临床研究结果报道，在多中心、随机、平行对照（INJECT）临床试验中接受瑞替普酶的住院患者颅内出血的发生率为0.8%。与其他溶栓药一样，颅内出血的风险随年龄的增大和血压的升高而增加，除颅内出血外，其他各种类型的出血的总发生率约为21.1%。各次试验中，出血的范围不同，并与动脉导管插入及其他侵入性治疗的使用明显相关。一旦关键部位发生严重出血（颅内、消化道、呼吸道、心包），立即停用肝素、抗凝或抗栓治疗，如第二次静脉注射r-PA还未进行，应立即停用。发生中风（包括颅内出血）和其他严重出血事件的患者有可能导致死亡或永久性残疾。在r-PA治疗期间，由于注射部位形成血栓的纤维蛋白被溶解，所以必须仔细观察潜在出血部位（动脉穿刺、导管插入等）。过敏反应：在INJECT试验中，接受注射用重组人组织型纤溶酶原激酶衍生物治疗的3例患者，出现严重过敏反应，其中一例出现呼吸困难和低血压；在早期临床试验的3856例患者中，无过敏反应发生；GUSTO（全球梗死相关动脉开通策略）的先期结果表明，在10 000例接受注射用重组人组织型纤溶酶原激酶衍生物治疗的患者中，有3例发生过敏反应。其他不良反应：心肌梗死患者在使用r-PA治疗时也会出现许多心肌梗死本身也具有的其他症状，无法分清是否由r-PA引起。这些事件包括心源性休克、心律失常（窦性心动过缓、窦上性心动过速、加速性窦性心律、早期复极综合征、期前收缩、窦性心动过速、心室颤动、房室传导阻滞）、肺水肿、心力衰竭、心搏骤停、再发性心绞痛、再梗死、心脏穿孔、二尖瓣反流、心包渗出、心包炎、急性心脏压塞、静脉血栓形成及栓塞和电机械分离。有些并发症十分凶险，可以导致死亡，其他不良反应也有报道，如恶心、呕吐、发热及低血压。

【用法和剂量】只能静脉使用。应该18mg+18mg分两次静脉注射，每次缓慢推注2分钟以上，两次间隔为30分钟。注射时应该使用单独的静脉通路，不能与其他药物混合后给药，也不能与其他药物使用共同的静脉通路。没有多于两次给药的重复用药的经验。尽管没有足够的资料表明，在用药中或用药后合并使用抗凝或抗血小板药是否有利，但99%的患者在溶栓治疗期间同时使用肝素，用药期间或用肝素后，可合并使用阿司匹林。关于不合并使用肝素或阿司匹林对于r-PA的安全性及效果的影响的研究还未进行。当配制溶液时，肝素和r-PA是有配伍禁忌的，不能在同一静脉通路给药，如需共用一条静脉通路先后注射时，使用两种药之间应该用生理盐水或5%葡萄糖注射液冲洗管道。

【制剂与规格】注射用无菌粉末：18mg。

# 血容量扩充剂

## 羟乙基淀粉 130/0.4 Hydroxyethyl Starch 130/0.4

【适应证】与下列情况有关的循环血量不足或休克（容量替代治疗）：手术（失血性休克）、创伤（创伤性休克）、感染（感染性休克）、烧伤（烧伤性休克），减少术中对供血的需要,如急性等容血液稀释（ANH）、治疗性血液稀释。

【药理作用】

（1）药效学　羟乙基淀粉原料来自玉米淀粉或马铃薯淀粉，是高分子量的支链淀粉，能够产生渗透压作用，维持并扩张血浆容量，其中葡萄糖单位一定部位的碳原子被羟乙基化，难以被淀粉酶水解，使其在血管内的停留时间显著延长。羟乙基淀粉溶液补充血容量的效能和作用时间取决于它们的浓度、分子量、克分子取代级（葡萄糖单位被羟乙基化的比例）和取代方式（是乙基基团的位置），葡萄糖分子上2、3和6位碳原子可以和羟乙基基团结合，$C_2$位上的羟乙基因对血清淀粉酶的降解具有特别强的抵抗力。因此，羟乙基淀粉溶液浓度高、分子量大、克分子取代级高和羟乙基团位于$C_2$与$C_5$的比例高，其补充血容量作用强，作用持续时间长。

（2）药动学　羟乙基淀粉的药代动力学较为复杂。当静脉给予本品时，低于肾阈（60000～70000Da）的小分子很容易通过肾脏经尿排泄，大分子羟乙基淀粉在通过肾脏排泄之前，被血浆 α-淀粉酶降解为小分子。单次给予羟乙基淀粉 500ml，药物的血浆清除率为 31.4ml/min，AUC 为 14.3mg/ml·h，$t_{1/2\beta}$ 为 12.1 小时，血药浓度在 24 小时后几乎回到基线水平。肾功能不全不影响药物的消除半衰期和 $C_{max}$，当 Cr≥30ml/min 时，59%的药物经尿排泄；当 Cr<30ml/min 时，51%的药物经尿排泄。对受试者进行的研究显示，每日给予 10%羟乙基淀粉 130/0.4 溶液 500ml，连续给药 10 天，药物在血浆中没有出现明显的蓄积现象。

【注意事项】血清肌酐值正常，当尿液检查提示有肾功能损害时，应每日监测血清肌酐值。

【药物相互作用】尚未发现与其他药物或肠外营养产品的相互作用。给予羟乙基淀粉时，患者血淀粉酶浓度将升高，可能干扰胰腺炎的诊断。

【禁忌证】严重充血性心力衰竭（心功能不全）、肾衰竭（血清肌酐>2mg/dl 或>177μmol/L）、严重凝血障碍（但危及生命的急症病例仍可考虑使用）、液体负荷过重（水分过多）或液体严重缺乏（脱水）、脑出血、淀粉过敏者禁用。

【不良反应】心动过速，血压下降，眩晕，恶心，呕吐；休克，支气管痉挛；呼吸及心搏骤停；皮肤反应。

【用法和剂量】静脉滴注：一日 500～1000ml。一日最大剂量：33ml/kg（按 75kg 体重计一日约为 2500ml）（一日约为 2.0g 羟乙基淀粉/kg）。最大滴注速度：每小时 20ml/kg（按 75kg 体重计每小时 1500ml）（每小时 1.2g 羟乙基淀粉/kg）。

【制剂与规格】氯化钠注射液：250ml：15g、500ml：30g。

# 激素及影响内分泌药

## 下丘脑垂体激素及其类似物

**绒促性素 Chorionic Gonadotrophin**

【适应证】①青春期前隐睾症。②垂体功能低下所致的男性不育，可与尿促性素合用。长期促性腺激素功能低下者，还应辅以睾酮治疗。③垂体促性腺激素不足所致的女性无排卵性不孕症，常在氯米芬治疗无效后，联合应用本品与绝经后促性腺激素以促进排卵。④体外受精以获取多个卵母细胞，需与绝经后促性腺激素联合应用。⑤女性黄体功能不全。⑥功能性子宫出血、妊娠早期先兆流产、习惯性流产。

【药理作用】

（1）药效学　绒促性素与垂体分泌的促黄体素作用极相似，对女性能促进和维持黄体功能，使黄体合成孕激素；与具有卵泡刺激素（FSH）成分的尿促性素合用，可促进卵泡生成和成熟，并可模拟生理性的促黄体素的高峰而触发排卵。对男性能使垂体促性腺激素功能不足者的睾丸产生雄激素，促使隐睾症儿童的睾丸下降和促进男性第二性征的发育。

（2）药动学　$t_{1/2}$为双相，分别为11小时和23小时。给药32～36小时发生排卵。24小时内10%～12%以原型经肾随尿液排出。

【注意事项】①前列腺肥大、哮喘、癫痫、心脏病、偏头痛、肾功能损害、高血压患者慎用。②运动员慎用。③发现卵巢过度刺激综合征及卵巢肿大，胸腔积液、腹水等合并症时应停药。④使用前应向患者说明有多胎妊娠的可能性。使用中询问不良反应和定期进行有关的临床检查。⑤妊娠试验可出现伪阳性，应在用药10日后进行检查。

【药物相互作用】与脑下垂体促性腺激素合并用药时［如人绝经期促性腺激素（HMG）］，可能使不良反应增加，应慎用。

【禁忌证】①怀疑有垂体增生或肿瘤，前列腺癌或其他与雄激素有关的肿瘤患者；②性早熟、诊断未明的阴道出血、子宫肌瘤、卵巢囊肿或卵巢肿大、血栓性静脉炎、对性腺刺激激素有过敏史者禁用。

【不良反应】①用于促排卵时，多见诱发卵巢囊肿或轻到中度的卵巢肿大，伴轻度胃胀、胃痛、盆腔痛，一般可在2～3周消退，少见者为严重的卵巢过度刺激综合征。②腹部或盆腔部剧烈疼痛、消化不良、水肿、尿量减少、恶心、呕吐或腹泻、气促、下肢肿胀等。往往发生在排卵后7～10日或治疗结束后，反应严重者可危及生命。③用于治疗隐睾症时偶可发生男性性早熟，表现为痤疮、阴茎和睾丸增大、阴毛生长增多、身高生长过快。④乳房肿大、头痛、易激动、精神抑郁、易疲劳。⑤偶见注射局部疼痛、过敏性皮疹。⑥用本品促排卵可增加多胎率或新生儿发育不成熟、早产等。

【用法和剂量】肌内注射：①成人常用量：用于男性促性腺激素功能不足所致性腺功能低下，一次 1000～4000U，一周 2～3 次，持续数周至数月。为促进精子生成，治疗需持续 6 个月或更长，若精子数少于 500 万/ml，应联合应用尿促性素 12 个月左右。用于促排卵，为女性无排卵性不孕或体外受精，于尿促性素末次给药后一日或氯米芬末次给药后 5～7 日，一次 5000～10 000U，连续治疗 3～6 周期，如无效应停药。用于黄体功能不全，于经期 15～17 日排卵之日起隔日用药 1 次，一次 1500U，连用 5 次，可根据患者的反应做调整。妊娠后，须维持原剂量直至 7～10 孕周。用于功能性子宫出血，一次 1000～3000U。用于习惯性流产、妊娠先兆流产，一次 1000～5000U。②小儿常用量：用于发育性迟缓者睾丸功能测定，一次 2000U，一日 1 次，连用 3 日。用于青春期前隐睾症，一次 1000～5000U，一周 2～3 次，出现良好效应后即停用，总注射次数不多于 10 次。

【制剂与规格】注射用无菌粉末：500U、1000U、2000U、5000U。

### 去氨加压素 Desmopressin

【适应证】中枢性尿崩症，6 岁以上儿童的夜间遗尿症。

【药理作用】

（1）药效学　本品具有较强的抗利尿作用及较弱的血管加压作用，其抗利尿作用/加压作用为加压素的 1200～3000 倍，其抗利尿作用时间也较加压素长，可达 6～24 小时；此外，其催产素活性也明显减弱。

（2）药动学　静脉注射本品 2～20μg 后，$t_{1/2}$ 为 50～158 分钟，其 $t_{1/2}$ 呈剂量依赖关系。鼻腔给药后，血浆 $t_{1/2}$ 变化较大，为 24～240 分钟，平均为 90 分钟。鼻腔给药的生物利用度为 10%～20%，口服给药后，大部分药物在胃肠道内被破坏，生物利用度仅为 0.5%，但能产生足够的抗利尿作用，达到临床治疗效果。

【注意事项】①急迫性尿失禁患者、器官病变导致的尿频和多尿不适合用本品治疗。②治疗夜间遗尿时，应在服药前 1 小时和服药后 8 小时限制饮水。③老年人血钠低和 24 小时尿量多（>2.8L）者发生低钠血症的危险性较高。④与已知可导致抗利尿激素分泌异常综合征的药物、非甾体抗炎药合用时应严格控制饮水并监测血钠水平。⑤治疗期间，出现体液或电解质失衡急性并发症（如全身感染、发热和肠胃炎）时应立即停用。⑥妊娠期妇女、年幼者、65 岁以上老人慎用。

【药物相互作用】为避免出现低钠血症，在以下情况时，应严格控制饮水并监测患者血钠水平：与已知可导致抗利尿激素分泌异常综合征（SIADH）的药物（如三环类抗抑郁药、选择性血清素再摄取抑制剂、氯丙嗪、卡马西平）合用时，这类药物可加强抗利尿作用引致体液潴留危险性升高；与非甾体抗炎药合用时，这类药物可能会引起水潴留/低钠血症。合用洛哌丁胺将导致醋酸去氨加压素的血浆浓度升高 3 倍，这将增加尿潴留、低钠血症的危险。尽管尚未得到证实，但与其他减慢肠运动的药物合用时，可能也会有此作用。合用二甲硅油可能会降低醋酸去氨加压素的吸收。人体微粒体的体外研究已证实，醋酸去氨加压素不在肝脏中进行代谢。因此，醋酸去氨加压素与影响肝脏代谢的药物间相互作用的可能性不大。但没有进行过正式的体内药物相互作用的研究。醋酸去氨加压素的生物利用度在个体内和个体间均存在中度至高度的差异。用药的同时或早于用药 1.5 小时食用脂肪摄入量为 27% 的标准餐，醋酸去氨加压素的吸收率会降低 40%。没有观察到食物对醋酸去氨加压素在药效学方面（尿量或渗透压）的影响。但不排除某些患者同时进食时影响药物作用的可能。

【禁忌证】习惯性或精神性烦渴症（尿量 24 小时内超过 40ml/kg）、心功能不全或其他疾病需服用利尿药、中重度肾功能不全（肌酐清除率低于 50ml/min）、抗利尿激素分泌异常综合征（SIADH）、低钠血症、对本品过敏者禁用。哺乳期妇女禁用。急迫性尿失禁者、糖尿病者、器官病变导致尿频或多尿者不宜使用。

【不良反应】常见头痛、胃痛、鼻充血、腹痛、恶心、子宫绞痛；少见血小板减少、肿胀、烧灼感、皮肤红斑、眩晕；罕见皮肤过敏反应、低钠血症和情绪障碍；个别有全身过敏。若不限制饮水可能会引起水潴留、低钠血症、头痛、恶心、呕吐、血钠降低、体重增加，更严重者可引起抽搐。

【用法和剂量】剂量因人而异。口服：用于治疗中枢性尿崩症，一般成人和儿童初始一次 0.05～0.1mg，一日 1～3 次，再根据临床疗效调整。根据临床经验，多数成人患者的适宜剂量为一次 0.1～0.2mg，一日 2～3 次。用于治疗夜间遗尿症，初始剂量为睡前服 0.2mg，如疗效不显著可增至 0.4mg，连续使用 3 个月后停用至少 1 周，以便评估是否需要继续治疗。治疗期间需限制饮水。

静脉注射：1 岁以下儿童，一次 0.2～0.4μg，一日 1～2 次，建议首剂为 0.5μg；1 岁以上儿童一次 0.4～1μg，一日 1～2 次。

经鼻给药：3 个月至 12 岁儿童，开始时一次 5μg，睡前喷鼻，以后根据尿量每晚递增 2.5μg，直至获得良好睡眠。

【制剂与规格】片剂：0.1mg、0.2mg；注射液：1ml∶4μg、1ml∶15μg；鼻喷剂：2.5ml∶250μg（10μg /0.1ml/喷）。

### 重组人生长激素 Recombinant Human Growth Hormone

【适应证】①因内源性生长激素缺乏所引起的儿童生长缓慢。②重度烧伤。③已明确的下丘脑-垂体疾病所致的生长激素缺乏症和经 2 周不同的生长激素刺激试验确诊的生长激素显著缺乏。

【药理作用】

（1）药效学　重组人生长激素具有促进组织生长、调节代谢等多种生理作用，可促进骨骼的生长，增加肌细胞的数量和增大肌细胞的体积，促进心肌生长，增加心肌的收缩力，促进体内蛋白质的合成，增加体内氮储量，增加脂肪氧化分解和糖异生，并提高营养物质的转换率，调节免疫系统以增强免疫能力。

（2）药动学　重组人生长激素皮下或肌内注射吸收速度较快，肌内注射后血浆药物浓度达峰时间为 3 小时，静脉注射后 $t_{1/2}$ 达 20～30 分钟，长期用药未见有蓄积作用。

【注意事项】①糖尿病患者可能需要调整抗糖尿病药物的剂量。②促肾上腺皮质激素缺乏的患者应适当调整其皮质激素的用量。③患者应定期进行甲状腺功能检查，必要时给予甲状腺素的补充。④患内分泌疾病（包括生长激素缺乏症）的患者可能发生股骨头骺板滑脱，在生长激素治疗期间若出现跛行现象应注意评估。有时生长激素可导致过度胰岛素状态，因此必须注意患者是否有葡萄糖耐量减低的现象。⑤注射部位应常变动以防脂肪萎缩。⑥运动员慎用。⑦有四环素过敏史者不得使用。

【药物相互作用】同时使用糖皮质激素可能抑制激素的反应，故在生长激素治疗中糖皮质激素用量通常不得超过 15mg 氢化可的松/m²。同时使用非雄激素类固醇可进一步增加生长速度。据目前资料报道生长激素与其他药物没有配伍禁忌。

【不良反应】可引起一过性高血糖现象，通常随用药时间延长或停药后恢复正常。临床试验中有 1% 的身材矮小儿童有副作用，常见注射部位局部一过性反应（疼痛、发麻、红肿等）和体液潴留的症状（外周水肿、关节痛或肌痛），这些副作用发生较早，发生率随用药时间延长而降低，罕见影响日常活动。

【禁忌证】骨骺已完全闭合后禁用于促生长治疗；严重全身性感染等危重患者在机体急性休克期内禁用。

【用法和剂量】用于促儿童生长的剂量因人而异，推荐剂量为 0.1～0.15U/（kg·d），一日 1次，皮下注射，疗程为 3 个月至 3 年，或遵医嘱。用于重度烧伤治疗推荐剂量为 0.2～0.4U/(kg·d)，一日 1 次，皮下注射。疗程一般 2 周左右。用于成人替代疗法的剂量必须因人调整。通常推荐从低剂量开始，如一日 0.5U（0.17mg）或 0.02U/（kg·d），等于 0.007mg/（kg·d）；经过 1～2 个月治疗的结果，可将剂量逐步调整至 0.04U/（kg·d），等于 0.013mg/（kg·d）。血清中胰岛素样生长因子-1（IGF-1）的水平可作为剂量参考。随年龄增长剂量降低。

【制剂与规格】注射用无菌粉末：2.5IU∶0.85mg；3IU∶1mg；3IU∶1.2mg；4IU∶1.33mg；4.5IU∶1.5mg；31IU∶2.0mg；10IU∶3.7mg；10IU∶3.33mg；12IU∶4mg。

# 肾上腺皮质激素类药

## 氢化可的松 Hydrocortisone

【适应证】①原发性或继发性肾上腺皮质功能减退症。②合成糖皮质激素所需酶系缺陷所致的各型肾上腺皮质增生症。③自身免疫性疾病，如系统性红斑狼疮、重症多发性皮肌炎、严重支气管哮喘、风湿病、风湿性关节炎、皮肌炎、自身免疫性出血、血管炎、肾病综合征、血小板减少性紫癜、重症肌无力。④过敏性疾病、严重支气管哮喘、血管神经性水肿、血清病、过敏性鼻炎。⑤器官移植的排斥反应，如心、肝、肾、肺组织移植。⑥各种急性中毒性感染、病毒感染，如细菌性痢疾、中毒性肺炎、重症伤寒、结核性脑膜炎、胸膜炎。⑦血液疾病，如急性白血病、淋巴瘤等。⑧炎症性疾病，如阶段性结肠炎、溃疡性结肠炎、损伤性关节炎。其他外用制剂可用于眼科、皮肤科的炎症和过敏性疾病。

【药理作用】

（1）药效学　本品是肾上腺皮质激素类药。主要用于肾上腺皮质功能减退症及垂体功能减退症的补充或替代治疗，亦可用于过敏性和炎症性疾病。

（2）药动学　本品可自消化道迅速吸收，约 1 小时血药浓度达峰值，其 $t_{1/2}$ 约为 100 分钟，血中 90%以上的氢化可的松与血浆蛋白相结合。本品也可经皮肤吸收，尤其在皮肤破损处吸收更快。本品主要经肝脏代谢，转化为四氢可的松和四氢氢化可的松，大多数代谢产物结合成葡醛酸酯，极少量以原型经尿液排泄。

【注意事项】①妊娠期及哺乳期妇女慎用，儿童宜尽量应用小剂量。②未能控制的结核性、化脓性、细菌性和病毒性感染者忌用。③心脏病和急性心力衰竭者慎用。高脂蛋白血症、高血压、甲状腺功能减退、重症肌无力者慎用。肾功能损伤或肾结石者慎用。④频繁应用可引起局部组织萎缩，易引起继发感染（真菌）。更应注意的是，一方面，接受糖皮质激素治疗者在发生感染后，因炎症反应轻微，症状不明显而易漏诊；另一方面，在某些感染时应用本品，可减轻组织的破坏，减少渗出、减轻感染症状，但须同时应用有效的抗生素治疗，并密切观察病情变化。⑤注射液中含有乙醇，必须稀释至 0.2mg/ml 浓度后滴注，对中枢神经系统受抑制、肝功能受损伤者宜选择氢化可的松琥珀酸钠注射液。⑥长期应用可发生失钾、缺钙、负氮平衡和垂体肾上腺皮质功能的抑制，应补充钾、钙、蛋白质饮食，必要时配合蛋白同化激素等，并限制糖摄入，同时采用保护肾上腺皮质功能的措施。

【药物相互作用】非甾体抗炎药可加强氢化可的松的致溃疡作用。可增强对乙酰氨基酚的肝毒性。与生长激素合用，可抑制后者的促生长作用。与两性霉素 B 或碳酸酐酶抑制药合用时，可加重低钾血症，应注意血钾和心脏功能变化，长期与碳酸酐酶抑制药合用，易发生低血钙和骨质疏松。与蛋白质同化激素合用，可增加水肿的发生率，使痤疮加重。与水杨酸盐合用，可减少血浆水杨酸盐的浓度。与抗胆碱能药（如阿托品）长期合用，可致眼压增高。三环类抗抑郁药可使氢化可的松引起的精神症状加重。与降糖药如胰岛素合用时，因可使糖尿病患者血糖升高，应适当调整降糖药剂量。甲状腺激素可使氢化可的松的代谢清除率增加，故甲状腺激素或抗甲状腺药与氢化可的松合用时，应适当调整后者的剂量。与避孕药或雌激素制剂合用，可加强氢化可的松的治疗作用和不良反应。与强心苷合用，可增加洋地黄毒性及心律失常的发生。与排钾利尿药合用，可致严重低血钾，并由于水钠潴留而减弱利尿药的排钠利尿效应。与麻黄碱合用，可增强氢化可的松的代谢清除。与免疫抑制剂合用，可增加感染的危险性，并可能诱发淋巴瘤或其他淋巴细胞增生性疾病。氢化可的松可增加异烟肼在肝脏的代谢和排泄，降低异烟肼的血药浓度和疗效。氢化可的松可促进美西律在体内代谢，降低血药浓度。氢化可的松与水杨酸盐合用，可减少血浆水杨酸盐的浓度。本品与生长激素合用，可抑制后者的促生长作用。

【禁忌证】对肾上腺皮质激素过敏者禁用。有严重精神病史、癫痫者禁用。活动性胃及十二指肠溃疡、新近行胃肠吻合术者禁用。肾上腺皮质功能亢进、严重的骨质疏松、青光眼、严重糖尿病者禁用。

【不良反应】偶见局部刺激、过敏反应、瘙痒、烧灼感或干燥感。

长期大量应用可致皮肤萎缩、色素脱失、毛细血管扩张、酒渣样皮炎、口周皮炎；并可致医源性库欣综合征，表现为满月脸、向心性肥胖、紫纹、出血倾向、痤疮、糖尿病倾向、高血压、骨质疏松或骨折、血钙和血钾降低、广泛小动脉粥样硬化、下肢水肿、创面愈合不良、月经紊乱、股骨头坏死、儿童生长发育受抑及精神症状（欣快感、激动、烦躁不安、定向力障碍等）；其他不良反应尚可见肌无力、肌萎缩、胃肠道刺激、恶心、呕吐、消化性溃疡、肠穿孔、胰腺炎、水钠潴留、水肿、青光眼、白内障、眼压增高、颅内压增高等。

少见用药后出现血胆固醇、血脂肪酸升高，淋巴细胞、单核细胞、嗜酸粒细胞、嗜碱粒细胞计数下降，多形白细胞计数下降，血小板计数下降或增加。

若快速静脉滴注给予大剂量可能发生全身性过敏反应，表现为面部肿胀、鼻黏膜及眼睑肿胀、荨麻疹、气短、胸闷、喘鸣等。

外用偶见有局部烧灼感、瘙痒、刺激及干燥感，若长期、大面积使用，可能导致皮肤萎缩、毛细血管扩张、皮肤条纹及痤疮，甚至出现全身性不良反应。

【用法和剂量】口服：用于抗炎和免疫抑制，一日 2.5～10mg/kg，分 3～4 次给药，每隔 6～8 小时给药 1 次。用于替代治疗，一日 20～25mg/m²，分 3 次给药，每隔 8 小时给药 1 次。用于先天性肾上腺皮质增生症，初始剂量一日 30～36mg/m²，维持量一日 20～30mg/m²，分 3 次给药。

静脉滴注：用于各种危重病例的抢救，一次 100～200mg；用于肾上腺皮质功能减退及腺垂体功能减退、严重过敏反应、哮喘持续状态及休克，一次 100mg，连续应用不宜超过 5 日。

鞘内注射：一次 25～50mg，摇匀后关节或鞘内注射。

局部外用：一日 2～4 次。

【制剂与规格】片剂：10mg、20mg；注射液：2ml∶10mg、5ml∶25mg、20ml∶100mg；（琥珀酸钠）注射用无菌粉末：50mg、100mg；（含乙酸酯）乳膏剂：1%；（丁酸酯）乳膏剂：0.1%。

## 泼尼松 Prednisone

【适应证】①重症多发性皮肌炎、严重支气管哮喘、风湿病、皮肌炎、血管炎、溃疡性结肠炎、肾病综合征等。②急性严重性细菌感染、重症肌无力。③血小板减少性紫癜、粒细胞减少症、急性淋巴细胞白血病、各种肾上腺皮质功能不足症。④器官移植的排斥反应。⑤过敏性疾病、胶原性疾病（系统性红斑狼疮、结节性动脉周围炎等）。⑥剥脱性皮炎、药物性皮炎、天疱疮、神经性皮炎、荨麻疹、湿疹等皮肤疾病。⑦肿瘤如急性淋巴细胞白血病、恶性淋巴瘤。⑧滴眼用于结膜炎、角膜炎和眼前段组织炎症。

【药理作用】

（1）药效学　具有抗炎及抗过敏作用，能抑制结缔组织的增生，降低毛细血管壁和细胞膜的通透性，减少炎性渗出，并能抑制组胺及其他毒性物质的形成与释放。还能促进蛋白质分解转变为糖，减少葡萄糖的利用。因而使血糖及肝糖原都增加，可出现糖尿，同时增加胃液分泌，增进食欲。当严重中毒性感染时，与大量抗菌药物配合使用，可有良好的降温、抗毒、抗炎、抗休克及促进症状缓解作用。其水钠潴留及排钾作用比可的松小，抗炎及抗过敏作用较强，副作用较少，故比较常用。本品须在肝内将 11 位酮基还原为 11 位羟基，转化为泼尼松龙后方具有药理活性。

（2）药动学　口服后吸收迅速而完全，$t_{1/2}$ 为 1 小时，在体内可与皮质激素转运蛋白结合转运至全身。泼尼松本身无生物学活性，需在肝脏内转化成泼尼松龙而发挥作用。体内分布以肝脏含量最高，血浆次之，脑脊液、胸腹水中也有一定含量，而肾和脾中较少。代谢后由尿中排出。

【注意事项】①妊娠期妇女慎用；患有高血压、糖尿病、胃肠溃疡、精神病、青光眼等的患者慎用。②长期应用本品者，在手术时及术后 3～4 日常需酌增用量，以防肾上腺皮质功能不足。一般外科患者应尽量不用，以免影响伤口愈合。③与抗菌药物并用于细菌感染疾病时，应在抗菌药物使用之后使用，而停药则应在停用抗菌药物之前，以免掩盖症状，延误治疗。

【药物相互作用】非甾体抗炎药可加强其致溃疡作用。可增强对乙酰氨基酚的肝毒性。与两性霉素 B 或碳酸酐酶抑制药合用，可加重低钾血症，长期与碳酸酐酶抑制药合用，易发生低血钙和骨质疏松。与蛋白质同化激素合用，可增加水肿的发生率，使痤疮加重。与抗胆碱能药（如阿托品）长期合用，可致眼压增高。三环类抗抑郁药可使其引起的精神症状加重。与降糖药如胰岛素合用时，因可使糖尿病患者血糖升高，应适当调整降糖药剂量。甲状腺激素可使其代谢清除率增加，故甲状腺激素或抗甲状腺药与其合用，应适当调整后者的剂量。与避孕药或雌激素制剂合用，可加强其治疗作用和不良反应。与强心苷合用，可增加洋地黄毒性及心律失常的发生。与排钾利尿药合用，可致严重低血钾，并由于水钠潴留而减弱利尿药的排钠利尿效应。与麻黄碱合用，可增强其代谢清除。与免疫抑制剂合用，可增加感染的危险性，并可能诱发淋巴瘤或其他淋巴细胞增生性疾病。可增加异烟肼在肝脏的代谢和排泄，降低异烟肼的血药浓度和疗效。可促进美西律在体内代谢，降低血药浓度。与水杨酸盐合用，可减少血浆水杨酸盐的浓度。与生长素合用，可抑制后者的促生长作用。

【禁忌证】①对糖皮质激素过敏；②活动性肺结核；③严重精神疾病、癫痫、活动性消化性溃疡、糖尿病、新近行胃肠吻合手术、骨折、创伤修复期、角膜溃疡、未能控制的感染、较重的骨质疏松；④未进行抗感染治疗的急性化脓性眼部感染；⑤泼尼松滴眼剂对急性化脓性眼部感染、急性单纯疱疹病毒性角膜炎、牛痘、水痘及其他大多数角膜病毒感染禁用。

【不良反应】由本品所致的水钠潴留作用较可的松弱，一般不易引起水钠潴留、水肿和电解质紊乱。长期超生理剂量应用，可出现并发感染、向心性肥胖、满月脸、紫纹、皮肤变薄、肌无力、肌萎缩、低血钾、水肿、恶心、呕吐、高血压、糖尿病、痤疮、多毛、感染、胰腺炎、伤口愈合不良、骨质疏松、诱发或加重消化道溃疡、儿童生长抑制、诱发精神症状等。

滴眼可引起眼压升高，导致视神经损害、视野缺损、后囊膜下白内障、继发性真菌或病毒感染等。其他不良反应见氢化可的松。

【用法和剂量】口服：一般一次 5～10mg，一日 2～3 次，一日 10～60mg。用于系统性红斑狼疮、溃疡性结肠炎、肾病综合征、自身免疫性贫血等，一日 40～60mg，病情稳定后逐渐减量。用于药物性皮炎、支气管哮喘、荨麻疹等过敏性疾病，一日 20～40mg，症状减轻后逐渐减量，每间隔 1 日减少 5mg。用于急性淋巴细胞白血病及恶性淋巴瘤，一日 60～80mg，待症状缓解后减量。

外用：用于过敏性皮炎、湿疹，用量依病变大小和用药部位而定，一日 1～2 次。

滴眼：一次 1～2 滴，一日 2～4 次。

【制剂与规格】片剂：5mg；滴眼剂：5ml∶5mg；外用膏剂：10g/支。

## 甲泼尼龙 Methylprednisolone

【适应证】糖皮质激素只能作为对症治疗，只有在某些内分泌失调的情况下，才能作为替代药品。

可用于以下情况：风湿性疾病（作为辅助疗法短期使用，帮助患者度过急性期或危重期）、银屑病性关节炎、类风湿关节炎包括青少年类风湿关节炎（有些患者可能需要低剂量维持治疗）、强直性脊柱炎、急性或亚急性滑囊炎、急性非特异性腱鞘炎、急性痛风性关节炎、创伤后骨关节炎、骨关节炎引发的滑膜炎、上髁炎。胶原疾病、疾病危重期或作为下列疾病的维持治疗：系统性红斑狼疮、全身性皮肌炎（多肌炎）、风湿性多肌痛、巨细胞关节炎、急性风湿性心肌炎。皮肤疾病、天疱疮、大疱疱疹性皮炎、严重的各类红斑病（史-约综合征）、剥脱性皮炎、蕈样真菌病、严重的银屑病、严重的脂溢性皮炎。用于控制如下以足量常规治疗疗效不佳的严重或损伤功能的过敏性疾病：季节性或全年性过敏性鼻炎、血清病、支气管哮喘、药物过敏反应、接触性皮炎、异位性皮炎。眼部疾病、眼部及其附件严重的急慢性过敏和炎症反应。水肿：无尿毒症的自发性或狼疮性肾病综合征的利尿及缓解蛋白尿。胃肠道疾病：帮助患者度过以下疾病的危重期：溃疡性结肠炎，局限性回肠炎。神经系统疾病：各类硬化症的急性恶化，脑部肿瘤引起的水肿。

与适当的抗结核化疗法合用，用于伴有蛛网膜下腔阻塞或趋于阻塞的结核性脑膜炎；累及神经或心肌的旋毛虫病；器官移植；内分泌失调疾病；原发或继发性肾上腺皮质功能不全；先天性肾上腺增生；非化脓性甲状腺炎；癌症引起的高钙血症。

【药理作用】本品为泼尼松龙 $C_6$ 位加甲基的衍生物，抗炎、抗过敏作用强于泼尼松龙。$t_{1/2}$ 为 30 分钟，血药浓度达峰值后迅速下降。

【注意事项】对属下列特殊危险人群的患者应采取严密的医疗监护并尽可能缩短疗程。儿童：长期每日分次给予糖皮质激素会抑制儿童生长，这种治疗只可用于非常严重的病情。隔日疗法通常可避免或减少这一副作用。糖尿病患者：引发潜在的糖尿病或增加糖尿病患者对胰岛素和口服降糖药的需求。高血压患者：使动脉高血压病情恶化。有精神病史者：已有的情绪不稳和精神病倾向可能会因服用皮质类固醇而加重。眼部单纯疱疹或有眼部表现的带状疱疹患者：可能发生角膜穿孔。因糖皮质激素治疗的并发症与用药的剂量和时间有关，对每个病例均需就剂量、疗程及每日给药还是隔日给药做出风险/利益评价。应尽可能缩短用药期限，慢性病的治疗应进行医疗观察。在控制病情方面，应采用尽可能低的剂量。当可以降低剂量时，应逐渐减少。长期治疗的中断应在医疗监护下进行（逐量递减，评估肾上腺皮质的功能）。肾上腺皮质功能不全最重要的症状为无力、直立性低血压和抑郁。服用皮质类固醇治疗发生异常的紧急状况的患者，在紧急状况发生前、发生时和发生后须加大速效皮质类固醇的剂量。应用皮质类固醇可能会掩盖一些感染的征象，并可能有新的感染出现。皮质类固醇应用期间抵抗力可能下降，感染不能局限化。在身体任何部位由病原体引起的感染，如细菌、病毒、真菌、原生动物或蠕虫都可能与单独使用皮质类固醇或联合使用其他能影响细胞免疫、体液免疫、中性粒细胞活性的免疫抑制药物有关。这些感染可能是中度、重度、偶尔是致命性的。随着皮质类固醇的剂量增加，发生感染的概率也会增加。

对于使用免疫抑制剂量的皮质类固醇进行治疗的患者，禁忌接种减毒活疫苗。接种灭活疫苗及生物基因技术生产的疫苗，其效果会降低，甚至无效。对于接受非免疫抑制剂量皮质类固醇治疗的患者，可按要求接受免疫接种。服用皮质类固醇的患者不可接种牛痘，也不可接受其他免疫措施，特别是大剂量服用的患者，因为有出现神经系统并发症和缺乏抗体反应的可能性。

甲泼尼龙片用于结核活动期患者时，应仅限于暴发性或扩散性结核病，这时皮质激素可与适当的抗结核病药物联用以控制病情。如皮质类固醇用于结核病潜伏期或结核菌素试验阳性的患者时，必须密切观察以防疾病复发。此类患者长期服用皮质类固醇期间应接受药物预防治疗。

关于皮质类固醇治疗是否会导致消化道溃疡尚未达成共识，但服用糖皮质激素会掩盖溃疡的症状，使穿孔或出血在未感到明显疼痛时就出现。大剂量糖皮质激素会削弱宿主的抵抗力从而导致对真菌、细菌和病毒的易感性增加。逐渐递减用药量可减少因用药而产生的肾上腺皮质功能不全现象。这种现象可在停药后持续数月，因而在此期间一旦出现紧急情况应恢复服药。由于盐皮质激素的分泌也可能被抑制，应同时补充盐分和（或）盐皮质激素。若有下列情况应慎用皮质类固醇：有立即穿孔风险的非特异性溃疡性结肠炎、脓肿或其他化脓性感染；憩室炎；近期已行胃肠吻合术；消化道溃疡活动期或潜伏期；肾功能不全；高血压；骨质疏松；重症肌无力。甲状腺功能减退和肝硬化会增强皮质类固醇的作用。皮质类固醇治疗只有在参照人体生物检验报告和参数的情况下才可以考虑使用（如皮下实验、甲状腺激素水平检测）。无证据表明皮质类固醇会致癌、致突变和抑制生育能力。在接受皮质类固醇治疗的患者中曾有报道发生卡波西肉瘤，停用皮质类固醇后可以临床缓解。运动员慎用。能否驾驶和操作其他机器尽管视力障碍属极少见的不良反应，但仍建议患者小心驾驶和操作其他机器。

【药物相互作用】有益的相互作用：甲泼尼龙与其他抗结核化疗法联合，可用于治疗暴发性或扩散性肺结核及伴有蛛网膜下腔阻塞的结核性脑膜炎。甲泼尼龙经常与烷化剂、抗代谢药及长春碱类药物联合用于肿瘤疾病如白血病和淋巴瘤。有害的相互作用：糖皮质激素与致溃疡药物（如水杨酸盐和非甾体抗炎药（NSAID）合用，会增加发生消化道并发症的危险。糖皮质激素可以提高水杨酸盐的肾脏清除率，可能会导致水杨酸盐水平降低，停用皮质类固醇可能导致水杨酸盐毒性。糖皮质激素与噻嗪类利尿药合用，会增加糖耐量异常及低血钾的危险。糖皮质激素会增加糖尿病患者对胰岛素和口服降糖药的需求。对于使用免疫抑制剂量皮质类固醇进行治疗的患者，禁忌接种减毒活疫苗。接种灭活疫苗及生物基因技术生产的疫苗，其效果会降低，甚至无效。对于接受非免疫抑制剂量皮质类固醇治疗的患者，可按要求接受免疫接种。服用皮质类固醇的患者不可接种牛痘，也不可接受其他免疫措施，特别是大剂量服用的患者，因为有出现神经系统并发症和（或）缺乏抗体反应的危险。皮质类固醇与阿司匹林及非甾体抗炎药联合使用时须谨慎。

大环内酯类药物如红霉素和酮康唑可以抑制皮质类固醇的代谢。可能需要调整皮质类固醇的剂量以避免药物过量。与巴比妥酸盐、苯丁唑酮（保泰松）、苯妥英、卡马西平或利福平联用时可以导致皮质类固醇代谢加速，作用降低。皮质类固醇可以提高或降低抗凝剂的效果，需持续监测凝血功能。环孢霉素与甲泼尼龙联用时曾观察到惊厥发生。这两种药物合用时可以互相抑制对方的代谢，因而，当仅仅联合使用这两种药物时，惊厥及其他副作用的发生频率可能会更高。

【不良反应】参见泼尼松。

【禁忌证】参见泼尼松。

【用法和剂量】根据不同疾病的治疗需要，甲泼尼龙片的初始剂量可在一日 4～48mg。症状较轻者，通常给予较低剂量即可；某些患者则可能需要较高的初始剂量。临床上需要用较高剂量治疗的疾病包括多发性硬化症（200mg/d）、脑水肿（200～1000mg/d）和器官移植［可达 7mg/（kg·d）］。若经过一段时间的充分治疗后未见令人满意的临床效果，应停用甲泼尼龙片而改用其他合适的治疗方法。若经过长期治疗后需停药时，建议逐量递减，而不能突然撤药。当临床症状出现好转，应在适当的时段内逐量递减初始剂量，直至能维持已有的临床效果的最低剂量，此剂量即为最佳维持剂量。医师还应注意对药物剂量作持续的监测，当出现下列情况时可能需要调整剂量：病情减轻或加重导致临床表现改变；患者对药物反应的个体差异。患者遇到与正在治疗的疾病无关的应激状况，在最后一种情况下，可能需要根据患者的情况，在一段时间内加大甲泼尼龙片的剂量。这里必须强调的是，剂量需求不是一成不变的，必须根据治疗的疾病和患者的反应作个体化调整。隔日疗法（ADT）是一种服用皮质类固醇的方法，即指在隔日早晨一次性给予 2 日的皮质类固醇总量。采用这种治疗方法旨在为需要长期服药的患者提供皮质激素的治疗作用，同时减少某些不良反应，例如，对垂体-肾上腺皮质轴的抑制、类库欣综合征、皮质激素撤药症状和对儿童生长的抑制。

【制剂与规格】片剂：4mg；（琥珀酸钠）注射用无菌粉末：40mg、500mg。

## 地塞米松 Dexamethasone

【适应证】过敏性、炎症性与自身免疫性炎症性疾病。其他参见氢化可的松。

【药理作用】

（1）药效学　肾上腺皮质激素类药，其抗炎、抗过敏、抗休克作用比泼尼松更显著，而对水钠潴留和促进排钾作用很轻，对垂体-肾上腺抑制作用较强。

（2）药动学　本品极易自消化道吸收，其血浆 $t_{1/2}$ 为 190 分钟，组织 $t_{1/2}$ 为 3 日，肌内注射地塞米松磷酸钠或地塞米松乙酸酯后分别于 1 小时和 8 小时达血药浓度峰值。本品血浆蛋白结合率较其他皮质激素类药物为低，易于通过多种屏障。本品 0.75mg 的抗炎活性相当于 5mg 泼尼松龙。

【注意事项】①未能控制的结核性、化脓性、细菌性和病毒性感染者忌用。②妊娠期及哺乳期妇女慎用，儿童宜尽量应用小剂量。心脏病和急性心力衰竭者慎用。高脂蛋白血症、高血压、甲状腺功能减退、重症肌无力者慎用。③用药过程中应监测患者的血红蛋白、血糖、血清钾、血压的变化，并注意是否有隐性出血。地塞米松的水钠潴留作用较弱，一般不用于原发性肾上腺皮质功能减退的替代治疗。④对眼部感染性炎症，应与有效的抗生素联合应用，病情好转后逐渐减少用药次数，不可骤停，以减少疾病复发的概率。⑤本品因其盐皮质激素活性很弱，水钠潴留作用弱，故不适用于原发性肾上腺皮质功能不全症的替代治疗。

【药物相互作用】与巴比妥类药物、苯妥英、利福平同服，本品代谢促进作用减弱。与水杨酸类药物合用，本品毒性增加。本品可减弱抗凝血剂、口服降糖药作用，合用时应调整剂量。

【禁忌证】对肾上腺皮质激素过敏者禁用。有严重精神病史、癫痫者禁用。活动性胃及十二指肠溃疡、新近行胃肠吻合术者禁用。肾上腺皮质功能亢进、严重的骨质疏松、青光眼、严重糖尿病者禁用。

【不良反应】少见有水钠潴留、血糖升高；静脉注射可引起肛门生殖区的感觉异常或激惹；长期应用可致医源性库欣综合征，表现为满月脸、向心性肥胖、紫纹、出血倾向、痤疮、糖尿病倾向、高血压、骨质疏松或骨折。其他可参见氢化可的松。

【用法和剂量】静脉滴注：用于各种危重病例的抢救，一次 2～20mg，每隔 2～6 小时重复给药，直至病情稳定；用于预防妇科手术硬膜外麻醉所引起的恶心和呕吐，于术后注射 5～10mg；用于治疗恶性肿瘤所致的脑水肿，首次 10mg，随后每隔 6 小时给予 4mg 肌内注射，儿童负荷量 1.5mg/kg，随后以 1.5mg/（kg·d）维持，连续 5 日；用于急性非淋巴细胞白血病，一次 $2mg/m^2$，每隔 8 小时重复给药，连续 12 次。

肌内注射：用于恶性疟疾所致的脑水肿，一次 3～10mg，每隔 8 小时重复给药。用于过敏性休克或过敏性疾病，一次 2～6mg，严重者每隔 2～6 小时重复给药。

关节腔内注射：一次 0.8～4mg，剂量可视关节腔大小酌情而定。

口服：初始一次 0.75～3mg，一日 2～4 次，维持量一日 0.75mg，剂量可视病情酌情而定。

【制剂与规格】片剂：0.75mg；注射液：1ml：2mg、1ml：5mg。

# 胰岛素及口服降血糖药

## 胰岛素 Insulin

【适应证】1 型、2 型糖尿病：①重度消瘦营养不良者；②轻、中度经饮食和口服降血糖药治疗无效者；③合并严重代谢紊乱（如酮症酸中毒、高渗性昏迷或乳酸酸中毒），重度感染，消耗性疾病（如肺结核、肝硬化），进行性视网膜、肾、神经等病变，急性心肌梗死，脑血管意外者；④合并妊娠、分娩及大手术者。也可用于纠正细胞内缺钾。

【药理作用】

（1）药效学　胰岛素分子量约为 6000Da，由两条多肽链组成，A 链含 21 个氨基酸，B 链含 30 个氨基酸。胰岛素制剂具有 3 个主要特征，即作用时间、纯度和来源。按起效作用快慢和维持作用时间，胰岛素制剂可分为三类：短效（速效）胰岛素、中效胰岛素、长效胰岛素；从种属来源看，有猪、牛和人胰岛素，前两者系从动物胰腺提取而得，人胰岛素有两种合成方法，一是将猪胰岛素经化学修饰转变为人胰岛素；另一方法是采用重组基因工程合成。

胰岛素通过与靶组织（主要是肝、脂肪和肌肉）细胞膜上的特异性受体（胰岛素受体）结合后起作用，然后引发一系列生理效应。其主要作用是增加葡萄糖的穿膜转运，促进靶组织葡萄糖的摄取，促进葡萄糖在细胞的氧化、利用，抑制肝糖原分解、促进糖原合成，抑制肝葡萄糖输出，促进蛋白质和脂肪合成，总的效应是降低血糖，并有抑制酮体生成作用。此外，与生长激素有协同作用，促进生长，促进钾向细胞内转移，并有水钠潴留作用。

（2）药动学　口服易被胃肠道消化酶破坏。皮下给药吸收迅速，皮下注射后 0.5～1 小时开始生效，2～4 小时作用达高峰，维持时间 5～7 小时。静脉注射 10～30 分钟起效，15～30 分钟达高峰，维持时间 0.5～1 小时。静注的胰岛素在血液循环中的半衰期为 5～10 分钟，皮下注射后半衰期为 2 小时。皮下注射后吸收很不规则。不同注射部位胰岛素的吸收可有差别，腹壁吸收最快，上臂外侧比股前外侧吸收快。不同病人吸收差异很大，即使同一病人，不同时间吸收也可能不同。胰岛素吸收到血液循环后，只有 5% 与血浆蛋白结合，但可与胰岛素抗体相结合，后者使胰岛素作用时间延长。主要在肾与肝中代谢，少量由尿代谢。

【注意事项】①短效胰岛素皮下吸收峰型较超短效胰岛素宽，和人体正常生理分泌模式有一定差异；短效胰岛素的缺点是餐前 30 分钟用药不易把握，进餐时间提前容易导致血糖控制不佳，进餐时间延后容易发生低血糖，血糖波动较大。②注射部位可有皮肤发红、皮下结节和皮下脂肪萎缩等局部反应，故须经常更换注射部位。③只有可溶性人胰岛素可以静脉给药。为了防止血糖突然下降，来不及呼救而失去知觉，应给每一位患者随身记有病情及用胰岛素情况的卡片，以便不失时机及时抢救处理。④低血糖、肝硬化、溶血性黄疸、胰腺炎、肾炎等患者忌用。⑤未开瓶使用的胰岛素应在 2～10℃ 条件下冷藏保存。已开始使用的胰岛素注射液可在室温（最高 25℃）保存最长 4～6 周，冷冻后的胰岛素不可使用。

【药物相互作用】糖皮质类固醇，促肾上腺皮质激素、胰高血糖素、雌激素、口服避孕药、肾上腺素、苯妥英钠、噻嗪类利尿药、甲状腺素等可不同程度地升高血糖浓度，同用时应调整这些药或胰岛素的剂量。

口服降糖药与胰岛素有协同降血糖作用。抗凝血药、水杨酸盐、磺胺类药及抗肿瘤药甲氨蝶呤等可与胰岛素竞争和血浆蛋白结合，从而使血液中游离胰岛素水平增高。非甾体抗炎药可增强胰岛素的降血糖作用。

β受体阻滞剂如普萘洛尔可阻止肾上腺素升高血糖的反应，干扰机体调节血糖功能，与胰岛素同用可增加低血糖的危险，而且可掩盖低血糖的症状，延长低血糖时间。合用时应注意调整胰岛素剂量。中等量至大量的乙醇可增强胰岛素引起的低血糖作用，可引起严重、持续的低血糖，在空腹或肝糖原储备较少的情况下更易发生。氯喹、奎尼丁、奎宁等可延缓胰岛素的降解，使血中胰岛素浓度升高从而加强其降血糖作用。升血糖药物如某些钙通道阻滞剂、可乐定、丹那唑、二氮嗪、生长激素、肝素、$H_2$ 受体拮抗剂、大麻、吗啡、尼古丁、磺吡酮等可改变糖代谢，使血糖升高，因此胰岛素同上述药物合用时应适当加量。血管紧张素酶抑制剂、溴隐亭、氯贝丁酯、酮康唑、锂、甲苯咪唑、维生素 $B_6$、茶碱等可通过不同方式直接或间接致血糖降低，胰岛素与上述药物合用时应适当减量。奥曲肽可抑制生长激素、胰高血糖素及胰岛素的分泌，并使胃排空延迟及胃肠道蠕动减缓，引起食物吸收延迟从而降低餐后高血糖，在开始用奥曲肽时，胰岛素应适当减量，以后再根据血糖调整。吸烟：可通过释放儿茶酚胺而拮抗胰岛素的降血糖作用，吸烟还能减少皮肤对胰岛素的吸收。所以正在使用胰岛素治疗的吸烟患者突然戒烟时，应观察血糖变化，考虑是否需适当减少胰岛素用量。

【禁忌证】对本品过敏者、低血糖症者禁用。

【不良反应】发生低血糖时可静脉注射 50%葡萄糖注射液，必要时再静脉滴注 5%葡萄糖注射液。少数患者对人胰岛素制剂发生过敏反应，偶见过敏性休克。

【用法和剂量】使用方法及剂量应个体化。动物胰岛素皮下注射：0.5～1 小时起效，2～4 小时达峰，作用维持 6～8 小时；人胰岛素皮下注射，0.5 小时内起效，1～3 小时达峰，作用持续时间约 8 小时。人胰岛素较动物胰岛素起效快，作用时间长。不同部位皮下注射的吸收差别很大。静脉注射后 10～30 分钟起效，10～30 分钟达高峰，持续 0.5～1 小时，在血液循环中 $t_{1/2}$ 为 5～10 分钟。

糖尿病及内分泌专家建议：1 型糖尿病患者通常应采用一日多次的胰岛素注射方案或持续皮下胰岛素输注方案；选择用基础胰岛素控制夜间和吸收后空腹状态下的血糖，而进餐前则予以餐前胰岛素注射来模拟胰岛β细胞的快速胰岛素分泌模式，全天胰岛素总量（TDI）=体重（kg）×0.5U，其中基础胰岛素总量占 40%，餐时胰岛素总量占 60%，早餐前的胰岛素剂量往往要大于中餐及晚餐前的胰岛素剂量。2 型糖尿病患者可使用口服降糖药联合胰岛素治疗方案或单独使用，类似 1 型糖尿病患者使用的胰岛素治疗方案进行治疗，但应根据病情和病程进行调整。

【制剂与规格】动物源胰岛素注射液（短效、中效、长效和预混）：300U、400U；重组人胰岛素注射液（短效、中效和预混 30R）：300U、400U。

### 甘精胰岛素 Insulin Glargine

【适应证】需用胰岛素治疗的成人 1 型和 2 型糖尿病，青少年和年龄在 6 岁及以上儿童的 1 型糖尿病。

【药理作用】

（1）药效学　参阅胰岛素。

（2）药动学　甘精胰岛素的起效时间比中性低精蛋白锌人胰岛素慢，但作用特性为平稳、无峰值、作用时间长。皮下注射甘精胰岛素 1 小时起效，持续时间可达 24 小时。

【注意事项】参阅胰岛素。

【药物相互作用】参阅胰岛素。

【禁忌证】参阅胰岛素。

【不良反应】参阅胰岛素。

【用法和剂量】本品是胰岛素类似物。具有长效作用，应该一日 1 次在固定的时间皮下注射给药。必须个体化对预期的血糖水平、降血糖药的剂量及给药时间进行确定与调整。当患者体重或生活方式发生变化、胰岛素给药时间改变或出现容易发生低血糖或高血糖的情况时，可能需要调节剂量。应谨慎进行任何胰岛素剂量的改变并遵医嘱。甘精胰岛素的用药剂量应因人而异。2 型糖尿病患者也可将甘精胰岛素和口服降血糖药一起使用。从其他中效或长效胰岛素的治疗方案改为甘精胰岛素的治疗方案时，可能需改变基础胰岛素的剂量并调整其他同时使用的治疗糖尿病的药物（加用的胰岛素或快速作用胰岛素类似物的注射剂量和时间或口服降血糖药的剂量）。为了减少夜间和清晨发生低血糖的危险性，将原来采用一日注射 2 次（NPH）胰岛素的患者，改为一日注射 1 次甘精胰岛素的治疗方案时，在变更治疗的第一周，其一日基础胰岛素的用量应减少 20%～30%。在第一周减少基础胰岛素用量期间，有些患者可能需在进食时代偿性地加用胰岛素，此后的治疗方案应因人而异。因有抗人胰岛素抗体而用大剂量胰岛素的患者，和其他胰岛素类似物一样，改用甘精胰岛素后可能对胰岛素反应会增加。换用及开始用甘精胰岛素的最初几周，应密切监测代谢改变。随着代谢控制的改善及胰岛素敏感性的增加，可能需进一步调整剂量方案。如果患者的体重或生活方式有改变，或出现容易发生低血糖或高血糖的情况，也需调整剂量及时间。甘精胰岛素应皮下注射给药。切勿静脉注射甘精胰岛素。甘精胰岛素的长效作用与其在皮下组织内注射有关。如将平常皮下注射的药物剂量注入静脉内，可发生严重低血糖。腹部、三角肌或大腿皮下注射后，血清胰岛素或葡萄糖水平未见临床差异。在某一注射区内，每次注射的部位必须轮换。甘精胰岛素注射液不能同任何别的胰岛素或稀释液混合，混合或稀释会改变其时间/作用特性，混合会造成沉淀。使用湿润 75% 乙醇的医用棉签给橡皮膜消毒，待消毒表面干燥后根据操作指南安装针头。其他使用细节请参阅注射装置的使用和操作指南。与成人一样，青少年和年龄在 6 岁及以上儿童使用甘精胰岛素时须根据代谢需要和血糖监测进行个体化调节。国内 6 岁以下儿童使用甘精胰岛素的疗效和安全性尚未确认。

【制剂与规格】注射液：3ml∶300U（预填充）、3ml∶300U（笔芯）。

### 二甲双胍 Metformin

【适应证】单纯饮食控制及体育锻炼治疗无效的 2 型糖尿病，特别是患者肥胖的 2 型糖尿病。对磺酰脲类药物疗效较差的糖尿病患者与磺酰脲类口服降血糖药合用。

【药理作用】

（1）药效学　本品可降低 2 型糖尿病患者空腹及餐后高血糖，HbAlc 可下降 1%～2%，本品降血糖的作用机制可能是：①增加肌肉、脂肪等外周组织对胰岛素的敏感性，增加胰岛素介导的葡萄糖的摄取和利用，并促进糖的无氧酵解。②增加非胰岛素依赖的组织对葡萄糖的利用，如脑、血细胞、肾髓质、肠道、皮肤等。③抑制肝糖原异生作用，减少肝糖输出。④抑制肠壁细胞摄取葡萄糖。⑤抑制胆固醇的生物合成和储存，降低血三酰甘油、总胆固醇水平。本品无促进脂肪合成作用，对正常人无明显降血糖作用，对 2 型糖尿病单独应用时一般不引起低血糖。

（2）药动学　二甲双胍主要由小肠吸收，吸收 $t_{1/2}$ 为 0.9～2.6 小时，生物利用度为 50%～60%。口服二甲双胍 0.5g 后 2 小时，其血浆浓度达峰值（2μg/ml）。胃肠道壁内集聚较高水平的二甲双胍，为血浆浓度的 10～100 倍。肾、肝和唾液内含量约为血浆浓度的 2 倍多，二甲双胍结构稳定，不与血浆蛋白结合，以原型随尿液排出，清除迅速，$t_{1/2}$ 为 1.7～4.5 小时，12 小时内 90% 被清除。本品一部分可由肾小管分泌，故肾清除率大于肾小球滤过率，由于本品主要以原型由肾脏排泄，故在肾功能减退时用本品可在体内大量积聚，引起乳酸性酸中毒。

【注意事项】①定期检查肾功能，可减少乳酸性酸中毒的发生，尤其是老年患者更应定期检查。65 岁以上老人慎用。②接受外科手术和碘剂 X 线摄影检查前患者需暂停口服本品。③肝功能不良、既往有乳酸性酸中毒史者应慎用。④应激状态：如发热、昏迷、感染和外科手术时，应暂时停用本品，改用胰岛素，待应激状态缓解后再恢复使用。⑤对 1 型糖尿病患者，不宜单独使用本品，而应与胰岛素合用。⑥本品可减少维生素 $B_{12}$ 的吸收，应定期监测血常规及血清维生素 $B_{12}$ 水平。⑦老年、衰弱或营养不良的患者，以及肾上腺和垂体功能低下、乙醇中毒的患者更易发生低血糖。⑧单独接受本品治疗的患者在正常情况下不会产生低血糖，但与其他降糖药联合使用（如磺酰脲类药物和胰岛素）、饮酒等情况下会出现低血糖，须注意。⑨服用本品治疗血糖控制良好的 2 型糖尿病患者，如出现实验室检验异常或临床异常（特别是乏力或难以言表的不适），应迅速寻找酮症酸中毒或乳酸性酸中毒的证据，测定包括血清电解质、酮体、血糖、血酸碱度、乳酸盐、丙酮酸盐和二甲双胍水平，如存在任何类型的酸中毒都应立即停用本品。

【药物相互作用】单剂联合使用二甲双胍和格列苯脲未发现二甲双胍的药动学参数改变。二甲双胍与呋塞米（速尿）合用，二甲双胍的 AUC 增加，但肾清除无变化；同时呋塞米的 $C_{max}$ 和 AUC 均下降，$t_{1/2\gamma}$ 缩短，肾清除无改变。经肾小管排泌的阳离子药物（如氨氯吡咪、地高辛、吗啡、普鲁卡因胺、奎尼丁、奎宁、雷尼替丁、氨苯蝶啶、甲氧苄啶和万古霉素）理论上可能与二甲双胍竞争肾小管转运系统，发生相互作用，因此建议密切监测、调整本品和（或）相互作用药物的剂量。二甲双胍与西咪替丁合用，二甲双胍的血浆和全血 AUC 增加，但两药单剂合用，未见二甲双胍 $t_{1/2\beta}$ 改变。西咪替丁的药动学未见变化。如同时服用某些可引起血糖升高的药物，如噻嗪类药物或其他利尿药、糖皮质激素、吩噻嗪、甲状腺制剂、雌激素、口服避孕药、苯妥英、烟碱酸、拟交感神经药、钙通道阻滞剂和异烟肼等时要密切监测血糖，而在这些药物停用后，要密切注意低血糖的发生。二甲双胍不与血浆蛋白结合，因此与蛋白高度结合的药物如水杨酸盐、氨苯磺胺、氯霉素、丙磺舒等与磺脲类药物相比不易发生相互作用，后者主要与血清蛋白结合。除氯磺丙脲，患者从其他的口服降血糖药转为用本品治疗时，通常不需要转换期。服用氯磺丙脲的患者在换用本品的最初 2 周要密切注意，因为氯磺丙脲在体内有较长时间滞留，易导致药物作用过量，发生低血糖。二甲双胍有增加华法林的抗凝血倾向。树脂类药物与本品同服，可减少二甲双胍吸收。

【禁忌证】①10 岁以下儿童、80 岁以上老人、妊娠期及哺乳期妇女。②肝肾功能不全者或肌酐清除率异常者。③心力衰竭（休克）、急性心肌梗死及其他严重心、肺疾病。④严重感染或外伤、外科大手术、临床有低血压和缺氧等。⑤急性或慢性代谢性酸中毒，包括有或无昏迷的糖尿病酮症酸中毒。⑥并发严重糖尿病肾病或糖尿病眼底病变。⑦酗酒者、维生素 $B_{12}$ 及叶酸缺乏未纠正者。⑧需接受血管内注射碘化造影剂检查前，应暂停用本品。⑨对本品过敏者。

【不良反应】常见腹泻、恶心、呕吐、胃胀、乏力、消化不良、腹部不适及头痛；少见大便异常、低血糖、肌痛、头昏、头晕、指甲异常、皮疹、出汗增加、味觉异常、胸部不适、寒战、流感症状、潮热、心悸、体重减轻等；罕见乳酸性酸中毒。

【用法和剂量】口服：从小剂量开始渐增剂量。通常起始剂量为一次 0.5g，一日 2 次，或 0.85g，一日 1 次，随餐服用，可每周增加 0.5g，或每 2 周增加 0.85g，逐渐加至一日 2g，分次服用。10～16 岁的 2 型糖尿病患者本品的一日最高剂量为 2000mg；成人最大推荐剂量为一日 2550mg；对需进一步控制血糖的患者，剂量可以加至一日 2550mg（即一次 0.85g，一日 3 次）；一日剂量超过 2g 时，为了更好耐受，最好随三餐分次服用。16 岁以上同成人剂量。

【制剂与规格】片剂、肠溶（片剂、胶囊）、缓释片：0.25g、0.5g；胶囊：0.25g；缓释胶囊：0.25g。

### 格列本脲 Glibenclamide

【适应证】单用饮食控制疗效不满意的轻、中度 2 型糖尿病，患者胰岛 B 细胞有一定的分泌胰岛素功能，并且无严重的并发症。

【药理作用】

（1）药效学　参见格列吡嗪。

（2）药动学　本品口服吸收快，血浆蛋白结合率很高，达 95%，口服后 2～5 小时血药浓度达峰值，作用持续 24 小时。$t_{1/2}$ 为 10 小时。在肝内代谢，由肝和肾排出各约 50%。

【注意事项】参见格列吡嗪。

【药物相互作用】参见格列吡嗪。

【禁忌证】参见格列吡嗪。

【不良反应】参见格列吡嗪。

【用法和剂量】口服，开始 2.5mg，早餐前或早餐及午餐前各一次；轻症者 1.25mg，一日 3 次，三餐前服；7 日后一日递增 2.5mg。一般用量为一日 5～10mg，最大用量一日不超过 15mg。

【制剂与规格】片剂：2.5mg。

### 格列吡嗪 Glipizide

【适应证】经饮食控制及体育锻炼 2～3 个月疗效不满意的轻、中度 2 型糖尿病，但此类患者的胰岛 B 细胞尚有一定的分泌功能且无急性并发症，不合并妊娠、无严重的慢性并发症。

【药理作用】

（1）药效学　格列吡嗪属于磺酰脲类降血糖药。磺酰脲类降血糖药对多数 2 型糖尿病患者有效。主要作用为刺激胰岛 B 细胞分泌胰岛素，其作用机制是与 B 细胞膜上的磺酰脲受体特异性结合，从而使 ATP 依赖的钾通道关闭，引起膜电位去极化，使钙通道开启，胞液内 $Ca^{2+}$ 浓度升高，促使胰岛素分泌。部分品种还有膜外作用，如增加葡萄糖转运蛋白在肌细胞、脂肪细胞表达以减轻胰岛素抵抗。

（2）药动学　格列吡嗪片口服后吸收快，1～2.5 小时血药浓度达峰值，$t_{1/2\beta}$ 为 3～7 小时。主要经肝代谢失去活性，第 1 日 97% 排出体外，第 2 日 100% 排出体外，65%～80% 经尿液排出，10%～15% 从粪便中排出。

【注意事项】①患者用药时应遵医嘱，注意饮食、剂量和用药时间。②治疗中注意早期出现的低血糖症状，应及时采取措施，静脉滴注葡萄糖。③必须在进餐前即刻或进餐中服用；治疗时不定时进餐或不进餐会引起低血糖。④肝肾功能不全者会影响本品的排泄，增加低血糖反应发生的危险，应慎用。⑤虚弱或营养不良者应慎用。⑥65 岁以上老年人达稳态时间较年轻人延长 1～2 日。⑦控释片需整片吞服，不能嚼碎分开和碾碎。⑧对严重胃肠道狭窄（病理性或医源性）的患者应慎用。⑨速释片对体质虚弱、高热、恶心、呕吐、有肾上腺皮质功能减退或垂体前叶功能减退症者慎用。⑩避免饮酒，以免引起戒断反应。

【药物相互作用】某些药物可增强磺脲类药物的降血糖作用，包括非甾体抗炎药和其他具有高蛋白结合力的药物、水杨酸、磺胺、氯霉素、丙磺酸、香豆素、单胺氧化酶抑制剂及 β 受体阻滞剂。当服用本品的患者接受这些药物治疗时，应严密监测低血糖的发生。当应用格列吡嗪治疗的患者停用这些药物时，需密切观察有无血糖控制不良情况。体外格列吡嗪和人血清蛋白结合研究显示，格列吡嗪的结合不同于甲苯磺丁脲，与水杨酸及双香豆素无相互作用。但是这些研究结论用于临床或格列吡嗪与这些药物合用时仍应十分谨慎。某些药物具有升血糖的趋势，可能会导致血糖失控。这些药物包括噻嗪类药物和其他利尿药、皮质类固醇、吩噻嗪、甲状腺制剂、雌激素、口服避孕药、苯妥英、烟酸、拟交感神经药、钙通道阻滞剂和异烟肼。服用格列吡嗪的患者使用这些药物时，需密切观察有无血糖控制不良情况，停止使用此类药物时，则应密切观察低血糖的情况。有报道，口服咪康唑和降血糖药之间可能出现相互作用导致严重低血糖。咪康唑静脉、局部或阴道给药时是否有此种相互作用尚不清楚。在健康志愿者中进行了安慰剂对照、交叉试验以研究氟康唑和格列吡嗪合并使用的效应。所有受试者首先单独服用格列吡嗪，然后给予氟康唑 100mg 一日 1 次，共 7 日，使用氟康唑之后，格列吡嗪的 AUC 平均增加了 56.9%（35%～81%）。

尽管没有进行相关研究，伏立康唑有可能增高磺脲类药物（如甲苯磺丁脲、格列吡嗪、格列本脲）的血药浓度，而导致低血糖。建议在联合用药时，应仔细监测血糖情况。

【禁忌证】①1型糖尿病、糖尿病低血糖昏迷或昏迷前期、糖尿病合并酮症酸中毒、晚期尿毒症者。②严重烧伤、感染、外伤和大手术、肝肾功能不全、白细胞减少者。③对本品及磺胺药过敏者。④妊娠期及哺乳期妇女。

【不良反应】控释片的不良反应：十分常见虚弱、头痛、头晕、紧张、震颤、腹泻、胃肠胀气；常见疼痛、失眠、感觉异常、焦虑、抑郁、感觉迟钝、恶心、消化不良、便秘和呕吐、低血糖、关节痛、腿痉挛和肌痛、晕厥、出汗和瘙痒、鼻炎、视物模糊、多尿；偶见寒战、肌张力增高、思维混乱、眩晕、嗜睡、步态异常和性欲降低、厌食和微量便血、口渴和水肿、心律失常、偏头痛、面部潮红和高血压、皮疹和荨麻疹、咽炎和呼吸困难、眼痛、结膜炎和视网膜出血、排尿困难。其他：可引起白细胞减少、粒细胞缺乏、血小板减少、溶血性贫血、再生障碍性贫血和全血细胞减少，极个别有低钠血症和抗利尿激素异常分泌，偶见 AST、LDH、碱性磷酸酶、血尿素氮、血肌酐轻至中度升高。

【用法和剂量】口服：治疗剂量因人而异，根据血糖监测调整剂量。①控释片（胶囊）常用起始剂量为一日 5mg，与早餐同服；对降血糖药敏感者可由更低剂量起始；使用本品 3 个月后测定 HbAlc，若血糖未能满意控制可加大剂量；多数患者一日服 10mg，部分患者需 15mg，最大日剂量 20mg。②速释片一般推荐剂量为一日 2.5～20mg，早餐前 30 分钟服用；初始剂量一日 2.5～5mg，逐渐调整至合适剂量；一日剂量超过 15mg 时，应分成 2～3 次，餐前服用。老年人、体弱或营养不良者、肝肾功能损害者的起始和维持剂量均应采取保守原则，以避免低血糖发生。

【制剂与规格】片剂、胶囊：5mg。

### 格列美脲 Glimepiride

【适应证】食物、运动疗法及减轻体重均不能满意控制血糖的 2 型糖尿病。

【药理作用】

（1）药效学　本品促胰岛素分泌的作用机制同磺酰胺类（SU）抗糖尿病药，但本品与 SU 受体上的 65000 亚基相结合，不似其他磺酰胺类药物，如格列本脲与分子量更大的 140000 亚基相结合。本品与 SU 受体结合及解离的速度皆较格列本脲为快，这一特点可能与其较少引起严重低血糖有关。其胰外作用是增加肌细胞和脂肪细胞膜葡糖转运蛋白 4（GLUT-4）分子数量，促进葡萄糖的摄取。

（2）药动学　本品口服后较迅速且完全地吸收，空腹或进食时服对吸收无明显影响。服后 2～3 小时达血药峰值，口服 4mg 平均峰值约为 300ng/ml。$t_{1/2}$ 为 5～8 小时。本品在肝脏内通过细胞色素 P450 氧化全部代谢成环己羟甲基及羧基两类衍生物（分别为 M1 及 M2），M1 可进一步代谢为 M2，两者皆无降血糖活性。

【注意事项】①必须在进餐前即刻或进餐中服用，治疗时不定时进餐或不进餐会引起低血糖。②定期监测血糖及尿糖、HbAlc；定期进行肝功能和血液学检查（尤其是白细胞和血小板计数）。③应激状态时改用胰岛素治疗。④驾车或操纵机器时应避免低血糖导致的危险。

【药物相互作用】如果格列美脲片和其他某些药物同时服用，可能会增强或者减弱格列美脲的降血糖作用。因此，应在医生知情或者指导下服用其他药物。格列美脲由 CYP2C9 代谢。已知其代谢受同时使用的 CYP2C9 拮抗剂（利福平）或阻滞剂（氟康唑）影响。体内药物间相互作用的研究结果显示，同时使用氟康唑（最强效 CYP2C9 抑制剂之一），可使格列美脲的 AUC 增加约 2 倍。根据使用格列美脲片和其他磺脲类药物的经验，需注意下列药物间相互作用：服用下列潜在导致血糖下降的药物之一，在某些情况下会导致低血糖的发生，如保泰松、阿扎丙宗、羟布宗、胰岛素和口服降血糖药、二甲双胍、水杨酸、对氨基水杨酸、类固醇及雄激素、氯霉素、香豆素抗凝剂、芬氟拉明、氯贝丁酯、ACEI、氟西汀、别嘌醇、抗交感神经药、环磷酰胺、异环磷酰胺、磺吡酮、长效磺胺类药物、四环素族、单胺氧化酶抑制剂、喹诺酮类抗生素、丙磺舒、咪康唑、己酮可可碱（胃肠外高剂量给药）、曲托喹啉、氟康唑。服用下列减弱降血糖作用的药物之一，可能会升高血糖水平，如雌激素和孕激素、噻嗪类利尿药、促甲状腺激素、糖皮质激素、吩噻嗪及其衍生物、氯丙嗪、肾上腺素和其他拟交感神经药物、烟酸（高剂量）及其衍生物、轻泻药（长期使用时）、苯妥英、二氮嗪、高血糖素、巴比妥类药物、利福平、乙酰唑胺。$H_2$ 受体拮抗剂、β 受体阻滞剂、可乐定和利血平可能会增强或减弱本品的降血糖效果。在抗交感神经药物如 β 受体阻滞剂、可乐定、胍乙啶和利血平的作用下，低血糖的肾上腺素能反向调节征象可能会减弱甚至消失。饮酒可能增强或者减弱格列美脲片的降血糖作用，但是不可预料。格列美脲可能增强或减弱香豆素衍生物的作用。

【禁忌证】①妊娠期及哺乳期妇女禁用。②有明显肝损害和（或）肾损害者禁用，需用胰岛素治疗。③已知对磺酰脲类其他品种过敏者禁用。

【不良反应】可出现 AST 及 ALT 升高，极个别病例肝功能损害 （如胆汁淤积和黄疸）可能进展；可出现皮肤过敏，如瘙痒、皮疹、荨麻疹、对光过敏；个别有血钠降低；少见恶心、呕吐、腹泻、胃内压迫或饱胀感和腹痛；罕见中度的血小板减少、白细胞减少、红细胞减少、粒细胞减少、溶血性贫血和全血细胞减少。

【用法和剂量】口服：起始剂量一次 1mg，一日 1 次顿服；建议早餐前不久或早餐中服用，若不进早餐则于第一次正餐前不久或餐中服用；以适量的水整片吞服；如漏服一次，不能以加大下次剂量来纠正。如血糖控制不满意，可每隔 1～2 周逐步增加剂量至一日 2mg、3mg、4mg，最大推荐剂量为一日 6mg。

从其他口服降血糖药改用本品时，一般考虑原使用药物的降血糖强度和 $t_{1/2}$，以免药物累加引起低血糖反应风险；从胰岛素改用本品应在医生严密监测下进行。

【制剂与规格】片剂：1mg、2mg。

### 格列喹酮 Gliquidone

【适应证】2 型糖尿病。

【药理作用】

（1）药效学　参见格列吡嗪。

（2）药动学　本品口服吸收快，口服后 2～3 小时血药浓度达峰值，持续时间可达 8 小时，$t_{1/2}$ 为 1～2 小时。本品特点为 95%经肝脏代谢，并经消化道排出，只有 5%经肾脏排出，此点与其他磺酰脲类降血糖药有别。

【注意事项】参见格列吡嗪。

【药物相互作用】参见格列吡嗪。

【禁忌证】参见格列吡嗪。

【不良反应】参见格列吡嗪。

【用法和剂量】口服：应在餐前半小时服用。一般日剂量为 15～120mg，据个体情况及遵医嘱可适当调节剂量。通常日剂量为 30mg 以内者可于早餐前一次服用，更大剂量应分 3 次，分别于餐前服用。日最大剂量不得超过 180mg。

【制剂与规格】片剂：30mg。

### 格列齐特 Gliclazide

【适应证】单用饮食疗法、运动疗法和减轻体重不足以控制血糖水平的成人 2 型糖尿病。

【药理作用】

（1）药效学　①糖代谢作用见格列吡嗪。②本品可减轻血小板黏附及凝集，并有纤维蛋白溶解活性。

（2）药动学　格列齐特片吸收较快，口服后 2～6 小时血药浓度达峰值，$t_{1/2\beta}$ 为 8～10 小时，主要经肝代谢失去活性，第 2 日可由肾脏排出 98%。60%～70% 经尿液排出，10%～20% 由粪便排出，其中尿排出者仅有 5% 为原型药物。格列齐特缓释片口服后，药物吸收完全，进食不影响其吸收的速度和吸收量。在起初的 6 小时内药物血浆浓度逐渐升高，6～12 小时达稳定状态。

【注意事项】肝功能不全或严重肾功能不全者慎用。应用本品应定时进餐，注意防止低血糖发生。

【药物相互作用】

以下药品可能会增加低血糖的发生危险：①禁止联合应用：双氯苯咪唑（全身途径，口服凝胶），增加降血糖作用并可能会出现低血糖症状，甚至昏迷。②不推荐联合应用：保泰松（全身途径），增加磺脲类药物的降血糖效应［取代它们与血浆蛋白的结合（或）减少它们的排出］。最好使用一种不同的消炎药，否则，须警告患者并强调自我监测的重要性：在与消炎药一同使用时，有必要在消炎药治疗期间和治疗后调整药物剂量。乙醇，能增加低血糖反应（通过抑制代偿性反应），同时具有低血糖昏迷发作的潜在危险。避免与乙醇或含有乙醇的药物合用。③联合应用需谨慎：降血糖效应可能增强，低血糖可能发生在与以下药物合用时的一些情况下：其他降血糖药（胰岛素、阿卡波糖、双胍类），β受体阻滞剂，氟康唑，ACEI（卡托普利、依那普利），$H_2$ 受体拮抗剂，MAOI，磺胺类药物，非甾体抗炎药。

以下药品可能引起血糖水平提高，建议不要联合使用：达那唑，致糖尿病效应。如果无法避免使用该种药物，需要警告患者并强调自我监测尿糖和血糖的重要性。在使用和停止达那唑治疗时需要调整糖尿病治疗药物剂量。

联合应用需谨慎：氯丙嗪（抗精神病药），使用大剂量氯丙嗪治疗（一日剂量＞100mg）会增加血糖水平（降低胰岛素的释放）。需要告知患者并强调自我监测血糖的重要性。在使用抗精神病药治疗时和停药后需要调整糖尿病治疗药物剂量。糖皮质激素（全身途径和局部途径：关节内部、皮肤和直肠制剂）和替可克肽（促皮质类激素），由可能的酮症而使血糖水平升高（由肾上腺皮质激素引起的对碳水化合物耐受性降低）。需要告知患者并强调自我监测血糖的重要性。在使用肾上腺皮质激素治疗时和停药后需要调整糖尿病治疗药物剂量。利托君、沙丁胺醇（舒喘灵）、三丁喘宁（静脉注射），由于β₂ 受体阻滞剂作用，能提高血糖水平。需要强调自我监测血糖的重要性。必要时改用胰岛素。

合并用药应考虑的其他问题：抗凝剂（华法林），一般应用中，磺脲类药物可能导致潜在的抗凝性。必须考虑调整抗凝剂的剂量。

【禁忌证】①1 型糖尿病、糖尿病低血糖昏迷或昏迷前期、糖尿病合并酮症酸中毒、晚期尿毒症者。②严重烧伤、感染、外伤和大手术、严重肝肾功能不全、白细胞减少者。③对本品、其他磺酰脲类药物及磺胺药过敏者。④应用咪康唑治疗者。⑤妊娠期及哺乳期妇女。

【不良反应】常见低血糖；少见胃肠道功能障碍如腹痛、恶心、呕吐、消化不良、腹泻、便秘；罕见皮疹、瘙痒、荨麻疹、红斑、斑丘疹、肝氨基转移酶水平增高、肝炎等；极罕见贫血、白细胞减少、血小板减少、粒细胞减少等。暂时性视力障碍（可能因开始治疗时血糖水平变化所致）。

【用法和剂量】口服：①缓释片，首次建议剂量为一日 30mg，于早餐时服用。如血糖水平控制不佳，剂量可逐次增至一日 60mg、90mg 或 120mg，一次增量间隔至少 4 周（如治疗 2 周后血糖仍无下降时除外），最大日剂量为 120mg。65 岁以上患者开始治疗时一日 1 次，一次 15mg（1/2片）。高危患者，如严重或代偿较差的内分泌疾病（垂体前叶功能不足、甲状腺功能减退、肾上腺功能不足）、长期和（或）大剂量皮质激素治疗撤停、严重心血管疾病（严重冠心病、颈动脉严重受损、弥漫性血管病变）建议以一日 30mg 最小剂量开始治疗。②口服普通片，一次 80mg，早晚两餐前服用；开始时一日 2 次，连服 2～3 周，然后根据血糖水平调整用量；初始日剂量为40～80mg，一般一日剂量为 80～240mg，根据反应调整剂量；最大日剂量不超过 320mg。用缓释片代替普通片：这两种规格剂量相当，替代时必须监测血糖。用格列齐特缓释片代替其他口服降血糖药，应考虑先前使用药物的降血糖强度和血浆半衰期，以免药物累加引起低血糖风险。

【制剂与规格】普通片剂（Ⅱ）：80mg；缓释片：30mg。

### 阿卡波糖 Acarbose

【适应证】配合饮食控制用于 2 型糖尿病；降低糖耐量低减者的餐后血糖。

【药理作用】

（1）药效学 食物中的糖类，如相对分子量较大的淀粉及相对分子量较小的低聚精（寡糖），必须先经过消化，即在唾液、胰液α-淀粉酶作用下分解为寡糖，继而在小肠系膜细胞刷状缘处被α-糖苷酶分解为单糖（葡萄糖、果糖）才能被空肠上皮细胞吸收后进入血液循环，餐后血糖逐渐升高。阿卡波糖由于其结构类似寡聚糖（假寡糖），可与α-糖苷酶结合，其活性中心结构上含有氮，与酶的结合能力远较食物中经部分消化、分解的寡糖为强，故而可竞争性抑制糖类在空肠的迅速吸收，使其在整个小肠中逐渐被吸收，从而降低餐后高血糖。开始治疗时，尤其在剂量较大时，一部分糖类到达结肠，被结肠的菌群酵解，产生含气产物，并引起肠道渗透压的改变，从而引起肠道胀气和腹泻。

（2）药动学 口服后很少被吸收，避免了吸收所致的不良反应，其原型生物利用度仅为 1%～2%，口服 200mg 后，消除 $t_{1/2\beta}$ 为 9.6 小时，血浆蛋白结合率低，主要在肠道降解或以原型方式随粪便排泄，8 小时减少 50%，长期服用未见积蓄。

【注意事项】①应遵医嘱调整剂量。②如果服药 4～8 周后疗效不明显，可以增加剂量；但如坚持严格的糖尿病饮食仍有不适时不能再增加剂量，有时还需减少剂量。③个别患者尤其是使用大剂量时可发生无症状的肝氨基转移酶升高，应考虑在用药的前 6～12 个月监测 AST 及 ALT 的变化，停药后肝氨基转移酶值会恢复正常。④本品可使蔗糖分解为果糖和葡萄糖的速度更加缓慢，因此如果发生急性低血糖，不宜使用蔗糖，而应用葡萄糖纠正低血糖反应。⑤本品应于餐中整片（粒）吞服，若服药与进餐时间间隔过长，则疗效较差，甚至无效。

【药物相互作用】本品具有抗高血糖的作用，但它本身不会引起低血糖。如果本品与磺酰脲类药物、二甲双胍或胰岛素一起使用时，血糖会下降至低血糖的水平，故合用时需减少磺酰脲类药物、二甲双胍或胰岛素的剂量。个别情况下，阿卡波糖可影响地高辛的生物利用度，因此需调整地高辛的剂量。服用本品期间，避免同时服用考来酰胺、肠道吸附剂和消化酶类制剂，以免影响本品的疗效。未发现与二甲硅油有相互作用。

【禁忌证】①妊娠期及哺乳期妇女。②有明显的消化和吸收障碍的慢性胃肠功能紊乱的患者。③患有由于胀气可能恶化的疾病（如 Roemheld 综合征、严重的疝气、肠梗阻和肠溃疡）者。④严重肾功能不全（肌酐清除率<25ml/min）者。⑤18 岁以下患者。⑥对本品过敏者。

【不良反应】常见胃肠胀气和肠鸣音；偶见腹泻、腹胀和便秘，极少见腹痛，个别可能出现红斑、皮疹和荨麻疹等。一日 150～300mg，用药者个别人发生与临床相关的肝功能检查异常，为一过性的（超过正常高限 3 倍），极个别情况出现黄疸和（或）肝炎合并肝损害。

【用法和剂量】口服：用餐前即刻整片吞服或随前几口食物一起咀嚼服用，剂量需个体化。一般推荐剂量为一次 50mg，一日 3 次，以后逐渐增加至一次 100mg，一日 3 次；个别情况下可增至一次 200mg，或遵医嘱。

【制剂与规格】片剂、胶囊：50mg。

### 达格列净 Dapagliflozin

【适应证】在饮食和运动基础上，本品可作为单药治疗用于 2 型糖尿病成人患者改善血糖控制。重要的使用限制是本品不适用于 1 型糖尿病或者糖尿病酮症酸中毒。

【药理作用】

（1）药效学　本药为钠-葡萄糖共转运蛋白（SGLT2）抑制药，通过抑制 SGLT2 减少葡萄糖的重吸收并降低肾糖阈，从而增加尿糖的排泄。SGLT2 位于肾近端小管，负责肾小管内大部分葡萄糖的重吸收。

（2）药动学　空腹口服本药，2 小时后达 $C_{max}$。治疗剂量范围内，$C_{max}$ 及 AUC 与剂量成正比。口服本药 10mg，绝对生物利用度为 78%。血浆蛋白结合率约为 91%。本药主要经尿苷二磷酸葡萄糖醛酸转移酶（UGT）1A9 代谢为无活性代谢产物 3-氧-葡糖苷酸达格列净。3-氧-葡糖苷酸达格列净为人类血浆中的主要药物相关组分。本药及其代谢物主要经肾脏排泄，单次给予本药 50mg，约 75%随尿液排泄，21%随粪便排泄。尿液中药物原型约占 2%，粪便中占 15%。单次口服本药 10mg，平均 $t_{1/2\beta}$ 为 12.9 小时。与肾功能正常的 2 型糖尿病患者相比，轻度、中度、重度肾功能损害的 2 型糖尿病患者用药达稳态时（一次 20mg，一日 1 次，连用 7 日），本药的几何平均系统暴露量分别增加 0.45 倍、2.04 倍和 3.03 倍，24 小时尿糖排泄率分别降低 42%、80%和 90%。单剂给予本药 10mg，与健康受试者相比，轻度（蔡-皮评分分级为 A 级）、中度（蔡-皮评分分级为 B 级）肝功能损害者用药可使平均 $C_{max}$ 和 AUC 分别最高增加 12%和 36%，但这些影响不具有临床意义；重度（蔡-皮评分分级为 C 级）肝功能损害者用药可使平均 $C_{max}$ 和 AUC 分别最高增加 40%和 67%。

【注意事项】①不推荐本药用于治疗 1 型糖尿病或糖尿病酮症酸中毒。②用药前应考虑是否存在酮症酸中毒的风险因素（包括任意原因的胰岛素缺乏、热量限制和酗酒）。用药时，如出现临床易感因素（如急性疾病或手术所致长期空腹），应考虑监测是否出现酮症酸中毒，并暂停使用本药。③用药前应考虑是否存在导致急性肾损伤的风险因素，包括低血容量、慢性肾功能不全、充血性心力衰竭和联合用药［利尿药、ACEI、血管紧张素受体阻滞药（ARB）、非甾体抗炎药

（NSAID）]。用药期间如出现摄入减少（如急性病、禁食）或体液丢失（如胃肠道疾病、过热暴露），应暂时停药。

【药物相互作用】①髓袢利尿药：合用可增加出现症状性低血压的风险。处理：合用前应评估并纠正患者血容量。②胰岛素、胰岛素促分泌药：合用可增加发生低血糖的风险。处理：合用时可能需减少胰岛素或胰岛素促分泌药的剂量。③高脂餐：本药与高脂餐同服，$C_{max}$ 较空腹用药降低 50%，达峰时间延迟约 1 小时，但 AUC 未改变。处理：本药可与或不与食物同服。

【禁忌证】①对本药有严重过敏史者。②重度肾功能损害 [eGFR＜30ml/（min·1.73m$^2$）]、终末期肾病、透析患者。

【不良反应】①心血管系统：血容量不足 [包括脱水、血容量减少、低血压（包括直立性低血压）]。②代谢/内分泌系统：低密度脂蛋白胆固醇（LDL-C）升高、血脂异常、低血糖、血清磷升高。上市后还有酮症酸中毒的报道。③呼吸系统：鼻咽炎。④肌肉骨骼系统：四肢疼痛。⑤泌尿生殖系统：血清肌酐升高、eGFR 降低、排尿不适、女性生殖器真菌感染（包括外阴阴道念珠菌病、外阴阴道炎、外阴炎、外阴脓肿）、男性生殖器真菌感染（包括龟头炎、阴茎感染、龟头包皮炎、包皮炎）、尿路感染（包括膀胱炎、肾盂肾炎、膀胱三角炎、尿道炎、前列腺炎）、排尿增加（包括尿频、多尿、尿量增加）。上市后还有尿源性脓毒症、急性肾损伤、肾功能损害的报道。⑥免疫系统：超敏反应（如血管神经性水肿、荨麻疹）。⑦胃肠道：恶心、便秘。⑧血液：血细胞比容升高。⑨皮肤：上市后有皮疹的报道。⑩其他：背痛、流感。

【用法和剂量】成人常规剂量：口服。初始剂量为一次 5mg，一日 1 次，清晨服用，可与或不与食物同服。如患者耐受初始剂量且血糖控制不佳，可将剂量增至一次 10mg，一日 1 次。

肾功能不全时剂量：轻度肾功能损害者 [eGFR≥60ml/（min·1.73m$^2$）] 无须调整剂量。

肝功能不全时剂量：肝功能损害者无须调整剂量。

老年人无须调整剂量。

【制剂与规格】片剂：5mg、10mg。

### 利拉鲁肽 Liraglutide

【适应证】成人 2 型糖尿病患者高血糖：适用于单用二甲双胍或磺脲类药物最大可耐受剂量治疗后血糖仍控制不佳的患者，与二甲双胍或磺脲类药物联合应用。

【药理作用】

（1）药效学　利拉鲁肽是一种 GLP-1 类似物，与人 GLP-1 具有 97% 的序列同源性，人 GLP-1 可以结合并激活 GLP-1 受体。GLP-1 受体为天然 GLP-1 的靶点，GLP-1 是一种内源性肠促胰岛素激素，能够促进胰腺 B 细胞葡萄糖浓度依赖性地分泌胰岛素。与天然 GLP-1 不同的是，利拉鲁肽在人体中的药动学和药效学特点均适合一日 1 次的给药方案。皮下注射给药后，其作用时间延长的机制包括：使吸收减慢的自联作用；与白蛋白结合；对二肽基肽酶Ⅳ（DPP-Ⅳ）和中性内肽酶（NEP）具有更高的酶稳定性，从而具有较长的 $t_{1/2}$。利拉鲁肽的活性由其与 GLP-1 受体间特定的相互作用介导，导致环磷酸腺苷（cAMP）增加。利拉鲁肽能够以葡萄糖浓度依赖的模式刺激胰岛素的分泌，同时以葡萄糖浓度依赖的模式降低过高的胰高血糖素的分泌。因此，当血糖升高时，胰岛素分泌受到刺激，同时胰高血糖素分泌受到抑制。与之相反，在低血糖时利拉鲁肽能够减少胰岛素分泌，且不影响胰高血糖素的分泌。利拉鲁肽的降血糖机制还包括轻微延长胃排空时间。利拉鲁肽能够通过减轻饥饿感和能量摄入降低体重和体脂量。利拉鲁肽的作用持续时间为 24 小时，能够通过降低 2 型糖尿病患者的空腹血糖及餐后血糖而改善血糖控制。在 2 型糖尿病患者中，单次给予利拉鲁肽可以观察到胰岛素分泌率以葡萄糖浓度依赖的模式增加。

（2）药动学　经皮下注射后的吸收比较缓慢，在给药后 8～12 小时达到最大浓度，表观分布容积为 11～17L/kg，利拉鲁肽静静脉注射后的平均分布容积为 0.07L/kg。利拉鲁肽皮下注射后的绝对生物利用度约为 55%，利拉鲁肽可与血浆蛋白广泛结合（＞98%），血浆中的主要成分为利拉鲁肽原型药物。利拉鲁肽单次皮下注射后的平均清除率约为 1.2L/小时，$t_{1/2\beta}$ 为 13 小时。利拉鲁肽以一种与大分子蛋白类似的方式进行代谢，尚无特定器官被确定为主要的消除途径，在尿液和粪便中没有检测到完整的利拉鲁肽。

【注意事项】本品不得用于 1 型糖尿病患者或用于治疗糖尿病酮症酸中毒。并非胰岛素替代物。对于那些 1 型糖尿病患者不可停用胰岛素。不得用于有甲状腺髓样癌（MTC）既往史或家族史的患者，以及 2 型多发性内分泌肿瘤综合征患者（MEN-2）。

【药物相互作用】本品具有抗高血糖的作用，但它本身不会引起低血糖。如果本品与磺酰脲类药物、二甲双胍或胰岛素一起使用时，血糖会下降至低血糖的水平，故合用时需减少磺酰脲类药物、二甲双胍或胰岛素的剂量。个别情况下，阿卡波糖可影响地高辛的生物利用度，因此需调整地高辛的剂量。服用本品期间，避免同时服用考来酰胺、肠道吸附剂和消化酶类制剂，以免影响本品的疗效。未发现与二甲硅油有相互作用。

【不良反应】最常见的不良反应为胃肠道不适：恶心和腹泻非常常见，呕吐、便秘、腹痛和消化不良。头痛和上呼吸道感染。低血糖。

【禁忌证】对本品活性成分或者本品中任何其他辅料过敏者。

【用法和剂量】本品经皮下注射给药，注射部位可选择腹部、大腿或者上臂。推荐本品于每天同一时间注射，应该选择每天最为方便的时间。

利拉鲁肽的起始剂量为每天 0.6mg。至少 1 周后，剂量应增加至 1.2mg。预计一些患者在将剂量从 1.2mg 增加至 1.8mg 时可以获益，根据临床应答情况，为了进一步改善降糖效果，在至少一周后可将剂量增加至 1.8mg。推荐一日剂量不超过 1.8mg。

【制剂与规格】预填充注射笔 3ml∶18mg；注射液：3ml∶18mg。

### 瑞格列奈 Repaglinide

【适应证】2 型糖尿病，与二甲双胍合用协同作用更好。

【药理作用】

（1）药效学　本品与胰岛 B 细胞膜处 ATP 依赖的钙、钾通道上的 36kDa 蛋白特异性结合（磺酰胺类药物，如格列本脲与分子量为 140kDa 的 su 受体蛋白结合），使钾通道关闭，B 细胞去极化，钙通道开放，$Ca^{2+}$ 内流，促进胰岛素分泌。本品促胰岛素分泌的作用较磺酰胺类药物为快，改善早时相的胰岛素分泌作用比较明显，因此降低餐后血糖的作用亦较快。

（2）药动学　本品空腹或进食时服用均吸收良好，30～60 分钟后达血药峰值，血浆 $t_{1/2}$ 约 1 小时。在肝脏内由 CYP3A4 快速代谢为非活性物，大部分随胆汁清除，肝功能损害者血浆药物浓度升高。

【注意事项】服用本品可引起低血糖，与二甲双胍合用会增加发生低血糖的危险性。乙醇可加重本品导致的低血糖症状，并延长低血糖持续时间。

【药物相互作用】①下列药物可增强本品的降血糖作用，增加低血糖的危险性：单胺氧化酶抑制药、非选择性β受体阻滞剂、ACEI、非甾体抗炎药、水杨酸盐、奥曲肽、乙醇及促合成代谢的激素。自受体拮抗药可能掩盖低血糖症状，乙醇可能会加重或延长低血糖症状。②下列药物可减弱本品的降血糖作用：口服避孕药、噻嗪类药物、肾上腺皮质激素、达那唑、甲状腺激素和拟交感神经药。③本品不影响地高辛、茶碱和华法林稳态时的药动学特性，西咪替丁也不影响本品的药动学特性。④本品主要由肝脏 CYP3A4 代谢，故 CYP3A4 抑制药，如酮康唑、伊曲康唑、红霉素、氟康唑可升高本品血浆水平，而能诱导 CYP3A4 的化合物如利福平或苯妥英钠可降低本品血浆水平，故上述两类药物不宜与本品合并使用。

【禁忌证】①已知对本品任一成分过敏者。②1 型糖尿病、伴随或不伴昏迷的糖尿病酮症酸中毒、严重肝功能不全者。③妊娠期及哺乳期妇女。④12 岁以下儿童。⑤严重的肝肾功能不全者。

【不良反应】偶见瘙痒、皮疹、荨麻疹；罕见低血糖、腹痛、恶心、皮肤过敏反应；非常罕见腹泻腹痛、恶心、呕吐、便秘、视觉异常、AST 及 ALT 升高。

【用法和剂量】口服：在主餐前 15 分钟服用，剂量因人而异。推荐起始剂量为 0.5mg，以后如需要可每周或每 2 周作调整。接受其他口服降血糖药治疗的患者转用本品时的推荐起始剂量为 1mg；最大推荐剂量为 4mg，但最大日剂量不应超过 16mg。

【制剂与规格】片剂：0.5mg、1mg、2mg。

### 吡格列酮 Pioglitazone

【适应证】2 型糖尿病。

【药理作用】

（1）药效学　本品为高选择性 PPARγ 激动药，提高外周组织细胞的胰岛素敏感性，从而降低血糖水平。

（2）药动学　本品空腹时口服后约 30 分钟可在血清中测到，2 小时内达药峰浓度。若服药的同时进食则达峰时间推迟到 3～4 小时。$t_{1/2}$ 为 3～7 小时。大部分药物以原型代谢产物，即吡格列酮羟基化衍生物和吡格列酮的酮代谢产物排泄入胆汁，从粪便清除。

【注意事项】①建议治疗前、治疗后定期监测肝功能，如出现恶心、呕吐、腹部疼痛、疲乏、黑尿应立即就医；如出现黄疸则停药。②服药与进食无关。定期测定空腹血糖和 HbAlc 以监测血糖对本品的反应。③对于绝经期前无排卵的胰岛素抵抗患者，本品可使排卵重新开始，有可能需考虑采取避孕措施。

【药物相互作用】①同时服用避孕药，避孕药的血浆浓度会降低 30% 左右，可能会使避孕作用消失。②同时服用地高辛、华法林、格列吡嗪和二甲双胍时本品不影响这些药物的药动学和临床疗效。

【禁忌证】①对本品过敏者。②心功能Ⅲ级或Ⅳ级的患者，或有心力衰竭史者。③有活动性肝脏疾病的临床表现或 AST 及 ALT 升高大于正常上限 2.5 倍时。④妊娠期及哺乳期妇女。⑤严重肾功能障碍、感染者。

【不良反应】常见上呼吸道感染、头痛、鼻窦炎、肌痛、贫血、牙齿疾病、糖尿病恶化、喉炎、低血糖。

【用法和剂量】口服：单药治疗，初始剂量可为一次 15mg 或 30mg，一日 1 次，反应不佳时可加量直至 45mg，一日 1 次。

与磺酰脲类药物合用：本品可 15mg 或 30mg，一日 1 次，当开始本品治疗时，磺酰脲类药物剂量可维持不变；当患者发生低血糖时，应减少磺酰脲类药物的用量。

与二甲双胍合用：本品可 15mg 或 30mg，一日 1 次，开始本品治疗时，二甲双胍剂量可维持不变。

与胰岛素合用：本品可 15mg 或 30mg，一日 1 次，开始本品治疗时，胰岛素用量可维持不变，出现低血糖时可降低胰岛素用量。

最大推荐量不应超过一次 45mg，一日 1 次；联合用药勿超过 30mg，一日 1 次。

【制剂与规格】片剂：15mg、30mg；胶囊：15mg、30mg。

### 西格列汀 Sitagliptin

【适应证】2 型糖尿病。

【药理作用】

（1）药效学　西格列汀二肽基肽酶 4（DPP-4）抑制剂，在 2 型糖尿病患者中可通过增加活性肠促胰岛激素的水平而改善血糖控制。肠促胰岛激素包括胰高糖素样多肽-1（GLP-1）和葡萄糖依赖性促胰岛素分泌多肽（GIP），由肠道全天释放，并且在进餐后水平升高。肠促胰岛激素是参与葡萄糖内环境稳态生理学调控的内源性系统的一部分。西格列汀能够防止 DPP-4 水解肠促胰岛激素，从而增加活性形式的 GLP-1 和 GIP 的血浆浓度。通过增加活性肠促胰岛激素水平，西格列汀能够以葡萄糖依赖的方式增加胰岛素释放并降低胰高糖素水平。

（2）药动学　健康受试者口服西格列汀 100mg 后，吸收迅速，服药 1～4 小时后血药浓度达峰值。健康志愿者单剂量口服 100mg 后，西格列汀的平均血药 AUC 为 8.52（ng·h）/ml，$C_{max}$ 为 950ng/ml，表观 $t_{1/2\gamma}$ 为 12.4 小时。服用西格列汀 100mg 达到稳态时的血浆 AUC 与初次给药相比增加约 14%。个体自身和个体间西格列汀 AUC 的变异系数较小（5.8% 和 15.1%）。西格列汀在健康受试者和 2 型糖尿病患者中的药动学指标大体相似。吸收西格列汀的绝对生物利用度大约为 87%。因为本品和高脂肪餐同时服用对药动学没有影响，故本品可以与或不与食物同服。

【注意事项】本品不得用于 1 型糖尿病患者或治疗糖尿病酮症酸中毒。肾功能不全患者建议减少本品的剂量。

【药物相互作用】西格列汀不会对 CYP3A4、CYP2C8 或 CYP2C9 产生抑制作用。根据体外研究数据，西格列汀也不会抑制 CYP2D6、CYP1A2、CYP2C19 或 CYP2B6 或诱导 CYP3A4。因此不与联用药（这些酶的底物、抑制药或诱导药）发生相互作用。

【禁忌证】对本品中任何成分过敏者。

【不良反应】超敏反应。

【用法和剂量】口服：一次 100mg，一日 1 次；或遵医嘱。

【制剂与规格】片剂：25mg、50mg、100mg。

### 利格列汀 Linagliptin

【适应证】利格列汀与二甲双胍和磺脲类药物联合使用，配合饮食控制和运动，可用于成人 2 型糖尿病患者的血糖控制。

【药理作用】

（1）药效学　利格列汀是二肽基肽酶-4（DPP-4）抑制剂，DPP-4 能够降解肠促胰岛素激素样多肽-1（GLP-1）及葡萄糖依赖性促胰岛素多肽（GIP）。利格列汀能够升高活性肠促胰岛素的浓度，以葡萄糖依赖的方式刺激胰岛素释放，降低循环中的胰高血糖素水平。这两种肠促胰岛素激素都参与了葡萄糖稳态的生理调节。一天中肠促胰岛素分泌维持较低的基础水平，进餐后立即升高。在葡萄糖水平正常或升高的条件下，GLP-1 和 GIP 能增加胰腺β细胞胰岛素的生物合成和分泌。此外，GLP-1 还能减少胰腺α细胞的胰高血糖素分泌，使肝葡萄糖排出量减少。

（2）药动学　在健康受试者和 2 型糖尿病患者中，研究了利格列汀药动学的特点。健康受试者单次口服 5mg 剂量后，血药峰浓度大约在给药后 1.5 小时发生；　AUC 为 139（nmol·h）/L，$C_{max}$ 为 8.9nmol/L。利格列汀的血浆浓度以至少二相的方式消除，$t_{1/2}$ 较长（＞100 小时），这与利格列汀和 DPP-4 进行可饱和的结合有关。$t_{1/2}$ 较长并不会引起药物蓄积。经过 5mg 剂量利格列汀多次口服可以确定，利格列汀蓄积的有效 $t_{1/2}$ 约为 12 小时。每日给药 1 次以后，5mg 利格列汀在第 3 次给药以后达到了稳态血药浓度，在稳态时达到的 $C_{max}$ 和 AUC 与第一次给药相比，增加了1.3 倍。利格列汀 AUC 的受试者自身变异系数和受试者间变异系数都较小（分别为 12.6%和28.5%）。在 1～10mg 剂量范围内，利格列汀的血浆 AUC 以低于剂量比例的方式增加。利格列汀在健康受试者中的药动学通常与 2 型糖尿病患者相似。

【注意事项】对此药过敏者慎用。

【药物相互作用】CYP3A4 或 P-gp 的诱导剂（如利福平）会使利格列汀的暴露水平降低到亚治疗水平，很可能会降至无效的浓度。对于需要使用这类药物的患者，强烈建议替换利格列汀。体内研究表明，与 CYP3A4、CYP2C9、CYP2C8、P-糖蛋白的底物和有机阳离子转运体（OCT）发生药物相互作用的倾向性较低。

【不良反应】高敏反应（如荨麻疹、血管性水肿、局部皮肤剥脱或支气管高敏反应）和肌痛。

【禁忌证】禁用于对利格列汀有过敏史，诸如荨麻疹、血管性水肿或支气管高敏反应的患者。

【用法和剂量】成人推荐剂量为 5mg，一日 1 次。本品可在一日的任意时间服用，餐时或非餐时均可服用。如果遗漏给药，建议患者在下次服药时不要服用双倍剂量。

【制剂与规格】片剂：5mg。

# 甲状腺激素及抗甲状腺药

## 甲状腺片 Thyroid Tablets

【适应证】各种原因引起的甲状腺功能减退症。

【药理作用】

（1）药效学　本品为甲状腺激素药。本品主要成分甲状腺激素包括甲状腺素（$T_4$）和三碘甲状腺原氨酸（$T_3$）两种。有促进分解代谢（升热作用）和合成代谢的作用，对人体正常代谢及生长发育有重要影响，对婴幼儿中枢神经的发育甚为重要。甲状腺激素的基本作用是诱导新生蛋白质包括特殊酶系的合成，调节蛋白质、碳水化合物和脂肪三大物质，以及水、盐和维生素的代谢。由于甲状腺激素诱导细胞膜 $Na^+$-$K^+$-ATP 的合成并增强其活力，使能量代谢增强。甲状腺激素（主要是 $T_3$）与核内特异性受体相结合，后者发生构型变化，形成二聚体，激活的受体与 DNA 上特异的序列，甲状腺激素应答元件相结合，从而调控基因（甲状腺激素的靶基因）的转录和表达，促进新的蛋白质（主要为酶）的合成。

（2）药动学　口服后在小肠上段几乎全部被吸收，血 T4 峰值水平出现于服药后 2～4h，血

$T_4$ 水平保持高于基础值水平达 6h。$T_4$ 和 $T_3$ 主要经肝脏和肾脏代谢，仅有小部分游离的 $T_4$ 和 $T_3$ 经尿排出。内源性和外源性甲状腺素的 $t_{1/2\beta}$ 达 8d。

【注意事项】动脉硬化、心功能不全、糖尿病、高血压患者慎用；对病程长、病情重的甲状腺功能减退症或黏液性水肿患者使用本类药应谨慎小心，开始用小剂量，以后缓慢增加直至生理替代剂量；伴有垂体前叶功能减退症或肾上腺皮质功能不全患者应先服用类固醇皮质激素，待肾上腺皮质功能恢复正常后再用本类药。

【药物相互作用】糖尿病患者服用甲状腺激素应视血糖水平适当增加胰岛素或降血糖药剂量。甲状腺激素与抗凝剂如双香豆素合用时，后者的抗凝作用增强，可能引起出血，应根据 PT 调整抗凝药剂量。本类药与三环类抗抑郁药合用时，两类药的作用及不良反应均有所增强，应注意调整剂量。服用雌激素或避孕药者，因血液中甲状腺素结合球蛋白水平增加，合用时甲状腺激素剂量应适当调整。考来烯胺或考来替泊可以减弱甲状腺激素的作用，两类药配伍时，应间隔 4~5 小时服用，并定期测定甲状腺功能。β受体阻滞剂可减少外周组织 $T_4$ 向 $T_3$ 的转化，合用时应注意。

【禁忌证】心绞痛、冠心病和快速型心律失常者禁用。

【不良反应】甲状腺片如用量适当无任何不良反应。使用过量则引起心动过速、心悸、心绞痛、心律失常、头痛、神经质、兴奋、不安、失眠、骨骼肌痉挛、肌无力、震颤、出汗、潮红、怕热、腹泻、呕吐、体重减轻等类似甲状腺功能亢进症的症状。减量或停药可使所有症状消失。

【用法和剂量】成人常用量：口服，开始为一日 10~20mg，逐渐增加，维持量一般为一日 40~120mg，少数患者需一日 160mg。婴儿及儿童完全替代量：1 岁以内 8~15mg；1~2 岁 20~45mg；2~7 岁 45~60mg；7 岁以上 60~120mg。开始剂量应为完全替代剂量的 1/3，逐渐加量。

【制剂与规格】片剂：40mg。

### 左甲状腺素钠 Levothyroxine Sodium

【适应证】非毒性的甲状腺肿（甲状腺功能正常）；甲状腺肿切除术后，预防甲状腺肿复发；甲状腺功能减退症的替代治疗；抗甲状腺药物治疗甲状腺功能亢进症的辅助治疗；甲状腺癌术后的抑制治疗；甲状腺抑制试验。

【药理作用】

（1）药效学　在甲状腺功能正常时，$T_4$ 在血中 $t_{1/2}$ 为 6~7 日，甲状腺功能减退时为 9~10 日，甲状腺功能亢进时为 3~4 日。甲状腺素在周围组织中脱碘形成 $T_3$ 而生物效应加强，形成反 $T_3$ 而失去活性，$T_3$ 也通过脱碘而失活。部分甲状腺素在肝脏中代谢，代谢物由胆汁排泄。

（2）药动学　本品可由胃肠道吸收，但吸收不完全，吸收率不定，特别是在与食物同服时。$T_4$ 吸收入血后，绝大部分与血浆蛋白结合，只有约 0.03% 以游离形式存在，约 80% 与甲状腺素结合球蛋白结合，少量与甲状腺素结合前白蛋白或白蛋白结合。

【注意事项】①开始应用甲状腺激素治疗之前，应排除冠心病、心绞痛、动脉硬化、高血压、垂体功能不足、肾上腺功能不足和自主性高功能性甲状腺腺瘤。②对合并冠心病、心功能不全或心动过速性心律不齐的患者进行甲状腺激素水平的监测。③对于继发的甲状腺功能减退症，在用本品进行替代治疗之前必须确定其原因，必要时，应进行糖皮质激素的补充治疗。④对于患有甲状腺功能减退症和骨质疏松症风险增加的绝经后妇女，应密切监测其甲状腺功能。⑤在更换药品时，建议根据患者临床反应和实验室检查的结果调整其剂量。⑥罕见的患有遗传性的半乳糖不耐受症、Lapp 乳糖酶缺乏症或葡萄糖-半乳糖吸收障碍的患者，不得服用本品。

【药物相互作用】①抗糖尿病药物：左甲状腺素可能降低该类药物的降血糖效应。因此，开始甲状腺激素治疗时，应经常监测患者的血糖水平，如需要，应该调整抗糖尿病药物的剂量。②香豆素衍生物：左甲状腺素能够取代抗凝药与血浆蛋白结合，从而增强其作用。因此，开始甲状腺激素治疗时，应定期监测凝血指标，必要时应调整抗凝药的剂量。③考来烯胺、考来替泊：考来烯胺会抑制左甲状腺素钠的吸收，故左甲状腺素钠应在服用消胆胺 4～5 小时前服用。考来替泊与考来烯胺情况相同。④含铝药物、含铁药物和碳酸钙：相关文献报道，含铝药物（抗酸药、硫糖铝）可能降低左甲状腺素的作用。因此，应在服用含铝药物之前至少 2 小时服用含有左甲状腺素的药物。含铁药物和碳酸钙与含铝药物情况相同。⑤水杨酸盐、双香豆素、呋塞米、氯贝丁酯和苯妥英：水杨酸盐、双香豆素、大剂量呋塞米（250mg）、氯贝丁酯、苯妥英等可取代左甲状腺素与血浆蛋白的结合，从而导致 $fT_4$ 水平升高。⑥丙硫氧嘧啶、糖皮质激素、拟交感神经药、胺碘酮和含碘造影剂：这些药物能够抑制外周 $T_4$ 向 $T_3$ 的转化。胺碘酮的含碘量很高，能够引起甲状腺功能亢进和甲状腺功能减退。对可能有未知自律性的结节性甲状腺肿应特别注意。⑦舍曲林、氯喹/氯胍：这些药物能够降低左甲状腺素的作用，升高血清 TSH 的水平。⑧巴比妥酸盐：巴比妥酸盐等具有诱导肝药酶的性质，能够增加左甲状腺素的肝脏清除率。⑨雌激素：服用含雌二醇成分避孕药的妇女或采用激素替代疗法的绝经后妇女对甲状腺素的需求量可能会增加。⑩含大豆物质：含大豆物质可能会降低本品在肠道中的吸收量，因此可能需要调整本品剂量，尤其是在开始或停止用大豆产品补充营养时。

【禁忌证】对本品及其辅料高度敏感者。未经治疗的肾上腺功能不足、垂体功能不足和甲状腺毒症。应用本品治疗不得从急性心肌梗死期、急性心肌炎和急性全心炎时开始。妊娠期间本品不用于与抗甲状腺药物联用治疗甲状腺功能亢进。

【不良反应】①可能出现甲状腺功能亢进的临床症状。②可能会出现过敏反应。

【用法和剂量】一般甲状腺激素治疗应该从低剂量开始，每 2～4 周逐渐加量，直至达到足剂量。对老年患者、冠心病患者和重度或长期甲状腺功能减退的患者，开始使用甲状腺激素治疗的阶段应特别注意，应该选择较低的初始剂量（如 12.5μg/d）并在较长的时间间隔内缓慢增加服用剂量（如每 2 周加量 12.5μg/d）。另外值得注意的是，如果给予患者的最终维持剂量低于最佳剂量，不能完全纠正其 TSH 水平。在甲状腺癌的抑制治疗（推荐的一日剂量为 150～300μg）中，为了精确调整患者的服药剂量，本品 50μg 可以和其他高剂量片一同应用。左甲状腺素钠片应于早餐前半小时，空腹将一日剂量一次性用适当液体（如半杯水）送服。

【制剂与规格】片剂：50μg。

### 甲巯咪唑 Thiamazole

【适应证】①甲亢的内科治疗：适用于病情轻，甲状腺轻、中度肿大的甲亢患者；年龄＜20岁、妊娠甲亢、年老体弱或合并严重心、肝、肾疾病不能耐受手术者、不适宜手术或放射性碘治疗者、术后复发且不适于放射性碘治疗者均宜采用药物治疗，也可作为放射性碘治疗时的辅助治疗。②甲状腺危象的治疗：作为辅助治疗以阻断甲状腺素的合成。③术前准备：为了减少麻醉和术后合并症，防止术后发生甲状腺危象。

【药理作用】

（1）药效学　本品为抗甲状腺药物，其作用机制是抑制甲状腺内过氧化物酶，从而阻碍吸聚到甲状腺内碘化物的氧化及酪氨酸的偶联，阻碍甲状腺素（$T_4$）和三碘甲状腺原氨酸（$T_3$）的合成。动物实验观察到可抑制 B 淋巴细胞合成抗体，降低血循环中甲状腺刺激性抗体的水平，使抑制性 T 细胞功能恢复正常。

（2）药动学　本品口服后由胃肠道迅速吸收，吸收率为 70%～80%，广泛分布于全身，浓集于甲状腺，在血液中不和蛋白质结合，$t_{1/2}$ 为 3 小时（也有报道为 4～14 小时），其生物学效应能持续相当长时间。甲巯咪唑及代谢物 75%～80%经尿液排泄。易通过胎盘屏障并能经乳汁分泌。

【注意事项】①本品可透过胎盘屏障，并引起胎儿甲状腺功能减退及甲状腺肿大，甚至在分娩时造成难产、窒息。因此，对患甲亢的妊娠期妇女宜采用最小有效剂量的抗甲状腺药。本品可由乳汁分泌，可引起婴儿甲状腺功能减退，在服药期间应停止哺乳。②小儿用药应根据病情调节用量，老年人尤其肾功能减退者，用药量应减少。甲亢控制后及时减量，用药过程中应加用甲状腺素，避免出现甲状腺功能减退。③外周血白细胞数偏低；对硫脲类药物过敏者慎用。如出现粒细胞缺乏或肝炎的症状和体征，应停止用药。④老年患者发生血液不良反应的危险性增加。若中性粒细胞少于 $1.5×10^9$/L 立即停药。

【药物相互作用】过多的碘会降低甲状腺对甲巯咪唑片的反应性。目前尚没有发现与其他药物的直接相互作用。但是，应注意的是在甲状腺功能亢进的情况下，其他药物的分解和排泄可被加速，随着甲状腺功能逐渐恢复正常时，这些反应也可恢复正常。需要时，医生应调整其剂量。

【用法和剂量】口服：用于甲亢。①成人，开始一日 30mg，可按病情轻重调节为一日 30～45mg，一日最大量 60mg，一般均分 3 次口服，但也可一日单次顿服。病情控制后，逐渐减量，一次减量 5～10mg/d，维持量为一日 5～15mg，疗程一般 1～1.5 年。②儿童：开始时剂量为一日 0.4mg/kg，最大剂量为 30mg，分次口服。维持量约减半或按病情轻重调节。

【禁忌证】对本品过敏者、哺乳期妇女禁用。

【不良反应】常见皮疹、瘙痒、白细胞计数减少；少见严重粒细胞缺乏、血小板减少、凝血因子 II 和 VII 降低；可见味觉减退、恶心、呕吐、上腹不适、关节痛、脉管炎、红斑狼疮样综合征。

【制剂与规格】片剂：5mg。

### 丙硫氧嘧啶 Propylthiouracil（PTU）

【适应证】①甲亢的内科治疗：适用于病情轻，甲状腺轻、中度肿大的甲亢患者；年龄<20 岁，妊娠甲亢，年老体弱或合并严重心、肝、肾疾病不能耐受手术者，不适宜手术或放射性碘治疗者，术后复发且不适于放射性碘治疗者均宜采用药物治疗，也可作为放射性碘治疗时的辅助治疗。②甲状腺危象的治疗：作为辅助治疗以阻断甲状腺素的合成。③术前准备：为了减少麻醉和术后合并症，防止术后发生甲状腺危象。

【药理作用】

（1）药效学　抑制甲状腺内过氧化物酶，阻止摄入到甲状腺内的碘化物氧化及酪氨酸的偶联，从而阻碍甲状腺激素 $T_4$ 和三碘甲状腺氨酸 $T_3$ 的合成。由于本品不能直接对抗甲状腺激素，待已生成的甲状腺激素耗竭后才能产生疗效，故作用较慢。除此之外，本品还抑制外周组织中的 $T_4$ 脱碘生成 $T_3$。

（2）药动学　丙硫氧嘧啶口服后由胃肠道迅速吸收，经代谢后广泛分布于全身，但浓集于甲状腺。丙硫氧嘧啶与血液中蛋白质结合，约占 76.2%，$t_{1/2}$ 甚短（1～2 小时），但生物作用时间较长。丙硫氧嘧啶及其代谢物由尿液排泄，能较少透过胎盘屏障，并经乳汁分泌。

【注意事项】①本品可透过胎盘屏障，并引起胎儿甲状腺功能减退及甲状腺肿大，甚至在分娩时造成难产、窒息。因此，对患甲亢的妊娠期妇女宜采用最小有效剂量的抗甲状腺药。本品可由乳汁分泌，可引起婴儿甲状腺功能减退，在服药期间应停止哺乳。②小儿用药应根据病情调节用量，老年人尤其肾功能减退者，用药量应减少。甲亢控制后及时减量，用药过程中应加用甲状腺素，避免出现甲状腺功能减退。③外周血白细胞数偏低；对硫脲类药物过敏者慎用。如出现粒细胞缺乏或肝炎的症状和体征，应停止用药。④老年患者发生血液不良反应的危险性增加。若中性粒细胞少于 $1.5 \times 10^9$/L 立即停药。

【药物相互作用】本品与口服抗凝药合用可致后者疗效增加。磺胺类药物、对氨基水杨酸、保泰松、巴比妥类药物、酚妥拉明、妥拉唑林、维生素 $B_{12}$、磺酰脲类药物等都有抑制甲状腺功能和致甲状腺肿大的作用，故合用本品需注意。此外，高碘食物或药物的摄入可使甲亢病情加重，使抗甲状腺药需要量增加或用药时间延长，故在服用本品前应避免服用碘剂。

【禁忌证】①对本品及其他硫脲类药物过敏者。②严重肝肾功能损害、严重粒细胞缺乏、结节性甲状腺肿伴甲亢、甲状腺癌禁用。

【不良反应】不良反应多发生在用药初始的 2 个月。一般不良反应为胃肠道反应、关节痛、头痛、皮肤瘙痒、皮疹、药物热等；血液不良反应为轻度粒细胞减少、严重粒细胞缺乏、血小板减少、脉管炎和红斑狼疮样综合征；罕见间质性肺炎、肾炎、黄疸、肝功能损害、免疫功能紊乱等。

【用法和剂量】口服：用药剂量应个体化，根据病情、治疗反应及甲状腺功能检查结果随时调整。一日剂量分次口服，间隔时间尽可能平均。①用于甲状腺功能亢进，成人开始剂量一般为一次 100mg，一日 3 次，一日最大量为 600mg。发挥作用多在 4 周以后。当症状消失，血中甲状腺激素水平接近正常后逐渐减量。每 2～4 周减药一次，减至最低有效剂量一日 50～100mg 时维持治疗，总疗程一般为 1.5～2 年。治疗过程中出现甲状腺功能减退或甲状腺明显增大时可酌情加用左甲状腺素或甲状腺片。儿童开始剂量为一日 4mg/kg，分次口服，维持量酌减。②用于甲状腺危象，一日 400～800mg，分 3～4 次服用，疗程不超过 1 周，作为综合治疗措施之一。③甲亢术前准备，一次 100mg，一日 3～4 次，使甲状腺功能恢复到正常或接近正常，然后加服 2 周碘剂再进行手术。

【制剂与规格】片剂：50mg、100mg。

# 抗甲状旁腺药

## 西那卡塞 Cinacalcet

【适应证】慢性肾病（CKD）维持性透析患者的继发性甲状旁腺功能亢进症。

【药理作用】

（1）药效学　CKD 患者的继发性甲状旁腺功能亢进，是一种由甲状旁腺激素（PTH）水平升高引起钙、磷代谢失调的进行性疾病。升高的 PTH 刺激破骨活性，引起骨质再吸收。继发性甲状旁腺功能亢进的治疗目的在于降低 PTH 和血钙、血磷，防止由于矿物质代谢失调引起的骨病及全身影响。位于甲状旁腺主细胞上的钙敏感受体是 PTH 分泌的主要调节剂，本品能提高钙敏感受体对细胞外钙的敏感性，降低 PTH 水平，从而使血浆钙浓度降低。

（2）药动学　本品口服后 2～6 小时血药浓度达峰值（$C_{max}$），与高脂肪食物同服，本品的 $C_{max}$

和 AUC 分别增加 82% 和 68%；与低脂肪食物同服，本品的药峰浓度 $C_{max}$ 和 AUC 分别增加 65% 和 50%。本品吸收后血药浓度呈双相消除，$t_{1/2\beta}$ 为 30～40 小时。连续给药 7 日血药浓度达稳态，$C_{max}$ 和 AUC 随给药剂量的增大而成比例地增加。表观分布容积为 1000L/kg，表明本品分布广泛。本品 93%～97% 与血浆蛋白结合。本品经多种酶代谢，主要有 CYP3A4、CYP2D6、CYP1A2。主要经肾脏排出，占给药剂量的 80%，约 15% 经粪便排出。中度及重度肝功能不全患者的 AUC 分别升高 2.4 倍和 4.2 倍，$t_{1/2}$ 延长 33% 和 70%。

【注意事项】

以下患者慎用本药：①低钙血症患者（可能会导致低钙血症的恶化）；②有癫痫发作风险或有癫痫既往史的患者（有报道在国外临床试验中，在有癫痫既往史患者中可见癫痫发作的病例）；③肝功能异常患者（本药通过肝脏代谢，因此肝功能异常患者的药物暴露量会增加）；④消化道出血或有消化道溃疡既往史的患者（有症状恶化或复发的可能）。

重要注意事项：①在本品的使用过程中应定期测定血清钙值，密切注意避免低钙血症。在发生低钙血症或有可能发生低钙血症时，应在考虑减少本品剂量的同时，酌情使用钙剂或维生素 D 制剂。在本品的使用过程中如中止钙剂或维生素 D 制剂的使用，须注意低钙血症的发生。作为可能与低钙血症相关的症状，在本品的临床试验中有 QT 间期延长、麻痹、肌肉痉挛、心情不佳、心律不齐、血压下降及癫痫等的报道。②在本品的给药初期阶段及剂量调整阶段应密切观察患者的症状，注意不良反应等的发生。

用法用量：①本品具有降低血钙浓度的作用，因此应在确定患者无血清钙降低（通常为 9.0mg/dl 以上）后再开始使用。②在本品的给药初期阶段及剂量调整阶段需至少每周测定 1 次、维持期需至少每 2 周测定 1 次血清钙浓度。为了正确判断本品的有效性及安全性，建议在服药前检查血清钙。当存在低白蛋白血症（血清白蛋白值低于 4.0g/dl）时，推荐采用校正血清钙作为观察指标。校正血清钙浓度的计算方法：校正血清钙浓度（mg/dl）=血清钙（mg/dl）−血清白蛋白（g/dl）+4.0。③为了将 IPTH 维持在管理目标值，需定期测定 IPTH 水平。在本品的给药初期阶段及剂量调整阶段（目标为开始给药后约 3 个月），每两周测定 1 次 IPTH 浓度，IPTH 水平基本稳定后，每月测定 1 次。为了正确判断本品的有效性及安全性，希望在服药前测定 IPTH。

用药须知：对于铝箔包装的药品，请指导患者从 PTP 板中取出药物后服用（有因误服 PTP 板造成坚硬边角刺入食管黏膜，导致穿孔、纵隔炎症等严重并发症的文献报道）。

其他注意事项：①有国外文献报道，在国外临床试验中，与透析中的患者相比，透析诱导前伴有继发性甲状旁腺功能亢进症的慢性肾功能不全患者使用本品后，更容易发生低钙血症（血清钙浓度低于 8.4mg/dl），且在透析诱导前使用本品的适应证未获得批准。②有国外文献报道，在国外由于服用本品导致 IPTH 过度下降，从而出现了非动力性骨病。③有国外文献报道，在国外由于用药后导致 IPTH 急剧下降，出现了伴有低钙血症及低磷血症的骨饥饿综合征。

【药物相互作用】①本品为强效 CYP2D6 抑制剂，可使阿米替林的 AUC 增加 20%。②本品主要经 CYP3A4 代谢，与 CYP3A4 抑制剂酮康唑合用，本品的 AUC 和 $C_{max}$ 分别增加 2.3 倍和 2.2 倍。与强效 CYP3A4 抑制剂酮康唑、伊曲康唑、琥乙红霉素合用，应严密监测患者 PTH 和血钙浓度。

【禁忌证】对本药成分有过敏史的患者禁用。

【不良反应】主要的不良反应为恶心呕吐、胃部不适、食欲缺乏、腹胀等消化系统症状，低钙血症（血清钙降低）、QT 间期延长。

【用法和剂量】本品应口服，初始剂量为成人 25mg，一日 1 次。药品应随餐服用，或餐后立即服用。药品需整片吞服，不建议切分后服用。在充分观察患者的全段甲状旁腺激素（IPTH）及血清钙浓度、血清磷浓度的基础上，可逐渐将剂量由 25mg 递增至 75mg，一日 1 次。如甲状旁腺功能亢进仍未得到纠正，一日可给予最大剂量为 100mg。增量时，调整幅度为一次 25mg，增量调整间隔不少于 3 周。

【制剂与规格】片剂：25mg、75mg。

# 雄激素及同化激素

### 丙酸睾酮 Testosterone Propionate

【适应证】原发性或继发性男性性功能减低、男性青春期发育迟缓、绝经后女性晚期乳腺癌。

【药理作用】

（1）药效学　本品在体先转化为 5α-二氢睾酮，以后再与细胞受体结合，进入细胞核，与染色质作用，激活 RNA 多聚酶，促进蛋白质合成和细胞代谢。此外，丙酸睾酮可通过红细胞生成素刺激红细胞的生成和分化。

（2）药动学　本品口服虽可吸收，但在肝中会迅速破坏而失效，故一般采用肌内注射。肌内注射丙酸睾酮后，吸收较慢，其延效时间为 2～4 日。在血中，98%的睾酮与性激素球蛋白结合，仅 2%为游离状。$t_{1/2}$ 为 10～20 分钟。睾酮在肝内灭活后，代谢产物为雄酮异雄酮及原胆烷醇酮。它们 90%以与葡糖醛酸及硫酸结合的形式从尿中排出。约 6%非结合形式的产物由胆汁排出，其中少部分仍可再吸收，形成肝肠循环。

【注意事项】用于乳腺癌治疗时，治疗 3 个月内应有效果，若病情仍发展，应立即停药。应作深部肌内注射，不能静脉注射。一般不与其他睾酮制剂换用，因它们的作用时间不同。男性应定期检查前列腺。

【药物相互作用】与口服抗凝药合用，可增强口服抗凝药的作用，甚至可引起出血；与胰岛素合用，对蛋白同化有协同作用。

【禁忌证】有过敏反应者应立即停药。肝肾功能不全者、妊娠期妇女及前列腺癌患者禁用。

【不良反应】注射部位可出现疼痛、硬结、感染及荨麻疹。大剂量可致女性男性化，男性睾丸萎缩，精子减少。水肿、黄疸、肝功能异常。皮疹。

【用法和剂量】成人常用量深部肌内注射：①男性性腺功能低下激素替代治疗：一次 25～50mg，一周 2～3 次。②绝经后女性晚期乳腺癌：一次 50～100mg，一周 3 次。③功能性子宫出血：配合黄体酮使用，一次 25～50mg，一日 1 次，共 3～4 次。

儿童常用量：男性青春发育延缓，一次 12.5～25mg，一周 2～3 次，疗程不超过 6 个月。

【制剂与规格】注射液：1ml：25mg。

### 十一酸睾酮 Testosterone Undecanoate

【适应证】①原发性或继发性睾丸功能减退。②男孩体质性青春期延迟。③乳腺癌转移。④再生障碍性贫血。⑤中老年部分性雄激素缺乏综合征。

【药理作用】

（1）药效学　本品为雄激素类药，为睾酮的十一酸酯，是睾酮的衍生物。可促进男性生长、男性第二性征和睾丸、副性腺结构的发育。促进蛋白质合成和减少分解，增强免疫功能，促进骨骼生长。促进红细胞生成，反馈性抑制促性腺激素分泌，抑制雌激素分泌。

（2）药动学　本药口服后以乳糜微粒形式在小肠淋巴管吸收，经胸导管进入体循环，酯键裂解后释出睾酮。这一吸收形式避免了肝脏的首过效应和肝毒性。口服后血清的达峰时间有明显的个体差异，平均约 4 小时，连续服用后，血清睾酮水平逐渐升高，在 2～3 周后达到稳态；单剂肌内注射后血清睾酮达峰时间约在第 7 日，21 日后恢复到肌内注射前水平。本品为亲脂性药物，口服后与类脂质一起经淋巴系统吸收，个体差异大，$t_{max}$ 为 1～8 小时，平均为 4 小时。经尿液排泄，服药后 1 周内尿中总量为 45%～48%，24 小时内所吸收剂量有 40%出现于尿中。

【注意事项】①肝肾功能不全患者慎用。②心脏病、前列腺肥大、高血压、癫痫及三叉神经痛者慎用。③长期应用可致儿童早熟、骨骼早闭，影响生长发育，应慎用。④老年患者代谢功能低下，前列腺易增生，应慎用。⑤本品所含成分有可能使兴奋剂测试呈阳性。

【药物相互作用】酶诱导剂可能增加或降低治疗对睾酮水平的影响，因此可能需要调整本品的剂量。

【禁忌证】妊娠期及哺乳期妇女、前列腺癌患者禁用。

【不良反应】常见多毛、痤疮、阴茎异常勃起及其他性刺激过度症状、精子减少、精液量减少和水盐潴留。偶见胃肠不适或过敏反应。在青春期前男孩中可有性早熟、阴茎勃起增加、阴茎增大，骺骨早闭。

【用法和剂量】口服：必须在专科医生指导下使用。开始剂量按一日 120～160mg，用药 2 周后，以一日 40～120mg 的剂量维持。早晚于餐后服用，若每日服用的胶囊数目为单数，可在早上多服 1 粒，或遵医嘱。

肌内注射：一次 250mg，一个月 1 次。

【制剂与规格】软胶囊：40mg；注射液：2ml∶0.25g。

# 雌激素、孕激素及抗孕激素

### 黄体酮 Progesterone

【适应证】先兆流产和习惯性流产、经前期紧张综合征、无排卵型功血和无排卵型闭经、与雌激素联合使用治疗围绝经期综合征。

【药理作用】

（1）药效学　本品具有孕激素的一般作用。作用于子宫内膜，能使雌激素所引起的增殖期转化为分泌期，为孕卵着床及早期胚胎的营养提供有利条件并维持妊娠。

（2）药动学　本品口服后迅速从胃肠道吸收，在肝内很快失活，故以往不能口服。近来已有经微粒化后的产品，可以口服，但生物利用度很低，仅为 2%，注射液肌内注射后迅速吸收，血中 $t_{1/2}$ 仅数分钟。在肝内代谢，约 12%代谢为孕烷二醇，代谢物与葡糖醛酸结合随尿液排出。

【注意事项】①肾病、心脏病水肿、高血压患者慎用。②一旦出现血栓性疾病，如血栓性静脉炎，脑血管病，肺栓塞、视网膜血栓形成的临床表现，立即停药。③出现突发性部分视力丧失或突发性失明，复视或偏头痛，应立即停药。

【药物相互作用】苯巴比妥、苯妥英钠、利福平等药物由于对细胞色素 P450 具有诱导作用，可以削弱本品的药效。酮康唑是细胞色素 P450 酶的抑制剂，因此，酮康唑或其他细胞色素酶的抑制剂可能增加黄体酮的血药浓度。

【禁忌证】①不明原因阴道出血患者。②血栓性静脉炎、脑血管栓塞、中风或有既往病史者。③乳腺肿瘤或生殖器肿瘤患者。

【不良反应】①突破性出血，阴道点状出血，体重增加或减少，宫颈分泌物性状改变，乳房肿胀。②恶心、头晕、头痛、倦怠感，发热，失眠。③过敏伴或不伴瘙痒的皮疹，黑斑病，黄褐斑。④阻塞性黄疸，肝功能异常。⑤长期连续应用可致月经减少或闭经。

【用法和剂量】口服：①先兆流产和习惯性流产、经前期紧张综合征、无排卵型功血和无排卵型闭经，一次 100～150mg，一日 2 次，空腹服。②围绝经期综合征，与雌激素（如结合雌激素）联合使用。结合雌激素，一次 1.25mg，一日 1 次，共 22 日；服用结合雌激素的第 13 日起服用本品，一次 200mg，一日 2 次，共 10 日。

肌内注射：①先兆流产，一次 10～20mg，用至疼痛及出血停止。②习惯性流产史者，自妊娠开始，一次 10～20mg，一周 2～3 次。③功能性子宫出血，用于撤退性出血血红蛋白低于 70g/L 时，一次 10mg，一日 1 次，连用 5；或一次 20mg，一日 1 次，连用 3～4。④闭经，在预计月经前 8～10 日，一日 10mg，共 5 日；或一日 20mg，共 3～4 日。⑤经前期紧张综合征，在预计月经前 12 日开始注射，一次 10～20mg，一日 1 次，连用 10 日。

【制剂与规格】注射液：1ml：10mg、1ml：20mg；胶囊：50mg、100mg。

### 甲羟孕酮 Medroxyprogesterone

【适应证】①月经不调、功能性子宫出血及子宫内膜异位症等。②不能手术、复发性或转移性激素依赖性肿瘤的姑息治疗或辅助治疗，如晚期乳腺癌、子宫内膜癌。

【药理作用】

（1）药效学　本品与黄体酮相似。作用于子宫内膜，促进内膜的增殖分泌。通过对下丘脑的负反馈，抑制垂体前叶促黄体生成激素的释放，使卵泡不能发育成熟，抑制卵巢的排卵过程。抗癌作用可能与抗雌激素作用有关。

（2）药动学　本品口服后在胃肠道吸收，在肝内降解。肌内注射后 2～3 日血药浓度达峰值。血药峰值越高，药物清除越快。肌内注射 150mg 后 6～9 个月血中才检不出药物，血中乙酸甲羟孕酮水平超过 0.1mg/ml 时，黄体生成素（LH）和雌二醇均受到抑制而抑制排卵。

【注意事项】①心功能不全、肾功能不全、癫痫、偏头痛、哮喘及糖尿病患者慎用。②有抑郁症病史的患者慎用，若忧郁复发至严重程度须停药。③一旦出现增强凝血机制而致血栓栓塞症状，如偏头痛、视力减退、复视等情况应立即停药。④连续大剂量治疗时，应注意有无高血压、水钠潴留、高钙血症倾向等，如出现这些症状应调整用药。

【药物相互作用】本品与化疗药物合并使用，可增强其抗癌作用效果。与肾上腺皮质激素合用可促进血栓症。

【禁忌证】①各种血栓栓塞性疾病（血栓性静脉炎、肺栓塞等）、严重肝功能损害、因骨转移产生的高钙血症、血尿及月经过多患者。②妊娠期或哺乳期妇女禁用。

【不良反应】①乳房痛、溢乳、闭经、子宫颈糜烂或子宫颈分泌改变及男性乳房女性化。②精神方面：神经质、失眠、嗜睡、疲乏、头晕。③皮肤与黏膜：包括瘙痒、荨麻疹、血管神经性水肿至全身性皮疹等过敏反应，以及痤疮、秃头或多毛。④胃肠道：恶心、消化不良、类似肾上腺皮质激素反应、高血钙反应及阻塞性黄疸。

【用法和剂量】口服：①用于功能性闭经，一次 4~8mg，一日 1 次，连服 5~10 日。②用于子宫内膜癌，一次 100mg，一日 3 次，或一次 500mg，一日 1~2 次，作为肌内注射后的维持量。③各种癌症患者恶病质及疼痛的姑息治疗，一次 500mg，一日 1~2 次。

【制剂与规格】片剂：2mg、4mg、100mg、250mg；胶囊：100mg。注射剂：3ml：150mg；1ml：100mg。

### 己烯雌酚

【适应证】①补充体内雌激素不足，如萎缩性阴道炎、女性性腺发育不良、绝经期综合征、老年性外阴干枯症及阴道炎、卵巢切除后、原发性卵巢缺如。②乳腺癌、绝经后及男性晚期乳腺癌，不能进行手术治疗者。③前列腺癌，不能手术治疗的晚期患者。④预防产后泌乳、退（或回）乳。

【药理作用】

（1）药效学 本品为人工合成的非甾体类雌激素物质，能产生与天然雌二醇相同的所有药理与治疗作用。①促使女性器官及第二性征正常发育。②促使子宫内膜增生和阴道上皮角化。③增强子宫收缩，提高子宫对催产素的敏感性。④小剂量刺激而大剂量抑制垂体前叶促性腺激素及催乳激素的分泌。⑤抗雄激素作用。

（2）药动学 本品口服效果好，不易被肝破坏，代谢较慢，其代谢途径尚不明确。

【注意事项】①可有恶心、呕吐、厌食、头痛等不良反应。长期应用可使子宫内膜增生过度而导致子宫出血与子宫肥大。②应按指定方法服药，中途停药可导致子宫出血。③肝、肾疾病患者及妊娠期妇女禁用。④癌症（除前列腺癌）患者忌用。⑤少数患者有心窝部疼痛。还有性欲增强。⑥乳腺疾病、子宫内膜炎、出血倾向及围绝经期滤泡过多期禁用。⑦长期大量应用可诱发生殖系恶性肿瘤；妊娠期用药有致胎儿先天缺陷危险，女婴成年后发生阴道腺病或宫颈癌（DES综合征）的危险增加。

【药物相互作用】①与抗凝药同用时，雌激素可降低抗凝效应，必须同用时，应调整抗凝药用量。与卡马西平、苯巴比妥、苯妥英钠、扑米酮、利福平等同时使用，可降低雌激素的效应，这是由于诱导了肝微粒体酶，增快了雌激素的代谢所致。②与三环类抗抑郁药同时使用，大量的雌激素可增强抗抑郁药的不良反应，同时降低其应有的效应。与抗高血压药同用，可降低抗高血压的作用。降低他莫昔芬的治疗效果。增加钙剂的吸收。

【禁忌证】妊娠期间不要使用雌激素，全身用药可能导致胎儿畸形，阴道用药也应注意。用药后女胎可发生生殖道异常，青春期患阴道腺疾病，罕见病例在育龄期可发生阴道癌或宫颈癌；男胎女性化，睾丸发育不良。雌激素可经乳腺进入乳汁而排出，并可抑制泌乳，哺乳期妇女禁用。

下列情况应禁用：①已知或怀疑患有乳腺癌，用来作为治疗晚期转移性乳腺癌时例外；②已知或怀疑患有雌激素依赖肿瘤；③急性血栓性静脉炎或血栓栓塞；④过去使用雌激素时，曾伴有血栓性静脉炎或血栓栓塞史，用以治疗晚期乳腺癌及前列腺癌时例外；⑤有胆汁淤积性黄疸病史；⑥未明确诊断的阴道不规则流血。

下列疾病应慎用：①哮喘；②心功能不全；③癫痫；④精神抑郁；⑤偏头痛；⑥肾功能不全，雌激素可使水潴留加剧；⑦糖尿病；⑧良性乳腺疾病；⑨脑血管疾病；⑩冠状动脉疾病；⑪子宫内膜异位症；⑫胆囊疾病或有胆囊疾病史，尤其是胆结石；⑬肝功能异常；⑭血钙过高，伴有肿瘤或代谢性骨质疾病；⑮高血压；⑯妊娠时黄疸或有黄疸病史，雌激素有促使肝损伤复发的危险性；⑰急性、间歇性或复杂性肝的紫质症；⑱肾功能异常；⑲甲状腺疾病；⑳子宫肌瘤。

【不良反应】妊娠期服用此药，其女性后代在青春期后宫颈和阴道的腺病及腺癌发生率升高，男性后代生殖道异常和精子异常发生率也增加。可有恶心，呕吐，食欲缺乏，头痛，长期使用可使子宫内膜增生过度而致子宫出血和肥大。其他参见雌激素。

【用法和剂量】①用于闭经：口服小剂量可刺激垂体前叶分泌促性腺激素，一日不超过 0.25mg。②用于人工月经周期：一日 0.25mg，连服 20 日，待月经后再用同法治疗，共 3 周期。③用于月经周期延长及子宫发育不全，一日 0.1～0.2mg，持续 6 个月，经期停服。④治疗功能性子宫出血：每晚服 0.5～1mg，连服 20 日。⑤用于绝经期综合征：一日 0.25mg，症状控制后改为一日 0.1mg（如同时每日舌下含服甲睾酮素 5～10mg，效果更好）。⑥用于退乳：一次 5mg，一日 2～3 次，连服 3 日；或肌内注射，一日 1 次，一次 4mg，连用 3～5 日，同时紧束双乳，少进液体。⑦用于老年性阴道炎：阴道塞药，每晚塞入 1～2 片（每片 0.2mg），共用 7 日。⑧配合手术用于前列腺癌：一日 6～10mg，分 3 次服，连用 2～3 个月。⑨用于因子宫发育不良及子宫颈分泌物黏稠所致不育症：以小剂量促使宫颈黏液稀薄，精子易透入，于月经后一日服 0.1mg，共 15 日，一疗程为 3～6 个月。⑩用于稽留流产（受孕 7 个月以内死胎，经 2 个月或 2 个月以上仍未娩出）：一次 5mg，一日 3 次，5～7 日为一疗程，停药 5 日，如无效可重复一疗程。

【制剂与规格】片剂：0.5mg、1mg、2mg；注射液：1ml∶0.5mg、1ml∶1mg。

### 尼尔雌醇 Nilestriol

【适应证】围绝经期妇女雌激素水平下降。

【药理作用】

（1）药效学　本品为雌三醇的衍生物。雌三醇为雌二醇的代谢产物，其药理作用与雌二醇相似，衍生物活性低，故对子宫内膜的增生作用也较弱，适用于围绝经期妇女的雌激素替代疗法。

（2）药动学　口服易吸收，因其 3 位上引入环戊醚后增加了亲脂性，有利于肠道吸收并储存在脂肪组织中，以后缓慢释放而起长效作用。其 17 位引入乙炔基而增强雌激素活性，皮下注射时，其雌激素活性为炔雌醇的 3 倍，为雌三醇环戊醚的 19 倍；口服时其活性是雌三醇环戊醚的 30 倍。在体内多功能氧化酶作用下，去 3 位上的环戊醚基团后形成炔雌三醇，以后在酶作用下去掉 17 位乙炔基而形成雌三醇，活性即降低。主要经肾脏排泄，以原型、炔雌三醇和雌三醇三种形式由尿中排出。

【注意事项】本品的雌激素活性虽较低，但有使子宫内膜增生的危险，故应每 2 个月给予孕激素 10 日以抑制雌激素的内膜增生作用，一般孕激素停用后可产生撤药性子宫出血。如使用者已切除子宫，则不需加用孕激素。

【药物相互作用】尚不明确。

【禁忌证】对本品过敏者禁用。

【不良反应】①轻度胃肠道反应，表现为恶心、呕吐、头晕。②突破性出血。③乳房胀痛。④高血压。⑤偶有肝功能损害。

【用法和剂量】口服，一次 5mg，一个月 1 次；或一次 2mg，每 2 周 1 次。

【制剂与规格】片剂：1mg、2mg、5mg。

# 钙代谢调节药及抗骨质疏松药

### 阿法骨化醇 Alfacalcidol

【适应证】①佝偻病和软骨病。②肾性骨病。③骨质疏松症。④甲状旁腺功能减退症。

【药理作用】

（1）药效学　阿法骨化醇促进肠道对钙的吸收并调节骨的矿化。骨化三醇在调节钙平衡方面的关键作用，包括对骨骼中成骨细胞活性的刺激作用，为治疗骨质疏松症提供了充分的药理学基础。肾性骨营养不良的患者，治疗后能改善肠道吸收钙的能力，纠正低钙血症及过高的血碱性磷酸酶和甲状旁腺激素浓度。本品还能减轻骨与肌肉疼痛，增强肌力，增加神经肌肉的协调性，减少跌倒倾向。

（2）药动学　口服阿法骨化醇经小肠吸收后在肝内经 25-羟化酶作用转化为 $1,25-(OH)_2D_3$。研究证实成骨细胞也表达 25-羟化酶 mRNA，也可将 $1\alpha-(OH)D_3$ 转化为活性形式。转化后的血 $1,25-(OH)_2D_3$ 高峰出现于用药后 8～12 小时，$t_{1/2}$ 为 17.6 小时。

【注意事项】①血钙升高易诱发心律失常，故对应用洋地黄类药物的患者应慎用，并严密监控血钙浓度。②肾功能正常患者应用本品，应保持适量水摄入，不能引起脱水。③青年患者应用仅限于特发性和糖皮质激素过多引起的骨质疏松症。

【药物相互作用】尚不明确。

【不良反应】长期或大剂量口服可引起软弱无力、嗜睡、头痛、恶心、呕吐、肌肉酸痛、骨痛、口腔金属味等。

【禁忌证】对维生素 D 及其类似物过敏、具有高钙血症、有维生素 D 中毒征象者禁用。

【用法和剂量】口服：用于慢性肾功能不全和骨质疏松症，成人一次 0.5μg，一日 1 次，或遵医嘱；儿童遵医嘱。

【制剂与规格】片剂、胶囊、软胶囊：0.25μg、0.5μg；滴剂：20ml∶40μg。

### 维生素 D₂ Vitamin D₂

【适应证】维生素 D₂ 缺乏症，如绝对素食、肠外营养、胰腺功能不全伴吸收不良综合征、肝胆疾病（肝功能损害、肝硬化、阻塞性黄疸）、小肠疾病（脂性腹泻、局限性肠炎、长期腹泻）、胃切除等；慢性低钙血症、低磷血症、佝偻病及伴有慢性肾功能不全的骨软化症、家族性低磷血症及甲状旁腺功能低下（术后、特发性或假性甲状旁腺功能低下）；急、慢性及潜在术后手足搐搦症及特发性手足搐搦症。

【药理作用】

（1）药效学　维生素 D₂ 摄入后，在细胞微粒体中受 25-羟化酶系统催化生成骨化二醇 $[25-(OH)D_3]$，经肾近曲小管细胞 1，$\alpha$-羟化酶系统催化，生成具有生物活性的骨化三醇 $[1,25-(OH)_2D_3]$，发挥药理作用。促进胃肠道对钙、磷的吸收，促进骨的矿化，增加肌力和平衡能力，降低跌倒的危险，进而降低骨折发生的危险。

（2）药动学　本品由小肠吸收，其吸收需胆盐与特殊α球蛋白结合后转运到身体其他部位，储存于肝和脂肪。代谢、活化首先通过肝脏，其次为肾脏。作用开始时间为 12～24 小时，治疗效应需 10～14 日。$t_{1/2}$ 为 19～48 小时，在脂肪组织内可长期储存。作用持续时间最长达 6 个月，重复给药有累积作用。

【注意事项】治疗低钙血症前，应先控制血清磷的浓度，并定期复查血钙等有关指标；除非遵医嘱，避免同时应用钙、磷和维生素 D 制剂。血液透析时可用碳酸铝或氢氧化铝凝胶控制血磷浓度，维生素 $D_2$ 疗程中磷的吸收增多，铝制剂的用量可以酌增。由于个体差异，维生素 $D_2$ 用量应依据临床反应作调整。维生素 $D_2$ 可促使血清磷酸酶浓度降低，血清钙、胆固醇、磷酸盐和镁的浓度可能升高，尿液内钙和磷酸盐的浓度亦增高。

【药物相互作用】①巴比妥、苯妥英钠、抗惊厥药、扑米酮等可降低维生素 $D_2$ 的效应，因此长期服用抗惊厥药时应补给维生素 $D_2$，以防止骨软化症。②大剂量钙剂或噻嗪类利尿药与维生素 $D_2$ 同用，有可能发生高钙血症。③考来烯胺、考来替泊、矿物油、硫糖铝等均能减少小肠对维生素 $D_2$ 的吸收。④洋地黄与维生素 $D_2$ 同用时应谨慎，因维生素 $D_2$ 可引起高钙血症，容易诱发心律失常。⑤大量的含磷药物与维生素 $D_2$ 同用，可诱发高磷血症。

【不良反应】①便秘、腹泻、持续性头痛、食欲减退、口内有金属味、恶心呕吐、口渴、疲乏、无力。②骨痛、尿浑浊、惊厥、高血压、眼对光刺激敏感度增加、心律失常，偶有精神异常、皮肤瘙痒、肌痛、严重腹痛（有时误诊为胰腺炎）、夜间多尿、体重下降。

【禁忌证】高钙血症、维生素 $D_2$ 增多症、高磷血症伴肾性佝偻病者禁用。

【用法和剂量】

口服：①维生素 $D_2$ 依赖性佝偻病：成人一日 0.25～1.5mg（1 万～6 万 U），最高量一日 12.5mg（50 万 U）。小儿一日 0.075～0.25mg（3000～1 万 U），最高量一日 1.25mg（5 万 U）。②家族性低磷血症：成人口服一日 1.25～2.5mg（5 万～10 万 U）。③甲状旁腺功能减低症：成人口服一日 1.25～3.75mg（5 万～15 万 U）；小儿：1.25～5mg（5 万～20 万 U）。④肾功能不全：成人一日 1～2.5mg（4 万～10 万 U）。⑤肾性骨萎缩：成人开始剂量一日 0.5mg（2 万 U），维持量一日 0.25～0.75mg（1 万～3 万 U）；小儿一日 0.1～1mg（4000～4 万 U）。

肌内注射：一次 7.5～15mg（30 万～60 万 U）（0.75～1.5 支），病情严重者可于 2～4 周后重复注射 1 次。

【制剂与规格】软胶囊：5000U、10 000U；注射液：1ml：5mg（20 万 U）、1ml：10mg（40 万 U）。

### 阿仑膦酸钠 Alendronate Sodium

【适应证】绝经后妇女的骨质疏松症，以预防髋部和脊柱骨折（椎骨压缩性骨折）；男性骨质疏松以增加骨量。

【药理作用】

（1）药效学　阿仑膦酸钠与羟磷灰石有高度亲和性，能进入羟磷灰石晶体中，当破骨细胞溶解晶体时，药物就会释放出来，起到抑制破骨细胞活性的作用。除了这一对破骨细胞的直接作用外，还能通过成骨细胞间接起抑制骨吸收的效应。对骨矿化无不良影响。可以降低多个部位骨折发生的风险，尤其降低多发椎体骨折和髋部骨折的风险。

（2）药动学　本品口服生物利用度为 0.7%，药物在体内不进行代谢，很快从血浆中清除，经肾脏排出或进入骨内。静脉给药后 6 小时，血浆浓度下降 95%，12 小时后不能再测得其血药浓度。大鼠输入本品后，药物的分布从最初几分钟的非钙化组织向骨很快转移，1 小时后 90% 的剂量被骨摄取，并可在高水平状态维持 72 小时以上，动物（狗）骨中 $t_{1/2}$ 为 3 年，而药物在人骨中的 $t_{1/2}$

至少 10 年。

【注意事项】对上消化道黏膜产生局部刺激。患者如果出现吞咽困难、吞咽痛、胸骨后疼痛或新发胃灼热或胃灼热加重，停用本品并就医。由于阿仑膦酸钠可增加骨密度，因此可出现轻度的、无症状的血钙和磷酸盐下降，特别是使用糖皮质激素治疗的患者，可能他们的钙吸收减少。因此，使用糖皮质激素的患者保证摄入足够的钙和维生素 D 是很重要的。

【药物相互作用】尚不明确。

【禁忌证】导致食管排空延迟的食管异常，如狭窄或弛缓不能。站立或坐直至少 30 分钟者。对本品任何成分过敏者。高钙血症。

【不良反应】本品一般耐受性良好。在一些长达 5 年的研究中，不良反应通常是轻微的，一般不需要停止治疗。

【用法和剂量】本品必须在每日第一次进食、喝饮料或应用其他药物治疗之前的至少半小时用白开水送服。如食物中摄入不足，所有骨质疏松患者都应补充钙和维生素 D。老年患者或伴有轻至中度肾功能不全的患者（肌酐清除率 35～60ml/min）不需要调整剂量。因缺乏相关用药经验，对于更严重的肾功能不全患者（肌酐清除率<35ml/min），不推荐使用本品。绝经后妇女骨质疏松症的治疗：推荐剂量为一周 1 次，一次 1 片（70mg）或一日 1 次，一次 1 片（10mg）。治疗男性骨质疏松症以增加骨量：推荐剂量为一日 1 次，一次 1 片（10mg）。作为一种选择，一周 1 次，一次 1 片（70mg）也可以考虑。

【制剂与规格】片剂：10mg、70mg。

# 抗变态反应药

### 氯苯那敏 Chlorphenamine

【适应证】皮肤过敏症：荨麻疹、湿疹、皮炎、药疹、皮肤瘙痒症、神经性皮炎、虫咬症、日光性皮炎。也可用于过敏性鼻炎、血管舒缩性鼻炎、药物及食物过敏。

【药理作用】

（1）药效学　本品为烷基胺类抗组胺药，主要作用机制：①抗组胺作用，可与组胺竞争性拮抗 $H_1$ 受体，从而抑制组胺介导的过敏反应；②抗胆碱作用。

（2）药动学　本品可口服或注射给药，口服吸收迅速且完全，生物利用度为 25%～50%，血浆蛋白结合率为 72%。口服给药后 15～60 分钟起效，肌内注射后 5～10 分钟起效，$t_{1/2\beta}$ 为 12～15 小时，作用可维持 4～6 小时。本品主要经肝脏代谢，其代谢物经尿液、粪便、汗液排泄。本品亦可随乳汁分泌。

【注意事项】老年患者应在医师指导下使用。服药期间不得驾驶机、车、船，不得从事高空作业、机械作业及操作精密仪器。儿童剂量请向医师或药师咨询。新生儿、早产儿不宜使用。妊娠期及哺乳期妇女慎用。膀胱颈梗阻、幽门十二指肠梗阻、甲状腺功能亢进、青光眼、消化性溃疡、高血压和前列腺肥大者慎用。如服用过量或出现严重不良反应，应立即就医。对本品过敏者禁用，过敏体质者慎用。

【药物相互作用】①与乙醇及其他中枢神经抑制药，如巴比妥酸盐、催眠药、阿片类镇痛药、抗焦虑镇静药、抗癫痫药合用，可增加抗组胺药的中枢神经抑制作用，但新型抗组胺药此相互作用较弱。②与其他有抗胆碱作用的药物，如阿托品、三环类抗抑郁药、单胺氧化酶抑制剂合用，可加强本类药物的抗胆碱作用。③部分经肝代谢的抗组胺药与肝药酶抑制药合用时，可致不良反应增加。④一些抗组胺药可能会掩盖某些具有耳毒性的药物，如氨基苷类抗生素的毒性症状。⑤抗组胺药可抑制过敏原性物质的皮试反应，因此在皮试前若干天应停止使用一切抗组胺药物，以免影响皮试结果。⑥本品与苯妥英合用可能抑制其肝脏代谢，使其毒性增加，应注意监测苯妥英的浓度。⑦可增强金刚烷胺、抗胆碱药、氟哌啶醇、吩噻嗪类药物及拟交感神经药等作用。⑧同时饮酒或服用中枢神经抑制药，可使本品药效增强。⑨与普萘洛尔有拮抗作用。

【禁忌证】尚不明确。

【不良反应】嗜睡、口渴、多尿、咽喉痛、困倦、虚弱感、心悸、皮肤瘀斑、出血倾向。

【用法和剂量】口服，成人一次 4mg，一日 3 次。肌内注射，成人，一次 5～20mg。

【制剂与规格】片剂：1mg、4mg。

### 苯海拉明 Diphenhydramine

【适应证】①皮肤黏膜的过敏，如荨麻疹、血管神经性水肿、过敏性鼻炎，其他的皮肤瘙痒症、肛门瘙痒症、外阴瘙痒症、药疹或黄疸时的瘙痒，虫咬症或接触性皮炎。②急性过敏反应，可减轻输血或血浆所致的过敏反应；常常在输血前应用抗组胺药如苯海拉明等，通常给予苯海拉明 40mg 肌内注射，同时注意献血员的筛选，尽量不采用有过敏史的献血员。避免反复输注同一献血员的血液，以免发生抗原-抗体反应，如受血者体内存在有抗 IgA 抗体时，可以输注经过洗涤后的红细胞，这种洗涤方法可以清除供者血中的 IgA，以防止过敏反应的发生。③晕车晕船，有较强的镇吐作用，也可用于防治放射病、术后呕吐，药物引起的恶心呕吐。④帕金森病和锥体外系反应。⑤用作镇静剂，用于催眠和术前给药。⑥牙科局部麻醉，当患者对常用的局部麻醉药高度过敏时，1%苯海拉明液可作为牙科用局部麻醉药。⑦感冒或过敏所致咳嗽，但其止咳效应尚未肯定。

【药理作用】

（1）药效学　本品为乙醇胺的衍生物，作用机制：①抗组胺：可与组胺竞争性拮抗 $H_1$ 受体，从而抑制组胺释放介导的过敏反应。②中枢抑制作用：镇静，减轻眩晕、恶心、呕吐。③镇咳作用：直接作用于延髓咳嗽中枢，抑制咳嗽反射。④本品还有局部麻醉作用。⑤镇吐等抗 M 胆碱样受体及降低毛细血管渗出、消肿、止痒等作用。

（2）药动学　本品口服或注射给药，吸收迅速且完全，在肺、脾、肾、肝、脑和肌肉中浓度最高，血浆蛋白结合率为 98%。口服给药后，15～60 分钟起效，$t_{1/2\beta}$ 为 4～7 小时。本品由肝脏代谢，大部分水解生成二苯基甲醇后，再与葡糖醛酸结合，经尿、粪便、汗液排出。本品亦可随乳汁分泌。

【注意事项】①本品有阿托品样作用，故慎用于闭角型青光眼、胃肠道或泌尿生殖系统梗阻的患者。②本品可影响神经-肌肉接头的传导，故重症肌无力患者慎用。③妊娠期及哺乳期妇女慎用。④应用本品后避免驾驶车辆及操作精密或危险机器。⑤老年人慎用。

【药物相互作用】①可短暂影响巴比妥类药物和磺胺醋酰钠的吸收。②与对氨基水杨酸同用时可降低后者肠道的吸收而降低其血药浓度。③可增强中枢神经系统抑制药（如催眠、镇静等）的作用，应避免合用。④单胺氧化酶抑制药能增强本品的抗胆碱作用，使不良反应增加。⑤大剂量可降低肝素的抗凝作用。⑥可拮抗肾上腺素能神经阻滞药的作用。

【禁忌证】①新生儿和早产儿禁用。②对本品及辅料过敏者禁用。

【不良反应】①最常见的有嗜睡、头晕、头痛、口干、恶心、呕吐、纳差、倦乏、共济失调。停药后可消失。②少见呼吸困难、胸闷、咳嗽、肌张力障碍等，曾有给药后发生牙关紧闭并伴喉痉挛的报道。③偶可引起粒细胞减少。长期应用（6 个月以上）可引起贫血。④有对本品过敏（如药疹）的报道。

【用法和剂量】口服：成人常用量一次 25～50mg，一日 2～3 次，餐后服用。肌内注射，一次 20mg，一日 1～2 次。

【制剂与规格】片剂：25mg；注射液：1ml：20mg。

### 赛庚啶

【适应证】过敏性疾病，如荨麻疹、丘疹性荨麻疹、湿疹、皮肤瘙痒。

【药理作用】

（1）药效学　本品为哌啶类 $H_1$ 受体拮抗剂，并有轻、中度的抗 5-羟色胺和抗胆碱作用。可能有一定的保护肥大细胞及嗜碱粒细胞或过敏反应介质阻释药的作用。由于具有抗 5-羟色胺作用，本品一方面能阻断 5-羟色胺对血管、肠道和其他部位平滑肌的效应，从而抑制血管性头痛；

另一方面还可能抑制下丘脑的"饱食"中枢，从而刺激食欲，使服用本品后食欲增加，体重增加。

（2）药动学　本品口服后经胃肠道吸收入血，0.5～1小时起效，2～3小时达到血药浓度峰值，药效可维持6～8小时。本品在体内分布广泛，并可通过血脑屏障。本品经肝脏代谢，除尿液及粪便外，还可经汗液、乳汁排出。

【注意事项】服药期间不得驾驶机、车、船，不得从事高空作业、机械作业及操作精密仪器。服用本品期间不得饮酒或含有乙醇的饮料。老年人及2岁以下小儿慎用。对本品过敏者禁用，过敏体质者慎用。严禁用于食品和饲料加工。

【药物相互作用】不宜与乙醇合用，可增加其镇静作用。不宜与中枢神经系统抑制药合用。与吩噻嗪类药物（如氯丙嗪等）合用可增加室性心律失常的危险性，严重者可致尖端扭转型心律失常。如与其他药物同时使用可能会发生药物相互作用，详情请咨询医师或药师。

【禁忌证】妊娠期、哺乳期妇女禁用。青光眼、尿潴留和幽门梗阻患者禁用。

【不良反应】嗜睡、口干、乏力、头晕、恶心等。

【用法和剂量】口服：成人一次1～2片，一日2～3次。

【制剂与规格】片剂：2mg。

### 异丙嗪 Promethazine

【适应证】①皮肤黏膜过敏：适用于长期的、季节性的过敏性鼻炎，血管运动性鼻炎，过敏性结膜炎，荨麻疹，血管神经性水肿，对血液或血浆制品的过敏反应，皮肤划痕症。②晕动病：防治晕车、晕船、晕飞机。③用于麻醉和手术前后的辅助治疗，包括镇静、催眠、镇痛、止吐。④放射病性或药源性恶心、呕吐。

【药理作用】

（1）药效学　本品属吩噻嗪类药物。有明显的中枢抑制作用，并有增强麻醉药与催眠、镇痛的作用和降低体温的作用。具体作用机制：①抗组胺作用，组胺$H_1$受体拮抗；②止吐作用：可能与抑制延髓的催吐化学受体触发区有关；③抗晕动作用，作用于前庭和呕吐中枢及中脑髓质感受器，从而阻断前庭核区胆碱能突触迷路的兴奋；④镇静催眠作用，可能与间接降低脑干网状激动系统的应激性有关。

（2）药动学　本品口服后吸收迅速且完全，口服、肌内注射、直肠给药后20分钟起效，静脉注射3～5分钟起效，抗组胺作用持续6～12小时，镇静作用持续2～8小时。本品主要在肝脏代谢，肝首过效应显著，主要代谢产物经尿液排出。

【注意事项】①对吩噻嗪类药物高度过敏者对本品也过敏。②妊娠期妇女临产前1～2周应停药，以免诱发婴儿黄疸和锥体外系反应。③下列情况应慎用：肝功能不全和各类肝脏疾病，肾衰竭，急性哮喘，膀胱颈部梗阻，骨髓抑制，心血管疾病，昏迷，闭角型青光眼，高血压，胃溃疡，前列腺肥大症状明显，幽门或十二指肠梗阻，呼吸系统疾病（尤其是儿童服用本品后痰液黏稠，影响排痰，并可抑制咳嗽反射），癫痫（注射给药时可增加抽搐的严重程度），黄疸，Reye综合征（异丙嗪所致的锥体外系反应易与Reye综合征混淆），哺乳期妇女。④小于3个月的婴儿体内药物代谢酶不足，不宜应用本品。还可能引起肾功能不全。新生儿或早产儿、患急性病或脱水的小儿及患急性感染的儿童，注射异丙嗪后易发生肌张力障碍。⑤老年患者易发生头晕、呆滞、精神错乱、低血压，锥体外系反应，特别是帕金森病、不能静坐和持续性运动障碍，用量大或胃肠道外给药时更易发生。⑥应用异丙嗪时，应特别注意有无肠梗阻，或药物过量、中毒等问题，因其症状体征可被异丙嗪的镇吐作用所掩盖。

【药物相互作用】对诊断的干扰：葡萄糖耐量试验中可显示葡萄糖耐量增加。可干扰尿妊娠免疫试验，结果呈假阳性或假阴性。乙醇或其他中枢神经抑制剂，特别是麻醉药、巴比妥类药物、单胺氧化酶抑制剂或三环类抗抑郁药与本品同用时，可增加异丙嗪和（或）这些药物的效应，用量要另行调整。抗胆碱类药物，尤其是阿托品类和异丙嗪同用时，后者的抗毒蕈碱样效应增加。溴苄铵、胍乙啶等降压药与异丙嗪同用时，前者的降压效应增强。肾上腺素与异丙嗪同用时肾上腺素的α型作用可被阻断，使β型作用占优势。

顺铂、巴龙霉素及其他氨基糖苷类抗生素、水杨酸制剂和万古霉素等耳毒性药与异丙嗪同用时，其耳毒性症状可被掩盖。不宜与氨茶碱混合注射。

【禁忌证】禁用于新生儿、早产儿和婴儿、临产前1～2周妊娠期妇女。

【不良反应】常见嗜睡，视物模糊或色盲（轻度）、眩晕、口鼻咽干燥、耳鸣、皮疹、胃痛或胃部不适感、反应迟钝（儿童多见）、低血压、恶心或呕吐，甚至出现黄疸。还可增加皮肤光敏性、噩梦、易兴奋、易激动、幻觉、中毒性谵妄，儿童易发生锥体外系反应。少见血压增高，白细胞减少、粒细胞减少症及再生障碍性贫血。

【用法和剂量】口服：成人，一次12.5mg，一日4次，餐后及睡前服用，必要时睡前可增至25mg。儿童常用量为一次0.125mg/kg或3.75mg/m²，每4～6小时1次。

肌内注射：①成人：用于抗过敏，一次25mg，必要时2小时后重复；严重过敏时可肌内注射25～50mg，最高量不得超过100mg。在特殊紧急情况下，可用灭菌注射用水稀释至0.25%，缓慢静脉注射。用于止吐，12.5～25mg，必要时每4小时重复1次。用于镇静催眠，一次25～50mg。②小儿：用于抗过敏，一次0.125mg/kg或3.75mg/m²，每4～6小时1次；用于止吐，一次0.25～0.5mg/kg或7.5～15mg/m²，必要时每4～6小时重复；或一次12.5～25mg，必要时每4～6小时重复。用于镇静催眠，必要时一次0.5～1mg/kg或12.5～25mg。抗眩晕，睡前可按需给予，0.25～0.5mg/kg或7.5～15mg/m²；或一次6.25～12.5mg，一日3次。

【制剂与规格】片剂：12.5mg，25mg；注射液：1ml∶25mg，2ml∶50mg。

### 氯雷他定 Loratadine

【适应证】过敏性鼻炎症状，如打喷嚏、流涕、鼻痒、眼痒及眼部烧灼感等。慢性荨麻疹及其他过敏性皮肤病。

【药理作用】

（1）药效学 氯雷他定为哌啶类化合物，可选择性拮抗外周 $H_1$ 受体。起效快，作用强。氯雷他定或其代谢物均不能通过血脑屏障，无明显的中枢抑制和抗胆碱能作用。

（2）药动学 本品空腹口服后吸收迅速，1～3小时起效，8～12小时达最大效应，持续作用达24小时以上，食物可使血药浓度达峰时间延迟约1小时，分别使氯雷他定及其代谢物的 AUC（吸收量）增加约40%和15%，但血药的峰值浓度不受食物影响。在正常成人，本品的 $t_{1/2\beta}$ 为8.4小时（3～20小时），其代谢物去羧酸乙氧基氯雷他定的 $t_{1/2\beta}$ 为28小时（8.8～92小时）。本品及其代谢物地氯雷他定与血浆蛋白的结合率分别为98%和73%～77%。本品及其代谢产物可在乳汁中检出，但不通过血脑屏障。

【注意事项】①对肝功能不全者，$t_{1/2\beta}$ 有所延长，请在医师指导下使用，可按一次10mg，隔日1次服用。②以下情况慎用：肾功能不全者，妊娠期及哺乳期妇女，儿童。③本品对心脏功能无影响，但偶有心律失常报道，有心律失常病史者应慎用。④抗组胺药能清除或减轻皮肤对所有变应原的阳性反应，因此在作皮试前约 48 小时应停止使用氯雷他定。

【药物相互作用】同时服用酮康唑、大环内酯类抗生素、西咪替丁、茶碱等药物，会提高氯雷他定在血浆中的浓度，应慎用。其他已知能抑制肝脏代谢的药物，在未明确与氯雷他定相互作用前应谨慎合用。

【禁忌证】具有过敏反应或特异体质的患者禁用。

【不良反应】常见的不良反应有乏力、头痛、嗜睡、口干、胃肠道不适（包括恶心、胃炎）及皮疹等；偶见健忘及晨起面部、肢端水肿；罕见的不良反应有视物模糊、血压降低或升高、晕厥、癫痫发作、乳房肿大、脱发、过敏反应、肝功能异常、心动过速、心悸、运动功能亢进、黄疸、肝炎、肝坏死、多形性红斑等。

【用法和剂量】口服：成人及大于 12 岁的儿童，一次 10mg，一日 1 次。2~12 岁儿童，体重＞30kg，一次 10mg，一日 1 次；体重≤30kg，一次 5mg，一日 1 次。

【制剂与规格】片剂：10mg；胶囊：5mg、10mg。

# 免疫系统用药

**雷公藤总苷 Tripterygium Glycosides**

【适应证】祛风解毒、除湿消肿、舒筋通络。有抗炎及抑制细胞免疫和体液免疫等作用。用于风湿热瘀，毒邪阻滞所致的类风湿关节炎，肾病综合征，贝赫切特综合征，麻风反应，自身免疫性肝炎等。

【药理作用】

（1）药效学　本品能抑制体液免疫和细胞免疫反应，并具有较强的抗炎作用，能抑制炎症递质释放及炎症反应。

（2）药动学　目前临床上应用的各种剂型的雷公藤都是复合物，即有多种成分，尚没有人体内药代动力学报告。动物实验表明雷公藤甲素口服后以小肠吸收为主，吸收后主要分布于血流量较大的器官，如肝、脾、肺、心和脑。未吸收的药物以原型从粪便中排出，吸收部分以原型或代谢产物形式通过肾脏排出，少部分雷公藤甲素通过胆汁排泄。雷公薛甲素口服给药，小鼠的吸收峰为 40 分钟，大鼠为 1 小时，$t_{1/2}$ 分别为 58.6 小时和 59.9 小时。

【注意事项】服药期间可引起月经紊乱，精子活力及数目减少，白细胞和血小板减少，停药后可恢复。有严重心血管病和老年患者慎用。妊娠期妇女忌用。本品在医师指导下严格按照说明书规定剂量用药，不可超量使用。用药期间应注意定期随诊并检查血、尿常规及心电图和肝肾功能，必要时停药并给予相应处理。连续用药一般不宜超过 3 个月。如继续用药，应由医师根据患者病情及治疗需要决定。

【药物相互作用】尚不明确。

【禁忌证】儿童、育龄期有孕育要求者、妊娠期和哺乳期妇女禁用。心、肝、肾功能不全者禁用；严重贫血、白细胞和血小板降低者禁用。胃、十二指肠溃疡活动期患者禁用。严重心律失常者禁用。

【不良反应】①消化系统：口干、恶心、呕吐、乏力、食欲缺乏、腹胀、腹泻、黄疸、氨基转移酶升高；严重者可出现急性中毒性肝损伤、胃出血。②血液系统：白细胞、血小板下降；严重者可出现粒细胞缺乏和全血细胞减少。③泌尿系统：少尿或多尿、水肿、肾功能异常等肾脏损害；严重者可出现急性肾衰竭。④心血管系统：心悸、胸闷、心律失常、血压升高或下降、心电图异常。⑤生殖、内分泌系统：女子月经紊乱、月经量少或闭经；男子精子数量减少、活力下降。⑥神经系统：头昏、头晕、嗜睡、失眠、神经炎、复视。⑦其他：皮疹、瘙痒、脱发、面部色素沉着。

【用法和剂量】口服：一日 1～1.5mg/kg，分 3 次饭后服用，或遵医嘱。

【制剂与规格】片剂：10mg。

**硫唑嘌呤 Azathioprine**

【适应证】系统性红斑狼疮、皮肌炎、系统性血管炎及其他自身免疫性结缔组织病、难治性特发性血小板减少性紫癜。

【药理作用】

（1）药效学　本品是 6-巯嘌呤的咪唑衍生物，进入人体后迅速分解为 6-巯嘌呤和甲基硝化咪唑。6-巯嘌呤可迅速通过细胞膜，并在细胞内转化为几种硫代嘌呤类似物，导致嘌呤合成障碍。进而抑制核酸的生物合成，并向 DNA 链内掺入硫代嘌呤类似物，而导致 DNA 破坏，阻止参与免疫识别和免疫放大的细胞的增殖。本品对 T 淋巴细胞的抑制作用较强。

（2）药动学　本品口服吸收良好。由于本品代谢广泛，许多代谢产物均有活性，故仅测本品的血药浓度几乎无参考价值。静脉注射硫唑嘌呤后，其平均血浆 $t_{1/2}$ 为 6～28 分钟，6-巯嘌呤的平均血浆 $t_{1/2}$ 为 38～114 分钟。本品主要以 6-硫尿酸从尿液排泄。在尿中同时还有少量 1-甲基-4-硝基-5-硫代咪唑。仅有少量的硫唑嘌呤以原型经尿液排泄。

【注意事项】①周围全血细胞计数检查以监测骨髓抑制征象，监测频率在最初服用时，需每 4 周 1 次，之后可减少至每 3 个月 1 次。大剂量用药和肝肾功能损伤患者可增加监测频率，出现出血现象、感染、肝功能损伤时应立即减量或停药。②原有肝肾功能不全患者或老年人降低用药剂量。③准备妊娠的妇女及哺乳期妇女不宜使用。④发生非霍奇金淋巴瘤、皮肤癌、肉瘤和原位子宫颈癌的危险性增加。

【药物相互作用】别嘌醇可抑制巯基嘌呤（后者是硫唑嘌呤的活性代谢物）代谢成无活性产物，结果使巯基嘌呤的毒性增加，当两者必须同时服用时，硫唑嘌呤的剂量应该大大降低，硫唑嘌呤可降低 6-巯嘌呤的灭活率，6-巯嘌呤的灭活通过下列方式：酶的 S-甲基化，与酶无关的氧化，或是被黄嘌呤氧化酶转变成硫尿酸盐等。硫唑嘌呤能与巯基化合物如谷胱甘肽起反应，在组织中缓缓释放出 6-巯嘌呤而起到前体药物的作用。

【禁忌证】对硫唑嘌呤和巯嘌呤过敏者，妊娠期或准备妊娠的妇女及哺乳期妇女禁用。

【不良反应】①生殖系统：对精子、卵子亦有一定的损伤，使用时应注意。②消化系统：厌食、恶心、呕吐等常见。偶可致胰腺炎。肝脏毒性亦较常见，用药后，患者可见肝中心及小叶静脉消失，出现黄疸、肝大、腹痛、腹水、肝性脑病、胆汁淤积、AST 及 ALT 升高、肝实质细胞坏死、肝细胞纤维化、肝硬化等。③血液系统：可出现白细胞计数及血小板减少、巨幼红细胞贫血。大剂量及用药过久时可有严重骨髓抑制，甚至出现再生障碍性贫血。④其他：可继发感染、脱发、黏膜溃疡、腹膜出血、视网膜出血、肺水肿等。另外，长期用药可增加风湿病患者发生肿瘤的危险性。

【用法和剂量】口服：①用于自身免疫性疾病：成人常用量一次 100mg，一日 1 次。病情缓解后一次 50mg，一日 1 次。小儿常用量，一次 1～3mg/kg，一日 1 次。②用于难治性特发性血小板减少性紫癜：一日 1～3mg/kg，1 次或分次服用，有效后酌减。

【制剂与规格】片剂：50mg、100mg。

### 环孢素 Ciclosporin

【适应证】①同种异体肾、肝、心、骨髓等器官或组织移植所发生的排斥反应，骨髓移植时发生的移植物抗宿主反应（GVHD）。②经其他免疫抑制剂治疗无效的狼疮肾炎、难治性肾病综合征等自身免疫性疾病。

【药理作用】

（1）药效学　本品是含有 11 个氨基酸的环状多肽。它是一种强力的免疫抑制药，能延长皮肤、心脏、肾脏、胰腺、骨髓、小肠及肺移植的存活期，抑制细胞介导的排斥反应，包括异体移植物免疫、迟发型皮肤超敏反应、实验性过敏性脑脊髓膜炎、弗氏佐剂关节炎、移植物抗宿主病和T细胞依赖的抗体的产生。能抑制淋巴因子，包括IL-2的产生和释放，阻断细胞生长周期，使静止淋巴细胞停留在$G_0$或$G_1$期，抑制抗原激活的T淋巴细胞释放淋巴因子，能特异和可逆地作用于淋巴细胞。与细胞抑制药不同，环孢素并不抑制造血干细胞，亦不影响巨噬细胞的功能。与其他细胞抑制药比较，应用环孢素的患者，其感染发生率较低。

（2）药动学　本品可提高环孢素暴露（AUCB）的剂量线性，具有更一致的吸收曲线，受食物共同服用和昼夜节律的影响较小，故不再需要考虑进餐的时间。与环孢素胶囊给药后1~6小时血药浓度达峰相比，环孢素软胶囊吸收更迅速，平均达峰时间提前1小时，平均血药峰浓度提高59%，生物利用度平均提高29%。分布大大超过血容量。在血液中，33%~47%分布于血浆，4%~9%分布于淋巴细胞，5%~12%分布于粒细胞及41%~58%分布于红细胞。在血浆中，约90%与蛋白质（主要为脂蛋白）结合。经广泛生物转化为大约15种代谢物。主要经胆汁消除，只有6%口服给药经尿液排泄，尿中排泄的原型药物只有0.1%。$t_{1/2\gamma}$为6.3小时，严重肝病患者可延长至20.4小时。

【注意事项】①本品由乳汁分泌，对哺乳的婴儿可产生高血压、肾毒性、恶性肿瘤等潜在危险，故服用本品的母亲不得哺乳。②下列情况慎用：妊娠期、肝肾功能不全、高钾血症、感染、肠道吸收不良和对本品不耐受者等。③儿童用量可按或稍大于成人剂量计算。④老年人因易合并肾功能不全，故应慎用本品。⑤用药期间，定期检测肝、肾功能和监测血药浓度，以调整用药剂量。还应定期检查血压、血脂、血钾和镁。⑥本品经动物实验证明有增加致癌的危险性。在人类也有并发淋巴癌、皮肤恶性肿瘤的报道，但尚无导致诱变性的证据。⑦若本品已引起肾功能不全或有持续负氮平衡，应立即减量或至停用。⑧若发生感染，应立即用抗生素治疗，本品亦应减量或停用。⑨在预防治疗器官或组织移植排斥反应及治疗自身免疫性疾病方面，本品的剂量常因治疗疾病、个体差异用本品后的血药浓度不相同而并不完全统一，小儿对本品的清除较快，故用药剂量可适当加大。

【药物相互作用】可增加肾毒性的药物：阿昔洛韦、氨基糖苷类抗生素（包括庆大霉素和妥布霉素）、两性霉素B、环丙沙星、呋塞米、甘露醇、美法仑、甲氧苄啶（+磺胺甲基异噁唑）、万古霉素、非甾体类抗炎药（包括双氯芬酸、吲哚美辛、萘普生和舒林酸）。

可降低环孢素血药浓度的药物：巴比妥酸盐、卡马西平、苯妥英钠、新青霉素Ⅲ、磺胺二甲嘧啶静脉注射剂、利福平、奥曲肽、普罗布考、磺胺甲基异噁唑静脉注射剂。

可提高环孢素血药浓度的药物：氯喹、大环内酯类抗生素（红霉素、交沙霉素、普那霉素）、酮康唑、氟康唑和伊曲康唑、地尔硫䓬、尼卡地平、维拉帕米、甲氧氯普胺、口服避孕药、达那唑、甲泼尼龙（高剂量）、别嘌醇、胺碘酮、胆酸及其衍生物、多西环素、普罗帕酮。其他相关药物的相互作用：在本品治疗期间，疫苗接种的效果可降低，并应避免应用减毒活疫苗。与单独使用本品相比，合用硝苯啶可致齿龈增生率升高。已发现环孢素与双氯芬酸合用，可造成后者的生物利用度显著升高，并可能导致可逆性肾功能损害。这种升高很可能因双氯芬酸的高首过效应减弱所致。环孢素与其低首过效应的非甾体抗炎药（如乙酰水杨酸）合用时，它们生物利用度的升高通常与联合用药无关。环孢素可降低地高辛、秋水仙碱、洛伐他汀和泼尼松龙的清除率。这可导致地高辛中毒及增加洛伐他汀和秋水仙碱对肌肉的潜在毒性（引起肌肉疼痛和无力）、肌炎和横纹肌溶解。

可增加肾毒性的药物：应密切监测肾功能（特别是血清肌酐）。在肾功能明显受损的事件中，其他药物的剂量应降低，或考虑交替给药治疗。

可降低或提高生物利用度的药物：在器官移植受者中，应经常测定环孢素血药浓度，特别是在联合用药的开始和结束时。必要时，对本品剂量进行调整。在非移植性适应证患者中，由于本品的量效关系尚未被确认，故环孢素血药浓度的测定并非必须。在本品与可提高环孢素血药浓度的药合用的病例中，较频繁地监测肾功能及密切观察环孢素的不良反应，可能较测定环孢素的浓度更为合适。在应用本品期间，发生齿龈增生的患者应避免使用硝苯啶。在本品与具有高首过效应的非甾体抗炎药合用时，后者应采用较低的剂量。若本品与地高辛、秋水仙碱或洛伐他汀合用时，必须仔细地进行临床监测，从而及早发现毒性作用，以便减少剂量或停药。

食物的相互作用：本品与西柚汁同时服用时，可提高环孢素的生物利用度。

【禁忌证】对环孢素及任何赋形剂过敏者、严重肝肾损害者、未控制的高血压者、感染及恶性肿瘤者、妊娠期和哺乳期妇女。

【不良反应】①常见厌食、恶心、呕吐、齿龈增生伴出血、疼痛，约 1/3 用药者有肾毒性，可出现血清肌酐、尿素氮增高，肾小球滤过率减低等肾功能损害、高血压等。齿龈增生一般在停药 6 个月后消失。慢性、进行性肾中毒多于治疗后约 12 个月发生。②少见惊厥，其原因可能与本品致肾毒性及低镁血症有关。此外本品尚可引起 AST 及 ALT 升高、胆汁淤积、高胆红素血症、高血糖、多毛症、手震颤、高尿酸血症伴血小板减少、溶血性贫血、四肢感觉异常、下肢痛性痉挛等。此外，有报告本品可促进 ADP 诱发血小板聚集，增加血栓烷 $A_2$ 的释放和凝血活酶的生成，增强因子Ⅶ的活性，减少前列环素产生，诱发血栓形成。③罕见胰腺炎、白细胞减少、雷诺综合征、糖尿病、血尿等（过敏反应一般只发生在经静脉途径给药的患者，表现为面、颈部发红，气喘、呼吸短促等）。产生各种不良反应大多与使用剂量过大有关，防止反应的方法是经常监测本品的血药浓度，调节本品的全血浓度，使能维持在临床能起免疫抑制作用而不致有严重不良反应的范围内。有报道认为如在下次服药前测得的本品 $C_{min}$ 为 100～200ng/ml，则可达上述效应。如发生不良反应，应立即给相应的治疗，并减少本品的用量或停用。

【用法和剂量】下列剂量范围仅作为用药的指南。环孢素血药浓度的常规监测是很重要的，该结果可用来决定本品的剂量，以达到预期的血药浓度。除了某些情况需静脉滴注外，对大部分病例，推荐口服治疗。

成人：①器官移植：采用三联免疫抑制方案时，起始剂量一日 6～11mg/kg，并根据血药浓度调整剂量，根据血药浓度每 2 周减量一日 0.5～1mg/kg，维持剂量一日 2～6mg/kg，分 2 次口服。在整个治疗过程中，必须在有免疫抑制治疗经验医师的指导下进行。②骨髓移植：预防 GVHD，移植前一天起先用环孢素注射液，一日 2.5mg/kg，分 2 次静脉滴注，待胃肠反应消失后（0.5～1个月），改服本品，起始剂量一日 6mg/kg，分 2 次口服，1 个月后缓慢减量，总疗程半年左右；治疗 GVHD，单独或在原用糖皮质激素基础上加用本品，一日 2～3mg/kg，分 2 次口服，待病情稳定后缓慢减量，总疗程半年以上。③狼疮肾炎、难治性肾病综合征：初始剂量一日 4～5mg/kg，分 2～3 次口服，出现明显疗效后缓慢减量至一日 2～3mg/kg，疗程 3～6 个月。

儿童：用量可按或稍高于成人剂量计算。

【制剂与规格】胶囊：10mg、25mg；软胶囊：25mg、50mg；口服液：50ml：5g；注射液：5ml：50mg。

### 吗替麦考酚酯 Mycophenolate Mofetil

【适应证】接受同种异体肾脏或肝脏移植的排斥反应。本品应该与环孢素 A 或他克莫司和皮质类固醇同时应用。

【药理作用】

（1）药效学　本药是活性成分霉酚酸（MPA）的前体。MPA 是强效的、选择性的、非竞争性和可逆性的次黄嘌呤单核苷酸脱氢酶（IMPDH）抑制剂，因此能够抑制鸟嘌呤核苷的合成使之不能形成 DNA。因为 T 和 B 淋巴细胞的增殖严格依赖于嘌呤的合成，而其他的细胞可以利用补救途径，因此 MPA 可抑制淋巴细胞产生抗体。MPA 还可抑制淋巴细胞和单核细胞糖蛋白的糖基化，而糖蛋白的糖基化和细胞与内皮细胞黏附相关，因此可抑制白细胞进入炎症和移植物排斥反应的部位。吗替麦考酚酯不能抑制外周血单核细胞活化的早期反应，如 IL-1 和 IL-2 的产生等，但可以抑制这些早期反应所导致的 DNA 合成和增殖反应。

（2）药动学　本品口服吸收迅速，基本完全吸收，迅速并完全代谢为活性代谢产物霉酚酸（MPA），MPA 代谢为酚化葡萄糖醛麦考酚酸（MPAG）的形式，后者无药理活性。在体内，MPAG 通过肝肠循环被转化成 MPA。口服吗替麦考酚酯的平均生物利用度相当于静脉注射的 94%，在肾移植患者一日用药 1.5g，一日 2 次时，食物对吸收的程度无影响，但食物使 MPA 的 $C_{max}$ 降低 40%。静脉注射和口服的 MPA 的平均表观分布容积分别为（3.6±1.5）L/kg 和（4.0±1.2）L/kg，97% 的 MPA 与血浆白蛋白结合。MPA 的 $t_{1/2}$ 和血浆清除率的平均值（±标准差）在口服给药分别为（17.9±6.5）小时和（193±48）ml/min，在静脉给药分别为（16.6±5.8）小时和（177±31）ml/min。本品只有少量以 MPA 形式从尿液中排出（不足剂量的 1%），大多数（约 87%）药量以 MPAG 的形式从尿液中排出。MPA 和 MPAG 通常不能通过血液透析清除。

【注意事项】①本品发生皮肤癌的危险性增加，可通过穿防护衣或含高防护因子的防晒霜来减少暴露于阳光和紫外线下。②本品不宜与硫唑嘌呤合用，因为两者可能引起骨髓抑制。③本品治疗过程中，应避免使用减毒活疫苗。④有活动性严重消化系统疾病患者慎用。⑤接受本品治疗的患者应做全血计数监测。治疗第 1 个月一周 1 次，第 2~3 个月一个月 2 次；以后一个月 1 次至 1 年。如出现中性粒细胞减少症（绝对中性粒细胞计数<$1.3×10^9$/L），应中断治疗或者减量，并对患者进行密切观察。

【药物相互作用】①同时服用吗替麦考酚酯和阿昔洛韦，MPAG 和阿昔洛韦的血药浓度均较单独用药时有所升高。②与含氢氧化镁和氢氧化铝的抗酸药同时服用，吗替麦考酚酯吸收减少。③避免本品与考来烯胺或其他影响肝肠循环的药物合用，以减少 MPA 的 AUC 下降。④丙磺舒抑制 MPAG 从肾小管排出，合用时可使 MPAG 血药浓度升高 3 倍。

【禁忌证】本药的过敏反应已被观察到，因此本品禁用于对于吗替麦考酚酯、麦考酚酸或药物中的其他成分有超敏反应的患者。本品静脉制剂禁用于对聚山梨醇酯 80 有超敏反应的患者。妊娠期及哺乳期妇女禁用。

【不良反应】①全身反应：虚弱无力、发热、头痛、身体痛（包括腹部、背部和胸部）、水肿、感染、脓肿、腹膜炎和败血症等。②血液和淋巴系统：贫血（包括低色素性贫血）、白细胞减少症、血小板减少症、瘀斑和血细胞增多症等。③泌尿系统：肌酐升高、少尿、急性肾衰竭、尿道感染、排尿困难、血尿、阴囊水肿、尿频和尿失禁等。④心血管系统：心律失常、心动过缓、心力衰竭、高血压、低血压、心包积液、心绞痛、心房颤动、心搏骤停、晕厥、血管痉挛和静脉压升高等。⑤代谢、营养：高胆固醇血症、高血糖症、高钾血症、低钾血症、低磷血症、酸中毒、碱性磷酸酶升高、脱水、高钙血症、低钙血症、低血糖症、低蛋白血症、高尿酸血症和体重增加等。⑥消化系统：便秘、腹泻、消化不良、恶心和呕吐、口腔念珠菌病、AST 升高、ALT 升高、胀气、胃肠炎、胃肠道出血、肠梗阻、食管炎和口腔炎等。⑦呼吸系统：咳嗽增多、呼吸困难、肺炎、支气管炎、哮喘、胸腔积液、肺水肿、鼻炎和鼻窦炎等。⑧皮肤和附件：痤疮、单纯疱疹、脱发、皮肤的良性肿瘤、真菌性皮炎、带状疱疹、多毛症、痛痒、皮肤癌、皮肤增生、出汗、皮肤溃疡和皮疹等。⑨神经系统：头晕、失眠、震颤、焦虑、抑郁、张力亢进、感觉异常和嗜睡等。⑩其他：关节痛、腿部抽搐、弱视、耳鸣和结膜炎等。

【用法和剂量】成人：①肾脏移植，推荐口服剂量为 1g，一日 2 次（一日剂量 2g）。虽然在临床试验中用过一次 1.5g，一日 2 次（一日剂量 3g），且是安全和有效的，但在肾脏移植中并没有效果上的优势。一日接受 2g 本品的患者在总的安全性上比接受 3g 的患者要好。②肝脏移植：推荐口服剂量为 0.5～1g，一日 2 次（一日剂量 1～2g）。在肾脏、心脏或肝脏移植后应尽早开始口服本品治疗。食物对麦考酚酸（MPA）的 AUC 无影响，但使 MPA 的 $C_{max}$ 下降 40%。因此推荐本品空腹服用。

但是对稳定的肾脏移植患者，如果需要本品可以和食物同服。肝功能异常的患者：伴有严重肝实质病变的肾脏移植患者不需要做剂量调整。但是，其他原因的肝脏疾病是否需要做剂量调整不清楚。对伴有严重肝实质病变的心脏移植患者尚无数据。

老年人：肾脏移植患者合适的推荐剂量为 1g，一日 2 次，肝脏移植患者为 0.5～1g，一日 2 次。剂量调整：对于有严重慢性肾功能损害 ［肾小球滤过率＜25ml/（min·1.73m²）］ 的肾脏移植患者，在度过了术后早期后，应避免使用大于一次 1g，一日 2 次的剂量。而且这些患者需要严密观察。肾移植后移植物功能延迟恢复的患者，无须调整剂量。严重慢性肾功能不全的患者同时接受心脏或肝脏移植的资料暂缺。如果潜在的益处大于潜在的危害，严重慢性肾功能不全的患者同时接受心脏或肝脏移植后可以使用本品。如果出现中性粒细胞减少（绝对中性粒细胞计数＜$1.5×10^9$/L），本品应暂停或减量，进行相应的诊断性检查和适当的治疗。

【制剂与规格】片剂：0.25g、0.5g；胶囊：0.25g；分散片：0.25g、0.5g。

# 抗肿瘤药

## 烷化剂

### 司莫司汀 Semustine

【适应证】本品脂溶性强，可通过血脑屏障，进入脑脊液，常用于脑原发肿瘤及转移瘤。与其他药物合用可治疗恶性淋巴瘤，胃癌，大肠癌，黑色素瘤。

【药理作用】

（1）药效学　本品为亚硝脲类抗瘤谱较广的药物，其作用机制与洛莫司汀相似。动物实验疗效优于卡莫司汀及洛莫司汀，而毒性为后两者的 1/4～1/2。本品为细胞周期非特异性药，作用于 $G_1$ 期，对处于 $G_1/S$ 过渡期细胞或 S 早期的细胞最敏感，对 $G_1$ 期细胞亦有抑制作用。本品进入人体后，其分子从氨甲酰胺键处断裂为两部分：一部分为氯乙胺，将氯解离，形成乙烯碳正离子，致使 DNA 链断裂，抑制 RNA 及蛋白质的合成，这些作用主要与抗瘤有关；另一部分为氨甲酰基转化为异氰酸酯，或再转化为氨甲酸，以发挥氨甲酰化作用，主要与蛋白质，特别是与其中的赖氨酸末端氨基等反应，据认为这一作用主要与骨髓毒性有关，但氨甲酰化作用还可破坏一些酶蛋白，使 DNA 破坏后较难于修复，有助于抗癌作用。本品虽具有烷化剂作用，但与一般烷化剂无交叉耐药性，与长春新碱、丙卡巴肼及抗代谢药亦无交叉耐药性。

（2）药动学　本品口服吸收迅速，在胃中迅速分解进入血液，并分解为氯乙基及 4-甲基环己基两部分，用药后 10 分钟血浆中即可测到此两种物质，氯乙基部分 6 小时达药峰浓度，环己基部分 3 小时达药峰浓度。将环己基及氯乙基分别标记的本品 120～290mg/m² 给患者服用，血浆环己基 $t_{1/2\alpha}$ 为 21 小时，$t_{1/2\beta}$ 为 72 小时；氯乙基的 $t_{1/2}$ 为 36 小时。本品与血浆蛋白结合，并存在肝肠循环。血浆中代谢产物浓度持续较久，可能是造成本品延迟性毒性的原因。本品脂溶性强，可进入脑脊液，给药 30 分钟即可在脑脊液中测出相当强的放射活性，为血浆中浓度的 15%～30%。本品体内分布以肝、胃、肠、肺、肾中浓度最大。约有 47%的药物以代谢产物的形式在 24 小时中从尿液排泄。此外，粪便排泄<5%，<10%自呼吸道排出。

【注意事项】骨髓抑制、感染、肝肾功能不全者慎用；用药期间应密切注意血象、血尿素氮、尿酸、肌酐清除率、血胆红素、氨基转移酶的变化、肺功能。老年人易有肾功能减退，可影响排泄，应慎用。本品可抑制身体免疫机制，使疫苗接种不能激发身体抗体产生。用药结束后 3 个月内不宜接种活疫苗。预防感染，注意口腔卫生。

【药物相互作用】选用本品进行化疗时应避免同时联合其他对骨髓抑制较强的药物。

【禁忌证】对本药过敏者禁用。

【不良反应】骨髓抑制，呈延迟性反应，有累积毒性。白细胞或血小板减少最低点出现在 4～6 周，一般持续 5～10 日，个别可持续数周，一般 6～8 周可恢复；服药后可有胃肠道反应；肝脏与肾脏均可因与较高浓度的药物接触，影响器官功能；乏力，轻度脱发；偶见全身皮疹，可抑制睾丸与卵巢功能，引起闭经及精子缺乏。

【用法和剂量】口服：$0.1\sim0.2g/m^2$ 顿服，$6\sim8$ 周 1 次，睡前与止吐剂、安眠药同服。

【制剂与规格】胶囊：10mg、50mg。

### 环磷酰胺 Cyclophosphamide

【适应证】恶性淋巴瘤、急性或慢性淋巴细胞白血病、多发性骨髓瘤、乳腺癌、睾丸肿瘤、卵巢癌、肺癌、头颈部鳞癌、鼻咽癌、神经母细胞癌、横纹肌肉瘤及骨肉瘤。

【药理作用】

（1）药效学　本品为氮芥的衍生物，其作用与氮芥类似，但抗瘤谱比氮芥广，毒性亦比氮芥小，亦为细胞周期非特异性药物。本品在体外无抗瘤活性，在体内经肝细胞微粒体混合功能氧化酶细胞色素 P450 活化后方具有烷化活力。首先是其环 N 原子邻近的 C 被氧化，生成 4-羟基环磷酰胺，继而开环生成为醛磷酰胺，4-羟基环磷酰胺与醛磷酰胺两者维持动态平衡，经可溶性酶分别氧化 4-酮基环磷酰胺和羧基磷酰胺，后两者无细胞毒作用，是从尿中排泄的失活性产物，约占本品用量的 80%。未经氧化的醛磷酰胺可自发生成丙烯醛和磷酰胺氮芥，磷酰胺氮芥是本品的活性代谢物，具有烷化活性和细胞毒作用。4-羟基环磷酰胺和醛磷酰胺不具有烷化活性，是一种转运型化合物，将高度极性的磷酰胺氮芥转运到细胞内和血液循环中，磷酰胺氮芥和 DNA 形成交叉连接，影响 DNA 功能，抑制肿瘤细胞生长与繁殖。

（2）药动学　本品口服后吸收完全，血药浓度于 1 小时后达高峰，生物利用度为 74%～97%。吸收后迅速分布到全身，在肿瘤组织中的浓度较正常组织高，脏器中以肝脏浓度较高。本品能少量通过血脑屏障，脑脊液中的浓度仅为血浆浓度的 20%。本品本身不与清蛋白结合，其代谢物约 50% 与血浆蛋白结合。静脉注射后 $t_{1/2}$ 为 4～6.5 小时。50%～70% 在 48 小时内通过肾脏排泄，其中 68% 为代谢物，32% 为原型。

【注意事项】①应用本品时应鼓励患者多饮水，大剂量应用时应水化、利尿，同时给予尿路保护剂美司钠。②当大剂量用药时，除应密切观察骨髓功能外，尤其要注意非血液学毒性如心肌炎、中毒性肝炎及肺纤维化等。③当肝肾功能损害、骨髓转移或既往曾接受多疗程放化疗时，环磷酰胺的剂量应减少至治疗量的 1/3～1/2。④由于本品需在肝内活化，因此腔内给药无直接作用。⑤环磷酰胺水溶液仅能稳定 2～3 小时，最好现配现用。

【药物相互作用】环磷酰胺可使血清中拟胆碱酯酶减少，使血清尿酸水平增高，因此，与抗痛风药如别嘌醇、秋水仙碱、丙磺舒等同用时，应调整抗痛风药物的剂量。此外还加强了琥珀胆碱的神经肌肉阻滞作用，可使呼吸暂停延长。环磷酰胺可抑制胆碱酯酶活性，因而延长可卡因的作用并增加毒性。大剂量巴比妥类、皮质激素类药物可影响环磷酰胺的代谢，同时应用可增加环磷酰胺的急性毒性。

【禁忌证】对本品过敏者、妊娠期或哺乳期妇女、骨髓抑制者、感染者、肝肾功能损害者禁用。

【不良反应】常见白细胞减少，用药后 1～2 周至最低值，2～3 周可恢复；食欲减退、恶心、呕吐，停药 1～3 日可恢复；大剂量使用，缺乏有效预防措施，可致出血性膀胱炎；表现为少尿、血尿、蛋白尿，系其代谢产物丙烯醛刺激膀胱所致；脱发、口腔炎、中毒性肝炎、皮肤色素沉着、肺纤维化、月经紊乱、无精或少精、不育症。

【用法和剂量】口服：成人，一日 2～3mg/kg；儿童：一日 2～6mg/kg。

静脉注射：成人，单药静脉给药，一次 500～1000mg/m$^2$，加 0.9%氯化钠注射液 20～30ml，一周 1 次，连用 2 次，休息 1～2 周重复。联合用药，500～600mg/m$^2$。儿童，静脉给药，一次 10～15mg/kg，加 0.9%氯化钠注射液 20ml 稀释后缓慢注射，一周 1 次，连用 2 次，休息 1～2 周重复。也可肌内注射。

【制剂与规格】片剂：50mg；注射用无菌粉末：100mg、200mg、500mg。

## 异环磷酰胺 Ifosfamide

【适应证】肺癌、卵巢癌、睾丸肿瘤、软组织肉瘤、乳腺癌、肾上腺癌、子宫内膜癌及恶性淋巴瘤。

【药理作用】

（1）药效学 本品是环磷酰胺的同分异构体，化学结构与环磷酰胺相似，其区别仅在一个氯乙基移位至环上 N 处，使其水溶性较环磷酰胺大，也较稳定。在体外无抗肿瘤活性，在体内经肝内活化后，活性代谢产物可与细胞内许多分子结构产生烷化或连接，通过与 DNA 和 RNA 交叉连接干扰两者功能从而产生细胞毒作用，也具有抑制蛋白质合成作用。属氮芥类烷化剂及细胞周期非特异性药物。

（2）药动学 本品在体内主要通过肝脏激活，并可在肝脏内降解。活性代谢物仅少量可通过血脑屏障。一次 3.8～5.0g/m$^2$，血药浓度曲线呈双相，$t_{1/2\gamma}$为 15 小时；一次 1.6～2.4g/m$^2$，血药浓度曲线呈单相，$t_{1/2}$为 7 小时。70%～86%通过肾脏清除，一次 5.0g/m$^2$ 高剂量时，61%以原型排出；一次 1.2～2.4g/m$^2$ 剂量时，仅 12%～18%以原型排出。

【注意事项】①下列情况慎用：低白蛋白血症、肝肾功能不全、骨髓抑制及育龄期。②本品的代谢物对尿路有刺激性，应用时应鼓励患者多饮水，大剂量应用时应水化、利尿，同时给予美司钠。③在用药期间，应定期监测白细胞计数、血小板计数和肝肾功能。④本品水溶液不稳定，须现配现用。⑤糖尿病患者监测血糖并调整糖尿病药物剂量。⑥发热或白细胞减少的患者给予抗生素或抗真菌药治疗，加强口腔卫生。

【药物相互作用】先前应用顺铂的患者，可加重异环磷酰胺的骨髓抑制、神经毒性和肾毒性。同时使用抗凝血药物，可能导致出血危险。同时使用降血糖药，可增强降血糖作用。与其他细胞毒性药物联合应用时，应酌情减量。

【禁忌证】对本品过敏、肾功能不全和（或）输尿管阻塞、膀胱炎、妊娠期或哺乳期、骨髓抑制、细菌感染者禁用。

【不良反应】①骨髓抑制：白细胞减少较血小板减少为常见，最低值在用药后 1～2 周，多在2～3 周后恢复；对肝功能有影响。②胃肠道反应：食欲减退、恶心、呕吐，一般停药 1～3 日即可消失。③尿道反应：可致出血性膀胱炎，表现为排尿困难、尿频和尿痛；可在给药后几小时或几周内出现，通常在停药后几日内消失。若给保护药美司钠，分次给药和适当水化，可减少此不良反应发生率。出现急性输尿管坏死少见。④中枢神经系统毒性：与剂量有关，通常表现为焦虑不安、神情慌乱、幻觉和乏力等；少见晕厥、癫痫样发作甚至昏迷；可能会影响患者驾车和操作机器的能力。⑤少见的有一过性无症状肝肾功能异常；若高剂量用药可因肾毒性产生代谢性酸中毒。⑥罕见心脏和肺毒性。⑦其他反应包括脱发、恶心和呕吐等；注射部位可产生静脉炎；长期用药可产生免疫抑制、垂体功能低下、不育症和继发性肿瘤。

【用法和剂量】单药治疗：一日 1.2～2.4g/m$^2$，静脉滴注 30～120 分钟，连续 5 日为一疗程。

联合用药：一日 1.2～2.0g/m$^2$，静脉滴注，连续 5 日为一疗程。每疗程间隔 3～4 周。

给异环磷酰胺的同时及其后第 4、8、12 小时各静脉注射美司钠 1 次。一次剂量为本品的 20%，并需补充液体。

【制剂与规格】注射用无菌粉末：0.5g、1.0g。

### 白消安

【适应证】慢性粒细胞白血病的慢性期，对缺乏费城染色体 Ph1 的患者效果不佳。也可用于治疗原发性血小板增多症、真性红细胞增多症等慢性骨髓增殖性疾病。

【药理作用】

（1）药效学　本品属双甲基磺酸酯类的双功能烷化剂，是细胞周期非特异性药物。进入人体内，其磺酸酯基团的环状结构打开后，通过与细胞核中 DNA 内的鸟嘌呤起烷化作用而破坏 DNA 的结构与功能。本品的细胞毒作用，几乎完全表现为对造血功能的抑制，主要表现为对粒细胞生成的明显抑制作用，其次为对血小板及红细胞系列的一定抑制作用，但对淋巴细胞的抑制作用很弱。因此，对治疗慢性粒细胞白血病疗效较为显著，缓解率可达 85%～90%，但本品对该病的急变期或急性粒细胞白血病均无效。

（2）药动学　本品易经胃肠道吸收，口服吸收良好。吸收后很快自血浆消失，反复给药则逐渐在体内累积。在体内水解为 4-甲磺基氧丁醇，然后经环化作用变为 4-羟呋喃等中间产物。主要代谢在肝内进行。$t_{1/2}$ 为 2～3 小时。主要经肾脏以代谢产物形式排出。

【注意事项】慢性粒细胞白血病患者治疗时有大量细胞破坏，血及尿中尿酸水平可明显升高，严重时可产生尿酸肾病；对有骨髓抑制、感染、应用细胞毒性药物或放疗史的患者也应慎用；治疗前及治疗中应严密观察血象及肝肾功能的变化，及时调整剂量，特别注意检查血尿素氮、内生肌酐清除率、胆红素、ALT 及血清尿酸。服药应根据患者对药物的反应、骨髓抑制程度、个体差异而调整剂量。嘱患者多摄入液体并碱化尿液或服用别嘌醇以防止高尿酸血症及尿酸性肾病的产生。发现粒细胞或血小板迅速大幅度下降时应立即停药或减量以防止出现严重骨髓抑制。

【药物相互作用】因为服用本品可增加血及尿中尿酸水平，故对有痛风病史的患者或服用本品后尿酸增高的患者可用抗痛风药物。

【禁忌证】本品有可能增加胎儿死亡及先天畸形的危险，因此在妊娠初期 3 个月内不能用此药。既往对此药过敏的患者禁用。

【不良反应】可产生骨髓抑制。常见粒细胞减少，血小板减少。严重者需及时停药。长期服用或用药量过大可致肺纤维化。可有皮肤色素沉着，高尿酸血症及性功能减退，男性乳房女性化，睾丸萎缩，女性月经不调等。白内障，多形性红斑皮疹，结节性多动脉炎为罕见不良反应。曾有个别报道使用高剂量后出现癫痫发作；心内膜纤维化，并由此出现相应症状；以及少见的肝静脉闭锁。

【用法和剂量】成人常用量：慢性粒细胞白血病，一日总量 4～6mg/m$^2$，一日 1 次。如白细胞计数下降至 20×10$^9$/L 则需酌情停药。或给维持量一日或隔日 1～2mg，以维持白细胞计数在 10×10$^9$/L 左右。

【制剂与规格】片剂：0.5mg、2mg。

# 抗 代 谢 药

### 甲氨蝶呤 Methotrexate

【适应证】甲氨蝶呤具有广谱抗肿瘤活性，可单独使用或与其他化疗药物联合使用。具体适应证如下。

1）抗肿瘤治疗：①单独使用治疗乳腺癌、妊娠性绒毛膜癌、侵蚀性葡萄胎或葡萄胎。②联合使用治疗急性白血病（特别是急性淋巴细胞白血病）、Burkitts 淋巴瘤、晚期淋巴肉瘤（Ⅲ和Ⅳ期，据 Peter 分期法）和晚期蕈样霉菌病。③鞘内注射治疗脑膜转移癌（只能使用等渗制剂）。④大剂量甲氨蝶呤单独应用或与其他化疗药物联合应用治疗下列肿瘤，如成骨肉瘤、急性白血病、支气管肺癌或头颈部表皮癌。大剂量甲氨蝶呤应用时，必须应用亚叶酸进行解救。亚叶酸是四氢叶酸酯的衍生物，可与甲氨蝶呤竞争进入细胞内。这种"亚叶酸解救"可在大剂量甲氨蝶呤应用时保护正常组织细胞免受损害。

2）银屑病化疗：甲氨蝶呤可用于治疗对常规疗法不敏感的严重、顽固、致残性银屑病。但因使用时有较大危险，应在经过活检和（或）皮肤科医生会诊明确诊断后使用。

【药理作用】

（1）药效学 由于四氢叶酸是在体内合成嘌呤核苷酸和嘧啶脱氧核苷酸的重要辅酶，本品作为一种叶酸还原酶抑制药，主要抑制二氢叶酸还原酶而使二氢叶酸不能被还原成具有生理活性的四氢叶酸，从而使嘌呤核苷酸和嘧啶核苷酸的生物合成过程中一碳基团的转移作用受阻，导致DNA 的生物合成明显受到抑制。此外，本品也有对胸苷酸合成酶的抑制作用，但抑制 RNA 与蛋白质合成的作用则较弱。本品主要作用于细胞周期的 S 期，属细胞周期特异性药物，对 $G_1/S$ 期的细胞也有延缓作用，对 $G_1$ 期细胞的作用较弱。

（2）药动学 本品用量 $<30mg/m^2$ 时，口服吸收良好，$1\sim5$ 小时血药浓度达最高峰；肌内注射后达峰时间为 0.5~1 小时。血浆蛋白结合率约为 50%。本品透过血脑屏障的量甚微，但鞘内注射后则有相当量可达全身循环。部分经肝细胞代谢转化为多谷氨酸盐，部分通过胃肠道细菌代谢。主要经由肾（40%～90%）排泄，大多以原型药排出体外；10%通过胆汁排泄。$t_{1/2\alpha}$、$t_{1/2\beta}$ 和 $t_{1/2\gamma}$ 分别为 1 小时、2~3 小时和 8~10 小时。小剂量甲氨蝶呤及其代谢产物可以结合型形式储存于肾脏和肝脏等组织中，有时可长达数月。在有胸腔积液或腹水的情况下，本品的清除速度明显延迟；清除率个体差别极大，老年患者更甚。

【注意事项】在大剂量使用或药物排泄减弱（肾功能损害、胸腔积液、腹水）的情况下，必须严密监测药物毒性反应。曾有过关于使用甲氨蝶呤治疗恶性肿瘤和银屑病后导致死亡的报道。治疗开始前评估肝功能，并且在治疗的过程中定期监测。在已有肝细胞损害或肝功能受损的情况下要特别注意。必须避免同时使用其他有潜在肝脏毒性的药物（包括乙醇）。肾功能损害是常见的禁忌证。当体质虚弱和儿童患者使用甲氨蝶呤时要格外谨慎。由于老年患者的肝功能和肾功能都减弱而且体内叶酸也减少，需要给予相对的低剂量，而且此类患者用药时需严密监测。

【药物相互作用】甲氨蝶呤吸收之后与血清白蛋白部分结合，由于其结合能被某些药物替代如水杨酸盐、磺胺类药物、磺酰脲、保泰松和苯妥英，故毒性反应可能会增加。丙磺舒能减少肾小管的转运功能，因此，甲氨蝶呤与丙磺舒合用时应仔细监测。降血脂化合物（如考来烯胺）与甲氨蝶呤合用时，其结合甲氨蝶呤的能力大于血清蛋白。青霉素和磺胺类药物可能降低甲氨蝶呤的肾清除率；已观察到甲氨蝶呤血清浓度增高并伴有血液学和胃肠道毒性。甲氨蝶呤与青霉素或磺胺类药物合用时应密切观察。在骨肉瘤治疗中非甾体抗炎药（NSAID）不应该在大剂量甲氨蝶呤给药之前或同时使用。有报道与大剂量甲氨蝶呤同时使用 NSAID 能提高甲氨蝶呤血清浓度并延长持续时间，结果导致患者因为严重的血液学和胃肠道毒性而死亡。当 NSAID 和水杨酸盐与低剂量甲氨蝶呤同时使用时要慎重。有报道这些药物在某一动物模型中会降低甲氨蝶呤的肾小管分泌并且可能加重毒性作用。已有报道甲氨蝶呤（通常大剂量用药）与某些 NSAID 包括阿司匹林和其他水杨酸盐、阿扎丙宗、二氯芬酸、吲哚美辛和酮洛芬同时给药时出现未预知的严重的（有时为致命的）骨髓抑制和胃肠道毒性。已有报道萘普生不会影响甲氨蝶呤的药动学，但是曾报道有致死性的药物相互作用。

叶酸缺乏状态可能增加甲氨蝶呤的毒性。罕有报道甲氧苄啶单用或与磺胺甲噁唑合用后可能通过降低肾小管分泌和（或）一种累加的抗叶酸效应而增加甲氨蝶呤治疗患者的骨髓抑制。也有报道患者接受甲氨蝶呤和乙胺嘧啶治疗后骨髓抑制增加。相反，多种维生素制品，包括叶酸或其衍生物可以改变甲氨蝶呤的疗效，所以不能同时给予。甲氨蝶呤经常与其他细胞毒性药物联用。如果化疗方案中包含了同样药理学效应的药物，那么毒性反应可能会增加。此时，要对骨髓抑制，肾、胃肠道和肺毒性进行特别的监测。如果甲氨蝶呤与其他有交叉毒性作用的化疗药物联合使用时其剂量需要调整。在骨肉瘤患者的治疗中，如果大剂量甲氨蝶呤与有潜在肾毒性的化疗药物（如顺铂）联用，需要慎重。口服抗生素如四环素、氯霉素和不能吸收的广谱抗生素可能通过抑制肠道菌群和通过细菌抑制药物代谢，从而降低甲氨蝶呤肠道吸收或干扰肝肠循环。

有报道使用门冬酰胺酶后拮抗甲氨蝶呤的疗效。有报道当阿维 A 酯和其他潜在肝毒性药物如来氟米特、硫唑嘌呤、类视黄醇和柳氮磺吡啶与甲氨蝶呤同时给药后能增加肝脏毒性。使用一氧化二氮麻醉增强了甲氨蝶呤对叶酸代谢的作用而产生严重的、不可预知的骨髓抑制和口腔炎。使用亚叶酸钙可以降低该效应。

甲氨蝶呤与来氟米特联用也可以增加全血细胞减少的风险。给予接受甲氨蝶呤治疗的银屑病患者使用胺碘酮可以诱发溃疡性皮肤损伤。甲氨蝶呤增加了巯嘌呤的血浆浓度。因此巯嘌呤与甲氨蝶呤联用时可能需要调整用药剂量。有报道一些银屑病或蕈样霉菌病（一种皮肤 T 细胞淋巴瘤）的患者接受甲氨蝶呤加 PUVA 治疗（甲氧沙林和紫外线照射）后患皮肤癌。当红细胞浓缩液和甲氨蝶呤同时给予时应小心。接受 24 小时甲氨蝶呤输注之后行输血的患者出现毒性反应增强，这可能是由于血清-甲氨蝶呤浓度持续时间延长所致。甲氨蝶呤是一种免疫抑制剂，可以减少接种疫苗后的免疫应答。如果同时接种某种活疫苗，可能会引起严重的抗原反应。甲氨蝶呤可以降低茶碱的清除率；当与甲氨蝶呤同时给药时需要监测茶碱水平。已有报道，甲氨蝶呤与一些药物合用能改变细胞对甲氨蝶呤的摄取率，所以患者在接受甲氨蝶呤期间，仅能使用肿瘤专家同意的其他药物。这些药物包括琥珀酸氢化可的松、头孢噻吩、甲泼尼龙、门冬酰胺酶、博来霉素、青霉素、卡那霉素、长春新碱和长春碱。有报道甲氨蝶呤与阿糖胞苷、氟尿嘧啶及泼尼松龙存在配伍禁忌。

【禁忌证】有以下情况时禁用：患银屑病的妊娠期妇女；哺乳期妇女；有严重肝功能不全的银屑病患者；有严重肾功能不全的患者；有乙醇中毒或酒精性肝病的银屑病患者；有明显的或实验室检查证实的免疫缺陷患者；有骨髓抑制或已存在恶病质的银屑病患者，如骨髓发育不全、白细胞减少、血小板减少或贫血；存在严重感染的银屑病患者；已知对甲氨蝶呤或任何辅料过敏的患者；有消化性溃疡或溃疡性结肠炎的银屑病患者；接受中枢神经系统放疗的患者不应同时接受甲氨蝶呤鞘内注射。

【不良反应】最常见的不良反应包括溃疡性口腔炎、白细胞减少、恶心和腹部不适。其他有过度疲劳、寒战发热、头痛、头晕、困倦、耳鸣、视物模糊、眼睛不适和对感染的抵抗力下降。一般而言，不良反应的发生率和严重性与用药的剂量和频率有关。

【用法和剂量】抗肿瘤化疗，甲氨蝶呤可采用肌内、静脉或鞘内注射给药。10ml：1000mg 规格的甲氨蝶呤注射液为高渗溶液，禁用于鞘内注射。当用于鞘内注射时，甲氨蝶呤注射液应该用适当的不含防腐剂的溶剂如 0.9%氯化钠注射液稀释至 1mg/ml 的浓度。对于转换 mg/kg 至 mg/m$^2$ 或反之，指南推荐 1：30 的比例。根据年龄和体格的不同选择的转换系数范围在 1：40～1：20。

绒毛膜癌及类似滋养细胞疾病：常规剂量是 15～30mg/d，肌内注射 5 日。通常一至数周后，在所有毒性反应全部消失后，再开始下一个疗程。通常需要 3～5 个疗程。治疗的疗效可采用 24 小时尿 HCG（人绒毛膜促性腺激素）定量分析进行评估。在第三或第四疗程后，HCG 水平应回到正常或低于 50IU/L。可测量病灶通常在 4～6 周后可完全消除。HCG 水平恢复正常后，建议继续给予 1 或 2 个疗程甲氨蝶呤治疗。

乳腺癌：甲氨蝶呤的剂量为 40mg/m$^2$，于第 1 日和第 8 日静脉给药。

白血病：甲氨蝶呤给药剂量为 3.3mg/（m$^2$·d）联合泼尼松 60mg/（m$^2$·d）。50%接受治疗的患者一般在 4～6 周缓解。急性髓细胞性白血病化疗用法为本品 30mg/m$^2$，一周 2 次肌内注射，或者每 14 日 2.5mg/kg 静脉内给药。片剂：口服，①成人一次 10～15mg，一周 1～2 次；②小儿一日 0.1～0.2mg/kg，一日 1 次。

【制剂与规格】片剂：2.5mg；注射用无菌粉末：5mg、100mg。

## 巯嘌呤 Mercaptopurine

【适应证】绒毛膜上皮癌、侵袭性葡萄胎、急性淋巴细胞白血病及急性非淋巴细胞白血病、慢性粒细胞白血病的急变期。

【药理作用】

（1）药效学　本品属于抑制嘌呤合成途径的细胞周期特异性药物，化学结构与次黄嘌呤相似，因而能竞争性地抑制次黄嘌呤的转变过程。本品进入体内，在细胞内必须由磷酸核糖转移酶转为 6-巯基嘌呤核糖核苷酸后方具有活性。其主要的作用环节有：①通过负反馈作用抑制酰胺转移酶，因而阻止 1-焦磷酸-5-磷酸核糖（PRPP）转为 1-氨基-5-磷酸核糖（PRA）的过程，干扰了嘌呤核苷酸合成的起始阶段；②抑制复杂的嘌呤物间的相互转变，即能抑制次黄嘌呤核苷酸转为腺嘌呤核苷酸及次黄嘌呤核苷酸转为黄嘌呤核苷酸、鸟嘌呤核苷酸的过程，同时本品还抑制辅酶 1（NAD$^+$）的合成，并减少了生物合成 DNA 所必需的脱氧腺苷三磷酸（dATP）及脱氧鸟苷三磷酸（dGTP），因而肿瘤细胞不能增殖，本品对处于 S 增殖周期的细胞较敏感，除能抑制细胞 DNA 的合成外，对细胞 RNA 的合成亦有轻度的抑制作用。用本品治疗白血病常产生耐药现象，其原因可能是体内出现了突变的白血病细胞株，因而失去了将巯嘌呤转变为巯嘌呤核糖核苷酸的能力。

（2）药动学　本品口服后可迅速经胃肠道吸收。广泛分布于体液内，仅有较少量可渗入血脑屏障，因而一般口服的剂量，对预防和治疗脑膜白血病无效。血浆蛋白结合率约为 20%。本品吸收后的活化分解代谢过程主要在肝脏内进行，在肝内经黄嘌呤氧化酶等氧化及甲基化作用后分解为硫尿酸等产物而失去活性。静脉注射 t$_{1/2}$ 约为 90 分钟。约半量经代谢后在 24 小时即迅速从肾脏排出，其中 7%～39%以原型药排出，最慢的于开始服药后 17 日才经肾脏排出。

【注意事项】对诊断的干扰：白血病时有大量白血病细胞破坏，在服本品时则破坏更多，致使血液及尿中尿酸浓度明显增高，严重者可产生尿酸盐肾结石。下列情况应慎用：骨髓已有显著的抑制现象（白细胞减少或血小板显著降低），或出现相应的严重感染，或明显的出血倾向；肝功能损害、胆道疾病、有痛风病史、有尿酸盐肾结石病史；4～6 周已接受过细胞毒性药物或放射治疗；用药期间应注意定期检查外周血象及肝、肾功能，每周应随访白细胞计数及分类、血小板计数、血红蛋白 1～2 次，对血细胞在短期内急剧下降者，应每日观察血象。

【药物相互作用】与别嘌呤同时服用时，由于后者抑制了巯嘌呤的代谢，明显地增加巯嘌呤的效能与毒性；本品与对肝细胞有毒性的药物同时服用时，有增加对肝细胞毒性的危险；本品与其他对骨髓有抑制的抗肿瘤药物或放射治疗合并应用时，会增强巯嘌呤效应，因而必须考虑调节本品的剂量与疗程。

【禁忌证】已知对本品高度过敏的患者禁用。

【不良反应】较常见的为骨髓抑制，可有白细胞及血小板减少；肝脏损害，可致胆汁淤积出现黄疸；恶心、呕吐、食欲减退、口腔炎、腹泻，但较少发生，可见于服药量过大的患者。高尿酸血症，多见于白血病治疗初期，严重的可发生尿酸性肾病；间质性肺炎及肺纤维化少见。

【用法和剂量】口服：用于绒毛膜上皮癌，成人常用量，一日 6～6.5mg/kg，分 2 次，以 10 日为一疗程，疗程间歇 3～4 周。用于白血病，开始，一日 2.5mg/kg 或 80～100mg/m$^2$，一日 1 次或分次服用，一般于用药后 2～4 周可见显效，如用药 4 周后，仍未见临床改进及白细胞数下降，可考虑在仔细观察下，加量至一日 5mg/kg；维持量：一日 1.5～2.5mg/kg 或 50～100mg/m$^2$，一日 1 次或分次服。

【制剂与规格】片剂：25mg、50mg。

### 阿糖胞苷 Cytarabine

【适应证】急性非淋巴细胞白血病（诱导缓解和维持治疗）、急性淋巴细胞白血病、慢性髓细胞性白血病（急变期），儿童非霍奇金淋巴瘤。单独或与其他药物联合治疗高危白血病、难治性和复发性急性白血病，鞘内应用可预防或治疗脑膜白血病。

【药理作用】

（1）药效学　本品为主要作用于细胞 S 增殖时相的嘧啶类抗代谢药物，通过抑制细胞 DNA 的合成，干扰细胞的增殖，对单纯疱疹病毒、牛痘病毒的繁殖及免疫反应均有抑制作用。阿糖胞苷进入人体后经激酶磷酸化后转为阿糖胞苷三磷酸及阿糖胞苷二磷酸，前者能强有力地抑制 DNA 聚合酶的合成，后者能抑制二磷酸胞苷转变为二磷酸脱氧胞苷，从而抑制细胞 DNA 聚合及合成。适当浓度的阿糖胞苷在体外能导致人急性髓细胞性白血病 HL-60 细胞等出现凋亡现象及其 DNA 修复酶的降解。本品为细胞周期特异性药物，对处于 S 增殖期细胞的作用最为敏感，对抑制 RNA 及蛋白质合成的作用则十分轻微。

（2）药动学　本品口服吸收量少，又极易因胃肠道黏膜及肝脏的胞嘧啶脱氨酶的脱氨作用而失去活性，故不宜口服。可经静脉、皮下、肌内或鞘内注射而吸收。静脉注射后能广泛分布于体液、组织及细胞内，静脉滴注后约有中等量的药物可透过血脑屏障，其浓度约为血浆浓度的 40%。本品在肝、肾等组织内代谢，在血及组织中很容易被胞嘧啶脱氨酶迅速脱氨而形成无活性的尿嘧啶阿拉伯糖苷。在脑脊液内，由于脱氨酶含量较低，故其脱氨作用较缓慢。静脉给药时，$t_{1/2\alpha}$为

10~15 分钟，$t_{1/2\beta}$ 为 2~2.5 小时；鞘内给药时，$t_{1/2}$ 可延至 11 小时。在 24 小时内约 10%以阿糖胞苷，90%以尿嘧啶阿糖胞苷为主的无活性物质形式从肾脏排泄。

【注意事项】①妊娠期及哺乳期妇女慎用。②本品可引起 ALT、血及尿中尿酸含量增高。③骨髓抑制、白细胞及血小板显著减低、肝肾功能不全、胆道疾病、有痛风病史、有尿酸盐肾结石病史、近期接受过细胞毒性药物或放疗者慎用。④用药期间定期检查：周围血象、血细胞和血小板计数、骨髓涂片、肝肾功能。⑤应用本品时宜适当增加患者的液体摄入量，使尿液保持碱性。⑥鞘内注射不用含苯甲醇的稀释液，可用不含防腐剂的氯化钠注射液配置并立即使用。

【药物相互作用】地高辛：患者接受含环磷酰胺、长春新碱和强的松的化疗方案，无论是否包括阿糖胞苷或丙卡巴肼，联合 $\beta$ 醋地高辛治疗，其地高辛稳态血浆浓度和肾葡萄糖分泌发生可逆性下降。洋地黄毒苷的稳态浓度似不变。因此接受类似联合化疗方案治疗的患者需密切监测地高辛的浓度。此类患者可考虑用洋地黄毒苷替代地高辛。

庆大霉素：在体外阿糖胞苷和庆大霉素相互作用的研究中，发现 K.肺炎菌株对庆大霉素敏感性的拮抗作用与阿糖胞苷相关。此研究建议：在使用庆大霉素治疗 K.肺炎菌感染时，应用阿糖胞苷的患者如未迅速出现治疗效果可能需重新调整抗菌治疗方案。

氟胞嘧啶：一例患者的临床证据显示在阿糖胞苷治疗期间氟胞嘧啶的疗效似受到抑制。这可能由于氟胞嘧啶的吸收受到竞争性的抑制所致。

【禁忌证】对本品过敏者禁用。

【不良反应】贫血，白细胞减少，血小板减少，巨幼红细胞增多，网状红细胞减少，高尿酸血症，尿酸性肾病；最常见厌食，恶心，呕吐，腹泻，肝功能异常，发热，皮疹，血栓性静脉炎，口腔或肛周炎症或溃疡；较少见脓毒血症，注射部位蜂窝织炎，皮肤溃疡，尿潴留，肾功能不全，神经炎，神经毒，咽痛，食管溃疡，胸痛，头痛，荨麻疹，肺炎，腹痛，雀斑，黄疸，结膜炎，眩晕，脱发，过敏，瘙痒，呼吸困难；大剂量治疗时可能出现可逆性的角膜毒性和出血性结膜炎，大、小脑功能失调，性格改变，嗜睡和昏迷，严重的胃肠道溃疡，小肠积气囊肿导致的腹膜炎，肝脓肿，肝脏损害伴高胆红素血症，肠坏死，坏死性结肠炎，神经病变，心肌病变，肺水肿，脱发；本品综合征通常发生于用药后 6~12 小时，主要表现为发热、肌痛、骨痛，偶尔见胸痛、斑丘疹、咽痛、结膜炎、不适。

【用法和剂量】成人：①诱导缓解，低剂量化疗，一日 200mg/m²，持续输入 5 日（120 小时），总剂量 1g/m²，2 周重复 1 次，需要根据血象反应作调整。高剂量化疗，一次 2g/m²，每 12 小时 1 次，输入时间>3 小时，第 1~6 日给药，即 12 次；或者一次 3g/m²，每 12 小时 1 次，输入时间>1 小时，第 1~6 日给药，即 12 次；或者一次 3g/m²，每 12 小时 1 次，输入时间>75 分钟，第 1~6 日给药，即 12 次。联合化疗，一日 100mg/m²，持续静脉注射，第 1~7 日给药。②巩固治疗，对诱导方案作适当调整，疗程间歇时间较诱导阶段延长。

儿童：诱导及巩固治疗，参照成人剂量计算，可根据儿童年龄、体重、体表面积等因素作相应调整。

脑膜白血病的鞘内应用，一次 5~75mg/m²，一日 1 次，连续 4 日或每隔 4 日 1 次。最常用方法是 30mg/m²，4 日 1 次，直至脑脊液检查正常，再给予 1 个疗程治疗。本品鞘内注射作为防治脑膜白血病的第二线药物，联用地塞米松 5mg，如为预防性则每 4~8 周 1 次。

【制剂与规格】注射用无菌粉末：50mg、100mg。

### 羟基脲 Hydroxycarbamide

【适应证】对慢性粒细胞白血病（CML）有效，并可用于对白消安耐药的 CML；对黑色素瘤、肾癌、头颈部癌有一定疗效，与放疗联合对头颈部癌及子宫颈鳞癌有效。

【药理作用】

（1）药效学　本品是一种核苷二磷酸还原酶抑制剂，可阻止核苷酸还原为脱氧核苷酸，干扰嘌呤及嘧啶碱基生物合成，有选择性地阻碍 DNA 合成，但对 RNA 及蛋白质的合成无阻断作用。本品为细胞周期特异性药物，作用于 S 期，并能使部分细胞阻滞在 $G_1$ 与 S 期的边缘，故可用作使癌细胞部分同步化或放射增敏的药物。

（2）药动学　本品口服吸收较快，$t_{max}$ 为 1～2 小时，$t_{1/2}$ 为 3～4 小时，6 小时后从血中消失，可透过血脑屏障。20%在肝内代谢，80%由尿中排泄，4 小时内能排出 60%，12 小时内排出 80%。

【注意事项】服用本品可使患者免疫功能受到抑制，故用药期间避免接种疫苗，一般停药 3个月至 1 年才可考虑接种疫苗。服用本品时应适当增加液体的摄入量，以增加尿量及尿酸的排泄。定期监测白细胞、血小板、血中尿素氮、尿酸及肌酐浓度。下列情况应慎用：严重贫血未纠正前、骨髓抑制、肾功能不全、痛风、尿酸盐结石史等。对羟基脲的处理过程应该谨慎。配药或者接触装有羟基脲的药瓶时应当戴上一次性手套，且在接触含有羟基脲的药瓶或者胶囊（片）前后都要洗手。本药应当远离儿童。

【药物相互作用】可能减少氟尿嘧啶转变为活性代谢物（Fd-UMP），两者并用应慎重；本品对中枢神经系统有抑制作用，故用本品时慎用巴比妥类药物、安定类药物、麻醉药等；本品有可能提高患者血中尿酸的浓度，故与别嘌醇、秋水仙碱、丙磺舒等合用治疗痛风时，须调整上述药物的剂量。本品与别嘌醇合用能预防并逆转其所致的高尿酸血症，与烷化剂无交叉耐药。

【禁忌证】水痘、带状疱疹及各种严重感染者禁用。

【不良反应】骨髓抑制为剂量限制性毒性，可致白细胞和血小板减少，停药后 1～2 周可恢复；有时出现胃肠道反应，尚有致睾丸萎缩和致畸胎的报道；偶有中枢神经系统症状和脱发，亦有本药引起药物性发热的报道，重复给药时可再出现。国外有报道，在骨髓增殖异常的患者中，使用羟基脲出现了皮肤血管毒性反应，包括血管溃疡和血管坏死，报道出现血管毒性的患者多数曾经或者正在接受干扰素治疗。如果使用羟基脲发生血管溃疡或者坏死，应当停止用药。

【用法和剂量】口服：用于 CML，一日 20～60mg/kg，一周 2 次，6 周为一疗程；用于头颈部癌、子宫颈鳞癌等，一次 80mg/kg，3 日 1 次，需与放疗合用。

【制剂与规格】片剂：0.5g。

### 氟尿嘧啶 Fluorouracil

【适应证】消化道肿瘤、绒毛膜上皮癌、乳腺癌、卵巢癌、肺癌、子宫颈癌、膀胱癌及皮肤癌。

【药理作用】

（1）药效学　本品在体内先转变为 5-氟-2-脱氧尿嘧啶核苷酸，后者抑制胸腺嘧啶核苷酸合成酶，阻断脱氧尿嘧啶核苷酸转变为脱氧胸腺嘧啶核苷酸，从而抑制 DNA 的生物合成。此外，还能掺入 RNA，通过阻止尿嘧啶和乳清酸掺入 RNA 而达到抑制 RNA 合成的作用。

（2）药动学　本品主要经由肝脏分解代谢，大部分分解为二氧化碳，经呼吸道排出体外。约15%在给药 1 小时内经肾以原型排出体外。本品为细胞周期特异性药物，主要抑制 S 期瘤细胞，大剂量用药能透过血脑屏障，静脉注射后于半小时内到达脑脊液中，并可维持 3 小时。$t_{1/2\alpha}$ 为 $10\sim$ 20 分钟，$t_{1/2\beta}$ 为 20 小时。

【注意事项】①用药期间停止哺乳。②除较小剂量作放射增敏剂外，不宜与放疗同用。③下列情况慎用：肝功能明显异常，白细胞计数低于 $3.5\times10^9$/L、血小板计数低于 $50\times10^9$/L，感染，出血（包括皮下和胃肠道）或发热超过 38℃，明显胃肠道梗阻，脱水和（或）酸碱、电解质平衡失调。④治疗前及疗程中定期检查周围血象。⑤用药期间不宜饮酒或同用阿司匹林类药物。⑥不能作鞘内注射。

【药物相互作用】曾报告多种药物可在生物化学上影响氟尿嘧啶的抗癌作用或毒性，常见的药物包括甲氨蝶呤、甲硝唑及四氢叶酸。与甲氨蝶呤合用，应先给甲氨蝶呤 $4\sim6$ 小时后再给予氟尿嘧啶，否则会减效。

先给予四氢叶酸，再用氟尿嘧啶可增加其疗效。先给予亚叶酸钙静脉滴注，继用本品可加强本品疗效。本品能生成神经毒性代谢产物——氟代柠檬酸而致脑瘫，故不能作鞘内注射。别嘌醇可以降低氟尿嘧啶所引起的骨髓抑制。

【禁忌证】对本品过敏者，伴水痘或带状疱疹者，衰弱患者，妊娠初期 3 个月内妇女禁用。

【不良反应】常见恶心，食欲减退，呕吐，白细胞减少，脱发，注药静脉上升性色素沉着；偶见口腔黏膜炎或溃疡，腹部不适或腹泻，心肌缺血，心绞痛和心电图的变化；罕见血小板减少；极少见咳嗽，气急，小脑共济失调；长期应用可致神经系统毒性；长期动脉插管可引起动脉栓塞或血栓形成，局部感染，脓肿形成或栓塞性静脉炎。

【用法和剂量】静脉注射：一日 $10\sim20$mg/kg，连续 $5\sim10$ 日，每疗程 $5\sim7$g（甚至 10g）。

静脉滴注：一日 $300\sim500$mg/m$^2$，滴注时间不少于 6 小时，可用输液泵连续给药维持 24 小时，连续 $3\sim5$ 日。

腹腔内注射：一次 $500\sim600$mg/m$^2$，一周 1 次，$2\sim4$ 次为一疗程。

用于原发性或转移性肝癌，多采用动脉插管注药。

【制剂与规格】注射液：10ml：0.25g。

## 吉西他滨 Gemcitabine

【适应证】局部晚期或已转移的非小细胞肺癌、局部晚期或已转移的胰腺癌。

【药理作用】

（1）药效学　本品为脱氧胞嘧啶核苷的类似物，其化学结构与阿糖胞苷相似，为核苷酸还原酶抑制剂。在细胞内通过脱氧胞嘧啶核苷激酶磷酸化，转化成具有活性的二磷酸核苷（dFdCDP）及三磷酸核苷（dFdCTP），发挥抗肿瘤作用。dFdCDP 抑制核苷酸还原酶，致使细胞内合成 DNA所需的三磷酸脱氧核苷（dCTP）产生减少，同时 dFdCDP 还与 dCTP 竞争结合 DNA，从而抑制DNA 合成。结合了 dFdCTP 的 DNA 链延长受阻，引起细胞程序化死亡，即凋亡。本品为细胞周期特异性药物，作用于 S 期，可阻止 $G_1$ 期向 S 期转化。

（2）药动学　本品在体内与血浆蛋白结合极少，$t_{1/2}$ 为 $32\sim94$ 分钟，药物分布容积与患者性别有关。总清除率为 $30\sim90$L/（h·m$^2$），受患者年龄和性别影响。药物在体内代谢为无活性的双氟脱氧尿苷（dFdU），99%经尿液排泄，原药的排泄不足 10%。

【注意事项】①骨髓功能受损的患者慎用，联合用药时注意骨髓毒性。证实有骨髓抑制时，应暂停化疗或者修改治疗方案。②肝功能不全的患者慎用。已经出现肝脏转移或既往有肝炎、酗酒或肝硬化病史的患者应用本品可能会使潜在的肝功能不全恶化。③肾功能不全时应定期进行实验室检查。④若有微血管病性溶血性贫血的表现应立即停药。⑤定期进行血液学、肝肾功能检查。⑥用药期间禁止驾驶和操作机器。⑦推荐氯化钠注射液为唯一溶剂，避免与其他药物混合配置，稀释后药物浓度不超过 40mg/ml。

【药物相互作用】吉西他滨与其他抗肿瘤药物配伍进行联合或序贯化疗时，应考虑对骨髓抑制作用的蓄积。

放疗：同步放化疗（放化疗一起应用或者不同治疗间的间隔≤7 日），与这种多途径治疗相关的毒性取决于许多不同的因素，包括吉西他滨的剂量、吉西他滨的给药频率、放疗的剂量、放疗采用的技术、靶组织和靶用量等。临床前研究和临床研究显示，吉西他滨具有放疗增敏作用。在一个单项研究中，非小细胞肺癌患者在连续 6 周内同时接受剂量为 $1000mg/m^2$ 的吉西他滨治疗和胸部治疗性放疗，研究中观察到患者出现严重的、具有潜在致命性的黏膜炎，特别是食管炎和肺炎，正在接受大剂量放疗的患者尤其如此 [中位治疗量 $4795cm^3$]。此后进行的研究（如非小细胞肺癌Ⅱ期研究）表明，在有着可预测毒性的情况下，在进行放疗的同时给予相对低剂量的吉西他滨治疗也是可行的。在 6 周的时间里同时给予剂量为 66Gy 的胸部放疗、吉西他滨（$600mg/m^2$，4 次）和顺铂（$80mg/m^2$，2 次）治疗。一些Ⅰ期和Ⅱ期研究显示，对非小细胞肺癌和胰腺癌可以同时给予放疗和剂量高达 $300mg/(m^2 \cdot w)$ 的吉西他滨单药治疗。对于所有的肿瘤类型，目前尚未确定出与治疗剂量放疗同时应用的安全的最佳吉西他滨治疗方案。非同步放化疗（不同治疗间的时间间隔＞7 日），数据分析显示，在放疗前后 7 日以上的时间里应用吉西他滨治疗，不会使毒性增加，但可能出现放射记忆反应。研究资料显示，吉西他滨治疗应在放疗急性反应好转以后或者放疗结束至少 1 周之后才能进行。目前已有靶组织出现放射损伤的报告（如食管炎、大肠炎和肺炎），这些损伤与患者放疗时同时或不同时应用的吉西他滨相关。

【禁忌证】对本品高度过敏、联用放疗、严重肾功能不全联用顺铂、妊娠期及哺乳期禁用。

【不良反应】贫血，白细胞降低，血小板减少，中性粒细胞减少，周围性血管炎，坏疽，AST升高，ALT 升高，碱性磷酸酶升高，恶心，呕吐，腹泻，口腔黏膜炎，呼吸困难，肺水肿，间质性肺炎，急性呼吸窘迫综合征（ARDS）；轻度蛋白尿，血尿，皮疹，瘙痒，脱皮，水疱，溃疡，支气管痉挛，低血压，心肌梗死，充血性心力衰竭，心律失常，水肿，脱发，流感样症状，发热，头痛，背痛，寒战，肌痛，乏力，厌食，咳嗽，鼻炎，不适，出汗，失眠，局部疼痛，嗜睡。

【用法和剂量】严格静脉途径给药，成人，用于非小细胞肺癌：①单药：一次 $1g/m^2$，滴注 30 分钟，一周 1 次，连续 3 周休 1 周，每 4 周重复；②联合用药（联合顺铂）：三周疗法，一次 $1.25g/m^2$，滴注 30 分钟，第 1、8 日给药，休 1 周；四周疗法，一次 $1g/m^2$，滴注 30 分钟，第 1、8、15 日给药，休 1 周。用于晚期胰腺癌：一次 $1g/m^2$，滴注 30 分钟，一周 1 次，连续 7 周休 1 周，以后一周 1 次，连续 3 周休 1 周。

【制剂与规格】注射用无菌粉末：0.2g、1.0g。

# 抗肿瘤抗生素

## 依托泊苷 Etoposide

【适应证】小细胞肺癌、恶性淋巴瘤、恶性生殖细胞瘤、白血病、神经母细胞瘤、横纹肌肉瘤、卵巢癌、非小细胞肺癌、胃癌、食管癌。

【药理作用】

(1)药效学 本品是细胞周期特异性抗肿瘤药物。研究表明，本品作用于晚 S 期或 $G_2$ 期，其作用位点是 II 型 DNA 拓扑异构酶，形成一种药物-酶-DNA 三者之间稳定的可裂性复合物，干扰 II 型 DNA 拓扑异构酶，致使受损的 DNA 不能修复。II 型 DNA 拓扑异构酶插入 DNA 中，产生一般细胞功能所需的断裂反应：本品似乎可通过稳定脱氧核糖核酸断裂复合物，引起 DNA 和 II 型 DNA 拓扑异构酶的双线断裂。本品在体内激活某些内切酶，或通过其代谢作用于 DNA。本品的非糖苷同系物 4-去甲基表鬼臼毒素则可抑制微管的组装和 II 型 DNA 拓扑异构酶，使 DNA 不能修复。

(2)药动学 静脉滴注本品，其 $t_{1/2\alpha}$ 为 1.4 小时，$t_{1/2\beta}$ 为 5.7 小时。97%与血浆蛋白结合，脑脊液中的浓度（给药2～20小时后）仅为血药浓度的1%～10%。由于本品与 II 型 DNA 拓扑异构酶的结合是可逆性的，并作用于细胞周期中持续时间较长的 S 期及 $G_2$ 期，因此血药浓度持续时间长短比药峰浓度更重要。一般采用静脉滴注，而不用静脉注射。44%～60%由肾脏排泄（其中67%以原型排泄）。粪便排泄仅占16%。口服本品后0.5～4小时血药浓度可达高峰，生物利用度为48%（25%～74%）。血药浓度仅为静脉注射的52%±8%。$t_{1/2}$ 为（4.9±0.4）小时。体内药物代谢变异很大，与消化道 pH 等因素相关。

【注意事项】①哺乳期妇女慎用。②定期检查周围血象和肝肾功能。③不宜静脉注射，静脉滴注速度不得过快，至少30分钟。④不得作胸腔、腹腔和鞘内注射。

【药物相互作用】①本品可抑制机体免疫防御机制，使疫苗接种不能激发人体抗体产生，化疗结束后3个月以内，不宜接种病毒疫苗。②本品与血浆蛋白结合率高，因此，与血浆蛋白结合的药物可影响本品的排泄。

【禁忌证】骨髓抑制者，白细胞、血小板明显低下者，心、肝肾功能严重障碍者，妊娠期妇女禁用；本品含苯甲醇，禁用于儿童肌内注射。

【不良反应】骨髓抑制，白细胞及血小板减少，食欲减退，恶心，呕吐，口腔炎，脱发，低血压，喉痉挛。

【用法和剂量】静脉滴注：用氯化钠注射液稀释，浓度不超过 0.25mg/ml。成人，一日 60～100mg/m²，连续3～5日，3～4周为一疗程。儿童，一日 100～150mg/m²，连续3～4日。

口服：一日 70～100mg/m²，连续5日，或30mg/m²，连续10～14日，3～4周为一疗程。

【制剂与规格】注射液：2ml∶40mg、5ml∶100mg；口服制剂：25mg、50mg。

## 多柔比星 Doxorubicin

【适应证】多柔比星是抗有丝分裂的细胞毒性药物，能成功地诱导多种恶性肿瘤的缓解，包括急性白血病、淋巴瘤、软组织和骨肉瘤、儿童恶性肿瘤及成人实体瘤，尤其是乳腺癌和肺癌。

【药理作用】

(1)药效学 本品既含有脂溶性的蒽环配基，又有水溶性的柔红糖胺，并有酸性酚羟基和碱性氨基，因此具有很强的抗癌药理活性。可直接作用于 DNA，插入 DNA 的双螺旋链，使后者解开，改变 DNA 的模板性质，抑制 DNA 聚合酶从而既抑制 DNA，也抑制 RNA 合成。此外，本品具有形成超氧基自由基的功能，并有破坏细胞膜结构和功能的作用。作为一种周期非特异性抗癌化疗药物，本品对各期细胞均有作用，但对 S 期的早期最为敏感，M 期次之，而对 $G_1$ 期最不敏感，对 $G_1$、S 和 $G_2$ 期有延缓作用。

（2）药动学　本品仅可静脉给药。血浆蛋白结合率很低。进入体内迅速分布于心、肾、肝、脾、肺组织中，但不能透过血脑屏障。主要在肝内代谢，经胆汁排泄，50%以原型、23%以具有活性的13-羟-多柔比星酮排出，仅5%~10%在6小时内从尿液中排泄。本品$t_{1/2\alpha}$、$t_{1/2\beta}$和$t_{1/2\gamma}$分别为0.5小时、3小时和40~50小时。

【注意事项】多柔比星必须在有使用细胞毒性药物经验的医师指导下使用。多柔比星开始治疗前，患者应已从之前的细胞毒性药物治疗的急性毒性反应（如口腔炎、中性粒细胞减少、血小板减少和全身性感染）中恢复。肥胖患者其多柔比星的全身清除率是下降的。心脏功能：使用蒽环类药物有发生心脏毒性的风险，表现为早期（即急性）或晚期（即迟发）事件。早期（即急性）事件：多柔比星的早期心脏毒性主要包括窦性心动过速和（或）心电图（ECG）异常，如非特异性 ST-T 波改变。快速性心律失常，包括室性期前收缩和室性心动过速、心动过缓，以及房室和束支传导阻滞都有报道。这些不良事件通常对后续的迟发性心脏毒性的发生并无预示作用，很少有临床意义，而且通常无须为此停止多柔比星治疗。晚期（即迟发）事件：迟发性心脏毒性通常发生在多柔比星治疗过程的后期，或者发生在治疗终止后的 2~3 个月。但也有报道在治疗结束后数月到数年出现的迟发性事件。迟发性心肌病可表现为左心室射血分数（LVEF）降低和（或）充血性心力衰竭的症状和体征，如呼吸困难、肺水肿、坠积性水肿、心脏肥大、肝大、少尿、腹水、胸腔积液和奔马律。也有亚急性症状，如心包炎或心肌炎的报道。蒽环类药物引起的最严重的心肌病为危及生命的充血性心力衰竭，表现为累积性的剂量限制性毒性。在使用多柔比星治疗前，需要进行心脏功能的评估，而且在整个治疗期间需要监测心脏功能，以尽可能地减少发生严重心脏功能损害的风险。在治疗期间定期监测 LVEF，一旦出现心脏功能损害的表现应立即停用多柔比星，可减小心脏毒性发生的风险。可以运用 MUGA 扫描（多门核素血管造影术）或者超声心动图（ECHO）对心脏功能进行反复的量化评估（对 LVEF 的评估）。推荐在基线的时候进行心电图、MUGA 扫描或者 ECHO 检查，这尤其适合于那些具有高危风险因素的患者。应反复进行 MUGA 扫描或 ECHO 检查以评估 LVEF，尤其是在使用高累积剂量蒽环类药物时。这种评估技术在随访期间也应坚持使用。随访过程中，用于监测心脏功能的检测手段应保持一致。当累积剂量为 $300mg/m^2$ 时，发生充血性心力衰竭的概率为 1%~2%，随着累积剂量升高至 450~550 $mg/m^2$，该概率会缓慢升高。此后，发生充血性心力衰竭的风险会迅速升高，因此建议最大累积剂量不要超过 550 $mg/m^2$。

发生心脏毒性的风险因素包括活动性或非活动性心血管疾病，目前或既往接受过纵隔或心脏周围区域的放疗、之前用过其他蒽环类药物或者蒽二酮药物、同时使用其他抑制心肌收缩功能的药物或者具有心脏毒性的药物（如曲妥珠单抗）。除非患者的心功能得到严密的监测，否则蒽环类药物包括多柔比星不能与其他具有心脏毒性的药物同时使用。患者在停止使用其他具有心脏毒性的药物（特别是具有长 $t_{1/2}$ 的药物，如曲妥珠单抗）之后接受蒽环类药物，也可能会增加发生心脏毒性的风险。曲妥珠单抗的 $t_{1/2}$ 约为 28.5 日，并且在血液循环中可以持续至 24 周。因此，如果可能，医师应该在停用曲妥珠单抗之后的 24 周内避免使用以蒽环类药物为基础的治疗。如果在该时间之前需要使用蒽环类药物，须密切监测心脏功能。对接受高累积剂量多柔比星及具有高危风险的患者应进行严格的心脏功能的监测。然而，无论是否存在心脏毒性危险因素，在累积剂量较低时，仍有可能发生心脏毒性。儿童和青少年使用多柔比星后，发生迟发性心脏毒性的风险增加。女性患者发生迟发性心脏毒性的风险或许高于男性患者。推荐进行定期的心脏功能评估以监测该毒性发生的可能性。多柔比星和其他蒽环类或蒽二酮类药物的毒性作用可能是累加的。

血液学毒性：当与其他细胞毒性药物联用时，多柔比星可以导致骨髓抑制。使用多柔比星前及每个周期都应进行血液学检查，包括白细胞计数。剂量依赖性的、可逆的白细胞减少和（或）粒细胞减少（中性粒细胞减少）是多柔比星主要的血液学毒性，并且是多柔比星最常见的急性剂量限制性毒性。白细胞减少和中性粒细胞减少一般在用药后的 10～14 日达到最低点。大部分患者的白细胞或中性粒细胞计数会在 21 日内恢复至正常范围。也可能会发生血小板减少和贫血。严重骨髓抑制的临床表现包括发热、感染、脓毒血症、败血症、感染性休克、出血、组织缺氧甚至死亡。

继发性白血病：有报道在使用蒽环类药物包括多柔比星治疗的患者中出现了继发性白血病，可伴或不伴白血病前期症状。下列情况下出现继发性白血病更为常见：当与作用机制为破坏 DNA 结构的抗癌药物联合使用时，或与放疗联合时，或患者既往多次使用细胞毒性药物时，或者蒽环类药物治疗剂量增加时。此类白血病的潜伏期通常为 1～3 年。

胃肠道反应：多柔比星会引起呕吐反应。口腔炎或黏膜炎通常会发生在给药后的早期，如果情况严重，几日后可能会进展为黏膜溃疡。绝大多数的患者在给药后的第三周得以恢复。

急性非淋巴细胞白血病患者连续 3 日使用多柔比星和阿糖胞苷联合化疗，可能发生结肠组织溃疡和坏死，并因出血或感染而导致死亡。

肝功能损害：多柔比星主要通过肝胆系统清除。在用药前及用药过程中需对血清总胆红素水平进行评估。伴有胆红素升高的患者可能会出现药物清除减慢，全身毒性增加。这些患者需要减量。有严重肝功能损害的患者不能接受多柔比星治疗。

注射部位反应：小静脉注射或者反复同一静脉注射可能造成静脉硬化，按照推荐的给药流程操作可以尽可能地减少注射部位静脉炎或血栓性静脉炎的发生。

药物外渗：多柔比星静脉注射时发生外渗会导致局部疼痛、严重组织损伤（发疱、严重的蜂窝织炎）和坏死。注射时一旦发生药液外渗的症状和体征，应立即停止注射。

肿瘤溶解综合征：使用多柔比星可能会导致高尿酸血症，其原因是伴随药物诱导的肿瘤细胞的迅速崩解而产生过度的嘌呤分解代谢（肿瘤溶解综合征）。因此在初始治疗开始后需要监测血尿酸、钾、钙、磷和肌酐等情况。水化、碱化尿液、预防性使用别嘌醇以预防高尿酸血症的出现，从而尽可能地减少肿瘤溶解综合征的发生。

免疫抑制效应、感染易感性增加：对于接受化疗药物包括多柔比星而导致免疫妥协的患者接种活疫苗或者减毒活疫苗可能会产生严重甚至致命的感染。正在接受多柔比星的患者应该避免接种活疫苗。可以接种死疫苗或者灭活疫苗，但是对这些疫苗的免疫应答可能会降低。

膀胱内给药：膀胱内使用本品时要特别谨慎。多柔比星膀胱内给药可能会引起化学性膀胱炎相关症状（如排尿困难、多尿、夜尿、痛性尿淋漓、血尿、膀胱不适感、膀胱壁坏死）及膀胱痉挛。需要特别留意插管的问题（例如，因膀胱内巨大肿瘤引起的尿道梗阻）。建议在给药期间将药液从膀胱排空后立即给予正确的尿道冲洗。

其他：多柔比星可以加重其他抗肿瘤药物的毒性反应。有报道称其可加重环磷酰胺导致的出血性膀胱炎和 6-巯嘌呤的肝脏毒性。还有报道称其能增加放疗导致的毒性反应（如心肌、黏膜、皮肤和肝脏的损害）。已有报道和其他细胞毒性药物联合使用时，使用多柔比星的患者有发生血栓性静脉炎、血栓栓塞，包括肺栓塞的情况（其中有些是致命的）。与大多数细胞毒类药物和免疫抑制剂一样，本品在特定实验条件下观察到对动物有一定致癌性。多柔比星在给药后 1～2 日可使尿液呈红色。

操作时的注意事项：瓶内药物处于负压状态，以此减少溶液配制时形成的气雾，当针头插入后应特别小心。在配制药液时应避免吸入任何气雾。由于此药的毒性特征，推荐以下的保护方法：操作人员必须受过药物配制及操作的良好技术训练。受孕的工作人员应避免接触本品。速溶型多柔比星的操作者应穿戴防护服装：护目镜、工作服及一次性手套和面罩。药物配制应在指定区域进行（在层流系统下更佳）。工作台表面应铺有一次性的背面为塑料涂层的吸水纸。所有用于药物配制、注射或清洗的材料包括手套等，用后应置于标有"高度危险"的废弃袋内供高温焚烧。如不慎与皮肤或眼睛接触，应立即用肥皂和清水彻底清洗接触处皮肤，以碳酸氢钠溶液冲洗眼部，并向医师咨询。药液渗出或漏出，应用 1%次氯酸钠溶液处理，浸泡过夜最佳，然后用水冲洗。所有的清洗材料均应按上法处理。配制后的溶液于室温避光可稳定保存 24 小时，4～10℃下可保持稳定 48 小时。配制后的溶液含有 0.02%的羟基苯甲酸酯，但这不可视为含防腐剂的保存溶液。应根据当地法规要求，弃去任何多余未用的药物及废弃物。

【药物相互作用】多柔比星通常与其他细胞毒性药物联合应用，所以可能出现毒性作用叠加，特别是骨髓、血液学和胃肠道的毒性作用。另外，如多柔比星与其他已报道有潜在心脏毒性作用的抗肿瘤药物联合化疗时（如氟尿嘧啶、环磷酰胺和顺铂等）或与其他具有心脏活性作用的药物共同使用时（如钙通道阻滞剂），需在整个治疗期间密切监测心脏功能。多柔比星主要在肝脏代谢，联合用药所引起的肝功能改变可影响多柔比星的代谢、药动学、疗效和（或）毒性。本品应避免与碱性溶液长期接触。因会产生沉淀，速溶型多柔比星不可与肝素混合，亦不建议本品与其他药物混合。在多柔比星前使用紫杉醇会增加多柔比星和（或）其代谢物的血浆浓度。有证据表明在紫杉醇前使用多柔比星上述效应将减少。

【禁忌证】严重器质性心脏病和心功能异常，以及对本品及蒽环类过敏。静脉给药治疗的禁忌证：既往细胞毒性药物治疗所致持续的骨髓抑制或严重全身性感染，明显的肝功能损害，严重心律失常，心功能不全，既往心肌梗死，既往蒽环类治疗已达药物最大累积剂量。膀胱内灌注治疗的禁忌证：侵袭性肿瘤已穿透膀胱壁，尿道感染，膀胱炎症，导管插入困难（如由于巨大的膀胱内肿瘤），血尿。

【不良反应】骨髓抑制和心脏毒性是多柔比星最主要的两种不良反应。皮肤及皮下组织损伤：脱发是最常见的不良反应，大约86%接受多柔比星治疗的患者会出现脱发，男性患者伴有胡须生长停滞，但停止治疗后所有毛发均可恢复正常生长。局部毒性、皮疹、瘙痒、皮肤变化、皮肤及指甲过度色素沉着、光敏反应、照射皮肤过敏（放射线回忆反应）、风疹、肢体末端红斑和手足综合征。早期乳腺癌患者接受含多柔比星辅助治疗的研究中，除已知多柔比星的不良反应外，还观察到患者出现体重增加。感染和侵染：感染，脓毒血症、败血症。良性及恶性病变：急性淋巴细胞白血病、急性髓细胞性白血病。血液和淋巴系统损伤：骨髓抑制、白细胞减少、中性粒细胞减少、贫血和血小板减少。免疫系统异常：偶见过敏性症状，并伴有发热、寒战和（或）风疹。过敏性休克也有所报道。代谢及营养失衡：厌食、脱水和高尿酸血症。眼部异常：结膜炎、角膜炎和流泪。血管异常：出血、潮热、静脉炎、血栓性静脉炎、血栓栓塞和休克。生殖系统及乳腺异常：闭经、精子减少和无精。全身性及给药部位异常：不适/虚弱、发热、寒战，多柔比星给药时溢出静脉会造成组织损伤甚至坏死。小静脉注射或反复同一血管注射会造成静脉硬化。骨髓抑制和口腔溃疡：存在骨髓抑制和口腔溃疡时不可重复使用本品，后者可能存在口腔烧灼感的先兆症状，出现症状时应不再使用。多柔比星使用后 10 日左右可出现明显的骨髓抑制，故不管是血液疾病或非血液疾病患者都应常规监测血象。心脏毒性：可表现为窦性心动过速、心动过速、房室传导阻滞和束支传导阻滞、充血性心力衰竭，包括室上性心动过速和心电图改变。建议常规监测心电图，对已有心功能损害的患者需格外小心。累积剂量超过 $500mg/m^2$ 时须特别小心，超过该剂量水平时，发生不可逆性充血性心力衰竭的危险性大大增加。当考虑多柔比星的用药总量时，应对患者以往或同时使用其他有明显心脏毒性药物的使用情况进行综合评定，如高剂量静脉给药的环磷酰胺，纵隔放疗或相关的蒽环类化合物如柔红霉素。已证实每周给予多柔比星比每 3 周给予多柔比星的心脏毒性要低，这样可允许患者得到较高的累积剂量的治疗。必须注意心力衰竭可在用药后几周出现，且可能对治疗无反应。建议检测基础心电图，并在用药期间和用药后即刻做心电图随访。一过性心电图改变，如 T 波低平，S-T 段下降和心律失常，并不认为是停止使用药物的指征。现在认为 QRS 波降低是心脏毒性较为特异的表现。如果出现这个变化，须慎重权衡继续用药治疗的益处及发生不可逆性心脏损害的风险两者间的关系。严重的心力衰竭可突然发生，而预先无心电图改变。肾脏及泌尿系统异常：给药 1～2 日后可使尿液呈红色，可告知患者不必紧张。膀胱内给药可引起血尿、膀胱及尿道烧灼感、排尿困难、尿痛、尿频，这些症状均是轻微且短暂的。消化道反应：黏膜炎/口腔炎，给药后 5～10 日可出现口腔炎，症状表现为剧痛，主要发生在舌侧及舌下黏膜，其发生频率及严重程度与重复给药有关，包括连续 3 日给予多柔比星。其他消化道反应还包括恶心、呕吐、口腔黏膜色素沉着、食管炎、腹痛、胃黏膜损伤、胃肠道出血、腹泻和结肠炎。其他：肝肾功能异常。检查：心电图异常、无症状的左心室射血分数降低和氨基转移酶水平改变。

【用法和剂量】配制药液时，每小瓶内容物用 5ml 注射用水或氯化钠注射液溶解。加入溶解液后，可轻摇小瓶半分钟以使内容物溶解，但不要倒转小瓶。

静脉用药：这是最常用的给药途径。配制后的溶液通过通畅的输液管进行静脉输注，2～3 分钟。这样可减少血栓形成和由药物外溢导致的蜂窝织炎和水疱的危险，常用的溶液为氯化钠注射液、5%葡萄糖注射液或氯化钠葡萄糖注射液。

剂量通常根据体表面积计算。通常当多柔比星单一用药时，每 3 周一次，以 60～$75mg/m^2$ 给药，当与其他有重叠毒性的抗肿瘤制剂合用时，多柔比星的剂量须减少至每 3 周一次，以 30～$40mg/m^2$ 给药。如剂量根据体重计算，则每 3 周一次，以 1.2～2.4mg/kg 单剂量给药。已经证实每 3 周一次单剂量给药可大大减少痛苦的毒性反应、黏膜炎。但仍有人认为连续 3 日分量给药（一日 0.4～0.8mg/kg 或 20～$25mg/m^2$）会产生更大的治疗效果，尽管药物毒性反应会高一些。多柔比星每周一次给药方案与每 3 周一次给药方案的疗效相同。尽管在 6～$12mg/m^2$ 的剂量时已可观察到有效缓解，但每周给药的推荐剂量为 $20mg/m^2$。每周给药可减少心脏毒性。先前曾用过其他细胞毒性药物的患者给药时可能须减少剂量，儿童和老年人亦须减量。如肝肾功能受损者，多柔比星的剂量应按表 9 减量。

动脉内用药：动脉内注射通常用来加强局部活性，而使总剂量减少，从而减少全身毒性。必须着重指出，此种给药方法潜在的损害很大，除非采取适当的预防措施，否则被灌注的组织会产生广泛的坏死。

表 9　肝肾功能受损者多柔比星的剂量

| 血清胆红素水平 | BSP 潴留 | 推荐剂量 |
| --- | --- | --- |
| 1.2～3.0mg/100ml | 9%～15% | 正常剂量的 50% |
| 3.0mg/100ml | >15% | 正常剂量的 25% |

动脉内注射只可由熟练掌握技术的人员使用。

膀胱内灌注：膀胱内灌注多柔比星正越来越多地用于移形细胞癌、乳头状膀胱肿瘤和原位癌的治疗。它不可用于已穿透膀胱壁的侵袭性肿瘤的治疗，经尿道切除肿瘤术后间歇性膀胱内灌注多柔比星经证实可有效地降低复发的可能。目前使用的方案有多种，很难一一阐明，下述的指示也许会有帮助。多柔比星在膀胱内的浓度应为 50mg/50ml。为了避免尿液被不适当地稀释，应告知患者灌注前 12 小时不要服用任何液体。尿量应限制在每小时约 50ml。当药物在一个位置停留了 15 分钟后，患者应转体 90°，通常接触药物 1 小时已足够，且应告知患者在结束时排尿。

辅助治疗：在由国立乳腺和肠道外科辅助治疗项目（NSABP）B-15 进行的一项大型随机研究中，对腋窝淋巴结阳性的早期乳腺癌患者给予了 AC 联合方案化疗，即在治疗周期的第一天给予多柔比星 $60mg/m^2$ 和环磷酰胺 $600mg/m^2$，每 21 日为一个治疗周期，连续给予四个治疗周期。

约有 2300 名伴有腋窝淋巴结阳性的早期乳腺癌患者（其中 80% 为绝经前妇女，20% 为绝经后妇女）参加了一项由 6 个研究组成的最大的早期乳腺癌试验者协作组（EBCTCG）的荟萃分析中的随机、开放、多中心的临床研究（NSABPB-15）。在该研究中，比较了 6 个治疗周期的常规 CMF 治疗方案、4 个治疗周期的 AC 治疗方案及 4 个治疗周期的 AC 治疗方案后续贯 3 个治疗周期的 CMF 治疗方案的疗效，三年的无病生存期及总生存期在统计学上无显著性差异。然而，生活质量考察项（如给药次数和治疗周期）的结果优于 CMF 和 AC 的联合治疗方案。除了生活质量考察项以外，2 个月 AC 治疗方案出现的不良反应也低于 6 个月 CMF 常规治疗方案。

【制剂与规格】注射用无菌粉末：10mg。

## 柔红霉素 Daunorubicin

【适应证】①急性粒细胞白血病：无论是单一使用柔红霉素或者与其他抗肿瘤药物合用，柔红霉素均适用于治疗该病的各个分期。亦用于治疗早幼粒细胞白血病。②急性淋巴细胞白血病：用柔红霉素治疗该病，缓解率很高，但由于其不良反应大且尚有其他有效治疗方法，故柔红霉素只适用于那些对其他药物已产生耐药的病例。在急性淋巴细胞白血病急性期联合使用柔红霉素、泼尼松和长春新碱已证实十分成功。③其他肿瘤：已观察到柔红霉素对神经母细胞瘤及横纹肌肉瘤有良好的疗效。

【药理作用】

（1）药效学　本品为第一代蒽环类抗肿瘤抗生素。其作用机制与多柔比星相似。本品为细胞周期非特异性药物，其抗瘤谱远较多柔比星为窄，对实体瘤疗效大不如多柔比星和表柔比星。

（2）药动学　本品不能透过血脑屏障。静脉给药后 40～45 分钟，即在肝内代谢成具有抗癌活性的柔红霉素醇，并与本品原型一起分布至全身，以肾、脾、肝和心脏浓度较高。本品 $t_{1/2\alpha}$ 和 $t_{1/2\beta}$ 分别为 45 分钟和 18.5 小时，柔红霉素醇 $t_{1/2}$ 为 26.7 小时，其他代谢物为 50～55 小时，因此本品的血药浓度维持时间较长。13%～25% 经肾脏排泄（其中约 25% 为具有抗癌活性的代谢物），40% 经胆汁排泄。

【注意事项】①在急性白血病诱导缓解期使用柔红霉素的患者须住院，治疗在持续的监控下进行。②柔红霉素可迅速溶解肿瘤细胞而致血中尿素和尿酸升高。在治疗的第一周，至少需监测 3～4 次血浆尿素和尿酸水平。在严重的病例中，应给予充足的液体和别嘌醇，以避免尿酸性肾病。③柔红霉素对所有患者都有骨髓抑制作用，对某些患者甚至有严重的骨髓再生障碍。所以在开始治疗之前，应时常注意药物的骨髓毒性，从而做好充分的支持疗法准备，如应用抗生素、输血、输血小板成分，最后也可输白细胞。治疗的第一周必须一日检查白细胞、红细胞及血小板数。④在治疗开始及治疗期，提倡用一般实验室的检验如测 AST、ALT、碱性磷酸酶、胆红素和 BSP 来评估患者的肝功能。⑤须特别注意，柔红霉素引起的心脏毒性。如果柔红霉素的累积总量在 20mg/kg 的限量以下，心力衰竭的危险性是很小的，约 2%。但如果累积总量过高，则发生率就相应增加。联合治疗（放疗及应用其他潜在心脏毒性的药物治疗）或有与病症相关的临床情况，如贫血、感染、心包或心肌浸润都会加强柔红霉素的心脏毒性。心力衰竭有可能在完全缓解期发生或在停用柔红霉素治疗几周后发生，而且一般常用的内科治疗并不能改善心力衰竭。每一治疗周期之前及之后，都值得做基础心电图。心电图的改变，如 T 波低平或倒置，或 ST 段下降，或心律失常发作，并不认为是停止用药的指征。现在认为 QRS 波低电压是心脏毒性较为特异的表现。如果发生 QRS 波低电压，须慎重权衡继续用药治疗的益处与发生不可逆心脏损害危险性两者间的利害关系。在累积总量很高时，心力衰竭可随时发生，而心电图预先无任何改变。⑥柔红霉素引起男性不育和女性不孕，引起畸胎或对胎儿造成损害的可能性尚未得到足够评估。实验室资料显示柔红霉素可能引起胎儿生存率下降。故此，须慎重权衡妊娠期用药的益处与药物对胎儿或胚胎潜在毒性两者间的利害关系。有报道指出，柔红霉素像其他抗肿瘤药物和免疫抑制剂一样对特定实验模型动物有潜在致癌作用。⑦注射柔红霉素 1～2 日后，尿液可呈橘红色。如果皮肤或黏膜意外接触到柔红霉素溶液，应立即彻底冲洗，虽然柔红霉素显示有部分抗菌活性，但决不用作抗生素。

【药物相互作用】①对心脏或肝脏有毒性的药物不能与本品同用。②本品可能与多柔比星有交叉耐药性，但与阿糖胞苷、甲氨蝶呤、环磷酰胺和亚硝脲类药物无交叉耐药性。③用药期间及停用本品后 3～6 个月禁用病毒疫苗接种。

【禁忌证】柔红霉素因有增加心脏毒性作用的危险而不适用于那些有心脏病史的患者；有严重或潜在心脏病患者；严重感染患者；妊娠期及哺乳期妇女。

【不良反应】骨髓抑制及心脏毒性是最重要的不良反应；脱发是常见不良反应，治疗停止后可恢复正常；口腔炎如果不是由于肿瘤本身所表现的，会在注射药物 5～10 日后出现，其特点是溃烂区域的疼痛，特别是在舌两侧及舌下黏膜区域；可出现消化道症状如恶心、呕吐、腹泻；如果注射柔红霉素时发生药物外渗会导致严重的坏死；选用小静脉或一条静脉重复多次注射，可造成静脉硬化症。

【用法和剂量】柔红霉素口服无效。须避免肌内注射或鞘内注射。只能静脉注射给药。应先静脉滴注 0.9%氯化钠注射液，以确保针头在静脉内，然后才在这一通畅的静脉输液管内注射柔红霉素。这项技术可减少药物外渗的危险性及保证在注射完毕后可冲洗静脉。柔红霉素切不可与肝素混合，因这类药物在化学性质上不相配伍，可产生沉淀物，柔红霉素可与其他抗白血病药物联合应用，但切不可用同一针筒来混合这些药物。单一剂量为 0.5～3mg/kg。0.5～1mg/kg 的剂量须间隔 1 日或以上，才可重复注射；而 2mg/kg 的剂量则须间隔 4 日或以上才可重复注射。虽然很少应用 2.5～3mg/kg 的剂量，这个剂量须间隔 7～14 日才可重复注射。每个患者需要注射的次数不同。每个患者应根据各自对药物的反应和耐受性、各自的血象和骨髓象情况来调整剂量，亦应考虑与其他抗肿瘤药物合用时，应调整剂量。无论成人或儿童，总剂量不能超过 20mg/kg。肝功能不良的患者须减量，以避免药物毒性的增强。

【制剂与规格】注射用无菌粉末：20mg。

### 平阳霉素 Bleomycin A5

【适应证】唇癌、舌癌、齿龈癌、鼻咽癌、皮肤癌、乳腺癌、子宫颈癌、食管癌、阴茎癌、外阴癌、恶性淋巴瘤、坏死性肉芽肿、肝癌、翼状胬肉。

【药理作用】

（1）药效学　本品为博来霉素多组分中的单一组分 A5。其作用机制是主要抑制胸腺拟定核苷掺入 DNA，与 DNA 结合使之被破坏。另外也能使 DNA 单链断裂，破坏 DNA 模板，阻止 DNA 复制。

（2）药动学　本品静脉注射后 30 分钟血药浓度达高峰，以后迅速下降，$t_{1/2}$ 为 1.5 小时。24 小时内由尿中排出 25%～50%。

【注意事项】①出现过敏症状时应停药。②给药后如患者出现发热可给予退热药，对出现高热的患者在用药时应减少剂量，缩短给药时间，并在用药前后给予解热药或抗过敏药。③有肺、肝肾功能障碍者慎用。④出现咳嗽、咳痰、呼吸困难等肺炎样症状，同时胸部 X 线片出现异常应停药，并给予甾体激素和适当的抗生素。⑤偶尔出现休克样症状（血压低、发冷发热、喘鸣、意识模糊等）应停药。

【药物相互作用】尚不明确。

【禁忌证】对博来霉素类抗生素有过敏史的患者。

【不良反应】发热，食欲减退，恶心，呕吐，腹泻，口腔炎，肝肾功能损伤，色素沉着，角质增厚，指甲变形，皮炎，皮疹，脱发，肿瘤处疼痛，静脉炎，血管痛，肺炎样病变，肺纤维化，过敏反应，极个别患者可发生过敏性休克。

【用法和剂量】静脉注射：用 0.9%氯化钠注射液或 5%葡萄糖注射液 5～20ml 溶解本品成 4～15mg（效价）/ml 的浓度注射。

肌内注射：用氯化钠注射液 5ml 以下溶解本品成 4～15mg（效价）/ml 的浓度注射。

动脉注射：用 3～25ml 添加有抗凝剂（如肝素）的氯化钠注射液溶解本品成 4～8mg（效价）作一次动脉内注射或持续动脉内注射。

肿瘤内注射：治疗淋巴管瘤，一次 4～8mg，加 2～4ml 注射用水溶解，有囊者尽可能抽尽囊内液后注药，间歇期至少 1 个月，5 次为一疗程。治疗血管瘤，一次 4～8mg，加氯化钠注射液或利多卡因注射液 3～5ml 溶解，注入瘤体内，注射 1 次未愈者，间歇 7～10 日重复注射，总量一般不超过 70mg（效价）。

【制剂与规格】注射用无菌粉末：4mg、8mg。

# 抗肿瘤植物成分药

### 长春新碱 Vincristine

【适应证】急性白血病、急性淋巴细胞白血病、慢性淋巴细胞白血病、恶性淋巴瘤、生殖细胞肿瘤、小细胞肺癌、尤文肉瘤、肾母细胞瘤、神经母细胞瘤、乳腺癌、消化道癌、黑色素瘤、多发性骨髓瘤。

【药理作用】

（1）药效学　本品作用方式与浓度有关。低浓度时，本品与微管蛋白的低亲和点结合，由于空间阻隔等因素，抑制微管聚合。高浓度时，本品与微管蛋白上高亲和点结合，使微管聚集，形成类结晶。

（2）药动学　本品口服吸收差。静脉注射后迅速分布至各组织，进入肝内较多，瘤组织可选择性地浓集药物，由于浓集于神经细胞较血细胞多，神经毒性较严重。很少透过血脑屏障。血浆蛋白结合率为 75%。静脉注射 $t_{1/2\alpha}$ 为 0.07 小时，$t_{1/2\beta}$ 为 2.27 小时，$t_{1/2\gamma}$ 为 85 小时。在肝内代谢，通过胆汁排泄。可进入肝肠循环。70% 随粪便排泄，5%～16% 经尿液排泄。

【注意事项】①应用本品应终止哺乳。②2 岁以下儿童的周围神经的髓鞘形成尚不健全，应慎用。③有痛风病史、肝功能损害、感染、白细胞减少、神经肌肉疾病、尿酸盐性肾结石病史、近期接受过放疗或化疗者慎用。④定期检查周围血象、肝肾功能，注意观察心律、肠鸣音及腱反射等。⑤本品可使血钾、血及尿的尿酸升高。⑥一旦药液外漏应停止输液，并予相应处理。防止药液溅入眼内，一旦发生立即用大量氯化钠注射液冲洗，之后应用地塞米松眼膏保护。冲入静脉时应避免日光直接照射。

【药物相互作用】吡咯系列抗真菌剂（伊曲康唑），能增加肌肉神经系统的副作用。如发现有副作用，应进行减量、暂停或停药等适当处理。伊曲康唑有阻碍肝 CYP3A 的作用，长春新碱通过肝 CYP3A 代谢，合用可使长春新碱代谢受抑制。与苯妥英钠合用，降低苯妥英钠吸收，或使代谢亢进。与含铂的抗亚、恶性肿瘤剂合用，可能增强第 8 对脑神经障碍。与 $L$-天冬酰胺酶合用，可能增强神经系统及血液系统障碍。为将毒性控制到最小，可将硫酸长春新碱在 $L$-天冬酰胺酶给药前 12～24 小时使用。本品可阻止甲氨蝶呤从细胞内渗出，提高后者的细胞内浓度，故常先注射本品，再用甲氨蝶呤。与异烟肼、脊髓放疗合用可加重神经系统毒性。

【禁忌证】尚不明确。

【不良反应】四肢麻木，腱反射迟钝或消失，外周神经炎，腹痛，便秘，麻痹性肠梗阻，运动神经、感觉神经、脑神经症状，骨髓抑制，消化道反应，生殖系统毒性，脱发，血压改变，血栓性静脉炎，局部刺激，局部组织坏死。

【用法和剂量】静脉注射或冲入：成人，一次 1～2mg（或 1.4mg/m²），一次量不超过 2mg，65 岁以上者，一次最大量 1mg。儿童，一次 2mg/m² 或一次 75μg/kg，一周 1 次。联合化疗，连续 2 周为一周期。

【制剂与规格】注射用无菌粉末：1mg。

### 紫杉醇 Paclitaxel

【适应证】卵巢癌、乳腺癌、非小细胞肺癌、头颈部癌、食管癌、精原细胞瘤、复发非霍奇金淋巴瘤、AIDS 相关性卡氏肉瘤。

【药理作用】

（1）药效学　本品为新型的抗微管药物，可促进微管双聚体装配成微管，去多聚化过程而使微管稳定，从而抑制微管网正常动力学重组，导致细胞分裂受阻。另外，本药还具有放射增敏效应，可促进离子照射所致细胞损害。

（2）药动学　本品静脉滴注后，血浆中药物呈双相消除，$t_{1/2\beta}$ 为 5.3～17.4 小时，有广泛的血管外分布和组织结合的效应。本品 89%～98% 可与血浆蛋白结合。本品仅有少量以原型从尿中排出，约占给药剂量的 13%，体内转化以肝脏内代谢为主，经胆道排泄。

【注意事项】①治疗前使用地塞米松、苯海拉明和 $H_2$ 受体拮抗剂预防过敏。②骨髓抑制是剂量限制性毒性反应。③输注期间若出现传导异常，应密切观察，必要时给予治疗。④肝功能不全的患者慎用。⑤哺乳期妇女用药应停止哺乳。⑥本品溶液不应接触聚氯乙烯塑料（PVC）装置、导管或器械。滴注时先经 0.22μm 孔膜滤过。

【药物相互作用】①倘若先给予顺铂，之后再给予紫杉醇时可产生更为严重的骨髓抑制，因为前者使后者的清除率降低约 1/30。②对接受酮康唑治疗的患者，本品的代谢有可能受到抑制。③与其他细胞毒性药物联合应用时，应酌情减量。

【禁忌证】对本品或聚氧乙基代蓖麻油过敏者，中性粒细胞计数<1.5×10$^9$/L 的实体瘤患者，中性粒细胞计数<0.1×10$^9$/L 的 AIDS 相关性卡氏肉瘤患者，妊娠期妇女禁用。

【不良反应】骨髓抑制，中性粒细胞减少，血小板减少，发热，贫血，呼吸困难，面部潮红，胸痛，心律异常，心动过缓，皮疹，低血压，高血压，寒战，背痛，心电图异常，心肌梗死，心房颤动，室上性心动过速，间质性肺炎，肺纤维化，肺栓塞，运动神经异常，感觉神经异常，自主神经异常，视神经异常，关节痛，肌痛，胆红素升高，碱性磷酸酶升高，AST 升高，肌酐升高，肾功能异常，恶心，呕吐，腹泻，黏膜炎，注射部位反应，脱发，指甲改变，水肿。

【用法和剂量】预防用药：在治疗前 12 小时及 6 小时口服地塞米松 20mg，治疗前 30～60 分钟肌内注射苯海拉明 50mg，以及治疗前 30～60 分钟静脉注射西咪替丁 300mg 或雷尼替丁 50mg。

静脉给药：滴注时间大于 3 小时。①单药，一次 135～200mg/m$^2$，在非格司亭（G-CSF）支持下剂量可达 250mg/m$^2$。②联合用药，一次 135～175mg/m$^2$，3～4 周 1 次。

【制剂与规格】注射液：5ml∶30mg、10ml∶60mg。

### 高三尖杉酯碱 Homoharringtonine

【适应证】急性非淋巴细胞白血病、骨髓增生异常综合征、慢性粒细胞白血病、真性红细胞增多症。

【药理作用】

（1）药效学　本品是从三尖杉属植物提取的有抗癌作用的生物酯碱，能抑制真核细胞蛋白质的合成，使多聚核糖体解聚，是干扰核糖体功能的抗癌药物。本品对细胞内 DNA 的合成亦有抑制作用。体外实验显示，本品对从骨髓增生异常综合征（MDS）转化的急性髓细胞性白血病细胞有细胞毒或使之分化成熟的效能，并发现有部分白血病细胞出现了凋亡现象。本品能抑制慢性粒细胞白血病慢性期细胞生长，高浓度的本品还能促使产生更多的慢性粒细胞白血病凋亡细胞。从本品对同步化人类口腔表皮样癌细胞（KB）的研究显示，本品对 G$_1$、G$_2$ 期细胞杀伤作用最强，而对 S 期细胞作用较小，是否属周期特异性药物各报道的看法并不一致。本品与阿糖胞苷、巯嘌呤等无交叉耐药性。体外显示，与阿糖胞苷、α-干扰素联用对抑制慢性粒细胞白血病慢性期细胞生长有协同作用。

（2）药动学　本品经肌内注射或口服吸收慢而不完全，主要用于静脉注射。静脉注射后骨髓内的浓度最高，肾、肝、肺、脾、心及胃、肠次之，肌肉及脑组织最低。在静脉注射 2 小时后，本品在各组织的浓度迅速下降，而在骨髓的浓度下降较慢。t$_{1/2}$ 为 3～50 分钟。本品在体内的代谢较为活跃，主要代谢在肝内进行，但其代谢物尚不明确。经肾脏及胆道排泄，少量经粪便排泄。在排出物中，原型药占 1/3。给药后 24 小时内的排出量约占给药总量的 50%，其中 42.2%经尿液排出，6.3%经粪便排出。

【注意事项】①老年患者及心律失常、器质性心血管病、肝肾功能不全、骨髓功能显著抑制、严重粒细胞或血小板减少、肝肾功能损害、痛风或有尿酸盐肾结石病史的患者慎用。②会引起血及尿尿酸浓度增高而干扰诊断。③静脉滴注速度过快或长期持续或重复给药时，会产生心脏毒性。对原有心律失常及器质性心血管疾病患者应慎用或不用。④定期检查周围血象、肝肾功能、心脏体征及心电图。⑤慎与碱性药物配伍。

【药物相互作用】本品与其他可能抑制骨髓功能的抗癌药物或放疗合并应用时，应调节本品的剂量与疗程。蒽醌类抗生素有慢性心肌毒性作用，因此在本品用量偏大或用于老年患者时会产生急性心肌毒性，应避免对已反复采用多柔比星或柔红霉素等蒽醌类抗生素治疗的患者应用高三尖杉酯碱，以免增加心脏毒性的可能。

【禁忌证】妊娠期及哺乳期妇女，严重或频发的心律失常者，器质性心血管疾病者禁用。

【不良反应】骨髓抑制，心脏毒性，窦性心动过速，房性或室性期前收缩，心电图出现 ST 段变化及 T 波平坦，奔马律，房室传导阻滞及束支传导阻滞，心房颤动，低血压，厌食，恶心，呕吐，肝功能损害，脱发，皮疹，过敏性休克。

【用法和剂量】静脉滴注：成人一日 1～4mg，溶于 5%或 10%葡萄糖注射液 250～500ml 中，缓慢滴入 3 小时以上，4～6 日为一疗程，间歇 1～2 周再重复用药。儿童一日 0.05～0.1mg/kg，4～6 日为一疗程。

【制剂与规格】注射液：1ml：1mg、2ml：2mg。

# 其他抗肿瘤药

## 顺铂 Cisplatin

【适应证】小细胞与非小细胞肺癌、睾丸癌、卵巢癌、子宫颈癌、子宫内膜癌、前列腺癌、膀胱癌、黑色素瘤、肉瘤、头颈部肿瘤及各种鳞状上皮癌和恶性淋巴瘤。

【药理作用】

（1）药效学　本品分子中的中心铂原子对其抗肿瘤作用具有重要意义，只有顺式有效，反式则无效。本品的作用与双功能烷化剂类似，可能与 DNA 有交叉连接而干扰其功能，在用药后持续数日之久；对 RNA 的影响较小。由于瘤细胞比正常细胞的增殖和合成 DNA 更为迅速，瘤细胞对本品的细胞毒作用则更为敏感。本品是细胞周期非特异性药物，可能对宿主的免疫系统有刺激作用。

（2）药动学　本品仅能由静脉、动脉或腔内给药。给药后迅速吸收，分布于全身各组织，肾、肝、卵巢、子宫、皮肤、骨等含量较多，脾、膜、肠、心、肌肉、脑中较少，瘤组织无选择性分布。大部分和血浆蛋白结合，代谢呈双相性：$t_{1/2\alpha}$ 为 25～49 分钟，表示游离铂的血浆清除率；$t_{1/2\beta}$ 为 58～73 小时，表示结合铂的排泄率。药物自体内消除缓慢，5 日内尿中回收铂为给药量的 27%～54%，胆道也可排出本品与其降解产物，但量较少。腹腔给药时腹腔器官的药物浓度较静脉给药时高 2.5～8 倍，对治疗卵巢癌有利。

【注意事项】①下列情况慎用：既往有肾病史、造血系统功能不全、听神经功能障碍、用药前曾接受其他化疗或放疗及非顺铂引起的外周神经炎等。②治疗前后、治疗期间和每一疗程之前，应作如下检查：肝肾功能、全血计数、血钙以及听神经功能、神经系统功能等检查。此外，在治疗期间，每周应检查全血计数。通常需待器官功能恢复正常后，才能重复下一疗程。③化疗期间与化疗后，男女患者均须严格避孕。治疗后若想受孕，须事先进行遗传学咨询。④顺铂可能影响注意力集中、驾驶和机械操作能力。⑤本品应避免接触铝金属（如铝金属注射针器等）。⑥在化疗期间与化疗后，患者必须饮用足够的水分。

【药物相互作用】与秋水仙碱、丙磺舒或磺吡酮合用时，由于顺铂可能提高血液中尿酸的水平，必须调节其剂量，以控制高尿酸血症与痛风。抗组胺药、吩噻嗪类药物或噻吨类药物与顺铂合用，可能掩盖耳毒性的症状，如耳鸣、眩晕等。顺铂诱发的肾功能损害可导致博来霉素（甚至小剂量）的毒性反应。与各种骨髓抑制剂或放疗同用，可增加毒性作用，用量应减少。青霉胺或其他螯合剂，会减弱顺铂的活性。故本品不应与螯合剂同时应用。与异环磷酰胺合用，会加重蛋白尿，同时有可能会增加耳毒性。顺铂化疗期间，由于其他具有肾毒性或耳毒性的药物（如头孢菌素或氨基苷）会增加顺铂的毒性，需避免合并使用。禁用诸如呋塞米等利尿剂以增加尿量。患者接受顺铂化疗后至少 3 个月，才可接受病毒疫苗接种。

【禁忌证】对顺铂和其他铂化合物制剂过敏、妊娠期及哺乳期、骨髓功能减退、严重肾功能损害、失水过多、水痘、带状疱疹、痛风、高尿酸血症、近期感染及因顺铂而引起的外周神经病等禁用。

【不良反应】单次中、大剂量用药后，偶会出现轻微、可逆的肾功能障碍，可出现微量血尿。多次高剂量和短期内重复用药，会出现不可逆的肾功能障碍，严重时肾小管坏死，导致无尿和尿毒症。恶心、呕吐、食欲减低和腹泻等反应常在给药后 1～6 小时发生，最长不超过 48 小时。偶见肝功能障碍、血清氨基转移酶增加，停药后可恢复。白细胞和（或）血小板减少，一般与用药剂量有关，骨髓抑制一般在 3 周左右达高峰，4～6 周恢复。耳鸣和高频听力减低，多为可逆性，不须特殊处理。总量超过 300mg/m$^2$ 的患者，周围神经损伤多见，表现为运动失调、肌痛、上下肢感觉异常等；少数患者可能出现大脑功能障碍，亦可出现癫痫，球后视神经炎等。心率加快，血压降低、呼吸困难、面部水肿、变态性发热反应等过敏反应。其他不良反应还有：①高尿酸血症：常出现腿肿胀和关节痛。②血浆电解质紊乱：低镁血症、低钙血症、肌肉痉挛。③心脏毒性：少见心律失常、心电图改变、心动过缓或过速、心功能不全等。④免疫系统：会出现免疫抑制反应。⑤牙龈变化：牙龈会有铂金属沉积。⑥患者接受动脉或静脉注射的肢体可能出现局部肿胀。⑦疼痛、红斑及皮肤溃疡、局部静脉炎等少见。⑧也有可能出现脱发、精子、卵子形成障碍和男子乳房女性化等现象。⑨继发性非淋巴细胞白血病的出现与顺铂化疗使用有关。⑩血管性病变，如脑缺血、冠状动脉缺血、外周血管障碍类似雷诺综合征等不良反应少见，但可能与顺铂使用有关。

【用法和剂量】顺铂仅能由静脉、动脉或腔内给药。通常采用静脉滴注方式给药。给药前 2～16 小时和给药后至少 6 小时之内，必须进行充分的水化治疗。本品需用 0.9%氯化钠注射液或 5%葡萄糖注射液稀释后静脉滴注。剂量视化疗效果和个体反应而定。以下剂量供参考（适用于成人及儿童）：单次化疗（每 4 周一次），一次用量 50～120mg/m$^2$；化疗每周一次，共 2 次，一次用量 50mg/m$^2$；化疗一日 1 次，连用 5 日，一次用量 15～20mg/m$^2$。疗效依临床疗效而定，每 3～4 周重复疗程。本品可与其他抗癌药联合使用，单一使用亦可。联合用药时，用量需随疗程作适当调整。

【制剂与规格】注射液：2ml：10mg；6ml：30mg；注射用无菌粉末：10mg、20mg、30mg。

### 奥沙利铂 Oxaliplatin

【适应证】与氟尿嘧啶和亚叶酸联合应用，一线治疗转移性结直肠癌；原发肿瘤已完全切除后的Ⅲ期结肠癌术后的辅助治疗。

**【药理作用】**

（1）药效学 本品铂原子可与 DNA 链形成链内和链间交联，阻断 DNA 的复制和转录。本品和 DNA 结合较快，对 RNA 亦有一定作用。本品对多种人和鼠肿瘤细胞均有抑制作用。体内和体外研究均表明本品与顺铂无交叉耐药。本品对骨髓抑制轻微，宜和其他抗肿瘤药物联合应用。

（2）药动学 临床以 $130mg/m^2$ 静脉连续滴注 2 小时，血药浓度峰值为（$5.1\pm0.8$）$\mu g/ml$，AUC 为（$189\pm45$）（$\mu g \cdot h$）/ml，50%的铂与红细胞结合，而另 50%存在于血浆中，其中 25% 呈游离状态，75%与蛋白结合。给药后 5 日蛋白结合稳定在 95%水平。分布相迅速在 15 分钟内完成，排除却很慢，给药 3 小时后仍可测出残余铂。$t_{1/2\alpha}$ 为（$0.28\pm0.06$）小时，$t_{1/2\beta}$ 为（$16.3\pm2.90$）小时，$t_{1/2\gamma}$ 为（$273\pm19.0$）小时。给药 28 小时，尿内排出率为 40%～50%。粪中排泄很少。在以后用药周期中，血浆铂水平并无升高，但红细胞结合铂有一定蓄积趋向。

**【注意事项】**①奥沙利铂应在专门的肿瘤机构内应用，并在有经验的肿瘤医师的监督下使用。②对中度肾功能不全患者应用尚缺乏足够的安全性研究资料。因此，此类患者用药前应该权衡利弊。此种情况下，必须密切监测肾功能，并按照毒性大小调整剂量。③对于有铂类化合物过敏史的患者，应严密监测过敏症状。一旦发生任何过敏反应，应立即停止给药，并给予积极的对症治疗，并禁止在这些患者中再用奥沙利铂。④如有外渗发生，应立即停止滴注并采取局部处理措施以改善症状。⑤应仔细监测奥沙利铂的神经系统毒性，特别是与其他有神经系统毒性的药物合用时。一次治疗前都要进行神经系统检查，以后定期复查。⑥如果以 2 小时内滴注完奥沙利铂的速度给药时，患者出现急性喉痉挛，下次滴注时，应将滴注时间延长至 6 小时。⑦如果患者出现神经系统症状（感觉障碍、痉挛），那么依据症状持续的时间和严重程度推荐以下方法调整奥沙利铂的剂量：如果症状持续 7 日以上而且较严重，应将奥沙利铂的剂量从 $85mg/m^2$ 减至 $65mg/m^2$（晚期肿瘤化疗）或至 $75mg/m^2$（辅助化疗）；如果无功能损害的感觉异常一直持续到下一周期，奥沙利铂的剂量从 $85mg/m^2$ 减至 $65mg/m^2$（晚期肿瘤化疗）或至 $75mg/m^2$（辅助化疗）；如果出现功能不全的感觉异常一直持续到下一周期，应停止应用奥沙利铂；如果在停止使用奥沙利铂后，这些症状有所改善，可考虑继续奥沙利铂治疗。⑧应告知患者治疗停止后，周围感觉神经病变症状可能持续存在。辅助治疗停止后，局部，中度感觉异常或影响日常活动的感觉异常可能持续 3 年以上。⑨胃肠道毒性，主要表现为恶心和呕吐，建议给予预防性和（或）治疗性止吐用药。⑩严重的腹泻和（或）呕吐可能会引起脱水、麻痹性肠梗阻、肠闭塞、低血钾、代谢性酸中毒及肾功能损伤，特别是当奥沙利铂与氟尿嘧啶联合应用时，发生这些情况的可能性更大。⑪如果出现血液学毒性（中性粒细胞<$1.5\times10^9/L$ 或血小板<$50\times10^9/L$），下一周期的治疗应推迟，直到血液学指标恢复到正常的水平。在奥沙利铂初次治疗前或新一周期奥沙利铂治疗前要进行血象检查。⑫应告知患者服用奥沙利铂和氟尿嘧啶后发生腹泻、呕吐、黏膜炎、口腔炎及中性粒细胞减少等情况的危险性，并与他们的医师有密切接触以保证一旦发生问题时能采取适当的措施处理之。⑬如果发生黏膜炎、口腔炎，伴有或不伴有中性粒细胞减少，下次服药应推迟至黏膜炎、口腔炎恢复到至少 1 级和（或）中性粒细胞水平≥$1.5\times10^9/L$。⑭奥沙利铂与氟尿嘧啶（联合或不联合亚叶酸）合用时，应根据氟尿嘧啶相关的毒性对其剂量作相应的调整。⑮当腹泻达到 4 级、中性粒细胞减少达到 3～4 级（中性粒细胞<$1\times10^9/L$）或血小板减少达到 3～4 级（血小板<$50\times10^9/L$）时，须将奥沙利铂临床应用剂量从 $85mg/m^2$ 降到 $65mg/m^2$（晚期肿瘤化疗）或至 $75mg/m^2$（辅助化疗），并且相应调整氟尿嘧啶应用的剂量。⑯如果有无法解释的呼吸系统症状发生，如无痰性干咳、呼吸困难、肺泡啰音或伴有放射影像学依据的肺浸润，应立即停止用药直到肺部检查确定已排除发生

间质性肺炎的可能为止。⑰如果不能确定肝功能检查结果的异常或门静脉高压症是由肝转移引起的，应考虑由奥沙利铂引起的极少见的肝血管异常的可能性。

【药物相互作用】①本品与依立替康合用时发生胆碱能综合征的危险性增高，应注意观察并应用阿托品预防。②本品有导致活疫苗感染的可能，化疗后 3 个月始能注射活疫苗。

【禁忌证】对铂类衍生物有过敏者，第一疗程开始前有骨髓抑制者，第一疗程开始前有周围感觉神经病变伴功能障碍者，有严重肾功能不全者，妊娠期及哺乳期妇女禁用。

【不良反应】贫血、粒细胞减少、血小板减少，有时可达 3 级或 4 级。当与氟尿嘧啶联合应用时，中性粒细胞减少症及血小板减少症等血液学毒性增加。恶心、呕吐、腹泻，这些症状有时很严重。当与氟尿嘧啶联合应用时，这些不良反应显著增加。建议给予预防性和（或）治疗性的止吐用药。以末梢神经炎为特征的周围性感觉神经病变。有时可伴有口腔周围、上呼吸道和上消化道的痉挛及感觉障碍，喉痉挛，可自行恢复而无后遗症，这些症状常因感冒而激发或加重。感觉异常可在治疗休息期减轻，但在累积剂量大于 800mg/m$^2$（6 个周期）时，有可能导致永久性感觉异常和功能障碍。在治疗终止后数月之内，3/4 以上患者的神经毒性可减轻或消失。当出现可逆性的感觉异常时，并不需要调整下一次本品的给药剂量。给药剂量的调整应以所观察到的神经症状的持续时间和严重性为依据。当感觉异常在两个疗程中间持续存在，疼痛性感觉异常和（或）功能障碍开始出现时，本品给药量应减少 25%（或 100mg/m$^2$），如果在调整剂量之后症状仍持续存在或加重，应停止治疗。在症状完全或部分消失之后，仍有可能全量或减量使用，应根据医师的判断作出决定。用药后不适、发热、便秘和皮疹；轻度肝功能改变，对心肾功能无影响；脱发，耳毒性，本品渗漏在血管外可以引起局部疼痛和炎症；罕见过敏，出现皮肤红斑甚至过敏性休克。肺纤维化、间质性肺病。

【用法和剂量】限成人使用。辅助治疗时奥沙利铂的推荐剂量为 85mg/m$^2$，加入 5% 葡萄糖注射液 250～500ml 中静脉滴注 2～6 小时，每 2 周重复，共 12 个周期（6 个月）。治疗转移性结直肠癌，奥沙利铂的推荐剂量为 85mg/m$^2$ 静脉滴注，每 2 周重复一次。应按患者的耐受程度调整剂量。奥沙利铂和氟尿嘧啶联合使用，必须在氟尿嘧啶前使用。

【制剂与规格】注射用无菌粉末：50mg、100mg。

### 卡铂 Carboplatin

【适应证】本品对卵巢癌、小细胞肺癌、非小细胞肺癌、头颈部鳞癌、食管癌、睾丸癌、精原细胞瘤、膀胱癌、间皮瘤、小儿脑瘤等有一定疗效。

【药理作用】

（1）药效学　本品与双功能烷化剂类似，可能与 DNA 交叉连接而妨碍其功能。为细胞周期时相非特异性药物。

（2）药动学　本品血浆蛋白结合率很低，卡铂中的铂与血浆蛋白的结合是不可逆的，缓慢排出体外，$t_{1/2\gamma}$ 至少为 5 日，$t_{1/2\alpha}$ 为 1.1～2 小时，$t_{1/2\beta}$ 为 2.6～5.9 小时。肌酐清除率为 60ml/min 时，24 小时内由肾脏清除 71%。

【注意事项】①妊娠期、哺乳期妇女与老年患者不用或慎用。②水痘、带状疱疹、感染、肾功能不全患者慎用。③由于注射用卡铂在其配方中含有甘露醇，不能耐受甘露醇的患者可能也不能耐受卡铂。④用药期间应随访检查：听力；神经功能；血液尿素氮、肌酐清除率与血清肌酐测定；血细胞比容、血红蛋白测定、白细胞分类与血小板计数；血清钙、镁、钾、钠含量的测定。

⑤美国 FDA 妊娠期药物安全性分级：肠道外给药 D 级。

【药物相互作用】尚不明确。

【禁忌证】对顺铂或其他含铂类化合物过敏者，严重肝、肾功能损害者禁用。

【不良反应】常见的不良反应：①骨髓抑制为剂量相关性毒性，在一次用药后，白细胞与血小板在用药 21 日后达最低点，通常在用药后 30 日左右恢复，粒细胞的最低点发生于用药后 21～28 日后，通常在 35 日左右恢复；白细胞与血小板减少与剂量相关，有蓄积作用。②注射部位疼痛。

较少见的不良反应：①过敏反应（皮疹，瘙痒，偶见喘鸣），发生于使用后几分钟之内；②周围神经毒性，指（趾）麻木或麻刺感，有累积作用；③耳毒性，高频率的听觉丧失首先发生，耳鸣偶见；④视物模糊、黏膜炎或口腔炎；⑤恶心及呕吐、便秘或腹泻、食欲缺乏等。

【用法和剂量】临用前用 5%葡萄糖注射液制成每毫升含本品 10mg 的浓度，再加入 5%葡萄糖注射液 250～500ml 中，静脉滴注，一次 0.3～0.4g/m² 或按 AUC 进行计算，3～4 周 1 次，2～4 周期为一疗程。第 1 次用药后的剂量需根据用药后白细胞、血小板计数调节。

【制剂与规格】注射用无菌粉末：50mg、100mg。

## 三氧化二砷 Arsenic Trioxide

【适应证】急性早幼粒细胞白血病，原发性肝癌晚期。

【药理作用】

（1）药效学　本品对急性早幼粒细胞白血病（APL）有一定疗效，其作用机制尚不明确。目前的研究显示，染色体 t 易位（15：17）是 APL 的重要细胞遗传学特征，该易位导致 APL 基因 PML 和维 A 酸受体 a（RARa）基因融合，表达 PML-RARa 蛋白，这种融合蛋白的过度表达是 APL 发病的主要机制之一，过度表达的 PML-RARa 可抑制细胞的分化凋亡。

（2）药动学　本品静脉给药，组织分布较广，停药时检测组织中砷含量由高到低依次为皮肤、卵巢、肝脏、肾脏、脾脏、肌肉、睾丸、脂肪、脑组织等。停药 4 周后检测，皮肤中砷含量与停药时基本持平，脑组织中含量有所增加，其他组织中砷含量均有所下降。本品治疗 APL 患者的药动学检测：持续 2 小时静脉滴注本品 10mg，血药浓度高峰为（0.94±0.37）mg/L，达峰时间为 4 小时，达峰后血浆砷被迅速清除，$t_{1/2\alpha}$ 为（0.89±0.29）小时，$t_{1/2\beta}$ 为（12.13±3.31）小时；系统清除率（CLs）为（1.43±0.17）L/h，分布容积为（3.83±0.45）L/kg。在持续用药过程中，药动学参数基本保持一致。治疗中，24 小时尿排砷量为每日给药量的 1%～8%。指（趾）甲和毛发砷蓄积明显增加，可高达治疗前 5～7 倍。停药后，尿排泄的砷和末梢蓄积的砷则逐渐下降，结果表明，本品是治疗 APL 较安全有效的药物。停药后尿砷即开始下降，停药 1～2 个月尿砷排泄可下降 25%～75%不等。

【注意事项】心电图严重异常（包括 QT 间期延长、具有潜在致命性的尖端扭转型室性心动过速和 APL 分化综合征）者慎用本品。使用本品期间，不宜同时使用能延长 QT 间期的药物（一些抗心律失常药、硫利达嗪）或导致电解质异常的药物（利尿药或两性霉素 B）。用药期间出现外周血白细胞过高时，可酌情选用白细胞单采分离，或应用羟基脲、高三尖杉酯碱、阿糖胞苷等化疗药物。

使用过程中如出现肝、肾功能异常，应及时做针对性治疗，密切观察病情，必要时停药。遇未按规定用法用量用药而发生急性中毒者，可用二巯基丙醇等药物解救。

【药物相互作用】在本品的使用过程中，避免使用含硒药品及食用含硒食品。使用本品期间，不宜同时使用能延长 QT 间期的药物（一些抗心律失常药、硫利达嗪）或导致电解质异常的药物（利尿药或两性霉素 B）。

【禁忌证】严重的肝肾功能损害者、妊娠期妇女及长期接触砷或砷中毒者禁用。

【不良反应】体液潴留：患者治疗时出现体重增加、胸膜渗出、心包渗出及颜面水肿等。消化系统：恶心、呕吐、厌食、腹痛、腹泻等为常见的不良反应，对症处理，停药后可消失。一部分患者可出现肝脏损害，包括氨基转移酶升高、黄疸，停药后肝功能可恢复正常。泌尿系统：急性肾衰竭较少见，可出现肾功能变化，一般停药后可恢复。神经系统损害：在用药后 10～20 日出现多发性神经炎和多发性神经根炎症状。患者四肢疼痛、麻木，感觉由过敏或异常发展到痛、温、触觉的迟钝、消失，甚至感觉性共济失调。同时，有肢体无力、远端肌肉萎缩，可有明显的自主神经障碍。一过性脑血管痉挛性头痛。心血管系统：可出现心悸、胸闷、心电图变化，包括窦性心动过速，ST 段下移，T 波倒置或低平，PR 间期延长或完全性房室传导阻滞，但多为可逆的；室性心律失常。皮肤干燥、红斑或色素沉着。

【用法和剂量】成人一日 1 次，一次 5～10mg（或一次 7mg/m²），用 5%葡萄糖注射液或 0.9%氯化钠注射液 500ml 溶解稀释后静脉滴注 3～4 小时。4 周为一疗程，间歇 1～2 周，也可连续用药。勿将本品与其他药物混合使用。注射后勿存留残余本品以后继续使用。儿童一次 0.16mg/kg，用法同上。治疗肝癌的用法用量：一日 1 次给药，一次 7～8mg/m²，用 5%葡萄糖注射液或 0.9%氯化钠注射液 500ml 溶解稀释后静脉滴注 3～4 小时。2 周为一疗程，间歇 1～2 周可进行下一疗程。

【制剂与规格】注射液：5ml∶5mg、10ml∶10mg；注射用无菌粉末：5mg、10mg。

### 门冬酰胺酶 Asparaginase

【适应证】急性淋巴细胞白血病、急性粒细胞白血病、急性单核细胞白血病、慢性淋巴细胞白血病、霍奇金病及非霍奇金淋巴瘤、黑色素瘤。

【药理作用】

（1）药效学　本品为取自大肠埃希菌的酶制剂类抗肿瘤药物，能将血清中的门冬酰胺水解为门冬氨酸和氨，而门冬酰胺是细胞合成蛋白质及增殖生长所必需的氨基酸。正常细胞有自身合成门冬酰胺的功能，而急性白血病等肿瘤细胞则无此功能，因而当用本品使门冬酰胺急剧缺失时，肿瘤细胞因既不能从血中取得足够门冬酰胺，亦不能自身合成，使其蛋白质合成受阻，增殖受抑制，细胞大量破坏而不能生长、存活。本品亦能干扰细胞 DNA、RNA 的合成，可能作用于细胞 $G_1$ 增殖周期中，为抑制该期细胞分裂的细胞周期特异性药物。

（2）药动学　本品经肌肉或静脉途径吸收，血浆蛋白结合率约为 30%，吸收后能在淋巴液中测出，但在脑脊液中的浓度很低。注射本品后，血中门冬酰胺浓度几乎立即下降到不能测出的水平，说明本品进入体内后，很快就开始作用。经肌内注射的 $t_{1/2}$ 为 39～49 小时，静脉注射的 $t_{1/2}$ 为 8～30 小时。肌内注射后的达峰时间为 12～24 小时，但停用本品后的 23～33 日，血浆中还可以测出门冬酰胺。本品排泄似呈双相性，仅有微量呈现于尿中。

【注意事项】①肝肾损害、骨髓功能抑制、合并感染、糖尿病、痛风或肾尿酸盐结石、接受过细胞毒性药物或放疗者慎用。②用药期间密切监测凝血功能，警惕可能发生严重胰腺炎及骨髓功能抑制等不良反应。③儿童及育龄患者慎用，哺乳期妇女应停止哺乳。④来源于大肠埃希菌与来源于欧文菌族的门冬酰胺酶间偶有交叉过敏发生。⑤接受本品治疗 3 个月内不得接种活病毒疫苗。⑥可干扰甲状腺功能试验、肝功能、血糖、血氨、血钙、尿素氮、尿酸、凝血酶时间的测定与诊断。⑦患者须住院治疗，首次使用或用过本品但已停药1周或以上者，在注射本品前须做皮试。⑧忌用0.9%氯化钠注射液溶解，溶解后尽快使用，仅用于静脉滴注。

【药物相互作用】泼尼松或促皮质素或长春新碱与本品同用时，会增强本品的致高血糖作用，并可能增多本品引起的神经病变及红细胞生成紊乱的危险性，但有报道如先用前述各药后再用本品，则毒性似较先用本品或同时用两药者为轻。由于本品可增高血尿酸的浓度，故当与别嘌醇或秋水仙碱、磺吡酮等抗痛风药合用时，要调节上述抗痛风药的剂量以控制高尿酸血症及痛风。一般抗痛风药选用别嘌醇，因该药可阻止或逆转门冬酰胺酶引起的高尿酸血症。糖尿病患者用本品时及治疗后，均须注意调节口服降糖药或胰岛素的剂量。本品与硫唑嘌呤、苯丁酸氮芥、环磷酰胺、环孢素、巯嘌呤、单克隆抗体CD3或放疗合用时，可提高疗效，因而应考虑减少化疗药物、免疫抑制剂或放疗的剂量。本品与甲氨蝶呤同用时，可通过抑制细胞复制的作用而阻断甲氨蝶呤的抗肿瘤作用。有研究说明如门冬酰胺酶在给甲氨蝶呤9~10日前应用或在给甲氨蝶呤后24小时内应用，可以避免产生抑制甲氨蝶呤的抗肿瘤作用，并可减少甲氨蝶呤对胃肠道和血液系统的不良反应。

【禁忌证】对本品有过敏史或皮试阳性者，有胰腺炎病史或现患胰腺炎者，患水痘、广泛带状疱疹等严重感染者，妊娠期妇女禁用。

【不良反应】过敏反应，休克，荨麻疹，血管肿胀，皮疹，瘙痒，面部水肿，关节肿痛，寒战，呕吐，呼吸困难，意识不清，痉挛，血压下降，ALT及AST、胆红素升高，肝功能衰竭，上腹痛，恶心，呕吐，腹泻，严重者可发生急性胰腺炎，血糖过高，高氨血症，高尿酸血症，高热，昏迷，意识障碍，定向障碍，广泛脑器质性障碍，凝血功能异常，脑出血，脑梗死，肺出血，血浆纤维蛋白原减少，凝血酶原减少，纤维蛋白溶酶原减少，血清白蛋白浓度降低。

【用法和剂量】静脉滴注：根据病种和治疗方案的不同，用量存在较大差异。以急性淋巴细胞白血病诱导缓解方案为例：一日500U/m$^2$，或一日1000U/m$^2$，最高可达一日2000U/m$^2$，10~20日为一疗程。

【制剂与规格】注射用无菌粉末：5000U、10 000U。

## 亚叶酸钙 Calcium Folinate

【适应证】用作叶酸拮抗剂（如甲氨蝶呤）的解毒剂。用于各种原因引起的叶酸缺乏，由叶酸缺乏所致的巨幼细胞贫血；当口服叶酸疗效不佳时。

【药理作用】

（1）药效学 大剂量甲氨蝶呤-亚叶酸钙解救（HD-MTX-CF）疗法使甲氨蝶呤的剂量比常规剂量提高100倍以上，血液中药物浓度达到较高水平，促使甲氨蝶呤更多进入肿瘤细胞内，提高疗效。大剂量甲氨蝶呤可产生严重的毒性反应，大剂量甲氨蝶呤联合亚叶酸钙（CF）的解毒治疗，可显著降低其毒性反应。亚叶酸钙系四氢叶酸的同系物，进入体内后转变为亚甲基四氢叶酸和N$^{10}$-甲酰四氢叶酸，可绕过甲氨蝶呤阻断代谢途径，从旁路解毒。亚叶酸钙与甲氨蝶呤共用一主动转运系统，肿瘤细胞缺乏主动转运四氢叶酸的能力，亚叶酸钙在瘤组织达不到解救水平。亚叶酸钙的另一应用是与氟尿嘧啶同时应用提高氟尿嘧啶疗效。在DNA合成过程中脱氧尿苷酸（dUMP）需在胸苷酸合成酶（TMPS）催化下接受亚甲基四氢叶酸还原酶转来的甲基，形成脱氧胸苷酸（dMPS）。同时需要二氢叶酸还原酶使二氢叶酸转变为亚甲基四氢叶酸还原酶。氟尿嘧啶进入体内后先变为氟嘧啶脱氧核苷酸抑制胸苷酸合成酶。在此过程中脱氧胸苷酸、亚甲基四氢叶酸还原酶和磷酸脱氧尿苷三者形成一个过渡性复合物。当复合物分解，释放二氢叶酸、脱氧胸苷酸合成酶和三磷酸脱氧腺苷。氟尿嘧啶形成三联复合物后不能分解，脱氧胸苷酸的功能受到抑制，不能生成胸腺嘧啶核苷酸。氟尿嘧啶脱氧核苷酸与酶的结合力与亚甲基四氢叶酸还原酶的浓度成正比，因此提高亚甲基四氢叶酸还原酶的浓度可使氟尿嘧啶抑制脱氧胸苷酸的作用增强。

（2）药动学　口服易于吸收，其血清还原叶酸达峰值时间为，口服后（1.72±0.8）h，肌内注射后（0.71±0.09）h。肌内注射的血清还原叶酸半衰期为 3.5h。无论何种给药途径，药物作用的持续时间均为 3～6h。亚叶酸钙经肝脏和肠黏膜作用后代谢为 5-甲基四氢叶酸，且口服后代谢较肌内注射快而充分。代谢产物的 80%～90%经肾脏排出，5%～8%随粪便排出。

【注意事项】①应用本品解救叶酸拮抗剂时应进行有关的实验室监测。②根据甲氨蝶呤浓度调节其剂量。

【药物相互作用】本品较大剂量与巴比妥、扑米酮或苯妥英钠同用，可影响抗癫痫作用。与药用肥皂、清洁剂、痤疮制剂、含脱屑药制剂如过氧苯甲酰、间苯二酚、水杨酸、硫磺，含乙醇制剂（如剃须后擦洗剂、收敛剂、芳香化妆品、剃须霜或洗剂）、有强干燥作用的肥皂、异维 A 酸共用，可加剧皮肤刺激或干燥作用。与过氧苯甲酰在同一部位外用有物理性配伍禁忌。与光敏药物共用有增加光敏感的危险性。

治疗部位避免照射日光或太阳灯。

【禁忌证】不宜单独用于维生素 $B_{12}$ 缺乏的巨幼细胞贫血或诊断不明的贫血者。

【不良反应】偶见皮疹、荨麻疹或哮喘等过敏反应。

【用法和剂量】口服：为抗叶酸药（甲氨蝶呤）的解救药，首剂 5～15mg，每 6～8 小时 1 次，连续 2 日，根据甲氨蝶呤浓度调节剂量。肌内注射：为抗叶酸药（甲氨蝶呤）的解救药，在停用甲氨蝶呤后，用 6～15mg/m²，每 6～8 小时 1 次，直到甲氨蝶呤浓度在 $5 \times 10^{-8}$mol/L 以下，一般需持续 2 日。用于叶酸缺乏所致的巨幼细胞贫血口服效果不佳者，一日肌内注射 1mg。

【制剂与规格】注射液：10ml∶100mg；注射用无菌粉末：25mg、50mg、100mg。

## 维 A 酸 Tretinoin

【适应证】急性早幼粒细胞白血病（APL）、寻常型痤疮及角化异常性疾病。

【药理作用】

（1）药效学　表皮角质形成细胞、黑色素细胞及真皮成纤维细胞都是维 A 酸作用重要的靶细胞。维 A 酸可影响黑色素细胞的黑色素生成，其作用是多位点的，对酪氨酸羟化酶、多巴氧化酶及二羟基吲哚氧化酶等三型催化酶活性都有抑制作用，从而降低黑色素形成、减轻皮肤色素沉着。维 A 酸对正常人黑色素细胞酪氨酸酶活性和黑色素成分都无影响。当皮肤发生生理性老化或受药物、紫外线辐射及创伤伤害时，维 A 酸可纠正或预防有害因素对真皮结缔组织生化成分及形态结构引起的异常，刺激皮肤细胞外基质蛋白合成，在真皮上部加速形成新的结缔组织带，并可提高伤口部位的张力强度。维 A 酸对正常皮肤胶原合成无影响。此外，维 A 酸对白细胞趋化有抑制活性，从而起到抗炎作用。全反式维 A 酸对皮脂腺及其分泌无直接影响。

（2）药动学　口服吸收良好，2～3 小时血药浓度达峰。吸收后与维生素 A 在体内的主要代谢产物和活性形式相同，主要是在葡萄糖醛酸转移酶的催化下生成葡萄糖醛酯代谢物而排出体外。本品主要在肝脏代谢，由胆汁和尿中排出。

【注意事项】口服本品出现不良反应时，应控制量或与谷维素、维生素 $B_1$、维生素 $B_6$ 等同服，可使头痛等症状减轻或消失。

【药物相互作用】本品应避免与维生素 A 及四环素同服。与药用肥皂、清洁剂、痤疮制剂、含脱屑药制剂如过氧苯甲酰、间苯二酚、水杨酸、硫磺，含乙醇制剂（如剃须后搽洗剂、收敛剂、芳香化妆品、剃须霜或洗剂）、有强干燥作用的肥皂、异维 A 酸共用，可加剧皮肤刺激或干燥作用。与过氧苯甲酰在同一部位外用有物理性配伍禁忌。与光敏药物共用有增加光敏感的危险性。治疗部位避免照射日光或太阳灯。

【禁忌证】对本品及阿维 A 酯、异维 A 酸和其他维生素 A 衍生物过敏者，严重肝、肾功能损害者和妊娠期妇女禁用。

【不良反应】常见口干、水肿、唇炎，皮肤和黏膜干燥，结膜炎，甲沟炎，脱发；高血脂，多发生于治疗后 2～3 个月；可出现头痛、头晕（50 岁以下者较老年人多）、颅内压增高、目眩、忧郁、疲劳、嗜睡、心律失常、咳嗽、呼吸困难、胸痛、关节及肌肉痛、骨增厚、脱屑及对光过敏、皮肤色素变化等；亦有脑水肿、白细胞增高及肝、肾功能损害等。

【用法和剂量】急性早幼粒细胞白血病：一般一日 20～45mg/m$^2$（或 40～80mg），分次口服（一次 20mg，一日 2～4 次，也可增至一日 100mg），疗程 4～8 周。儿童剂量：一日 0.5～1mg/kg，分 1～3 次口服。6～8 周为一疗程，达完全缓解所需总剂量平均 4000mg。完全缓解后，应继续治疗（与其他化疗药物交替治疗），至少维持 2～3 年。

乳膏剂：局部外用。洗净患处后，取适量本品涂于患处，每晚睡前 1 次。

【制剂与规格】片剂：10mg；乳膏剂：0.025%、0.05%、0.1%。

## 卡培他滨 Capecitabine

【适应证】结直肠癌、乳腺癌。

【药理作用】

（1）药效学　本品为氟尿嘧啶（5-FU）的前体物。口服后吸收迅速，并能以原型经肠黏膜进入肝脏。在肝脏经羧基酯酶转化为无活性中间体 5'-脱氧-5-氟胞苷，接着在肝脏和肿瘤组织胞苷脱氨酶的作用下，产生最终中间体 5'-脱氧-5-氟尿苷。最后，在肿瘤组织中经胸苷磷酸化酶催化，将 5'-脱氧-5-氟尿苷转化为 5-FU。人体有许多组织表达胸苷磷酸化酶，一些人类肿瘤表达这种酶的浓度高于周围正常组织。单药化疗时，本品比 5-FU 静脉给药更为有效，对荷乳腺癌（5 种细胞系）与结肠癌（2 种细胞系）等 7 种无胸腺小鼠肿瘤模型的肿瘤生长抑制率＞50%，相比之下，5-FU 仅对两种肿瘤模型的疗效超过卡培他滨。在 12 种人肿瘤移植物中，本品联合用药组均有相加作用，而 5-FU 联合用药组只有 7/12 有相加作用。另外，紫杉类药与本品联合治疗对数种移植物模型有协同作用，可以使肿瘤消退。本品对 5-FU 敏感和耐药的细胞系有抗肿瘤活性。

（2）药动学　于动物模型给本品后，与正常组织相比，肿瘤组织内 5-FU 浓度显著增高。在结肠癌细胞株 HCT-116 动物模型中，给予最大耐受性剂量（MTD）本品和 5-FU 后，肿瘤组织内本品和 5-FU 的 AUC 值分别为 39.4μg/ml 和 1.11μg/ml。另外，给予本品后，肿瘤组织内 5-FU 浓度显著高于血浆（127 倍）和肌肉（22 倍）内浓度。相比之下，给予 5-FU 之后，未观察到有何选择性分布。口服后，本品迅速和完全地转化为最初两种代谢物 5'-脱氧-5-氟胞苷（5'-DFCR）和 5'-脱氧-5-氟尿苷（5'-DFUR），其后浓度呈指数下降，$t_{1/2}$ 为 0.5～1.0 小时。给药后 70%经尿排出。

【注意事项】①注意手足综合征，如果出现二度或三度手足综合征应中断用药，发生三度手足综合征后再使用本品剂量应降低。②肾功能不全患者需调整剂量。③与华法林同用应监测抗凝反应。④与苯妥英钠同用应监测苯妥英钠水平。

【药物相互作用】香豆素类抗凝剂：在使用卡培他滨并伴随华法林及苯丙香豆素等香豆素衍生物类抗凝剂治疗的患者中，已有凝血指标改变和（或）出血的报道。这些情况发生于卡培他滨治疗后数日至数月，一些患者出现在卡培他滨停用 1 个月内。在一项药物相互作用的研究中，单次服用 20mg 华法林后给予卡培他滨治疗，S-华法林的平均 AUC 增加 57%，INR 增加 91%。对使用卡培他滨同时口服香豆素类衍生物抗凝剂的患者，应常规监测其抗凝参数（INR 或 PT），并相应调整抗凝剂的剂量。CYP2C9 底物：卡培他滨与其他已知经 CYP2C9 代谢药物间的相互作用尚未进行正式研究。卡培他滨应慎与此类药物同用。苯妥英：据报道，卡培他滨和苯妥英同时服用会增加苯妥英的血浆浓度。尚未进行卡培他滨与苯妥英药物相互作用的正式研究，但推测相互作用的机制可能为卡培他滨抑制 CYP2C9 同工酶（见香豆素类抗凝剂）。对使用卡培他滨同时服用苯妥英的患者，应常规监测苯妥英的血浆浓度。药物-食物相互作用：在所有的临床试验中都指导患者在餐后 30 分钟内服用卡培他滨。现有的安全性和疗效资料都是基于与食物一同服用，因此建议卡培他滨与食物一同服用。制酸剂：在恶性肿瘤患者中研究了一种含氢氧化铝和氢氧化镁的制酸剂（Maalox）对卡培他滨药动学的影响。卡培他滨及其一种代谢产物（5'-DFCR）的血浆浓度轻微增加；对三种主要代谢产物（5'-DFUR、5-FU 和 FBAL）没有影响。甲酰四氢叶酸（亚叶酸）：在恶性肿瘤患者中研究了甲酰四氢叶酸对卡培他滨药动学的影响，结果显示其对卡培他滨及其代谢产物的药动学无影响。但甲酰四氢叶酸对卡培他滨的药效学有影响，且可能增加卡培他滨的毒性。索立夫定及其类似物：文献显示，由于索立夫定对二氢嘧啶脱氢酶的抑制作用，索立夫定与 5-氟尿嘧啶药物间存在显著的临床相互作用。这种相互作用导致氟嘧啶毒性升高，有致死的可能。因此，卡培他滨不应与索立夫定及其类似物（如溴夫定）同时给药。在结束索立夫定及其类似物治疗（如溴夫定）到开始卡培他滨治疗之间必须有至少 4 周的等待期。奥沙利铂：奥沙利铂与卡培他滨联合用药时（伴有或不伴有贝伐单抗），卡培他滨或其代谢物，游离铂或总铂的暴露量无临床上显著差异。贝伐单抗：贝伐单抗对卡培他滨或其代谢物的药动学参数的影响无显著临床意义。

【禁忌证】对本品或其任何成分过敏者，对氟尿嘧啶有严重、未预期反应患者或已知对氟尿嘧啶过敏者，二氢嘧啶脱氢酶（DPD）缺陷者，与索立夫定或其同型物（如溴夫定）同用，严重肾功能损害者，妊娠期及哺乳期妇女禁用。

【不良反应】腹泻，恶心，呕吐，口炎，腹痛，胃肠动力紊乱，便秘，口腔不适，上消化道炎症性疾病，胃肠道出血，肠梗阻，手足综合征，皮炎，皮肤脱色，指甲病变，脱发，疲劳，虚弱，发热，水肿，疼痛，胸痛，感觉异常，头痛，头昏，失眠，味觉紊乱，食欲下降，脱水，眼部刺激，视觉异常，呼吸困难，咳嗽，咽部疾病，鼻衄，咽喉痛，背痛，关节痛，水肿，静脉栓塞，情绪改变，抑郁，感染，梅毒，中性粒细胞减少，血小板减少，贫血，高胆红素血症。

【用法和剂量】口服：一次 $1.25g/m^2$，一日 2 次。治疗 2 周后休 1 周，3 周为一疗程。餐后 30 分钟内用水吞服。根据毒性反应和肝肾功能情况作剂量调整。

【制剂与规格】片剂：0.15g、0.5g。

# 抗肿瘤激素类药

### 他莫昔芬 Tamoxifen

【适应证】乳腺癌，乳腺癌术后转移的辅助治疗。

【药理作用】

（1）药效学　本品为非甾体类抗雌激素类抗癌药。其结构与雌激素相似，存在 Z 型和 E 型两个异构体。两者物理化学性质各异，生理活性也不同，E 型具有弱雌激素活性，Z 型则具有抗雌激素作用。如果乳腺癌细胞内有雌激素受体（ER），则雌激素进入肿瘤细胞内，与其结合，促使肿瘤细胞的 DNA 和 mRNA 的合成，刺激肿瘤细胞生长。而他莫昔芬 Z 型异构体进入细胞内，与 ER 竞争结合，形成受体复合物，阻止雌激素作用的发挥，从而抑制雌激素依赖性的乳腺癌生长。

（2）药动学　本品口服吸收迅速。口服 20mg 后 6～7.5 小时血药浓度达高峰，$t_{1/2}$ 为 7～14 小时，4 日或 4 日后出现血中第二高峰，可能是肝肠循环引起，$t_{1/2}$ 大于 7 日。其排泄较慢，主要从粪便排泄，约占 4/5，尿中排泄较少，约 1 个月消失。口服后 13 日时仍可从粪便中检测得到。

【注意事项】①肝肾功能异常者慎用。②有骨转移患者在治疗初期需定期查血钙。③运动员慎用。

【药物相互作用】雌激素可影响本品治疗效果。

【禁忌证】妊娠期及哺乳期妇女，有眼底疾病者禁用。

【不良反应】食欲减退，恶心，呕吐，腹泻，月经失调，闭经，阴道出血，外阴瘙痒，子宫内膜增生，内膜息肉和内膜癌，面部潮红，皮疹，脱发，偶见白细胞和血小板减少，肝功能异常；罕见精神错乱，肺栓塞（表现为气短），血栓形成，无力，嗜睡。

【用法和剂量】口服：一次 10～20mg，一日 2 次。

【制剂与规格】片剂：10mg。

### 来曲唑 Letrozole

【适应证】自然绝经或人工诱导绝经后、雌激素受体阳性、孕激素受体阳性或受体状况不明的晚期乳腺癌。

【药理作用】

（1）药效学　本品是一种高选择性非甾体类芳香化酶抑制剂。通过竞争性地与细胞色素 P450 酶亚单位的血红素结合，从而抑制芳香化酶，导致雌激素在所有组织中的生物合成减少。在健康绝经后女性中，单次应用 0.1mg、0.5mg、2.5mg 的本品，可以分别从基线水平将雌酮和雌二醇的血清浓度降低 75%、78% 和 78%。在 48～78 小时可达到最强效果。在绝经后晚期乳腺癌患者中，所有接受一日 0.15mg 剂量的患者，其血浆雌二醇、雌酮水平可以分别从基线水平下降 75%～95%，抑制雌激素对肿瘤生长的刺激作用。未观察到对肾上腺皮质激素合成的抑制作用。因此，不必补充糖皮质激素和盐皮质激素。本品抑制雌激素的生物合成并不会导致雄激素前体的聚集。本品对血浆黄体生成素（LH）和促卵泡刺激素（FSH）水平亦无负面影响，通过 TSH、$T_4$ 和 $T_3$ 的摄取实验证实，它同样不会对甲状腺功能产生影响。

（2）药动学　本品口服后在胃肠道吸收迅速、完全。生物利用度达 99.9%，与食物同服可轻度降低本品的吸收速率，但不影响吸收程度。口服后 1 小时达血药浓度峰值。服药 2～6 周达到血浆稳态浓度。本品在组织中分布迅速、广泛，稳态时的表观分布容积为（1.87±0.47）L/kg。本品 60%与血浆蛋白结合，主要是清蛋白（55%）。本品主要的消除途径是转变为无药理活性的葡糖醛酸化的甲醇代谢物（清除率为 2.1L/h）。本品通过肾脏排泄，主要是代谢产物和约 6%的原型药。$t_{1/2\gamma}$ 为 75～110 小时。

【注意事项】①严重肝功能不全的患者，其全身药物浓度和药物的 $t_{1/2\gamma}$ 接近健康志愿者的 2 倍，应严密观察。②没有在肌酐清除率<10ml/min 的女性中使用过本品。③运动员慎用。

【药物相互作用】用西咪替丁进行的药动学相互作用研究表明，西咪替丁对来曲唑药动学没有显著的临床影响。用华法林进行的相互作用研究表明，来曲唑对华法林药动学没有显著的临床影响。尚未有来曲唑与其他抗癌药物合用的临床经验。

【禁忌证】对本品及其辅料过敏者，儿童，妊娠期、哺乳期及绝经前妇女，严重肝功能不全者禁用。

【不良反应】常见发热潮红，食欲下降或食欲增加，体重增加，头痛，头晕，高血压，恶心，呕吐，消化不良，便秘，腹泻，脱发，多汗，红斑，斑丘疹，银屑病，皮肤疱疹，肌痛，骨痛，关节痛，关节炎，疲劳，虚弱，不适，水肿；少见尿道感染，白细胞减少，高胆固醇，体重降低，抑郁，焦虑，紧张，易怒，精神不振，嗜睡，失眠，记忆力损伤，感觉障碍，感觉异常，感觉减退，味觉障碍，白内障，眼刺激，视物模糊，心悸，心动过速，血栓性静脉炎，肺栓塞，动脉血栓，脑梗死，低血压，呼吸困难，腹痛，口腔炎，口干，黏膜干燥，肝酶升高，瘙痒症，皮肤干燥，风疹，尿频，阴道流血，阴道异常分泌，阴道干燥，乳腺疼痛，发热，口渴；长期应用可致骨质疏松、骨折。

【用法和剂量】口服：一次 2.5mg，一日 1 次，治疗持续到肿瘤出现进展为止。

【制剂与规格】片剂：2.5mg。

# 抗肿瘤辅助药

## 美司钠 Mesna

【适应证】预防氧氮磷环（oxazaphosphrine）类（环磷酰胺、异环磷酰胺、三芥环磷酰胺）引起的尿道毒性，应用大剂量环磷酰胺（>10mg/kg）和三芥环磷酰胺时，曾做骨盆放射、曾用上述三种药物治疗而发生膀胱炎及有尿道损伤病史者。

【药理作用】

（1）药效学　环磷酰胺类化疗药在体内产生的丙烯醛和 4-羟基代谢物对尿道有一定的毒性。本品可与丙烯醛的双链结合，形成稳定的硫酰化合物，另外，本品可降低尿中 4-羟基代谢产物的降解速度，形成一种相对稳定的 4-羟基环磷酰胺或 4-羟基异环磷酰胺与美司钠缩合而成的物质，此物质对膀胱无毒性。

（2）药动学　本品静脉注射后主要分布于肾脏，并可迅速在组织中转化为无生物活性的二硫化物，经肾小球滤过后，在肾小管上皮又转变成美司钠。本品吸收后立即开始代谢，并于 8 小时内大部分清除。$t_{1/2}$ 约为 1.5 小时。24 小时内约有 80%的药物从尿中排泄。

【注意事项】①自身免疫功能紊乱的患者使用本品发生过敏反应的病例较肿瘤患者为多，应预先评估后在医护人员的监督下使用。②本品的保护作用只限于泌尿系统的损害。当使用本品治疗时可引起尿酮试验假阳性反应。③妊娠期及哺乳期妇女慎用。

【药物相互作用】本品与华法林合用，出血的危险性增加。

【禁忌证】对本品或其他含巯醇化合物过敏者禁用。

【不良反应】皮肤、黏膜过敏反应，低血压，心跳加快，短暂的肝氨基转移酶升高，发热，恶心，呕吐，痉挛性腹痛，腹泻，疼痛，肢体痛，血压降低，心动过速，皮肤反应，疲倦，虚弱，注射部位静脉刺激，抑郁。

【用法和剂量】静脉注射：常用剂量为异环磷酰胺和环磷酰胺的 20%，时间为 0 时段、4 小时后及 8 小时后的时段。

【制剂与规格】注射液：2ml∶0.2g、4ml∶0.4g。

### 昂丹司琼 Ondansetron

【适应证】癌症患者接受细胞毒性药物化疗和放疗引起的恶心、呕吐。

【药理作用】

（1）药效学　本品是一强效、高选择性的 5-HT$_3$ 受体拮抗药，有强镇吐作用。药物化疗和放疗可造成小肠释放 5-HT，经由 5-HT$_3$ 受体激活迷走神经的传入支，触发呕吐反射。一般认为，本品能阻断此处的 5-HT$_3$ 受体而发挥止吐作用。由于本品的高选择性作用，因而不具有其他止吐药的副作用，如锥体外系反应、过度镇静等。

（2）药动学　本品口服后血药浓度达峰时间为 1.5 小时，其生物利用度约为 60%（老年人则更高），血浆蛋白结合率为 75%。口服或静脉给药时，本品的体内情况大致相同，$t_{1/2\beta}$ 为 3 小时，老年人可能延长至 5 小时。药物彻底代谢，代谢物经肾脏（75%）与肝脏（25%）排泄。

【注意事项】①本品注射剂不能与其他药物混于同一注射器中使用或同时输入。②妊娠期及哺乳期妇女慎用。

【药物相互作用】没有证据表明本品会诱导或抑制其他同时服用药物的代谢。有专门研究表明，本品与乙醇、替马西泮、呋塞米、曲马多及丙泊酚无相互作用。对司巴丁及异喹胍代谢差的患者，对本品 $t_{1/2\beta}$ 无影响。对这类患者重复给药后，药物的暴露水平与正常人体无差异，故用药剂量和用药次数不须改变。与地塞米松合用可加强止吐效果。

【禁忌证】对本品过敏者、胃肠道梗阻者禁用。

【不良反应】常见头痛、头部和上腹部温热感；偶见便秘、暂时血清氨基转移酶增加；罕见过敏反应。

【用量和剂法】用于顺铂等高度催吐化疗药物的止吐：第 1 日于化疗前，15 分钟内缓慢静脉注射或静脉滴注 8mg，接着 24 小时内，静脉滴注 1mg/h。第 2～6 日，餐前 1 小时口服本品，每 8 小时服 8mg。

用于催吐程度不太强烈的化疗药，如环磷酰胺、多柔比星、卡铂的止吐，化疗前，15 分钟内静脉输注本品 8mg，或是化疗前 1～2 小时，口服本品 8mg，接着每 8 小时口服 8mg，连服 5 日。

用于放疗的止吐：放疗前 1～2 小时口服 8mg，以后每 8 小时服 8mg，疗程视放疗的疗程而定。4 岁以上儿童，化疗前 15 分钟内静脉输注 5mg/m$^2$，接着每 8 小时服 4mg，连用 5 日。

【制剂与规格】片剂：4mg、8mg；注射液：2ml∶4mg、4ml∶8mg、100ml∶8mg。

### 吉非替尼 Gefitinib

【适应证】既往接受过铂化合物和多西紫杉醇治疗或不适于化疗的晚期或转移性非小细胞肺癌。

【药理作用】

（1）药效学 本品是一种选择性表皮生长因子受体（EGFR）酪氨酸激酶抑制药，该酶通常表达于上皮来源的实体瘤。对于 EGFR 酪氨酸激酶活性的抑制可妨碍肿瘤的生长、转移和血管生成，并增加肿瘤细胞的凋亡。EGFR 是一种糖蛋白的跨膜受体，这个家族共有 4 个成员，分别是 HER-1、HER-2，HER-3 和 HER-4。这些受体在调节细胞生长、分化和存活上有重要作用。一旦特异性配体如表皮生长因子（EGF）或转化生长因子-α（TGF-α）结合上去，就能够通过相应酪氨酸激酶的自身磷酸化作用而激活受体。现在已知 EGFR 在肿瘤细胞的生长、修复和存活等方面起着极重要的作用，它的过度表达常与预后差、转移快、生存短等相关。EGFR 在相当一部分肿瘤中都有不同程度的表达，如结直肠癌、头颈部鳞癌、胰腺癌、肺癌、乳腺癌、肾癌和脑胶质母细胞瘤等。本品为苯胺喹唑啉化合物，一个强有力的 EGFR 酪氨酸激酶抑制剂，对癌细胞的增殖、生长、存活的信号转导通路起阻断的作用。EGFR 抑制剂可能是通过促凋亡、抗血管生成、抗分化增殖和抗细胞迁移等方面来实现抗癌的。它们常可与化疗和放疗起到协同作用，从而激发了细胞内的信号转导连锁反应，使 DNA 合成、细胞生长和存活。临床前研究表明，阻断 EGFR 可以使肿瘤生长停止。EGFR 酪氨酸激酶活性可以被药物选择性地从胞膜内抑制或被单克隆抗体从细胞外的配体结合位点竞争性地阻断。本品口服给药在动物的 $LD_{50}$ 分别是＞2000mg/kg（小鼠和大鼠）和＞1000mg/kg（犬）。经研究发现，它可以增加多种化疗药物的抑瘤效果。

（2）药动学 口服给药后，本品的血药峰浓度出现在给药后的 3～7 小时，生物利用度为 59%。进食对本品吸收的影响不明显。本品稳态时的平均分布容积为 1400L/kg，表明组织分布广泛。血浆蛋白结合率约为 90%。口服不同剂量本品后血药浓度呈二室模型，单次给药 225mg，血药峰浓度为（188±120）ng/ml，血药浓度达峰时间为 4.0 小时，$t_{1/2}$ 为（30.1±4.6）小时，AUC 为（4968±2125）ng/ml；多次给药，一日 225mg 和 525mg，7～10 日后血药浓度呈稳定状态。饭后给药比空腹给药 $C_{max}$ 和 AUC 均提高 32% 和 37%。本品进入血浆后转变为 5 种代谢物（M1～M5），经肝酶代谢特别是和 CYP3A4 的活性相关。单次口服后 10 日内有 90% 主要从粪便中排出，尿中排出量不足 4%。

【注意事项】①接受本品治疗的患者，偶尔可发生急性间质性肺病，部分患者可因此死亡。伴有先天性肺纤维化、间质性肺炎、肺尘埃沉着症、放射性肺炎、药物诱发性肺炎的患者出现这种情况时死亡率增加。若患者气短，咳嗽和发热等呼吸道症状加重，应中断治疗，及时查明原因。当证实有间质性肺病时，应停药并进行相应治疗。②应告诫患者有眼部症状、严重或持续的腹泻、恶心、呕吐或厌食加重时应立即就医。③定期检查肝功能，氨基转移酶轻中度升高者慎用，严重升高者停药。④治疗期间可出现乏力症状，影响驾驶及操纵机器的能力。⑤不推荐用于儿童或青少年。

【药物相互作用】对人肝微粒体进行的体外试验证实，吉非替尼主要通过 CYP3A4 代谢。所以吉非替尼可能会与诱导、抑制或为同一肝酶代谢的药物发生相互作用。动物研究表明吉非替尼很少有酶诱导作用，体外研究显示吉非替尼可有限地抑制 CYP2D6。以下列出了与吉非替尼产生或可能产生有临床意义的药物相互作用的药物或药物类别：在健康志愿者中将吉非替尼与伊曲康唑（一种 CYP3A4 抑制剂）合用，吉非替尼的平均 AUC 升高 80%。由于药物不良反应与剂量及暴露量相关，该升高可能有临床意义。虽然未进行与其他 CYP3A4 抑制剂相互作用的研究，但这一类药物如酮康唑、克霉唑、利托那韦（Ritonavir）同样可能抑制吉非替尼的代谢。在健康志愿者中进行临床研究，表明与能明显持续升高胃 pH 至≥5 的药物合用，可使吉非替尼的平均 AUC 降低 47%，这可能降低吉非替尼的疗效。在健康志愿者中将吉非替尼与利福平（已知的强效 CYP3A4 诱导剂）同时给药，吉非替尼的平均 AUC 比单服时降低 83%。诱导 CYP3A4 活性的物质可增加吉非替尼的代谢并降低其血浆浓度。因此，与 CYP3A4 诱导剂（如苯妥英、卡马西平、巴比妥类或圣约翰草）合用可降低疗效。在一项临床试验中，吉非替尼与美托洛尔（一种 CYP2D6 底物）合用，使美托洛尔的暴露量升高 35%，这被认为不具有临床相关性。吉非替尼与其他由 CYP2D6 代谢的药物同服，可能会升高后者的血药浓度。虽然迄今尚未进行正规的药物相互作用研究，在一些服用华法林的患者中报告了 INR 增高和（或）出血事件。服用华法林的患者应定期监测其 PT 或 INR。在 Ⅱ 期临床研究中，本品与长春瑞滨同时服用，显示本品可能会加剧长春瑞滨引起的中性粒细胞减少作用。

【禁忌证】　对本品或赋形剂有严重过敏反应者，妊娠期及哺乳期妇女禁用。

【不良反应】　腹泻，消化道反应，口腔黏膜炎，脱水，口腔溃疡，胰腺炎，脓疱性皮疹，指甲异常，多形性红斑，血管性水肿，荨麻疹，皮肤干燥，瘙痒，痤疮，肝功能异常，氨基转移酶升高，乏力，脱发，体重下降，外周性水肿，结膜炎，眼睑炎，睫毛生长异常，弱视，角膜糜烂，角膜脱落，眼部缺血/出血，鼻出血，血尿，INR 升高，出血性膀胱炎，胰腺炎，呼吸困难，间质性肺病。

【用法和剂量】口服：一次 250mg，一日 1 次，空腹或与食物同服。

【制剂与规格】片剂：0.25g。

## 伊马替尼 Imatinib

【适应证】慢性髓细胞性白血病急变期、加速期或α-干扰素治疗失败后的慢性期，不能切除和（或）发生转移的成人恶性胃肠道间质肿瘤（GIST）。

【药理作用】

（1）药效学　本品是一种酪氨酸蛋白激酶抑制剂，抑制 Bcr-Abl 酪氨酸激酶，该酶是在慢性髓细胞性白血病患者中由于费城染色体异常所产生的一种异常酪氨酸激酶。本品能选择性抑制 Bcr-Abl 酪氨酸激酶阳性细胞系细胞、费城染色体阳性的慢性髓细胞性白血病患者的新鲜白血病细胞增殖和诱导其凋亡。本品也是血小板衍生生长因子（PDGF）和干细胞因子（SCF）、kit 的酶氨酸激酶抑制药，并且抑制 PDGF 和 SCF 介导的细胞事件。体外试验证实，本品能抑制表达 kit 突变的胃肠道间质肿瘤细胞增殖和诱导其凋亡。

（2）药动学　本品口服给药后吸收良好，给药后 2～4 小时达到最大血药浓度。平均绝对生物利用度是 98%。健康志愿者在口服给药后，本品和它的主要活性代谢产物 N-去甲基哌嗪衍生物的 $t_{1/2\beta}$ 分别为 18 小时和 40 小时。口服给药 25～1000mg，随剂量递增，本品的 AUC 相应地增加。反复给药，本品的药动学性质没有明显的改变。体外试验表明，本品的血浆蛋白结合率约为 95%，主要与清蛋白和α₁-酸性糖蛋白结合。CYP3A4 是本品的主要代谢酶，其他的细胞色素 P450 酶如 CYP1A2、CYP2D6、CYP2C9 和 CYP2C19 在代谢中发挥的作用较小。循环中主要的活性代谢物 N-去甲基哌嗪衍生物主要由 CYP3A4 代谢酶产生。该活性代谢产物的 AUC 是本品 AUC 的 15%。本品主要以代谢产物的形式通过粪便清除。7 日内大约清除剂量的 81%，68%以粪便的形式，13%

通过尿液排出。本品和它的代谢产物很少通过肾脏排泄。通常对于体重为 50kg 的 50 岁男性，本品的清除率为 8L/h；体重为 100kg 的 50 岁男性，本品的清除率为 14L/h。个体间的清除率有 40% 的差异，因此需要密切监测治疗相关的毒性。

【注意事项】①儿童患者水潴留可能不出现可以识别的水肿，水潴留可以加重或导致心力衰竭，严重心力衰竭者、青光眼的患者应慎用。②可能出现胃肠道出血和肿瘤内出血，在治疗初始应监测患者的胃肠道症状。③有肝功能损害者慎用。④定期检查血象、肝功能。

【药物相互作用】可改变伊马替尼血浆浓度的药物：①CYP3A4 抑制剂。健康受试者同时服用单剂酮康唑（CYP3A4 抑制剂）后，伊马替尼的药物暴露量显著增加，$C_{max}$、AUC 可分别增加 26% 和 40%。尚无与其他 CYP3A4 抑制剂（如伊曲康唑、红霉素和克拉霉素）同时服用的经验。②CYP3A4 诱导剂。健康志愿者服用利福平后，伊马替尼的清除增加 3.8 倍（90%可信区间 3.5～4.3 倍），但 $C_{max}$、$AUC_{0\sim24}$ 和 $AUC_{0\sim\infty}$，分别下降 54%、68% 和 74%。在临床研究中发现，同时给予苯妥英后伊马替尼的血浆浓度降低，从而导致疗效减低。在服用酶诱导的抗癫痫药（enzyme-inducinganti-epilepticdrug，EIAED）如卡马西平、奥卡西平、苯妥英、磷苯妥英、苯巴比妥及去氧苯比妥，同时接受本品治疗的恶性神经胶质瘤患者中亦观察到类似的结果。与不同时服用 EIAED 相比，伊马替尼的 AUC 降至 73%，其他 CYP3A4 诱导剂如地塞米松、卡他咪嗪、苯巴比妥等，可能有类似问题，因此应避免伊马替尼与 CYP3A4 诱导剂同时服用。在已发表的两项研究中，伊马替尼与含有圣约翰草麦汁浸膏制剂合用时可导致本品的 AUC 下降 30%～32%。

甲磺酸伊马替尼可改变下列药物的血浆浓度：伊马替尼使辛伐他丁（CYP3A4 底物）的 $C_{max}$ 和 AUC 分别增加 2 倍和 3.5 倍。应谨记伊马替尼可增加经 CYP3A4 代谢的其他药物（如苯二氮䓬类、二氢吡啶、钙通道阻滞剂和其他 HMG-CoA 还原酶抑制剂等）的血浆浓度。因此同时服用本药和治疗窗狭窄的 CYP3A4 底物（如环孢素、匹莫齐特）时应谨慎。在与抑制 CYP3A4 活性相似的浓度下，伊马替尼还可在体外抑制 CYP2D6 的活性，因此在与甲磺酸伊马替尼同时服用时，有可能增加系统对 CYP2D6 底物的暴露量，尽管尚未作专门研究，建议慎用。伊马替尼在体外还可抑制 CYP2C9 和 CYP2C19 的活性，同时服用华法林后可见到 PT 延长。因此在甲磺酸伊马替尼治疗的始末或更改剂量时，若同时在用双香豆素，应短期监测 PT。伊马替尼 400mg，一日 2 次对 CYP2D6 诱导的美托洛尔代谢的抑制作用很弱，美托洛尔的 $C_{max}$ 和 AUC 大约增加 23%。伊马替尼与 CYP2D6 诱导剂如美托洛尔合用，似乎不存在药物间相互作用的危险因素，可不必调整剂量。体外实验表明，伊马替尼可抑制对乙酰氨基酚的 O-葡糖醛酸化。应警告患者避免使用含有对乙酰氨基酚的非处方药和处方药。

【禁忌证】对本品活性物质或任何赋形剂过敏者，妊娠及哺乳期妇女禁用。

【不良反应】恶心，呕吐，腹泻、腹胀，消化不良，便秘，食管反流，口腔溃疡，肌痛，肌痉挛，关节肿胀，水潴留，疲劳，发热，畏寒，胃肠道出血，肿瘤内出血，败血症，肺炎，性功能障碍，肝坏死，单纯疱疹，带状疱疹，上呼吸道感染，胃肠炎，骨髓抑制，中性粒细胞减少，血小板减少，食欲减退，体重增加，脱水，高尿酸血症，低钾血症，低钠血症，抑郁，焦虑，性欲降低，意识模糊，头痛，头晕，味觉障碍，失眠，感觉异常，嗜睡，周围神经病变，记忆损害，结膜炎，流泪增多，视物模糊，视网膜出血，青光眼，心力衰竭，心动过速，高血压，低血压，潮红，四肢发冷，呼吸困难，肝酶升高，皮肤干燥，毛发稀少，色素沉着。

【用法和剂量】口服：成人一日 1 次，儿童和青少年一日 1 次或分 2 次服用，宜在进餐时服用，并饮一大杯水，不能吞咽胶囊的患者（儿童），可将胶囊内药物分散于水或苹果汁中。

CML：慢性期，一日 400mg；急变期和加速期，一日 600mg，只要有效，就应持续服用。

不能切除和（或）转移的恶性 GIST：一日 400mg，治疗后如未获得满意效果，若无药品不良反应，可考虑增加剂量至一日 600mg。治疗剂量应依据出现的不良反应作调整。

【制剂与规格】片剂：0.1g，0.4g；胶囊：0.05g，0.1g。

### 埃克替尼 Lcotinib

【适应证】既往接受过至少一个化疗方案失败后的局部晚期或转移性非小细胞肺癌（NSCLC），既往化疗主要是指以铂类为基础的联合化疗。

【药理作用】

（1）药效学　临床前研究显示，埃克替尼是一种高效特异性的表皮生长因子受体酪氨酸激酶抑制剂（EGFR-TKI）。在对 85 种激酶的筛查中，埃克替尼可强有力地选择性抑制 EGFR 及其 3 个突变体，但对剩余 81 种激酶均无明显的抑制作用。近期的两项 I/IIa 期临床试验对于埃克替尼治疗晚期 NSCLC 的疗效及安全性进行了研究。本药与国外目前已上市的两个药吉非特尼和盐酸厄洛替尼相比，在化学结构、分子作用机制、疗效等方面类似，但具有更好的安全性。基于对健康志愿者 I 期研究获得的药动学参数，该研究进行了 2 项独立（BID 和 TID）的 I/IIa 期临床试验。共纳入 109 例 18～75 岁、既往接受过含铂类化疗并进展的局部晚期或转移的 NSCLC 患者，在对这些患者进行 I 期剂量递增试验的同时，对每个剂量组的 8～12 例患者进行药动学研究。对其中 4 个安全性好且有效的剂量组进行扩大入组的 IIa 期研究，并按照基于影像学的实体瘤疗效评价标准（RECIST），对所有入组患者进行疗效和安全性评估。结果显示，在入组的 109 例患者中，最高治疗剂量虽递增至一次 750mg，一日 1 次（一次 250mg，一日 3 次），但仍未观测到剂量限制性毒性（DLT），因此该研究未观察到埃克替尼的 MTD；最常见的药物相关不良事件（AE）为皮疹、腹泻、ALT 和（或）AST 升高、恶心，所有不良事件一般较轻微（1 级或 2 级），仅在高剂量组观察到少数 3 级皮疹。101 例完成至少一个周期（28 日）的治疗，其中 100mg 一日 3 次（25 例）、125mg 一日 3 次（24 例）、150mg 一日 3 次（12 例）和 150mg 一日 2 次（20 例）4 个剂量组安全性较好且具有显著抗肿瘤活性。这 4 个剂量组共入选 81 例患者，其中 3 例（3.4%，ITT）获得完全缓解（CR），26 例（29.9%，ITT）获得部分缓解（PR），36 例（41.4%，ITT）疾病稳定（SD），16 例（18.4%，ITT）疾病进展（PD），总有效率（ORR）为 33.3%（29 例，ITT），疾病控制率（DCR）为 74.7%（65 例，ITT）。药动学分析显示，埃克替尼适于一日 2～3 次口服给药。对于晚期 NSCLC 患者，埃克替尼的安全性和耐受性良好，其特性与另外两种 EGFR-TKI 吉非替尼和厄洛替尼类似，安全性相似甚至可能更具优势。

（2）药动学　口服后吸收迅速，分布广泛。平均血浆半衰期为约 6 小时，口服 7～11 天后达到稳态，没有明显的蓄积。主要通过粪便与尿液排泄（79.5%），其中粪便排泄占 74.7%。排出形式以代谢产物为主（81.4%），原型药物占 18.6%。

【注意事项】治疗期间应密切监测间质性肺病发生的迹象，如果患者出现新的急性发作或进行性加重的呼吸困难、咳嗽，应中断本品治疗，立即进行相关检查。当证实有间质性肺病时，应停止用药，并对患者进行相应的治疗。如以下情况加重，应即刻就医：新的急性发作或进行性加重的呼吸困难、咳嗽；严重或持续的腹泻、恶心、呕吐或厌食。在本品治疗期间，可出现乏力的症状，出现这些症状的患者在驾驶或操纵机器时应给予提醒。

【药物相互作用】目前尚未对埃克替尼进行正式的药物相互作用研究。体外试验表明，埃克替尼主要通过 CYP2C19 和 CYP3A4 代谢，对 CYP2C9 和 CYP3A4 有明显的抑制作用，未发现对大鼠肝细胞色素 P450 酶有明显诱导作用。因此，在与下列药物合用时应注意潜在的药物相互作用：CYP2C19 诱导剂（如氨鲁米特）和 CYP3A4 诱导剂（如奈夫西林、奈韦拉平、苯巴比妥和利福霉素类）；CYP2C9 底物（如华法林）和 CYP3A4 底物（如苯二氮䓬类药物、钙通道阻滞剂、那格列奈、麦角碱衍生物等）。

【禁忌证】已知对该活性物质或该产品任一赋形剂有严重过敏反应者。

【不良反应】皮疹（39.5%）、腹泻（18.5%）和氨基转移酶升高（8.0%）。

【用法和剂量】本品的推荐剂量为一次 125mg，一日 3 次。口服，空腹或与食物同服，高热量食物可能明显增加药物的吸收。

【制剂与规格】片剂：125mg。

### 利妥昔单抗 Rituximab

【适应证】难治性系统性红斑狼疮、经 TNF-α 拮抗剂治疗无效的类风湿关节炎。

【药理作用】

（1）药效学　本品是一种人鼠嵌合性单克隆抗体，能够与跨膜 CD20 抗原特异性结合。CD20 抗原位于前 B 淋巴细胞和成熟 B 淋巴细胞的表面，但在造血干细胞、前 B 细胞、正常浆细胞或其他正常组织中不存在。95% 以上的 B 细胞性非霍奇金淋巴瘤细胞表达 CD20。与抗体结合后，B 淋巴细胞表面 CD20 抗原不会发生内化，或从细胞膜上脱落进入到周围环境中。CD20 不会作为游离抗原在血浆中循环，因此也就不可能与抗体竞争性结合。本品与 B 淋巴细胞上的 CD20 抗原结合后，启动介导 B 细胞溶解的免疫反应。B 细胞溶解的机制，可能包括补体依赖的细胞毒作用（CDC）和抗体依赖性细胞介异的细胞毒作用（ADCC）。此外，体外研究证明，本品可使耐药的人 B 淋巴细胞系对某些化疗药物细胞毒作用的敏感性增强。

（2）药动学　对滤泡性非霍奇金淋巴瘤患者，本品按 125mg/m²、250mg/m² 或 375mg/m² 静脉滴注，一周 1 次，共 4 次，血清抗体浓度随着剂量的增加而升高。对于接受 375mg/m² 剂量的患者，第 1 次滴注后本品的平均 $t_{1/2}$ 为 68.1 小时，$C_{max}$ 是 238.7μg/ml，平均血浆清除率为 0.0459L/h；第 4 次静脉滴注后的 $t_{1/2}$、$C_{max}$ 和清除率的平均值分别为 189.9 小时、480.7μg/ml 和 0.0145L/h。另外在病情缓解的患者体内，本品的浓度显著高于治疗无效的患者。通常 3～6 个月后仍可在血清中检测到本品。在弥漫大 B 细胞性非霍奇金淋巴瘤患者，本品与 CHOP 方案（利妥昔单抗、环磷酰胺、阿霉素、长春新碱和泼尼松五种化疗药）合用时的清除和分布尚未进行研究。首次治疗后，外周血 B 淋巴细胞计数的中位值显著下降，低于正常水平，并于 6 个月后开始恢复。在完成治疗后 9～12 个月恢复到正常水平。

【注意事项】①置于无菌无致热源的含 0.9% 氯化钠注射液或 5% 葡萄糖注射液的输液袋中，稀释到利妥昔单抗的浓度为 1mg/ml。轻柔地颠倒注射袋使溶液混合并避免产生泡沫。由于本品不含抗微生物的防腐剂或抑菌制剂，必须检查无菌技术。静脉使用前应观察注射液有无微粒或变色。②滴注利妥昔单抗开始前 30～60 分钟应预先使用镇痛剂（如对乙酰氨基酚）、抗组胺药（如苯海拉明）或糖皮质激素。③对出现严重反应的患者，特别是有严重呼吸困难、支气管痉挛和低氧血症的患者应立即停止滴注，并迅速进行抢救治疗。

【药物相互作用】目前，有关利妥昔单抗与其他药物可能发生的相互作用的研究资料十分有限。慢性淋巴细胞白血病患者合用利妥昔单抗和氟达拉滨或环磷酰胺时，利妥昔单抗未显示对氟达拉滨或环磷酰胺的药动学产生影响；而且，氟达拉滨和环磷酰胺也不会对利妥昔单抗的药动学产生明显的影响。类风湿关节炎患者合用利妥昔单抗和甲氨蝶呤时，利妥昔单抗的药动学不会受到甲氨蝶呤的影响。

具有人抗鼠抗体（HAMA）或人抗嵌合抗体（HACA）效价的患者在使用其他诊断或治疗性单克隆抗体治疗时可能发生过敏或超敏反应。在类风湿关节炎临床试验中，有 373 例接受利妥昔单抗治疗的患者使用其他缓解疾病的抗风湿性药物（DMARD）进行了后续治疗，其中 240 人接受了生物类 DMARD 治疗。患者在接受利妥昔单抗治疗时（在接受生物类 DMARD 的治疗前），严重感染的发生率为 6.1/100 人年，而接受过生物类 DMARD 治疗后的严重感染的发生率为 4.9/100 人年。

【禁忌证】已知对本品的任何组分和鼠蛋白过敏的患者禁用。

【不良反应】①输液相关不良反应主要包括轻微的流感样反应、发热、畏寒和寒战，其他症状有面部潮红、血管性水肿、荨麻疹/皮疹、头痛、咽喉刺激、鼻炎、恶心、呕吐，约 10% 的病例有低血压和支气管痉挛。偶尔会出现原有的心脏疾病如心绞痛和心力衰竭的加重。偶可出现呼吸衰竭和急性肾衰竭等多器官衰竭。②血液学不良反应包括严重的血小板减少症（1.3%）、严重的中性粒细胞减少症（1.9%）和严重的贫血（1.0%）。③感染机会增多：包括严重的细菌感染、病毒感染和真菌感染。④心脏不良反应有心律失常、直立性低血压、滴注期间有心绞痛和心肌梗死病史的患者中出现了心肌梗死。⑤消化系统有腹泻、消化不良和厌食症。⑥神经系统有头昏、焦虑、感觉异常、感觉过敏、易激惹、失眠和脱髓鞘病变。

【用法和剂量】静脉滴注：成人推荐量，375mg/m²，1 周静脉滴注 1 次，在 22 日内使用 4 次。或 1000mg 静脉滴注，2 周后重复。初次滴注推荐起始滴注速度为 50mg/h；最初 60 分钟过后，可每 30 分钟增加 50mg/h，直至最大速度 400mg/h。利妥昔单抗滴注的开始速度可为 100mg/h，每 30 分钟增加 100mg/h，直至最大速度 400mg/h。

【制剂与规格】注射液：100mg/10ml、500mg/50ml。

### 曲妥珠单抗 Trastuzumab

【适应证】HER-2 过度表达的转移性乳腺癌，已接受过 1 个或多个化疗方案的转移性乳腺癌，联合紫杉类药物治疗未接受过化疗的转移性乳腺癌。

【药理作用】

（1）药效学　本品是一种重组 DNA 衍生的人源化单克隆抗体，高选择性地作用于 HER-2 的细胞外部位。此抗体属免疫球蛋白 G（IgG）kappa 型。本品在体外及动物实验中均显示可抑制 HER-2 过度表达的肿瘤细胞增殖。该单抗是抗体依赖性细胞介导的细胞毒作用（ADCC）的潜在介质。体外研究表明，对 HER-2 过度表达的癌细胞本品介导的 ADCC 能优先发挥作用。

（2）药动学　研究表明，短时间静脉输入 10mg、50mg、100mg、250mg 和 500mg 本品 1 周 1 次的药动学呈剂量依赖性。随剂量水平的提高，平均 $t_{1/2}$ 延长，清除率下降。在临床试验中，使用了本品 4mg/kg 的首次负荷量和 2mg/kg 的每周维持量，观察到其平均 $t_{1/2}$ 为 5.8 日（1～32 日），在 16～32 周本品血药浓度达到稳态，平均 $C_{min}$ 约为 75μg/ml。

【注意事项】①须在有经验的医师监测下用药。②观察到有心脏功能症状和体征。与蒽环类药物和环磷酰胺合用时心脏不良事件风险增加。治疗前应进行全面的基础心脏评价，治疗中应评估左心室功能，若出现显著的左心室功能减退应考虑停药。监测并不能全部发现将发生心功能减退的患者。③在灭菌注射用水中，苯甲醇作为防腐剂，它对新生儿和 3 岁以下的儿童有毒性。用于对苯甲醇过敏的患者，应用注射用水重新配制。④不能使用 5%葡萄糖注射液为溶剂，因其可使蛋白凝固，不可与其他药物混合输注。

【药物相互作用】本品联合紫杉醇与本品联合蒽环类药物、环磷酰胺相比，本品的平均 $C_{min}$ 升高约 1.5 倍。在灵长类动物实验中，本品联合紫杉醇，本品的清除率降低 1/2。与顺铂、多柔比星或表柔比星、环磷酰胺联合用药时，对本品的血药浓度没有任何影响。

【禁忌证】对本品或其他成分过敏者，妊娠期及哺乳期妇女禁用。

【不良反应】疼痛，乏力，寒战，发热，感冒样症状，感染，白细胞减少，血小板减少，贫血，肝毒性，心功能不全，血管扩张，低血压，厌食，便秘，腹泻，消化不良，腹胀，呕吐，恶心，周围水肿，水肿，关节痛，肌肉疼痛，焦虑，抑郁，眩晕，失眠，感觉异常，嗜睡，哮喘，咳嗽增多，呼吸困难，鼻出血，肺部疾病，胸腔积液，咽炎，鼻炎，鼻窦炎，瘙痒，皮疹。

【用法和剂量】静脉滴注：初次剂量一次 4mg/kg，90 分钟内输入。维持剂量，一次 2mg/kg，一周 1 次，如初次剂量可耐受，则维持剂量可于 30 分钟内输完。治疗持续到疾病进展为止。

【制剂与规格】注射用无菌粉末：150mg、440mg。

### 培美曲塞 Pemetrexed

【适应证】非小细胞肺癌、恶性胸膜间皮瘤；不推荐本品在以组织学为鳞状细胞癌为主的患者中使用。

【药理作用】

（1）药效学　本品系一种多靶点抗叶酸代谢的抗肿瘤药物，它通过干扰细胞复制过程中叶酸依赖性的正常代谢过程，从而抑制肿瘤的生长。体外试验显示，本品可以抑制胸苷酸合成酶、二氢叶酸还原酶、甘氨酰胺核苷酸甲酰转移酶的活性，这些酶都是合成叶酸所必需的酶，参与胸腺嘧啶核苷酸和嘌呤核苷酸的生物再合成过程。

（2）药动学　本品主要经尿液清除。肾功能正常的患者（肌酐清除率为 90ml/min），总清除率为 91.8ml/min，$t_{1/2\beta}$ 为 3.5 小时。体内药物大约 81%与血浆蛋白结合。AUC 和血药峰浓度随剂量等比增高。与顺铂、叶酸、维生素 $B_{12}$ 联合应用时，不影响本品的药动学参数。在 26～80 岁，未发现年龄对本品代谢有影响。无儿童相关资料。药物代谢无性别差异。肝功能不全者，AST、ALT 升高。胆红素不影响培美曲塞的代谢。

【注意事项】需要补充叶酸和维生素 $B_{12}$。

【药物相互作用】非甾体抗炎药（NSAID）：尽管布洛芬（400mg，一日 4 次）可以降低培美曲塞的清除率，在肾功能正常（肌酐清除率≥80ml/min）的患者中可以将布洛芬与培美曲塞合用。与较高剂量的布洛芬合用需谨慎（＞1600mg/d）。在轻、中度肾功能不全（肌酐清除率 45～79ml/min）患者中合并使用布洛芬与培美曲塞时应谨慎。在肾功能正常（肌酐清除率≥80ml/min）的患者中，较高剂量 NSAID 或阿司匹林与培美曲塞同时给药应当谨慎。轻、中度肾功能不全患者在接受培美曲塞给药前 2 日、给药当日和给药后 2 日，应避免使用 $t_{1/2\beta}$ 短的 NSAID。因为没有培美曲塞与 $t_{1/2}$ 较长的 NSAID 潜在相互作用的资料，正在使用此类 NSAID 的所有患者应在培美曲塞给药前至少 5 日、给药当日和给药后 2 日中断 NSAID 给药。如果必须进行 NSAID 伴随给药，应对患者进行密切的毒性监测，尤其是骨髓抑制、肾脏和胃肠道毒性，培美曲塞主要以原型药物通过肾小球滤过和肾小管分泌而经肾脏清除。伴随使用肾毒性药物（如氨基糖苷、髓袢利尿药、铂类化合物、环孢菌素）可能会导致培美曲塞清除延迟。伴随使用经肾小管排泄的药物（如丙磺舒）也可能会导致培美曲塞的清除延迟：与上述药物联合用药时应谨慎，必要时应当密切监测肌酐清除率。所有细胞毒性药物的常见相互作用：由于癌症患者中血栓形成的风险增加，所以经常会使用抗凝治疗。决定使用口服抗凝药物治疗的患者，由于疾病期间抗凝状态的个体内可变性很高，并且口服抗凝药和抗癌治疗之间可能存在相互作用，所以需要增加 INR（国际标准化比值）的监测频率。减毒活疫苗：癌症患者中免疫抑制状态较常见，因此，除了禁忌使用的黄热病疫苗外，也不建议同时接种减毒活疫苗，可能是全身性的致命的疾病风险。

【禁忌证】对培美曲塞或该制剂中的任何其他成分有严重过敏史的患者，禁忌使用培美曲塞。禁忌同时接种黄热病疫苗。

【不良反应】最常见的不良反应（发生率≥20%）有乏力、恶心和食欲减退。当培美曲塞与顺铂联用时，增加的常见不良反应（发生率≥20%）包括呕吐、中性粒细胞减少、白细胞减少、贫血、口腔炎/咽炎、血小板减少和便秘。

【用法和剂量】本品与顺铂联用：本品的推荐剂量为 500mg/m²，静脉输注 10 分钟以上。每 21 日为一周期，在每周期的第 1 日给药。顺铂的推荐剂量为 75mg/m²，静脉输注时间应超过 2 小时，应在 21 日周期的第 1 日培美曲塞给药结束约 30 分钟后再给予顺铂。接受顺铂治疗之前和（或）之后要有适宜的水化方案。本品单独用药：对于既往接受过化疗的非小细胞肺癌患者，本品推荐剂量为 500mg/m²，静脉输注 10 分钟以上。每 21 日为一周期，在每周期的第 1 日给药。

【制剂与规格】注射用无菌粉末：0.1g、0.2g、0.5g。

# 维生素、矿物质类药

## 维 生 素

### 维生素 B₁ Vitamin B₁

【适应证】维生素 $B_1$ 缺乏所致的脚气病或威克尔脑病，维生素 $B_1$ 缺乏引起的周围神经炎、消化不良等。

【药理作用】

（1）药效学　维生素 $B_1$ 结合 ATP 形成维生素 $B_1$ 焦磷酸盐（二磷酸硫胺、辅羧酶），在体内参与糖代谢中α-酮酸的氧化脱羧反应，是糖类代谢时所必需的辅酶；缺乏时，氧化受阻形成丙酮酸、乳酸蓄积，影响能量代谢，可表现为维生素 $B_1$ 缺乏症、多发性周围神经炎、感觉异常、神经痛、四肢乏力，甚至心功能不全等。维生素 $B_1$ 能抑制胆碱酯酶的活性，缺乏时胆碱酯酶活性增强，乙酰胆碱水解加速，致神经冲动传导障碍，影响胃肠、心肌功能。

（2）药动学　本品在胃肠道吸收，主要在十二指肠。吸收不良综合征或饮酒过多能阻止吸收。吸收后分布于各组织，$t_{1/2}$ 为 0.35 小时。在肝内代谢，经肾脏排泄，正常人每日吸收维生素 5～15mg。

【注意事项】大剂量应用时，测定尿酸浓度可呈假性增高，尿胆原可呈假阳性。偶见过敏反应，个别可发生过敏性休克，应在注射前用其 10 倍稀释后 0.1ml 作皮试，以防过敏反应，不宜静脉注射。

【药物相互作用】本品在碱性溶液中易分解，与碱性药物如碳酸氢钠、柠檬酸钠配伍易导致变质。

【禁忌证】对本品过敏者禁用。

【不良反应】过量可出现头痛、疲倦、烦躁、食欲减退、腹泻、水肿，偶见过敏反应。

【用法和剂量】口服：成人一次 5～10mg，一日 3 次；儿童一日 10mg。

肌内注射：用于重型脚气病，成人一次 50～100mg，一日 3 次，症状改善后口服；儿童，一日 10～25mg，症状改善后口服。

【制剂与规格】注射液：2ml：50mg、2ml：100mg；口服制剂：5mg、10mg。

### 维生素 B₂ Vitamin B₂

【适应证】维生素 $B_2$ 缺乏症，如口角炎、唇干裂、舌炎、阴囊炎、角膜血管化、结膜炎、脂溢性皮炎等。

【药理作用】

（1）药效学　维生素 $B_2$ 转化为黄素单核苷酸（FMN）和黄素腺嘌呤二核苷酸（FAD），均为组织呼吸的重要辅酶，并可激活维生素 $B_6$，将色氨酸转换为烟酸，并可能与维持红细胞的完整性有关。

（2）药动学　本品由胃肠道吸收，主要在十二指肠，嗜酒可减少维生素 $B_2$ 的吸收，吸收后分布到各种组织及乳汁中，仅极少量储存于肝、脾、肾、心组织。血浆蛋白结合率中等。$t_{1/2}$ 为 66～84 分钟。在肝内代谢，经肾脏排泄。血液透析可清除维生素，但比肾脏排泄慢。

【注意事项】①当药品性状发生改变时禁止服用。②饭后口服吸收较完整。③不宜与甲氧氯普胺合用。

【药物相互作用】乙醇影响肠道对维生素 $B_2$ 的吸收。同用吩噻嗪类药物、三环类抗抑郁药、丙磺舒等药时，维生素 $B_2$ 用量增加。不宜与甲氧氯普胺（胃复安）合用。

【禁忌证】对本品过敏者禁用。

【不良反应】在正常肾功能状态下几乎不产生毒性；大量服用后尿呈黄色。

【用法和剂量】口服：成人一次 5～10mg，一日 3 次。儿童（12 岁及以下），一日 3～10mg，分 2～3 次服。12 岁以上同成人同量。

肌内注射：成人一次 5～10mg，一日 1 次。儿童一次 2.5～5mg，一日 1 次。

【制剂与规格】片剂：5mg、10mg；注射液：2ml：1mg、2ml：5mg、2ml：10mg。

## 维生素 $B_6$ Vitamin $B_6$

【适应证】维生素 $B_6$ 缺乏、异烟肼中毒、脂溢性皮炎、口唇干裂，也可用于妊娠期及放化疗抗癌所致的呕吐，新生儿遗传性维生素 $B_6$ 依赖综合征。

【药理作用】

（1）药效学　维生素 $B_6$ 在体内与 ATP 经酶的作用，转变成具有生理活性的磷酸吡哆醛及磷酸吡哆胺，它是某些氨基酸的氨基酸转移酶、脱羧酶及消化酶的辅酶，参与许多代谢过程。

（2）药动学　维生素 $B_6$ 口服后经胃肠道吸收，原型药与血浆蛋白几乎不结合，转化为活性产物磷酸吡哆醛可较完全地与血浆蛋白结合，$t_{1/2}$ 可长达 15～20 日。本品在肝内代谢，经肾排出，磷酸吡哆醛可透过胎盘屏障，并经乳汁泌出。

【注意事项】①老人、妊娠期及哺乳期妇女应在医师指导下使用；②本品可使尿胆原试验呈假阳性。

【药物相互作用】氯霉素、环丝氨酸、乙硫异烟胺、盐酸肼屈嗪、免疫抑制剂包括肾上腺皮质激素、环磷酰胺、环孢素、异烟肼、青霉胺等药物可拮抗维生素 $B_6$ 或增加维生素 $B_6$ 经肾脏排泄，可引起贫血或周围神经炎。服用雌激素时应增加维生素 $B_6$ 用量。左旋多巴与小剂量维生素 $B_6$（一日 5mg）合用，即可拮抗左旋多巴的抗震颤作用。

【禁忌证】对本品过敏者禁用。

【不良反应】长期大量应用可引起严重神经感觉异常，进行性步态不稳至足麻木、手不灵活。

【用法和剂量】口服：用于维生素 $B_6$ 缺乏症，成人一日 10～20mg，连续 3 周，以后一日 2～3mg，持续数周。儿童一日 2.5～10mg，连续 3 周，以后一日 2～5mg，持续数周。

皮下或肌内注射：一次 50～100mg，一日 1 次。

异烟肼中毒解毒：每异烟肼 1g 同时应用维生素 $B_6$1g 静脉注射。

【制剂与规格】片剂：10mg；注射液：1ml：50mg、2ml：0.1g。

## 维生素 C Vitamin C

【适应证】维生素 C 缺乏病，创伤愈合期，急慢性传染病，紫癜及过敏性疾病，特发性高铁血红蛋白血症，慢性铁中毒；克山病患者发生心源性休克时，可用大剂量本品治疗；对维生素 C 需要量增加的疾病或情况，如接受慢性血液透析、发热、创伤、感染、手术后、严格控制饮食、营养不良。

【药理作用】

（1）药效学　维生素 C 参与抗体及胶原形成，组织修补（包括某些氧化还原作用）。维生素 C 可降低毛细血管通透性加速血液凝固，刺激凝血功能，促进铁在肠内吸收，促使血脂下降，增加对感染的抵抗力，参与解毒功能，具有抗组胺及阻止致癌物质（亚硝胺）生成的作用。

（2）药动学　本品在胃肠道吸收，主要在空肠。血浆蛋白结合率低。在腺体组织、白细胞、肝、眼球晶状体中含量较高。人体摄入维生素 C 每日推荐需要量时，体内约储存 1500mg，如每日摄入 200mg 维生素 C 时，体储量约 2500mg。在肝内代谢，极少量以原型或代谢产物经肾脏排泄。当血浆浓度＞14μg/ml 时，尿内排出量增多。可经血液透析清除。

【注意事项】①突然停药可能出现维生素 C 缺乏病症状。②下列情况慎用：半胱氨酸尿症，痛风，高草酸盐尿症，尿酸盐性肾结石，糖尿病，葡萄糖-6-磷酸脱氢酶缺乏症。

【药物相互作用】口服大剂量（一日量＞10g）维生素 C 可干扰抗凝药的抗凝效果。与巴比妥或扑米酮等合用，可促使维生素 C 的排泄增加。纤维素磷酸钠可促使维生素 C 代谢为草酸盐。长期或大量应用维生素 C 时，能干扰双硫仑对乙醇的作用。水杨酸类药物能增加维生素 C 的排泄。与左旋多巴合用，可降低左旋多巴的药效。与肝素或华法林并用，可引起 PT 缩短。

【禁忌证】对本品过敏者禁用。

【不良反应】可见腹泻、皮肤潮红、头痛、尿频、恶心呕吐、胃部不适等反应。大量可能引起尿酸盐、半胱氨酸或草酸盐结石。

【用法和剂量】口服：一般治疗维生素 C 缺乏症，成人一次 0.1～0.2g，一日 2～3 次。儿童一日 100～300mg，分 2～3 次服。

静脉或肌内注射：一日 0.25～0.5g，至少 2 周。儿童一日 100～300mg，至少 2 周。

【制剂与规格】注射液：2ml∶0.5g、5ml∶1g；口服制剂：25mg、50mg、100mg、200mg。

### 多种维生素（12）Multivitamin（12）

【适应证】本品为静脉补充维生素用药。适用于经胃肠道营养摄取不足者。

【药理作用】

（1）药效学　本品为成人及 11 岁以上儿童新陈代谢所必需的 9 种水溶性维生素和 3 种脂溶性维生素。多种维生素（12）的组成成分符合 AMA（美国医药协会）标准，是 FDA 所接收推荐的限量。由于一个名为混合细胞的生理学赋形剂的存在，多种维生素（12）可直接通过静脉或肌内注射。

（2）药动学　口服 24 小时后肝中血药浓度达到高峰。5～6 日后，约有用量的 60%～70%仍集中在肝脏。主要经肾排泄，除肌体需求量外，几乎皆以原型随尿排出。肌内注射 72 小时后，总量的 75%以原型随尿排出，尿排出量随注入量而增加。

【注意事项】静脉直接输注时，在某些活动型炎症性小肠结肠炎的患者中，可见有血清 ALT 水平的中度升高。停止给药后，升高的酶水平可迅速回落。对这种患者，建议应检测其氨基转移酶水平。因本品含有甘氨胆酸，对于表现有肝脏来源的黄疸或试验检测有明显的胆汁淤积的患者需长期重复给药时，有必要仔细地检测其肝功能。因本品含有叶酸，在与含有苯巴比妥、苯妥英、去氧苯巴比妥的抗癫痫药品使用时需特别注意，并进行临床监控，控制血浆水平。在补充叶酸时和补充叶酸后调整抗癫痫药制剂的剂量。通过特别的补充来校正一种或多种维生素的缺乏。本品不含有维生素 K，如有需要应单独补充。在同其他溶液或注射液混合时需事先检验相容性。尤其是当本品加入到含葡萄糖、电解质和氨基酸溶液的二元胃肠道外营养混合物时，以及含葡萄糖、电解质、氨基酸溶液和脂肪乳的三元胃肠道外营养混合物时需特别注意。使用前需检查容器的完整性。应在无菌条件下操作。一旦复溶，不要存储于使用过颜色异常的容器或溶液中。

【药物相互作用】因本品含有盐酸吡哆醇，同左旋多巴合用会降低左旋多巴的药理活性。因本品含有叶酸，与含有苯巴比妥、苯妥英、去氧苯巴比妥的抗癫痫药使用时会促进其肝脏代谢，降低此类药的血药浓度，需特别注意。

【禁忌证】已知对本品任何成分过敏者，尤其是对维生素 $B_1$ 过敏者；新生儿、婴儿、11 岁以下的儿童禁用。

【不良反应】静脉直接注射时，可在某些患者中观察到单独的血清 ALT 水平增高。由于本品含有维生素 $B_1$，某些过敏体质者可能会产生过敏反应。

【用法和剂量】成人及 11 岁以上儿童，一日给药一支。用注射器取 5ml 注射用水注入瓶中。所得溶液应通过静脉缓慢注射，或溶于等渗的盐水或5%葡萄糖溶液中静脉滴注。本品可与那些已确定相容性和稳定性的碳水化合物、脂肪、氨基酸和电解质等肠外营养物混合使用。

【制剂与规格】注射用无菌粉末：5ml。

# 矿 物 质

### 葡萄糖酸钙 Calcium Gluconate

【适应证】①钙缺乏，急性血钙过低、碱中毒及甲状旁腺功能低下所致的手足搐搦症。②过敏性疾病。③镁、氟中毒。④高血钾或低血钙或钙通道阻滞剂引起的心功能异常。

【药理作用】

（1）药效学　正常骨骼的钙化，有赖于人体充足的钙储备。人体 99%以上的钙储存于骨骼。钙可协助调节神经递质及内分泌的释放与储存，维持神经肌肉的正常兴奋性，促进神经末梢分泌乙酰胆碱。血清钙降低时可出现神经肌肉兴奋性升高，发生抽搐；血钙过高则兴奋性降低，出现软弱无力等。钙能改善细胞膜的通透性，增加毛细血管壁的致密性，使渗出减少，起抗过敏作用；能促进骨骼与牙齿的钙化形成。高浓度钙与镁离子间存在竞争性拮抗作用，可用于镁中毒的解救；可与氟化物生成不溶性氟化钙，用于氟中毒的解救。

（2）药动学　血浆中约 45%钙与浆蛋白结合，钙主要自粪便排出（约 80%），部分（20%～30%）自尿排出。维生素 D 可促进钙的吸收，钙可分泌入汗液、胆汁、唾液、乳汁、尿、粪等。

【注意事项】①应用强心苷或洋地黄中毒时禁用本品注射液。②本品刺激性较大，不宜皮下或肌内注射，应缓慢静脉注射或静脉滴注。若使用本品 10%注射液时，应加入等量的 5%～25%葡萄糖注射液稀释后缓慢注射（不超过每分钟2ml），以防血钙浓度升高过快。③若注射液漏于血管外即应停用，并局部给予氢化可的松、1%利多卡因液温敷并抬高肢体。④慢性肾功能不全、呼吸性酸中毒患者慎用。⑤一般情况下不用于儿童。

【药物相互作用】本品不宜与洋地黄类药物合用。大量饮用含乙醇和咖啡因的饮料及大量吸烟，均会抑制钙剂的吸收。大量进食富含纤维素的食物能抑制钙的吸收，因钙与纤维素结合成不易吸收的化合物。本品与苯妥英钠及四环素类药物同用，两者吸收减少。维生素 D、避孕药、雌激素能增加钙的吸收。含铝的抗酸药与本品同服时，铝的吸收增多。本品与噻嗪类利尿药合用时，易发生高钙血症（因增加肾小管对钙的重吸收）。本品与含钾药物合用时，应注意心律失常的发生。

【不良反应】①静脉注射时可出现全身发热，静脉注射过快可能出现恶心、呕吐、血压下降、心律失常，甚至心搏骤停。②静脉注射时药液外漏，可导致静脉炎。注射部位皮肤发红、皮疹、疼痛、皮肤坏死。

【禁忌证】①高钙血症及高钙尿症患者禁用。②有含钙肾结石或肾结石病史者禁用。③结节病患者（可加重高钙血症）禁用。④有肾功能不全的低钙血症患者不宜应用。

【用法和剂量】静脉给药：用 10%葡萄糖注射液稀释后缓慢注射，每分钟不超过 5ml。①成人用于低钙血症，一次 1g，需要时可重复。用于高镁血症，一次 1～2g。用于氟中毒解救，静脉注射本品 1g，1 小时后重复，如有搐搦可静脉注射本品 3g。如有皮肤组织氟化物损伤，每平方厘米受损面积应用 10%葡萄糖酸钙 50mg。②小儿用于低钙血症，25mg/kg（6.8mg 钙）缓慢静脉注射。但因刺激性较大，本品一般情况下不用于小儿。

口服：用于钙缺乏。成人，一次 0.5～2g，一日 3 次；儿童，一次 0.5～0.7g/kg，分 2～3 次服用。

【制剂与规格】片剂：0.5g；注射液：10ml：1g。

### 复合磷酸氢钾 Compound Potassium Phosphates

【适应证】主要用作完全胃肠外营养疗法中作为磷的补充剂，如中等以上手术或其他创伤需禁食 5 日以上患者的磷的补充剂。本品亦可用于某些疾病所致低磷血症。

【药理作用】

（1）药效学 磷参与糖代谢中的糖磷酸化，构成膜成分中的磷脂质，是组成细胞内 RNA、DNA 及许多辅酶的重要成分之一。磷还参与能量的转换储藏、输送及体液缓冲功能调节。

（2）药动学 健康成人一日约需磷 0.9g，一日磷排泄量亦约为 0.9g，食物中磷主要在空肠吸收。维生素 D、甲状旁腺激素促进磷的吸收。降钙素可抑制磷的吸收。食物中钙、镁、铝等金属离子过多，能与磷酸盐结合成不溶性磷酸盐，影响磷的吸收。肾脏为调节磷平衡的主要器官，一日尿中排出摄入磷的 90%，其余由肠道及皮肤排泄。

【注意事项】本品严禁直接注射，必须在医师指导下稀释 200 倍以上，方可经静脉滴注，并须注意控制滴注速度。本品仅限于不能进食的患者使用。对肾衰竭患者不宜应用。本品与含钙注射液配伍时易析出沉淀，不宜应用。本品每支含 $K^+$346mg，限钾患者慎用。

【药物相互作用】尚不明确。

【禁忌证】尚不明确。

【不良反应】如过量使用本品可出现高磷血症、低钙血症、肌肉颤搐、痉挛、胃肠道不适等，出现中毒症状，应立即停药。

【用法和剂量】对长期不能进食的患者，根据病情、检测结果由医师决定用量。将本品稀释 200 倍以上，供静脉滴注。一般在完全胃肠外营养疗法中，每 1000 千卡（1 千卡≈4185.85 焦耳）

热量加入本品 2.5ml（相当于 $PO_4^{3-}$ 8mmol），并控制滴注速度。

【制剂与规格】注射液：2ml（磷酸二氢钾 0.4354g 与磷酸氢二钾 0.639g）。

### 复方氨基酸 18AA Compound Amino Acid 18AA

【适应证】①不能进食、进食不足或不愿进食；②营养不良（指营养不足）；③肝肾功能基本正常的低蛋白血症；④大面积烧伤、创伤、高分解代谢、负氮平衡；⑤外科手术前、后患者的营养不良。

【药理作用】

（1）药效学 氨基酸参与人体新陈代谢和各种生理功能，在代谢过程中连续不断地合成和分解，保持动态平衡，各种氨基酸都有共同的α-氨基与羧基基团，有相似的代谢过程，脱去氨基生成氨和α-酮酸，氨生成尿素经肾脏排出。α-酮酸提供能量生成水及二氧化碳，也可转为糖或脂肪。当各种疾病状态导致机体外源性氨基酸摄入不足、内源性氨基酸的产生不够，难以满足体内对氨基酸需求增加的情况下，若外源能量供给充足，则此时输入的氨基酸可迅速进入组织细胞，参与蛋白质合成代谢，有利于获得正氮平衡，并生成酶类、激素、抗体、结构蛋白，促进组织愈合，促进器官生理功能恢复和机体康复。山梨醇与氨基酸一起输入后可改善氨基酸的代谢，提供蛋白质合成的能量，抑制氨基酸异生糖原的浪费，促使氨基酸充分利用，因此 18 种氨基酸山梨醇注射液比单独氨基酸注射液更为合理；对糖尿病（尤其是 2 型）和胰岛素抵抗所致应激性高血糖患者更适宜。

（2）药动学 本品经静脉注射，通过血循环分布于体内各组织，肝脏是机体分解及转变各种氨基酸最重要的器官。氨基酸代谢通路主要有转氨基或脱氨基作用、氨基酸碳链的氧化分解、脱羧基作用 3 种。除支链氨基酸外，代谢过程几乎主要在肝内进行。

【注意事项】①本品须缓慢输入。②包装破损或药液变色浑浊等不能使用。③用药时一次用完，剩余药液切勿再用。④本制剂中含有抗氧化剂，偶可引起过敏反应。⑤本品对妊娠期安全性的评价尚不明确，必须权衡利弊后，方可决定是否应用。哺乳期妇女应避免使用。⑥对于高龄患者，由于生理功能减退，应用本品应减小剂量，或减慢给药速度。

【药物相互作用】尚不明确。

【禁忌证】严重氮质血症、严重肝功能不全、肝性脑病昏迷或有向肝性脑病昏迷发展、严重肾衰竭或尿毒症、对氨基酸有代谢障碍等、对本品过敏者禁用。

【不良反应】①滴速过快可引起恶心、呕吐、发热及头痛，也可能导致血栓性静脉炎。②长期大量输注可导致胆汁淤积、黄疸。③偶尔引起发疹样过敏反应、肝功能损害等，此时应终止给药。

【用法和剂量】均需缓慢静脉滴注。根据患者年龄、病情、症状、体重等决定用量。一般一日输入 0.1～0.2g 氮/kg 较适宜，非蛋白热卡氮之比为（120～150）：1，应同时给予足够的能量、适量的电解质、维生素及微量元素。

【制剂与规格】注射液：250ml：12.5g（总氨基酸）；小儿复方氨基酸注射液（18AA-Ⅰ）：20ml：1.348g（总氨基酸）；小儿复方氨基酸注射液（18AA-Ⅱ）：50ml：3.0g（总氨基酸）。

### 脂肪乳氨基酸葡萄糖 Fat Emulsion，Amino Acidsand Glucose

【适应证】成人不能或被禁忌经口、肠道摄取营养或经口、肠道摄取营养功能不全。

【药理作用】

(1) 药效学 为了降低高血糖的危险性、减轻对液体负荷过重的担心、保证必需脂肪酸的供给，非蛋白能源葡萄糖和脂肪乳的双能源同时输入方式是比较理想的。此外，要使机体能有效利用输入的能量底物、蛋白质合成的原料，维持正常生理功能，重要电解质的输入是不可或缺的。

(2) 药动学 本品中的成分（氨基酸、电解质、葡萄糖和脂肪乳）与单独输注的氨基酸、葡萄糖、电解质溶液及脂肪乳在体内的分布、代谢和清除的方式相同。生物利用度是完全的。

【注意事项】须经常检测脂肪廓清能力。推荐检测方法是在输注结束 5～6 小时后进行，输注期间血清三酰甘油不宜超过 3mmol/L。水、电解质代谢紊乱（如异常高或低的血清电解质水平）的患者在使用本品前须对有关指标予以纠正。从中心静脉输注时，由于中心静脉输注可能会增加感染的机会，因此应注意在无菌条件下进行静脉插管，并且一旦输注过程中出现任何异常现象，应立即停止输注。对脂质代谢受损——如肾功能不全、失代偿性糖尿病、胰腺炎、肝功能损害、甲状腺功能低下（伴有高脂血症）及败血症患者，应谨慎使用本品，如需使用则密切观察血清三酰甘油浓度。另外，应监测血糖、血电解质、血浆渗透压、水电解质平衡与酸碱平衡，以及肝功能酶（如碱性磷酸酶、ALT、AST）的情况。长期输注脂肪，还应检测血细胞计数和凝血状况。当患者伴有肾功能不全则应密切监测磷与钾的摄入以防产生高磷血症与高钾血症。根据患者电解质实际水平，可另补充电解质，但应密切监测血电解质变化情况。对代谢性酸中毒、乳酸酸中毒、细胞供氧不足、血浆渗透压增高的患者应谨慎给予肠外营养。对有电解质潴留的患者，应谨慎使用本品。出现过敏性反应（如发热、寒战、皮疹、呼吸困难）的患者应立即停止输注。由于本品含有脂肪，故在血清脂肪被廓清之前采血监测可能会出现干扰某些实验室指标现象（如胆红素、LDH、氧饱和度、血红蛋白）。对大多数患者而言，血清脂肪廓清时间为 5～6 小时。静脉输注氨基酸时可能伴有微量元素尿中排出的增加，尤其是锌，对需要进行长期静脉营养的患者应注意微量元素的补充。对营养不良患者开始进行营养支持时由于体液的变化，可能会诱发肺水肿、充血性心力衰竭，还可能在 24～48 小时出现血钾、血磷、血镁及血中水溶性维生素浓度的降低。因此在给予静脉营养初期应小心，密切观察并调整液体、电解质、矿物质与维生素的用量。禁止本品与输血/血制品同用一根（套）输液管（器）。如患者出现高糖血症需另外补充胰岛素。只有在氨基酸溶液与葡萄糖溶液澄清且无色/微黄、脂肪乳溶液呈现白色均质状态方可使用本品，使用前需将本品充分混匀。周围静脉输注：如有用周围静脉输注溶液有可能发生静脉炎，影响静脉炎的因素很多，包括输液管类型、直径与长度，输注时间长短，溶液 pH 与渗透压，感染，静脉本身操作次数多少。建议已进行营养支持的静脉不再用于其他输液或添加剂注射使用。

【药物相互作用】只有在相容性得到证实的前提下，且所有的添加操作在严格无菌条件下，其他治疗药物或营养药物方可加入到本品中。从用药的安全性出发，添加药物后的混合液应立即使用。如需存放，2～8℃下混合液的放置时间不宜超过 24 小时。

【禁忌证】对鸡蛋或大豆蛋白或处方中任一成分过敏，重度高脂血症，严重肝功能不全，严重凝血机制障碍，先天性氨基酸代谢异常，严重肾功能不全且无法进行腹膜透析与血液透析，急性休克，高糖血症（胰岛素治疗超过 6U/h），血电解质（指本品处方中所含有的）水平出现异常升高，一般禁忌（如急性肺水肿，水潴留，失代偿性心功能不全，低渗性脱水），吞噬血细胞综合征，疾病状态处于非稳定期（如严重创伤后期，失代偿性糖尿病，急性心肌梗死，代谢性酸中毒，严重败血症，高渗性昏迷等）。

【不良反应】本品与所有高渗输液一样，如采用周围静脉输注有可能发生静脉炎。导致静脉炎的因素很多，包括输液管类型、直径与长度，输注时间长短，液体的 pH 和渗透压，感染，静脉被穿刺的次数。因此建议已输注本品的静脉不再用于其他输液添加剂注射使用，并建议每日更换输液针刺入的位置。输注英脱利匹特（脂肪乳注射液）可能会引起体温升高（发生率<3%），偶见寒战、恶心/呕吐（发生率<1%）。另有输注过程中出现肝功能酶一过性升高的报告。输注英脱利匹特产生其他不良反应更为罕见。超敏反应（过敏反应、皮疹、荨麻疹）、呼吸症状（如呼吸急促）、高/低血压、溶血、网织红细胞增多、腹痛、头痛、疲倦、阴茎异常勃起少见报道。脂肪超载综合征：脂肪廓清受损后会出现脂肪超载综合征，脂肪超载综合征也会出现在虽以推荐剂量速率输注，但由于临床情况突然发生改变的患者（如肾功能损伤与感染）。脂肪超载综合征表现有高脂血症，发热、脂肪浸润，肝大，脾大，贫血，血细胞减少症，血小板减少症，凝血机制障碍，昏迷。若停止输注，所有症状通常均可逆转。

【用法和剂量】可经周围静脉或中心静脉进行输注。开通腔室间的封条，使三腔内液体混匀，混合液在 25℃下可放置 24 小时。适量添加微量元素及维生素。本品输注速率不宜超过每小时 3.7ml/kg。推荐输注时间为 12~24 小时。

【制剂与规格】注射液：1440ml（20%脂肪乳注射液 255ml；复方氨基酸注射液 300ml；11%葡萄糖注射液 885ml）、1920ml（20%脂肪乳注射液 340ml；复方氨基酸注射液 400ml；11%葡萄糖注射液 1180ml）。

## 中/长链脂肪乳（$C_{6~24}$） Mediumand Long Chain Fat Emulsion（$C_{6~24}$）

【适应证】肝功能出现轻度异常者或需较长时间输入脂肪乳剂者。

【药理作用】

（1）药效学　长链三酰甘油（LCT）和可快速转换的中链三酰甘油（MCT）输入体内既能满足机体能量的需求，LCT 又能保证必需脂肪酸的供给。

（2）药动学　正常人输入本品后的三酰甘油 $t_{1/2}$ 是 16 分钟，短于单纯输注长链脂肪乳后的三酰甘油 $t_{1/2}$（约 33 分钟），表明使用本品后机体能够更快地利用三酰甘油。

【注意事项】①本品不能用于妊娠期妇女。②目前尚无将本品用于新生儿、婴幼儿或儿童的经验。新生儿，特别是未成熟儿，长期使用本品必须监测血小板数目、肝功能和血清三酰甘油浓度。有资料显示在光照疗法中，同时输入脂肪乳，由光所引起的脂质过氧化物不能被完全消除。因此，作为预防措施，建议对新生儿进行光照疗法期间，输入脂肪乳应避光。③本品慎用于脂肪代谢功能减退的患者，如肝肾功能不全、糖尿病酮症酸中毒、胰腺炎、甲状腺功能低下（伴有高脂血症）及败血症者。这些患者输注本品时，应密切观察血清三酰甘油浓度。对大豆蛋白过敏者慎用本品，使用前必须做过敏试验。新生儿和未成熟儿伴有高胆红素血症或可疑肺动脉高压者应谨慎使用本品。采血时，如本品还没有从血流中完全清除，则将干扰其他实验室检测项目（如胆红素、LDH、氧饱和度、血红蛋白等）。绝大多数患者从血液中清除本品的时间为输注后 5~6 小时。连续使用本品 1 周以上的患者，必须做脂肪廓清试验以检查患者的脂肪廓清能力。具体操作：输注前采血样，离心，如果血浆呈乳状，则原定的输注计划应延期实施（此法不适用于高脂血症患者）；当发现患者脂肪廓清能力降低时，最好再查血清三酰甘油。对于婴儿和儿童，监测脂肪廓清能力的最可靠的办法是定期测定血清三酰甘油水平。本品开瓶后一次未使用完的药液应予丢弃，不得再次使用。

【药物相互作用】加入多价阳离子（如钙）可能发生不相容，特别当与肝素混合时更是如此。

在 28℃下放置时间不宜超过 24 小时。输注本品可能引起出血时间延长，抑制血小板聚集。因而对于需要抗凝的患者应慎用，或者减少抗凝药的用量。使用抗凝药的患者还应检测出血时间。

【禁忌证】①胃肠外营养的一般禁忌证：低钾血症，水过多，低渗性脱水，不稳定代谢，酸中毒。②严重脂质代谢紊乱引起的严重高脂血症（血清三酰甘油浓度超过 3mmol/L）等。③某些急性和危及生命的疾病，如严重创伤后期、衰竭和休克、失代偿性糖尿病、急性心肌梗死、脑卒中、栓塞、不明原因的昏迷。④重度肝功能障碍（总胆红素>10mg/dl）和凝血功能障碍患者。⑤伴有酮症的糖尿病患者。⑥对卵磷脂过敏的患者。

【不良反应】输入速度过快可引起体温升高，偶见发冷、恶心和呕吐等。其他不良反应较罕见，包括：①即刻和早期不良反应：高过敏反应（变态反应、皮疹、荨麻疹）、呼吸影响（如呼吸急促等）及循环影响（如高血压、低血压等）、溶血、网织红细胞增多、腹痛、头痛、疲倦、阴茎异常勃起等。②迟发不良反应：长期输注本品，婴儿可能发生血小板减少。偶见静脉炎、血管痛及出血倾向。③患者脂肪廓清能力减退时，尽管输注速度正常仍可致脂肪超载综合征。

【用法和剂量】除非另外规定或根据能量需要而定，建议用量为：一日静脉滴注 10%本品 10～20ml/kg 或 20%本品 5～10ml/kg，相当于 1～2g（2g 为最大推荐剂量）脂肪/kg。输注速度：最大速度为 1 小时静脉滴注 10%本品 1.25ml/kg 或 20%本品 0.625ml/kg（相当于 0.125g 脂肪/kg）。开始使用脂肪进行肠外营养治疗时，建议用较慢的速度，1 小时 0.05g 脂肪/kg。不能使用孔径为 0.2μm 的滤过器，因为脂肪乳不能通过这些滤过器。

【制剂与规格】注射液：250ml（大豆油 12.5g；中链甘油三酸酯 12.5g；卵磷脂 1.5g）、250ml（大豆油 25g；中链甘油三酸酯 25g；卵磷脂 3g）。

# 肠内营养药

### 整蛋白型肠内营养剂（粉剂）Intacted Protein Enteral Nutrition Powder

【适应证】有胃肠道功能或部分胃肠道功能，而不能或不愿进食足够数量的常规食物以满足机体营养需求的应进行肠内营养治疗的患者，主要用于厌食和其相关的疾病；因代谢应激，如创伤或烧伤而引起的食欲缺乏，神经性、精神性疾病或损伤，意识障碍，心/肺疾病的恶病质，癌性恶病质和肿瘤治疗的后期，艾滋病病毒感染、艾滋病，机械性胃肠道功能紊乱；颌面部损伤，头颈部肿瘤，吞咽障碍，上消化道阻塞，如食管狭窄，危重疾病，大面积烧伤，创伤，脓毒血症，大手术后的恢复期，营养不良患者的术前喂养。本品能用于糖尿病患者。

【药理作用】

（1）药效学　本品是整蛋白的肠内营养剂，进入胃肠道后可刺激消化腺体分泌消化液，帮助消化、吸收，能补充人体日常生理功能所需的能量及营养成分。

（2）药动学　在体内消化吸收过程同正常食物。

【注意事项】严禁经静脉输注；溶解配制时应谨慎操作以保证产品的卫生；溶解配制好的产品应尽量一次用完。若有剩余，应置于加盖容器中，于 4℃条件下保存，但不得超过 24 小时；严重糖代谢异常的患者慎用；严重肝肾功能不全的患者慎用。

【药物相互作用】本品不应与其他药物混合使用。本品含维生素 K，对使用香豆素类抗凝剂的患者应注意药物相互作用。

【不良反应】摄入过快或严重超量时可能会出现恶心、呕吐、腹泻和腹痛等胃肠道不适反应。

【用法和剂量】口服：50ml/h。

管饲喂养：同肠内营养输注的基本原则。先置入一根喂养管到胃、十二指肠或空肠上段部分，连接喂养管与本品容器。正常滴速为每小时 100～125ml（开始时滴速宜慢）。一般患者，一日给予 8372kJ，即可满足机体对营养的需求；高代谢患者（烧伤，多发性创伤），一日 16743kJ；初次肠道喂养的患者，初始剂量从 4186kJ 开始，在 2～3 日逐渐增加至需要量。混合方法：在容器中注入 500ml 温开水，加入 320g，充分混合。待粉剂完全溶解后，再加温开水至 1500ml，轻轻搅拌混匀；或用所附的小匙，取 9 平匙，溶于 50ml 温开水中充分混合，待完全溶解后，加温开水至 200ml 以满足少量使用的要求。

【制剂与规格】粉剂：320g/听。

# 调节水、电解质及酸碱平衡药

## 水、电解质平衡调节药

### 口服补液盐 Oral Rehydration Salts

【适应证】因腹泻、呕吐、经皮肤和呼吸道等液体丢失引起的轻、中度失水。

【药理作用】

（1）药效学　除补充水、钠和钾外，尚对急性腹泻有治疗作用，口服补液盐（ORS）中含有葡萄糖，肠黏膜吸收葡萄糖的同时可吸收一定量的钠离子，从而使肠黏膜对肠液的吸收增加。

（2）药动学　用药后 8～12 小时作用达高峰。

【注意事项】①各种水肿性疾病、忌钠盐性疾病、高钾血症、高血糖症患者慎用。②腹泻停止后即停服。③严重脱水时应用静脉输液法。④应注意随访检查：血压、体重、电解质（主要为 $Na^+$ 和 $K^+$）、失水体征、粪便量。⑤妊娠期妇女及哺乳期用药资料尚不明确。⑥老年人应用无特殊注意事项。⑦儿童用药：一般不用于早产儿；婴幼儿应用本品时需少量多次给予，并在口服补液盐应用期间予以哺乳或日常喂养。⑧当剂量超过一日 100ml/kg 时，需给予饮水，以免发生高钠血症。

【药物相互作用】尚不明确。

【禁忌证】少尿或无尿；严重失水、有休克征象；严重腹泻，粪便量超过每小时 30ml/kg；葡萄糖吸收障碍；由于严重呕吐等原因不能口服；肠梗阻、肠麻痹和肠穿孔。

【不良反应】常见恶心、呕吐、咽部不适、胸痛等及高钠血症、水钠潴留。

【用法和剂量】口服：将每包散剂溶于 1000ml 凉开水中，搅匀，充分溶解后口服。①成人轻至中度失水：一次 500ml，酌情调整剂量；或按 50ml/kg 计算总量，分次于 4～6 小时服完；总量一日不得超过 3000ml。其余应予静脉补液。②儿童轻度失水：开始时 50ml/kg，4 小时内服用，直至腹泻停止；或按一日每公斤体重口服 50～160ml，分次于 6 小时内服完。

【制剂与规格】散剂（Ⅰ、Ⅱ、Ⅲ）：13.75g、13.95g、5.125g。

### 氯化钠 Sodium Chloride

【适应证】各种原因所致的低渗性、等渗性和高渗性失水，高渗性非酮症糖尿病昏迷，低氯性代谢性碱中毒。浓氯化钠主要用于各种原因所致的水中毒及严重的低钠血症。

【药理作用】

（1）药效学　钠和氯是机体重要的电解质，主要存在于细胞外液，对维持人体正常的血液和细胞外液的容量、渗透压起着非常重要的作用。正常血清钠浓度为 135～145mmol/L。占血浆阳离子的 92%，总渗透压的 90%。故血浆钠量对渗透压起着决定性作用。正常血清氯浓度为 98～106mmol/L。人体主要通过下丘脑、垂体后叶和肾脏进行调节，维持体液容量和渗透压的稳定。

（2）药动学　在胃肠道，钠通过肠黏膜细胞的主动转运，几乎全部被吸收。钠主要由肾脏排泄。

【注意事项】①下列情况慎用：水肿性疾病，如肾病综合征，肝硬化，腹水，充血性心力衰竭，急性左心衰竭，脑水肿及特发性水肿等；急性肾衰竭少尿期，慢性肾衰竭尿量减少而对利尿药反应不佳者；高血压；低钾血症。②根据临床需要，检查血清中钠、钾、氯离子浓度；血液中酸碱浓度平衡指标，肾功能、血压和心肺功能。③儿童用药及老人用药：补液量和速度应严格控制。④浓氯化钠不可直接静脉注射或滴注，应加入液体稀释后应用。

【药物相互作用】尚不明确。

【禁忌证】妊娠高血压者禁用。

【不良反应】输液容量过多和滴速过快，可致水钠潴留，引起水肿、血压升高、心率加快、胸闷、呼吸困难、急性左心衰竭。不适当给予高渗氯化钠可致高钠血症。过多、过快输注低渗氯化钠，可致溶血及脑水肿。

【用法和剂量】高渗性失水：所需补液总量（L）=［血钠浓度（mmol/L）-142］×0.6×体重（kg）/血钠浓度（mmol/L），第一日补给半量，余量在以后2～3日补给，并根据心、肺、肾功能酌情调节。在治疗开始的48小时内，血 $Na^+$ 浓度每小时下降不超过 0.5mmol/L。若患者存在休克，应先予氯化钠注射液，并酌情补充胶体，待休克纠正，血钠＞155mmol/L，血浆渗透浓度＞350mOsm/L，可予低渗氯化钠注射液。待血浆渗透浓度＜330mOsm/L，改用 0.9%氯化钠注射液。

等渗性失水：原则上给予等渗溶液，但应注意防止高氯血症出现。

低渗性失水：血钠低于 120mmol/L 或出现中枢神经系统症状时，给予3%～5%氯化钠注射液缓慢滴注，在 6 小时内将血钠浓度提高至 120mmol/L。待血钠回升至 120～125mmol/L，可改用等渗溶液或等渗溶液中酌情加入高渗葡萄糖注射液或 10%氯化钠注射液。

低氯性碱中毒：给予 0.9%氯化钠注射液或复方氯化钠注射液（林格液）500～1000ml，以后根据碱中毒情况决定用量。

【制剂与规格】注射液：0.9%、10%（10ml、50ml、100ml、250ml、500ml、1000ml）。

### 葡萄糖氯化钠 Glucose and Sodium Chloride

【适应证】各种原因引起的进食不足或大量体液丢失。

【药理作用】

（1）药效学　钠和氯是细胞外液的重要组成成分，适量的氯化钠可维持正常的血液及细胞外液容量和渗透压。人体血清中钠浓度保持恒定，一般在 135～145mmol/L，氯化钠的丧失常伴有水分的丧失，丧失的比例不同可造成血液高渗或低渗状态。葡萄糖是人体的重要营养成分，每克葡萄糖可产生 4 千卡热能，故用来补充热量。葡萄糖氯化钠注射液可以用以补充水分、热量、电解质，维持体液容量和渗透压的稳定。

（2）药动学　葡萄糖在体内完全氧化生成 $CO_2$ 和水，经肺和肾排出体外，同时产生能量。也可转化成糖元和脂肪贮存。一般正常人体每分钟利用葡萄糖的能力为 6mg/kg；氯、钠主要由肾脏排泄；钾 90%由肾脏排泄，10%由肠道排泄。

【注意事项】下列情况慎用：周期性瘫痪；水肿性疾病，如肾病综合征、肝硬化、腹水、充血性心力衰竭、急性左心衰竭、脑水肿及特发性水肿等；急性肾衰竭少尿期，慢性肾衰竭尿量减少而对利尿药反应不佳者；高血压；低钾血症；老年人和小儿补液量、速度应严格控制。随访检查：血清钠、钾、氯浓度；血液酸碱平衡指标；肾功能；血压和心肺功能。分娩时注射过多葡萄糖可刺激胎儿胰岛素分泌，发生产后婴儿低血糖。应激状态或应用糖皮质激素时容易诱发高血糖；水肿及严重心、肾功能不全，肝硬化腹水者易致水潴留，应控制输液量；心功能不全者尤应控制滴速。

【药物相互作用】尚不明确。

【禁忌证】脑、肾、心脏功能不全者；血浆蛋白过低者；糖尿病及酮症酸中毒未控制患者；高渗性脱水患者；高血糖非酮症高渗状态禁用。

【不良反应】输注过多、过快，可致水钠潴留，引起水肿、血压升高、心率加快、胸闷、呼吸困难，甚至急性左心衰竭。反应性低血糖：合并使用胰岛素过量，原有低血糖倾向及全静脉营养疗法突然停止时易发生。高血糖非酮症昏迷：多见于糖尿病、应激状态、使用大剂量糖皮质激素及全静脉营养疗法时。电解质紊乱：长期单纯补给葡萄糖时易出现低钾、低钠及低磷血症。

【用法和剂量】应同时考虑葡萄糖和氯化钠的用法用量。葡萄糖的用法用量：①患者因某些原因进食减少或不能进食时，一般可予 10%～25%葡萄糖注射液静脉滴注用于补充热能，并同时补充体液。葡萄糖用量根据所需热能计算。②全静脉营养疗法中，葡萄糖作为最重要的能量供给物质。在非蛋白质热能中，葡萄糖与脂肪供给热量之比为 2:1，具体用量依临床热量需要量决定。根据补液量的需要，葡萄糖可配成 25%～50%不同浓度，必要时加胰岛素，每 5～10g 葡萄糖加胰岛素 1U。由于本品常应用高渗溶液，对静脉刺激性较大，并需输注脂肪乳剂，故一般选用较深部的大静脉，如锁骨下静脉、颈内静脉等。③低血糖症中，重者可先予 50%葡萄糖注射液 20～40ml 静脉注射。④饥饿性酮症严重者应用 5%～25%葡萄糖注射液静脉滴注，每日 100g 葡萄糖可基本控制病情。⑤等渗性失水给予 5%葡萄糖注射液静脉滴注。⑥高钾血症中，应用 10%～25%注射液，每 2～4g 葡萄糖加 1U 胰岛素输注，可降低血清钾浓度。但此疗法仅使细胞外 $K^+$ 进入细胞内，体内总钾含量不变。如不采取排钾措施，仍有再次出现高钾血症的可能。⑦高渗溶液（一般采用 50%葡萄糖注射液）快速静脉注射 20～50ml 治疗组织脱水。但作用短暂。临床上应注意防止高血糖，目前少用。用于调节腹膜透析液渗透压时，50%葡萄糖注射液 20ml 即 10g 葡萄糖可使 1L 腹膜透析液渗透压提高 55mOsm/（kg・$H_2O$）。亦即透析液中葡萄糖浓度每升高 1%，渗透压提高 55mOsm/（kg・$H_2O$）。

氯化钠的用法用量：①高渗性失水。高渗性失水使患者脑细胞和脑脊液渗透浓度升高，若治疗使血浆和细胞外液钠浓度、渗透浓度过快下降，可致脑水肿。故一般认为，在治疗开始的 48 小时内，血浆钠浓度每小时下降不超过 0.5mmol/L。若患者存在休克，应先予氯化钠注射液，并酌情补充胶体，待休克纠正，血钠>155mmol/L，血浆渗透浓度>350mOsm/L，可予 0.6%低渗氯化钠注射液。待血浆渗透浓度<330mOsm/L，改用 0.9%氯化钠注射液。补液总量根据下列公式计算，作为参考：所需补液量（L）=［血钠浓度（mmol/L）-142］×0.6×体重（kg）/血钠浓度（mmol/L）。一般第一日补给半量，余量在以后 2～3 日补给，并根据心、肺、肾功能酌情调节。②等渗性失水。原则上给予等渗溶液，如 0.9%氯化钠注射液或复方氯化钠注射液，但上述溶液氯浓度明显高于血浆，单独大量使用可致高氯血症，故可将 0.9%氯化钠注射液和 1.25%碳酸氢钠或 1.86%（1/6M）乳酸钠以 7:3 的比例配制后补给。后者氯浓度为 107mmol/L，并可纠正代谢性酸中毒。补给量可按体重或血细胞比容计算，作为参考。按体重计算：补液量（L）=［体重下降（kg）×142］/154；按血细胞比容计算：补液量（L）=［（实际血细胞比容-正常血细胞比容）×体重（kg）×0.2］/正常血细胞比容。正常血细胞比容男性为 48%，女性为 42%。③低渗性失水。严重低渗性失水时，脑细胞内溶质减少以维持细胞容积。若治疗使血浆和细胞外液钠浓度、渗透浓度迅速回升，可致

脑细胞损伤。一般认为，当血钠低于 120mmol/L 时，治疗使血钠上升速度在每小时 0.5mmol/L，不超过每小时 1.5mmol/L。当血钠低于 120mmol/L 时或出现中枢神经系统症状时，可给予 3%～5%氯化钠注射液缓慢滴注。一般要求在 6 小时内将血钠浓度提高至 120mmol/L 以上。补钠量（mmol/L）＝[142－实际血钠浓度（mmol/L）]×体重（kg）×0.2。待血钠回升至 120～125mmol/L，可改用等渗溶液或等渗溶液中酌情加入高渗葡萄糖注射液或 10%氯化钠注射液。④低氯性碱中毒：给予 0.9%氯化钠注射液或复方氯化钠注射液（林格氏液）500～1000ml，以后根据碱中毒情况决定用量。

【制剂与规格】注射液：100ml、250ml、500ml。

### 复方氯化钠 Compound Sodium Chloride

【适应证】各种原因所致的失水，包括低渗性、等渗性和高渗性失水；高渗性非酮症昏迷，应用等渗或低渗氯化钠可纠正失水和高渗状态；低氯性代谢性碱中毒。患者因某种原因不能进食或进食减少而需补每日生理需要量时，一般可给予氯化钠注射液或复方氯化钠注射液等。因本品含钾量极少，低钾血症需根据需要另行补充。

【药理作用】

（1）药效学　复方氯化钠是一种体液补充药物。内含用于补充体液及离子。上述的离子是体液中重要的电解质，对维持正常的血液和细胞外液的容量、渗透压起着非常重要的作用。

（2）药动学　静脉注射后 $Cl^-$、$Na^+$主要由肾脏排泄。

【注意事项】下列情况慎用：水肿性疾病，如肾病综合征、肝硬化、腹水、充血性心力衰竭、急性左心衰竭、脑水肿及特发性水肿等；急性肾衰竭少尿期，慢性肾衰竭尿量减少而对利尿药反应不佳者；高血压；低钾血症。随访检查血清钠、钾、氯浓度，肾功能，血压和心肺功能。

【药物相互作用】尚不明确。

【禁忌证】①水肿性疾病，如肾病综合征、肝硬化腹水、充血性心力衰竭、急性左心衰竭、脑水肿及特发性水肿等；②急性肾衰竭少尿期，慢性肾衰竭尿量减少而对利尿药反应不佳者；③高血压、低钾血症。

【不良反应】输注过多、过快，可致水钠潴留，引起水肿、血压升高、心率加快、胸闷、呼吸困难，甚至急性左心衰竭。不适当地给予高渗氯化钠可致高钠血症。过多、过快给予低渗氯化钠可致溶血、脑水肿等。

【用法和剂量】治疗失水时，应根据其失水程度、类型等，决定补液量、种类、途径和速度。

高渗性失水：高渗性失水使患者脑细胞和脑脊液渗透浓度升高，若治疗使血浆和细胞外液钠浓度、渗透浓度过快下降，可致脑水肿。故一般认为，在治疗开始的 48 小时内，血浆钠浓度每小时下降不超过 0.5mmol/L。

若患者存在休克，应先予氯化钠注射液，并酌情补充胶体，待休克纠正，血钠＞155mmol/L，血浆渗透浓度＞350mOsm/L，可予 0.6%低渗氯化钠注射液。待血浆渗透浓度＜330mOsm/L，改用 0.9%氯化钠注射液。补液总量根据下列公式计算，作为参考。

$$所需补液量（L）=\frac{[血钠浓度（mmol/L）-142]}{血钠浓度（mmol/L）}×0.6×体重(kg)$$

一般第一日补给半量，余量在以后 2～3 日补给，并根据心、肺、肾功能酌情调节。

等渗性失水：原则上给予等渗溶液，如 0.9%氯化钠注射液或复方氯化钠注射液，但上述溶液氯浓度明显高于血浆，单独大量使用可致高氯血症，故可将 0.9%氯化钠注射液和 1.25%碳酸氢钠或 1.86%（1/6M）乳酸钠以 7：3 的比例配制后补给。后者氯浓度为 107mmol/L，并可纠正代谢性酸中毒。补给量可按体重或血细胞比容计算，作为参考。①按体重计算：补液量（L）＝［体重下降（kg）×142］/154；②按血细胞比容计算：补液量（L）＝［（实际血细胞比容－正常血细胞比容）×体重（kg）×0.2］/正常血细胞比容。正常血细胞比容男性为 48%，女性为 42%。

低渗性失水：严重低渗性失水时，脑细胞内溶质减少以维持细胞容积。若治疗使血浆和细胞外液钠浓度和渗透浓度迅速回升，可致脑细胞损伤。一般认为，当血钠低于 120mmol/L 时，治疗使血钠上升速度在每小时 0.5mmol/L，不超过每小时 1.5mmol/L。当血钠低于 120mmol/L 时或出现中枢神经系统症状时，可给予 3%～5%氯化钠注射液缓慢滴注。一般要求在 6 小时内将血钠浓度提高至 120mmol/L 以上。补钠量（mmol/L）＝［142－实际血钠浓度（mmol/L）］×体重（kg）×0.2。待血钠回升至 120～125mmol/L，可改用等渗溶液或等渗溶液中酌情加入高渗葡萄糖注射液或 10%氯化钠注射液。

低氯性碱中毒：给予 0.9%氯化钠注射液或复方氯化钠注射液（林格氏液）500～1000ml，以后根据碱中毒情况决定用量。

【制剂与规格】注射液：250ml、500ml。

## 氯化钾 Potassium Chloride

【适应证】低钾血症，洋地黄中毒引起的频发性、多源性期前收缩或快速心律失常。

【药理作用】

（1）药效学　钾在细胞代谢，维持细胞内液渗透压，保持细胞内外酸碱平衡，神经冲动的传递，肌肉收缩，心肌兴奋性，自律性和传导性，正常脏器功能的维持等方面都起重要作用。$K^+$主要分布在细胞内，其浓度为 150～160mmol/L；正常人血清 $K^+$浓度为 3.5～5mmol/L。机体主要依靠细胞膜上的 $Na^+$，$K^+$-ATP 酶来维持细胞内外的 $Na^+$、$K^+$浓度差。体内的酸碱平衡状态对 $K^+$代谢有影响，如酸中毒时 $H^+$进入细胞内，为了维持细胞内外的电位差，$K^+$释出到细胞外，引起或加重高钾血症。

（2）药动学　$K^+$90%由肾脏排泄，10%由肠道排泄。排出速度随摄入量的增加而增加，但 $K^+$摄入不足时每日仍有相当量的 $K^+$排出。

【注意事项】①本品严禁直接静脉注射。②下列情况慎用：急性脱水；代谢性酸中毒伴有少尿时；慢性肾功能不全；家族性周期性瘫痪（低钾性麻痹应给予补钾，但需鉴别高钾性或正常性周期麻痹）；肾前性少尿；传导阻滞性心律失常，尤其应用洋地黄类药物时；大面积烧伤、肌肉创伤、严重感染、大手术后 24 小时和严重溶血等可引起高钾血症情况；肾上腺性异常综合征伴盐皮质激素分泌不足；接受保钾利尿药的患者；胃肠道梗阻、慢性胃炎、溃疡病、食管狭窄、憩室、肠张力缺乏及溃疡性结肠炎患者。③用药期间需作以下随访检查：血钾、血镁、血钠、血钙、酸碱平衡指标、心电图、肾功能和尿量。④妊娠期妇女用药资料尚不明确，动物实验未见补钾对妊娠动物有不良作用。⑤老年人肾脏清除 $K^+$功能下降，应用钾盐时较易发生高钾血症。

【药物相互作用】肾上腺糖皮质激素类药，尤其是具有较明显盐皮质激素作用者、肾上腺盐皮质激素和促肾上腺皮质激素，因能促进尿钾排泄，与其合用时降低钾盐疗效。抗胆碱药物能加重口服钾盐尤其是氯化钾的胃肠道刺激作用。非甾体抗炎药加重口服钾盐的胃肠道反应。与库存血（库存 10 日以下含钾 30mmol/L，库存 10 日以上含钾 65mmol/L）、含钾药物和保钾利尿药合用时，发生高钾血症的机会增多，尤其是有肾损害者。ACEI 和环孢菌素 A 能抑制醛固酮分泌，使尿钾排泄减少，故合用时易发生高钾血症。肝素能抑制醛固酮的合成，使尿钾排泄减少，合用时易发生高钾血症。另外，肝素可使胃肠道出血机会增多。

【禁忌证】高钾血症者、急慢性肾功能不全者禁用。

【不良反应】①本品可刺激静脉内膜引起疼痛。②滴注速度较快、应用过量或原有肾功能损害时，应注意发生高钾血症。③口服偶见胃肠道刺激症状，如恶心、呕吐、咽部不适、胸痛（食管刺激）、腹痛、腹泻，甚至消化性溃疡及出血。在空腹、剂量较大及原有胃肠道疾病者更易发生。

【用法和剂量】静脉滴注：①成人，一般用法为将 10%氯化钾注射液 10～15ml 加入 5%葡萄糖注射液 500ml 中滴注（忌直接静脉滴注与推注）。一般补钾浓度不超过 3.4g/L（45mmol/L），速度不超过 0.75g/h（10mmol/h），一日补钾量为 3～4.5g（40～60mmol）。在体内缺钾引起严重快速室性异位心律失常时，钾盐浓度可升高至 0.5%～1%，滴速可达 1.5g/h（20mmol/h），补钾总量可达一日 10g 或以上。如病情危急，补钾浓度和速度可超过上述规定。但需严密动态观察血钾及心电图等，防止高钾血症发生。②儿童，一日按 0.22g/kg（3.0mmol/kg）或 3.0g/m² 计算。

口服：钾盐用于治疗轻型低钾血症或预防性用药。①成人，一次 0.5～1g（6.7～13.4mmol），一日 2～4 次，餐后服用，一日最大剂量为 6g（80mmol）。氯化钾缓释片不要嚼碎，应吞服。对口服片剂出现胃肠道反应者宜用溶液，稀释于冷开水或饮料中，分次服用。②儿童宜用溶液，一日 1～3g/m²（15～40mmol/m²）或 0.075～0.22g/kg（1～3mmol / kg），稀释于冷开水或饮料中，分次服用。

【制剂与规格】缓释片：0.5g；注射液：10ml：1.5g；颗粒剂：1.6g、1.05g、1.57g。

# 酸碱平衡调节药

## 乳酸钠林格

【适应证】代谢性酸中毒或有代谢性酸中毒的脱水病例。

【药理作用】

（1）药效学　人体在正常情况下血液中也有少量乳酸，主要由葡萄糖或糖原酵解生成，来自肌肉、皮肤、脑及细胞等，乳酸生成后或再被转化为糖原或丙酮酸，或进入三羧酸循环被分解为水及二氧化碳，因此乳酸钠的终末代谢产物为碳酸氢钠，可纠正代谢性酸中毒。高钾血症伴酸中毒时，乳酸钠可纠正酸中毒并使 $K^+$ 自血及细胞外液进入细胞内。

（2）药动学　降解乳酸的主要脏器为肝及肾脏，当体内乳酸代谢失常或发生障碍，疗效不佳。乳酸钠的 pH 为 6.5～7.5，口服后很快被吸收，1～2 小时经肝脏氧化，代谢转变为碳酸氢钠，但一般以静脉注射为常用，用乳酸钠替代乙酸钠作腹膜透析液的缓冲剂可减少腹膜刺激，对心肌抑制和周围血管阻力影响也可有所减少。

【注意事项】下列情况应慎用：糖尿病患者服用双胍类药物（尤其是苯乙双胍），阻碍肝脏对乳酸的利用，易引起乳酸中毒；水肿患者伴有钠潴留倾向时；高血压患者可增高血压；心功能不全；肝功能不全时乳酸降解速度减慢，以致延缓酸中毒的纠正速度；缺氧及休克，组织血供不足及缺氧时乳酸氧化成丙酮酸进入三羧酸循环代谢速度减慢，以致延缓酸中毒的纠正速度；酗酒、水杨酸中毒、糖原贮积症Ⅰ型时有发生乳酸性酸中毒倾向，不宜再用乳酸钠纠正酸碱平衡；糖尿病酮症酸中毒时乙酰乙酸、$\beta$羟丁酸及乳酸均升高，且常可伴有循环不良或脏器血供不足，乳酸降解速度减慢；肾功能不全，容易出现水、钠潴留，增加心血管负荷。

【药物相互作用】与其他药物合用时，注意药物（如大环内酯类抗生素、生物碱、磺胺类药物）因pH及离子强度变化而产生配伍禁忌。由于本品含有$Ca^{2+}$，与含有柠檬酸钠的血液混合时会产生沉淀。

【禁忌证】心力衰竭及急性肺水肿；脑水肿；乳酸性酸中毒已显著时；重症肝功能不全；严重肾衰竭有少尿或无尿。用药时应做下列检查及观察：血pH和（或）二氧化碳结合力；血氢钠、钾、钙、氯浓度测定；肾功能测定，包括血肌酐、尿素氮等；高血压；心肺功能状态，如水肿、气急、发绀、肺部啰音、颈静脉充盈、肝-颈静脉反流等，按需作静脉压或中心静脉压测定。肝功能不全表现为黄疸、神志改变、腹水等，应用于乳酸钠前后及过程中，经常随时进行观察。使用前应仔细检查药液，如有药液浑浊、长菌，瓶身和瓶口破裂，封口松动漏气、变色等情况时切勿使用。

【不良反应】有低钙血症者（如尿毒症），在纠正酸中毒后易出现手足发麻、疼痛、搐搦、呼吸困难等症状，常因血$Ca^{2+}$浓度降低所致；心率加速、胸闷、气急等肺水肿、心力衰竭表现；血压升高；体重增加、水肿；逾量时出现碱中毒；血钾浓度下降，有时出现低钾血症表现。

【用法和剂量】静脉滴注：成人一次500～1000ml，按年龄、体重及症状不同可适当增减。给药速度：成人每小时300～500ml。

【制剂与规格】注射液：500ml。

### 碳酸氢钠 Sodium Bicarbonate

【适应证】代谢性酸中毒，碱化尿液以预防尿酸性肾结石，减少磺胺药的肾毒性，以及急性溶血时防止血红蛋白沉积在肾小管，治疗胃酸过多引起的症状；静脉滴注对巴比妥类药物、水杨酸类药物及甲醇等药物中毒有非特异性的治疗作用。

【药理作用】

（1）药效学 ①静脉给药后使血浆内$HCO_3^-$浓度升高，中和$H^+$，从而纠正酸中毒；②另外，本品可碱化尿液，应用本品时，由于尿中$HCO_3^-$浓度升高，尿液pH升高，使尿酸、磺胺类药物及血红蛋白等不易在尿中形成结晶或聚集；③此外，口服后有制酸作用，能迅速中和或缓冲胃酸，但不直接影响胃酸分泌，使胃内pH迅速升高，缓解高胃酸引起的症状。

（2）药动学 本品可以$HCO_3^-$形式由肾脏排泄，也可以$CO_2$形式由肺脏排出体外。

【注意事项】①对胃酸分泌试验或血、尿pH测定结果有明显影响。②下列情况慎用：少尿或无尿；钠潴留并有水肿时；原发性高血压。③下列情况不作静脉内用药：碱中毒、各种原因导致的大量胃液丢失、低钙血症。④长期或大量应用可致代谢性碱中毒，并且钠负荷过高引起水肿等，妊娠期妇女应慎用。本品可经乳汁分泌，但对婴儿的影响尚无有关资料。

【药物相互作用】本品可加速酸性药物的排泄（如阿司匹林）。本品可降低胃蛋白酶、维生素E的疗效。本品可增强在碱性尿液中发挥更好作用的药物（如氨基糖苷类抗生素）的疗效。

【禁忌证】禁用于吞食强酸中毒时的洗胃。

【不良反应】大量注射、存在肾功能不全或长期应用时可出现心律失常、肌肉痉挛、疼痛、异常疲倦虚弱、呼吸减慢、口内异味、尿频、尿急、持续性头痛、食欲减退、恶心呕吐等。

【用法和剂量】口服：①成人：用于制酸，一次0.5～1.0g，一日3次，餐前服用。用于碱化尿液，口服，首次 4g，以后每 4 小时 1～2g；静脉滴注，2～5mmol/kg，4～8 小时滴注完毕。用于代谢性酸中毒，口服，一次 0.5～2g，一日 3 次；静脉滴注，所需剂量按下式计算：补碱量（mmol）＝（-2.3-实际测得的 BE 值）×0.25×体重（kg），或补碱量（mmol）＝正常的 $CO_2CP$-实际测得的 $CO_2CP$（mmol）×0.25×体重（kg）。一般先给计算剂量的 1/3～1/2，4～8 小时滴注完毕。心肺复苏抢救时，因存在致命的酸中毒，应快速静脉输注，首次 1mmol/kg，以后根据血气分析结果调整用量（每克碳酸氢钠相当于 12mmol 碳酸氢根）。②儿童：用于制酸，6 岁以下儿童尚无统一标准剂量。6～12 岁者一次 0.5g，半小时可重复一次。用于碱化尿液，口服，一日 1～10mmol/kg。用于代谢性酸中毒，参考成人剂量。心肺复苏抢救时，首次静脉输注 1mmol/kg，以后根据血气分析结果调整剂量。12 岁以上同成人剂量。

【制剂与规格】片剂：0.3g、0.5g；注射液：10ml∶0.5g、250ml∶12.5g。

# 其　他

## 葡萄糖 Glucose

【适应证】能量缺乏，体液丢失、低血糖症、高钾血症；高渗溶液用作组织脱水剂；配制腹膜透析液。

【药理作用】

（1）药效学　葡萄糖是人体主要的热量来源之一，每克葡萄糖可产生 4cal（16.7kJ）热能，被用来补充热量，治疗低血糖症。当葡萄糖和胰岛素一起静脉滴注，糖原的合成需利用 $K^+$，从而 $K^+$ 进入细胞内，血钾浓度下降，故被用来治疗高钾血症。高渗葡萄糖注射液快速静脉注射有组织脱水作用，可用作组织脱水药。另外，葡萄糖是维持和调节腹膜透析液渗透压的主要物质。

（2）药动学　本品口服吸收迅速，进入人体后被组织利用，也可转化成糖原和脂肪储存。一般正常人每分钟利用葡萄糖的能力为 6mg/kg。

【注意事项】①倾倒综合征及低血糖反应（胃大部分切除患者作口服糖耐量试验时易出现，应改为静脉葡萄糖试验）。②应用高渗葡萄糖溶液时选用大静脉滴注。③妊娠期及哺乳期妇女用药：分娩时注射过多葡萄糖，可刺激胎儿胰岛素分泌，发生产后婴儿低血糖。④儿童及老年患者用药：补液过快、过多，可致心悸、心律失常，甚至急性左心衰竭。⑤水肿及严重心肾功能不全、肝硬化腹水者，易致水潴留，应控制输注量，心功能不全者尤其应该控制滴速。

【药物相互作用】尚不明确。

【禁忌证】糖尿病酮症酸中毒未控制者；高血糖非酮症性高渗状态禁用。

【不良反应】静脉炎；高浓度葡萄糖注射液外渗可致局部肿痛；反应性低血糖；高血糖非酮症昏迷；长期单纯补给葡萄糖时易出现低钾、低钠及低磷血症；原有心功能不全者补液过快可致心悸、心律失常，甚至急性左心衰竭；1 型糖尿病患者应用高浓度葡萄糖时偶有发生高钾血症。

【用法和剂量】补充热能，患者因某些原因进食减少或不能进食时，应根据所需热能计算葡萄糖用量，一般可给予 10%～25%葡萄糖注射液静脉滴注，并同时补充体液。静脉营养治疗时，在非蛋白质热能中，葡萄糖供能＞脂肪供能，必要时每 5～10g 葡萄糖加入胰岛素 1U。低血糖症，重者可予以 50%葡萄糖静脉注射。

【制剂与规格】注射液：5%、10%、25%、50%（20ml、100ml、250ml、500ml、1000ml）。

# 解 毒 药

## 氰化物中毒解毒药

### 硫代硫酸钠 Sodium Thiosulfate

【适应证】氰化物中毒，也可用于砷、汞、铅、铋、碘等中毒。

【药理作用】

（1）药效学 硫代硫酸钠具有活泼的硫原子，可作为供硫剂在硫氰酸生成酶的催化下，与体内游离 $CN^-$，或氰化高铁血红蛋白中的 $CN^-$结合，形成硫氰酸盐排出体外。由于本品透过细胞膜较慢，发挥解毒作用较晚，单独应用疗效不高。在静脉注射亚硝酸钠等高铁血红蛋白形成剂后给药，可相互加强作用，疗效明显提高。氰化物中毒时，氰离子与细胞色素氧化酶结合，细胞失去氧化还原功能而引起内窒息。先注射作用迅速的高铁血红蛋白形成剂后，体内形成一定量的高铁血红蛋白，与氧化型细胞色素氧化酶竞争氰离子结合生成氧化高铁血红蛋白，细胞色素氧化酶得以恢复活性。但氰化高铁血红蛋白的氰离子在短时间内可逐渐解离出来，重新出现中毒症状。注射硫代硫酸钠作为供硫剂，在酶的参与下，硫原子与氰基生成低毒的硫氰酸盐，由尿排出体外。在可溶性钡盐中毒时，硫代硫酸钠与银离子结合为不溶性的硫酸钡而起解毒作用。但钡中毒时首选硫酸钠。本品在体内尚能与砷、汞、铅、铋等金属结合，形成无毒的硫化物排出体外，但疗效不如二巯基化合物及依地酸钙钠类络合剂。动物实验中硫代硫酸钠可作为芥子气的解毒药，但必须在染毒后 30 分钟内静脉注射，且剂量较大（推算到人相当于每人 100g 以上），因此无临床实用价值。此外，本品还有抗过敏作用，临床曾用于皮肤瘙痒症、慢性荨麻疹、药疹等。

（2）药动学 本品不易由消化道吸收。静脉注射后迅速分布到全身各组织的细胞外液，$t_{1/2}$ 为 15~20 分钟，大部分以原型由尿中排出。

【注意事项】静脉一次量容积较大，应注意一般的静脉注射反应。本品与亚硝酸钠从不同解毒机制治疗氰化物中毒，应先后作静脉注射，不能混合后同时静脉注射。本品继亚硝酸钠静脉注射后，立即由原针头注射本品，口服中毒者，须用 5%溶液洗胃，并保留适量于胃中。

【药物相互作用】不能与其他药物混合注射，否则发生沉淀或降低疗效。

【禁忌证】对本品过敏者慎用。

【不良反应】本品静脉注射后除有暂时性渗透压改变外，尚未见其他不良反应。

【用法和剂量】临用前，用灭菌注射用水溶解成 5%溶液后应用。常用量：肌内或静脉注射，一次 0.5~1g。0.32g，相当于 0.5g 的 $Na_2S_2O_3 \cdot 5H_2O$；0.64g，相当于 1g 的 $Na_2S_2O_3 \cdot 5H_2O$。

【制剂与规格】注射液：10ml∶0.5g、20ml∶1.0g、20ml∶10g；注射用无菌粉末：0.32g、0.64g。

# 有机磷酸酯类中毒解毒药

### 氯解磷定 Pralidoxime Chloride

【适应证】有机磷毒物中毒。单独应用疗效差，应与抗胆碱药物联合应用。

【药理作用】

（1）药效学　氯解磷定的抗毒机制与碘解磷定相同，但重活化作用较强，1g 氯解磷定的作用与 1.53g 碘解磷定的作用相当。对人体的副作用较小。由于其不含碘，可用于对碘过敏者。本品含肟量 79.5%，重活化作用较强。小鼠腹腔注射 $LD_{50}$ 为 116mg/kg，水中溶解度大于 50%，肌内注射易吸收，迅速分布全身，不与血浆蛋白结合，不透过血脑屏障。因其重活化作用强、疗效好、起效快、副作用小、水溶性高、溶液较稳定、可供肌内注射或静脉注射，是治疗有机磷中毒时酶重活化剂中的首选药物。氯解磷定的有效血药浓度为 4mg/L；最高的重活化作用的浓度是 17.2mg/L。由于排泄快，$t_{1/2}$ 短，静脉滴注不能达到有明显疗效的血药浓度，故治疗有机磷中毒时不宜采用静脉滴注方式给药。比较三种给药途径，口服吸收不规则，不能达到有效的血药浓度；剂量相同时，静脉注射较肌内注射能达到更高的血药浓度，较高的血药浓度维持时间也较长；肌内注射吸收迅速，能达到有效的血药浓度，应用比较方便，不易出现副作用；人肌内注射氯解磷定 30mg/kg，5 分钟血浆浓度为 20mg/L，20 分钟为 15mg/L，90 分钟为 9mg/L。说明肌内注射效果不低于静脉注射。总结既往有机磷农药中毒的治疗经验，氯解磷定首次用量以 30mg/kg（一人 1.5～2.0g）肌内注射或静脉注射效果较好。

（2）药动学　肌内或静脉注射本品，血中浓度很快升高，高峰可维持 2～3 小时，以后逐渐下降。肌内注射 7.5mg/kg 或 10mg/kg，可达血浆有效治疗浓度 4μg/ml。$t_{1/2}$ 为 77 分钟。在肝脏代谢，4 小时内由肾脏排泄 83%，以原型排出为主，主要通过肾小管排出，在体内无蓄积作用。

【注意事项】①有机磷杀虫剂中毒患者越早应用本品越好。皮肤吸收引起中毒的患者，应用本品的同时要脱去被污染的衣服，并用肥皂水清洗头发和皮肤。眼部用 2.5%碳酸氢钠溶液和生理氯化钠溶液冲洗。口服中毒患者用 2.5%碳酸氢钠溶液彻底洗胃。由于有机磷杀虫剂可在下消化道吸收，因此口服患者应用本品至少要维持 48～72 小时，以防引起延迟吸收后加重中毒，甚至致死。昏迷患者要保持呼吸道通畅，呼吸抑制者应立即进行人工呼吸。②用药过程中要随时测定血胆碱酯酶作为用药监护指标。要求血胆碱酯酶维持在 50%～60%。急性中毒患者的血胆碱酯酶水平与临床症状有关，因此密切观察临床表现亦可及时重复应用本品。③本品对马拉硫磷、敌百虫、敌敌畏、乐果、甲氟磷、丙胺氟磷和八甲磷等的中毒效果较差；对氨基甲酸酯杀虫剂所抑制的胆碱酯酶无复活作用。

【药物相互作用】①本品系胆碱酯酶复活剂，可间接减少乙酰胆碱的蓄积，对骨骼肌神经肌肉接头处作用明显。而阿托品有直接拮抗积聚乙酰胆碱的作用，对自主神经的作用较强，两药联合应用临床效果显著。本品有增强阿托品的生物效应，故在两药同时应用时要减少阿托品剂量。阿托品首次剂量一般中毒为 2～4mg，每 10 分钟 1 次，严重中毒为 4～6mg，每 5～10 分钟 1 次，肌内注射或静脉注射，直到出现阿托品化。阿托品化要维持 48 小时，以后逐渐减少阿托品剂量或延长注射时间。②本品在碱性溶液中易分解，禁与碱性药物配伍。

【禁忌证】对本品及氯过敏的患者禁用。

【不良反应】注射后可引起恶心、呕吐、心率增快、心电图出现暂时性 ST 段压低和 QT 间期延长。注射速度过快引起眩晕、视物模糊、复视、动作不协调。剂量过大可抑制胆碱酯酶、抑制呼吸和引起癫痫样发作。

【用法和剂量】肌内注射或缓慢静脉注射：①轻度中毒 0.5～0.75g，必要时 1 小时后重复一次。②中度中毒首次 0.75～1.5g，以后每小时重复 0.5～1.0g，肌颤缓解或血液胆碱酯酶活性恢复至 60% 以上后酌情减量或停药。③重度中毒者首次 1.5～2.5g，以后每 0.5～1 小时重复 1.0～1.5g，肌颤缓解或血液胆碱酯酶活性恢复至正常的 60% 以上后酌情减量或停药。

【制剂与规格】注射液：2ml：0.25g、2ml：0.5g。

### 碘解磷定 Pralidoxime Iodide

【适应证】有机磷毒物中毒。单独应用疗效差，应与抗胆碱药联合应用。

【药理作用】

（1）药效学　有机磷化合物进入机体后，与体内的胆碱酯酶结合形成磷酸化酶，使之失去水解乙酰胆碱的作用，因而体内神经递质乙酰胆碱蓄积，出现一系列中毒症状。碘解磷定等吡啶醛肟类重活化剂都含有季铵基和肟基两个不同的功能基团。季铵基是一个阳离子基团，能通过静电引力与磷酰化酶中的阴离子部位更牢固地结合，促使药物靠近磷酰化酶，也使药物的后基与磷脂酰酶的磷酰基接近。肟基和磷酰化酶的磷原子亲和力较强，结合形成后类磷酰化酶复合物。最后，肟基与磷酰基结合而成磷酰肟从磷酰化酶上脱落下来，使胆碱酰酶游离出来，恢复水解乙酰胆碱的活性，从根本上解除有机磷化合物的毒性作用。

（2）药动学　本品口服吸收不规则，水中溶解度为 5%，只能用作静脉注射。$t_{1/2}$ 为 54 分钟，静脉注射后 24 小时内完全经肾脏排出。

【注意事项】①本品对中毒时间不长的患者疗效较好，对碘有机磷毒物（杀虫剂）抑制超过 36 小时已"老化"的胆碱酯酶的复能作用效果甚差。②本品对不同品种有机磷毒物中毒的疗效不同。③对中、重度有机磷毒物中毒患者，必须与抗胆碱药合用。④对中毒的中枢症状无明显效果。⑤有机磷农药口服中毒时，由于有机磷可在下消化道吸收及排泄较慢，因此这类患者应用本品至少要维持 48～72 小时。停药指征以烟碱样症状（肌颤、肌无力）消失为主，血液胆碱酯酶活性应维持在 50%～60% 或以上。⑥本品在碱性溶液中容易水解，不能与碱性药物配伍使用。⑦老年中毒患者应适当减少用量和减慢静脉注射速度。⑧本品生物 $t_{1/2}$ 短，不宜静脉滴注。

【药物相互作用】本品系胆碱酯酶复活剂。可间接减少乙酰胆碱的积聚，对骨骼肌神经肌肉接头处作用明显。而阿托品有直接拮抗积聚乙酰胆碱的作用，对自主神经的作用较强，两药联合应用临床效果显著。本品能增强阿托品的生物效应，故在两药同时应用时要减少阿托品剂量。阿托品首次剂量一般中毒为 2～4mg，每 10 分钟 1 次，严重中毒为 4～6mg，每 5～10 分钟 1 次，肌内或静脉注射，直到出现阿托品化。阿托品化要维持 48 小时，以后逐渐减少阿托品剂量或延长注射时间。本品在碱性溶液中易分解，禁与碱性药物配伍。首次剂量一般中毒患者用 0.8g，严重患者用 1.6g，以后按临床症状和血胆碱酯酶水平，每 2～6 小时重复注射 1 次，或静脉滴注每分钟 100～300mg，共 2～3 次。严重和口服中毒患者本品的治疗需要持续数日。

【禁忌证】对本品及碘过敏的患者禁用。

【不良反应】①注射速度过快可引起恶心、呕吐、心率增快，严重时有乏力、头痛、眩晕、视物模糊、复视、动作不协调等。②大剂量或注射速度过快时可引起血压波动、呼吸抑制等。③偶见咽痛和腮腺肥大等碘反应。④本品对局部组织刺激性较强，静脉注射时如漏至皮下可致剧痛及周围皮肤发麻。

【用法和剂量】注射液：可直接缓慢静脉注射，每 0.4~0.8g 注射时间为 10~15 分钟。粉针剂：临用前，将本品 0.4~0.8g 用氯化钠注射液、5%葡萄糖注射液或 10%葡萄糖注射液 20~40ml 溶解后缓慢静脉注射，注射时间 10~15 分钟。

静脉注射。①成人常用量：轻度中毒，一次 0.4~0.8g，必要时 1 小时后重复用药 1 次；中度中毒，首次 0.8~1.6g，以后每小时重复 0.4~0.8g，肌颤缓解或血液胆碱酯酶活性恢复至正常的 60%以上后酌情减量或停药；重度中毒，首次 1.6~2.4g，以后每小时重复 0.8~1.6g，肌颤缓解或血液胆碱酯酶活性恢复至正常的 60%以上后酌情减量或停药。②小儿常用量：轻度中毒，一次 15mg/kg；中度中毒，一次 20~30mg/kg；重度中毒，一次 30mg/kg，用法同成人。

【制剂与规格】注射液：20ml∶0.5g；粉针剂：0.4g。

## 戊乙奎醚 Penehyclidine

【适应证】有机磷毒物中毒急救和中毒后期或胆碱酯酶（ChE）老化后维持阿托品化。单独应用疗效差，应与胆碱酯酶重活化剂联合应用。

【药理作用】

（1）药效学　盐酸戊乙奎醚是一种新型的抗胆碱药，其药理作用与阿托品相似，但本品既有较强的中枢抗 M 受体和抗 N 受体作用，又有较强的外周抗 M 受体作用，且选择性作用于 M1 和 M3 受体亚型，对 M2 受体亚型无明显作用，$t_{1/2}$ 较长。因此其抗胆碱作用比阿托品强，作用持续时间长，用药量和次数比阿托品少，药物不良反应比阿托品少或发生率低，特别适用于毒理作用持续时间较长或中毒胆碱酯酶易老化的有机磷农药中毒。

（2）药动学　本品肌内注射后吸收很快，20~30 分钟达到峰值，1 小时后血药浓度缓慢下降，24 小时降至峰值的 1.3/10。24 小时总排泄率为给药量的 94.17%，主要以无药理活性的代谢产物经尿液排出，其次是胆汁，粪便排出量少。本品的临床药动学参数为：$t_{1/2\alpha}$ 为（0.403±0.314）小时，$t_{1/2\beta}$ 为（10.345±1.216）小时，药峰浓度为（13.203±2.113）μg/L，达峰时间为（0.561±0.172）小时，AUC 为（133.162±14.753）（μg•h）/L，清除率为（6.289±0.679）L/h。

【注意事项】①本品对心脏（M2 受体）无明显作用，故对心率无明显影响。②本品不能以心跳加快来判断是否"阿托品化"而应以口干和出汗消失或皮肤干燥等症状判断"阿托品化"。③心跳不低于正常值时，一般不需配伍阿托品。④妊娠期及哺乳期妇女每次用药间隔时间不宜过短，剂量不宜过大。⑤儿童对本药较敏感，应当慎用，特别是伴有高热的患者更应当慎重。⑥本品对前列腺肥大的老年患者可加重排尿困难，用药时应严密观察。

【药物相互作用】当本品与其他抗胆碱药（阿托品、东莨菪碱和山莨菪碱等）伍用时有协同作用，应酌情减量。

【不良反应】用量适当时常常伴有口干、面红和皮肤干燥等。如用量过大，可出现头晕，尿潴留，谵妄和体温升高等。一般不需特殊处理，停药后可自行缓解。

【用法和剂量】肌内注射。①成人常用量：用于轻度中毒，首次 1~2mg，必要时配伍氯解磷定 250~750mg；用于中度中毒，首次 2~4mg，同时配伍氯解磷定 750~1500mg；用于重度中毒，首次 4~6mg，同时配伍氯解磷定 1500~2500mg。首次用药 45 分钟后，如仅有恶心，呕吐，出汗，流涎等毒蕈碱样症状时，仅需应用盐酸戊乙奎醚 1~2mg 即可；如仅有肌颤，肌无力等烟碱样症状或胆碱酯酶活力低于 50%时仅需应用氯解磷定 1000mg 即可，无氯解磷定时可用碘解磷定代替；如上述症状均有时，则需重复应用盐酸戊乙奎醚和氯解磷定首次用量的半量 1～2 次。中毒后期或胆碱酯酶老化后可用盐酸戊乙奎醚 1～2mg 维持阿托品化，每次间隔 8～12 小时。急性有机磷毒物轻、中、重度中毒的用药总量分别为 2～3mg、5～7mg、10～14mg。②小儿常用量：参照成人用量。

【制剂与规格】注射液：1ml∶0.5mg、1ml∶1mg、2ml∶2mg。

# 亚硝酸盐中毒解毒药

## 亚甲蓝 Methylthioninium Chloride

【适应证】亚硝酸盐（包括烂白菜及腌渍不好的蔬菜、酸菜等）及苯胺类化合物中毒引起的高铁血红蛋白血症。

【药理作用】

（1）药效学 本品是氧化还原剂，根据其在体内的不同浓度，对血红蛋白有两种相反的作用。小剂量、低浓度时，在 6-磷酸葡萄糖脱氢过程中，氢离子经还原型辅酶Ⅱ（NADPH）传递给亚甲蓝，使其转变为还原型的白色亚甲蓝；还原型亚甲蓝又将氢离子传递给带三价铁的高铁血红蛋白，使其还原为带二价铁的正常血红蛋白，而还原型亚甲蓝又被氧化为亚甲蓝。在此反应过程中，亚甲蓝起电子接受体的作用，由还原型转为氧化型，此反应过程可反复进行。大剂量、高浓度时，大量本品进入体内，还原型辅酶Ⅱ生成减少，不能将亚甲蓝完全转变为还原型亚甲蓝，因而氧化型亚甲蓝在体内起氧化剂作用，将正常的血红蛋白氧化为高铁血红蛋白。由于高铁血红蛋白能夺取与组织细胞色素氧化酶结合的氰基，与氰基结合形成氰化高铁血红蛋白，可用以治疗氰化物中毒，其机制与亚硝酸钠相同，但疗效较差，现已不采用。氰化物中毒时应首选 4-二甲基吡啶四氟硼酸（4-DMAP）或亚硝酸钠，只有无亚硝酸钠或 4-DMAP 的情况下，才考虑使用亚甲蓝。

（2）药动学 本品口服可被吸收，但反应大。皮下注射及肌内注射可引起组织坏死，只能通过静脉给药。注射后在组织中被迅速还原成还原型亚甲蓝，从尿液和胆汁中缓慢排出，6 日内排出 74%，部分可发生不完全去甲基代谢。少量本品通过胆汁，由粪便排出。

【注意事项】①本品不能皮下及肌内注射，否则可引起注射局部组织坏死；不能椎管内注射，否则可引起中枢神经系统器质性损害。②静脉注射速度不可过快，一般注射稀释后溶液 1 分钟 2ml 左右。一次注射剂量不得超过 200mg，24 小时总量不得超过 500mg。③治疗高铁血红蛋白血症时，本品一日用量约 120mg 即可，重者可用 2～3 日，不需大量反复应用。因本品完全排泄需 3～5 日，大量反复使用可导致体内蓄积引起与治疗相反的结果。④对先天性还原型辅酶Ⅱ及高铁血红蛋白还原酶缺乏引起的高铁血红蛋白血症效果差，可一日口服本品 300mg，并给予大剂量维生素 C。对异常血红蛋白 M 病伴有高铁血红蛋白血症无效。⑤葡萄糖-6-磷酸脱氢酶缺乏患者和小儿应用剂量过大可引起溶血。⑥肾功能不全者慎用。

【药物相互作用】尚不明确。

【不良反应】①静脉注射过快，可引起头晕、恶心、呕吐、胸闷、腹痛等，剂量过大时除上述症状加剧外，还可引起头痛、呼吸困难、血压降低、心率增快和心律失常、大汗淋漓、意识障碍，严重时有心肌损害。②用药后尿液呈蓝绿色，有时可产生尿路刺激症状，如尿道灼痛等。

【用法和剂量】静脉注射：临用前，将本品 50～100mg（1%溶液 5～10ml）用 5%～25%葡萄糖注射液 20～40ml 稀释后缓慢静脉注射，注射时间 10～12 分钟。①成人常用量：首次 1～2mg/kg。若静脉注射 30～60 分钟后皮肤黏膜发绀不消退，可按原量重复注射 1 次。以后可视病情每 2～4 小时重复注射半量，直至皮肤黏膜发绀明显好转或高铁血红蛋白降至 10%左右。每次不超过 200mg，每日不超过 600mg。②小儿常用量：一次 1～2mg/kg，用法同成人。

【制剂与规格】注射液：2ml：20mg、5ml：50mg、10ml：100mg。

# 阿片类中毒解毒药

## 纳洛酮 Naloxone

【适应证】阿片类药物、镇静催眠药及急性乙醇中毒。

【药理作用】

（1）药效学　在正常人体内，有恒量的内源性阿片样物质（内啡肽、强啡肽与$\beta$内啡肽等）通过阿片受体及阿片肽系统调节体内的一系列神经-体液系统，如去甲肾上腺素系统、多巴胺系统、5-羟色胺系统、胆碱能系统等，保持体内的正常功能平衡。内源性阿片样物质中最强有力的是$\beta$内啡肽，对痛觉的感知、垂体激素分泌、心血管活动等生理功能均有重要作用。当机体处于应激状态时，下丘脑释放因子促使腺垂体释放$\beta$内啡肽和促肾上腺皮质激素，使其在脑脊液和血液中含量增加。$\beta$内啡肽通过上述系统特别是抑制前列腺素和儿茶酚胺的效应产生病理生理变化。昏迷、缺氧属于应激状态，所以伴有$\beta$内啡肽的释放增加。纳洛酮是阿片受体的纯拮抗剂，其亲和力大于吗啡和内啡肽，能阻断阿片样物质与受体的结合，解除阿片类药物的中毒症状和非常量$\beta$内啡肽产生的病理生理效应。纳洛酮对常量内源性阿片样物质无拮抗作用。纳洛酮可用于以下情况。①阿片类药物中毒的治疗：纳洛酮为阿片受体的纯拮抗剂，对中枢神经系统三种阿片受体亚型均能拮抗，阻断外源性阿片样物质与阿片受体结合，是治疗阿片类药物中毒的特效药物。②镇静催眠药中毒的治疗：镇静催眠药中毒导致的昏迷、呼吸抑制等应激状态，使体内内源性阿片样物质释放增加，纳洛酮可阻断内源性阿片样物质（如$\beta$内啡肽）增多产生的效应而起治疗作用。③急性乙醇中毒的治疗：乙醇进入脑内后，一方面激活内源性阿片肽系统产生乙醇强化作用和一系列与乙醇中毒有关的症状，另一方面乙醇还直接或间接刺激伏隔核释放多巴胺。纳洛酮既可阻断乙醇所激活的内源性阿片肽系统的作用，减弱乙醇强化作用，改善乙醇中毒症状，又可对抗乙醇引起的多巴胺释放效应，阻止乙醇正性强化作用的产生。④阿片类及其他麻醉性镇痛剂药物依赖的诊断：阿片类及其他麻醉性镇痛药成瘾者，注射本品时立即出现戒断症状。

（2）药动学　本品口服吸收好，但经肝脏代谢迅速失效，估计口服剂量要为注射的 50 倍才能产生相同效应；皮下、肌内、静脉注射和气管内给药均可采用。给药后吸收迅速，静脉和气管内给药 1～3 分钟产生效应，肌内注射或皮下注射 5～10 分钟见效。$t_{1/2}$ 为 90 分钟，作用时间持续 45～90 分钟（有报道作用时间持续 3～4 小时），所以常需重复给药，以保持拮抗所需血药浓度。本品主要代谢途径是在肝脏内与葡糖醛酸结合，然后经尿液排出，静脉注射后 48～72 小时约 65% 从尿中排出，$t_{1/2\alpha}$为 4.7 分钟，$t_{1/2\beta}$平均 65 分钟。

【注意事项】①高血压和心功能不全患者慎用。②密切观察生命体征的变化，如呼吸、心律和心率、血压等，如有变化应及时采取相应措施。③阿片类及其他麻醉性镇痛剂成瘾者，当注射本品时将会立即出现戒断症状，遇此情况时要注意掌握剂量。

【药物相互作用】不应把本品与含有硫酸氢钠、亚硫酸氢钠、长链高分子阴离子或任何碱性的制剂混合。在把药物或化学试剂加入本品溶液中以前，应首先确定其对溶液的化学和物理稳定性的影响。

【不良反应】①偶见口干、恶心、呕吐、食欲缺乏、困倦或烦躁不安、血压升高和心率加快，大多数不用处理可自行恢复。②个别患者可能诱发心律失常、肺水肿和心肌梗死。

【用法和剂量】静脉注射：临用前，将本品 0.4～0.8mg 用灭菌注射用水或 5%葡萄糖注射液 10～20ml 溶解（稀释）后静脉注射，注射时间 4～5 分钟。①成人常用量为一次 0.4～0.8mg，必要时 2～3 分钟重复 1 次，须根据病情重复用药以巩固疗效。②小儿常用量同成人。

【制剂与规格】注射液：1ml：0.4mg、1ml：1mg、2ml：2mg；注射用无菌粉末：0.4mg、1.0mg、2.0mg。

# 鼠药解毒药

## 乙酰胺 Acetamide

【适应证】氟乙酸钠、氟乙酰胺等有机氟化合物中毒。

【药理作用】

（1）药效学　氟乙酸钠、氟乙酰胺等有机氟化合物毒性很大，进入机体后，氟乙酰胺可被酰胺酶分解形成氟乙酸；氟乙酸钠可转化成氟乙酸。氟乙酸与细胞内线粒体的辅酶 A 结合形成氟乙酰辅酶 A，后者和草酰乙酸缩合形成氟柠檬酸，此过程被称为"致死的合成"（正常应是乙酸与辅酶 A 结合生成乙酰辅酶 A）。氟柠檬酸可竞争性抑制乌头酸酶，从而阻断三羧酸循环中柠檬酸经顺乌头酸转变为异柠檬酸及氧化为草酰琥珀酸，破坏正常的三羧酸循环。由于三羧酸循环被阻断，导致腺苷三磷酸合成障碍及柠檬酸积聚，中枢神经系统和心脏首先受害。乙酰胺的化学结构与氟乙酰胺的结构相似，乙酰胺的乙酰基与有机氟产生的氟乙酰基竞争酰胺酶，使氟乙酰胺不能脱氨形成氟乙酸；另外，乙酰胺被酰胺酶分解生成乙酸，后者可阻碍已生成的氟乙酸的作用，阻断氟乙酸对三羧酸循环的破坏，恢复组织正常代谢功能。乙酰胺用于氟乙酰胺和氟乙酸钠等有机氟化合物中毒的治疗，可延长中毒潜伏期，减轻症状，控制发病。

（2）药动学　本品口服极难吸收，肌注给药迅速分布于机体器官组织，15 分钟即可达血药有效浓度，可维持 6h，降解后很快从尿中排泄。

【注意事项】氟乙酰中毒，包括可疑中毒者均应及时给予本品，尤其早期应给予足量。与解痉药、半胱氨酸合用，效果较好。

【药物相互作用】尚不明确。

【禁忌证】尚不明确。

【不良反应】注射时可引起局部疼痛，本品一次量（2.5～5g）注射时可加入盐酸普鲁卡因 20～40mg 混合使用，以减轻疼痛。大量应用可能引起血尿，必要时停药并加用糖皮质激素使血尿减轻。

【用法和剂量】肌内注射：一次 2.5～5g，一日 2～4 次，或一日 0.1～0.3g/kg，分 2～4 次注射，一般连续注射 5～7 日；危重患者可给予 5～10g。

【制剂与规格】注射液：2ml：1.0g、5ml：2.5g、10ml：5.0g。

# 青霉胺

见解热镇痛、抗炎、抗风湿药。

# 其　他

## 氟马西尼 Flumazenil

【适应证】苯二氮䓬类药物中毒，作为苯二氮䓬类药物过量时中枢镇静作用的特效逆转药。

【药理作用】

（1）药效学　本品为苯二氮䓬受体拮抗药。苯二氮䓬类药物与苯二氮䓬受体结合，出现抗焦虑、抗惊厥、镇静、注意力不集中、记忆缺失、肌肉松弛、催眠和麻醉等中枢神经系统抑制作用。氟马西尼则选择性竞争苯二氮䓬受体，迅速逆转苯二氮䓬类药物的上述效应，不影响其生物利用度和药动学。对地西泮、劳拉西泮、咪达唑仑、替马西泮等苯二氮䓬类药物中毒有特异性解毒作用，还能对抗苯二氮䓬类药物引起的呼吸、循环抑制。对受体的亲和力与咪达唑仑相当，比地西泮强9倍，可将激动剂的剂量-效应曲线推向右移。此外，还能部分拮抗丙戊酸钠的抗惊厥作用。

（2）药动学　本品为弱亲脂性碱，口服吸收超过95%，达到血浆浓度峰值的时间为20~90分钟。但生物利用度低（15%~17%），只能静脉注射。血浆蛋白结合率约为50%。在体内迅速经肾脏排出，代谢物无活性，排泄 $t_{1/2}$ 为53分钟，稳态分布容积为0.95L/kg。单次注射作用时间为15~140分钟，根据中毒药物种类与剂量而异。

【注意事项】①混合性药物中毒慎用。②哺乳期妇女慎用。③对于1周内大剂量使用过苯二氮䓬类药物者和（或）较长时间使用苯二氮䓬类药物者，应避免快速静脉注射本品。如快速静脉注射本品可出现戒断症状，如兴奋、焦虑、心悸、恐惧、情绪不稳、轻微混乱和感觉失真等，故应缓慢注射。如出现严重戒断症状，应静脉注射地西泮5mg或咪达唑仑5mg。

【药物相互作用】氟马西尼可阻断经由苯二氮䓬类受体作用的非苯二氮䓬类药物如佐匹克隆和三唑并哒嗪的作用。苯二氮䓬类受体拮抗剂的药动学不受氟马西尼影响，反之亦然，乙醇与氟马西尼无相互作用。

【禁忌证】①对本品过敏的患者禁用。②妊娠早期妇女禁用。③麻醉后肌松剂作用未消失的患者禁用。

【不良反应】可见面部潮红、恶心、呕吐，快速注射后可见焦虑、心悸、恐惧。

【用法和剂量】静脉注射或静脉滴注。用于静脉注射时，将本品0.5~1mg用氯化钠注射液或5%葡萄糖注射液10ml稀释后缓慢静脉注射，注射时间1~3分钟。用于静脉滴注时，将本品1~2mg用氯化钠注射液或5%葡萄糖注射液100~200ml稀释后缓慢静脉滴注，滴注时间2~5小时。①成人常用量：0.5~2mg，静脉注射或静脉滴注。首次0.2mg，静脉注射。如1分钟内未达到要求的清醒程度，可以重复给药。重复给药一次增加0.1mg，或以每小时0.1~0.4mg速度静脉滴注，直至患者清醒为止。一般最大剂量0.5mg，但大剂量苯二氮䓬类药物中毒者可用至1~2mg或以上。②小儿常用量：0.01mg/kg，最大剂量1mg。

【制剂与规格】注射液：2ml：0.2mg、5ml：0.5mg、10ml：1.0mg。

# 生 物 制 品

## 破伤风抗毒素 TetanusAntitoxin

【适应证】预防破伤风。已出现破伤风或其可疑症状时，应在进行外科处理及其他疗法的同时，及时使用抗毒素治疗。开放性外伤（特别是伤口深、污染严重者）有感染破伤风的危险时，应及时进行预防。凡已接受过破伤风类毒素免疫注射者，应在受伤后再注射 1 针类毒素加强免疫，不必注射抗毒素；未接受过类毒素免疫或免疫史不清者，须注射抗毒素预防，但也应同时开始类毒素预防注射，以获得持久免疫。

【药理作用】

（1）药效学　本品含有特异性抗体［包括特异性 IgG 及 F（ab′）2］，具有中和破伤风毒素的作用，用于破伤风梭菌感染的治疗和被动免疫预防。作预防注射是使可疑感染者及时、快速地获得保护水平的抗体，从而起到预防作用，但其效果维持时间不长。为避免使个体受到异体蛋白的致敏或可能引发过敏反应（5%～10%），此种应急预防措施不能用以代替常规的破伤风疫苗免疫。

（2）药动学　由于抗毒素系用马血清制备，在人体内半衰期短，血中维持有效浓度的时间 1～2 周。若重复注射抗毒素，患者对异体蛋白的敏感度增加，可加速对异体蛋白的破坏，血中抗毒素可迅速消失。

【注意事项】1）本品为液体制品。制品浑浊、有摇不散的沉淀、异物或安瓿有裂纹、标签不清、过期失效者均不能使用。安瓿打开后应一次用完。

2）每次注射须保存详细记录，包括姓名、性别、年龄、住址、注射次数、上次注射后的反应情况、本次过敏试验结果及注射后反应情况、所用抗毒素的生产单位名称及批号等。

3）注射用具及注射部位应严格消毒。注射器宜专用，如不能专用、用后应彻底洗净处理，最好干烤或高压蒸汽灭菌。同时注射类毒素时，注射器须分开。

4）使用抗毒素须特别注意防止过敏反应。注射前必须先做过敏试验并详细询问既往过敏史。凡本人及其直系亲属曾有支气管哮喘、花粉症、湿疹或血管神经性水肿等病者，或对某种物质过敏，或本人过去曾注射马血清制剂者，均须特别提防过敏反应的发生。①过敏试验：用氯化钠注射液将抗毒素稀释 10 倍（0.1ml 抗毒素加 0.9ml 氯化钠注射液），在前臂掌侧皮内注射 0.05ml，观察 30 分钟。注射部位无明显反应者，即为阴性，可在严密观察下直接注射抗毒素。如注射部位出现皮丘增大、红肿、浸润，特别是形似伪足或有痒感者，为阳性反应，必须用脱敏法进行注射。如注射局部反应特别严重或伴有全身症状，如荨麻疹、鼻咽刺痒、打喷嚏等，则为强阳性反应，应避免使用抗毒素。如必须使用时，则应采用脱敏注射，并做好抢救准备，一旦发生过敏休克，立即抢救。无过敏史者或过敏反应阴性者，也并非没有发生过敏性休克的可能。为慎重起见，可先注射少量于皮下进行试验，观察 30 分钟，无异常反应，再将全量注射于皮下或肌内。②脱敏注射法：在一般情况下，可用氯化钠注射液将抗毒素稀释 10 倍，分小量数次作皮下注射，每次注射后观察 30 分钟。第 1 次可注射 10 倍稀释的抗毒素 0.2ml，观察无发绀、气喘或显著呼吸短促、脉搏加速时，即可注射第 2 次 0.4ml，如仍无反应则可注射第 3 次 0.8ml，如仍无反应即可将安瓿中未稀释的抗毒素全量作皮下或肌内注射。有过敏史或过敏试验呈阳性者，应将第 1 次注射量和以后的递增量适当减少，分多次注射，以免发生剧烈反应。

5）门诊患者注射抗毒素后，须观察至少 30 分钟方可离开。

【药物相互作用】尚不明确。

【禁忌证】过敏试验为阳性反应者慎用，详见脱敏注射法。

【不良反应】过敏性休克：可在注射中或注射后数分钟至数十分钟内突然发生。患者突然表现为沉郁或烦躁、面色苍白或潮红、胸闷或气喘、出冷汗、恶心或腹痛、脉搏细速、血压下降，重者神志昏迷或虚脱，如不及时抢救可以迅速死亡，轻者注射肾上腺素后即可缓解；重者需输液输氧，使用升压药物维持血压，并使用抗过敏药物及肾上腺皮质激素等进行抢救。血清病：主要症状为荨麻疹、发热、淋巴结肿大、局部水肿，偶有蛋白尿、呕吐、关节痛，注射部位可出现红斑、瘙痒及水肿。一般系在注射后 7～14 日发病，称为延缓型。亦有在注射后 2～4 日发病，称为加速型。对血清病应进行对症疗法，可使用钙剂或抗组胺药，一般数日至十数日即可痊愈。

【用法和剂量】皮下注射应在上臂三角肌附着处。同时注射类毒素时，注射部位须分开。肌内注射应在上臂三角肌中部或臀大肌外上部。用量：①预防时一次皮下或肌内注射 1500～3000U，儿童与成人用量相同。②伤势严重者可增加用量 1～2 倍。经 5～6 日，如破伤风感染危险未消除，应重复注射。

【制剂与规格】注射液、注射用无菌粉末：1500U、10 000U。

## 抗狂犬病血清 Rabies Antiserum

【适应证】配合狂犬病疫苗对被患病动物严重咬伤如头、面、颈部或多部位咬伤者进行预防注射。被患病动物咬伤后注射越早越好。被咬后 48 小时内注射本品，可减少发病率。对已有狂犬病症状的患者，注射本品无效。

【药理作用】

（1）药效学 本品含有特异性抗体［包括特异性 IgG 及 F（ab'）2］，具有中和狂犬病毒的作用，用于狂犬病的被动免疫预防。伤口局部注射本品可快速、及时中和感染伤口内的病毒，从而降低发生狂犬病的风险。同时，可使可疑感染者及时、快速地获得保护水平的抗体，从而起到预防作用，但本品效果维持时间不长，故应在使用的同时联合应用人用狂犬病疫苗，以获得持久性免疫。对已有狂犬病症状的患者，注射本品无效。

（2）药动学 抗狂犬病血清进入机体后，即可中和侵入的狂犬病病毒，能及时、快速提供被动免疫，从而达到预防发病的效果。当潜伏期短的严重咬伤者，注射狂犬病疫苗同时注射抗狂犬病血清可延长其潜伏期，一般连续使用 2～3 天即可，当被动抗体消失时，主动免疫抗体已经产生，可发挥其较好的预防作用。

【注意事项】①注射液体或冻干注射剂复溶后如浑浊，有摇不散的沉淀、异物或瓶壁有裂纹，标签不清或过期失效均不可使用。②开瓶后应一次用完。③每次注射应保存详细记录，包括姓名、性别、年龄、住址、注射次数、上次注射后反应情况、本次过敏试验结果及注射后反应情况、所用血清的生产单位名称及批号等。④注射前须详细询问既往过敏史，凡曾有支气管哮喘、花粉症、湿疹或血管神经性水肿等病史，或对某种物质过敏，或过去曾注射过马血清制剂者，均须特别提防过敏反应的发生。⑤同时注射人用狂犬病疫苗时，注射器械及注射部位须分开。⑥已单独应用人用狂犬病疫苗者，如未能及时给予抗狂犬病血清，在 7 日内仍应注射。⑦患者注射本品后，须观察至少 30 分钟方可离开。

【药物相互作用】尚不明确。

【禁忌证】过敏试验为阳性反应者慎用，详见脱敏注射法。

【不良反应】过敏性休克：可在注射中或注射后数分钟至数十分钟内突然发生。患者突然表现为沉郁或烦躁、面色苍白或潮红、胸闷或气喘、出冷汗、恶心或腹痛、脉搏细速、血压下降，重者神志昏迷虚脱，如不及时抢救可以迅速死亡。轻者注射肾上腺素后即可缓解；重者需输液输氧，使用升压药维持血压，并使用抗过敏药物及肾上腺皮质激素等进行抢救。血清病：主要症状为荨麻疹、发热、淋巴结肿大、局部浮肿，偶有蛋白尿、呕吐、关节痛，注射部位可出现红斑、瘙痒及水肿。一般系在注射后 7～14 日发病，称为延缓型。亦有在注射后 2～4 日发病，称为加速型。对血清病应对症治疗，可使用钙剂或抗组胺药，一般数日至十数日即可痊愈。

【用法和剂量】受伤部位应先进行处理。若伤口曾用其他化学药品处理过，应冲洗干净。先在受伤部位进行浸润注射，余下的血清进行肌内注射（头部咬伤可注射于颈背部肌肉）。注射量均按体重计算，每千克体重注射 40U（特别严重者可酌情增至 80～100U），1～2 日分次注射，注射完毕后开始注射狂犬病疫苗。亦可同时注射狂犬病疫苗。

【制剂与规格】注射液：400U、700U、1000U。

### 抗蛇毒血清 Snake Antivenins

【适应证】蛇咬伤，其中抗蝮蛇毒血清对竹叶青蛇和烙铁头蛇咬伤亦有疗效。咬伤后，应迅速注射本品，越早越好。

【药理作用】

（1）药效学　抗蛇毒血清是用某种蛇毒或经减毒处理的蛇毒免疫马，使其产生相应的抗体，采集含有抗体的血清或血浆精制而成。抗蛇毒血清可中和相应的蛇毒，是一种特异性被动免疫反应。

（2）药动学　本品能中和蝮蛇蛇毒，有消除症状快、明显降低死亡率的特点，早期应用效果更好。体内过程暂不明确。

【注意事项】本品为液体制品。制品浑浊，有摇不散的沉淀、异物或安瓿有裂纹，标签不清，过期失效者均不能使用。安瓿打开后应一次用完。每次注射须保存详细记录，包括姓名、性别、年龄、住址、注射次数、上次注射后的反应情况、本次过敏试验结果及注射后反应情况、所用抗血清的生产单位名称及批号等。

注射用具及注射部位应严格消毒。注射器宜专用，如不能专用，用后应彻底洗净处理，最好干烤或高压蒸汽灭菌。同时注射类毒素时，注射器须分开。使用抗血清须特别注意防止过敏反应。注射前必须先做过敏试验并详细询问既往过敏史。凡本人及其直系亲属曾有支气管哮喘、花粉症、湿疹或血管神经性水肿等病史，或对某种物质过敏，或本人过去曾注射马血清制剂者，均须特别提防过敏反应的发生。遇有血清过敏反应，用抗过敏治疗，即肌内注射氯苯那敏。必要时，应用地塞米松 5mg 加入 25%（或 50%）葡萄糖注射液 20ml 中静脉注射或氢化可的松琥珀酸钠 135mg 或氢化可的松 100mg 加入 25%（或 50%）葡萄糖注射液 40ml 中静脉注射，亦可静脉滴注。对蛇咬伤者，应同时注射破伤风抗毒素 1500～3000U。门诊患者注射抗血清后，须观察至少 30 分钟方可离开。

【药物相互作用】尚不明确。

【禁忌证】过敏试验为阳性反应者慎用。

【不良反应】过敏性休克：可在注射中或注射后数分钟至数十分钟内突然发生。患者突然表现沉郁或烦躁、面色苍白或潮红、胸闷或气喘、出冷汗、恶心或腹痛、脉搏细速、血压下降，重者神志昏迷、虚脱，如不及时抢救可以迅速死亡。轻者注射肾上腺素后即可缓解；重者需输液输氧，使用升压药维持血压，并使用抗过敏药物及肾上腺皮质激素等进行抢救。血清病：主要症状为荨麻疹、发热、淋巴结肿大、局部水肿，偶有蛋白尿、呕吐、关节痛，注射部位可出现红斑、瘙痒及水肿。一般系在注射后7～14日发病，称为延缓型。亦有在注射后2～4日发病，称为加速型。对血清病应对症治疗，可使用钙剂或抗组胺药，一般数日至十数日即可痊愈。

【用法和剂量】通常采用静脉注射，也可作肌内或皮下注射，一次完成。一般蝮蛇咬伤注射抗蝮蛇毒血清6000U；五步蛇咬伤注射抗五步蛇毒血清8000U；银环蛇或眼镜蛇咬伤注射抗银环蛇毒血清10 000U或抗眼镜蛇毒血清2000U。以上剂量约可中和一条相应蛇的排毒量。视病情可酌情增减。注射前必须做过敏试验，阴性者才可全量注射。过敏试验方法：取0.1ml抗血清加1.9ml氯化钠注射液，即20倍稀释。在前臂掌侧皮内注射0.1ml，经20～30分钟，注射皮丘在2cm以内，且皮丘周围无红晕及蜘蛛足者为阴性，可在严密观察下直接注射。若注射部位出现皮丘增大、红肿、浸润，特别是形似伪足或有痒感者，为阳性反应。若阳性可疑者，预先注射氯苯那敏10mg（儿童根据体重酌减），15分钟后再注射本品，若阳性者应采用脱敏注射法。脱敏注射法：取氯化钠注射液将抗血清稀释20倍。分数次做皮下注射，每次观察10～20分钟，第一次注射0.4ml。如无反应，可酌情增量注射。注射观察3次以上，无异常反应者，即可做静脉、肌内或皮下注射。注射前将制品在37℃水浴加温数分钟。注射时速度应慢，开始每分钟不超过1ml，以后亦不宜超过4ml。注射时，如有异常反应，应立即停止注射。

【制剂与规格】注射液：10ml∶6000U。

### 破伤风人免疫球蛋白 Human Tetanus Immunoglobulin

【适应证】主要用于预防和治疗破伤风，尤其适用于对破伤风抗毒素（TAT）有过敏反应者。

【药理作用】

（1）药效学　破伤风免疫球蛋白是由经破伤风类毒素免疫的健康供血浆者的血浆，经低温乙醇分离提取制备而成的特异性免疫球蛋白，其中90%以上为丙种球蛋白；为保证临床使用的安全性，生产工艺中已增加了特定的清除和灭活病毒的步骤。本品含特异性破伤风抗体，具有中和破伤风毒素的作用。进入机体后，使患者及时、快速地获得高效价的破伤风抗体，从而起到急救治疗和被动免疫预防作用，但作用维持时间不长，可使用吸附破伤风疫苗进行主动免疫，以取得持久的免疫效果。

（2）药动学　注射后，破伤风抗体自注射部位缓慢释放到血液循环系统中，2～4天达到最大血药浓度；破伤风人免疫球蛋白半衰期大约为3～4周，IgG本身或IgG复合物被免疫系统清除。

【注意事项】应用本品作被动免疫的同时，可使用吸附破伤风疫苗进行自动免疫，但注射部位和用具应分开。制品应为澄明或可带乳光的液体，可能出现微量沉淀，但一经摇动应立即消散。若有摇不散的沉淀或异物，以及瓶体有裂纹、过期失效等情况，均不得使用。开瓶后，应一次注射完毕，不得分次使用。因原料来自人血，虽然对原料血浆进行了相关病原体的筛查，并在生产工艺中加入了去除和灭活病毒的措施，但在理论上仍存在传播某些已知和未知病原体的潜在风险，临床使用时应权衡利弊。

【药物相互作用】应单独使用。

【禁忌证】对人免疫球蛋白类制品有过敏史者禁用。

【不良反应】一般无不良反应。极少数人有红肿、疼痛感，无须特殊处理，可自行恢复。

【用法和剂量】用法：供臀部肌内注射，不需做皮试，不得用作静脉注射。预防剂量：儿童、成人一次用量250U。创面严重或创面污染严重者可加倍。参考治疗剂量：3000～6000U，尽快用完，可多点注射。

【制剂与规格】注射液：250U（2.5ml）、500U（5ml）。

# 诊 断 用 药

## 造 影 剂

### 泛影葡胺 Meglumine Diatrizoate

【适应证】泌尿系造影，心血管造影，脑血管造影，其他脏器和周围血管造影，CT 增强扫描和其他各种腔道、瘘管造影，也可用于冠状动脉造影。

【药理作用】

（1）药效学　本品为诊断用药，其 76%溶液的含钠离子浓度约 136mmol/L，与血浆内浓度接近，对心肌细胞功能影响较小。其为离子型单体碘造影剂，碘能吸收较多量的 X 线，注入体内后与周围组织在 X 线下形成密度对比而显影。用直接引入法造影时，将它直接注入血管或其他腔道后，能显示其管腔形态。用生理吸收法造影时，注入血管的造影剂可通过受损的血管内皮或受损的血脑屏障进入病变组织而显示病灶。经肾脏排泄时可显示尿路形态。

（2）药动学　本对比剂注入血管后约 5 分钟左右即分布到全身各组织的细胞外液，其浓度与血浆内浓度接近。快速血管内注射后即刻达血药浓度峰值，在 5～10 分钟内迅速下降，以后下降速度减慢。$t_{1/2}$ 为 30～60 分钟，严重肾功能损害者可达 20～140 小时。主要以原型经肾小球滤过排除。

【注意事项】①本品注入冠状动脉易诱发心室颤动，不可用作选择性冠状动脉造影。②该对比剂在室温下黏稠度较高，不宜快速注射，不适宜成人心脏大血管造影。③应用本品前须用 0.3%本品 1ml 试验针剂作静脉注射预试，注射后观察 15 分钟，无过敏反应再注射。④注射后如有过敏反应，可用肾上腺素抢救。

【禁忌证】对碘过敏、严重肝肾功能障碍、活动性结核、甲亢及多发性骨髓瘤患者禁用。

【不良反应】轻而少见。少数患者可出现荨麻疹、哮喘和喉头水肿等过敏症状。

【用法和剂量】①排泄性尿路造影：60%或 76%溶液均可，一次用量 20ml。②周围血管造影：60%或 76%溶液均可，一次用量控制在 40ml 以内。③脑血管造影：60%溶液，一次 20ml。④胃肠造影：76%溶液，一次 30～90ml。

【制剂与规格】注射液：1ml：0.3g，20ml：12g。

### 硫酸钡 Barium Sulfate

【适应证】食管、胃、十二指肠、小肠、结肠的单、双对比造影检查。

【药理作用】

（1）药效学　本品为高密度胃肠道对比剂，可制成不同比例混悬液单独使用，但通常与低密度气体一起使用，达到双重造影之目的。国内报道显示粗细不均匀型硫酸钡优于细而均匀型硫酸钡。

（2）药动学　本品本身无毒，人体不吸收，不积累，原型直接从粪便排出。

【注意事项】①硫酸钡必须严格按药典规定检查，不得含有可溶性钡盐。②下列情况慎用本品作口服胃肠道检查：急性胃、十二指肠出血，小肠梗阻，习惯性便秘。③下列情况慎用本品作结肠灌肠检查：结肠梗阻，习惯性便秘，巨结肠，重症溃疡性结肠炎，结肠套叠。④做过结肠活体病理检查后 1～2 周方可进行钡剂灌肠，以免发生结肠穿孔。⑤做过结肠活体病理检查后 1～2 周方可进行钡剂灌肠，以免发生结肠穿孔。⑥老年患者慎用本品作钡灌肠。

【药物相互作用】尚不明确。

【禁忌证】下列情况禁用本品作口服胃肠道检查：急性胃肠穿孔、食管气管瘘和疑先天性食管闭锁、近期内食管静脉破裂大出血、结肠梗阻、咽麻痹。

【不良反应】口服钡剂可引起恶心、便秘、腹泻等症状；使用不当也可发生肠穿孔，继而发生腹膜炎、粘连、肉芽肿，严重者也可致死。钡剂大量进入肺后，可造成机械刺激和炎症反应，早期引起异物巨细胞、上皮样细胞和单核细胞浸润，以后在沉积的钡剂周围发生纤维化，形成钡结节。

【用法和剂量】通常采用的引入方式有口服、小肠灌肠和结肠灌肠等。①食管检查：口服钡剂［浓度 60%～250%（W/V）］15～60ml，可立即观察食管及其蠕动情况；在服钡剂前，先服产气药物，可作食管双对比检查。②胃及十二指肠双对比检查：禁食 6 小时以上，口服产气药物，待胃内产生 $CO_2$ 气体 300～500ml 后，可先口服钡剂［浓度 200%～250%（W/V），黏度 150～300mPas］70～100ml，令患者翻转数圈，让钡剂均匀涂布于胃黏膜即可，如有必要可再加服 150ml 的钡剂；如在造影检查前 20 分钟，给患者使用低张药物（如注射山莨菪碱，或口服阿托品等），并口服清胃酶清洗胃液，再行双对比检查，胃黏膜表面结构可更清晰显示。③胃肠单对比随访检查：禁食 6 小时以上，口服浓度 40%～120%（W/V）钡剂 240～480ml 后可立即观察胃与十二指肠的形态及蠕动情况；15～30 分钟后可观察小肠的形态及蠕动情况；1.5 小时后可观察到所有小肠的形态及蠕动情况；2～6 小时后可观察回盲区和右半大肠。④小肠灌肠检查：禁食 8～12 小时，将浓度 30%～80%（W/V）的钡剂 800～2400ml 经特制导管直接导入十二指肠或近段空肠，行逐段小肠检查。如有必要不做单对比检查而直接行双对比检查。⑤结肠灌肠检查：检查前 1～3 日进流汁或半流汁饮食，必要时用适量泻剂，并于检查前 1～2 小时清洁肠道。经肛门插管入结肠，注入对比剂充盈整个大肠进行造影。注入浓度 20%～60%（W/V）钡剂后，进行透视和摄片，为单对比造影；然后排出大部分钡剂，再注入气体充盈大肠，为双对比造影。行直接大肠双对比造影时，先通过导管注入浓度 60%～80%（W/V）钡剂 150～300ml，转动体位并注入气体，使钡剂和气体充盈整个大肠，行双对比造影。为取得良好效果，往往在注入对比剂之前，肌内或静脉注射高血糖素或山莨菪碱之类低张药。

用于儿童。①食管造影：用少量调成糊状吞服。②胃肠造影，用本品 100～200g 加水 200～500ml 调匀服用。③钡剂灌肠：用本品 200g 加水 1000ml 调匀灌肠。

【制剂与规格】干混悬剂（Ⅰ型、Ⅱ型）。Ⅰ型：400g；Ⅱ型 200g、300g、1000g。

### 碘化油 Iodinated Oil

【适应证】支气管造影，子宫输卵管造影，鼻窦、腮腺管及其他腔道和瘘管造影，也用于预防和治疗地方性甲状腺肿、地方性克汀病及肝恶性肿瘤的栓塞治疗。

【药理作用】

（1）药效学　本品注入体内后由于其能比周围软组织结构吸收更多 X 线，从而在 X 线照射下形成密度对比，显示出所在腔道的形态结构。

（2）药动学 本品注入支气管和子宫输卵管内几乎不被吸收，绝大部分直接由注入部位排出体外。少量碘化油残留在肺泡内可长达数月到数年之久，引起组织异物反应，形成肉芽肿，部分被吞噬细胞吞噬，但相当缓慢。进入腹腔内的少量碘化油主要被吞噬细胞缓慢吞噬，注入支气管内的碘化油 3～4 小时 60%～80% 从气管咳出，1～2 日基本排完。注入子宫输卵管内的碘化油大部分从阴道排出，小部分经输卵管进入腹腔缓慢吸收。

【注意事项】①少数患者对碘发生过敏反应。用前应先做口服碘过敏试验。瘘管、窦道造影等，碘化油不在体内潴留，可免做过敏试验。②下列情况慎用本品：活动性肺结核，有对其他药物、食物过敏史或过敏性疾病者；下列情况慎做子宫输卵管造影，如子宫癌（有导致扩散可能）、子宫结核（易引起碘化油反流入血管产生肺动脉碘化油栓塞）；本品不宜用作羊膜囊造影，因可能引起胎儿甲状腺增生。③支气管造影前要进行支气管表面麻醉。为避免本品进入细支气管以下呼吸单位，干扰诊断和引起肉芽肿，除在灌注时控制用量和灌注速度外，还常在碘化油内加入研磨成细末的磺胺粉，调匀以增加稠度，一般每 20ml 碘化油中加入 5～10g，视原有制品稠度和室温适当增减，对磺胺制剂过敏者禁用。碘化油对组织刺激轻微，一般不引起局部症状，但进入支气管可刺激黏膜引起咳嗽，析出游离碘后刺激性增大，且易发生碘中毒。造影结束后利用体位引流并鼓励患者咳出对比剂，不能咽下。若有大量碘化油误入消化道宜采用机械刺激催吐或洗胃吸出，以免碘中毒。④子宫输卵管造影时要控制注射量和压力，在透视下进行，避免挤破血窦引起肺血管油栓，对子宫结核宫腔粘连者尤需注意。⑤肌内注射要注入深部肌肉组织，并避免损伤血管引起油栓。⑥碘化油注射液较黏稠，注射时需选用较粗大的针头，避免用塑料注射器。⑦本品不宜久露于光线和空气中，析出游离碘后色泽变棕或棕褐色者不可再使用。⑧支气管碘化油造影后碘化油残留肺部可影响 X 线胸部检查，宜在造影前先做胸部 X 线观察；盆腔肿块需要观察钙化者，亦宜在子宫输卵管造影前先摄取盆腔区域 X 线平片，以免进入腹腔的碘化油干扰。

【药物相互作用】尚不明确。

【禁忌证】①对碘过敏者禁用。②甲亢，老年结节性甲状腺肿，甲状腺肿瘤，有严重心、肝、肺疾病，急性支气管炎症和发热患者禁用。③下列情况禁做支气管造影：近期大咯血、急性呼吸道感染或肺炎、高热、肺功能严重低下或体质极度衰弱；下列情况禁做子宫输卵管造影：月经期或其他子宫出血的情况、妊娠（可致流产）。

【不良反应】①偶见碘过敏反应，在给药后即刻或数小时发生，主要表现为血管神经性水肿、呼吸道黏膜刺激、肿胀和分泌物增多等症状。②碘化油对组织刺激轻微，一般不引起局部症状，但进入支气管可刺激黏膜引起咳嗽，析出游离碘后刺激性增大，且易发生碘中毒。③碘剂可促使结核病灶恶化。④本品进入肺泡、腹腔等组织内可引起异物反应，生成肉芽肿。⑤子宫输卵管碘化油造影有可能引起碘化油进入血管，发生肺动脉栓塞和盆腔粘连、结核性盆腔脓肿恶化等。

【用法和剂量】①支气管造影：经气管导管直接注入气管或支气管腔内。成人，单侧 15～20ml（40%），双侧 30～40ml；小儿酌减。注入宜缓慢，采用体位以使各叶支气管充盈。②子宫输卵管造影：经宫颈管直接注入子宫腔内，5～20ml（40%）。③各种腔室（如鼻旁窦、腮腺管、泪腺管等）和窦道、瘘管造影：依据病灶大小酌量直接注入。④防治地方性甲状腺肿深部肌内注射，成人常用量，1000mg 碘或 3ml（30%）；小儿常用量，1 岁以下 125mg 碘，1～4 岁 250mg 碘，5～9岁 750mg 碘，10 岁以上按成人剂量使用。注射一次可维持药效 5 年。⑤肝癌栓塞治疗：在肝肿瘤供血动脉做选择性插管，或肝总动脉插管，将与抗癌药混匀的碘化油 5～10ml 注入。

【制剂与规格】碘化油注射液：10ml，其组分为植物油与碘结合的一种有机碘化合物，含碘（I）应为 37.0%～41.0%（g/g）。每支含碘（I）应为 2.96～3.28g。

### 碘海醇 Iohexol

【适应证】脊髓造影、静脉造影、血管造影、尿路造影、关节造影、疝造影、子宫输卵管造影等。

【药理作用】

（1）药效学　本品对脏器和血管有增强效应。

（2）药动学　据报道，本品静脉注射后，24 小时内以原状在尿液中排出的近乎 100%，尿液中本品最高浓度出现在注射后的 1 小时内，没有代谢物产生。

【注意事项】①对癫痫患者不宜蛛网膜下腔使用。妊娠期及哺乳期妇女用药安全性未确定，应谨慎。②勿与其他药物混用，并使用专用注射器。③肝肾功能不全、心脏和循环系统功能不全、体质虚弱、进行性脑动脉硬化、糖尿病、甲状腺肿及骨髓白血病者慎用。④对腰段椎管造影，注射时间宜控制在 10 秒，颈段椎管造影宜控制在 30 秒，全椎管造影宜控制在 60 秒。

【药物相互作用】2 周内用 IL-2 治疗的患者其延迟反应的危险性会增加（感冒样症状和皮肤反应）。

【禁忌证】严重甲亢者禁用；有变态反应史者、对碘对比剂过敏者禁用。

【不良反应】少数患者静脉注射后有热感，锥管内注射可引起头痛、恶心、呕吐、后背痛、颈部僵硬、麻木。腿和坐骨神经痛较少发生，曾有胸痛、心动过速、心动过缓、呼吸暂停、头晕、发热、高血压、低血压、心搏骤停、脉管炎、出血、虚脱和休克的报道。偶有癫痫大发作、无菌性脑炎、轻微短暂的神经错乱发生。

【用法和剂量】静脉注射：用于 X 线造影，包括脊髓、心血管、动静脉、尿道造影及 CT 增强。

【制剂与规格】注射液：20ml∶6g（Ⅰ）、50ml∶15g（Ⅰ）、100ml∶30g（Ⅰ）。

# 其　　他

### 结核菌素纯蛋白衍生物 Purified Protein Derivative of Tuberculin

【适应证】专供结核病流行病学调查及临床疑似结核病者诊断用。

【药理作用】

（1）药效学　本品为结核菌素纯蛋白衍生物，用于结核病的临床诊断、卡介苗接种对象的选择及卡介苗接种后机体免疫反应的监测。本品系由结核杆菌培养物中提取的蛋白，经皮内试验后，对已受结核菌感染或已接种卡介苗者可引起特异性局部皮肤变态反应（迟发型超敏反应）。

（2）药动学　致敏机体注射结核菌素后，24h 出现红晕，48～72h 反应明显，表现为血管充血扩张，细胞渗出浸润，主要是淋巴浸润。

【注意事项】注射器及针头应当专用，不可作其他注射之用。安瓿有裂纹、制品内有异物者不可使用。安瓿开启后在半小时内使用。

【药物相互作用】尚不明确。

【禁忌证】患急性传染病（如麻疹、百日咳、流行性感冒、肺炎等）、急性眼结膜炎、急性中耳炎、广泛皮肤病者及过敏体质者暂不宜使用。

【不良反应】一般无不良反应。曾患过重结核病者或过敏体质者，局部可出现水疱、浸润或溃疡，有的出现不同程度的发热，一般能自行消退或自愈。偶有严重者可作局部消炎或退热处理。

【用法和剂量】使用对象为婴儿、儿童及成人。吸取本品 0.1ml（2U），采取孟都氏法注射于前臂掌侧皮内。于注射后 48～72 小时检查注射部位反应。测量应以硬结的横径及纵径的毫米数记录之。反应平均直径应不低于 6mm 为阳性反应。凡有水疱、坏死、淋巴管炎者均属强阳性反应，应详细注明。

凡强阳性及硬结直径不低于20mm 或 3 岁以内未接种过卡介苗的儿童（根据接种史和检查局部卡痕确定）结素反应阳性者，即使胸部透视正常，仍需按活动性结核处理。

【制剂与规格】注射液：1ml：50U、2ml：100U。

# 皮肤科用药

## 抗 感 染 药

### 红霉素

见抗微生物药-大环内酯类。

### 阿昔洛韦

见抗病毒药。

### 磺胺嘧啶银

【适应证】外用于预防或治疗二、三度烧伤继发的创面感染。

【药理作用】

（1）药效学　本品为磺胺类抗菌药，具有磺胺嘧啶和银盐的双重作用。抗菌谱较广，对多数革兰氏阳性菌和革兰氏阴性菌均有抗菌活性，阳性菌如链球菌、葡萄球菌，阴性菌如铜绿假单胞菌、大肠埃希菌等，对酵母菌及其他真菌也有良好的抗菌作用。本品外用还有收敛作用，可使创面干燥、结痂和促进愈合。

（2）药动学　当本品与创面渗出液接触时缓慢代谢，部分药物可自局部吸收入血，一般吸收量低于给药量的1/10，磺胺嘧啶血药浓度可达 10～20mg/L，当创面广泛、用药量大时，吸收增加，血药浓度可更高。一般情况下本品中银的吸收量不超过其含量的 1%。本品对坏死组织的穿透性较差。吸收的药物主要经肾脏滤过，随尿液排出。

【注意事项】①本品可自局部部分吸收，其注意事项包括药物相互作用与系统用磺胺嘧啶相同。②以下情况应慎用：缺乏葡萄糖-6-磷酸脱氢酶、血卟啉病、失水、休克、艾滋病患者和老年患者。③交叉过敏反应：对一种磺胺药过敏的患者，对其他磺胺药可能过敏，故不应使用。④对呋塞米、砜类药物、噻嗪类利尿药、磺胺类药物、碳酸酐酶抑制药呈现过敏的患者，对磺胺药亦可过敏，不应使用本品。⑤外用本药期间应多饮水，保持高尿流量，以防结晶尿的发生，必要时亦可服药碱化尿液。⑥在用药治疗过程中须注意定期作：全血象检查，对接受较长疗程的患者尤为重要；尿液检查，以发现长疗程或高剂量治疗时可能发生的结晶尿；肝、肾功能检查。⑦老年患者应用磺胺药发生严重不良反应的概率增加。如严重皮疹、骨髓抑制和血小板减少等，因此老年患者确有应用指征时需权衡利弊后决定。⑧磺胺药血药浓度不应超过 200mg/L，如超过此浓度，不良反应发生率增高，毒性增强。⑨本药应避光保存。

【药物相互作用】尚不明确。

【禁忌证】①对磺胺类药物过敏者禁用。②妊娠期、哺乳期妇女禁用。③2 个月以下婴儿禁用。④肝、肾功能不良者禁用。

【不良反应】局部有轻微刺激性，偶可发生短暂性疼痛。本品自局部吸收后可发生各种不良反应，与磺胺药全身应用时相同，包括过敏反应较为常见，可表现为药疹，严重者可发生渗出性多形性红斑、剥脱性皮炎和大疱表皮松解萎缩性皮炎等；也有表现为光敏反应、药物热、关节及肌肉疼痛、发热等血清病样反应。中性粒细胞减少或缺乏症、血小板减少症及再生障碍性贫血，患者可表现为咽痛、发热、苍白和出血倾向。溶血性贫血及血红蛋白尿，缺乏葡萄糖-6-磷酸脱氢酶患者应用磺胺药后易发生，在新生儿和小儿中较成人为多见。高胆红素血症和新生儿胆红素脑病，由于磺胺药与胆红素竞争蛋白结合部位，可致游离胆红素增高。新生儿肝功能不完善，故较易发生高胆红素血症和新生儿黄疸，偶可发生胆红素脑病。肝脏损害，可发生黄疸、肝功能减退，严重者可发生暴发性肝衰竭。肾脏损害，可发生结晶尿、血尿和管型尿。偶有患者发生间质性肾炎或肾小管坏死的严重不良反应。恶心、呕吐、胃纳减退、腹泻、头痛、乏力等，一般症状轻微，不影响继续用药。偶有患者发生艰难梭菌肠炎，此时需停药。甲状腺肿大及功能减退偶有发生。中枢神经系统毒性反应偶可发生，表现为精神错乱、定向力障碍、幻觉、欣快感或抑郁感，一旦出现均需立即停药。

【用法和剂量】局部外用，将乳膏直接涂于创面，约 1.5mm 厚度，也可以混悬液制成湿纱布敷用，1～2 日换一次药。一日的最大用量为乳膏 30g。

【制剂与规格】乳膏剂：1%。

### 咪康唑 Miconazole

【适应证】外用治疗由皮肤癣菌如红色毛癣菌、须癣毛癣菌、絮状表皮癣菌和犬小孢子菌等所致的浅表皮肤真菌感染，如手癣、足癣、体癣、股癣，亦可用于头癣。外用于由念珠菌如白念珠菌等所致的皮肤念珠菌感染和念珠菌性外阴阴道炎。外用于由马拉色菌属所致的花斑癣。

【药理作用】

（1）药效学　本品属于咪唑类广谱抗真菌药物，其作用机制是抑制真菌细胞膜的麦角固醇生物合成，影响真菌细胞膜的通透性，抑制真菌生长，导致死亡。在 4μg/ml 以下的浓度可抑制大部分临床分离的真菌。此外，咪康唑对葡萄球菌、链球菌和炭疽杆菌等革兰氏阳性菌也有一定抗菌作用。

（2）药动学　口服吸收差，口服 1g 后血药峰浓度仅 1mg/L。静脉注射后在肝脏迅速代谢，单次静脉滴注 400～1000mg 后血药峰浓度为 2～5mg/L。血清蛋白结合率为 90%。本品在体内分布广，可渗入发炎的关节、眼睛的玻璃体及腹膜中，但在痰液、唾液中浓度低，对血-脑脊液屏障穿透力差。局部用药后主要停留在病变部位，吸收入体内甚少。用量的 14%～22% 自尿排出，主要为无活性的代谢物，其中原型物不到 1%。

【注意事项】妊娠期及哺乳期妇女慎用。避免接触眼睛，并切忌口服。当性伴侣被感染时也应给予适当的治疗。本品为局部用药，不得口服。如被意外大量口服，如需要可采用适当的胃排空措施。

【药物相互作用】如与其他药物同时使用可能会发生药物相互作用，详情请咨询医师或药师。

已知硝酸咪康唑的全身给药制剂可抑制 CYP3A4/2C9。鉴于本品局部给药的全身吸收有限，因此具有临床意义的药物相互作用非常罕见。口服抗凝剂（如华法林）的患者应慎用，并监测抗凝效应。

咪康唑类药物与其他药物如口服降血糖药或苯妥英同时服用，可增加其他药物的作用及副作用，应慎用。

由于本品的成分可使乳胶制品如避孕隔膜、避孕套等破损，故应避免本品与此类产品接触。

【禁忌证】已知对硝酸咪康唑或本品其他成分过敏者禁用。

【不良反应】局部刺激，瘙痒和灼热感，尤其在治疗开始时。盆腔痉挛、荨麻疹、皮肤丘疹。

【用法和剂量】乳膏剂：每晚1次，一次1粒，连用3日为一疗程。

栓剂、阴道软胶囊：非月经期睡前外阴清洁后，将一枚药栓放入阴道深部。如为0.2g栓剂，一日1枚，7日为一疗程。如为0.4g栓剂，3日为一疗程。如为1.2g栓剂，单次使用。如外阴病变较重时，可同时使用1%或3%软膏涂抹外阴。

【制剂与规格】乳膏剂：2%；栓剂：0.2g、0.4g；阴道软胶囊：0.4g。

## 益康唑曲安奈德 Econazole and Triamcinolone Acetonide

【适应证】伴有真菌感染或有真菌感染倾向的皮炎、湿疹；由皮肤癣菌、酵母菌和霉菌所致的炎症性皮肤真菌病，如手足癣、体癣、股癣、花斑癣；尿布性皮炎；念珠菌性口角炎；甲沟炎；由真菌、细菌所致的皮肤混合感染。

【药理作用】

（1）药效学　本品中硝酸益康唑为咪唑类抗真菌药。本品对念珠菌属、着色真菌属、球孢子菌属、组织胞浆菌属、孢子丝菌属等均具有抗菌作用，对毛发癣菌等亦具有抗菌活性。本品通过干扰细胞色素P450的活性抑制真菌细胞膜主要成分固醇类-麦角固醇的生物合成，损伤真菌细胞膜并改变其通透性，致使重要的细胞内物质外漏。本品可抑制真菌的三酰甘油和磷脂的生物合成，抑制氧化酶和过氧化酶的活性，引起细胞内过氧化氢积聚导致细胞亚微结构变性和细胞坏死。对白念珠菌则可抑制其自芽孢转变为侵袭性菌丝的过程。曲安奈德为中效糖皮质激素，外用有抗炎、抗过敏及止痒作用。能消除局部非感染性炎症引起的发热、发红及肿胀，作用时间较长，抗炎作用强。

（2）药动学　局部用药时，全身吸收量低。肾脏及粪便排泄均低于1%。

【注意事项】避免接触眼睛和其他黏膜（如口腔内、鼻等）。用药部位如有烧灼感、红肿等情况应停药，并将局部药物洗净，必要时向医师咨询。不得长期大面积使用。儿童、妊娠期及哺乳期妇女应在医师指导下使用。连续使用不能超过4周，面部、腋下、腹股沟及外阴等皮肤细薄处连续使用不能超过2周，症状不缓解请咨询医师。对本品过敏者禁用，过敏体质者慎用。有对咪康唑敏感的患者对硝酸益康唑也敏感的报道。

外用皮质类固醇药物可引起皮肤变薄和萎缩，纹理异常、毛细血管扩张和紫癜，可增加皮肤二重感染或机会性感染的风险。本品仅限皮肤使用。皮肤大量使用皮质类固醇类药物（包括曲安奈德），可因大量吸收而产生全身作用。如意外吞食，对症治疗。若本品不慎进入眼睛，用清水或生理盐水冲洗，如症状不消失，请尽快就医。

【药物相互作用】已知益康唑是CYP3A4/2C9抑制剂。但由于皮肤给药全身吸收有限，临床相关的相互作用少见，但已有口服抗凝血剂的报道。使用口服抗凝血剂，如华法林或乙酸香豆素的患者应慎用，并监测抗凝作用。

【禁忌证】皮肤结核、梅毒或病毒感染者（如疱疹、牛痘、水痘）禁用。已知对本品任何成分过敏者禁用。

【不良反应】局部偶见过敏反应，如出现皮肤烧灼感、瘙痒、针刺感等。长期使用时可出现皮肤萎缩、毛细血管扩张、色素沉着及继发感染。通过 182 名受试者参加的四个临床研究，对本品的安全性进行评价。试验中成人使用本品的不良反应有皮肤烧灼感和皮肤刺激（发生率均为1.6%），未见其他不良反应报道。通过 101 名儿童参加的一项临床试验评价本品的安全性。试验中儿童使用本品的不良反应有红斑（发生率为 1.0%），未见其他不良反应报道。上市后极罕见不良反应有用药部位疼痛、用药部位肿胀、接触性皮炎、脱皮、皮肤纹理异常和红斑。

【用法和剂量】局部外用：取适量本品涂于患处，每日早晚各 1 次。治疗皮炎、湿疹时，疗程 2～4 周。治疗炎症性真菌性疾病应持续至炎症反应消退，疗程不超过 4 周。

【制剂与规格】乳膏剂：1g（曲安奈德 1mg 与硝酸益康唑 10mg）、10g（硝酸益康唑 0.10g 与曲安奈德 10mg）、15g（硝酸益康唑 0.15g 与曲安奈德 15mg、乙酸曲安奈德 16.5mg 与硝酸益康唑 150mg）。

### 莫匹罗星 Mupirocin

【适应证】革兰氏阳性球菌引起的皮肤感染，如脓疱病、疖肿、毛囊炎等原发性皮肤感染及湿疹合并感染、溃疡合并感染、创伤合并感染等继发性皮肤感染。

【药理作用】

（1）药效学 本品是由荧光假单胞菌产生的一种物质，即假单胞菌酸 A。其抗菌作用是通过可逆性结合于异亮氨酸转移 RNA 合成酶，阻止异亮氨酸渗入，从而使细胞内异亮氨酸的所有蛋白质合成停止而起到杀菌和抑菌作用。对与皮肤感染有关的各种革兰氏阳性球菌，尤其对葡萄球菌和链球菌高度敏感，对耐药金黄色葡萄球菌亦有效。对某些革兰氏阴性菌有一定的抗菌作用。

（2）药动学 外用于皮肤后，吸收很少。吸收后可迅速代谢成无活性的摩尼酸（monic acid A），并经肾脏排出。

【注意事项】基质内含有聚乙二醇，建议肾功能受损者慎用。本药不适用于假单胞菌属感染。妊娠期妇女慎用。

【药物相互作用】尚不明确。

【禁忌证】对莫匹罗星或其他含聚乙二醇软膏过敏者禁用。

【不良反应】局部刺激反应，包括瘙痒、烧灼感等。

【用法和剂量】外用：一日 2～3 次，一日最多使用 3 次，连续外用不应超过 10 日。

【制剂与规格】软膏剂：2%。

# 角质溶解药

### 尿素软膏 Urea Ointment

【适应证】皮肤角化症、手足皲裂、干皮症、鱼鳞病、皲裂性湿疹、老年性皮肤瘙痒症、毛发红糠疹等角化性皮肤病。

【药理作用】

（1）药效学 本品能增加皮肤角质层蛋白质的水合作用，使皮肤润泽、光滑，并有止痒、抗菌等作用。高浓度尿素（30%以上）可溶解角蛋白，用以治疗角化异常性皮肤病。另外，它能增加药物的经皮吸收。

（2）药动学 局部外用后经皮吸收极少，吸收后主要在肝脏代谢，肾脏排泄。

【注意事项】勿入眼内。高浓度软膏（30%～40%）用于甲真菌病，有软化剥离病甲作用。若皮损部位合并细菌或真菌感染时，应注意适当增加抗细菌药物或抗真菌药物。

【药物相互作用】尚不明确。

【禁忌证】对有关成分过敏者禁用。大面积外用可增加血中非蛋白氮，对肾功能不全者禁用。

【不良反应】个别有局部刺激现象。

【用法和剂量】外用，一日2～3次。

【制剂与规格】软膏剂、乳膏剂：10%、20%。

### 鱼石脂 Ichthammol

【适应证】疖肿。

【药理作用】

（1）药效学　本品为消毒防腐药，具有温和刺激性和消炎、防腐及消肿作用。

（2）药动学　局部外用后经皮吸收极少，吸收后主要在肝脏代谢，肾脏排泄。

【注意事项】本药不得用于皮肤破溃处。避免接触眼睛和其他黏膜（如口、鼻等）。连续使用一般不超过7日，如症状不缓解，请咨询医师。用药部位如有烧灼感、红肿等情况应停药，并将局部药物洗净，必要时向医师咨询。对本品过敏者禁用，过敏体质者慎用。本品性状发生改变时禁止使用。

【药物相互作用】鱼石脂遇酸生成树脂状团块，与碱性物质配伍可放出氨气，故忌与酸、碱、生物碱和铁盐等配合。当受高热时易膨胀炭化，在制备制剂时应注意。

【禁忌证】尚不明确。

【不良反应】偶见皮肤刺激和过敏反应。

【用法和剂量】外用，一日2次，涂患处。

【制剂与规格】软膏剂：10%。

### 水杨酸 Salicylic Acid

【适应证】银屑病、皮肤浅部真菌病、脂溢性皮炎、痤疮、鸡眼、疣和胼胝等。

【药理作用】

（1）药效学　浓度不同药理作用各异，1%～3%具有角质促成和止痒作用；5%～10%具有角质溶解作用，能将角质层中细胞间黏合质溶解，从而使角质松开而脱落，由此亦可产生抗真菌效能。本品尚能帮助其他药物穿透细胞膜，并抑制细菌生长。25%～60%具有腐蚀作用。

（2）药动学　局部外用后经皮吸收极少，吸收后主要在肝脏代谢，肾脏排泄。

【注意事项】①不能用于发炎或破溃的皮肤。避免接触口腔、眼睛及黏膜；不宜长期、大面积使用，尤其是哺乳期妇女、儿童和老年人。5岁以下儿童不建议使用。慎用于皮肤皱褶部位。②不同浓度药物的作用各不相同：1%～2%制剂有角质形成作用；5%～10%有角质溶解作用，抗真菌制剂一般在此浓度；20%～30%具有角质剥脱作用，可用于胼胝的治疗及明显角化过度性皮肤病；50%软膏具有腐蚀作用，可用于疣的治疗。

【药物相互作用】本品与肥皂、清洁剂、痤疮制剂、含乙醇制剂、维A酸共用，可引起附加的刺激或干燥。

【禁忌证】对本品过敏者禁用。

【不良反应】有轻度刺激症状，偶可引起接触性皮炎。

【用法和剂量】外用，一日2次。

【制剂与规格】软膏剂：2%、5%。

# 肾上腺皮质激素类药

## 氢化可的松

见激素及影响内分泌药-肾上腺皮质激素类药。

## 糠酸莫米松 Mometasone Furoate

【适应证】湿疹、神经性皮炎、异位性皮炎及皮肤瘙痒症。治疗成人、青少年和3～11岁儿童季节性或常年性鼻炎，对于曾有中至重度季节性过敏性鼻炎症状的患者，主张在花粉季节开始前2～4周用本品作预防性治疗。

【药理作用】

（1）药效学　本品是中效糖皮质激素外用制剂。有抗炎、抗过敏及止痒的作用。

（2）药动学　局部外用经皮吸收率仅0.4%（乳膏）～0.7%（软膏），因此全身不良反应的发生率极低。吸收后与其他糖皮质激素在体内的代谢一样，主要在肝脏代谢，在肾脏排泄。

【注意事项】不得用于皮肤破溃处。妊娠期及哺乳期妇女慎用。婴幼儿、儿童和皮肤萎缩的老年人，对本品更敏感，故使用时应谨慎。用药7日后症状未缓解，应咨询医师或药师。避免接触眼睛和其他黏膜（如口、鼻等）。用药部位如有烧灼感、红肿等情况应停药，并将局部药物洗净，必要时向医师咨询。如并发细菌或真菌感染，请咨询医师处理。对本品过敏者禁用，过敏体质者慎用。本品性状发生改变时禁止使用。

【药物相互作用】本品与氯雷他定合用，对氯雷他定及其主要代谢物的血浆浓度未见明显影响。糠酸莫米松的血浆浓度未能检出，两药合用的耐受情况良好。

【禁忌证】①对本药及基质成分过敏者和对其他糖皮质激素过敏者禁用。②原发性细菌性、真菌性及病毒性等感染性皮肤病禁用。

【不良反应】使用本品的局部不良反应极少见，如烧灼感、瘙痒刺痛和皮肤萎缩等。长期大量使用皮质激素类药物，可造成的不良反应有刺激反应、皮肤萎缩、多毛症、口周围皮炎、皮肤浸润、继发感染、皮肤条纹状色素沉着等。

【用法和剂量】局部外用。乳膏剂：取本品适量涂于患处，一日1次。

鼻喷雾剂：用于季节过敏性或常年性鼻炎。通常先手揿喷雾器6～7次作为启动，直至看到均匀的喷雾，然后鼻腔给药，每揿喷出糠酸莫米松混悬液约100mg，内含糠酸莫米松一水合物，相当于糠酸莫米松50pg，如果喷雾器停用14日或14日以上，则在下一次应用时应重新启动。在每次用药前充分振摇容器。成人（包括老年）和青年患者，用于预防和治疗的常用推荐量为每侧鼻孔2揿（每揿为50μg），一日1次（总量为200μg），一旦症状被控制后，剂量可减至每侧鼻孔1揿（总量为100pg），即能维持疗效。如果症状未被有效控制，可增加剂量至每侧鼻孔4揿的最大一日剂量，一日1次（总量为400μg），在症状控制后减小剂量。在首次给药后12小时即能产生明显的临床效果。3～11岁儿童，常用推荐量为每侧鼻孔1揿（每揿为50μg），一日1次（总量为100μg）。

【制剂与规格】乳膏剂：0.1%（5g：5mg）、0.1%（10g：10mg）；鼻喷雾剂：50μg/揿（0.05%）。

# 其　他

## 炉甘石 Calamine

【适应证】急性瘙痒性皮肤病，如湿疹和痱子。

【药理作用】本品具有收敛、止痒作用。

【注意事项】头发等体毛较长部位一般不用。

【药物相互作用】尚不明确。

【禁忌证】尚不明确。

【不良反应】寒冷季节不宜大面积涂用，否则易受凉。

【用法和剂量】外用，一日多次。

【制剂与规格】洗剂 100ml。

## 维 A 酸

见其他抗肿瘤药。

## 依沙吖啶 Ethacridine

【适应证】小面积、轻度外伤创面及感染创面的消毒。中期妊娠引产药，用于终止 12～26 周妊娠。

【药理作用】

（1）药效学　本品为外用杀菌防腐剂。本品经羊膜腔内给药和宫腔内给药。药物可引起子宫内蜕膜组织坏死而产生内源性前列腺素，引起子宫收缩。依沙吖啶对子宫肌肉也有兴奋作用。

（2）药动学　用于引产时，该药经母体羊膜腔内注射后，12h 后羊水中药物浓度达高峰，少量进入母体血循环。本药大部分透过羊膜分布在胎儿的各种组织器官和体液中，其中胃液中含量最高。羊水中的药物大部分被胎儿吞食，导致胎儿死亡。药物经产妇肝脏解毒后，由肾排泄，在 24～36h 尿中排出量达最高峰，胎儿排出后，尿中药物浓度急骤下降，并很快消失。

【注意事项】①羊膜腔内注药不良反应轻，但必须在妊娠 16 周以后，经腹壁能注入羊膜腔内者才能使用此种给药途径。②妊娠小于 16 周，常用宫腔内注药，将导管经阴道放入宫腔内羊膜腔外，经导管将药物注入，这种途径不良反应较大，感染发生率也较高，故现已少用。③本品的安全剂量为 50～100mg，极量为 120mg，中毒剂量为 500mg，一般用量为 100mg 以内，故目前将药分装为 100mg 一安瓿，以免过量。④用本品引产的同时，慎用其他引产药（如催产素静脉滴注），以免导致软产道损伤。⑤如出现体温 39℃以上，白细胞计数超过 $20 \times 10^9$/L 时，应给予抗生素。⑥粉针剂临用前，以注射用水 10ml 溶解，不可用氯化钠注射液。⑦使用后请拧紧瓶盖，以防污染。本品见光容易分解变色，应避光保存。本品仅供外用，切忌口服。用药部位如有烧灼感、瘙痒、红肿等情况应停药，并将局部药物洗净，必要时向医师咨询。对本品过敏者禁用，过敏质者慎用。本品性状发生改变时禁止使用。

【药物相互作用】本品不应与含氯溶液、氯化物、碘化物、苯酚、碘制剂及碱性药物等配伍应用。

【禁忌证】①有肝肾功能不全者严禁使用本品。②对本品过敏者禁用。

【不良反应】偶见皮肤刺激如烧灼感，或过敏反应如皮疹、瘙痒等。

【用法和剂量】外用：洗涤或涂抹患处。

注射：①羊膜腔内给药，排空膀胱后，妊娠期妇女取仰卧位，选择宫体最突出部位，羊水波动明显处为穿刺点，用纱布持7号腰穿针垂直刺入腹壁，进入羊膜腔时有落空感，再继续进针0.5~1cm后拔出针芯，有羊水涌出后，将装有本品100mg溶液的注射器接在穿刺针上，再回抽羊水证实无误后将药液缓缓注入，拔针前须回抽羊水。拔针前将针芯插入针内，快速拔针后，敷盖消毒纱布，轻压针眼。②宫腔内羊膜腔外注药，妊娠期妇女排空膀胱后取膀胱截石位，常规外阴、阴道、宫颈消毒后，用宫颈钳夹住宫颈前唇，将橡皮导管沿宫颈向宫腔送入，将已配制的本品溶液（内含100mg药物）100ml注入导管。导管下端双折用线扎紧，卷折在阴道内，塞纱布一块以固定，术后24小时取出纱布和导管。

【制剂与规格】外用溶液剂：0.1%；注射液：2ml：50mg。

# 眼 科 用 药

## 抗 感 染 药

**氯霉素 Chloramphenicol**

【适应证】由大肠埃希菌、流感嗜血杆菌、克雷伯菌属、金黄色葡萄球菌、溶血性链球菌和其他敏感菌所致的结膜炎、角膜炎、眼睑缘炎、沙眼等。

【药理作用】

（1）药效学　本品为氯霉素类抗生素。在体外具有广谱抗微生物作用，包括需氧革兰氏阴性菌及革兰氏阳性菌、厌氧菌、立克次体属、螺旋体和衣原体属。对下列细菌具有杀菌作用：流感嗜血杆菌、肺炎链球菌和脑膜炎奈瑟菌。对以下细菌仅具有抑菌作用：金黄色葡萄球菌、化脓性链球菌、草绿色链球菌、B组溶血性链球菌、大肠埃希菌、肺炎克雷伯菌、奇异变形杆菌、伤寒沙门菌、副伤寒沙门菌、志贺菌属、脆弱拟杆菌等厌氧菌。下列细菌通常对氯霉素耐药：铜绿假单胞菌、不动杆菌属、肠杆菌属、黏质沙雷菌、吲哚阳性变形杆菌属、甲氧西林耐药葡萄球菌和肠球菌属。本品属抑菌药。氯毒素为脂溶性，通过弥散进入细菌细胞内，并可逆性地结合在细菌核糖体的50S亚基上，使肽链增长受阻（可能由于抑制了转肽酶的作用），因此抑制肽链的形成，从而阻止蛋白质的合成。

（2）药动学　本药脂溶性高，具有良好的眼内通透性，无论口服、滴眼或结膜下注射均能在眼内获得较高药物浓度。

【注意事项】①如使用3~4日不见症状改善，应立即停止使用并就医。②出现不良反应应停止使用（口腔苦味为氯霉素的物理特性，可继续使用）。③长期使用（超过3个月）可引起视神经炎或视神经乳头炎（特别是小儿）。长期应用本品的患者，应事先做眼部检查，并密切注意患者的视功能和视神经炎的症状，一旦出现即停药。同时服用维生素C和维生素B。④妊娠期及哺乳期妇女宜慎用。

【药物相互作用】本品与林可霉素类或红霉素类等大环内酯类抗生素合用，疗效降低。

【禁忌证】新生儿和早产儿禁用。

【不良反应】①偶见眼睛疼痛、视力改变、持续性发红或有刺激感。②口腔苦味。③偶见儿童使用后出现再生不良性障碍性贫血。

【用法和剂量】滴眼液：滴眼，一次1~2滴，一日3~5次。

眼膏：涂入眼睑内，一次适量，一日3次。

【制剂与规格】滴眼剂：8ml：20mg；眼膏剂：2.5g：25mg。

**左氧氟沙星**

见喹诺酮类药。

## 红霉素

见大环内酯类药。

## 阿昔洛韦

见抗病毒药。

## 利福平

见抗结核病药。

# 青光眼用药

### 毛果芸香碱 Pilocarpine

【适应证】①急性闭角型青光眼，慢性闭角型青光眼，开角型青光眼，继发性青光眼等。本品可与其他缩瞳剂、β受体阻滞剂、碳酸酐酶抑制药、拟交感神经药或高渗脱水剂联合用于治疗青光眼。②眼底镜检查后，用本品滴眼缩瞳以抵消睫状肌麻痹剂或扩瞳药的作用。③激光虹膜造孔术之前，使虹膜伸展便于激光打孔，以及防止激光手术后的反应性眼压升高。

【药理作用】

（1）药效学 本品直接作用于中枢和外周的毒蕈碱样受体，靶组织为眼内平滑肌，表现为睫状肌与瞳孔括约肌收缩，晶状体变厚、虹膜变平、瞳孔缩小和眼压下降。本品治疗青光眼的主要作用机制是减少房水通过小梁网排出的阻力，增加单位时间内房水的排出量，同时本品还有抑制房水分泌和增加施莱姆管内皮细胞通透性的作用。本品对于青光眼、高眼压症和正常眼压者都有降眼压效果，降压幅度为 10%～40%。本品的降眼压作用随浓度增加而加强，但当浓度大于 4% 时，效应不再加强。

（2）药动学 本品具有水溶与脂溶的双相溶解性，角膜对其溶液具有良好通透性。使用 1% 溶液滴眼后 10～30 分钟出现作用，降眼压作用的达峰时间约 75 分钟。缩瞳持续时间为 4～8 小时，降眼压作用持续（和浓度有关）时间为 4～14 小时。眼药膜等缓释剂型降眼压作用的达峰时间为 1.5～2 小时。

【注意事项】①瞳孔缩小常引起暗适应困难，应告知需在夜间开车或从事照明不好的危险职业的患者特别小心。②定期检查眼压。如出现视力改变，须查视力、视野、眼压描记及房角等，根据病情变化改变用药及治疗方案。③为避免吸收过多引起全身不良反应，滴眼后需用手指压迫泪囊部 1～2 分钟。④如意外服用，需给予催吐或洗胃；如过多吸收出现全身中毒反应，应使用阿托品类抗胆碱药进行对抗治疗。⑤哮喘、急性角膜炎患者慎用。⑥妊娠期及哺乳期妇女慎用。⑦儿童慎用。因患儿体重轻，易用药过量引起全身中毒。

【药物相互作用】本品与β受体阻滞剂、碳酸酐酶抑制药、α和β受体拮抗剂或高渗脱水剂联合使用有协同作用。本品与拉坦前列素合用可降低葡萄膜巩膜途径房水流出的量，降低眼压。与局部抗胆碱药合用将干扰本品的降眼压作用。与适量的全身抗胆碱药合用，因全身用药到达眼部的浓度很低，通常不影响本品的降眼压作用。

【禁忌证】任何不应缩瞳的眼病患者，如虹膜睫状体炎和继发性青光眼等患者禁用。

【不良反应】①缩瞳剂引起的睫状肌痉挛会导致头痛和偏头痛，在滴用缩瞳剂的最初2～4周较为严重。②眼部不良反应包括眼部灼烧感、眼痒、刺痛、视物模糊、结膜充血、近视、晶状体变化、玻璃体积血、瞳孔阻滞。③流涎、出汗、胃肠道反应和支气管痉挛等全身性不良反应罕见。

【用法和剂量】滴眼液滴眼。①慢性青光眼：0.5%～4%溶液，一次1滴，一日1～4次。②急性闭角型青光眼急性发作期：1%～2%溶液，一次1滴，每5～10分钟1次，3～6次后每1～3小时1次，直至眼压下降（注意：对侧眼每6～8小时滴眼1次，以防对侧眼闭角型青光眼发作）。③缩瞳：对抗散瞳作用，1%溶液滴眼1滴，2～3次；先天性青光眼房角切开或外路小梁切开术前，1%溶液，一般滴眼1～2次；虹膜切除术前，2%溶液，一次1滴。皮下注射：一次2～10mg，术中稀释后注入前房或遵医嘱。

【制剂与规格】注射液：1ml∶2mg；滴眼剂：5ml∶25mg、5ml∶50mg。

## 噻吗洛尔

【适应证】对原发性开角型青光眼具有良好的降低眼压疗效。对于某些继发性青光眼、高眼压症、部分原发性闭角型青光眼及其他药物与手术无效的青光眼，加用本品滴眼可进一步增强降眼压效果。

【药理作用】

（1）药效学　本品为$\beta_1$和$\beta_2$受体阻滞剂，其降低眼压的主要机制是减少房水生成。本药通过直接作用于睫状体中的$\beta_2$受体，抑制睫状体非色素上皮细胞中线粒体的氧化磷酸化作用，减少房水分泌。一般在滴药后3～4周眼压平稳下降。停药后作用可维持2周。部分患者用药后可出现短期"脱逸"现象，即在开始用药数日内，降眼压效果减弱，持续用药1～3周后恢复降眼压效力。也有部分患者发生长期"漂移"现象，即在用药3～12个月，降眼压效果逐渐减弱，眼压有所上升，停药一段时间后，患眼恢复对噻吗洛尔降压的敏感性。这两种现象的出现可能是由于反应性眼内$\beta$受体数量增加及药物与受体之间亲和力反应性降低。

（2）药动学　用0.5%本品溶液滴眼，每12小时1次。最大血药浓度，在第1次滴药后为0.46μg/L。第2次滴药后为0.35μg/L。滴药后20～30分钟眼压即开始下降，经1～2小时，降眼压作用达峰值，药效可持续12小时以上。

【注意事项】当出现呼吸急促、脉搏明显减慢、过敏等症状时，立即停止使用本品。使用中若出现脑供血不足症状时应立即停药。心功能损害者，使用本品时应避免服用钙通道阻滞剂。对无心力衰竭病史的患者，如出现心力衰竭症状应立即停药。正在服用儿茶酚胺耗竭药（如利血平）者，使用本品时应严密观察。冠状动脉疾病、糖尿病、甲亢和重症肌无力患者，用本品滴眼时须遵医嘱。本品慎用于自发性低血糖患者及接受胰岛素或口服降糖药治疗的患者，因$\beta$受体阻滞剂可掩盖低血糖症状。本品不宜单独用于治疗闭角型青光眼。与其他滴眼液联合使用时，间隔10分钟以上。定期复查眼压，根据眼压变化调整用药方案。

用前应摇匀，避免容器尖端接触眼睛，防止滴眼液污染。运动员慎用。

【药物相互作用】与肾上腺素合用可引起瞳孔扩大。不主张两种局部$\beta$受体阻滞剂同时应用。本品与钙通道阻滞剂合用应慎重，因可引起房室传导阻滞、左心衰竭及低血压。对心功能受损的患者，应避免两种药合并使用。正在服用儿茶酚胺耗竭药（如利血平）者，使用本品时应严密观察，以免引起低血压和明显的心动过缓。本品与洋地黄类药物和钙通道阻滞剂合用可进一步延长房室传导时间。本品与奎宁丁合用能引起心率减慢等全身$\beta$受体阻滞的副作用。可能的原因是奎宁丁可抑制细胞色素 P450 酶和 CYP$_2$D6 对噻吗洛尔的代谢作用。

【禁忌证】支气管哮喘者或有支气管哮喘史、严重慢性阻塞性肺疾病、窦性心动过缓、二度或三度房室传导阻滞、明显心力衰竭、心源性休克、对本品过敏者禁用。

【不良反应】最常见的不良反应是眼烧灼感及刺痛。心血管系统：心动过缓，心律失常。神经系统：头晕，加重重症肌无力的症状，感觉异常，嗜睡，失眠，做噩梦，抑郁，精神错乱，幻觉。呼吸系统：支气管痉挛，呼吸衰竭，呼吸困难，鼻腔充血，咳嗽，上呼吸道感染。内分泌系统：掩盖糖尿病患者应用胰岛素或降糖药后的低血糖症状。

【用法和剂量】滴眼，一次 1 滴，一日 1～2 次，如眼压已控制，可改为一日 1 次。如原用其他药物，在改用本品治疗时，原药物不宜突然停用，应自滴用本品的第 2 日起逐渐停用。

【制剂与规格】滴眼剂：5ml：12.5mg、5ml：25mg。

## 乙酰唑胺

【适应证】各种类型的青光眼，对各种类型青光眼急性发作时的短期控制是一种有效的降低眼压的辅助药物。开角型（慢性单纯性）青光眼，如用药物不能控制眼压，并用本品治疗可使其中大部分病例的眼压得到控制，作为术前短期辅助药物。闭角型青光眼急性期应用本品降压后，原则上应根据房角及眼压描记情况选择适宜的抗青光眼手术。本品也用于抗青光眼及某些内眼手术前降低眼压。抗青光眼术后眼压控制不满意者，仍可应用本品控制眼压。继发性青光眼也可用本品降低眼压。

【药理作用】

（1）药效学　本品为碳酸酐酶抑制药，可减少房水生成 50%～60%，使青光眼患者的眼压下降。

（2）药动学　本品口服易吸收。血浆蛋白结合率很高。口服本品 500mg 后 1～1.5 小时眼压开始下降，2～4 小时血药浓度达峰值，可维持 4～6 小时，血药峰浓度为 12～27mg/L。$t_{1/2\beta}$ 为 2.4～5.8 小时。口服本品缓释胶囊 500mg 后 2 小时眼压开始下降，8～12 小时血药浓度达峰值，可维持 18～24 小时，血药峰浓度为 6mg/L。静脉注射本品 500mg，2 分钟后眼压开始下降。15 分钟血药浓度达峰值，可维持 4～5 小时。本品无论口服或静脉注射，在 24 小时内给药量的 90%～100% 将以原型由肾脏排泄。缓释剂型在 24 小时内排出给药量的 47%。

【注意事项】询问患者是否有磺胺药过敏史，不能耐受磺胺类药物或其他磺胺衍生物利尿药的患者，也不能耐受本品。与食物同服可减少胃肠道反应。下列情况应慎用：因本品可增高血糖及尿糖浓度，故糖尿病患者应慎用；酸中毒及肝、肾功能不全者慎用。对诊断的干扰：尿 17-羟类固醇测定，因干扰 Glenn-Nelson 法的吸收，可产生假阳性结果；尿蛋白测定，由于尿碱化，可造成如溴酚蓝试验等一些假阳性结果；血氨、血清胆红素、尿胆素原浓度都可以增高；血糖、尿糖浓度均可增高，非糖尿病者不受影响；血浆氯化物的浓度可以增高，血清钾的浓度可以降低。随访检查：急性青光眼及青光眼急性发作时，每日应测量眼压，慢性期应定期测量眼压，并定期检查视力、视野。眼压控制后应根据青光眼类型、前房角改变及眼压描记情况，调整用药剂量及选择适宜的抗青光眼手术。需延期施行抗青光眼手术的患者，较长期使用本品，除应加服钾盐外，在治疗前还需有 24 小时眼压、视力、视野、血压、血常规及尿常规等记录，以便在治疗过程中评价疗效及发现可能产生的不良反应，根据病情调整药量。某些不能耐受乙酰唑胺不良反应或久服无效者，可改用其他碳酸酐酶抑制药，如双氯非那胺。

【药物相互作用】与促肾上腺皮质激素、糖皮质激素尤其是与盐皮质激素联合使用，可以导致严重的低血钾，在联合用药时应注意监护血清钾的浓度及心脏功能。亦应估计到长期同时使用有增加低血钙的危险，可以造成骨质疏松，因为这些药都能增加钙的排泄。与苯丙胺、抗 M 胆碱药，尤其是和阿托品、奎尼丁联合应用时，由于形成碱性尿，本品排泄减少，会使不良反应加重或出现时间延长。与抗糖尿病药（如胰岛素）联合应用时，可以减少低血糖反应，因为本品可以造成高血糖和尿糖，故应调整剂量。与苯巴比妥、卡马西平或苯妥英等联合应用，可引起骨软化发病率上升。洋地黄苷类与本品合用，可提高洋地黄的毒性，并可发生低钾血症。与甘露醇或尿素联合应用，在增强降低眼压作用的同时，可增加尿量。

【禁忌证】肝、肾功能不全致低钠血症、低钾血症、高氯性酸中毒，肾上腺衰竭及肾上腺皮质功能减退（阿狄森病），肝性昏迷者禁用。

【不良反应】一般用药后常见的不良反应有四肢麻木及刺痛感；全身不适症候群：疲劳、体重减轻、困倦抑郁、嗜睡、性欲减低等；胃肠道反应：金属样味觉、恶心、食欲缺乏、消化不良、腹泻；肾脏反应：多尿、夜尿、肾及尿道结石等；可出现暂时性近视，也可发生磺胺样皮疹，剥脱性皮炎。少见的副作用：电解质紊乱，如代谢性酸中毒、低钾血症，补充碳酸氢钠及钾盐有可能减轻症状；听力减退；最严重的不良反应是造血系统障碍：急性溶血性贫血、粒细胞减少症、血小板减少症、嗜伊红细胞增多症、再生障碍性贫血和肾衰竭。长期用药可加重低钾血症、低钠血症、电解质紊乱及代谢性酸中毒等症状。由于血钾下降可减弱本品的降眼压作用。对肾结石患者，本品可诱发或加重病情，如出现肾绞痛和血尿应立即停药。

【用法和剂量】成人常用量：开角型青光眼，口服首量一次 1 片，一日 1～3 次，维持量应根据患者对药物的反应决定，尽量使用较小的剂量使眼压得到控制；一般一次 1 片，一日 2 次，就可使眼压控制在正常范围。继发性青光眼和术前降眼压，口服一次 1 片，每 4～8 小时 1 次，一般一日 2～3 次。急性病例，首次药量加倍给 2 片，以后用 0.5～1 片维持量，一日 2～3 次。

【制剂与规格】片剂：0.25g。

# 其　他

## 阿托品

见胃肠解痉药及胃动力药。

## 可的松

【适应证】①虹膜炎、虹膜睫状体炎、过敏性结膜炎等。②炎症、药物、创伤（包括手术）等引起的眼部反应，避免应激性组织损伤。③角膜移植后的排斥反应和眼科手术后的炎症反应。

【药理作用】

（1）药效学　本品为肾上腺皮质激素类药，具有抗炎及抗过敏作用，能抑制结缔组织增生，降低毛细血管壁和细胞膜的通透性，减少炎性渗出，并能抑制组胺及其他毒性物质的形成与释放。

（2）药动学　本品溶液滴眼有效成分可进入前房。$t_{1/2}$ 较短，为短效甾体类药物。

【注意事项】①长期用药后若出现眼部慢性炎症的表现，应考虑角膜真菌感染的可能；如果发生双重感染，应立即停药并进行适当的治疗。②眼部有细菌性或病毒性感染时，不宜单独使用本品，应在医师或药师指导下与抗感染药物合用。③妊娠期及哺乳期妇女不宜频繁、长期应用。④青光眼患者应在医师指导下使用。⑤本品不宜长期使用，连用不得超过 2 周，若症状未缓解应停药就医。

【药物相互作用】使用本品时，不能同时使用其他糖皮质激素类滴眼剂。

【禁忌证】①未行抗感染治疗的眼部感染患者禁用。②有牛痘、水痘等病毒感染性疾病患者禁用。③单纯疱疹性或溃疡性角膜炎患者禁用。④对本品过敏者禁用。

【不良反应】①加重眼部微生物感染，眼部感染没有有效控制时慎用，有单纯疱疹病毒性角膜炎病史、急性化脓性感染患者慎用。②长期应用本品可能导致非敏感菌过度生长。③角膜及巩膜变薄的患者长期使用时，可导致眼球穿孔。④长期或大剂量眼部使用本品可导致后囊膜下白内障。⑤本品可引起眼压升高，从而导致视神经损害和视野缺损，因此建议使用本药期间应常测眼压及视野。⑥长期频繁用药可引起糖皮质激素性青光眼。

【用法和剂量】乙酸可的松滴眼液：使用前充分摇匀，滴入结膜囊，一次 1～2 滴，一日 3～4次。乙酸可的松眼膏：涂于下眼睑内，一次适量，一日 2～3 次，其中 1 次于睡前用。

【制剂与规格】眼膏剂：0.25%、0.5%、1%；滴眼剂：3ml∶15mg。

## 复方托吡卡胺 Compound Tropicamide

【适应证】滴眼散瞳和调节麻痹。

【药理作用】

（1）药效学　本品由托吡卡胺及去氧肾上腺素组成。同时具有阿托品样的副交感神经抑制作用和去氧肾上腺素具有的交感神经兴奋作用。药物吸收后可引起散瞳、调节麻痹及局部血管收缩。

（2）药动学　临床常用 0.5%托吡卡胺与 0.5%去氧肾上腺素滴眼液，两药合用有协同散瞳作用，具有减少用药量及减轻不良反应的功效。本品滴眼后 5～10 分钟开始散瞳，15～20 分钟作用达峰值，维持 1.5 小时，停药 5～10 小时后瞳孔恢复至滴药前水平。

【注意事项】①有眼压升高因素的前房角狭窄、浅前房者慎用，必要时测量眼压或用缩瞳药。②高血压、动脉硬化、冠状动脉供血不足、糖尿病、甲亢者慎用。③出现过敏症状或眼压升高应停用。④本品滴眼有作用强、起效快、持续时间短的特点，但瞳孔散大后有 5～10 小时的畏光及近距离阅读困难的现象。⑤滴眼后应压迫泪囊部 2～3 分钟，以防经鼻黏膜吸收过多引发全身不良反应。⑥由于残余调节力的存在，不太适合于少年儿童散瞳验光。⑦未成熟新生儿滴用可能发生心率减缓、呼吸停止。对儿童的安全性尚未确立，宜慎用。

【药物相互作用】与单胺氧化酶抑制剂或三环类抗抑郁药合用可引起血压增高。

【禁忌证】①未手术的闭角型青光眼患者禁用。②婴幼儿有脑损伤、痉挛性麻痹及 21-三体综合征反应强烈患者禁用。

【不良反应】①偶见眼局部刺激症状。②亦可使开角型青光眼患者眼压暂时轻度升高，由于去氧肾上腺素本身具有降眼压的作用，将不会造成视神经的损害。

【用法和剂量】滴眼：①散瞳检查，将本品滴入结膜囊，一次 1 滴，间隔 5 分钟再滴第 2 次。本品滴眼后 5～10 分钟开始散瞳，15～20 分钟瞳孔散得最大。约维持 1.5 小时后开始缩瞳，5～10 小时瞳孔恢复至滴药前水平。②屈光检查，应用本品每 5 分钟滴眼一次，连续滴 4 次，20 分钟后可作屈光检查。考虑残余调节力的存在，故不太适于 12 岁以下的少年儿童散瞳验光。

【制剂与规格】滴眼剂：1ml（托吡卡胺 5mg，盐酸去氧肾上腺素 5mg）、5ml（托吡卡胺 25mg，盐酸去氧肾上腺素 25mg）。

### 康柏西普

【适应证】湿性年龄相关性黄斑变性（AMD）。

【药理作用】

（1）药效学　本品为新一代抗 VEGF 融合蛋白，是我国首个获得 WHO 国际通用名的拥有全自主知识产权的生物Ⅰ类新药。血管生长因子 A（VEGF-A）和胎盘生长因子（PLGF）是血管生长因子家族中的成员，在激活受体后会导致新生血管生成并影响血管通透性。康柏西普是 VEGF 受体-抗体重组融合蛋白，能竞争性的抑制 VEGF 与受体结合并阻止 VEGF 家族受体的激活，从而抑制内皮细胞增殖和血管新生。

（2）药动学　通过玻璃体腔内注射主要在局部发挥作用。玻璃体腔内的康柏西普剂量很低，而且作为 142kDa 的生物大分子，很难透过正常的血眼屏障，因此在绝大多数患者的大多数采血点，均无法检出药物。

【注意事项】尚不明确。

【药物相互作用】尚不明确。

【禁忌证】尚不明确。

【不良反应】注射部位出血、结膜充血和眼压增高，这三种不良反应均由玻璃体腔内注射引起，且程度较轻，大多数无须治疗即可恢复。其他的不良反应包括结膜炎、玻璃体混浊、视觉灵敏度减退、前房性闪光、眼部炎症、白内障和角膜上皮缺损等，极少数患者出现虹膜睫状体炎、虹膜炎、葡萄膜炎、视网膜破裂、眼充血、眼痛、眼内炎等偶发的不良反应。

【用法和剂量】应在有资质的医院和眼科医师中使用。医院应具备该疾病诊断和治疗所需的相关仪器设备和条件，由受过玻璃体腔内注射技术培训的有眼科资质的医师进行操作。本品经玻璃体腔内注射给药。推荐给药方案为：初始 3 个月，每个月玻璃体腔内给药一次一眼 0.5mg（相当于 0.05ml 的注射量），之后每 3 个月玻璃体腔内给药 1 次。或者，在初始 3 个月连续每个月玻璃体腔内给药 1 次后，按需给药。这种方案需要患者每个月随访，由眼科医师根据患者的视力和影像学结果，评估是否因活动性病变而需要再次给药治疗。初始连续给药 3 次后，按需给药与每 3 个月给药 1 次相比，需要更多的随访和检查，但患者可能在合理的给药次数情况下获得好的治疗效果。治疗期间应关注患者视力变化情况，如果出现显著的视力下降，患者应根据眼科医师的评估进一步接受注射治疗。两次注射之间的间隔时间不得少于 1 个月。

【制剂与规格】注射液：10mg/ml、0.2ml/支。

# 耳鼻喉科用药

## 麻黄碱 Ephedrine

【适应证】蛛网膜下腔麻醉或硬膜外麻醉引起的低血压及慢性低血压。缓解鼻黏膜充血肿胀引起的鼻塞。

【药理作用】

（1）药效学　本品通过激动α受体引起血管收缩，从而减少鼻腔黏膜容积。其血管收缩作用比较持久且缓和，对鼻黏膜上皮纤毛活动影响小，改善鼻腔通气，促进鼻窦引流，并可减轻局部炎症。

（2）药动学　口服很快被吸收，可通过血脑屏障进入脑脊液。口服 15～60 分钟起效，持续作用 3～5 小时。当尿 pH 为 5 时，$t_{1/2}$ 约 3 小时；尿 pH 为 6.3，$t_{1/2}$ 约 6 小时。吸收后仅有少量经脱胺氧化，大部分以原型自尿排出。

【注意事项】①不宜长期使用，建议使用 5～7 日。②妊娠期妇女慎用。

【药物相互作用】不能与单胺氧化酶抑制剂、三环类抗抑郁药同用。

【禁忌证】甲亢、高血压、动脉硬化、心绞痛等患者禁用。

【不良反应】①偶有鼻刺痛感、烧灼感等局部刺激症状。②高浓度、频繁和长期使用，对鼻黏膜有损害作用。③偶有患者使用后出现血压升高。

【用法和剂量】滴鼻或喷入鼻腔，成人用 1%溶液，一日 3 次，一次 3～4 滴；止血用 2%溶液。

【制剂与规格】滴鼻剂：1%：10ml、2%：10ml。

## 氧氟沙星 Ofloxacin

【适应证】急慢性化脓性中耳炎、急性外耳道炎及鼓膜炎。

【药理作用】

（1）药效学　本品的抗菌谱与环丙沙星相仿。其对铜绿假单胞菌等假单胞菌属的作用较环丙沙星略弱，对需氧革兰氏阳性球菌如葡萄球菌属、肺炎链球菌、肠球菌属等的作用与环丙沙星相似。对衣原体、支原体、军团菌、结核分枝杆菌、其他非典型分枝杆菌等的抗微生物活性均与环丙沙星相仿。本品的抗菌作用机制同环丙沙星，近年来耐药性增高的情况亦同环丙沙星。

（2）药动学　本品给药后广泛分布至各组织、体液，组织中的浓度常超过血药浓度而达有效水平。本品尚可通过胎盘屏障。蛋白结合率为 20%～25%。本品主要以原型自肾排泄，少量（3%）在肝内代谢，尿中代谢物很少，以原型自粪便中排出少量。给药后 24 小时和 48 小时内累积排出量分别为给药量的 1.6%和 3.9%。本品也可通过乳汁分泌。

【注意事项】滴药前须将耳内脏液拭净。疗程一般不超过 4 周。

【药物相互作用】尚不明确。

【禁忌证】对本品及喹诺酮类药物过敏的患者、妊娠期及哺乳期妇女、18 岁以下儿童禁用。

【不良反应】偶有短暂灼痛感。药液较凉时有引起眩晕的可能，冬季用前可用手将药捂温。

【用法和剂量】侧头，患耳朝上滴耳。一日 2 次，成人一次 6～8 滴。滴药后患耳朝上耳浴 5 分钟。头位恢复后可用药棉拭去流出的药液。

【制剂与规格】滴耳剂：5ml：15mg。

### 地芬尼多 Difenidol

【适应证】多种原因或疾病引起的眩晕、恶心、呕吐，如乘车、船、机时的晕动病等。

【药理作用】

（1）药效学 地芬尼多为强效抗晕止吐药，能扩张已痉挛的血管，增加椎基底动脉血流量，调节前庭神经系统，阻断前庭神经末梢传出的前庭眩晕性冲动，抑制呕吐中枢和（或）延髓催吐化学感受区，从而发挥抗眩晕及镇吐的作用，也能改判眼球震颤。临床实践证明，地芬尼多对各种原因引起的眩晕和呕吐疗效较好。地芬尼多抑制阿扑吗啡所致呕吐作用比氯丙嗪强，抑制由冷热刺激而引起的眼球震颤作用比茶苯海明强 3 倍，且无嗜睡作用，亦无抗组胺作用。此外，地芬尼多尚有轻微周围性抗 M 胆碱作用，大剂量可使血压下降，但无明显镇静催眠或过度兴奋等不良反应。临床实践证明，对各种原因引起的眩晕及呕吐有效，特别是对内耳前庭和迷路引起的眩晕和呕吐疗效较好。

（2）药动学 本品口服给药后 1 小时、直肠给药后 2 小时、肌内注射后 0.5 小时，血药浓度可达峰值。生物利用度可达 91.5%，在体内分布广泛，其浓度由高到低依次为心、肝、脾、肺、肾、脑及肌肉。主要代谢产物为无活性的 N-(4,4-联苯基-4-羟丁基)-δ-氨基戊酸。约 90% 以上经肾脏排泄，是否经乳汁排泄尚不清楚。$t_{1/2\beta}$ 为 9.15 小时。

【注意事项】青光眼、胃肠道或尿道梗阻性疾病及心动过速患者慎用。妊娠期妇女慎用。

【药物相互作用】地芬尼多可降低阿扑吗啡治疗中毒时的催吐作用。

【禁忌证】6 个月以内婴儿禁用。肾功能不全患者禁用。

【不良反应】常见不良反应有口干、心悸、头昏、头痛、嗜睡、不安和轻度胃肠不适，停药后即可消失。偶有幻听、幻视、定向力障碍、精神错乱、忧郁等。偶见皮疹、一过性低血压反应。

【用法和剂量】口服：成人，治疗晕动病，一次 1～2 片，一日 3 次。预防晕动病应在出发前 30 分钟服药。

【制剂与规格】片剂：25mg。

### 羟甲唑啉 Oxymetazoline

【适应证】①急慢性呼吸道感染，如急慢性鼻炎（伤风、感冒）、慢性单纯性鼻炎、慢性肥厚性鼻炎、急慢性鼻窦炎等。②变态反应性鼻炎（过敏性鼻炎）、鼻息肉。③气压损伤性病变，如航空性鼻窦炎、航空性中耳炎。④其他疾病，如鼻出血、鼻阻塞、打鼾和其他鼻阻塞疾病。

【药理作用】

（1）药效学 ①羟甲唑啉为咪唑啉类衍生物，是 α 受体阻滞剂，具有良好的外周血管收缩作用，直接激动血管 $\alpha_1$ 受体而引起鼻腔黏膜血管收缩，从而减轻炎症所致的充血和水肿。作用迅速，在几分钟内即可发生作用，可维持数小时，能有效地解除鼻充血。②抗组胺作用：能抑制组胺等致敏致炎物质的释放。③抑制腐生菌生长的作用：在 0.05%～0.1% 浓度下，能抑制鼻、喉黏膜腐生菌生长，具有较强的抑菌消炎作用。

（2）药动学 本药经鼻给药后可经鼻粘膜及胃肠道吸收，局部起效迅速（1～5 分钟），作用可持续 8～12 小时，$t_{1/2}$ 为 5～8 小时。动物实验证实通过不同途径（鼻内、眼部、静脉）给药，其全身的吸收仅为静脉给药吸收的 50%。外眼组织（角膜、结膜、巩膜等）对本品吸收良好，本品很难穿透角膜进入内眼组织。经鼻给药后 72 小时，给药量的 30% 以原型经肾脏排出，10% 随粪便排出。

【注意事项】高血压、冠心病、甲亢及糖尿病患者慎用。哺乳期妇女用药无确切安全评价资料，慎用。本品不适用于萎缩性鼻炎、干燥性鼻炎。严格按推荐用量使用，连续使用不得超过 7 日，如需继续使用，应咨询医师。2～6 岁儿童应在医师指导下使用。如使用过量或出现严重不良反应，应立即就医。对本品过敏者禁用，过敏体质者慎用。本品性状发生改变时禁止使用。

【药物相互作用】使用本品时不能同时使用其他收缩血管类滴鼻剂。

【禁忌证】萎缩性鼻炎及鼻腔干燥者禁用。妊娠期妇女及 2 岁以下儿童禁用。正在接受单氨氧化酶抑制剂（如帕吉林、苯乙肼、多塞平等）治疗的患者禁用。

【不良反应】用药过频易致反跳性鼻充血，久用可致药物性鼻炎。少数人有轻微烧灼感、针刺感、鼻黏膜干燥及头痛、头晕、心率加快等反应。罕见过敏反应。

【用法和剂量】喷鼻：成人和 6 岁以上儿童，一次一侧 1～3 喷，早晨和睡前各一次。连续使用不得超过 7 日。若需长时间用药，可采用每连续使用 7 日后停药几日再使用的间断性用药方式。

【制剂与规格】滴鼻剂：3ml：1.5mg、5ml：2.5mg、10ml：5mg；喷雾剂：5ml：1.25mg、10ml：5mg。

### 丙酸氟替卡松

见平喘药。

### 糠酸莫米松

见皮肤科用药。

# 妇产科用药

## 子宫收缩药

### 缩宫素 Oxytocin

【适应证】①引产、催产、产后及流产后因宫缩无力或缩复不良引起的子宫出血。②胎盘屏障储备功能检查（催产素激惹试验）。

【药理作用】

（1）药效学　①刺激子宫平滑肌收缩，模拟正常分娩的子宫收缩作用，导致子宫颈扩张，子宫对缩宫素的反应在妊娠过程中逐渐增加，足月时达高峰。②刺激乳腺的平滑肌收缩，有助于乳汁自乳房排出，但并不增加乳腺的乳汁分泌量。

（2）药动学　本品口服极易被消化液所破坏，故口服无效；滴鼻经黏膜则很快吸收，作用时效约20分钟；肌内注射在3～5分钟起效，作用持续30～60分钟；静脉滴注立即起效，15～60分钟子宫收缩的频率与强度逐渐增加，然后稳定，滴注完毕后20分钟，其效应渐减退。$t_{1/2}$一般为1～6分钟。本品经肝、肾代谢，经肾脏排泄，极少量是原形物。

【注意事项】①下列情况慎用：心脏病、临界性头盆不称、曾有宫腔内感染史、宫颈曾经手术治疗、宫颈癌、早产、胎头未衔接、妊娠期妇女年龄已超过35岁者，用药时应注意胎儿异常及子宫破裂的可能。②骶管阻滞时用缩宫素，可发生严重的高血压，甚至脑血管破裂。③用药前及用药时需检查及监护：子宫收缩的频率、持续时间及强度，妊娠期脉搏及血压，胎儿心率，静止期间子宫肌张力，胎儿成熟度，骨盆大小及胎先露下降情况，出入液量的平衡（尤其是长时间使用者）。

【药物相互作用】环丙烷等碳氢化合物吸入全身麻醉时，使用缩宫素可导致产妇出现低血压，窦性心动过缓和（或）房室节律失常。恩氟烷浓度＞1.5%，氟烷浓度＞1.0%，吸入全身麻醉时，子宫对缩宫素的效应减弱。恩氟烷浓度＞3.0%可消除反应，并可导致子宫出血。其他宫缩药与缩宫素同用，可使子宫张力过高，产生子宫破裂和（或）宫颈撕裂。

【禁忌证】骨盆过窄、产道受阻、明显头盆不称及胎位异常、有剖宫产史、子宫肌瘤剔除术史者及脐带先露或脱垂、前置胎盘、胎儿窘迫、宫缩过强、子宫收缩乏力长期用药无效、产前出血（包括胎盘早剥）、多胎妊娠、子宫过大（包括羊水过多）、严重的妊娠高血压综合征等患者禁用。

【不良反应】①偶见恶心、呕吐、心率加快或心律失常。②大剂量应用时可引起高血压或水潴留。

【用法和剂量】肌内注射或静脉滴注：用于肌内注射时，本品可直接使用；用于静脉滴注时，临用前，将本品2.5～5U用氯化钠注射液适量稀释制成每毫升中含有0.01U的溶液后缓慢滴注。

静脉滴注：①引产或催产，一次2.5～5U。滴注开始时每分钟不超过0.002U，每15～30分钟增加 0.001～0.002U，至达到宫缩与正常分娩期相似，最快每分钟不超过 0.02U，通常为每分钟 0.002～0.005U。②控制产后出血，每分钟 0.02～0.04U。胎盘屏障排出后肌内注射 5～10U。

【制剂与规格】注射液：1ml：5U、1ml：10U。

### 麦角新碱 Ergometrine

【适应证】产后或流产后预防和治疗由于子宫收缩无力或缩复不良所致的子宫出血；用于产后子宫复原不全，加速子宫复原。

【药理作用】

（1）药效学 本品直接作用于子宫平滑肌，作用强而持久。大剂量可使子宫肌强直收缩，能使胎盘种植处子宫肌内血管受到压迫而止血，在妊娠后期可使子宫对缩宫药的敏感性增加。

（2）药动学 本品口服或肌内注射后吸收快且完全。口服 6～15 分钟，肌内注射 2～3 分钟，宫缩开始生效，作用持续 3 小时，静脉注射立即见效，作用约 45 分钟，节律性的收缩可持续达 3 小时。本品在肝内代谢，经肾脏随尿液排出。

【注意事项】交叉过敏反应，患者不能耐受其他麦角制剂，同样也不能耐受本品。下列情况应慎用：冠心病，血管痉挛时可造成心绞痛或心肌梗死；肝功能损害；严重的高血压，包括妊娠高血压综合征；低血钙；可能加重闭塞性周围血管病；肾功能损害；脓毒症。用量不得过大和时间过长，超量时可发生麦角样中毒及麦角性坏疽；如有感染存在，用药应慎重，因感染可增强本品的敏感性；遇有低钙血症，麦角新碱的效应减弱，应谨慎静脉注射钙盐，以恢复宫缩。

【药物相互作用】避免与其他麦角碱同用；不得与血管收缩药（包括局部麻醉药液中含有的）同用；与升压药同用，有出现严重高血压甚至脑血管破裂的危险；禁止吸烟过多，因其可致血管收缩或挛缩；患者在用本品时勿用洋地黄。

【禁忌证】在胎盘未剥离娩出前使用，可使胎盘嵌留宫腔内。如胎儿娩出前使用本品，可能发生子宫强直收缩，以致胎儿缺氧或颅内出血，应禁用。

【不良反应】由于产后或流产后子宫出血的用药时间较短，药物的某些不良反应较其他麦角生物碱少见。但静脉给药时，可出现头痛、头晕、耳鸣、腹痛、恶心、呕吐、胸痛心悸、呼吸困难、心率过缓；也有可能突然发生严重高血压，在用氯丙嗪后可以有所改善甚至消失。如使用不当，可能发生麦角中毒，表现为持久腹泻、手足和下肢皮肤苍白发冷、心跳弱、持续呕吐、惊厥。

【用法和剂量】肌内或静脉注射，一次 0.2mg，必要时可 2～4 小时重复注射 1 次，最多 5 次。静脉注射时需稀释后缓慢注入，至少 1 分钟。

【制剂与规格】注射液：1ml：0.2mg、1ml：0.5mg。

### 垂体后叶注射液 Posterior Pituitary Injection

【适应证】肺、支气管出血（如咯血），消化道出血（呕血、便血）。并适用于产科催产、产后收缩子宫、止血等。对于腹腔术后肠道麻痹等亦有功效。本品尚对尿崩症有减少排尿量之作用。

【药理作用】

（1）药效学 垂体后叶注射液对平滑肌有强烈收缩作用，尤其对血管及子宫基层作用更强，由于剂量不同，可引起子宫节律收缩至强直收缩。对于肠道及膀胱亦能增加张力而使其收缩。此外，垂体后叶尚能抑制排尿。

（2）药动学 本品能被消化液破坏，不宜口服。注射或静脉滴注给药，药理作用快而维持时间短（半小时）。

【注意事项】用药后如出现面色苍白、出汗、心悸、胸闷、腹痛、过敏性休克等，应立即停药。

【药物相互作用】环丙烷等碳氢化合物吸入全身麻醉时，使用缩宫素可导致产妇出现低血压，窦性心动过缓和（或）房室节律失常。恩氟烷浓度>1.5%，氟烷浓度>1.0%，吸入全身麻醉时，子宫对缩宫素的效应减弱。恩氟烷浓度>3.0%可消除反应，并可导致子宫出血。其他宫缩药与缩宫素同用，可使子宫张力过高，导致子宫破裂和（或）宫颈撕裂。

【不良反应】尚不明确。

【禁忌证】本品对患有肾炎、心肌炎、血管硬化、骨盆过窄、双胎、羊水过多、子宫膨胀过度等患者不宜应用。在子宫颈尚未完全扩大时亦不宜采用本品。高血压、冠状动脉疾病患者慎用。

【用法和剂量】肌内、皮下注射或稀释后静脉滴注。引产或催产：静脉滴注，一次 2.5～5U，用氯化钠注射液稀释至每毫升含有 0.01U。静脉滴注开始时每分钟不超过 0.002U，每 15～30 分钟增加 0.001～0.002U，至达到宫缩与正常分娩相似。最快每分钟不超过 0.02U，通常为每分钟 0.002～0.005U。控制产后出血每分钟静脉滴注 0.02～0.04U，胎盘排出后可肌内注射 5～10U。呼吸道或消化道出血一次 6～12U。产后子宫出血：一次 3～6U。

【制剂与规格】注射液：0.5ml∶3U、1ml∶6U。

### 米非司酮 Mifepristone

【适应证】与前列腺素药序贯合并使用，用于终止停经 49 日内的妊娠。

【药理作用】

（1）药效学 本品为孕激素受体水平的拮抗剂，具有终止早孕、抗着床、诱导月经和促进宫颈成熟的作用。抗早孕机制主要是通过与孕酮竞争受体，使孕酮维持蜕膜发育的作用受到抑制，胚囊从蜕膜剥离。米非司酮能明显增加妊娠子宫对前列腺素的敏感性。米非司酮和前列腺素类药物序贯用药，可提高完全流产率，米非司酮与糖皮质激素受体亦有一定结合力。

（2）药动学 本品吸收迅速，半合成和全合成米非司酮血药浓度达峰值时间分别为 15 小时和 50 分钟，血药峰值分别为 0.8μg/ml 和 2.3μg/ml，但有明显个体差异，体内消除缓慢，$t_{1/2\beta}$ 均为 20～34 小时，非妊娠期妇女一般达峰时间较快，血药浓度较高，$t_{1/2\beta}$ 较长。在人体内的生物利用度为 40%。人血清中 $\alpha_1$-酸性糖蛋白与米非司酮有高度亲和力，结合达到饱和状态后，其剩余部分和血清白蛋白结合，导致药动学发生相应变化。

【注意事项】①确认为早孕者，停经日数不应超过 49 日，孕期越短，效果越好。②米非司酮片必须在具有急诊、刮宫手术和输液、输血条件下使用。③服药后，一般会较早出现少量阴道出血，部分妇女流产后出血时间较长。少数早妊娠期女服用米非司酮片后，即可自然流产。约 80% 的妊娠期妇女在使用前列腺素类药物后，6 小时内排出绒毛胎囊，约 10% 的妊娠期妇女在服药后 1 周内排出妊娠物。④服药后 8～15 日应去原治疗单位复诊，以确定流产效果。必要时作 B 型超声波检查或血 HCG 测定，如确诊为流产不全或继续妊娠，应及时处理。⑤使用本品终止早孕失败者，必须进行人工流产终止妊娠。

【药物相互作用】服用本品 1 周内，避免服用阿司匹林和其他非甾体抗炎药。

【禁忌证】①心、肝、肾功能不全及肾上腺皮质功能不全者禁用。②青光眼、哮喘等属于对使用前列腺素类药物禁忌者禁用。③带宫内节育器妊娠、怀疑异位妊娠，以及年龄超过 35 岁的吸烟妇女禁用。

【不良反应】可见轻度恶心、呕吐、腹泻、眩晕、疲乏、腹痛、肛门坠胀感、子宫出血、皮疹、面部潮红和麻木。

【用法和剂量】口服：停经 49 日内的健康早妊娠期女，空腹或进食 2 小时后服用米非司酮片，一次 25～50mg，一日 2 次，连服 2～3 日，总量 150mg，每次服药后禁食 2 小时，第 3～4 日清晨于阴道后穹隆放置卡前列甲酯栓 1mg。卧床休息 1～2 小时，门诊观察 6 小时。注意用药后出血情况，有无妊娠物排出和不良反应。

【制剂与规格】片剂：10mg、25mg、200mg。

### 米索前列醇 Misoprostol

【适应证】①十二指肠溃疡、胃溃疡、出血性胃炎、急性胃黏膜病变等；预防和治疗非甾体抗炎药引起的消化性溃疡。②本品与米非司酮序贯合并使用，用于终止停经 49 日内的早期妊娠。

【药理作用】

（1）药效学　本品为抗溃疡药，是合成的前列腺素 $E_1$ 衍生物。它通过刺激胃黏液分泌，增加重碳酸氢钠的分泌和磷酸酯的生成，增加胃黏膜血流量；加强胃黏膜屏障，防止胃酸侵入，从而起保护胃黏膜的作用，促进消化性溃疡的愈合或减轻症状。米索前列醇与胃内的前列腺素 E 受体结合抑制了单磷酸环腺苷促组胺形成的作用，故本品也具有明显的抑制基础胃酸分泌作用，因此本品具有局部和全身两者相结合的作用。本品对血清促胃液素水平影响很少或无影响。大量动物实验表明，本药有防止齿痛形成的作用，可防止阿司匹林或吲哚美辛所致的胃出血或溃疡形成，其作用呈剂量依赖性。本药也可防止许多致坏死物质（无水乙醇、25%氯化钠溶液、沸水、酸、碱等）引起的胃肠黏膜坏死，且所需剂量仅为抑制胃酸分泌剂量的 1/100～1/10。本药对吸烟者的溃疡愈合有良好疗效；且本药不升高血清胃泌素水平，对防止溃疡复发效果较好。此外，本药具有 E 类前列腺素的药理活性，可软化宫颈、增强子宫张力和宫内压。与米非司酮序贯应用，可显著增高和诱发早孕子宫自发收缩的频率和幅度，用于终止早孕，其不良反应较硫前列酮、卡前列甲酯小，且使用方便。

（2）药动学　本品口服吸收迅速，1.5 小时即可完全吸收。口服 15 分钟血药浓度达峰值，单次口服 200μg，平均药峰浓度为 0.309μg/L。血浆蛋白结合率为 80%～90%。药物在肝、肾、肠、胃等组织中的浓度高于血液。$t_{1/2\beta}$ 为 20～40 分钟，每 12 小时口服 400μg。米索前列醇体内不产生蓄积。口服后约 75%经肾脏随尿液排出，15%从粪便中排出；8 小时内尿中排出量为 56%。

【注意事项】①本品用于终止早孕时，必须与米非司酮配伍，严禁单独使用。②本品配伍米非司酮终止早孕时，必须医生处方，并在医师监管下有急诊刮宫手术和输液、输血条件的单位使用。本品不得在药房自行出售。③服药前必须向服药者详细告知治疗效果及可能出现的不良反应。治疗或随诊过程中，如出现大量出血或其他异常情况应及时就医。④服药后，一般会较早出现少量阴道出血，部分妇女流产后出血时间较长。少数早妊娠期女服用米非司酮后，即可自然流产，约 80%的妊娠期妇女在使用本品后 6 小时内排出绒毛胎囊，约 10%的妊娠期妇女在服药后 1 周内排出妊娠物。⑤服药后 8～15 日应去原治疗单位复诊，以确定流产效果。必要时作 B 超检查或血 HCG 测定，如确认为流产不全或继续妊娠，应及时处理。⑥使用本品终止早孕失败者，必须进行人工流产终止妊娠。

【药物相互作用】①抗酸药（尤其是含镁抗酸药）与本药合用时会加重本药所致的腹泻、腹痛等不良反应。②有联合使用保泰松和米索前列醇后发生神经系统不良反应的报道，症状包括头痛、眩晕、潮热、兴奋、一过性复视和共济失调。③与环孢素和泼尼松联用可降低肾移植排斥反应的发生率。④进食的同时服用米索前列醇可使后者吸收延迟，表现为达峰时间延长，血药峰浓度降低，从而使其不良反应的发生率降低。

【禁忌证】①心、肝、肾疾病患者及肾上腺皮质功能不全者禁用。②有使用前列腺素类药物禁忌者，如青光眼、哮喘及过敏体质者禁用。③带宫内节育器妊娠和怀疑异位妊娠者禁用。④除终止早妊娠期女外，其他妊娠期妇女禁用。

【不良反应】不良反应以胃肠道反应最为常见，并与剂量相关。主要为稀便或腹泻，大多数不影响治疗，偶有较严重且持续时间长的情况，需停药。其他可见轻度恶心、呕吐、腹部不适、腹痛、消化不良、头痛、眩晕、乏力等。极个别妇女可出现皮疹、面部潮红、手掌瘙痒、寒战、一过性发热甚至过敏性休克。

【用法和剂量】口服：在服用米非司酮36～48小时后，单次空腹口服米索前列醇0.6mg。

【制剂与规格】片剂：200μg。

### 依沙吖啶

见皮肤科用药。

### 卡前列甲酯 Carboprost Methylate

【适应证】①终止早期或中期妊娠；②扩张宫颈，用于早期人工流产和终止12～14周妊娠钳刮术前；③宫缩迟缓所引起的产后出血。

【药理作用】

（1）药效学　本品对子宫平滑肌有直接引起收缩的作用。与抗孕激素药物米非司酮或丙酸睾酮合并使用，有协同抗早孕作用。

（2）药动学　本品吸收、代谢快，静脉和肌内给药，$t_{1/2}$约为30分钟，停药后血药浓度迅速下降。栓剂给药直接到达作用部位，部分通过阴道黏膜吸收进入循环系统，血药浓度低，给药后6～9小时主要由尿中排出。

【注意事项】①动物实验表明，某些前列腺素对胎儿有致畸作用，故用前列腺素阴道栓终止妊娠失败后，必须改用其他方法终止妊娠。②同时使用宫缩药或缩宫素，可使宫缩过强或张力过大，使子宫破裂或宫颈撕裂，尤其当子宫颈扩张不全时更容易发生，不建议本药与催产药合用。③下列情况应慎用：有贫血史、有哮喘史、活动性肺病、有癫痫史、活动性心脏病、有心血管病史、有高血压史、宫颈硬化、子宫肌瘤、胎膜早破、宫颈炎或阴道炎、有糖尿病史、青光眼、有肝病及肾病史者。④本品应在医师监护下使用。如发现不可耐受性呕吐、腹痛或阴道大出血，应立即停用。⑤必须戴无菌手套将药品置入阴道，以免发生继发感染。

【药物相互作用】尚不明确。

【禁忌证】前置胎盘及异位妊娠、急性盆腔感染、胃溃疡患者禁用。糖尿病，高血压，严重心、肝、肾功能不全者慎用。有使用前列腺素禁忌的情况，如哮喘及严重过敏体质、心血管疾病、青光眼患者禁用。本品不能用作足月妊娠引产。

【不良反应】主要为腹泻、恶心或呕吐、腹痛等，采用复方地芬诺酯（复方苯乙哌啶）片后，不良反应显著减少。停药后上述反应即可消失。少数人面部潮红，很快消失，注意观察前列腺素可能引起的一般不良反应，如胃肠道、心血管系统症状等。

【用法和剂量】本品为终止妊娠药。停经≤49 日之健康早妊娠期女，空腹或进食 2 小时后，首剂口服 200mg 米非司酮片 1 片后禁食 2 小时，第 3 日晨于阴道后穹隆放置卡前列甲酯栓 1 枚（1mg），或首剂口服 25mg 米非司酮片 2 片，当晚再服 1 片，以后每隔 12 小时服 1 片。第 3 日晨服一片 25mg 米非司酮片后 1 小时于阴道后穹隆放置卡前列甲酯栓 1 枚（1mg）。卧床休息 2 小时，门诊观察 6 小时，注意用药后出血情况，有无妊娠物排出和不良反应。预防和治疗宫缩弛缓所引起的产后出血。于胎儿娩出后，立即戴无菌手套将卡前列甲酯栓 1 枚（1mg）放入阴道，贴附于阴道前壁下 1/3 处，约 2 分钟。

【制剂与规格】栓剂：0.5mg、1mg。

## 咪康唑

见皮肤科用药。

## 甲硝唑

见抗微生物药-硝基咪唑类。

## 克霉唑 Clotrimazole

【适应证】体癣、股癣、手癣、足癣、花斑癣、头癣及念珠菌性甲沟炎和念珠菌性外阴阴道炎。

【药理作用】

（1）药效学　念珠菌性外阴阴道病的病原体为念珠菌属，是条件致病菌。正常健康妇女阴道分泌物培养可发现此病原体。其中以白念珠菌最常见。其他菌种中以光滑念珠菌和热带念珠菌较多见。克霉唑为咪唑类抗真菌药，对白念珠菌作用强，对其他念珠菌效果差。阴道用药后吸收量甚微。

（2）药动学　本品口服后很少吸收，成人口服 3g 后，2 小时的血药峰浓度仅 1.29mg/L，6 小时为 0.78mg/L。连续给药时，由于肝酶的诱导作用血药浓度反而下降。$t_{1/2}$ 为 4.5～6 小时。该药在体内分布广泛，在肝、脂肪组织中浓度高，不能穿透正常脑膜进入脑脊液中。本品的血浆蛋白结合率为 50%。本品大部分在肝内代谢灭活，由胆汁排出，仅少量（不足 1%的给药量）以原型自尿中排泄，尿中排出者大部分为无活性的代谢产物。

【注意事项】①因念珠菌性外阴阴道病容易复发，治疗期间须遵守完成治疗疗程。②广谱抗生素可诱发本病，应停用。③妊娠期可选择局部用药。④对首次感染者首选局部用药。⑤对反复发作者应除外糖尿病。⑥疗效不良者应作阴道分泌物培养，除外非白念珠菌感染。⑦急性期应避免性生活。⑧对多次复发患者的性伴侣应同时检查，必要时给予治疗。⑨有滴虫混合感染者应同时治疗。

【药物相互作用】尚不明确。

【禁忌证】尚不明确。

【不良反应】偶见局部刺激、瘙痒、烧灼感、接触性皮炎，皮肤可出现红斑、丘疹、水疱、脱屑等。偶见过敏反应。

【用法和剂量】外用：局部用药在非月经期使用，睡前外阴清洁后，将 1 枚药片或药栓放入阴道后穹隆处，如为 0.15g 的栓剂，一日 1 枚，7 日为一疗程。如为 0.5g 的片剂，单次使用。如外阴病变较重时，可同时使用 1%或 3%软膏涂抹外阴。

【制剂与规格】栓剂：0.15g；阴道片：0.5g。

### 溴隐亭

见抗震颤麻痹药。

# 计划生育用药

## 短效避孕药

**炔诺酮 Norethisterone**

【适应证】月经不调、子宫功能性出血、子宫内膜异位症等；单方或与雌激素合用能抑制排卵，用作避孕药。

【药理作用】

（1）药效学　孕激素类药。本品有较强的孕激素样作用，能使子宫内膜转化为蜕膜样变，其抑制垂体分泌促性腺激素作用呈明显剂量关系，并有一定的抗雌激素作用，具有较弱的雄激素活性和蛋白同化作用，使宫颈黏液变稠，以防止精子穿透。

（2）药动学　本品口服可从胃肠道吸收，$t_{max}$ 为 0.5～4 小时，平均 1.17 小时，$t_{1/2}$ 为 5～14 小时，血浆蛋白结合率为 80%，作用持续至少 24 小时，吸收后大多由尿中排出。

【注意事项】服用本品时应当每年进行体检，在体检过程中向医师说明正在服用本品。出现下列症状时应停药：怀疑妊娠、血栓栓塞疾病、视觉障碍、高血压、肝功能异常、精神抑郁、缺血性心脏病等。按规定方法服药，漏服药不仅可发生突破性出血，还可导致避孕失败。一旦发生漏服，除按常规服药外，应在 24 小时内加服 1 片。哺乳期妇女应于产后半年开始服用。

对本品过敏者禁用，过敏体质者慎用。本品性状发生改变时禁止使用。请将本品放在儿童不能接触到的地方。如正在使用其他药品，使用本品前请咨询医师或药师。炔诺酮滴丸为探亲避孕药，如同居超过 14 日，应改用短效口服避孕药，且一年内服用本品不得超过两个周期。

【药物相互作用】可使本品避孕效果降低的药物：抗菌药物，尤其是口服广谱抗菌药物；药酶诱导剂，如利福平、苯巴比妥、苯妥英等，应避免同时服用。本品可减弱抗高血压药、抗凝血药及降血糖药的疗效。本品可增强三环类抗抑郁药的疗效。

【禁忌证】下列情况应禁用：乳腺癌、生殖器官癌、阴道有不规则出血、肝功能异常或近期有肝病或黄疸史、深部静脉血栓、脑血管意外、高血压、心血管病、糖尿病、高脂血症、精神抑郁症及 40 岁以上妇女。

【不良反应】类早孕反应：表现为恶心、呕吐、困倦、头晕、食欲缺乏。突破性出血（多发生在漏服药时，必要时可每晚加服炔雌醇 0.01mg），闭经。精神压抑、头痛、疲乏、体重增加、面部色素沉着。肝功能损害或使肝良性腺瘤相对危险性增高。35 岁以上的吸烟妇女服用本品，患缺血性心脏病的危险性增加。可能引起高血压。偶见过敏反应。

【用法和剂量】炔诺酮片：

治疗子宫功能性出血，口服，一次 5mg，每 8 小时 1 次，连用 3 日，血止后，改为每 12 小时 1 次，7 日后改为一次 2.5～3.75mg 维持，连续服 2 周左右。痛经或子宫内膜增长过速，口服，一日 2.5mg，连服 20 日，下次月经周期第 5 日开始用药，3～6 个周期为一疗程。子宫内膜异位症，口服，一日 10～30mg，开始时一日 10mg，每二周增加 5mg，最高为一日 30mg，分次服，连续服用 9 个月。探亲避孕药，于探亲前一天或者当日中午起服用一片，此后每晚服一片，至少连服 14 日。如果需要可以接着改服短效口服避孕药。炔诺酮滴丸：口服。自同居当晚起，每晚 1 丸，即使同居不超过 10 日，也必须连服 10 日；同居 14 日，必须连服 14 日。

【制剂与规格】炔诺酮片：0.625mg；炔诺酮滴丸：3mg。

## 孕三烯酮 Gestrinone

【适应证】子宫内膜异位症。

【药理作用】

（1）药效学：本品是一种人工合成的三烯-19-去甲甾体类化合物，具有激素和抗激素的复杂特性，即它既具有较强的抗孕激素和抗雌激素活性，又有很弱的雌激素和雄激素作用。动物实验表明它能抑制孕激素分泌，也具有黄体酮对子宫内膜的作用，使子宫内膜及异位病灶细胞失活、退化，从而导致异位病灶萎缩。其抗生育作用可能是抑制排卵及抑制子宫内膜发育，改变宫颈黏液性质，影响卵子运行速度及拮抗内膜孕酮受体，从而干扰孕卵着床。

（2）药动学  本品口服吸收快，于给药后 2.8 小时和 3 小时血药浓度达峰值，血浆 $t_{1/2\beta}$ 为 24 小时，长期用药体内无药物蓄积现象。本品主要是通过羟基作用进行重要的肝内代谢，形成代谢产物排出体外。

【注意事项】

治疗前女性须排除受孕的可能。服药期间要定期检查肝功能。氨基转移酶轻度升高者，服用保肝药，可继续治疗。如氨基转移酶明显升高且服保肝药也无效时则应停止治疗。整个治疗期间须采取严格的避孕措施（禁用口服避孕药），一旦发现受孕，应停止治疗。对伴高脂血症者，应监测 ALT、AST、胆固醇等水平，对有糖尿病的患者应监测血糖水平。本品可引起体液潴留，故对心、肾功能不全者应密切观察。

【药物相互作用】同时服用利福平或抗癫痫药，能加速孕三烯酮的代谢。

【禁忌证】妊娠期或哺乳期妇女，严重心、肝或肾功能不全者，以及既往在使用雌激素治疗时有发生代谢或血管疾病患者禁用。

【不良反应】少数人有头晕、乏力、胃部不适、痤疮、多毛及脂溢性皮炎、腿肿、体重增加、乳房缩小松弛等；也有月经周期缩短或延长、闭经、经量减少、不规则出血，但一般会自行减少。突破性出血发生率约为 5%。国内临床观察见有氨基转移酶升高。

【用法和剂量】口服：用于子宫内膜异位症，一般为一次 2.5mg（1 粒），一周 2 次，第 1 次于月经第 1 日服用，3 日后服用第 2 次，以后每周相同时间服用；如果发生一次漏服，应立即补充 2.5mg（1 粒），再继续按时用药（例如：每周一、四服药的患者发生周一漏服，可立即在周二或周三补服，周四仍按期服药，其后仍按每周一、四继续服药）；对于多次漏服，应暂停服药，待下次月经周期第一天重新开始服药。疗程为 6 个月。

【制剂与规格】胶囊：2.5mg。

# 长效避孕药

### 氯地孕酮 Chlormadinone

【适应证】育龄期女性避孕。

【药理作用】

（1）药效学　本品孕激素作用强，有某种程度的抗雄激素活性。其抗排卵作用是炔诺酮的18.4倍，与长效雌激素炔雌醚配伍组成复方炔雌醚片可用作长效口服避孕药，1次服药，可避孕25日，如与炔诺孕酮组成新的"三合一炔雌醚片"，临床效果较好。

（2）药动学　本品口服可从胃肠道吸收，吸收后大部分从尿中排出。

【注意事项】如果服药两个周期，月经均未来潮，应停药，并排除妊娠的可能。

【药物相互作用】环孢素：氯地孕酮可抑制环孢素的代谢，导致血浆环孢素浓度升高，引发中毒。酶诱导剂：酶诱导剂如卡马西平、灰黄霉素、苯巴比妥、利福平与氯地孕酮合用，能提高孕激素类药物的清除率，降低避孕效果。口服降血糖药：氯地孕酮与降血糖药合用，可使后者药效下降。

【禁忌证】子宫肌瘤、乳房肿块、肝肾功能不全、心血管疾病、血栓史、高血压、糖尿病、甲状腺功能亢进、精神病或抑郁症、高血脂患者禁用。妊娠期妇女禁用。哺乳期妇女服药后可使乳汁减少，故应于产后半年开始服用。儿童禁用。

【不良反应】类早孕反应和短效口服避孕药表现相似，但比较严重，开始服药的前几个周期表现较重，反应发生时间一般在服药后8～12小时，因此将服药时间定于午饭后，使反应高潮恰在熟睡中，可使之减轻。白带增多为长效口服避孕药最常见的不良反应，多发生在3～6周期之后。少数人发生月经过多或闭经。其他有胃痛、浮肿、乳房胀痛、头痛等。

【用法和剂量】复方炔雌醚片于月经周期第5日口服1片，以后每隔25日服1片。三合一炔雌醚片于月经周期第5日口服1片，隔5日加服1片，以后每月按每1次服药日期服药。

【制剂与规格】复方炔雌醚片（长效避孕片1号）：含氯地孕酮12mg和炔雌醚3mg；三合一炔雌醚片：含氯地孕酮6mg、炔诺孕酮6mg和炔雌醚2mg。

# 抗 早 孕 药

### 米非司酮 Mifepristone

【适应证】无防护性生活后或避孕失败（如避孕套破裂或滑脱，体外射精失败、安全期计算失误等）后72小时以内，预防妊娠的临床补救措施。

【药理作用】

（1）药效学　米非司酮为受体水平抗孕激素，具有终止早孕、抗着床、诱导月经及促进宫颈成熟等作用，与孕酮竞争受体而达到拮抗孕酮作用，与糖皮质激素受体亦有一定结合力。米非司酮能明显提高妊娠子宫对前列腺素的敏感性，小剂量米非司酮序贯合并前列腺素类药物，可得到满意的终止早孕效果。

（2）药动学　本品口服吸收迅速，（1.1±0.6）小时血药浓度达峰值。体内消除缓慢，$t_{1/2\beta}$约为 25 小时。非孕妇一般达峰时间较快，血药浓度较高，t<sub>1/2β</sub>较长。本品有明显首过效应，其主要代谢产物为单去甲米非司酮、双去甲米非司酮及丙炔醇米非司酮，其中单去甲米非司酮在米非司酮抗孕酮作用中起重要作用。米非司酮及代谢产物主要排泄途径是通过粪便，自尿中排泄的量小于 10%。

【注意事项】确认为早孕者，停经天数不应超过 49 日。米非司酮必须在具有急诊刮宫手术和输液、输血条件的临床单位使用。服用前必须向服药者详细告知治疗效果及可能出现的不良反应。治疗或随诊过程中，如出现大量出血或其他异常情况，应及时就医。服药后，一般会较早出现少量阴道出血，平均 9～16 日，部分妇女流产后出血时间较长，8% 可达 30 日或更长，曾有出血达 69 日的报告。在某些患者中，过多的出血可能需要血管收缩剂治疗、刮宫、输注生理盐水或输血。

少数早孕妇女服用米非司酮胶囊后，即可自然流产。约 80% 的孕妇在使用前列腺素类药物后，6 小时内排出绒毛胎囊，约 10% 的孕妇在服药后 1 周内排出妊娠物。服药后 8～15 日应去治疗单位复诊，以确定流产效果。必要时作 B 型超声波检查或血 HCG 测定，如确诊为流产不全或继续妊娠，应及时处理。使用本品终止早孕失败者，必须进行人工流产终止妊娠。任何类型宫内节育器应在本品治疗前取出。没有本品在慢性疾病，如心血管疾病、高血压、肝病、呼吸系统疾病或肾脏、1 型糖尿病、严重贫血或重度吸烟的妇女中的安全性和有效性数据。

【药物相互作用】服用本品 1 周内，避免服用阿司匹林和其他非甾体抗炎药。虽然尚未见有药物或食物与米非司酮有相互作用的专门研究，鉴于米非司酮被 CYP3A4 代谢，其代谢有可能被酮康唑、伊曲康唑、红霉素和葡萄柚汁抑制（增加血清米非司酮水平）。此外，利福平、地塞米松、S.John' 麦芽汁和某些抗惊厥药（苯妥英、苯巴比妥、卡马西平）可能诱导米非司酮代谢（降低米非司酮血清水平）。根据体外抑制资料，联合给予米非司酮可以导致本身是 CYP3A4 底物的药物血清水平增加。由于米非司酮从体内消除减缓，这种相互作用可以从给药后体内时间延长观察到。因此，当米非司酮与 CYP3A4 底物或治疗窗窄的药物，包括普通麻醉期间所用某些药物一起给药时，应当谨慎。

【禁忌证】对本品中任何成分过敏者。心、肝、肾疾病患者及肾上腺皮质功能不全者。有使用前列腺素类药物禁忌证者：如青光眼、哮喘及对前列腺素类药物过敏等。带宫内节育器妊娠和怀疑异位妊娠者。有异常出血史或同时进行抗凝治疗者。遗传性卟啉症。如不能为患者提供紧急处理不全流产、输血和紧急复苏的医疗设施，则禁用本品治疗。

【不良反应】几乎所有用本品治疗的妇女均有不良反应，发生率约为 90%。子宫出血和下腹痛（包括子宫痉挛）是用本品治疗可预见的结果，有 80%～90% 的妇女出血量超过最大月经量。部分早孕妇女服药后，有恶心、呕吐、晕厥、乏力、骨盆痛、肛门坠胀感。个别妇女可出现皮疹、头痛、眩晕及衰弱。使用前列腺素后可有腹痛，部分对象可发生呕吐、腹泻，少数有面部潮红和肢体发麻现象。其他不良反应有背痛、发热、阴道炎、寒战、消化不良、失眠、腿痛、焦虑和白带。实验室检查可有血红蛋白、血细胞比容和红细胞下降，极少数可有血清 ALT、AST、ALP 及 γ-GT 增高。

【用法和剂量】米非司酮胶囊：在无防护性生活或避孕失败后 72 小时以内，空腹或进食 2 小时后口服 25mg（2 粒），服药后禁食 1～2 小时。或遵医嘱。

米非司酮片：停经≤49 日的健康早孕妇女，空腹或进食 2 小时后，首次口服 25mg 米非司酮片 2 片，当晚再服用 1 片，以后每隔 12 小时服 1 片，第 3 天晨服一片 25mg 米非司酮片后 1 小时，在医院口服米索前列醇片 0.6mg，或于阴道后穹窿放置卡前列甲酯栓 1 枚（1mg）。卧床休息 2 小时，门诊观察 6 小时，或遵医嘱。注意用药后出血情况，有无妊娠产物排查和不良反应。

米非司酮软胶囊：①推荐的用法及用量：停经≤49 日的健康早孕妇女，空腹或进食 2 小时后，口服米非司酮胶囊一次 25~50mg，一日 2 次，连服 2~3 日，每次服药后禁食 2 小时，总量 150mg，第 3~4 日清晨口服米索前列醇 600μg（200μg/片×3 片），或于阴道后穹窿放置卡前列甲酯栓 1 枚（1mg），或口服其他同类前列腺素药物，卧床休息 1~2 小时，门诊观察 6 小时，注意用药后出血情况，有无妊娠产物排出和不良反应。②对本品总量 150mg 不能耐受的早孕妇女，可把总量减至 75mg。

【制剂与规格】胶囊：12.5mg；片剂：10mg、25mg、0.2g；软胶囊：5mg。

## 卡前列素 carboprost

【适应证】中期妊娠或过期妊娠的引产及其他方法引产失败者的补救，用于抗早孕。

【药理作用】

（1）药效学　天然前列腺素 F2α广泛存在于人体各组织与体液中，卡前列素是天然前列腺素 F2α的衍生物，比较稳定，15 位甲基能延缓其在体内脱氢失活，作用较持久，还以卡前列甲酯和氨丁三醇卡前列素复合物形式供药用。本药具有软化和扩张宫颈、增加子宫收缩频率和收缩幅度，增强子宫收缩力的作用，具有较强的抗生育作用。

（2）药动学　本品药肌内注射或阴道给药均有效。经阴道给药后，通过阴道黏膜缓慢吸收，经 2~3 小时达药峰浓度，持续有效时间为 6~8 小时，并分布于全身组织。肌内注射后达药峰浓度时间为 20~30 分钟，其后迅速下降。本药在羊水中的 $t_{1/2\beta}$ 为 27~31 小时。代谢物少量以原型随尿排出。

【注意事项】哮喘及严重心血管疾病患者慎用。本药不得使用静脉注射给药，也不能用于诱导分娩。本药必须与米非司酮序贯使用，并必须在具有急诊刮宫手术和输液、输血条件的医疗单位使用。大多数孕妇在使用本药后 6 小时内能排出绒毛和胚囊，少数在用药后 1 周内排出妊娠物。用本药流产失败者必须做人工流产终止妊娠。对不完全流产引起大出血或绒毛球排出后阴道流血时间长者应进行刮宫术和做必要的处理。用药后 8~15 日必须复查，以确定是否完全流产，必要时配合 B 超、血 HCG 测定。因可能发生白细胞增多，应监测白细胞计数，肺源性心脏病患者用药时应监测动脉氧含量。

【药物相互作用】本品可能会加强其他宫缩药的活性，故不推荐与其他宫缩药合用。本品与丙酸睾酮素或孕三烯酮等合用，可提高早孕成功率。本品大剂量与棉酚合用有协同性抑制生精作用，而小剂量与棉酚合用可降低棉酚的抑精作用。与非甾体抗炎药合用有拮抗作用，一般不宜合用。右旋糖酐可抑制本品引起的过敏反应。

【禁忌证】过敏体质或对本药有过敏史。黄疸、肝功能及肾上腺皮质功能不全。镰状细胞贫血、严重哮喘、青光眼、胃肠功能紊乱、癫痫、糖尿病。带宫内节育器妊娠和怀疑异位妊娠、急性盆腔炎、子宫手术。

【不良反应】较常见不良反应有恶心，呕吐，头晕，腹泻，有时有宫缩过强。常见不良反应有恶心、呕吐、头晕、腹泻等胃肠道反应，一般在停药后症状迅速消失。有时会发生强直性子宫收缩。

【用法和剂量】阴道给药，用于抗早孕，可有以下方法。①空腹或进食后 2 小时，口服米非司酮片 25mg，一日 2 次，连服 3 日或一次口服米非司酮片 0.2g，服药后禁食 2 小时，第 3~4 日晨于阴道后穹隆放置本药 1 粒（1mg），卧床休息 2 小时，门诊观察 6 小时。②先口服孕三烯酮一日 9mg（分 3 次服），共 4 日，停药 2 日后阴道后穹隆放置卡前列素薄膜，每 2.5 小时放 1 张（2mg），共 4 次，或放置 1 粒卡前列素栓剂（8mg），8 小时后如无流产，再肌内注射卡前列素 2mg。③先肌内注射丙酸睾酮，每天 1 次 100mg，共 3 天，第 4 天阴道后穹隆放置卡前列素海绵 1 块（6mg），8 小时后如无流产，再肌内注射卡前列素 2mg。若无效，2 天后重复一个疗程。用于终止中期妊娠：术前扩张宫颈可在术前一晚将本药栓剂 1mg 置阴道后穹隆处，2 小时后宫颈扩张，便于负压吸引终止中期妊娠。

肌内注射：用于抗早孕，参见阴道给药项。用于终止中期妊娠，终止中期妊娠（第 13～20 周）可深部肌内注射卡前列素 250μg，每 1.5～3.5 小时重复 1 次，此取决于子宫反应；必要时可增至 500μg，但总量不得超过 12mg。亦可羊膜腔内给予氨丁三醇卡前列素 3.25mg（相当于卡前列素 2.5mg），需 5 分钟以上，如未出现终止妊娠，24 小时重复 1 次。治疗产后出血，可深部肌内注射 250μg，间隔约 90 分钟给药，必要时可缩短时间间隔，但不得少于 15 分钟，总量不得超过 2mg。

局部注射：未破裂输卵管妊娠（胚块小于 5cm，HCG 小于 1000U/L），内镜控制下局部注射卡前列素，有助于异位妊娠消除。

【制剂与规格】注射剂：1mg、2mg；膜剂：2mg；栓剂：8mg；海绵块：6mg。

# 外用避孕药

### 壬苯醇醚 Nonoxinol

【适应证】女性外用短期避孕。

【药理作用】

（1）药效学　本品系非离子型表面活性剂，通过降低精子细胞膜表面活性，改变精子渗透性而杀死精子或使它们不能游动，难于穿过宫颈口而无法使卵受精，从而达到避孕效果。

（2）药动学　壬苯醇醚避孕薄膜放入阴道深处后溶解成凝胶体（约 5 分钟），作用保持 2 小时。栓剂经 10 分钟生效，作用维持 2～10 小时。含药海绵放置后即可生效，作用维持至少 24 小时；它作为一种子宫颈口的机械性屏障，当精液与海绵接触即被吸收，同时海绵释放杀精剂，从而获得避孕效果。

【注意事项】

必须放入阴道深处，否则易导致避孕失败。用药时应洗净双手、戴指套或手套。建议尽量少用，一周最好不要超过 3 次，此药是杀精的药物，不是激素类避孕药，伤害比较小但是并不是没有伤害，长期使用会导致阴道内环境改变，容易滋生细菌。如女性外阴或阴道或男性阴茎出现局部瘙痒、疼痛等过敏反应，应停止使用。少数患者局部有轻度刺激症状，阴道分泌物增多。可疑生殖道恶性肿瘤者及有不规则阴道出血者禁用。对本品过敏者禁用。本品性状发生改变时禁止使用。本品仅供阴道给药，切忌口服。药品放入约 5 分钟后，方可进行房事。若放入 30 分钟内未进行房事，再进行房事时，必须再次放药。重复房事者，需再次放药。房事后 6 小时方可冲洗。

【药物相互作用】不宜和其他阴道用药同时使用。

【禁忌证】可疑生殖道恶性肿瘤者及有不规则阴道出血者禁用。

【不良反应】偶见过敏反应，可使女性外阴或阴道，甚至男性阴茎发生较严重的刺激症状，如局部瘙痒、疼痛等。少数患者局部有轻度刺激症状，阴道分泌物增多。

【用法和剂量】壬苯醇醚阴道片：阴道内给药，一次1片，于房事前10分钟放入阴道深处。

壬苯醇醚胶冻：外用。阴道给药，一次3g。

壬苯醇醚膜：阴道内给药，于房事前10分钟，取药膜1张，对折2次或揉成松软小团，以食指（或中指）戴指套将其推入阴道深处，10分钟后可行房事。最大用量一次不超过2张。

壬苯醇醚凝胶：应在每次房事前使用。取一支药管，拧下塑料盖，再取一支注入器，旋于药管螺丝口上。将注入器缓缓插入阴道深处，挤压药管管身，将药全部挤出，抽出注入器即可进行房事。药管及注入器一并弃去。

壬苯醇醚栓：阴道内给药。每次房事前从塑壳包装上撕下栓剂1枚，从下端将前、后塑片分开，向上拉，使二塑片分离，取塑料指套一只，套在食指上，取出栓粒仰卧，圆锥头部分朝向阴道，用带套食指将避孕栓缓慢送入阴道深部后穹隆处深约一食指长，一次1枚，于房事前5分钟放入阴道深处。

【制剂与规格】片剂：5g；胶冻剂：5g；膜剂：每张含壬苯醇醚50mg（7cm×5cm）；凝胶剂：4%；栓剂：50mg、100mg。

### 苯扎氯铵 Benzalkonium Chloride

【适应证】手术部位黏膜消毒；皮肤、黏膜创伤部位消毒；感染皮肤消毒；阴道冲洗。

【药理作用】

（1）药效学　本品为阳离子表面活性剂，系广谱杀菌剂，能改变细菌细胞膜通透性，使菌体胞质物质外渗，阻碍其代谢而起杀灭作用。对革兰氏阳性菌作用较强，对铜绿假单胞菌、抗酸杆菌和细菌芽胞无效。能与蛋白质迅速结合，遇有血、棉花、纤维素和有机物存在，作用显著降低。0.1%以下浓度对皮肤无刺激性。

（2）药动学　用于杀精子时，霜剂、片剂、栓剂的作用时间相应为10小时、3小时、4小时。本药不被阴道黏膜吸收，故不进入血液和乳汁。

【注意事项】本品为外用消毒防腐药，切不可内服，不能用于灌肠。用药部位如有烧灼感、瘙痒、红肿等情况应停药，并将局部药物洗净。低温时可能出现浑浊或沉淀，可置于温水中加温，振摇使溶后使用。不能在黏膜、创面或炎症部位长期或者大面积使用。当药品性状发生改变时禁止使用。

【药物相互作用】本品禁忌与肥皂和其他阳离子表面活性剂、柠檬酸盐、碘化物、硝酸盐、高锰酸盐、水杨酸盐、银盐、酒石酸盐、生物碱配伍。

【禁忌证】对本品过敏者禁用。

【不良反应】曾报道引起变态反应性结膜炎、视力减退、接触性皮炎，也有报道3%溶液灌肠数分钟后引起恶心、出冷汗，终致死亡。用作阴道冲洗亦有引起死亡的病例。有皮疹、瘙痒感等过敏症状的报告。

【用法和剂量】

苯扎氯铵溶液：手术部位的黏膜消毒、皮肤及黏膜创伤部位消毒：0.01%～0.025%溶液。感染皮肤消毒：0.01%溶液。阴道冲洗：0.02%～0.05%溶液。稀释方法：高浓度品种可加无菌注射用水或新鲜蒸馏水稀释至所需浓度，稀释液需现配现用。

【制剂与规格】溶液：150ml：0.15g（0.10%）。

# 男性避孕药

### 棉酚

【适应证】本品为一种有效的男用避孕药，可以作为杀精子药。

【药理作用】

（1）药效学 棉酚具有明显的抑制精子发生的作用，其作用的主要部位先是对棉酚较敏感的精子和晚期精子细胞，其次是各级精母细胞，随着棉酚剂量的增加，对睾丸的损伤与破坏作用相应地加剧，可进一步使曲细精小管内各类精细胞脱落殆尽，以至完全消失，使管腔空虚，多数管腔只见管壁基部的一层支持细胞和残留少量的精原细胞，并且排列不整。乙酸棉酚对卵巢及子宫内膜、肌层甾体激素受体有抑制作用，从而使子宫内膜和肌层明显变薄，月经量减少。乙酸棉酚通过抑制肾脏髓袢升支粗段（$Na^+$-$K^+$-$Cl^-$）联合转运系统，使 $Na^+$、$K^+$、$Cl^-$ 重吸收减少，致使肾性排钾。

（2）药动学 乙酸棉酚的血药浓度在 48 小时达到高峰，随后基本保持一定的血药浓度呈现恒速释放的特征。

【注意事项】心、肝、肾功能异常者慎用。如发生低钾血症，可口服或静脉补充钾盐，按医嘱。长期服用本品应注意检测血钾及心电图。

【药物相互作用】本品不应与巴比妥类、苯妥英钠及氯霉素同服。长期服用本品或与其他解热镇痛药品同服有增加肾毒性之危险。

【禁忌证】妊娠期及哺乳期妇女禁用。老年患者禁用。对本品过敏者禁用。

【不良反应】可有低钾血症、肌无力、食欲减退、恶心、呕吐等胃肠道反应，心悸，肝功能轻度改变；可引起绝经的围绝经期症状出现，闭经、性欲减退、潮热、皮肤瘙痒、出汗等。

【用法和剂量】口服：一次 20mg，一日 1 次，连服 2 个月，然后一次 40mg，一周 1 次或一次 20mg，一周 2 次，连服 4 周。

【制剂与规格】片剂：20mg。

# 儿科用药

咖啡因 Caffeine

【适应证】早产新生儿原发性呼吸暂停。

【药理作用】

（1）药效学　咖啡因结构上类似于甲基黄嘌呤类药物茶碱和可可碱，受体结合测定实验证实，其大部分作用归因于拮抗腺苷受体（包括 A1 和 A2A 两种亚型），并在接近于获得该适应证疗效的浓度时观察到这些作用。咖啡因主要是作为中枢神经系统刺激剂而发挥作用，这是咖啡因治疗早产新生儿呼吸暂停的基础，可能的集中作用机制包括：①刺激呼吸中枢；②增加每分通气量；③提高机体对血 $CO_2$ 升高的敏感性；④提高机体对血 $CO_2$ 升高的反应；⑤增强骨骼肌张力；⑥减轻膈肌疲劳；⑦增加代谢率；⑧增加耗氧量。

（2）药动学　柠檬酸咖啡因在水溶液中快速解离，其中柠檬酸分子在输注或吸收后可快速代谢。吸收：柠檬酸咖啡因中咖啡因起效发生在输注开始的几分钟内，早产新生儿在口服给予咖啡因 10mg/kg 后，血浆咖啡因 $C_{max}$ 为 6～10mg/L，$t_{max}$ 为 0.5～2 小时，吸收程度不受配方乳喂养方式影响，但 $t_{max}$ 可能延长。分布：柠檬酸咖啡因给药后，咖啡因快速分布进入脑部，早产新生儿脑脊液中的咖啡因浓度接近于血浆中的浓度，新生儿的咖啡因平均分布容积为 0.8～0.9L/kg，稍高于成人（0.6L/kg）。目前尚无新生儿或婴儿的血浆蛋白结合率数据，成人的体外血浆蛋白结合率平均值约为 36%。咖啡因容易通过胎盘屏障进入胎儿血液循环，并分泌进入乳汁。生物转化：由于早产新生儿肝酶系统还不成熟，所以咖啡因在其体内的代谢非常有限，大多数活性物质通过尿液排泄。CYP1A2 参与年龄较大的个体体内咖啡因的生物转化。早产新生儿体内咖啡因和茶碱之间可发生相互转化，在给予茶碱后，咖啡因浓度约为茶碱浓度的 25%，给予咖啡因后，预计有 3%～8% 的咖啡因转化为茶碱。清除：由于肝脏和（或）肾脏功能不成熟，相对于成人，咖啡因在婴幼儿体内的清除缓慢，新生儿体内咖啡因的清除几乎完全通过肾脏排泄完成，新生儿体内的咖啡因 $t_{1/2}$ 和尿以代谢分子形式排泄的比例（A）与胎龄/矫正胎龄成反比。新生儿 $t_{1/2}$ 为 3～4 日，A 约为 86%（6 日内）。至 9 个月内，婴儿对咖啡因的代谢接近于成人（$t_{1/2}$=5 小时，A=1%）。尚未开展肝或肾功能不全的新生儿的咖啡因药动学研究。在严重肾脏功能受损的情况下，考虑到药物可能存在蓄积，应减少咖啡因日维持剂量，其剂量调整应依据血液咖啡因测定结果，观察到患有胆汁淤积性肝炎的早产新生儿咖啡因 $t_{1/2\beta}$ 延长，血浆药物浓度超过正常范围，提示应谨慎地设定这些患者的剂量。

【注意事项】早产新生儿呼吸暂停的诊断是排除性的，应排除其他原因引起的呼吸暂停（如中枢神经系统障碍、原发性肺部疾病、贫血、败血症、代谢紊乱、心血管异常或阻塞性呼吸暂停），或给予适当治疗后再开始给予柠檬酸咖啡因治疗。当给予柠檬酸咖啡因治疗无应答时（必要时，可通过测定血浆浓度确定）提示可能是其他原因引起的呼吸暂停。咖啡因容易通过胎盘屏障进入胎儿血液循环系统，如果新生儿母亲分娩前曾摄入过大量咖啡因，则应在给予柠檬酸咖啡因治疗前测定该新生儿血浆咖啡因基线浓度。咖啡因可通过乳汁分泌，如果接受柠檬酸咖啡因治疗的新生儿采用母乳喂养的方式，则其母亲不得食用或饮用含咖啡因的食物和饮料，亦不应使用含咖啡因的药物。由于茶碱可在早产新生儿体内代谢为咖啡因，对于之前已用茶碱进行过治疗的早产新生儿，应在开始给予柠檬酸咖啡因治疗前测定其血浆咖啡因基线浓度。咖啡因是一种中枢神经系统兴奋剂，曾有咖啡因给药过量时发生癫痫发作的病例报道。患有癫痫的新生儿给予柠檬酸咖啡因时应特别谨慎。公开文献报道咖啡因可加快心率、增加左心室输出量及每搏量，因此，已知患有心血管疾病的新生儿在给予柠檬酸咖啡因治疗时应谨慎，有迹象表明敏感个体使用咖啡因可导致心律不齐，新生儿通常是单纯性窦性心动过速。如新生儿出生前胎心宫缩监护图（CTG）显示异常的心律失常时，应谨慎使用柠檬酸咖啡因。肾脏或肝脏功能受损的早产新生儿给予柠檬酸咖啡因时应谨慎使用，应根据血浆咖啡因浓度监测结果调整剂量，以避免对这类患者产生毒性。坏死性小肠结肠炎是早产新生儿常见病，也是导致其死亡的直接原因。有报道显示甲基黄嘌呤类药物的使用和坏死性小肠结肠炎的发生之间存在可能相关关系。但是咖啡因或其他甲基黄嘌呤类药物和坏死性小肠结肠炎发生之间的因果关系并未确定，应监测给予柠檬酸咖啡因治疗的早产新生儿，观察其发生坏死性小肠结肠炎的情况。

患有胃食管反流的新生儿给予柠檬酸咖啡因时应谨慎，治疗可能使病情加重。柠檬酸咖啡因通常能增强新陈代谢能力，所以在治疗期间人体对能量和营养的要求较高。柠檬酸咖啡因能导致多尿和电解质流失，可能需要采取措施纠正液体和电解质紊乱。如果婴儿开始表现出胃肠道不耐受的迹象，如腹胀、呕吐或血便或者无精打采，请咨询医师。在安慰剂对照临床试验中，咖啡因的含量为 8~40mg/L，在安慰剂对照临床试验中不能测定咖啡因的治疗血药浓度范围，在文献中已报道，当血清咖啡因含量超过 50mg/L 时产生严重的毒性。在文献报道的临床研究中，曾观察到低血糖和高血糖病例，因此，在接受本品治疗的婴儿中，如需要，应定期监测血清血糖水平。处理及其他操作注意事项：因为本品不含防腐剂，所以在处理本品的整个操作过程中应严格保证无菌。本品使用前应目检，观察其是否含有可见异物和存在变色现象，不可使用含变色溶液或可见异物的安瓿瓶。稀释溶液应无色澄清，所有注射用溶液使用前应目检，观察其是否含有可见异物和存在变色现象。如溶液已变色或存在可见异物，则不得使用。本品仅供单次使用，应丢弃安瓿瓶中用剩的药液，请勿将剩余药液用于下次给药。本品严禁与其他药品在同一条静脉给药通道内混合或同时使用。

【药物相互作用】咖啡因和茶碱可在早产儿体内发生相互转化，所以不应同时使用这些活性物质。人体代谢咖啡因主要的酶是 CYP1A2，因此咖啡因可能与 CYP1A2 的底物、CYP1A2 的抑制剂或 CYP1A2 的诱导剂发生相互作用，但是，由于早产新生儿肝酶系统不成熟，所以咖啡因的肝脏代谢有限。对早产新生儿体内咖啡因和其他活性物质的相互作用的研究数据很少，如果同时使用已有报道的可减缓咖啡因在成人体内清除的活性物质（如西咪替丁和酮康唑），则有必要减少柠檬酸咖啡因的用量；如果同时使用可增强咖啡因清除的活性物质（如苯巴比妥和苯妥英），则有必要增加柠檬酸咖啡因的用量。如不能确定可能发生的相互作用，则应测定血浆咖啡因浓度。由于坏死性小肠结肠炎的发生与肠道内细菌过度生长有关，如果柠檬酸咖啡因与能抑制胃酸分泌的药物（如 $H_2$ 受体拮抗剂或质子泵抑制剂）同时使用，理论上可增加坏死性小肠结肠炎发生的风险。咖啡因和多沙普仑同时使用可能增强其对心肺和中枢神经系统的刺激作用，如需要同时使用，应严格监测患者的心率和血压。在 4 例健康志愿者中，咖啡因同时与酮洛芬给药可见多尿。这种相互作用对于早产儿的临床意义未知。

【禁忌证】对本品中任何成分过敏者禁用。

【不良反应】咖啡因和其他甲基黄嘌呤类药物已知的药理毒理特性提示柠檬酸咖啡因可能产生的不良反应，包括对中枢神经系统的刺激作用，如易激惹、烦躁不安和颤抖；以及对心脏的不良影响，如心动过速、高血压和每搏量增加。这些不良影响与剂量相关，必要时应测定血浆药物浓度并减少剂量。

【用法和剂量】本品应在具备新生儿重症监护经验的医师指导下使用。本品应在配备适当监测和监护设备的新生儿重症监护病房内使用。对于之前未经过相关治疗的新生儿推荐给药方案：负荷剂量为柠檬酸咖啡因 20mg/kg，使用输液泵或其他定量输液装置，缓慢静脉输注（30 分钟），间隔 24 小时，给予 5mg/kg 的维持剂量，给药方式为每 24 小时进行一次缓慢静脉输注（10 分钟）；或者，通过口服给药途径（如通过鼻胃管给药），每 24 小时给予维持剂量 5mg/kg。

【制剂与规格】（柠檬酸盐）注射液：1ml∶20mg。

## 牛肺表面活性剂 Calf Pulmonary Surfactant

【适应证】经临床和胸部放射线检查诊断明确的新生儿呼吸窘迫综合征（RDS，又称新生儿肺透明膜病）。

【药理作用】

（1）药效学　本品主要作用是降低肺泡气-液界面表面张力，保持肺泡稳定，防止肺不张。据文献报道，在伴有呼吸障碍的早产儿，肺表面活性物质有使肺泡扩张和稳定的作用，可改善肺的顺应性和气体交换。由于肺表面活性物质是动物体内固有的，是成分十分复杂的物质，且主要在肺泡表面起作用，难以在动物体内进行药动学研究。

（2）药动学　据文献资料，肺泡池表面活性物质清除途径有多种可能，其中相当部分为肺泡Ⅱ型细胞摄取，进入板层小体重新利用，其生物 $t_{1/2}$ 在不同情况下差异较大，肺泡池卵磷脂全部更新时间为 3~11 小时。本品滴入气管后，部分在肺泡发挥作用，其他则进入肺组织进行再循环，再利用。其代谢主要在肺内，基本上不进入体内其他部分进行代谢。本品的肺内清除按一级动力学进行。

【注意事项】本品仅可用于气管内给药，用药前患儿需进行气管插管。本品的应用要在有新生儿呼吸急救经验的医师指导下进行，并严格遵守有关新生儿急救规范的操作规程。本品的应用只有在完善的新生儿综合治疗和有经验的呼吸急救工作基础上才能成功，特别是呼吸机的应用。为使本品的混悬液均匀，加水后有时需振荡较长时间（10 分钟左右），但勿用强力，避免产生过多泡沫，但有少量泡沫属正常现象。注意勿将混悬液中的小颗粒注入气管，可用 4 号细针头吸取药液。给药前要拍胸部 X 线片证实气管插管的位置适中，勿插入过深，以防药液只流入右侧，同时要保持气道插管通畅，必要时予以吸引。准备用本品治疗的 RDS 患儿，给药前应用呼吸机的参数宜偏低，注意压力勿过高，因表面活性物质缺乏的肺，很容易因肺强制扩张而损伤。给药后呼吸机的调节视病情而定，大致呼吸频率在 40~60 次/分，吸气时间 0.5 秒左右。给药后肺顺应性（几分钟到 1 小时）很快好转，应及时检查血气，调整呼吸机参数（压力、氧浓度），以免通气过度或血氧过高。肺表面活性剂治疗不能解决 RDS 患儿的所有问题，影响疗效的因素较多，据统计，应用肺表面活性剂治疗的 RDS 患儿 50%~75%有即刻持久反应，10%~20%有暂时效果，另外 15%~25%对治疗无反应。特别是极低体重儿，肺成熟度除肺表面活性物质外尚有肺血管和肺结缔组织等方面的问题，窒息患儿常见仅具有暂时效果。此外，给药开始的时间、剂量，呼吸机的调节，产前母亲是否应用激素都会影响治疗效果。给药后病情改善不明显时要考虑呼吸窘迫的其他原因，如气胸、动脉导管重新开放等。

肺表面活性物质的灭活：肺表面活性物质的灭活或抑制是治疗失败的一个重要原因。在 RDS 病程中，特别在后期，各种原因产生的肺损伤可导致肺表面活性物质的灭活。灭活可由肺上皮损伤时血浆内渗出成分（如血浆蛋白、纤维蛋白原）、炎性产物、胎粪等引起。它们可干扰肺表面活性物质的磷脂或蛋白的功能，其中有些可逆，有些不可逆。灭活的机制是多样的，可破坏肺表面活性物质在肺泡表面形成的单分子层，可改变磷脂与蛋白的协同作用，可将磷脂分解或造成蛋白溶解。含有蛋白的肺表面活性物质制剂，有一定的抵抗抑制能力，由于不同肺表面活性物质制剂蛋白成分的差异，其抵抗抑制能力不同。在肺表面活性物质治疗中，当抑制现象发生时，可通过增加肺表面活性物质治疗的剂量和次数，以减轻抑制的影响。

肺表面活性剂治疗的远期效果：根据国外临床报告，应用肺表面活性剂（动物制剂）后 2 年以上临床追踪的结果，与对照组相比，应用肺表面活性剂患儿未发现有更多的过敏性疾病（湿疹、哮喘、牛奶过敏等）；在体格、神经、智力的发育及患呼吸道感染的次数方面，均与对照组无差别。根据国外资料，应用牛肺表面活性物质的新生儿，有 2.6% 产生特异蛋白抗体，但其中 1/3 在用药前即已存在。抗体产生机会不多的原因与牛和人肺表面活性物质蛋白氨基酸序列极为相近有关。通过大量临床观察，至今没有应用肺表面活性剂引起严重过敏的临床报道。本品开启后应在 24 小时内应用。

【药物相互作用】早产儿的母亲产前应用糖皮质激素，可促进肺结构和功能的成熟，增加肺表面活性物质的分泌，提高本品的治疗效果。

【禁忌证】本品无特殊禁忌，有气胸患儿应先进行处理，然后再给药，以免影响呼吸机的应用。

【不良反应】临床上给药过程中由于一过性气道阻塞可有短暂的血氧下降和心率、血压波动，发生不良反应时应暂停给药，给予相应处理，病情稳定后再继续给药。根据临床试验，本品给药过程中由于气道部分阻塞发生临床症状者共占 33.3%，其中发生一过性紫绀占 21.1%，呛咳占 8.8%，呼吸暂停占 3.5%，以上症状在药液注毕，手控通气 1 分钟，药物分布于肺泡内后即消失，未见过敏反应及其他不良反应。

给药后肺顺应性可在短时间内好转，应及时调低呼吸机通气压力，以免发生肺通气过度或气胸；吸入氧浓度也要根据血氧变化相应调整。根据本品临床试验结果，用药 3 日后进行的血液生化检查，判断对本品肝、肾功能无重要影响。

【用法和剂量】本品仅能用于气管内给药。给药时间：要在出现 RDS 早期征象后尽早给药，通常在患儿出生后 12 小时以内，不宜超过 48 小时，给药越早效果越好。剂量：70mg/kg，给药剂量应根据患儿具体情况灵活掌握，首次给药 40～100mg/kg，多数病例如能早期及时用药，70mg/kg 即可取得良好效果；病情较重，胸片病变明显，动脉血氧分压较低，或有合并症的病例，偏大剂量可有更好效果。用法：应用前检查药品外观有无变色，每支加 2ml 注射用水，将药品复温到室温（可在室温放置 20 分钟或用手复温），轻轻振荡，勿用力摇动，使成均匀的混悬液，若有少量泡沫属正常现象。按剂量抽吸于 5ml 注射器内，以细塑料导管经气管插管注入肺内，插入深度以刚到气管插管下口为宜。总剂量分 4 次，按平卧、右侧卧、左侧卧、半卧位顺序注入。每次注入时间为 10～15 秒，注入速度不要太快，以免药液呛出或堵塞气道，每次给药间隔加压给氧（频率 40～60 次/分）1～2 分钟（注意勿气量过大以免发生气胸），注药全过程约 15 分钟。给药操作应由 2 名医务人员合作完成，注药过程中应密切监测患儿呼吸循环情况，肺部听诊可有一过性少量水泡音，不必做特殊处理。给药后 4 小时内尽可能不要吸痰。

给药次数：多数通常只应用 1 次即可，如患儿呼吸情况无明显好转，需继续应用呼吸机，明确呼吸衰竭是由 RDS 引起，必要时在第一次用药后 12～24 小时（至少 6 小时）可应用第 2 次，重复给药最多应用 3 次，剂量与首次给药相同。

【制剂与规格】注射用无菌粉末：70mg。

### 培门冬酶 Pegaspargase

【适应证】急性淋巴细胞白血病（ALL），这种病治疗中需要 $L$-天冬酰胺酶，若已对天然 $L$-天冬酰胺酶产生过敏，可试用本品。一般本品与其他化疗药物并用，如长春新碱、甲氨蝶呤、阿糖胞苷、柔红霉素和多柔比星。只有在确认多种化疗药物不适用时才可单用本品。本品的疗效已证实与天然 $L$-天冬酰胺酶类似。对天然 $L$-天冬酰胺酶十分严重过敏反应的患者，也能耐受本品。本品也已在非霍奇金淋巴瘤和急性髓细胞性白血病被评价。然而目前还不是指定的适应证。

【药理作用】

（1）药效学　本品为聚乙二醇（PEG）与天冬酰胺酶（asparaginase）的共价结合物，其抗肿瘤作用机制与天冬酰胺酶相同。某些肿瘤细胞本身不能合成 $L$-天冬酰胺（它是合成蛋白质必需的氨基酸）。本品可进入肿瘤细胞，将 $L$-天冬酰胺水解，使肿瘤细胞得不到 $L$-天冬酰胺，进而影响其蛋白质的合成，最终使肿瘤细胞的增长繁殖受到抑制。正常组织细胞自身有合成 $L$-天冬酰胺的能力，不受本品的影响。由于本品经过 PEG 的修饰，具有很高的底物专一性，克服了天冬酰胺酶的免疫原性和严重过敏反应活性，其抗原性比天然 $L$-天冬酰胺酶低，并具有更长的 $t_{1/2}$。

（2）药动学　本品起效慢，急性淋巴细胞白血病患者肌内注射后 14 日起效，可分布于胸腔积液、腹水等渗出液中。其代谢部位与天冬酰胺酶相似：通过血清蛋白酶分解和单核巨噬细胞系统清除。$t_{1/2\beta}$ 为 5.73 日。几乎不通过肾脏排出，静脉给药后 4 日在尿中未检测出本品。

【注意事项】①用药前后及用药时应检查或监测血常规、血糖、血淀粉酶、血浆总蛋白及凝血功能、肝肾功能。②治疗中建议连续监测本品血药浓度。③本品可能是接触性刺激剂，溶液必须小心处理，并戴手套，必须避免吸入蒸气和接触皮肤、黏膜，尤其是眼睛。如有接触，应用大量水冲洗至少 15 分钟。④虽然本品可以被以前对天然 $L$-天冬酰胺酶过敏的许多患者良好耐受，但这种过敏反应的危险包括即刻的和威胁生命的变态反应伴随本品的应用而存在。作为常规预防，患者用药后必须严密观察 1 小时，并做好过敏反应的急救用品和必需药物的准备。⑤本品使用时不可振摇。⑥慎用于下列情况：对天冬酰胺酶过敏者；糖尿病患者或血糖高于正常者；肝功能不全者；尚不清楚本品对患者生育能力及胎儿的影响，故妊娠期妇女用药时应权衡利弊；尚不清楚本品能否分泌入人类乳汁，鉴于很多药物都可从乳汁中分泌，故哺乳期妇女用药时应谨慎。

【药物相互作用】尚不明确。

【禁忌证】有胰腺炎病史的患者、以前有明显出血史的患者禁用本品。肝功能不良或同时接受其他有强烈肝毒性药物的患者慎用本品。

【不良反应】过敏反应：在观察的 126 例患者中，本品肌内注射过敏反应的发生率为天然 $L$-天冬酰胺酶过敏者的 30%，而对天然 $L$-天冬酰胺酶不过敏的患者为 11%。应用本品治疗，有时胰腺炎暴发是致命的，已有 1% 的患者发生。在临床试验中有 4% 的患者发生血栓形成。已经发生轻到重度高血糖的患者约 3% 需胰岛素控制。已观察到 ALT、AST 和胆红素升高。另有恶心和（或）呕吐、发热和不适。

【用法和剂量】本品可肌内注射或静脉滴注。以肌内注射的过敏反应或其他不良反应发生率较低。本品每 14 日 1 次，2500U/m$^2$。儿童体表面积小于 0.6m$^2$，剂量按每 14 日 82.5U/kg。本品的作用持续时间长，比用天然 $L$-天冬酰胺酶的剂量小，给药次数少。本品肌内注射，单次给药容量应限于 2ml，如果＞2ml，应使用多处部位注射。静脉给药时，本品应以 100ml 生理盐水或 5% 葡萄糖注射液稀释后连续滴注 1～2 小时。

【制剂与规格】注射液：2ml∶1500U、5ml∶3750U。